Rehabilitación Respiratoria

Sociedad Española de Rehabilitación Cardio-Respiratoria (SORECAR)

Rehabilitación Respiratoria

Directora

Alba Gómez Garrido

Jefa de Sección de Rehabilitación Médica Compleja, Referente en Rehabilitación Respiratoria, Servicio de Medicina Física y Rehabilitación, Hospital Universitari Vall d'Hebron, Barcelona.
Profesora Asociada, Facultad de Medicina, Universitat Autònoma de Barcelona.

Coordinadores

Roser Coll Fernández

Facultativa Especialista de Área, Referente en Rehabilitación Respiratoria, Servicio de Medicina Física y Rehabilitación, Hospital Universitari Germans Trias i Pujol, Badalona, Barcelona.

Guillermo Miranda Calderín

Facultativo Especialista de Área, Responsable de la Unidad de Rehabilitación Cardiorrespiratoria, Servicio de Medicina Física y Rehabilitación,
Hospital Universitario Insular de Gran Canaria, Las Palmas de Gran Canaria, Las Palmas.
Profesor Asociado, Facultad de Ciencias de la Salud, Universidad de Las Palmas de Gran Canaria, Las Palmas.

Marta Sabaté López

Fisioterapeuta, Unidad de Fisioterapia y Terapia Ocupacional, Servicio de Medicina Física y Rehabilitación, Hospital Universitari Vall d'Hebrón, Barcelona.
Profesora Asociada, Facultad Adscrita a la Universitat Autònoma de Barcelona,
Escola Universitaria Gimbernat (EUG), Sant Cugat del Valles, Barcelona.

Itxaso Sayago Reza

Facultativa Especialista de Área, Servicio de Neumología,
Hospital de Bidasoa, Hondarribia, Guipúzcoa, Responsable del Área de Rehabilitación Respiratoria,
Policlínica Gipuzkoa, Donostia/San Sebastián, Guipúzcoa.

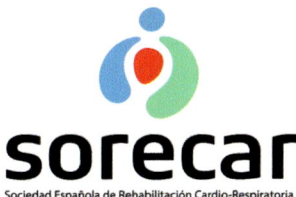

sorecar
Sociedad Española de Rehabilitación Cardio-Respiratoria

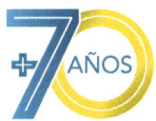
+70 AÑOS

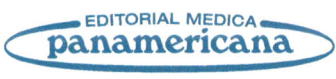
EDITORIAL MÉDICA
panamericana

Desde 1953 formando Profesionales de la Salud

Buenos Aires - Bogotá - Madrid - México
www.medicapanamericana.com

Los editores han hecho todos los esfuerzos para localizar a los poseedores del copyright del material fuente utilizado. Si inadvertidamente hubieran omitido alguno, con gusto harán los arreglos necesarios en la primera oportunidad que se les presente para tal fin.

Gracias por comprar el original. Este libro es producto del esfuerzo de profesionales que, con su dedicación en el arte y la ciencia de curar o enseñar, han encontrado tiempo para escribir esta obra.

Respetar la propiedad intelectual es evitar reproducir, descargar, distribuir o compartir estos contenidos a través de cualquier medio sin el permiso del autor y del editor.

Las ciencias de la salud están en permanente cambio. A medida que las nuevas investigaciones y la experiencia clínica amplían nuestro conocimiento, se requieren modificaciones en las modalidades terapéuticas y en los tratamientos farmacológicos. Los autores de esta obra han verificado toda la información con fuentes confiables para asegurarse de que esta sea completa y acorde con los estándares aceptados en el momento de la publicación. Sin embargo, en vista de la posibilidad de un error humano o de cambios en las ciencias de la salud, ni los autores, ni la editorial o cualquier otra persona implicada en la preparación o la publicación de este trabajo, garantizan que la totalidad de la información aquí contenida sea exacta o completa y no se responsabilizan por errores u omisiones o por los resultados obtenidos del uso de esta información. Se aconseja a los lectores confirmarla con otras fuentes. Por ejemplo, y en particular, se recomienda a los lectores revisar el prospecto de cada fármaco que planean administrar para cerciorarse de que la información contenida en este libro sea correcta y que no se hayan producido cambios en las dosis sugeridas o en las contraindicaciones para su administración. Esta recomendación cobra especial importancia con relación a fármacos nuevos o de uso infrecuente.

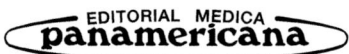

Visite nuestra página web:
http://www.medicapanamericana.com

ARGENTINA
Maipú 1300, piso 3 (C 1300 ACT)
Ciudad Autónoma de Buenos Aires, Argentina
Tel.: (54-11) 5031-6919
e-mail: cinfo@medicapanamericana.com

COLOMBIA
Carrera 7a A. N.º 69-19 - Bogotá DC - Colombia
Tel.: (57-1) 235-4068
e-mail: infomp@medicapanamericana.com.co

ESPAÑA
Sauceda, 10 - 5ª planta - 28050 Madrid, España
Tel.: (34-91) 131-78-00
e-mail: info@medicapanamericana.es

MÉXICO
Av. Miguel de Cervantes Saavedra, n.º 233, piso 8, oficina 801
Col. Granada, Alcaldía Miguel Hidalgo
CP 11520 Ciudad de México, México
Tel.: (52-55) 5250-0664
e-mail: infomp@medicapanamericana.com.mx

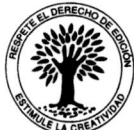

Colaboradores

Almadana Pacheco, Virginia
Facultativa Especialista de Área, Servicio de Neumología,
Hospital Universitario Virgen Macarena, Sevilla.

Amado Diago, Carlos Antonio
Facultativo Especialista de Área, Servicio de Neumología,
Hospital Universitario Marqués de Valdecilla, Santander.
Profesor Asociado, Facultad de Medicina, Universidad de
Cantabria, Santander.

Aramburu Ojembarrena, Amaia
Facultativa Especialista de Área, Unidad de Rehabilitación
Respiratoria, Servicio de Neumología, Hospital Universitario
Galdakao-Usansolo, Galdakao, Vizcaya.
Profesora Asociada, Facultad de Ciencias de la Salud,
Universidad de Deusto, Bilbao, Vizcaya.

Asensi Jurado, Aitor
Facultativo Especialista de Área, Servicio de Neumología,
Policlínica Gipuzkoa, Donostia/San Sebastián, Guipúzcoa.

Beristain Iñarra, Nagore
Fisioterapeuta, Unidad de Rehabilitación, Éibar Ospitalea,
Guipúzcoa.

Cebrià i Iranzo, Maria Àngels
Fisioterapeuta, Servicio de Rehabilitación y Terapia Física,
Hospital Universitari i Politècnic La Fe, Valencia.
Profesora Asociada, Facultad de Fisioterapia, Universidad de
Valencia.

Cejudo Ramos, Pilar
Facultativa Especialista de Área, Unidad de Rehabilitación
Respiratoria, Servicio de Medicina Física y Rehabilitación,
Hospital Universitario Virgen del Rocío, Sevilla.

Cezón Serrano, Natalia
Profesora Asociada, Facultad de Fisioterapia, Universidad de
Valencia.

Chasco Eguílaz, Leyre
Facultativa Especialista de Área, Unidad de Rehabilitación
Respiratoria, Servicio de Neumología, Hospital Universitario
Galdakao-Usansolo, Galdakao, Vizcaya.

Chic Palacin, Susana
Facultativa Especialista de Área, Unidad de Neumología,
Hospital de Mendaro, Organización Sanitaria Integrada (OSI)
Bajo Deba, Guipúzcoa.

Coll Fernández, Roser
Facultativa Especialista de Área, Referente en Rehabilitación
Respiratoria, Servicio de Rehabilitación, Hospital Universitari
Germans Trias i Pujol, Badalona, Barcelona.

D'Ors Vilardebó, Clara
Facultativa Especialista de Área, Unidad de Rehabilitación
Respiratoria, Servicio de Medicina Física y Rehabilitación,
Hospital Universitari i Politècnic La Fe, Valencia.
Profesora Asociada, Facultad de Psicología, Universidad
Católica de Valencia.

Del Corral Núñez-Flores, Tamara
Profesora Ayudante Doctor, Facultad de Enfermería,
Fisioterapia y Podología, Universidad Complutense de Madrid.

Dávalos Yerovi, Vanesa
Facultativa Especialista de Área, Servicio de Medicina Física y
Rehabilitación, Hospital Universitari Vall d'Hebron, Barcelona.

Díez Izquierdo, Ana
Facultativa Especialista de Área, Unidad de Neumología
Pediátrica, Servicio de Pediatría,
Hospital Universitari Vall d'Hebron, Barcelona.
Profesora Asociada, Facultad de Medicina, Universitat
Internacional de Catalunya, Sant Cugat del Vallès, Barcelona.

Doval Sanz, Lorena
Fisioterapeuta, Unidad de Rehabilitación, Servicio de
Rehabilitación y Medicina Física, Hospital Sant Joan de Déu,
Esplugues de Llobregat, Barcelona.

Espejo Castellanos, David
Facultativo Especialista de Área, Servicio de Neumología,
Hospital Universitari Vall d'Hebron, Barcelona.

Esperidón Navarro, Cristina
Fisioterapeuta Pediátrico y Respiratorio, Unidad de Fisioterapia
y Terapia Ocupacional, Servicio de Medicina Física y
Rehabilitación, Hospital Universitari Vall d'Hebron, Barcelona.

Fernández Álvarez, Ramón
Jefe de Sección de Neumología, Unidad de Sueño, Función
Pulmonar y Ventilación no Invasiva, Hospital Universitario
Central de Asturias, Oviedo.
Profesor Asociado, Facultad de Medicina, Universidad
de Oviedo.

Fernández García, Nuria
Facultativa Especialista de Área, Servicio de Medicina Física
y Rehabilitación, Hospital Universitario San Juan de Alicante.
Profesora Asociada, Facultad de Medicina, Universidad
Miguel Hernández, San Juan de Alicante, Alicante.

Fernández Piñar, Virginia
Fisioterapeuta, Unidad de Fisioterapia y Terapia Ocupacional,
Servicio de Medicina Física y Rehabilitación,
Hospital Universitari Vall d'Hebron, Barcelona.
Profesora Asociada, Facultad de Medicina, Universitat
Autònoma de Barcelona.

Ferreira León, Luisiana
Fisioterapeuta, Unidad de Fisioterapia y Terapia
Ocupacional, Servicio de Medicina Física y Rehabilitación,
Hospital Universitari Vall d'Hebron, Barcelona.

García Álvarez, Elena
Facultativa Especialista de Área, Servicio de Medicina
Física y Rehabilitación, Hospital Universitario Miguel Servet,
Zaragoza.

García Segura, Anna
Fisioterapeuta, Servicio de Rehabilitación,
Hospital Universitari Mutua Terrassa, Barcelona.
Profesora Asociada, Escuela Universitaria Gimbernat,
Sant Cugat del Vallès, Barcelona.

García Ortún, Felícitas
Jefa de Sección de Rehabilitación, Unidad de Rehabilitación
Respiratoria, Hospital Universitari Mutua Terrassa, Barcelona.
Profesora Asociada, Facultad de Fisioterapia, Universitat
Internacional de Catalunya, Sant Cugat del Vallès, Barcelona.

Gómez Garrido, Alba
Jefa de Sección de Rehabilitación Médica Compleja, Referente
en Rehabilitación Respiratoria, Servicio de Medicina Física y
Rehabilitación, Hospital Universitari Vall d'Hebron, Barcelona.
Profesora Asociada, Facultad de Medicina, Universitat
Autònoma de Barcelona.

Íscar Urrutia, Marta
Facultativa Especialista de Área, Servicio de Neumología,
Hospital Universitario Central de Asturias, Oviedo.
Profesora Asociada, Facultad de Medicina, Universidad
de Oviedo.

Juarros Monteagudo, Lourdes
Facultativa Especialista de Área, Unidad de Trasplante
Pulmonar, Servicio de Medicina Física y Rehabilitación,
Hospital Universitario 12 de Octubre, Madrid.

Laín Fernández, Ana
Facultativa Especialista de Área, Servicio de Cirugía Torácica
Pediátrica, Hospital Universitari Vall d'Hebron, Barcelona.

Laita Legarreta, Amaia
Facultativa Especialista de Área, Unidad de Rehabilitación
Respiratoria, Servicio de Medicina Física y Rehabilitación,
Hospital Universitario de Cruces, Baracaldo, Vizcaya.

Lázaro Rosado, Sara
Facultativa Especialista de Área, Unidad de Foniatría y
Logopedia, Servicio de Medicina Física y Rehabilitación,
Hospital Universitari Vall d'Hebron, Barcelona.

León Espitia, Ana María
Facultativa Especialista de Área, Unidad de Foniatría y
Logopedia, Servicio de Medicina Física y Rehabilitación,
Hospital Universitari Vall d'Hebron, Barcelona.

López de Uralde Villanueva, Ibai
Profesor Ayudante Doctor, Facultad de Enfermería, Fisioterapia
y Podología, Universidad Complutense de Madrid.

López Erdozain, Andrea
Fisioterapeuta, Unidad de Rehabilitación, Servicio de
Rehabilitación y Medicina Física, Hospital Sant Joan de Déu,
Esplugues de Llobregat, Barcelona.
Colaboradora Docente, Facultad de Medicina y Ciencias de la
Salud, Universitat Internacional de Catalunya, Sant Cugat del
Vallès, Barcelona.

Marco Navarro, Ester
Jefa de Servicio de Medicina Física y Rehabilitación, Hospital
del Mar, Barcelona.
Profesora Contratada Doctor, Facultad de Medicina I Ciènces de
la Vida, Universitat Pompeu Fabra, Barcelona.

Martín Orive, Frances
Fisioterapeuta, Servicio de Fisioterapia, Centro de Fisioterapia
Fran Martín, Barcelona.
Profesor Asociado, Facultad de Ciències de la Salut
Blanquerna, Universitat Ramon Llull, Barcelona.

Mayer Frutos, Ana Isabel
Fisioterapeuta, Unidad de Fisioteràpia i Teràpia Ocupacional,
Servicio de Medicina Física i Rehabilitació, Hospital Universitari
Vall d'Hebron, Barcelona.
Profesora Asociada, Facultad de Fisioteràpia, Universitat
Autònoma de Barcelona.

Mera Cordero, Sonia
Enfermera, Servicio de Endoscopias Digestivo-Respiratorio,
Hospital Universitario Ramón y Cajal, Madrid.

Meza Valderrama, Delky
Jefa de Servicio de Medicina Física y Rehabilitación, Instituto
Nacional de Medicina Física y Rehabilitación, Ciudad de
Panamá, Panamá

Miñana Álvarez, María
Terapeuta Ocupacional, Servicio de Rehabilitación, Hospital
Universitari de Bellvitge, L'Hospitalet de Llobregat, Barcelona.
Profesora Asociada, Escola Universitària d'Infermeria i Teràpia
Ocupacional de Terrassa, Barcelona.

Miranda Calderín, Guillermo
Facultativo Especialista de Área, Responsable de la Unidad de
Rehabilitación Cardiorrespiratoria, Servicio de Medicina Física
y Rehabilitación, Hospital Universitario Insular de Gran Canaria,
Las Palmas de Gran Canaria, Las Palmas.
Profesor Asociado, Facultad de Ciencias de la Salud, Universidad
de Las Palmas de Gran Canaria, Las Palmas.

Moreno Galdó, Antonio José
Jefe de Servicio de Pediatría, Unidad de Neumología
Pediátrica, Hospital Universitari Vall d'Hebron, Barcelona.
Profesor Agregado, Facultad de Medicina, Universitat
Autònoma de Barcelona.

Moro Pascual, Laura
Facultativa Especialista de Área, Servicio de Medicina Física
y Rehabilitación, Hospital Universitario Marqués de Valdecilla,
Santander.

Muñoz Cabello, Laura
Facultativa Especialista de Área, Unidad de Medicina Física y
Rehabilitación, Servicio de Medicina Física y Rehabilitación,
Hospital Universitario Reina Sofía, Córdoba.
Profesora Asociada, Facultad de Medicina, Universidad de
Córdoba.

Ojanguren Arranz, Iñigo
Facultativo Especialista de Área, Unidad de Patología
Inmunoalérgica y Fibrosis, Servicio de Neumología,
Hospital Universitari Vall d'Hebron, Barcelona.
Profesor Asociado, Facultad de Medicina, Universitat Autònoma
de Barcelona.

Ortiz Molina, Inmaculada
Enfermera, Unidad de Rehabilitación Respiratoria, Servicio
Médico-Quirúrgico de Rehabilitación Respiratoria, Hospital
Universitario Virgen del Rocío, Sevilla.

Piaggio Muente, Fiorella Liz
Facultativa Especialista de Área, Unidad de Medicina Física y
Rehabilitación, Servicio de Medicina Física y Rehabilitación,
Hospital Universitario Reina Sofía, Córdoba.

Pilia, María Florencia
Facultativa Especialista de Área, Servicio de Neumología,
Hospital Universitari Vall d'Hebron, Barcelona.

Planas Pascual, Bernat
Fisioterapeuta, Unitat de Fisioteràpia i Teràpia
Ocupacional, Servicio de Medicina Física y Rehabilitación,
Hospital Universitari Vall d'Hebron, Barcelona.
Profesor Asociado, Facultad de Medicina, Universitat
Autònoma de Barcelona.

Pleguezuelos Cobo, Eulogio
Director Médico, Unidad de Rehabilitación Cardiorrespiratoria,
Servicio de Rehabilitación, Hospital de Mataró, Barcelona.
Profesor Asociado, Facultat de Medicina i Ciènces de la Vida,
Universitat de Pompeu Fabra, Barcelona.

Portuburu Izaguirre, Ainhoa
Fisioterapeuta, Unidad de Rehabilitación Respiratoria,
Policlínica Gipuzkoa, Donostia/San Sebastián, Guipúzcoa.

Prieto Prieto, Joaquina
Facultativa Especialista de Área, Unidad de Rehabilitación
Respiratoria, Servicio de Medicina Física y Rehabilitación,
Hospital Universitario de Cruces, Baracaldo, Vizcaya.

Pujol Blaya, Vicenta
Facultativa Especialista de Área, Unidad de Rehabilitación
Cardiorrespiratoria y Críticos, Servicio de Medicina Física y
Rehabilitación, Hospital Universitari Vall d'Hebron, Barcelona.

Puy Rión, Maria Carme
Facultativa Especialista de Área, Unidad de Insuficiencia
Respiratoria, Ventilación Mecánica y Rehabilitación
Respiratoria, Servicio de Neumología, Hospital de la Santa
Creu i Sant Pau, Barcelona.

Riera Castelló, Ariadna
Facultativa Especialista de Área, Unidad de Rehabilitación,
Servicio de Medicina Física i Rehabilitació, Hospital Sant Joan
de Déu, Esplugues de Llobregat, Barcelona.

Rivilla Rivilla, Rafael
Fisioterapeuta, Unidad de Rehabilitación Respiratoria, Servicio
Médico-Quirúrgico de Rehabilitación Respiratoria, Hospital
Universitario Virgen del Rocío, Sevilla.

Roque Betancourt, Erián
Fisioterapeuta, Unidad de Rehabilitación Respiratoria, Servicio
Médico-Quirúrgico de Rehabilitación Respiratoria, Hospital
Universitario Virgen del Rocío, Sevilla.

Sabaté López, Marta
Fisioterapeuta, Unidad de Fisioterapia y Terapia Ocupacional,
Servicio de Medicina Física y Rehabilitación, Hospital Universitari
Vall d'Hebrón, Barcelona.
Profesora Asociada, Facultad Adscrita a la Universitat Autònoma
de Barcelona, Escola Universitaria Gimbernat (EUG), Sant Cugat
del Vallès, Barcelona.

Sagastagoya Zabala, Joana
Facultativa Especialista de Área, Servicio de Medicina Física y
Rehabilitación, Hospital Universitario de Cruces, Baracaldo, Vizcaya.

San Miguel Pagola, Marta
Profesora Ayudante Doctor, Facultad de Ciencias de la Salud,
Universidad San Jorge, Villanueva de Gállego, Zaragoza.

Sánchez Rodríguez, Dolores
Jefa de Servicio de Geriatría, Centre Hospitalier Universitaire
Brugmann, Bruselas, Bélgica.

Sayago Reza, Itxaso
Facultativa Especialista de Área, Servicio de Neumología,
Hospital de Bidasoa, Hondarribia, Guipúzcoa.
Responsable del Área de Rehabilitación Respiratoria, Policlínica
Gipuzkoa, Donostia/San Sebastián, Guipúzcoa.

Spiliopoulou, Stefania-Thomais
Fisioterapeuta, Unidad de Fisioterapia y Terapia Ocupacional,
Servicio de Medicina Física y Rehabilitación, Hospital
Universitari Vall d'Hebron, Barcelona.
Profesora Asociada, Facultad de Fisioterapia, Universitat
Autònoma de Barcelona.

Torres Castro, Rodrigo
Fisioterapeuta, Unidad de Hipertensión Pulmonar, Servicio de Neumología, Hospital Clínic, Barcelona.
Profesor Asociado, Facultad de Medicina, Universidad de Chile.

Urbez Mir, María del Rosario
Jefa de Sección de Rehabilitación, Unidad de Rehabilitación Respiratoria, Servicio de Medicina Física y Rehabilitación, Hospital Universitario La Paz, Madrid.

Varona Porres, Diego
Facultativo Especialista de Área, Unidad de Radiología Torácica, Servicio de Radiodiagnóstico, Hospital Universitari Vall d'Hebron, Barcelona.
Colaborador Docente, Facultad de Medicina, Universitat Autònoma de Barcelona.

Vázquez Arce, Isabel
Jefa de Servicio de Medicina Física y Rehabilitación, Unidad de Rehabilitación Respiratoria, Hospital Universitari i Politècnic La Fe, Valencia.

Vázquez Sánchez, Rosa María
Enfermera, Unidad de Rehabilitación Respiratoria, Servicio Médico-Quirúrgico de Rehabilitación Respiratoria, Hospital Universitario Virgen del Rocío, Sevilla.

Vicuña Arregui, Amaia
Fisioterapeuta, Unidad de Rehabilitación Respiratoria, Policlínica Gipuzkoa, Donostia/San Sebastián, Guipúzcoa.

Prólogo

Este año 2025 se cumplen 30 años de la creación de la Sociedad Española de Rehabilitación Cardiorrespiratoria (SORECAR). Los fundadores de esta sociedad, los doctores Ramón Coll y Fernando Mayordomo, vieron con gran lucidez, la necesidad de crear en España un espacio científico en torno a la rehabilitación de la patología cardíaca y respiratoria, siendo esta última la que ocupa esta gran obra.

A pesar de los beneficios conocidos de la rehabilitación respiratoria para los pacientes con enfermedades respiratorias crónicas, este tratamiento sigue estando infrautilizado, existiendo la necesidad de destacar sus beneficios basados en la evidencia y fomentar su derivación entre los médicos prescriptores. Para los pacientes respiratorios, la sola idea de hacer ejercicio durante unos minutos al día puede resultar desalentadora, ya que para ellos la respiración en sí supone un desafío. De ahí la importancia de que todo el equipo de rehabilitación que vaya a atender al paciente tenga una base de conocimiento sólida y de calidad.

Desde los orígenes de la SORECAR, allá por el año 1995, hemos intentado como sociedad ser referentes en la formación científica e investigadora en la rehabilitación cardiovascular, respiratoria y la rehabilitación en pacientes de unidades de cuidados críticos, teniendo en cuenta la transversalidad de nuestra especialidad, en cuyos equipos encontramos numerosos profesionales cuya acción y estudio va dirigida a nuestros pacientes.

En esta obra, tanto su directora, la Dra. Alba Gómez, como sus coordinadores han querido que se vieran reflejados todos esos miembros de un equipo de rehabilitación respiratoria, y han escogido a algunos de los más destacados médicos rehabilitadores, neumólogos, fisioterapeutas, profesionales de enfermería, terapeutas ocupacionales, etc., para tener la mejor guía de aprendizaje de rehabilitación respiratoria que podemos encontrar en lengua española en la actualidad.

Esta monografía será útil tanto para el profesional que se inicia en el campo de la rehabilitación respiratoria, prestando una importante atención a la enfermedad pulmonar obstructiva crónica, como para temas tan relacionados con nuestra especialidad, la medicina física y la rehabilitación, como es la patología respiratoria del lesionado medular y el paciente con enfermedad neuromuscular. Pero también supondrá un fortalecimiento para el experto interesado en campos más novedosos, como, por ejemplo, la rehabilitación respiratoria en el paciente afecto de infección aguda con enfermedad asociada al coronavirus de tipo 2 causante del síndrome respiratorio agudo severo y condición pos-COVID-19 y la rehabilitación respiratoria en la edad pediátrica, entre otros.

Finalmente quiero animaros a leer y gozar de esta obra que se ha realizado aprovechando toda la experiencia de grandes profesionales, que llevan toda su vida dedicada a la rehabilitación del paciente con patología respiratoria, y deseo que se constituya como un texto de referencia en el marco de la rehabilitación respiratoria.

Dra. M. Paz Sanz Ayán

Jefa de Sección del Servicio de Medicina Física y Rehabilitación y Corresponsable de la Unidad de Rehabilitación Cardíaca, Hospital Universitario 12 de Octubre, Madrid.
Profesora Asociada, Facultad de Medicina Física y Rehabilitación, Universidad Complutense de Madrid.
Presidenta de la Sociedad Española de Rehabilitación Cardio-Respiratoria.

Prefacio

La respiración es esencial para proporcionar oxígeno al cuerpo, eliminar dióxido de carbono y mantener el equilibrio celular. Sin embargo, en personas con enfermedades pulmonares crónicas, este proceso se ve dificultado, especialmente debido a problemas como la disnea (falta de aire), que limita las actividades diarias y provoca fatiga constante. Además, el acumulamiento de moco en los pulmones obstruye las vías respiratorias, lo que agrava la respiración y predispone a infecciones. Esto también provoca pérdida de fuerza muscular y de la función de tos, dificultando la eliminación de moco y generando un círculo vicioso de fatiga y dificultad respiratoria.

La rehabilitación respiratoria juega un papel crucial en la gestión de estos problemas, mejorando la eficiencia respiratoria, aliviando la disnea y restaurando la función de tos. Es esencial para que los pacientes con enfermedades respiratorias crónicas puedan mantener una vida activa y plena. La fisioterapia respiratoria y el ejercicio físico son herramientas clave para mejorar la capacidad respiratoria, fortalecer los músculos y prevenir la fatiga, optimizando tanto la respiración como la capacidad física general, lo que mejora la calidad de vida y la autonomía del paciente.

Este libro nace con el propósito de ofrecer una guía completa y actualizada sobre la rehabilitación respiratoria. Aunque ya existen valiosas obras previas, el aumento de las indicaciones y la evidencia científica reciente demandan un recurso que integre los avances más recientes y responda a las necesidades actuales de profesionales y pacientes con enfermedades respiratorias crónicas. Abarca desde los principios fundamentales de la fisiología respiratoria hasta los enfoques más innovadores en rehabilitación, con el objetivo de mejorar la capacidad funcional respiratoria y la calidad de vida de quienes enfrentan trastornos pulmonares.

A lo largo de sus capítulos, se abordan temas esenciales como la fisiopatología de las enfermedades respiratorias, el diseño e implementación de programas de ejercicio, la educación y el apoyo psicológico, así como los avances tecnológicos que han hecho de la rehabilitación respiratoria una práctica más accesible y efectiva. Además, se dedica un bloque específico a la rehabilitación en pacientes pediátricos, adaptando los enfoques a las particularidades de las enfermedades respiratorias en la infancia y destacando la importancia del entorno familiar.

Se subraya la relevancia del trabajo multidisciplinar, con los profesionales del equipo rehabilitador –médicos rehabilitadores, neumólogos, cirujanos torácicos, fisioterapeutas respiratorios, profesionales de enfermería, terapeutas ocupacionales, logopedas, psicólogos, nutricionistas y trabajadores sociales– colaborando estrechamente para ofrecer una atención integral y personalizada, favoreciendo una recuperación efectiva y sostenible.

En los últimos años, los programas de rehabilitación respiratoria se han actualizado y adaptado a una amplia variedad de patologías respiratorias crónicas, permitiendo intervenciones más precisas y personalizadas. La creciente evidencia científica ha ampliado las indicaciones de la rehabilitación respiratoria, no solo para condiciones como la enfermedad pulmonar obstructiva crónica y el asma, sino también para enfermedades pulmonares intersticiales, fibrosis pulmonar y otras patologías respiratorias.

Asimismo, se ha reconocido la importancia de la rehabilitación respiratoria en pacientes con enfermedades neurológicas que afectan a la función respiratoria, como la esclerosis lateral amiotrófica, la lesión medular y otras condiciones que pueden comprometer la capacidad respiratoria. Y el avance en la tecnología ha permitido la implementación de nuevas modalidades de rehabilitación, como la telerrehabilitación, que facilita el acceso y la adherencia a los programas de rehabilitación respiratoria. Este enfoque garantiza que el libro cubra las necesidades de los pacientes con estas condiciones en distintos contextos asistenciales, desde hospitales y centros de salud hasta programas ambulatorios y domiciliarios. Así, se asegura que los programas de rehabilitación sean accesibles, adaptados a las características específicas de cada patología y entorno, optimizando la calidad de vida de los pacientes.

Quería expresar mi más sincero agradecimiento a todos los profesionales que han hecho posible este libro, cuya colaboración ha sido una de sus mayores fortalezas, en especial a los coordinadores (Roser Coll, Guillermo Miranda, Marta Sabaté e Itxaso Sayago).

A lo largo de este proyecto, hemos tenido el privilegio de contar con la experiencia y el conocimiento de expertos en neumología y rehabilitación respiratoria, quienes han abordado el tema de manera exhaustiva, consiguiendo que el libro ofrezca una visión integral y enriquecedora de este campo.

Agradecemos profundamente la colaboración de los socios de la Sociedad Española de Rehabilitación Cardiorrespiratoria (SORECAR), quienes han aportado su extensa experiencia para elaborar esta obra. Además, extendemos nuestro más sincero reconocimiento a los miembros del área de rehabilitación respiratoria de la Sociedad Española de Neumología y Cirugía Torácica (SEPAR), cuyos conocimientos y dedicación han sido esenciales para el desarrollo del material. Ambos grupos de profesionales han elaborado capítulos fundamentales que enriquecen y dan profundidad a la obra. Gracias a la generosa contribución de todos los autores, este libro refleja el compromiso, la colaboración y el esfuerzo de un equipo de profesionales altamente cualificados, quienes han sido fundamentales en la creación de este libro.

El camino hacia una vida con mayor autonomía y bienestar es posible gracias al enfoque integral y personalizado que propone la rehabilitación respiratoria. Mantener la movilidad, la fuerza, una respiración eficiente y una adecuada condición física son esenciales para mejorar la calidad de vida. La ciencia y la práctica de la rehabilitación respiratoria continúan evolucionando, ofreciendo a los pacientes las mejores opciones de tratamiento.

Esperamos que esta obra sea una fuente de inspiración, conocimiento y esperanza para quienes afrontan los desafíos de la salud respiratoria. La colaboración entre profesionales es clave para fortalecer la rehabilitación respiratoria, ya que cada disciplina desempeña un papel fundamental en garantizar una atención integral de calidad, logrando los mejores resultados para los pacientes y promoviendo el crecimiento de la especialidad.

El libro ha sido concebido con el deseo de ofrecer un recurso integral y actualizado para todos los profesionales y pacientes que se enfrentan a los desafíos de las enfermedades respiratorias crónicas. A lo largo de mi trayectoria en rehabilitación respiratoria, he aprendido de cada paciente, y gracias a ellos he podido desarrollar una visión holística e integral de este campo. Cada historia, cada experiencia vivida me ha permitido comprender la importancia de abordar la rehabilitación desde un enfoque global, donde todos los aspectos de la salud respiratoria y el bienestar del paciente se consideran de manera conjunta.

Dicho enfoque es lo que motiva la creación de este libro, con la esperanza de que se convierta en un recurso de consulta indispensable para quienes inician su camino en la rehabilitación respiratoria, así como una herramienta de referencia para los profesionales que desean profundizar y actualizar sus conocimientos en este campo.

Una de las cosas que considero más enriquecedoras es la posibilidad de compartir el conocimiento, tal como lo han hecho los pioneros en la rehabilitación respiratoria en nuestro país, como el Dr. Ramón Coll y la Dra. Rosa Güell. Su labor, su dedicación y sus aportes fundamentales a la disciplina han abierto el camino para muchos de nosotros, y este libro es también una pequeña muestra de su legado, que sigue vivo y en constante evolución gracias a la colaboración entre profesionales.

Finalmente, esta obra está dedicada a todos nuestros pacientes, quienes son el motor que nos impulsa a seguir aprendiendo y ampliando las fronteras de esta área de conocimiento.

Alba Gómez Garrido

Índice

Introducción a la rehabilitación respiratoria

I

Principios generales de la rehabilitación respiratoria

L. Muñoz Cabello y F. L. Piaggio Muente

OBJETIVOS

- Conocer las generalidades de la rehabilitación en los pacientes con patología respiratoria.
- Identificar a los pacientes candidatos a los programas de rehabilitación respiratoria (RR).

INTRODUCCIÓN

La RR es un componente esencial en el manejo de los pacientes con enfermedades respiratorias crónicas. Esta disciplina surge inicialmente como esbozo, hacia la década de 1940, al crearse unidades para abordar el tratamiento integral de pacientes afectados de tuberculosis. En la década de 1960, empiezan a publicarse estudios que ponían de manifiesto la eficacia de la rehabilitación pulmonar, lo que se tradujo en un cierto auge de la RR, pero debido a que no se pudieron demostrar cambios significativos de mejora en parámetros como el grado de obstrucción mediante el volumen espiratorio forzado en el primer segundo, la RR cayó en el olvido. En la década de 1970, la RR se consideraba un arte en la práctica médica basada en las técnicas de fisioterapia respiratoria. Posteriormente, al inicio de la década de 1990, surgen estudios que evalúan los resultados de los programas de RR mediante otras variables, como la calidad de vida relacionada con la salud y la capacidad de ejercicio. En la actualidad, la rehabilitación respiratoria dispone de una sólida evidencia científica en cuanto a su eficacia, por lo que su aplicación ya no es cuestionable.

> Cuando una patología respiratoria se cronifica, independientemente del tipo de enfermedad respiratoria crónica de la que se trate, se producen cambios en la vía aérea y en el parénquima pulmonar que condicionan una alteración a nivel cardiovascular, así como una disfunción muscular y nutricional que, junto con la afectación de otros factores (como se podrían destacar desajustes psicosociales y de autocontrol), deterioran aún más la capacidad funcional y la calidad de vida relacionada con la salud de estos pacientes.

Hay que tener en cuenta también que el temor que los pacientes presentan hacia la sensación de disnea a la hora de realizar un esfuerzo hace que se agrave el sedentarismo, y se puede llegar a entrar en un círculo vicioso de disnea-inactividad que, a su vez, también va a repercutir negativamente en la esfera psicológica (Fig. 1-1). De esta forma, se puede decir que la rehabilitación respiratoria está indicada en aquellos pacientes en los que los síntomas respiratorios se asocian a una capacidad funcional disminuida o una calidad de vida relacionada con la salud (CVRS) reducida.

> El objetivo que se plantea en RR es minimizar la discapacidad sobrevenida por la enfermedad respiratoria, disminuyendo los síntomas, mejorando la capacidad de ejercicio, mejorando la autonomía y, en definitiva, mejorando la calidad de vida de los pacientes.

Todo ello ha de perseguir que el paciente mantenga la continuidad en el tiempo de un nivel adecuado de actividad para conservar la salud física y mental en las mejores condiciones posibles y, con ello, minimizar la repercusión que a nivel sistémico origina la enfermedad.

DEFINICIÓN DE REHABILITACIÓN RESPIRATORIA

El concepto de RR no es simple, y se ha ido modificando a lo largo de los años conforme los estudios científicos han aportado información sólida al respecto. De esta forma, inicialmente, en el año 1974, el American College of Chest Physicians la consideraba un «arte» en la práctica médica. Posteriormente, en los documentos emitidos por sociedades científicas (European Respiratory Society [ERS] en 1997, y American Thoracic Society [ATS] en 1999), el concepto de RR ha ido evolucionando en función de la evidencia disponible. Así, la ATS la definió como «un programa multidisciplinar para el cuidado del paciente con discapacidad respiratoria, individualizado, y diseñado para optimizar su capacidad física y social y su autonomía». Más tarde, en 2006, la ATS y la ERS definen la RR como «una intervención multidisciplinar y global, eficaz bajo la perspectiva de la medicina basada en la evidencia para los pacientes con enfermedades respirato-

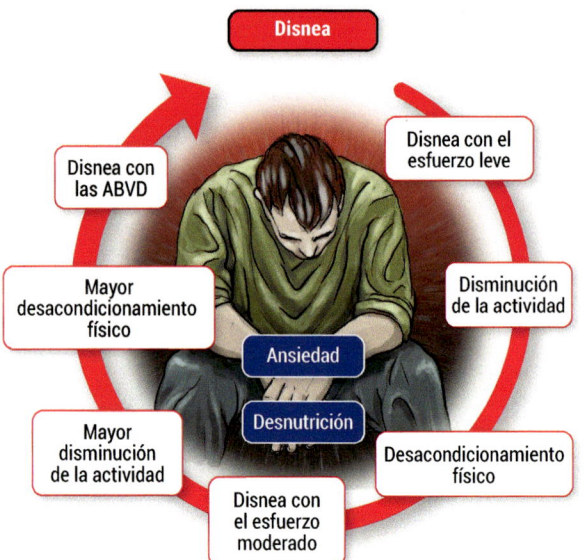

Figura 1-1. Círculo vicioso de la disnea. ABVD: actividades básicas de la vida diaria.

rias crónicas sintomáticos y que a menudo han disminuido las actividades de la vida diaria. Debe integrarse dentro de un tratamiento individualizado y está dirigida a reducir los síntomas, optimizar la capacidad funcional, aumentar la participación y reducir el gasto sanitario, a través de estabilizar o revertir las manifestaciones sistémicas de la enfermedad».

En 2013, estas mismas sociedades (ATS y ERS) matizaron dicho concepto, y definieron la RR como «una intervención integral basada en una minuciosa evaluación del paciente seguida de terapias diseñadas a medida, que incluyen, pero no se limitan, al entrenamiento muscular, la educación y los cambios en los hábitos de vida, con el fin de mejorar la condición física y psicológica de las personas con enfermedad respiratoria crónica y promover la adherencia a conductas para mejorar a largo plazo la salud». Esta definición hace hincapié en resaltar que la RR no es solo la realización de ejercicio físico, sino también una actuación más compleja que engloba aspectos de la enfermedad crónica y donde, además, se plantean objetivos no solo a corto plazo, sino a largo plazo también, con especial énfasis en el cambio de comportamiento.

No obstante, hay que tener en cuenta que existen otras entidades patológicas agudas donde la RR tiene su indicación, aunque queden fuera de la definición actual de RR, como por ejemplo el derrame pleural, el preoperatorio y el posoperatorio de la cirugía torácica y la cirugía abdominal alta, o el traumatismo torácico.

 Definición actual de RR según las recomendaciones internacionales (ATS/ERS):
«La RR es una intervención integral basada en una minuciosa evaluación del paciente seguida de terapias diseñadas a medida, que incluyen, pero no se limitan, al entrenamiento muscular, la educación y los cambios en los hábitos de vida, con el fin de mejorar la condición física y psicológica de las personas con enfermedad respiratoria crónica, y promover la adherencia a conductas para mejorar a largo plazo la salud».

BENEFICIOS DE LOS PROGRAMAS DE REHABILITACIÓN RESPIRATORIA

Dentro del tratamiento no farmacológico de las enfermedades respiratorias crónicas, la RR es el tratamiento más importante para mejorar los síntomas, la capacidad de ejercicio y la CVRS. Los beneficios más destacables que se obtienen son la mejora de la tolerancia al esfuerzo y la CVRS, la disminución de la disnea, la ansiedad y la depresión, así como la disminución en el número de hospitalizaciones.

Actualmente, se dispone de evidencia científica que respalda los beneficios de la RR de tal forma que no se considera que sean necesarios trabajos de investigación adicionales en donde se compare la RR frente a la atención convencional en los pacientes con enfermedad pulmonar obstructiva crónica (EPOC). Aunque la mayor parte de la bibliografía proviene de estudios sobre la EPOC, los resultados obtenidos en pacientes con patologías respiratorias distintas a esta han demostrado que los beneficios de la RR también se observan en pacientes sintomáticos sin EPOC.

Con respecto a los beneficios (Tabla 1-1) que aportan los programas de RR, en el caso de la EPOC hay que destacar las mejoras obtenidas en cuanto a la capacidad de ejercicio. Tanto la disnea (cuyo origen es multifactorial) como la fatiga que experimentan estos pacientes son los principales determinantes de que la tolerancia al esfuerzo esté disminuida. Esta disminución de la tolerancia al esfuerzo está determinada por mecanismos fisiopatológicos, como la hiperinsuflación dinámica, las alteraciones en el intercambio gaseoso, la disfunción muscular o el mayor trabajo respiratorio. En estos pacientes, la tendencia al sedentarismo es habitual, lo que hace que la disfunción muscular aumente aún más y se entre en un círculo vicioso difícil de romper si no se actúa, con el resultado de un mayor desacondicionamiento físico.

 Por este motivo, el componente fundamental en los programas de RR en la EPOC es el ejercicio físico.

Los programas de RR han demostrado mejorar la disnea (que es el síntoma más habitual de los pacientes a los

Tabla 1-1. Beneficios de los programas de rehabilitación respiratoria

Beneficios de los programas de rehabilitación respiratoria*	Nivel de evidencia
Mejora de la disnea, el estado de salud y la tolerancia al ejercicio en pacientes estables	A
Reduce las hospitalizaciones en quienes han tenido una exacerbación reciente (≤ 4 semanas tras la hospitalización previa)	B
Reducción de los síntomas de ansiedad y depresión	A

*Se hace referencia a los beneficios en pacientes con EPOC.
Adaptada de la Global Initiative for Chronic Obstructive Lung Disease (GOLD), 2023.

que se incluye en RR), reducir el número de hospitalizaciones en quienes han requerido un ingreso reciente por una exacerbación, y mejorar síntomas como la ansiedad y la depresión, tan frecuentes en este tipo de pacientes. Por otro lado, también mejora la función muscular periférica, se producen ganancias en la CVRS y se producen beneficios de rentabilidad constatados, de forma que se disminuyen los costes sanitarios.

Con respecto a los efectos que puedan tener los programas de RR sobre la supervivencia, las evidencias no son tan claras, si bien hay estudios que concluyen que los programas de RR pueden aportar, en determinadas circunstancias, mejoras en la supervivencia. En este sentido se ha comprobado que en los pacientes con EPOC que sufren una reagudización, cuando se inicia el programa de rehabilitación de forma precoz tras el ingreso, en las 4 semanas siguientes a este se reduce el riesgo de reingreso hospitalario y de mortalidad. En el caso de pacientes con EPOC, una escasa capacidad de esfuerzo y la disfunción muscular son determinantes principales de mortalidad. Por otra parte, la alteración en la CVRS y una mayor sensación de disnea se relacionan con mayor número de hospitalizaciones y una mortalidad mayor. Si los programas de RR mejoran estas situaciones, es lógico pensar que se podrían obtener beneficios en la supervivencia, aunque, como se ha comentado anteriormente, las evidencias no son concluyentes.

La guía GOLD (*Global Iniciative for Chronic Obstructive Lung Disease*, documento de consenso auspiciado por la Organización Mundial de la Salud [OMS] para el manejo de la EPOC), considera que la RR reduce la gravedad de los síntomas respiratorios y mejora la calidad de vida, así como la capacidad del enfermo para realizar actividades cotidianas, con independencia de la gravedad de la enfermedad. También disminuye la ansiedad y la depresión, y disminuye el número de reingresos hospitalarios tras una reagudización. Se hace referencia también a la telerrehabilitación organizada (que se ha desarrollado más recientemente debido a la pandemia por COVID-19), que parece ser una actuación prometedora mediante distintas fórmulas como videoconferencias, llamadas telefónicas, páginas web más soporte telefónico, etc.

INDICACIONES Y SELECCIÓN DE PACIENTES CANDIDATOS A REHABILITACIÓN RESPIRATORIA

Aunque los pacientes con EPOC son los que conforman, en términos generales, la proporción más elevada de derivaciones a RR y en quienes, como ya se ha mencionado, más estudios se han realizado para mostrar los beneficios de los programas, hay que destacar que otras patologías respiratorias también pueden beneficiarse de la RR, como las enfermedades respiratorias intersticiales, las enfermedades que cursan con hipersecreción bronquial (como la fibrosis quística y las bronquiectasias), las enfermedades neuromusculares con afectación respiratoria, el preoperatorio y posoperatorio de la cirugía torácica y abdominal, la hipertensión arterial pulmonar, el asma o el cáncer pulmonar (**Tabla 1-2**).

Tabla 1-2. Indicaciones de rehabilitación respiratoria

Enfermedades obstructivas:
- Enfermedad pulmonar obstructiva crónica (incluye déficit de α1-antitripsina)
- Bronquiectasias
- Fibrosis quística
- Asma persistente
- Bronquiolitis obliterante

Enfermedades restrictivas:
- Fibrosis intersticial
- Enfermedades pulmonares ocupacionales
- Sarcoidosis
- Enfermedades del tejido conectivo
- Neumonitis por hipersensibilidad
- Linfangiomatosis
- Supervivientes del síndrome de distrés respiratorio agudo
- Espondilitis anquilosante
- Cifoescoliosis/otras alteraciones de la caja torácica
- Síndrome postuberculosis

Otras:
- Cáncer de pulmón
- Hipertensión pulmonar
- Preoperatorio y posoperatorio de cirugía abdominal y torácica
- Preoperatorio y posoperatorio de trasplante pulmonar
- Preoperatorio y posoperatorio de cirugía de reducción del volumen pulmonar
- Dependencia a la ventilación mecánica
- Enfermedades neuromusculares
- Enfermedad respiratoria asociada a la obesidad
- Síndrome pos-COVID-19

Adaptada de Spruit MA, 2013.

Comorbilidad en pacientes candidatos a rehabilitación respiratoria

Es frecuente que los pacientes con enfermedades respiratorias crónicas presenten otras comorbilidades asociadas (fundamentalmente, hay que destacar afecciones cardiovasculares, pero también osteoporosis, afectación del aparato locomotor, alteraciones nutricionales como obesidad o desnutrición, diabetes, etc.).

 La enfermedad respiratoria y sus consecuencias, añadido a la comorbilidad que se pueda presentar, hace que estos pacientes requieran un abordaje integral e individualizado desde el punto de vista de la RR.

La disnea como referencia

El principal síntoma que aparece en los enfermos respiratorios crónicos es la disnea, y es la que suele determinar la aplicación de RR.

En general, se puede decir que en un paciente con una afección respiratoria crónica con disnea, que esté tratado de forma correcta farmacológicamente y que, a pesar de ello, siga presentando síntomas limitantes en las actividades de la vida diaria, estaría indicada la RR (adaptando de forma individual el programa a las características específicas de cada paciente). La presencia de disnea va a determinar en gran medida la discapacidad del paciente, por lo que su valoración es fundamental. La disnea es tratable en RR independientemente de su grado, teniendo en cuenta que **cuando la sintomatología es escasa se producen mayores beneficios que cuando los síntomas son más graves**. Se considera de forma genérica que son candidatos todos los pacientes **con disnea limitante de grado igual o superior a 2**, según la escala modificada del Medical Research Council (**Tabla 1-3**).

Antes de la inclusión en el programa de rehabilitación respiratoria

Previamente a la inclusión de un **paciente en un** programa de RR, se debe realizar una selección **adecuada del** candidato y, a continuación, una evaluación **clínica y funcional**.

También es necesario detectar **la posible** presencia de otras comorbilidades que puedan **interferir y** que precisen en ocasiones la adaptación al **paciente** (requiere especial atención conocer si existen afecciones cardíacas, neurológicas o musculoesqueléticas, o bien la existencia de problemas psicológicos, sociales o cognitivos). Así, en esa evaluación previa al programa, se **adecuará el tipo** de ejercicio en función de la discapacidad **del paciente; esta** evaluación previa permite detectar también posibles contraindicaciones. Pueden presentarse situaciones de contraindicación por un proceso grave en donde, una vez estabilizada esa patología, se permita posteriormente la inclusión en el programa de RR.

Por otra parte, en determinados pacientes que presenten de forma simultánea una patología cardíaca y respiratoria con cardiopatías graves, debe valorarse si está más indicada su inclusión en un programa de rehabilitación cardíaca.

Contraindicaciones en los programas de rehabilitación respiratoria

Para poder realizar una selección adecuada de los candidatos a los programas de RR, hay que conocer las contraindicaciones de este (**Tabla 1-4**), que incluirían aquellas situaciones en las que el paciente tuviera un mayor riesgo de

Tabla 1-4. Contraindicaciones para el ejercicio en rehabilitación respiratoria

Enfermedad cardíaca no controlada
Infarto agudo de miocardio reciente
Angina de pecho inestable
Estenosis aórtica grave
Insuficiencia cardíaca inestable
Enfermedad tromboembólica en evolución
Arritmias no controladas
Situaciones cognitivas, psicosociales, socioculturales u otras que impidan la participación en un programa de rehabilitación respiratoria

Adaptada de Spruit MA, 2013.

desarrollar eventos adversos durante el ejercicio, como en el caso de una enfermedad cardíaca no controlada, infarto reciente, angina de pecho inestable, estenosis aórtica grave, insuficiencia cardíaca inestable, enfermedad tromboembólica en evolución, arritmias no controladas o en aquellas situaciones que supongan una barrera para la colaboración en el programa, como podrían ser alteraciones cognitivas que no permitan su aplicación, problemas psicosociales o alteraciones graves del aparato locomotor que impidan realizar el programa.

La fragilidad del paciente no se considera una contraindicación formal. Aunque es un factor predictivo para la no finalización del programa, existen estudios en pacientes con EPOC en los que se ha demostrado que mejoran la disnea y la tolerancia al esfuerzo, e incluso un elevado porcentaje de ellos dejan de cumplir los criterios de fragilidad tras realizar RR. Tampoco se considera contraindicación *per se* la hipercapnia crónica en caso de EPOC avanzada, pues también existen beneficios en este tipo de pacientes cuando se someten a un programa de RR. Actualmente, tampoco se considera un criterio de exclusión de los programas de RR el hábito tabáquico, y aunque parece que los pacientes con EPOC fumadores activos presentan cierta tendencia a una menor adherencia a los programas, el hecho de participar en el tratamiento rehabilitador aporta mejoras en la funcionalidad y en la calidad de vida de estos pacientes. En este sentido, es recomendable que el programa de RR disponga de recursos para el abandono del hábito tabáquico, y si no se dispone de ellos, al menos que se tenga la posibilidad de poder derivar a un programa de deshabituación tabáquica, ya que durante el tratamiento en RR los pacientes se pueden beneficiar de este aspecto. La edad tampoco se considera una contraindicación para la inclusión en el programa de RR. En las recomendaciones, suele señalarse como contraindicación el antecedente de falta de motivación o de incumplimiento terapéutico. En este sentido, los expertos insisten en que no debe dejar de prescribirse rehabilitación solo porque se «suponga» que el paciente se negará o no cumplirá el tratamiento.

Tabla 1-3. Escala de valoración de disnea modificada del Medical Research Council (mMRC)

Grado	Escala de valoración de disnea mMRC
0 de mMRC	Tan solo me falta el aire al realizar ejercicio intenso
1 de mMRC	Me falta el aire al andar deprisa en llano, o al andar subiendo una pendiente poco pronunciada
2 de mMRC	No puedo mantener el paso de otras personas de mi misma edad en llano o tengo que detenerme para respirar al andar en llano a mi propio paso
3 de mMRC	Me detengo para respirar después de andar unos 100 m o después de andar pocos minutos en llano
4 de mMRC	Tengo demasiada dificultad respiratoria para salir de casa, o me cuesta respirar al vestirme o desvestirme

Adaptada de Fletcher CM, 1960.

Hay que objetivar los resultados tras el programa de rehabilitación respiratoria

Para valorar con datos objetivos las mejoras del resultado tras los programas de RR, no es posible basarse en resultados de espiro-metría, pues se sabe que no se modifican tras la RR. Para poder obtener una valoración de la discapacidad de los pacientes que sí puedan reflejar un cambio, se determinará, antes y después del programa, el grado de disnea, el estado de la musculatura (respiratoria y periférica), la capacidad de ejercicio y la CVRS.

 PUNTOS CLAVE

- La rehabilitación respiratoria está recomendada en los pacientes con enfermedad respiratoria crónica que, tras la optimización del tratamiento farmacológico, persistan los síntomas (disnea de esfuerzo, intolerancia al esfuerzo, etc.).

- La rehabilitación respiratoria mejora la disnea, la tolerancia al esfuerzo y la CVRS.
- Tras una valoración inicial, el programa de rehabilitación respiratoria ha de adaptarse a las características del paciente, individualizando ese programa.

BIBLIOGRAFÍA

Almadana Pacheco V, Pavón Masa M, Gómez-Bastero Fernández AP, et al. Perfil de pacientes que abandonan un programa de rehabilitación respiratoria. Arch Bronconeumol. 2017;53(5):257-62.

Capellas L, Coll R. Programas de rehabilitación. En: Pleguezuelos E, Miranda G, Gómez A, Capellas L. Rehabilitación integral en el paciente con enfermedad pulmonar obstructiva crónica. Madrid: Editorial Médica Panamericana, 2007; p. 101-11.

Cosío BG, Hernández C, Chiner E, et al. Actualización 2021 de la Guía Española de la EPOC (GesEPOC). Tratamiento no farmacológico. Archivos de Bronconeumología 2022;58:345-51.

Crisafulli E, Clini EM. Measures of dyspnea in pulmonary rehabilitation. Multidiscip Respir Med. 2010;5(3):202-10.

Cristancho Gómez, W. Rehabilitación Pulmonar. En: Cristancho Gómez, W. Fundamentos de fisioterapia respiratoria y ventilación mecánica. Bogotá: El Manual Moderno, 2003; p. 597-645.

Dowman L, Hill CJ, Holland AE. Pulmonary rehabilitation for interstitial lung disease. Cochrane Database Syst Rev. 2014:CD006322.

Global Initiative for Chronic Obstructive Lung Disease: Global strategy for the diagnosis, management, and prevention of chronic obstructive pulmonary disease [Internet]. 2022 [consulta 30 de abril de 2024]. Disponible en: https://goldcopd.org

Güell MR, Cejudo P, Rodríguez-Trigo G, et al. Estándares de calidad asistencial en rehabilitación respiratoria en pacientes con enfermedad pulmonar crónica. Archivos de Bronconeumología. 2012;48:396-404.

Güell Rous MR. Rehabilitación Respiratoria: del arte a la evidencia. Open Respiratory Archives 4 [Internet]. 2022 [consulta 30 de abril de 2024]. Disponible en: 100143 www. elsevier.es/ora

Hachoue Saliba Z, Urbez Mir MR. Rehabilitación Respiratoria. En: Hernández Herrero D, Salamanca Pérez L, Mompó Alberola A. Manual Básico para residentes de Medicina Física y Rehabilitación. Canal Estrategia Editorial, 2019; p. 363-76.

Lee AL, Hill CJ, McDonald CF, Holland AE. Pulmonary rehabilitation inindividuals with non-cystic fibrosis bronchiectasis: a systematic review. Arch Phys Med Rehabil. 2017;98:774-82.

Maddocks M, Kon SS, Canavan JL, et al. Physical frailty and pulmonary rehabilitation in COPD: a prospective cohort study. Thorax. 2016;71:988.

Marco E, Coll-Artés R, Marín M, et al. Recomendaciones sobre programas de rehabilitación pulmonar en pacientes con enfermedad pulmonar obstructiva crónica de la Sociedad de Rehabilitación Cardiorrespiratoria. Rehabilitación (Madr). 2016;50(4):233-62.

Mayordomo Riera F, Coll-Artés R, Marín-Santos M. Rehabilitación respiratoria. En: Sánchez I, Ferrero A, Aguilar JJ, et al, editores. Manual SERMEF de Rehabilitación y Medicina Física. Buenos Aires: Editorial Médica Panamericana, 2006; p. 741-56.

McCarthy B, Casey D, Devane D, et al. Pulmonary rehabilitation for chronic obstructive pulmonary disease. Cochrane Database Syst Rev. 2015;CD003793.

Morris NR, Kermeen FD, Holland AE. Exercise-based rehabilitation programmes for pulmonary hypertension. Cochrane Database Syst Rev. 2017:CD011285.

Nici L, Lonner C, Wouters E, et al. American Thoracic Society/European Respiratory Society Statement on Pulmonary Rehabilitation. Am J Respir Crit Care Med, 2006;173:1390-413.

Perpiñá M., Martínez M. Fisiopatología y medición de la disnea en la enfermedad pulmonar obstructiva crónica. En: Tratado de rehabilitación respiratoria. Guell R, De Lucas P. Ars Médica, 2005.

Ries AL, Bauldoff GS, Carlin BW, et al. Pulmonary rehabilitation: Joint ACCP/AACVPR evidence. Based Clinical Practice Guidelines. Chest. 2007;131:4-42.

Sahin H, Naz I, Varol Y, et al. Is a pulmonary rehabilitation program effective in COPD patients with chronic hypercapnic failure? Expert Rev Respir Med. 2016;10:593.

Spruit MA, Singh SJ, Garvey C, et al. An Official American Thoracic Society/European Respiratory Society Statement: Key concepts and advances in pulmonary rehabilitation. Am J Respir Crit Care Med. 2013;188(8):e13-64.

Stélianides S, Grosbois JM. Tratado de Medicina. 2018;22(2):1-8.

Fisiopatología del sistema pulmonar

2

S. Chic Palacin

OBJETIVOS

- Distinguir los componentes del aparato respiratorio.
- Entender el funcionamiento fisiológico del aparato respiratorio.
- Comprender los mecanismos fisicoquímicos que permiten su funcionamiento.
- Ser capaz de valorar qué supone la integración de todo el sistema.
- Aprender qué es la respiración celular y qué papel desempeña el oxígeno (O_2) en ella.

FISIOLOGÍA PULMONAR

La respiración es el proceso a través del cual los seres vivos intercambian gases con el medio externo. El aparato respiratorio tiene como función principal conseguir un intercambio pulmonar adecuado de gases entre la atmósfera (ambiente externo) y el aparato circulatorio (medio interno), ya que el O_2 es imprescindible para que la célula pueda obtener energía para sus actividades habituales.

La fisiología respiratoria engloba el proceso de captación de O_2, la eliminación de dióxido de carbono (CO_2), y la utilización y el intercambio de esos gases a nivel celular.

 Para que este intercambio tenga lugar, se precisa una serie de componentes, tanto pulmonares como extrapulmonares, que permitan la llegada de aire (ventilación) y de sangre (perfusión) a la unidad alveolocapilar.

Estas funciones complejas se estudian como procesos claramente diferenciados en los que intervienen múltiples factores, y a los que se denominan: ventilación, difusión, transporte de O_2 y CO_2 en sangre y líquidos corporales, intercambio gaseoso-tisular y utilización del O_2 en la célula.

Componentes pulmonares y extrapulmonares

En el aparato respiratorio intervienen el sistema nervioso central y el sistema nervioso periférico junto con el endocrino, que se encargan de coordinar el funcionamiento del resto de estructuras: los pulmones, las vías aéreas, la vascularización pulmonar y la caja torácica (tanto la parte muscular como la parte osteocartilaginosa). Si se produce una alteración en cualquiera de estos elementos o en la relación entre ellos, aparecen alteraciones en la función respiratoria.

Procesos de la respiración pulmonar

A continuación se verán los diferentes procesos que intervienen en la respiración pulmonar.

Ventilación

Los pulmones son unas estructuras elásticas, puesto que contienen componentes **fibrilares** que les confieren resistencia a la expansión de volumen. Son **órgano**s sometidos a deformaciones finitas, y la relevancia de sus propiedades biomecánicas hace que cuando se habla de mecánica pulmonar se esté aludiendo al conjunto de procesos físicos que condicionan esta entrada de aire a los pulmones y su llegada a los alvéolos.

 La ventilación es el proceso mecánico por el que se puede movilizar el tórax, y engloba el estudio de las fuerzas que regulan los movimientos del pulmón y de la caja torácica, así como las resistencias que esas fuerzas deben superar.

Mecánica pulmonar

La mecánica respiratoria dependerá de unas propiedades estáticas (no se movilizan), que regulan las relaciones entre la presión y el volumen, y otras dinámicas (que se movilizan con la respiración), que lo hacen con relaciones presión-flujo, e incluyen el concepto tiempo.

En condiciones normales, el pulmón contiene aire (en su interior) gracias a la existencia de una presión positiva en su interior, en el espacio aéreo, y una presión negativa externa, en el espacio pleural. Para que esto suceda, es preciso generar un flujo de aire entre la atmósfera y el alvéolo, algo que se consigue creando un **gradiente de** presión diferencial entre el alvéolo y la **atmósfera. Habitualmente, la** presión en la atmósfera es relativamente estable, por lo que el organismo debe generar una **presión inferior** para poder crear la diferencia.

 Presión transpulmonar = **Presión de la vía** aérea − Presión pleural

Para conseguir un volumen **pulmonar d**iferente al de reposo, hay que modificar las **presiones a** las que están sometidos los pulmones y la **caja torácica,** mediante la contracción activa de los músculos **inspirator**ios y/o espiratorios.

Fases: inspiración y espiración

La ventilación consta de dos **fases: la inspiración, que es la** fase activa y se produce por la **contracción de los músculos** respiratorios, y la espiración, **que en circunstancias nor**males es un proceso pasivo, **derivado de la relajación de los** mismos músculos, si bien, tanto **en patología pulmonar como** en situaciones de esfuerzo, la **espiración pude** requerir la participación activa de otros grupos **musculares.**

Durante la inspiración, la **fuerza muscular** vence la tendencia a la retracción del pulmón o la caja torácica, pero a medida que los pulmones **se llenan de aire,** esa fuerza elástica es mayor, por lo que **llega un punto** en que iguala a la fuerza muscular, no pudiendo **incorporar** más volumen al espacio aéreo; es la capacidad **pulmonar** total (CPT) **(Fig. 2-1).**

La suma de dos volúmenes **constituye una** capacidad pulmonar, hay cuatro volúmenes y **cuatro capacid**ades.

 Los tres volúmenes pulm**onares estáticos de interés** son:

- Volumen residual: vol**umen de gas** que permanece dentro del pulmón **tras una espira**ción forzada máxima.
- Capacidad residual funci**onal (CRF): volumen** de gas que hay en los pulmones **al final de una** espiración a volumen corriente.
- CPT: máximo volumen **de gas que pueden** contener los pulmones.

Musculatura

La contracción del diafragma **produce un aum**ento del volumen anteroposterior y vertical **(aumento del volumen torácico** y disminución de la presión a **nivel pleural), que** se transmite al alvéolo, disminuyendo la **presión alveolar y** consiguiendo la entrada de aire desde el exterior**, lo que produce** un cambio de presión, el que equivale a **las presiones** producidas por los componentes elásticos, **resistivos e inerciales** del aparato respiratorio, principalmente de**l parénquima** pulmonar y la pared torácica.

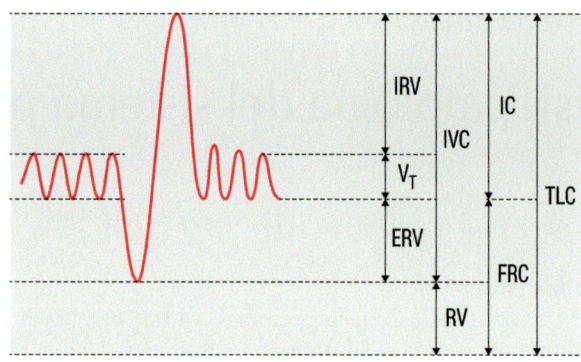

Figura 2-1. Volúmenes y capacidades pulmonares. ERV: volumen de reserva espiratoria; FRC: capacidad residual funcional; IC: capacidad inspiratoria; IRV: volumen de reserva inspiratoria; IVC: capacidad vital inspiratoria; RV: volumen residual; TLC: capacidad pulmonar total; VT: volumen corriente.

 Los músculos implicados en la inspiración son:

- Diafragma: es el principal músculo en reposo y en sujetos normales.
- Músculos intercostales externos.
- Músculos paraesternales.
- Músculos accesorios (escaleno, esternocleidomastoideo, dorsal ancho y pectorales).

La espiración desde la CPT hasta la CFR es un proceso pasivo inducido por esa fuerza elástica que hace volver al pulmón a su posición de reposo. Para seguir expulsando aire hasta un volumen inferior a la CFR, es necesaria la contracción de los músculos espiratorios, pero también aparece una fuerza elástica que tiende a expandir los pulmones (y, por tanto, a evitar su colapso) y la caja torácica. Esta fuerza es mayor a medida que se aleja de la CFR (como un resorte), hasta que llega un punto en que iguala la fuerza muscular, y no se puede vaciar más contenido aéreo (volumen residual).

 Los principales músculos de la espiración son: los intercostales internos y los músculos de la prensa abdominal (recto anterior, oblicuos externo e interno, y transverso).

La evaluación funcional de los músculos respiratorios se basa en la realización de pruebas que permitan conocer su fuerza, su resistencia y su reserva frente a la fatiga.

Propiedades estáticas y dinámicas

El volumen de aire que se consigue introducir en la caja torácica depende del gradiente de presión, pero también de las características elásticas del sistema (pulmón y caja torácica).

Propiedades estáticas

Entre las propiedades del pulmón que permiten la movilidad, se encuentran características mecánicas estáticas: distensibilidad y elasticidad.

La distensibilidad viene definida por el volumen de aire que un determinado gradiente de presión transpulmonar es capaz de movilizar.

La presión transpulmonar, o presión de retracción elástica, equivale a la diferencia entre la presión pleural y la alveolar (esta última es equivalente a la presión en la boca, si no hay flujo aéreo y la glotis permanece abierta). Esta diferencia se conoce como distensibilidad estática (compliancia estática).

La distensibilidad depende de diversos factores: la propia estructura histológica del pulmón (fibras de elastina y colágeno), la tensión superficial (modificada por la presencia de una sustancia tensoactiva: el surfactante) y la interdependencia de cada unidad alveolar con las fuerzas de las áreas vecinas (en ciertas enfermedades, el pulmón es más rígido [fibrosis] y en otras aumenta de volumen [enfisema]).

 La elasticidad es el concepto opuesto a la distensibilidad, tendencia del pulmón a recobrar su volumen inicial cuando aparece la fuerza que lo deforma.

La caja torácica tiende a distenderse, oponiéndose al colapso pulmonar, por lo que sus alteraciones estructurales afectarán a los volúmenes pulmonares (**Fig. 2-2**).

Propiedades dinámicas

El volumen movilizado en una unidad de tiempo se denomina flujo, y va a estar condicionado por las resistencias pulmonares.

 La resistencia de la vía aérea supone el 80 % de la resistencia, y depende del calibre de la vía aérea (tipo de vía, tono muscular, presencia de secreciones, volumen, compresión dinámica, etc.).

Condiciona **el tipo de flujo**: en los grandes grupos, el flujo es turbulento y **en la pequeña** vía es laminar (la pequeña vía representa el **80 % del área** total de sección y el 20 % de las resistencias).

Difusión

La función **primordial del** pulmón consiste en garantizar un intercambio **adecuado de** gases para las necesidades del organismo, de **forma que** el aporte de O_2 necesario para las demandas **metabólicas** de los tejidos y la eliminación del anhídrido **carbónico** (CO_2) de estos se realiza de forma coordinada (**Fig. 2-3**). **Estos** dos elementos, junto con el nitrógeno, son los **tres gases** esenciales que el pulmón moviliza de forma continua.

Una vez que **el gas se encuentra** en el alvéolo, debe transferirse al capilar. **Esta transfer**encia se realiza por difusión, que es **la tendencia de las** moléculas a moverse pasivamente desde una **región de mayor** concentración a una de menor concentración, **y está regulada** por la ecuación de Fick:

$$Vgas = (área/grosor) \times (P1\text{-}P2) \times D$$

! La cantidad **del gas que** difunde (Vgas) es proporcional al área **de intercambio**, e inversamente proporcional al grosor **del área que deba** cruzar, por la diferencia de presiones **entre ambos** lados (P1 y P2) y teniendo en cuenta **la solubilidad del** gas (D) (a mayor peso molecular **menor solubilidad**). Esto es importante porque implica **que el CO_2 difunda** unas 20 veces más rápido que el O_2.

La membrana **alveolocapilar** tiene un grosor muy reducido, media micra o **micrómetro** [μm] aproximadamente, y una superficie muy **extensa, superior** a 140 m².

Más allá de la **membrana** basal, se encuentra el espacio intersticial, **donde están los** capilares, limitados a su vez por el endotelio.

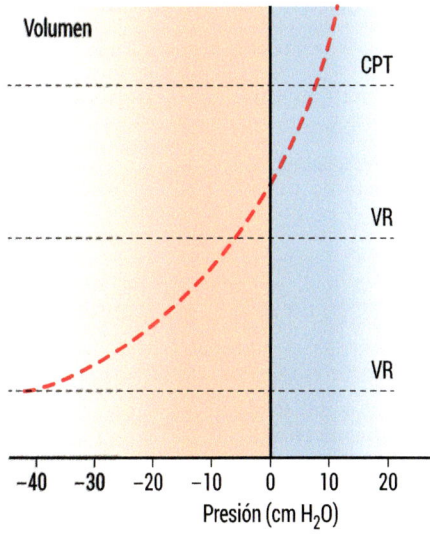

Figura 2-2. Gradiente de presiones. Las diferencias entre la presión pulmonar y la de presión de la pared torácica permiten la movilización de un gradiente de aire. Son fuerzas que trabajan en sentido contrario. CPT: capacidad pulmonar total; H₂O: agua; VR: volumen residual.

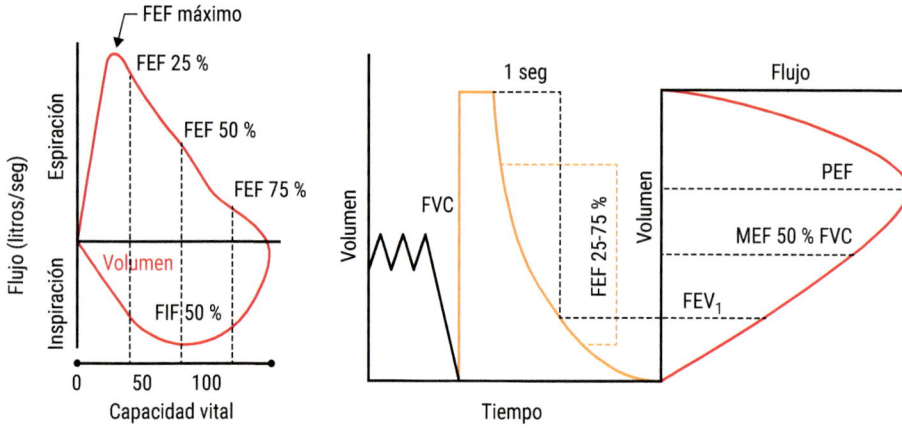

Texto	Indica	Modo de expresión
FVC	Volumen	L o mL y porcentaje del valor de referencia
FEV1	Volumen	L o mL y porcentaje del valor de referencia
FEV1/FVC	Valor absoluto	Porcentaje simple
FEF 25-75 %	Flujo	L/s o mL/s y porcentaje del valor de referencia

Figura 2-3. Mecánica pulmonar y pruebas básicas de medición teniendo en cuenta el flujo, el volumen y el tiempo. Permiten valorar la función pulmonar de una forma objetiva y reproducible.
FEF: flujo espiratorio forzado; FEV1: volumen espiratorio forzado en el primer segundo; FIF: flujo inspiratorio forzado; FVC: capacidad vital forzada; MEF: flujo espiratorio máximo; PEF: flujo pico máximo.

Regulación

La ventilación depende de las necesidades metabólicas, y aumenta en situaciones en las que se incrementa la demanda de oxígeno, como es el ejercicio.

> **!** El sistema de control ventilatorio está constituido por:
>
> - Receptores, que se estimulan con estímulos mecánicos y químicos.
> - Centro regulador, con un ritmo inherente que se modificaría en función de los distintos estímulos.
> - Complejo neuronal de las terminaciones aferentes, que estaría constituido por la médula espinal, los nervios intercostales y el nervio frénico.
> - Órgano efector, constituido por los músculos respiratorios. La eficiencia de los músculos respiratorios y la adaptación de la ventilación a las necesidades metabólicas depende del funcionamiento y del intercambio gaseoso de los pulmones.

Los centros respiratorios son inaccesibles y todavía hoy en día existen múltiples mecanismos desconocidos.

Es necesaria la integridad de todos los elementos de este sistema para el funcionamiento correcto de la ventilación.

Valoración de la función respiratoria

Estudio de la mecánica ventilatoria (**Fig. 2-4**):

- Espirometría.
- Volúmenes pulmonares.
- Resistencias.
- Presiones musculares.

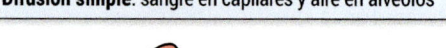

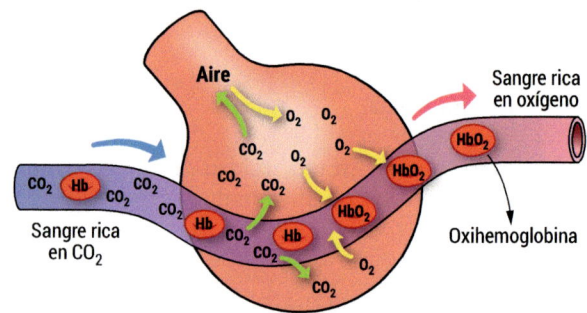

Figura 2-4. Difusión de gases. Intercambio de oxígeno entre el alvéolo y el capilar.
CO_2: dióxido de carbono; Hb: hemoglobina; O_2: oxígeno.

Estudio del intercambio gaseoso:

- Pruebas de capacidad de difusión.
- Gasometría arterial.

FISIOPATOLOGÍA MUSCULAR

Los músculos respiratorios son los elementos contráctiles responsables de generar los cambios de presión intratorácica que provocarán el flujo de aire de entrada y salida de los pulmones, siendo su acción esencial para mantener una ventilación alveolar adecuada.

Funcionamiento muscular

La alteración de los músculos respiratorios puede manifestarse en forma de debilidad o fatiga.

Se entiende por debilidad la incapacidad de realizar un esfuerzo muscular que no desaparece tras el reposo. Por tanto, el fracaso muscular dependería más de las características intrínsecas del músculo que de su sobreactividad, como una miopatía primaria o secundaria del mismo o alteraciones neurológicas.

La fatiga sería la disminución de la tensión o fuerza desarrollada por los músculos en respuesta a una carga o estímulo, que revierte con el reposo, y que depende del equilibrio entre las demandas energéticas y el aporte de oxígeno del músculo.

En el estudio de la musculatura respiratoria, hay que considerar múltiples aspectos:

- Deformidad de la caja torácica: produce cambios en la mecánica de la musculatura respiratoria, lo que conllevaría una situación funcional desfavorable.
- Aumento del volumen residual: cambios secundarios a la hiperinsuflación pulmonar. Esta circunstancia produce un acortamiento de las fibras diafragmáticas, lo que determinaría una disminución de la fuerza de contracción de este músculo. Por otra parte, estos pacientes respiran a volúmenes pulmonares más altos de lo normal, lo que conlleva un mayor trabajo respiratorio y un aumento de la demanda de oxígeno.
- Aumento de la resistencia de la vía aérea: al soportar estos pacientes una mayor resistencia en la vía aérea, deben realizar un mayor trabajo respiratorio de la musculatura y, por tanto, un aumento de las demandas de O_2 de esta.
- Disminución del aporte de oxígeno:
  - Insuficiencia respiratoria: disminución de los niveles de O_2 en sangre y, por tanto, un déficit en al aporte de este a todos los tejidos, incluidos los músculos respiratorios.
  - Alteraciones metabólicas: situaciones como la hipofosfatemia, la hipoxemia y la acidosis deprimen la contractibilidad del diafragma.
- Desnutrición.

Valoración de la musculatura

Estudio de la función de los músculos respiratorios:

Presiones musculares

El movimiento del sistema respiratorio se traduce en la generación de volumen; la fuerza que origina ese movimiento se traduce en términos de presión. Cuando los músculos se contraen, generan una presión que produce un cambio de volúmenes. Las presiones generadas sirven para estudiar las propiedades mecánicas del sistema respiratorio.

El término de presión transrespiratoria se usa para describir la presión requerida para inflar los pulmones y las vías respiratorias durante la ventilación. Tiene dos componentes: la presión transtorácica y la presión de la vía aérea.

 • La presión transrespiratoria: se mide en la boca en relación con la superficie corporal. Se puede determinar mediante la toma de presión en la boca, presión nasal o presión nasofaríngea.
- Presión transtorácica: es la diferencia de presión a través de la superficie torácica.
- Presión esofágica: relacionada con la presión de la superficie corporal.
- Presión transpulmonar: es la diferencia entre la presión de la vía aérea abierta y la presión pleural.
- Presión abdominal: es la presión dentro de la cavidad abdominal, y se mide tomando la presión gástrica o también la presión rectal.
- Presión transdiafragmática: es la presión medida a través del diafragma.

Resistencia muscular o *endurance*

Es la capacidad de un músculo para soportar un esfuerzo, es decir, para fatigarse. Para medirla, debe contraerse una serie de músculos contra una carga durante un tiempo determinado. Cuanto más lenta sea la pérdida de fuerza muscular, mayor será la *endurance*.

La medición depende de tres componentes:

- Tipo de esfuerzo: durante el ejercicio voluntario, el individuo debe mantener unos niveles de ejercicio submáximos, y la *endurance* indica el tiempo que debe mantenerse una determinada carga. Cuando el ejercicio se produce por una estimulación externa, dependerá de la intensidad y del tiempo de aplicación de ese estímulo.
- Tipo de ejercicio: en la contracción isométrica, la longitud del músculo se mantiene fija, y la *endurance* indicaría la capacidad para mantener fija una determinada fuerza. Durante el ejercicio isocinético, el músculo se acorta y la *endurance* reflejaría la capacidad del músculo para mantener una determinada velocidad, trabajo o potencia.
- Patrón del ejercicio: aquí intervendrían como variables el tiempo y la intensidad el ejercicio.

Intercambio de gases: equilibrio entre ventilación y perfusión

Tal como se está observando, la ventilación es el movimiento de aire desde el exterior a los pulmones realizado durante la respiración. Este aire se distribuye en dos compartimentos: el espacio alveolar, donde se realiza el intercambio, y el de las vías aéreas, que conectan el exterior con el espacio alveolar y donde no se realiza intercambio gaseoso.

Características de la ventilación pulmonar: espacios

Se denomina ventilación (VE) al volumen de gas inspirado o espirado por minuto, que va a depender del volumen corriente (*tidal volume,* Vt) multiplicado por el número de respiraciones por minuto (frecuencia respiratoria [FR]):

$$VE = Vt \times FR$$

> ! Hay un porcentaje de aire **inspirado que** nunca llega a los alvéolos, sino que permanece en el árbol traqueobronquial, y es lo que se **conoce como espacio muerto** anatómico.
> Existe también un espacio **muerto alveolar**, que se corresponde con alvéolos **que están ventilados**, pero a los que no llega la perfusión.
> El volumen que se exhala **con la respiración** en condiciones de reposo es de 500 **mL, y tiene lugar 15 veces** por minuto, por lo que el **volumen total** que sale del pulmón por minuto sería 500 × 15 = 7.500 mL/min, y se denomina volumen minuto o **ventilación total.**
> De cada 500 mL inhalados, **150 permanecen** en el espacio muerto anatómico, por **lo que no intervienen en el** intercambio: queda así la **ventilación del espacio alveo-**lar en 350 × 15 = 5.250 mL/min.

Para medir el espacio alveolar, **se utiliza la** concentración de CO_2 (el CO_2 espirado **provendrá del gas alveolar**, ya que no hay intercambio en el espacio **muerto).**

El espacio muerto fisiológico (**anatómico** y alveolar) se mide con el método de Bohr.

Estos parámetros son muy **importantes** en los pacientes con enfermedades pulmonares, **en los que el espacio** muerto fisiológico tiende a ser mayor a **causa de la desigualdad entre** el flujo sanguíneo y la ventilación **dentro del pulmón**, ya que la ventilación pulmonar no se **distribuye de forma** homogénea en todo el pulmón.

Características de la difusión: reguladores

Como ya se ha mencionado, una **vez que el gas se encuentra** en el alvéolo, debe transferirse **al capilar. Esta** transferencia se realiza por difusión, desde **una región de mayor** concentración a otra de menor concentración, **y está** regulado por la ecuación de Fick.

Este movimiento del gas es **proporcional al** área de intercambio e inversamente proporcional al **grosor** del área que deba cruzar, y está mediado **por la diferencia de presiones** entre ambos lados y teniendo en **cuenta las características del** gas (a mayor peso molecular, **menor solubilidad).**

La membrana alveolocapilar **tiene una gran** extensión (> 140 m²) y un grosor muy **reducido, medio** μm aproximadamente.

A medida que los hematíes **avanzan por el** capilar pulmonar, la captación de O_2 por **la sangre se realiza por** diferencia de presiones. En el momento **de la entrada al** capilar, la presión parcial de oxígeno (pO_2) **es de unos** 40 mmHg, mientras que la pO_2 en el alvéolo **es de** 100 mmHg, lo que permite un **desplazamiento rápido del** O_2 al capilar, y el equilibrio se mantiene gracias **a la curva de** disociación de la hemoglobina (Hb) hasta **que la sangre ha** recorrido un tercio de su trayecto en el **capilar.**

Esto permite una gran **capacidad de reserva** de la difusión, que adquiere una gran trascendencia **en el ejercicio** (aumenta el flujo y disminuye el tiempo **de tránsito).** Cuando existen trastornos en la membrana, se **puede mantener** el equilibrio en reposo, pero con el ejercicio **la pO_2 capilar** no consigue recargarse con el gas alveolar en **el tiempo de tránsito.**

Un caso similar, pero por el motivo contrario, sucede en las grandes alturas, con un aire alveolar con menos O_2, por lo que difunde con mayor lentitud (menor presión), y es probable que la pO_2 sanguínea no llegue a igualar la pO_2 alveolar.

El otro gran regulador de la difusión es el tiempo que se precisa para que el O_2 y la hemoglobina se unan, que va a depender del volumen de sangre en el lecho capilar pulmonar y de la cantidad de O_2 captada por un mL de sangre por cada mmHg de gradiente de presión.

La hemoglobina confinada dentro del hematíe reduce la capacidad de difusión de O_2 en un 40 % en comparación con la hemoglobina libre. La mayor parte del O_2 que es captado en los pulmones entra en combinación química con la Hb, y esta reacción química requiere un tiempo finito y forma parte apreciable de la resistencia total a la transferencia de O_2.

La relación entre el O_2 y la hemoglobina adopta una forma característica de S itálica (*S*), que le permite aumentar o disminuir su capacidad de transporte de O_2 según las condiciones del medio en que se encuentre. Se desvía a la derecha, en condiciones de hipercapnia, acidosis, hipertermia o aumento del 2,3-difosfoglicerato, así como durante el ejercicio para facilitar la capacidad de liberación de oxígeno en los músculos. Por el contrario, se desplaza a la izquierda en condiciones de hipocapnia, alcalosis, hipertermia o déficit de 2,3-difosfoglicerato G (**Fig. 2-5**).

El CO_2 excretado por los tejidos pasa rápidamente a la sangre venosa, donde mantiene una presión parcial de 46 mmHg, ejerciendo una presión muy próxima al capilar. Aumentando la ventilación, se disminuye la presión alveolar (mayor gradiente) y se consigue una mayor eliminación.

Características de la difusión: medición

Para medir la difusión, se utiliza el monóxido de carbono (CO) que, dada su alta afinidad por la Hb, mantiene una

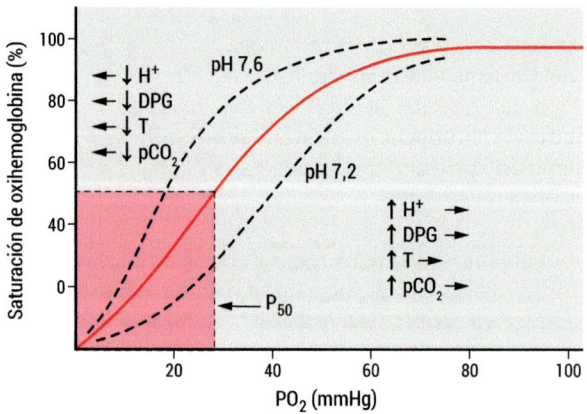

Figura 2-5. Curva de disociación de la hemoglobina. Permite que, con porcentajes bajos de oxígeno, el organismo sea capaz de mantener la transferencia de oxígeno. Se moviliza hacia la izquierda o hacia la derecha en función de la concentración de hidrogeniones, 2,3-difosfoglicerato, dióxido de carbono y también según la temperatura corporal.
CO_2: dióxido de carbono; DPG: difosfoglicerato; O_2: oxígeno; pCO_2: presión parcial de dióxido de carbono; pO_2: presión parcial de oxígeno.

presión constante en el recorrido del capilar pulmonar, permitiendo estimar el gradiente de difusión con solo medir la presión de CO alveolar.

 La capacidad de difusión pulmonar del monóxido de carbono (DLCO) mide la cantidad de CO transferido desde el alvéolo hasta la sangre por unidad de tiempo.

Proporciona información sobre el volumen de capilares pulmonares funcionantes en contacto con alvéolos ventilados.

El CO_2 tiene una solubilidad en agua mayor que el O_2, por lo que penetra en la membrana casi 20 veces más rápidamente que el O_2. Esta reacción del CO_2 con el agua está facilitada en ambas direcciones por medio de la enzima anhidrasa carbónica, que solo se encuentra en el interior del hematíe. En sangre venosa, es transportado como ion bicarbonato, CO_2 disuelto o fijado a la hemoglobina.

Esta propiedad contrasta con la del O_2 que, al ser transportado solo por la hemoglobina, tiene un límite de saturación y, por tanto, de transporte.

Equilibrio entre la ventilación y la perfusión

Para que se realice un intercambio de gases eficaz, es neecesario que tanto la ventilación como la perfusión estén distribuidas de un modo uniforme y en proporciones adecuadas por cada unidad alveolocapilar.

Prácticamente todas las enfermedades pulmonares alteran la relación de ventilación/perfusión, y este mecanismo es el principal responsable de la hipoxemia en las enfermedades obstructivas y en las patologías con ocupación alveolar (**Figs. 2-6** y **2-7**).

MECANISMOS FISIOLÓGICOS EN EL EJERCICIO

La fisiología del ejercicio integra conocimientos de la función de cada órgano y sistema durante el movimiento.

Para comprender la fisiología del ejercicio, es necesario señalar dos cuestiones previas: la diferencia entre respuesta y adaptación la naturaleza del ejercicio.

La respuesta o ajuste consiste en el conjunto de cambios funcionales transitorios que determinan un cambio de la homeostasis. La respuesta implicaría un nuevo estado de equilibrio determinado por el incremento de las necesidades metabólicas. Un ejemplo muy intuitivo es el incremento proporcional del gasto cardíaco en relación con la intensidad del ejercicio.
La adaptación, consecuencia de la repetición sistemática y sistematizada del ejercicio físico (entrenamiento), se produce cuando las variaciones permanecen en el tiempo, bien sea a consecuencia de una modificación de la estructura, de la función o de ambos, o bien de un órgano concreto o del organismo en su conjunto. La consecuencia de la adaptación es que facilita una mejor respuesta frente a un mismo estímulo. Un ejemplo elemental es la bradicardia que se observa en los deportistas de alta resistencia.

La regulación de la respuesta ventilatoria durante el ejercicio va encaminada a mantener un intercambio gaseoso adecuado a la actividad metabólica y a favorecer el equilibrio ácido-base.

La capacidad para realizar un ejercicio dependerá de la integridad de diversos sistemas del organismo.

Por una parte, dependerá de la capacidad de la fibra muscular para obtener energía, a partir del metabolismo de sustratos procedentes de la alimentación, y transformarla en energía mecánica: y por otra parte, dependerá de la adaptación de los sistemas que posibilitan el intercambio y el transporte de O_2 y CO_2 entre el medio externo y el músculo, es decir, de los sistemas respiratorio, cardiovascular y sanguíneo. Al mismo tiempo los sistemas nervioso y endocrino se encargan del control de todos estos procesos.

RESPIRACIÓN CELULAR

El movimiento voluntario se produce por la contracción del músculo estriado. Los fenómenos moleculares que dan lugar a la contracción muscular suponen un gran gasto energético, por lo que se precisa un gran aporte de energía, que es cubierto por la hidrólisis del trifosfato de adenosina (ATP).

En el inicio del esfuerzo, se requieren vías energéticas rápidas, por lo que:

• En los primeros segundos, la fibra muscular utiliza las reservas de ATP y el ATP sintetizado a partir de la degradación del fosfato de creatinina.

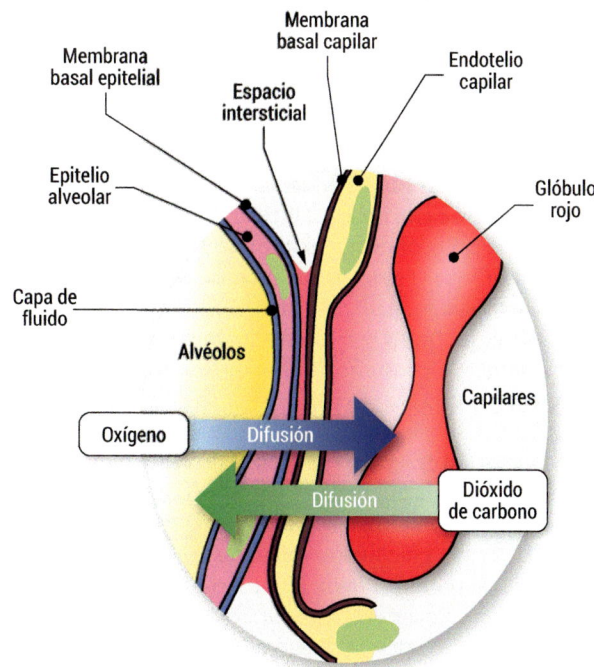

Figura 2-6. Ventilación-perfusión: recorrido del oxígeno (y, a la inversa, del dióxido de carbono) a través de los distintos espacios alveolares y capilares.

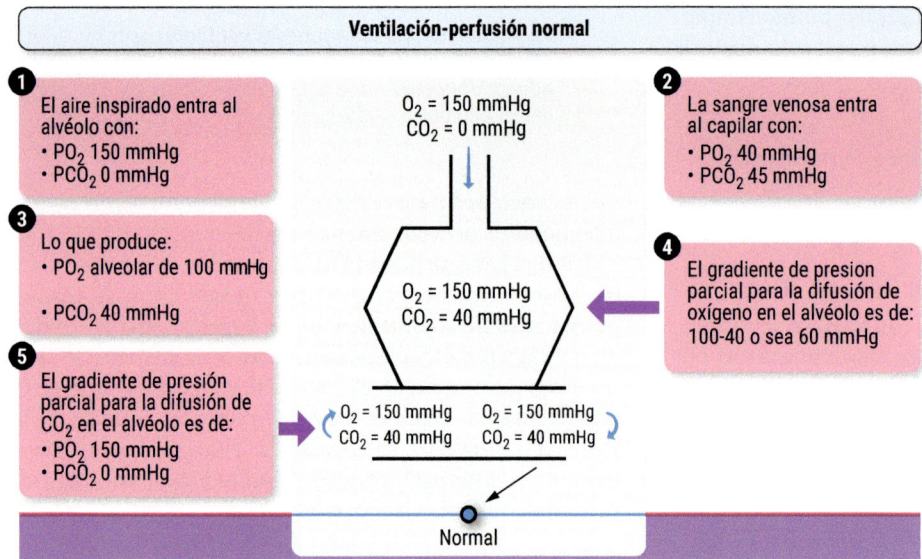

Figura 2-7. Concentraciones de oxígeno y de dióxido de carbono en los distintos espacios de intercambio que posibilitan la difusión del oxígeno en los espacios perfundidos.

- En los primeros minutos, se genera ATP mediante la glucólisis anaeróbica.
- A partir de aquí, se precisan vías metabólicas que aporten una mayor cantidad de energía, aunque sea de forma más lenta: glucólisis y lipólisis aeróbica.

En reposo, el músculo obtiene el 75 % de la energía a partir del metabolismo de los ácidos grasos. En el ejercicio intenso y corto, utiliza de forma preferente (60 %) los hidratos de carbono, y a medida que este se prolonga, aumenta la contribución de ácidos grasos (alcanzando el 60-80 %). Las proteínas contribuyen entre el 2 y el 18 % en los ejercicios intensos y prolongados.

Por esa razón, el cociente respiratorio (CR) varía en función del sustrato utilizado (glucosa: CR = 1, ácidos grasos: CR = 0,7).

Producción de nutrientes

La energía necesaria para el desarrollo de actividad física sostenible durante un cierto período de tiempo se obtiene a través de la respiración mitocondrial. Se denomina glucólisis al proceso de degradación de la glucosa que procede de la alimentación, y de los depósitos musculares y hepáticos de glucógeno.

Durante la glucólisis, y mediante un metabolismo esencialmente aeróbico, el consumo de O_2 necesario para la oxidación de diferentes sustratos metabólicos (ciclo de Krebs) da lugar a la síntesis de moléculas con alto contenido energético que se utilizan para el desarrollo de fuerza mecánica (contracción muscular). Durante el ejercicio intenso, el organismo puede producir energía, de forma transitoria y menos eficiente, a través de la vía glucolítica, que constituye la fuente más importante de producción de ácido láctico.

La función más importante de las mitocondrias es, por tanto, obtener y conservar, bajo la forma de ATP, la energía liberada por la oxidación enzimática de distintas moléculas nutritivas: glucosa, aminoácidos y ácidos grasos. Estas reacciones enzimáticas son secuenciales y se desarrollan en la membrana interna y la matriz mitocondrial.

El proceso en su conjunto recibe el nombre de fosforilización oxidativa, y es altamente eficaz, ya que consigue 36 moléculas de ATP por cada molécula de glucosa metabolizada. Los hidratos de carbono representan la forma de obtención de energía más inmediata para la célula. Antes de ser utilizados por las mitocondrias, son previamente convertidos en ácido pirúvico mediante el proceso denominado glucólisis, que tiene lugar en el citoplasma celular, de forma anaerobia. Los lípidos son, en primer lugar, metabolizados por el hígado y otros tejidos, formando ácidos grasos, mientras que las proteínas son hidrolizadas a aminoácidos. El piruvato, los ácidos grasos y los aminoácidos son entonces transportados activamente al interior de las mitocondrias por medio de enzimas translocasas.

La síntesis del ATP representa la culminación del metabolismo productor de energía en los organismos aeróbicos. El ATP obtenido es trasladado al citoplasma celular, donde será utilizado como fuente energética fundamental, degradándose a difosfato de adenosina y fósforo inorgánico. La tasa respiratoria (consumo de O_2) y, por tanto, la síntesis de ATP está ajustada a las necesidades de la célula y a las condiciones fisiológicas.

Fuentes energéticas

En resumen, la célula muscular dispone de tres fuentes energéticas cuya utilización varía en función de la actividad física desarrollada. Aunque no es habitual estar abastecido únicamente por uno de ellos, puede prevalecer un sistema sobre los otros.

Sistema aeróbico u oxidativo

La resíntesis de ATP se realiza a partir de la fosforilación oxidativa. Tanto los hidratos de carbono como las grasas y, excepcionalmente, las proteínas pueden utilizarse después de una serie de transformaciones en el ciclo de Krebs o ciclo de los ácidos tricarboxílicos (**Fig. 2-8**).

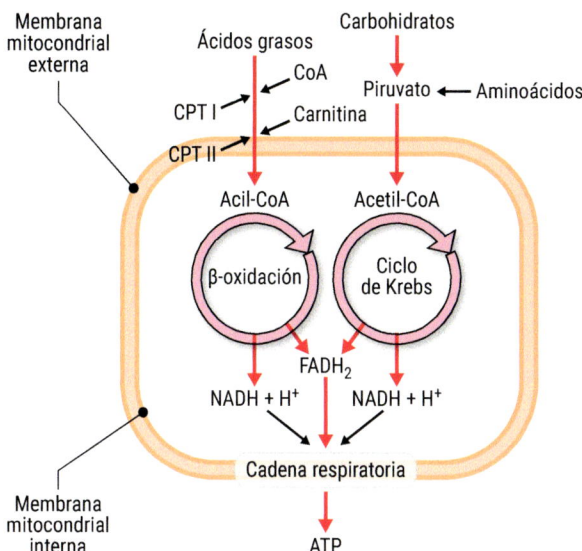

Figura 2-8. Respiración celular. Glucólisis aerobia, también llamada ciclo de Krebs o fosforilación oxidativa. Se realiza en la mitocondria a partir de ácidos grasos, carbohidratos y aminoácidos, siempre en presencia de O_2.
ATP: trifosfato de adenosina; CoA: coenzima A; CPT I: enzima carnitina palmitoil transferasa 1; CPT II: enzima carnitina palmitoil transferasa 2; FADH2: dinucleótido de flavina y adenina 2; H+: hidrogeniones; NADH: dinucleótido de nicotinamida y adenina.

La principal función del ciclo de Krebs es extraer los hidrógenos contenidos inicialmente en las moléculas de glucosa ya transformada en acetil para poder oxidarlos en el proceso de la fosforilación oxidativa. Como ya se ha mencionado, este proceso es capaz de sintetizar una gran cantidad de moléculas de ATP. Por cada dos átomos de hidrógeno ionizados en la cadena de electrones, se sintetizan tres ATP, formándose un total de 36 ATP a través del proceso de la oxidación, que contrasta con los dos ATP que se forman en la glucólisis anaeróbica.

Sistema anaeróbico-aláctico o sistema de los fosfágenos

La resíntesis de ATP se realiza a partir de la fosfocreatina. El ATP es la fuente de energía más rápida e inmediata.

 El metabolismo de los fosfágenos proporciona la energía necesaria para la contracción muscular al inicio de la actividad, y durante ejercicios muy breves, explosivos y de elevada intensidad.

Sin embargo, los almacenes de ATP en la célula son muy escasos, por lo que debe regenerarse continuamente, y eso se consigue fundamentalmente a través de la fosfocreatina. La transferencia de energía de la fosfocreatina al ADP, para formar ATP, es un proceso rápido (una única reacción catalizada por la creatina-cinasa) y anaeróbico.

Sistema anaeróbico-láctico o glucólisis anaeróbica

La resíntesis de ATP se realiza mediante la transformación del glucógeno muscular en lactato.

 Solo los hidratos de carbono pueden metabolizarse sin la participación directa del oxígeno, a través de la glucólisis.

La transformación de glucosa en ácido pirúvico permite la fosforilación directa del ADP en ATP. Durante el catabolismo de una molécula de glucosa y su transformación en piruvato, se forman dos moléculas de NADH (dinucleótido de nicotinamida y adenina). Si el piruvato y el NADH entran en la mitocondria, puede continuar su degradación por glucólisis aeróbica, lo que permite conseguir más ATP. Pero si la actividad mitocondrial no es capaz de aceptar estos complejos reductores, se vuelven a oxidar en el citoplasma mediante una reacción catalizada por la lactato-deshidrogenasa, y por la que el piruvato se reduce y se transforma en lactato.

Los diferentes sistemas energéticos no actúan de forma independiente. Los tres sistemas contribuyen a las necesidades energéticas totales del organismo.

En los diferentes tipos de ejercicio, predomina un sistema energético sobre los otros, y el músculo decide cuál utilizar en función de diversos factores, entre los que destaca la intensidad del ejercicio (dependiendo de la tasa a la que es necesario reponer el ATP).

Utilización de la energía: fosforilación oxidativa

Durante el ejercicio, los músculos esqueléticos son capaces de convertir la energía almacenada en trabajo. La viabilidad de todo el sistema requiere una interacción especializada entre los pulmones, el corazón, los vasos sanguíneos y los componentes de la musculatura periférica, incluidas las mitocondrias. El fallo en alguno de estos componentes afectaría a la utilización del O_2 para la respiración celular.

La respuesta ventilatoria no limita la capacidad de esfuerzo en la persona sana. El aumento de la ventilación minuto (VE) se efectúa a expensas del volumen circulante (Vt) hasta alcanzar una meseta (50 % de la capacidad vital). Luego es la frecuencia respiratoria (FR) la que aumenta progresivamente. La ventilación minuto no llega a sobrepasar el 60 % de su máxima capacidad ventilatoria (MCV).

 El sujeto normal dispone de una gran reserva respiratoria que hace que su capacidad de esfuerzo no esté limitada por la ventilación. El volumen residual puede sufrir pequeñas elevaciones, aunque la FRC y la CPT permanecen sin cambios.

Mecanismos de control de la respiración

La ventilación minuto (VE) es la cantidad de aire que entra en los pulmones por minuto. Sería equivalente al producto del volumen corriente (Vt) por la frecuencia respiratoria (FR): VE= Vt × FR. La VE se ajusta en función de las necesidades del organismo.

Integrantes

El control de la ventilación se realiza a través de estructuras anatómicas situadas en el sistema nervioso, los vasos (carótida, aorta), la pared torácica y los pulmones. Todos estos componentes están regulados por un conjunto de estímulos mecánicos y/o químicos.

Reguladores: mecánicos y químicos

El mecanismo de control neural correspondería a los receptores que responden a estímulos mecánicos, y se encuentran en: la vía aérea (*strecht* o receptores irritantes), adyacentes a los alvéolos y en la pared torácica (tendones y músculos espinosos).

El control mecánico respiratorio depende de la información recibida por los receptores y transmitida por los distintos nervios, sobre todo el vago, el glosofaríngeo, el intercostal y el frénico.

Los efectos de la información aferente en el sistema respiratorio pueden simularse utilizando resistencias artificiales o elásticas. Sin embargo, en la práctica clínica no existen pruebas eficaces para el estudio de los centros reguladores de los sistemas neuronales. La única situación que se podría estudiar es la producción de tos y el reflejo tusígeno por la inhalación de agentes irritantes.

 En los quimiorreceptores centrales, la ventilación es especialmente sensible al aumento de CO_2 y a la hipoxemia.

Un aumento de los niveles de CO_2 produce una acidificación del líquido cefalorraquídeo, que estimula a los receptores próximos a la médula espinal, lo que produciría una estimulación de los centros respiratorios neuronales.

 Los quimiorreceptores periféricos, se estimulan también por los niveles de presión parcial de dióxido de carbono, constituyendo además estos un tercio de la regulación de la ventilación.

La prueba tradicional de medida de CO_2 es la respuesta de la ventilación al aumento constante del mismo mediante *rebreathing* (volver a respirar). Para el control de la medición exclusiva de CO_2 es importante prevenir la hipoxia, que tiene un efecto sinérgico por los quimiorreceptores periféricos que producirían CO_2.

En las personas sanas, el control de la ventilación está directamente relacionado con la función de los centros respiratorios, aspecto que no se podría medir en los pacientes con enfermedad del parénquima pulmonar. Si el centro efector está dañado, se reduce la eficacia de la ventilación, provocando un estímulo del sistema central que daría lugar a una respuesta por debajo de lo normal.

 PUNTOS CLAVE

- El aparato respiratorio es el conjunto de órganos que participan en el proceso de la respiración, es decir, el intercambio de gases entre el organismo y el ambiente.
- Su función principal es trasladar y difundir el O_2 del medio ambiente hasta la sangre capilar, para que pueda ser utilizado por las células.
- El O_2 es necesario para la respiración celular, que es el proceso mediante el cual las células obtienen energía a partir de los nutrientes.

- El aparato respiratorio se encarga de eliminar el CO_2, que es el producto de desecho de la respiración celular.
- La fisiología respiratoria se encarga del estudio de los factores y mecanismos que regulan la respiración, así como de las alteraciones que puedan afectar a su funcionamiento habitual.
- Para realizar esta función, se requiere una gran cantidad de componentes fisicoquímicos que trabajan al unísono con una gran complejidad.

BIBLIOGRAFÍA

American Thoracic Society/European Respiratory Society. Statement on respiratory muscle testing. Am J Respir Crit Care Med. 2002;166:518-624.

Berne, RM y Levy MN (2024). Berne y Levy Fisiologia (BM Koeppnen and BA Stamtpm). 8ª ed: Elseiver, 2024.Caruana-Montaldo B, Gleeson K, Zwillich CW. Chest 2000;117;205-225.

Casan P, Garvía-Río F. Fisiología y biología respiratorias. SEPAR. Barcelona 2007.

Fiz JA, Morera J. Exploración funcional de los músculos respiratorios. Arch Bronconeumol. 2000;36:391-410.

Función pulmonar aplicada. Puntos claves. Agustí AGN, (ed). Madrid: Editorial Doyma, 1994.

Gibson GB. Clinical tests of respiratory function. 2ª ed. Oxford: Chapman and Hall Medical, 1994.

Güell Rous R, de Lucas Ramos P. Tratado de rehabilitación respiratoria. Madrid: Ars Médica, 2005.

Guyton, A. Tratado de la fisiología médica, 10ª ed. Madrid: Interamericana, 2002.

Hamnegard CH, Wragg SD, Mills GH, et al. Clinical assessment of diaphragm strength by cervical magnetic stimulation of the phrenic nerves. Thorax. 1996;51;1239-42.

Hillman DR, Markos J, Kevin E, Finucane E. Effect of abdominal compression on maximum transdiaphragmatic pressure. J Appl Physiol. 1990;68:2296-304.

Maillard JO, Burdel L, Van Melle G, Fitting JW. Reproductibility of twich mouth pressure, sniff nasal inspiratory pressure, and maximal inspiratory pressure. Eur Respir J. 1998;11:901-5.

Pellegrino R, Viegi G. Interpretative strategies for lung function tests. Eur Respir J. 2005;26:948-68.

Rodríguez-Roisín R. Insuficiencia respiratoria. En: Farreras Valentí P, Rozman C (dir.). Medicina Interna. 15ª ed. Barcelona: Elsevier, 2004.

West J. Fisiología respiratoria. 7ª ed. Madrid: Editorial Médica Panamericana, 2005.

Weinberg SE, Anatomic and physiologic aspects of airway. Principles of pulmonary medicine. 6ª ed. Filadelfia: Elsevier INC, 2014; p. 64-73.

Valoración integral del paciente respiratorio crónico

3

M. C. Puy Rión

OBJETIVOS

- Aprender a realizar una selección adecuada de los pacientes que van a realizar un programa de rehabilitación respiratoria (RR).
- Entender que esta es fundamental para que un programa de RR tenga éxito, y así conseguir mejorar el modo de afrontar la enfermedad. Es importante realizar una valoración correcta de los candidatos a RR.

CANDIDATOS A REHABILITACIÓN RESPIRATORIA

A continuación se detallarán las indicaciones de rehabilitación respiratoria y la selección de pacientes, los criterios de exclusión, las contraindicaciones de la rehabilitación respiratoria y cómo se debe evaluar al paciente antes de realizar un programa.

Indicaciones y selección de pacientes

La RR estará indicada en aquellos pacientes con enfermedades respiratorias crónicas, enfermedad pulmonar obstructiva crónica (EPOC) y no EPOC (bronquiectasias, fibrosis quística, asma bronquial, enfermedad intersticial, hipertensión arterial idiopática), que presenten uno o más de los siguientes criterios: disnea, disminución de la capacidad de esfuerzo, alteración de la calidad de vida relacionada con la salud (CVRS), cualquier grado de alteración de la función pulmonar, tos o expectoración.

En general, el síntoma que determina una indicación de RR es la disnea que no mejora a pesar de un tratamiento adecuado.

Por tanto, se consideran candidatos a ser incluidos en programas de RR los pacientes con EPOC y disnea limitante de grado igual o superior a 2 según la escala modificada del Medical Research Council (mMRC) o un índice de masa corporal (*body mass index*, BODE obstrucción del flujo de aire, disnea y capacidad de ejercicio) ≥ 3 (1A).

La edad no es una contraindicación. Existe evidencia de que la RR es beneficiosa independientemente de la edad y de la gravedad de la enfermedad. Es imprescindible la motivación del paciente que reconoce la limitación que le produce la enfermedad y el estar dispuesto a participar activamente en el programa de RR.

La guía de práctica clínica para la EPOC del American College of Physicians (ACP), el American College of

Chest Physicians (ACCP), y de la American Thoracic Society (ATS) y la European Respiratory Society (ERS) recomiendan que se debe indicar RR para aquellos pacientes sintomáticos con un volumen de flujo espiratorio forzado en el primer segundo (FEV1) < 50 % y considerarla para aquellos con FEV1 > 50 % pero sintomáticos o con limitación al esfuerzo.

El FEV1 no es el único criterio para la selección de pacientes para la RR. El deterioro del estado de salud, la disminución de la tolerancia al ejercicio, de la actividad física, la fuerza muscular y las actividades de la vida diaria, y el incremento en el consumo de fármacos deben evaluarse en los pacientes con enfermedades respiratorias crónicas y valorarse también en el proceso de selección (Tabla 3-1).

La RR también está indicada en otras enfermedades crónicas aparte de la EPOC (Tabla 3-2). Así, los pacientes con hipersecreción bronquial secundaria a fibrosis quística o bronquiectasias (1B), con enfermedad neuromuscular y tos ineficaz (1C), con enfermedad pulmonar intersticial difusa o con hipertensión pulmonar (1B) también serán candidatos a RR.

La RR también se contemplará en enfermedades respiratorias agudas como el derrame pleural, la neumonía, la rea-

---

Tabla 3-1. Situaciones en pacientes con enfermedades respiratorias crónicas que indican la rehabilitación respiratoria

- Disnea/fatiga y síntomas respiratorios crónicos
- Deterioro de la calidad de vida relacionada con la salud
- Deterioro funcional
- Desempeño ocupacional disminuido
- Dificultad para realizar actividades de la vida diaria
- Problemas psicosociales derivados de la enfermedad respiratoria
- Déficit nutricional
- Aumento de la utilización de los recursos sanitarios

Adaptada de Spruit MA, 2013.

Tabla 3-2. Enfermedades con indicación de rehabilitación respiratoria (RR)

Condiciones adecuadas para referir los pacientes a RR	
Enfermedades obstructivas	• Enfermedad pulmonar obstructiva crónica • Asma persistente • Bronquiectasias • Fibrosis quística • Bronquiolitis obliterante
Enfermedades restrictivas	• Enfermedades pulmonares intersticiales difusas • Enfermedades pulmonares ocupacionales • Sarcoidosis • Enfermedades del tejido conectivo • Linfangioleiomiomatoisis • Supervivientes del síndrome de distrés respiratorio del adulto • Enfermedades de la caja torácica • Secuelas tras la tuberculosis
Otras afecciones	• Cáncer pulmonar • Hipertensión pulmonar • Precirugía y poscirugía torácica • Precirugía y poscirugía abdominal • Enfermedades respiratorias asociadas a la obesidad

Adaptada de Spruit MA, 2013.

gudización de una enfermedad respiratoria crónica (EPOC o no-EPOC), o en pacientes con enfermedades neuromusculares o de caja torácica que presenten síntomas respiratorios. También está en indicada en pacientes en tratamiento de cirugía torácica (1C), tengan o no tengan enfermedad respiratoria previa.

Según las nuevas normativas, existen algunas situaciones especiales, como: pacientes con cáncer de pulmón no quirúrgico que han recibido tratamientos con quimioterapia y/o radioterapia (tengan o no tengan una enfermedad pulmonar de base) y pacientes con síndrome de apnea-hipopnea del sueño.

 La RR debería ser asequible para todo paciente con enfermedad respiratoria crónica independientemente de la edad o del grado de enfermedad, y es fundamental adaptar el programa a cada paciente de forma individualizada (v. **Tabla 3-2**).

Por último, es importante tener en cuenta también que el paciente colabore y tenga capacidad de comprensión.

Asimismo, hay que recordar que la edad y el grado de afectación no son criterios de selección, aunque sí lo son para determinar el tipo de programa a plantear.

Criterios de exclusión y contraindicaciones

Los criterios de exclusión se centran en: trastornos psiquiátricos o de conducta que impidan la colaboración, patología cardiovascular en fase aguda, inestable o que limite la realización de ejercicio, enfermedades del aparato locomotor incompatibles con el entrenamiento muscular o que ponga al paciente en situación de riesgo durante la RR, y cualquier condición que interfiera en el proceso de rehabilitación. Sin embargo, en estos pacientes no debe despreciarse la posibilidad de realizar un tratamiento sintomático con fisioterapia respiratoria.

Si bien es cierto que los pacientes con EPOC suelen tener comorbilidades cardiovasculares y osteomusculares importantes, esto no es un impedimento para aceptarles en los programas de RR. En estudios recientes se ha demostrado que únicamente la osteoporosis grave puede afectar negativamente en la mejoría de la capacidad física, pero no se ha observado efecto negativo alguno de otras comorbilidades en los resultados de la RR; incluso con todo ello, es importante valorarlas adecuadamente a través de un equipo multidisciplinar y, de forma específica, por los especialistas, y si es necesario, tratarlas.

La coexistencia de otras enfermedades no es un criterio de exclusión para la RR, siempre que estas estén debidamente tratadas y se adapte el programa a las posibilidades del paciente.

Evaluación de los candidatos

La evaluación de los candidatos debe ser multidisciplinar por los diversos componentes del equipo de RR.

El neumólogo/rehabilitador realizará una evaluación clínica, radiológica y funcional del paciente candidato a RR (**Fig. 3-1**; **Tabla 3-3**).

Valoración clínica y funcional del candidato a rehabilitación respiratoria

En la visita en consulta del candiato a RR, se interrogará al paciente sobre la enfermedad respiratoria que presenta, la clínica habitual (si presenta secreciones habituales, si tiene tos, si consigue expectorar y si tiene disnea disnea), si presenta reagudizaciones con frecuencia (si requieren ingreso hospitalario) y el tratamiento que está realizando (farmacoterapia y dispositivos respiratorios), su nivel de esfuerzo/ejercicio. También hay que preguntar sobre antecedentes patológicos (factores de riesgo cardiovascular (en especial si son fumadores) y comorbilidades (en especial cardíacas y aparato locomotor) y su situación sociofuncional (grado de autonomía de cada paciente y si dispone de soporte psicosocial). También es importante valorar el nivel de actividad física diaria habitual para valorar el posible desacondicionamient muscular, si tienen limitaciones articulares o problemas asociados para realizar el ejercicio, si presentan fragilidad, sarcopenia, malnutrición o riesgo de osteoporosis.

En la exploración física, hay que centrarse en la caja torácica y en el uso de la musculatura respiratoria, en los signos de atrapamiento aéreo, en la atrofia muscular y en el índice de masa corporal, entre otros.

Es importante saber si presentan desacondicionamiento físico (disfunción muscular) y disnea, y si eso merma su calidad de vida relacionada con la salud, puesto que, si es así, un programa completo de RR les podrá aportar muchos beneficios.

Para producir disfunción muscular existen muchos factores etiológicos y mecanismos biológicos (**Fig. 3-2**).

Tabla 3-3. Evaluación de los pacientes

Evaluación general inicial	1. Evaluación clínica: historia clínica, especificando los síntomas respiratorios (disnea, tos y expectoración) 2. Exploración física completa, morfología y movilidad del tórax, asimetrías, auscultación respiratoria, saturación de oxígeno (SpO_2) 3. Evaluación de la disnea: escala del Medical Research Council (MRC) para las actividades de la vida diaria 4. Exploraciones complementarias: radiografía de tórax, espirometría con prueba broncodilatadora 5. Tratamiento farmacológico y dispositivos respiratorios
Evaluación específica inicial	1. Estudio funcional completo: añadir volúmenes pulmonares, difusión, presiones respiratorias máximas inspiratoria y espiratoria, gases arteriales 2. Electrocardiograma 3. Prueba de los 6 minutos de marcha con medida de la SpO_2, metros recorridos y evaluación de la disnea con la escala de Borg 4. Prueba de esfuerzo progresiva (recomendable) 5. Valoración nutricional, fragilidad y sarcopenia 6. Cálculo del índice BODE 7. Valoración de la calidad de vida relacionada con la salud con el cuestionario específico CAT. Sería recomendable realizar también alguno de los específicos (CRQ/St. Georges) y/o uno genérico (SF-36)
Evaluación inicial en pacientes con enfermedades neuromusculares, además de la evaluación general	Medida de las presiones respiratorias máximas (inspiratoria y espiratoria y/o SNIP), pico flujo de la tos y, si es necesario, capnografía o gases arteriales
Evaluación final	1. Constatación de la mejoría de los síntomas que indicaron el programa de rehabilitación respiratoria (RR) y comprobación de que el paciente sabe realizar los ejercicios aprendidos 2. En los pacientes incluidos en un programa de rehabilitación respiratoria completo con entrenamiento sería recomendable realizar: una evaluación de la disnea por la escala MRC, una prueba de 6 minutos de marcha y un cálculo del índice BODE para evaluar la respuesta al programa

BODE: índice de masa corporal (*body mass index*); CAT: COPD *Assessment Test*; CRQ: *Chronic Respiratory Questionnaire;* SF-36: *Short-Form-36*; SNIP: presión inhalatoria nasal máxima.

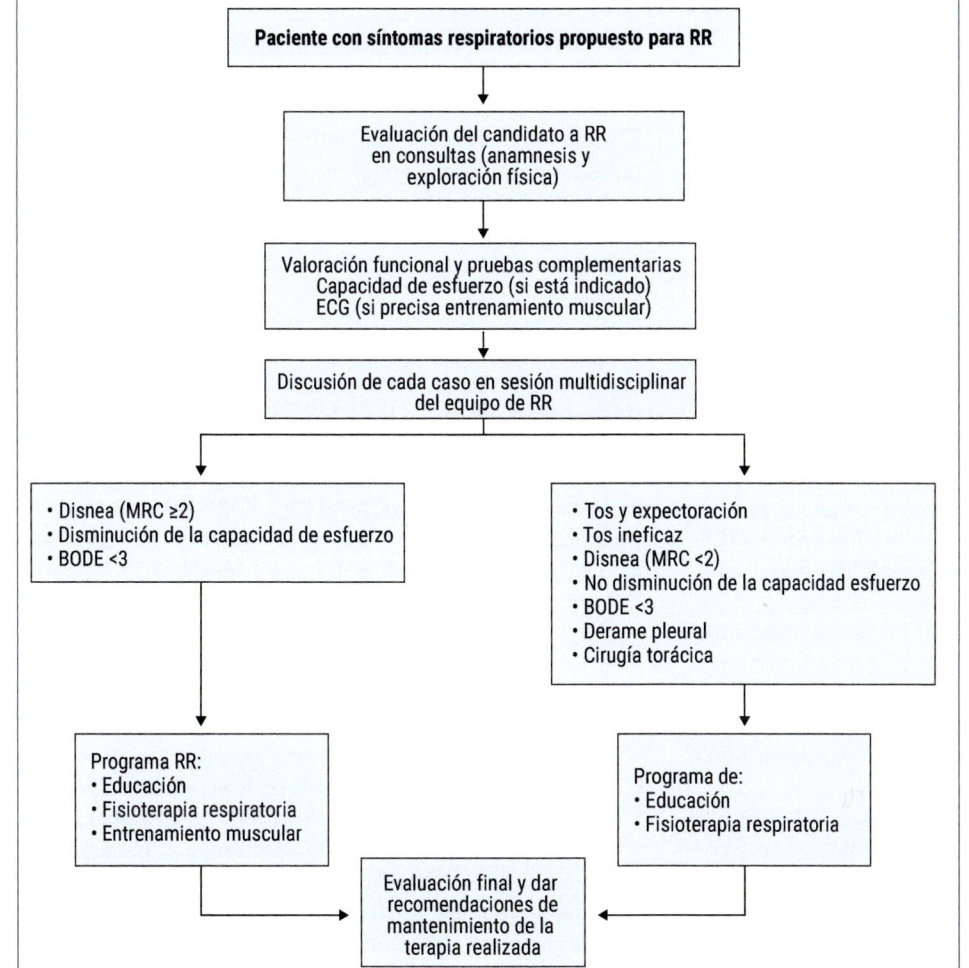

Figura 3-1. Modelo de evaluación del paciente candidato a rehabilitación respiratoria.
BODE: índice de masa corporal (*body mass index*), obstrucción del flujo de aire, disnea y capacidad de ejercicio; ECG: electrocardiograma; MRC: *Medical Research Council*; RR: rehabilitación respiratoria.

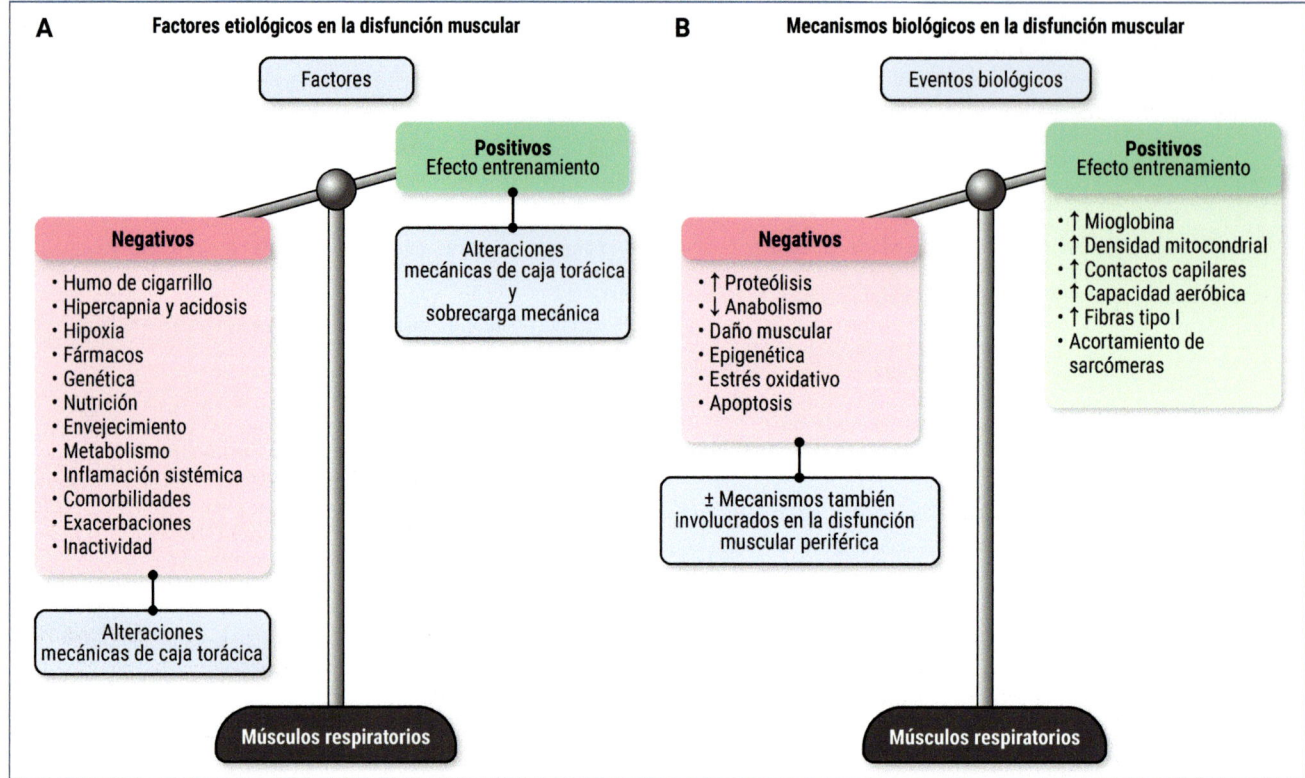

Figura 3-2. Factores etiológicos y mecanismos biológicos de la disfunción muscular. Barreiro E, et al., 2014.

Para el diagnóstico de la enfermedad, siempre se realizarán pruebas de función pulmonar (espirometría ± posbroncodilatador, volúmenes pulmonares y capacidad de difusión).

Para la evaluación de la disnea durante las actividades de la vida diaria, se usará fundamentalmente la escala del MRC, y para la disnea durante el esfuerzo se utilizará la escala de Borg o la escala visual analógica (EVA).

Es recomendable realizar una prueba de esfuerzo progresiva máxima (prueba de esfuerzo con cicloergómetro de extremidades inferiores o superiores, o con una cinta sin fin) inicial, para conocer la respuesta al esfuerzo y establecer el nivel de ejercicio inicial. Sin embargo, si no es posible, se puede sustituir por una prueba de marcha de 6 minutos (PM6M) o una prueba de marcha de carga progresiva (*shuttle walking test*).

Se tendrá en cuenta que los pacientes que desaturan (saturación de oxígeno ≤ 90 %) en la prueba de la marcha pueden beneficiarse del uso de oxígeno durante el entrenamiento (1C).

Para la valoración de la fuerza de los músculos respiratorios, se solicitará la determinación de las presiones respiratorias máximas inspiratorias y espiratorias presión inspiratoria máxima/presión espiratoria máxima/presión inhalatoria nasal máxima).

Con estas exploraciones, se podrá calcular tanto el BODE como el BOBEX (el índice BODEX se modifica la E de ejercicio por la E de exacerbaciones), que servirán para determinar el pronóstico de la enfermedad.

Se debe solicitar un electrocardiograma siempre que el paciente sea candidato a un programa que incluya entrenamiento muscular.

Finalmente, también se pueden realizar cuestionarios de calidad de vida relacionada con la salud, sobre todo en el ámbito de la investigación. Existen diversos test genéricos (como por ejemplo la versión breve del cuestionario de salud de 36 ítems (SF-36, Short-Form-36) y específicos para enfermedades respiratorias (como el *Saint George Respiratory Questionaire*). Hoy en día, sobre todo por la facilidad y la rapidez de realización en la consulta, se puede usar la prueba de evaluación CAT (*COPD assestment test*).

En la práctica, la evaluación comprenderá: la valoración de la función pulmonar, de la disnea, de la calidad de esfuerzo y de la calidad de vida.

Todas estas exploraciones se podrán repetir al final de un programa, para poder valorar así si este ha aportado beneficios al paciente en cuanto a la clínica, la función pulmonar, la tolerancia al esfuerzo o la CVRS.

En los pacientes neuromusculares, se valorarán otros aspectos específicos. En primer lugar, se realizará una valoración de la tos, y para ello se usará el pico flujo de la tos. Un pico flujo por debajo de 270 L/min sugiere una tos ineficaz, y ello ayudará a determinar cuál será el mejor tratamiento de drenaje de secreciones para cada paciente.

También se realizará una espirometría para la valoración de la capacidad vital forzada, FEV1, capacidad de difusión y volúmenes pulmonares, que servirán para valorar la capacidad ventilatoria.

Igualmente, se podrá realizar una espirometría en sedestación y en decúbito para valorar la disfunción diafragmática. Con el mismo objetivo, se puede realizar una radiografía de tórax en inspiración /espiración, una escopia diafragmática o una ecografía diafragmática.

El fisioterapeuta y, eventualmente, el terapeuta ocupacional, valorarán individualmente al paciente mediante una historia clínica y una exploración física dirigidas.

Posteriormente, el equipo definirá el plan de tratamiento y de seguimiento. Si se considera necesario, se remitirá al paciente para su valoración por el logopeda, el nutricionista, el cardiólogo, el reumatólogo u otros especialistas.

CARACTERÍSTICAS DE LOS PROGRAMAS DE REHABILITACIÓN RESPIRATORIA

En este punto se pasa a describir cuándo y cómo se deben realizar los programas de rehabilitación respiratoria.

Rehabilitación respiratoria en estadios iniciales de la enfermedad

Tradicionalmente, la mayoría de los programas de RR se realizan en pacientes con una EPOC grave. En los últimos años, existen evidencias de que pacientes con enfermedad más leve o en fases iniciales también mejoran significativamente. El motivo para incluir a estos pacientes radica en el hecho de que la correlación entre el grado de obstrucción al flujo aéreo, la disnea, el estado de salud y la capacidad de ejercicio es débil. Los pacientes con una obstrucción al flujo aéreo ligera o moderada también pueden tener una escasa actividad física, problemas con actividades de la vida diaria, hiperinsuflación dinámica con el ejercicio, limitación de las extremidades inferiores, osteoporosis, ansiedad y depresión.

! Mejorando la tolerancia al ejercicio y la actividad física, promoviendo el cambio de los comportamientos y los hábitos de vida, y reduciendo las exacerbaciones, la RR en fases iniciales de la enfermedad tiene el potencial de alterar de forma significativa el curso de la enfermedad y, sobre todo la CVRS.

Rehabilitación respiratoria en las reagudizaciones de la EPOC

Actualmente, existe evidencia del papel de la RR durante y después de las reagudizaciones de la EPOC. Esta evidencia incluye, entre otros, muchos estudios controlados aleatorizados y una revisión actualizada de la Cochrane.

Las reagudizaciones de la EPOC se asocian a un empeoramiento de la capacidad pulmonar, de los síntomas, de la actividad física, del estado funcional, de la CVRS y del estrés psicológico, y a un incremento de la morbimortalidad. Representan también la causa más frecuente de ingreso hospitalario y comportan un incremento de los costes sanitarios.

Las alteraciones de la capacidad pulmonar, la capacidad de ejercicio y la actividad física pueden durar varios meses tras un ingreso, y los pacientes que necesitan ventilación mecánica durante el ingreso tienen mayor riesgo de presentar este deterioro.

Una reducción en la actividad física se asocia a una disfunción del músculo esquelético en la EPOC, sobre todo de las extremidades inferiores. Además, la bibliografía reciente sugiere que una reducción significativa de la actividad física es un factor independiente para la mortalidad y se asocia a reingresos.

Por tanto, parece lógico considerar la RR en las reagudizaciones, y se puede iniciar durante el mismo ingreso, pudiéndose tolerar bien ejercicios de entrenamiento de resistencia de los músculos de las extremidades inferiores que, además de ser seguro, mejora la fuerza muscular y la PM6M.

También se dispone de la estimulación eléctrica neuromuscular, que es una alternativa segura y un método de entrenamiento efectivo, que puede prevenir el deterioro de la función muscular y acelerar la recuperación de la movilidad de los pacientes hospitalizados, sobre todo de los más graves.

! La RR iniciada de forma precoz después de una agudización de la EPOC es factible, segura y efectiva, y conlleva mejoras en la tolerancia al esfuerzo, los síntomas y la CVRS. La evidencia sugiere que la RR en el período posterior al ingreso también reduce el uso de recursos sanitarios, reingresos y mortalidad. No se han observado efectos adversos hasta el momento.

La RR tras la reagudización suele denominarse con frecuencia RR precoz si se empieza durante el ingreso o al mes del alta hospitalaria.

Son necesarios más estudios para determinar la duración mínima de un programa de RR requerido para obtener estos beneficios después de una reagudización, el mantenimiento de estos y si el programa es aplicable a pacientes con reagudización de otra enfermedad respiratoria, como bronquiectasias, asma, neumonía, síndrome de dificultad respiratoria del adulto (SDRA). Tampoco se conoce el tiempo óptimo desde la agudización al inicio de la RR.

El traslado del paciente al hospital, la morbilidad psicológica asociada a las reagudizaciones de la EPOC y la fragilidad son barreras importantes para la RR tras las agudizaciones. Algunas opciones alternativas podrían ser programas de RR domiciliaria o programas autoadministrados, a pesar de que estos no se han estudiado rigurosamente en la fase inmediata tras la reagudización.

La naturaleza multidisciplinar de la RR, ya sea en el hospital o después del alta, ofrece una oportunidad única para evaluar e involucrar al paciente, y para cambiar hábitos como el tabaquismo o la actividad física, y el automanejo de estos hábitos que conlleven cambios a largo plazo. También sirve para identificar y tratar problemas nutricionales y morbilidad psicológica, e introducir tratamiento paliativo en pacientes seleccionados.

Por tanto, se recomienda que a los pacientes hospitalizados por una agudización de la EPOC se les ofrezca un programa de RR al alta hospitalaria para empezarlo en el siguiente mes (evidencia A). A los pacientes que inicialmente declinan un programa de RR precoz, al mes del alta hospitalaria, se les debe ofrecer un programa electivo de RR posterior (evidencia D).

Rehabilitación respiratoria durante un ingreso por insuficiencia respiratoria grave en la unidad de cuidados intensivos

Después de un ingreso en la unidad de cuidados intensivos (UCI), se asocia una supervivencia peor, secundaria a un desacondicionamiento general, un empeoramiento funcional y una CVRS reducida. Todo ello indica la necesidad de la RR tras un ingreso en UCI.

El interés clínico y la evidencia científica han dado soporte a una movilización precoz en los pacientes graves con insuficiencia respiratoria, realizado por el equipo de fisioterapeutas de la UCI.

Es importante evaluar la capacidad de cooperación del paciente, su reserva cardiorrespiratoria, su fuerza muscular, su movilidad articular, su estado funcional y su CVRS previa para planear una movilización temprana y actividad física.

Actividad física en el paciente inconsciente

Algunas modalidades de tratamiento como el cicloergómetro pasivo en cama, la movilización de las articulaciones, el estiramiento muscular y la estimulación eléctrica neuromuscular no interfieren en la sedación ni en otros tratamientos. Los estiramientos pasivos o los ejercicios de movilización son particularmente importantes en los pacientes inmovilizados.

Actividad física y ejercicio en el paciente despierto

La movilización se refiere a la actividad física suficiente para provocar efectos fisiológicos agudos que mejoren la ventilación, la perfusión central y periférica, la circulación, el metabolismo muscular y el estado de alerta. Las estrategias incluyen: las transferencias de la cama a la silla, levantarle, ejercicios de piernas y brazos, dar pasos, andar con o sin ayuda, y ejercicios de resistencia muscular. En estos ejercicios se incluye el uso de poleas, bandas elásticas, cinturones de pesas y, fundamentalmente, bicicleta de silla o de cama, que permite un programa de entrenamiento individualizado para cada paciente. La intensidad del pedaleo se ajustará a la capacidad de cada individuo.

> ! Estos ejercicios de movilización pueden reducir la estancia en la UCI y la estancia hospitalaria, además de mejorar el tiempo libre de ventilación mecánica, la fuerza y la masa muscular, y el estado funcional al alta.

Papel de la rehabilitación respiratoria en el destete dificultoso

Una pequeña proporción de pacientes con insuficiencia respiratoria tienen un destete de la ventilación mecánica dificultoso. Hay evidencia de que estos problemas se asocian al fracaso de los músculos respiratorios, por lo que el entrenamiento de los músculos inspiratorios y la fisioterapia respiratoria pueden ser beneficiosos en esta situación.

La evaluación y el tratamiento de estos pacientes se centra en la debilidad muscular, la rigidez articular, la capacidad alterada de ejercicio funcional y la inactividad física, además de en la retención de secreciones, las atelectasias y la debilidad de la musculatura respiratoria.

Los planes de movilización del paciente y la prescripción del ejercicio son responsabilidad del equipo multidisciplinar, que incluye al fisioterapeuta, al terapeuta ocupacional, y al equipo médico y de enfermería.

Repetición de programas de rehabilitación respiratoria

Existen algunas evidencias de que los beneficios de la RR persisten en cierto grado durante al menos un año, y que repetir el programa de RR pasado ese año puede aportar beneficios en cuanto a capacidad de ejercicio y en la CVRS.

La guía de la British Thoracic Society (BTS) recomienda que se debe considerar repetir un programa de RR en los pacientes que hayan completado un programa de RR como mínimo 1 año antes, y que en aquellos pacientes que presenten un empeoramiento físico acelerado se debería considerar repetir el programa incluso antes.

Por el contrario, a aquellos pacientes que no mejoraron tras un programa de RR no se les deberían ofrecer una segunda opción para realizar un nuevo programa, salvo que en la primera vez el programa se hubiera visto interrumpido por una exacerbación u otra incidencia.

DURACIÓN DE LOS PROGRAMAS

La duración óptima de los programas de RR no está clara, y existe una gran diferencia entre los países. El consenso de la ATS/ERS llama la atención sobre la falta de una evidencia sobre cuánto tiempo debe durar un programa de RR, y sugiere que el mantenimiento de los beneficios a lo largo del tiempo tiene una relación directa con la duración del programa. Este consenso recomienda un mínimo de 20 sesiones de entrenamiento, o bien una duración de 8 a 12 semanas.

Los programas más largos producirán mayores beneficios (disnea, capacidad de esfuerzo y CVRS), si bien los programas cortos también han demostrado beneficios. Solanes et al. realizaron un estudio prospectivo en el que analizaban la evolución de los beneficios de un programa de RR, en concreto sobre la capacidad de esfuerzo y la CVRS, cada 2 semanas. Detectaron que, con un programa de tres sesiones semanales, se conseguía un *plateau* (una meseta) en cuanto a los beneficios en términos de capacidad de esfuerzo y de CVRS a las 8 semanas en la mayoría de los pacientes, aunque en algunos la estabilidad no se conseguía hasta después de las 12 semanas. Por otro lado, algunos autores consideran que la duración óptima debería ser la más larga posible y práctica, ya que se ha demostrado que los programas de más de 12 semanas producen mayores beneficios que los programas más cortos. En algunos estudios, se ha demostrado que los cambios en los niveles de actividad física diaria se observan solo después de 6 meses de RR en pacientes con EPOC moderada-grave. Estos cambios no se evidenciaros a los 3 meses, a pesar de que sí existían ya notables mejorías en la capacidad de ejercicio y la CVRS, lo que sugiere que se precisan programas más prolongados para conseguir cambios en el comportamiento de los hábitos de salud.

El número de sesiones por semana de los programas también varía, generalmente de 2 a 3 días a la semana. Los programas durante los ingresos suelen ser de 5 días a la semana. Se desconoce la frecuencia óptima de las sesiones de RR. La duración de cada sesión es generalmente de 1-4 horas al día.

En resumen, las guías internacionales y nacionales recomiendan una duración mínima de los programas de 8 semanas o 20 sesiones, con una frecuencia de 2 a 5 sesiones por semana (1A), con una duración variable entre 1 y 3 horas cada sesión, aunque pueden realizarse programas más cortos. Sin embargo, los pacientes deberían continuar realizando ejercicio todos los días, incluso después de finalizar el programa, para poder conseguir un mantenimiento de los beneficios a largo plazo.

UBICACIÓN

Los programas de RR deben supervisarse (1A). Generalmente, se llevan a cabo en el medio hospitalario, ya sea en el paciente hospitalizado o en régimen ambulatorio, aunque se pueden alcanzar beneficios similares cuando se realizan en el domicilio. Ambas alternativas han demostrado una mejoría en los síntomas, la CVRS y la capacidad de esfuerzo (1A).

Los programas diseñados para realizarse con el paciente hospitalizado son escasos y fundamentalmente proceden de Estados Unidos y Canadá, posiblemente debido a sus condiciones geográficas y climáticas, que dificultan el desplazamiento de los pacientes. Los beneficios alcanzados por estos programas son poco discutibles. La mayoría de los estudios que se han publicado en régimen hospitalario están diseñados de forma ambulatoria, y de nuevo los resultados son muy elocuentes.

En los últimos años, la publicación de diversos estudios aleatorizados con grupo de control demuestra que un programa de RR realizado en el domicilio produce una mejoría significativa en la CVRS y la capacidad de esfuerzo. Parece incluso que estos beneficios se mantienen durante más tiempo que con los programas realizados en el hospital. Los tratamientos planteados en el domicilio que se centran fundamentalmente en el entrenamiento muscular varían mucho en la intensidad del ejercicio prescrito, y la mayoría incluyen el uso de ergómetros y una supervisión a distancia o periódica en el centro. Sin embargo, programas con un ejercicio más sencillo, como caminar, muestran también los mismos beneficios.

Cuando se elige la ubicación de la RR, se deben considerar diversos factores. Entre ellos se encuentran las características del sistema sanitario particular en cada país, como la disponibilidad de programas hospitalarios o domiciliarios, el transporte, la disponibilidad para realizar programas largos, etc. Si se puede realizar tanto un programa hospitalario como uno domiciliario, habrá que considerar entonces los factores específicos del paciente, entre ellos la gravedad de la enfermedad, si se encuentra estable o no, el grado de discapacidad y las comorbilidades. Estos factores determinan la supervisión requerida durante el ejercicio físico del paciente, la necesidad de diferentes modalidades de ejercicio físico, o la de una educación más individualizada o de intervenciones ocupacionales, psicológicas o nutricionales.

Las nuevas tecnologías desempeñan un importante papel en mejorar los servicios con la telemonitorización o proporcionar RR remota en regiones inaccesibles. La telemedicina es un campo prometedor para ofrecer servicios de salud a los individuos, sobre todo a aquellos que viven aislados o sin acceso a transporte. Esta tecnología va desde el uso de podómetros hasta tecnología de teléfonos móviles o de programas de ordenador para dar soporte a la RR y efectuar una supervisión a distancia, si bien la evidencia de su uso en RR sigue siendo limitada.

En algunos estudios se ha demostrado que la telerrehabilitación fue tan eficaz como la rehabilitación pulmonar ambulatoria, obteniendo mayores beneficios en cuanto a capacidad funcional, autoeficacia, salud mental, exacerbaciones y visitas a urgencias, y siendo una opción rentable y con alta satisfacción del paciente. En otro estudio piloto español, se demostró que en la telerrehabilitación los pacientes realizan correctamente los ejercicios, el cumplimiento es elevado (80 %), existe mejoría clínica y es una herramienta rentable.

COMORBILIDADES

La EPOC se asocia habitualmente a una o más comorbilidades, que reflejan en parte varias manifestaciones sistémicas de la enfermedad y que tienen un gran impacto en los síntomas de los pacientes y en los resultados médicos.

> ! Tanto las exacerbaciones como las comorbilidades contribuyen a la gravedad de la EPOC (**Fig. 3-3**).

La EPOC es una enfermedad con muchas manifestaciones además de las respiratorias. Estas manifestaciones sistémicas son, en parte, el resultado de mecanismos compartidos, que también contribuyen a los cambios estructurales y funcionales de los pulmones, incluyendo la inflamación sistémica, la apoptosis alterada y el estrés oxidativo. La inflamación y la liberación del mediador de lesión tisular en los pulmones causado por el humo del cigarrillo pueden liberarse también en la circulación sistémica y provocar lesiones tisulares en otros órganos.

Las comorbilidades en los pacientes con EPOC suelen deberse a factores de riesgo frecuentes como fumar. Es importante identificar y considerar las comorbilidades y las manifestaciones sistémicas de la EPOC, pues cada una de ellas tiene un impacto importante en la evaluación y el manejo de los pacientes.

> ! Las comorbilidades más relacionadas con la EPOC son las enfermedades cardiovasculares (hipertensión arterial, enfermedad coronaria, insuficiencia cardíaca sistólica y diastólica, arritmias), las enfermedades metabólicas (dislipidemia, diabetes mellitus, osteoporosis y artrosis), la disfunción muscular esquelética, la anemia, las infecciones, el síndrome de apnea obstructiva del sueño, la insuficiencia renal, la disfagia, el reflujo gastroesofágico, el cáncer de pulmón, la ansiedad, la depresión y la disfunción cognitiva.

En general, muchos de los pacientes con EPOC tienen al menos una comorbilidad, especialmente a medida que la enfermedad evoluciona a estadios más avanzados de obstrucción pulmonar. Aproximadamente un 32 % de los pacientes con EPOC tienen una comorbilidad, y el 39 % tienen dos o más.

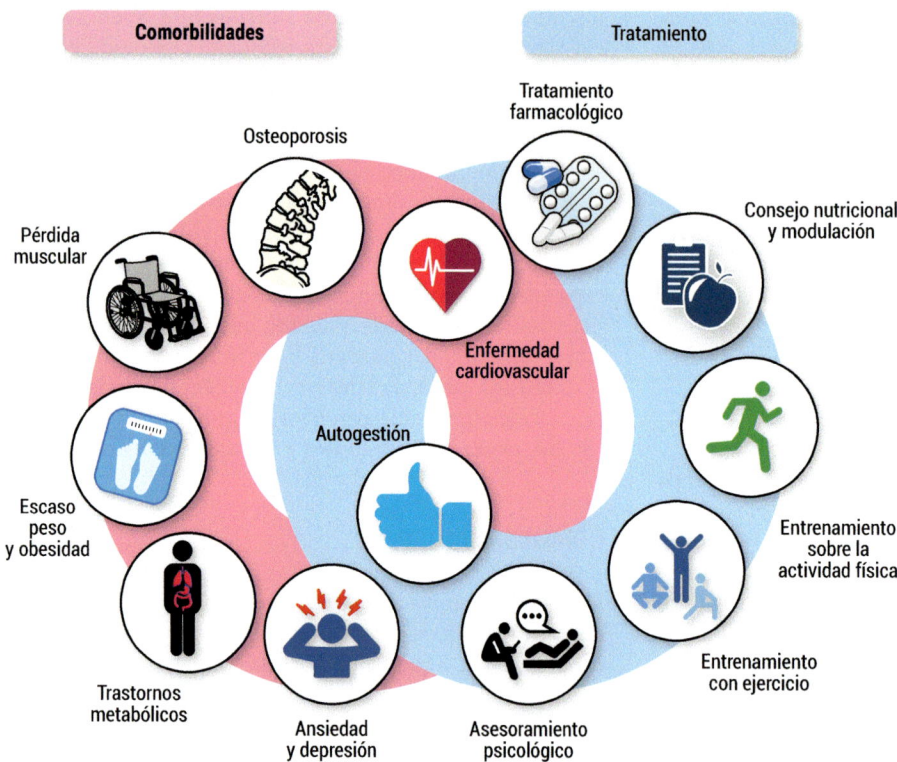

Figura 3-3. Comorbilidades que contribuyen a la gravedad de la enfermedad pulmonar obstructiva crónica e influyen en los tratamientos que de deben ofrecer al paciente.

La existencia de comorbilidades en la EPOC tiene un importante impacto en el Sistema de Salud y en los costes sanitarios. También aumentan los síntomas y la morbilidad de los pacientes, y deterioran la CVRS. Además de complicar los tratamientos, se reduce la adherencia a estos, disminuye el control de los síntomas, aumenta el riesgo de efectos adversos medicamentosos y, finalmente, aumentan las hospitalizaciones y la mortalidad.

La enfermedad cardiovascular es la causa principal de mortalidad en pacientes con EPOC ligera-moderada. Estos tienen un mayor riesgo de muerte por infarto de miocardio independientemente de la edad, el sexo y el tabaquismo (activo o no).

No existen hasta el momento unas guías para el diagnóstico y la evaluación de las comorbilidades en la EPOC, pero es esencial reconocerlas ya que su tratamiento tendrá efectos beneficiosos sobre la EPOC y viceversa, pudiendo influenciar en el curso y el pronóstico de la enfermedad.

Se recomiendan la actividad física y el ejercicio regular para la EPOC, pero también en enfermedades cardiovasculares, enfermedades osteomusculares, obesidad, diabetes, enfermedad vascular periférica, y la mayoría de las enfermedades crónicas y posibles comorbilidades de la EPOC.

Si existen comorbilidades importantes, antes de iniciar un programa de RR se consultará a otros especialistas. Las enfermedades cardiovasculares, ortopédicas o neurológicas requieren una especial consideración para realizar la RR de forma segura y bien planeada.

También se deben realizar cuestionarios de evaluación de ansiedad, depresión y/o alteración cognitiva en la valoración previa a iniciar la RR. En algunos casos, también se deberían sugerir algunas intervenciones como consejo nutricional, y visitas al psiquiatra/psicólogo o neurólogo.

Hoy en día, se sabe poco sobre el impacto de las comorbilidades en la adherencia a los programas o en los beneficios de la RR. Se necesitan más estudios dirigidos a entender mejor la relación entre la presencia de comorbilidades y los beneficios de la RR.

CONCLUSIONES

En los últimos años, la rehabilitación respiratoria ha demostrado, con un alto nivel de evidencia y recomendación, que es eficaz, no solo en la enfermedad obstructiva crónica, sino también en otras enfermedades como: fibrosis quística, bronquiectasias, asma bronquial, enfermedad intersticial, enfermedades neuromusculares y cáncer de pulmón, entre otras. Sin embargo, es fundamental diseñar un programa adecuado a cada paciente según sus necesidades y posibilidades.

El equipo de RR debe estar formado por un médico neumólogo y/o rehabilitador, un fisioterapeuta, personal de enfermería, como miembro fundamental, y, si es posible, un terapeuta ocupacional. Es importante tener un contacto directo con el trabajador social y con consultores como cardiólogos, reumatólogos, psicólogos, etc., debido a la gran frecuencia de comorbilidades en los pacientes con enfermedades crónicas respiratorias.

Los candidatos a RR son los pacientes con uno o más de estos síntomas: disnea, tos, expectoración y disminución de la capacidad de esfuerzo.

La duración de los programas depende de la enfermedad y de las necesidades del paciente. En general, los programas que incluyen entrenamiento muscular deben tener una duración de 2 a 3 meses con 2-3 sesiones semanales.

La ubicación de los programas dependerá tanto de la situación del paciente como de las posibilidades de cada zona.

Se ha demostrado que es igualmente eficaz un programa convencional hospitalario como uno domiciliario, siempre que esté supervisado por fisioterapeutas, aunque sea solo al inicio para establecer la pauta en casa.

La RR desempeña un papel fundamental en los pacientes sometidos a cirugía torácica, tanto de resección de cáncer de pulmón o de volumen como en el trasplante pulmonar.

 PUNTOS CLAVE

- La RR debería ser asequible a todo paciente con enfermedad respiratoria crónica, independientemente de la edad o del grado de enfermedad, y es fundamental adaptar el programa a cada paciente de forma individualizada.
- Mejorando la tolerancia al ejercicio y la actividad física, promoviendo el cambio de comportamiento y hábitos de vida, y reduciendo las exacerbaciones, la RR en fases iniciales de la enfermedad tiene el potencial de alterar de forma significativa el curso de la enfermedad y, sobre todo, la CVRS.
- Actualmente, existe evidencia del papel de la RR durante y después de las agudizaciones de la EPOC.
- La RR iniciada de forma precoz después de una reagudización de la EPOC es factible, segura y efectiva, y conlleva mejoras en la tolerancia al esfuerzo, los síntomas y la CVRS. La evidencia sugiere que la RR en el período posterior al ingreso también reduce el uso de recursos sanitarios, los reingresos y la mortalidad. No se han observado efectos adversos hasta el momento.
- Las comorbilidades más relacionadas con la EPOC son: enfermedades cardiovasculares (hipertensión arterial, enfermedad coronaria, insuficiencia cardíaca sistólica y diastólica, arritmias), las enfermedades metabólicas (dislipidemia, diabetes mellitus, osteoporosis y artrosis), disfunción muscular esquelética, anemia, infecciones, síndrome de apnea obstructiva del sueño, insuficiencia renal, disfagia, reflujo gastroesofágico, cáncer de pulmón, ansiedad, depresión y disfunción cognitiva.

BIBLIOGRAFÍA

Álvarez-Sala Walter JL, Casan Clarà P, Rodríguez de Castro F, Villena Garrido V (eds.). Neumología Clínica. Elsevier, 2010; p. 93-99.

Barreiro E, Bustamante V, Cejudo P, et al. Normativa SEPAR sobre disfunción muscular en EPOC. Arch Bronconeumol. 2015;51(8):384-95.

Bolton CH E, Bevan-smith EF, Blakey JD, et al. British Thoracic Society guideline on pulmonary rehabilitation in adults. Thorax. 2013;68:iii1-30.

Güell R. Medicina Respiratoria. Editores Pedro Martín Escribano P, Guillermo Ramos Seisdedos G, Joaquín Sanchis Aldás J (eds.). 2ª ed. SEPAR; 2014; p. 323.

Güell R. Protocolos y procedimientos del Servicio de Neumología del Hospital de la Santa Cre i Sant Pau. 2ª ed. ERGON, 2015; p. 199.

Güell R, Cejudo P, Rodríguez-Trigo G, et al. Estándares de calidad asistencial en rehabilitación respiratoria en pacientes con enfermedad pulmonar crónica. Arch Bronconeumol, 2012;48(11):396-404.

Güell Rous MR, Díaz Lobato S, Rodríguez Trigo G, et al. Normativa SEPAR: Rehabilitación respiratoria. Archivos de Bronconeumol 2014;50(8):332-344.

Puhan MA, Gimeno-Santos E, Scharplatz M, Troosters T, Walters EH, Steurer J. Pulmonary rehabilitation following exacerbations of chronic obstructive pulmonary disease. Cochrane Database Syst Rev. 2011;10:CD005305.

Ries AL, Bauldoff GS, Carlin BW, et al. Pulmonary rehabilitation: Joint ACCP/AACVPR evidence. Based Clinical Practice Guidelines. Chest. 2007;131:4-42.

Spruit MA, Singh SJ, Garvey Ch, et al. An Official American Thoracic Society/European Respiratory Society Statement: Key concepts and advances in Pulmonary Rehabilitation. Am J Respir Crit Care Med. 2013;188(8):e13-64.

Van Wetering CR, Hoogendoorn M, Mol SJ, Rutten-van Mölken MP, Schols AM. Short- and long-term efficacy of a community-based COPD management programme in less advanced COPD: a randomized controlled trial. Thorax. 2010;65:7-13.

Waschki B, Kirsten A, Holz O, Müller KC, Meyer T, Watz H, Magnussen H. Physical activity is the strongest predictor of allcause mortality in patients with COPD: a prospective cohort study. Chest. 2011;140:331-42.

Técnicas de imagen en patología pulmonar

4

D. Varona Porres

OBJETIVOS

- Aprender las técnicas de imagen más usadas en patología pulmonar, sus indicaciones principales, y sus ventajas e inconvenientes.
- Conocer la anatomía radiológica básica en las principales técnicas de imagen de patología pulmonar.
- Reconocer los hallazgos semiológicos básicos en patología pulmonar en la radiografía simple, la tomografía computarizada (TC) y la ecografía torácica.

INTRODUCCIÓN

Para su interpretación correcta, las técnicas de imagen torácicas requieren un conocimiento previo de la anatomía normal. La radiografía de tórax sigue siendo una técnica muy utilizada, si bien otras técnicas de imagen son de gran utilidad en pacientes que requieren rehabilitación respiratoria, como la TC o la ecografía torácica.

En este capítulo, se exponen las características de las técnicas empleadas para la valoración del tórax, la anatomía radiológica básica y la semiología radiológica de las principales enfermedades torácicas de interés para el médico rehabilitador.

RADIOGRAFÍA DE TÓRAX

La radiografía simple de tórax está muy extendida y es una técnica de imagen primordial en cualquier paciente valorado para rehabilitación respiratoria. Su interpretación es compleja y requiere un alto nivel de entrenamiento. Por otro lado, la sensibilidad y la especificidad son escasas, por lo que puede dar lugar a errores.

Técnica y anatomía radiológica

Las dos proyecciones básicas en la radiografía simple torácica son la posteroanterior y la lateral, si bien en estos pacientes no es infrecuente disponer de una única proyección frontal (posteroanterior o anteroposterior) debido a su condición clínica.

En primer lugar, es importante conocer la anatomía radiológica básica. La valoración de la calidad técnica de la exploración consistirá en ver si está correctamente inspirada y centrada.

La inspiración máxima permitirá valorar la mayor cantidad de pulmón y el mediastino correctamente. Si el extremo anterior de la sexta costilla izquierda se proyecta sobre o por encima de la cúpula diafragmática, se considera que la inspiración es correcta. Las distancias entre los extremos proximales de ambas clavículas y la apófisis espinosa de la vértebra más cercana deben ser similares.

El conocimiento de los hallazgos en una radiografía normal permitirá valorar correctamente esta técnica de imagen. En bipedestación, los vasos pulmonares bibasales tendrán mayor tamaño que los lóbulos superiores en condiciones normales.

Los diafragmas presentan una convexidad superior, y el derecho tiene una localización más alta. Si la diferencia entre ambas cúpulas diafragmáticas es de más de 3 cm, se considera significativo. Por su borde lateral y en la proyección frontal, contactan en un ángulo agudo con la pared torácica, formando los senos costofrénicos laterales. En la proyección lateral, se podrán identificar los senos costofrénicos posteriores, especialmente importantes para la valoración del derrame pleural. En la proyección frontal en bipedestación, inferior al diafragma izquierdo a 1-2 cm, se observará una burbuja aérea correspondiente al estómago, que puede ser útil para la sospecha de derrame pleural subpulmonar.

El borde mediastínico derecho está formado por la aurícula derecha y, superiormente, por la vena cava superior. El borde mediastínico izquierdo está formado, de inferior a superior, por: el ventrículo izquierdo, la orejuela de la aurícula izquierda, la arteria pulmonar, el cayado aórtico y los vasos subclavios izquierdos (**Fig. 4-1**).

El corazón está localizado en la parte inferior del mediastino, con las cavidades derechas en disposición anterior y las cavidades izquierdas de localización posterior.

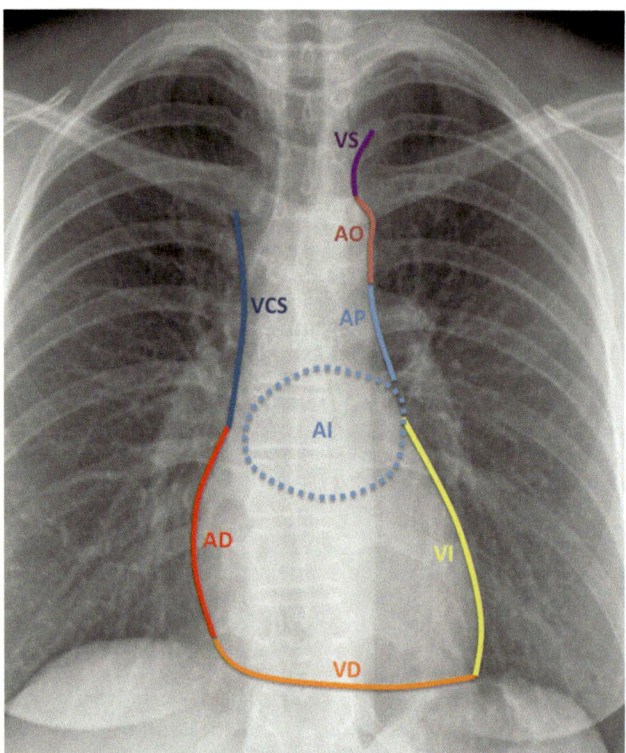

Figura 4-1. Bordes mediastínicos en radiografía de tórax posteroanterior.
AD: aurícula derecha; AI: aurícula izquierda (orejuela); AO: aorta torácica (botón aórtico); AP: arteria pulmonar; VCS: vena cava superior; VD: ventrículo derecho; VI: ventrículo izquierdo; VS: vasos subclavios.

En condiciones normales, el hilio pulmonar izquierdo está elevado unos 2 cm más que el derecho, por lo que una alteración en esta disposición de los hilios pulmonares puede indicar una pérdida de volumen pulmonar.

 En el pulmón derecho, se aprecian dos cisuras (menor y mayor) que delimitan los tres lóbulos: superior, medio e inferior. En el pulmón izquierdo, solo se aprecia la cisura mayor, que delimita los lóbulos superior e inferior.

La tráquea se muestra como una columna aérea en la línea media, ligeramente desviada a la derecha por el cayado aórtico en la proyección posteroanterior. En la proyección lateral, presenta una disposición oblicua de anterior a posterior.

En la proyección posteroanterior, el bronquio principal izquierdo está más alto que el derecho, dado que la arteria pulmonar izquierda pasa por debajo del bronquio principal ipsilateral.

! La proyección lateral muestra la arteria pulmonar derecha anterior a la porción inferior traqueal, y la arteria pulmonar izquierda de localización posterior y superior. En esta proyección se podrán valorar zonas no visibles en la proyección posteroanterior: esternón, espacios retroesternal y retrotraqueal, senos costofrénicos posteriores y columna vertebral (**Fig. 4-2**).

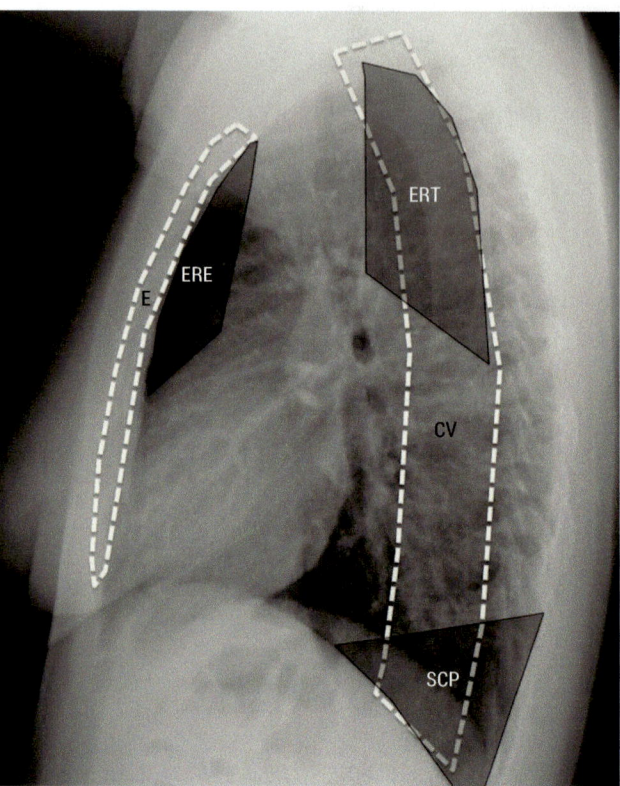

Figura 4-2. Estructuras anatómicas y espacios visibles en radiografía de tórax lateral.
CV: columna vertebral; E: esternón; ERE: espacio retroesternal; ERT: espacio retrotraqueal (triángulo de Raider); SCP: senos costofrénicos posteriores.

Semiología radiológica básica

La lectura de una radiografía de tórax debe ser sistemática, es decir, con un orden establecido previamente, que debe seguirse en todos los casos: mediastino y silueta cardíaca, hilios pulmonares, parénquimas pulmonares, espacios pleurales y pared torácica.

Semiológicamente, se pueden describir estos signos radiológicos básicos:

- Signo de la silueta: borramiento de contornos entre una opacidad pulmonar y las estructuras anatómicas adyacentes (silueta cardíaca, aorta o diafragma). Se debe a dos estructuras de la misma densidad en contacto entre ellas.
- Signo del broncograma aéreo: visualización de los bronquios cuando el parénquima pulmonar circundante está denso por una consolidación (**Fig. 4-3**).
- Signo extrapulmonar: las lesiones extrapulmonares (en pleura, pared torácica o mediastino) tienen un borde liso, bien definido e incompleto. Además, el ángulo que forman con la pleura con la que contactan es recto u obtuso (**Fig. 4-4**).

La identificación de patrones pulmonares radiológicos básicos permitirá realizar un diagnóstico diferencial correcto:

- Alveolar: opacidades mal delimitadas que borran los vasos pulmonares en su interior y con broncograma aéreo (v. **Figs. 4-3** y **4-4**).

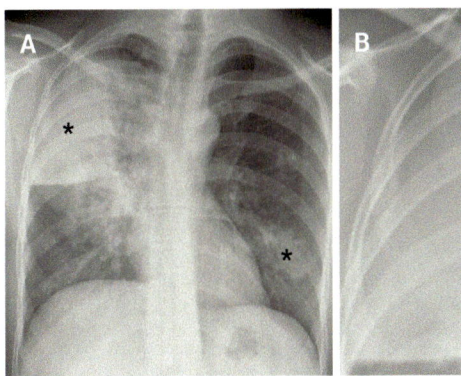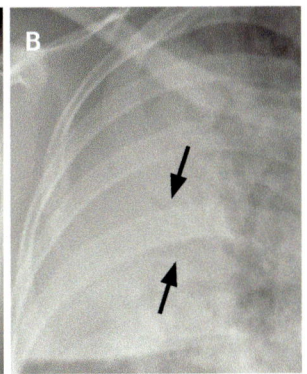

Figura 4-3. Hombre de 33 años de edad con tuberculosis pulmona. **A)** Condensaciones pulmonares en lóbulos superior derecho e inferior izquierdo (asteriscos negros). **B)** Signo del broncograma aéreo en la condensación pulmonar del lóbulo superior derecho (flechas negras).

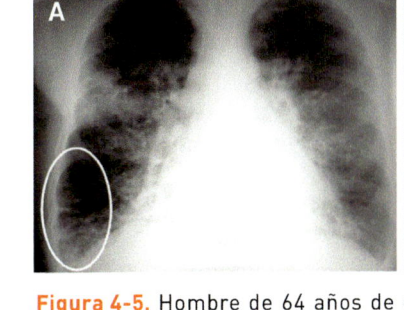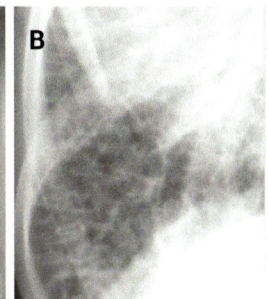

Figura 4-5. Hombre de 64 años de edad con neoplasia pulmonar. **A)** Radiografía de tórax posteroanterior con masa pulmonar en el lóbulo superior derecho, aumentos de densidad perihiliares bilaterales y líneas de Kerley B (elipse blanca). **B)** Imagen localizada en la que se visualizan claramente las líneas de Kerley B en un contexto de linfangitis carcinomatosa por su enfermedad oncológica de base.

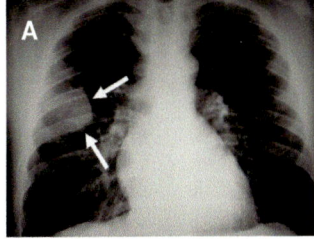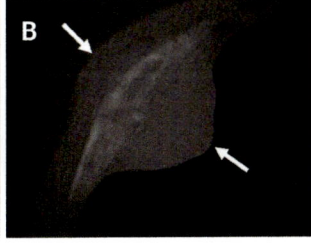

Figura 4-4. Hombre de 32 años de edad con sarcoma de Ewing costal. **A)** Radiografía de tórax posteroanterior con una opacidad en hemitórax derecho que muestra el signo extrapleural (flechas blancas). **B)** Tomografía computarizada con una lesión lítica costal con gran componente de partes blandas (flechas blancas).

de predominio basal (**Fig. 4-6**). El patrón en panal es más grosero, y en la TC se verán imágenes quísticas de menos de 1 cm, subpleurales y en varias capas. Este patrón indica fibrosis pulmonar.
- Nodular: opacidades redondeadas bien o mal delimitadas. Cuando miden más de 3 cm, se llaman masas. El patrón miliar es un subtipo que consiste en opacidades nodulares milimétricas de distribución difusa, característico de la tuberculosis por diseminación hematógena (**Fig. 4-7**).
- Destrucción pulmonar: áreas de menor densidad, visibles en caso de enfisema (**Fig. 4-8**) o cavitación pulmonar. La presencia de un nivel hidroaéreo puede ayudar a su identificación.
- Vascular: la redistribución vascular consiste en que los vasos de los campos pulmonares superiores son de igual o mayor calibre que los de los inferiores en bipedestación. Indica hipertensión pulmonar.
- Bronquial: impactos mucosos y colapsos pulmonares.

- Lineal: las líneas septales (líneas de Kerley) tienen menos de 2 cm de longitud, y son visibles cerca de los senos costofrénicos (en la proyección posteroanterior) (**Fig. 4-5**), en el espacio restroesternal (en la proyección lateral) o en dirección a los hilios pulmonares. Indican edema pulmonar o linfangitis carcinomatosa.
- Reticular o reticulonodulillar: opacidades pulmonares periféricas lineales o densidades lineales asociadas a nodulillos

 Un aspecto importante a considerar es que hay patrones mixtos y que la semiología en la radiografía simple no es idéntica a la de la TC.

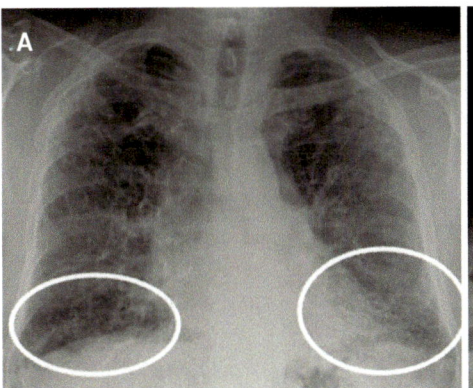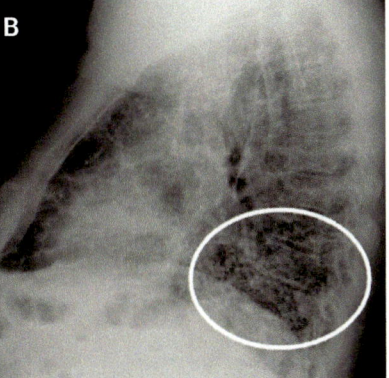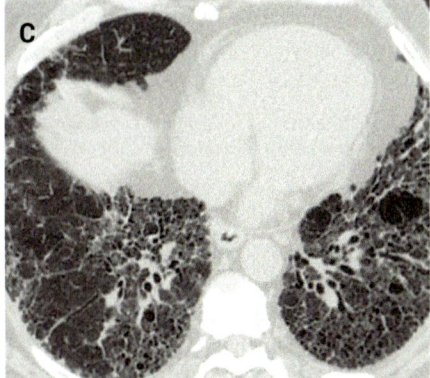

Figura 4-6. Hombre de 56 años de edad con neumonitis por hipersensibilidad en fase crónica en estudio para trasplante pulmonar. **A y B)** Radiografía de tórax con patrón reticular de predominio basal bilateral (elipses blancas). **C)** Tomografía computarizada con densidades reticulares y vidrio deslustrado en lóbulos inferiores, en un contexto de neumopatía intersticial por su enfermedad de base.

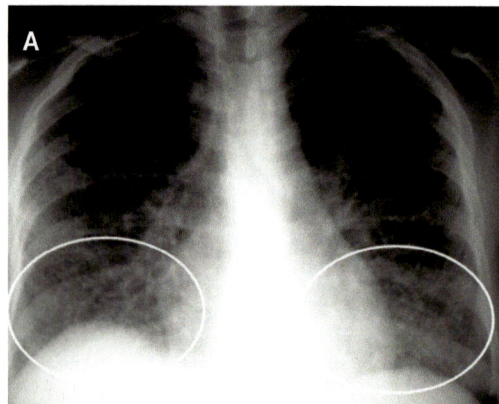
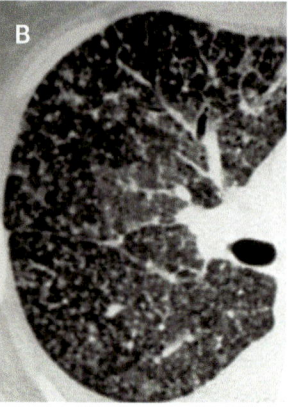

Figura 4-7. Mujer de 35 años de edad con tuberculosis. **A)** Radiografía de tórax muestra nódulos pulmonares milimétricos, más visibles en los campos pulmonares inferiores (elipses blancas). **B)** Tomografía computarizada con patrón pulmonar nodular de tipo miliar.

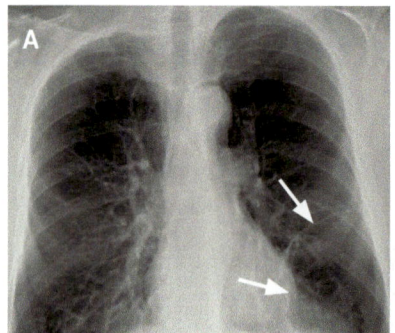
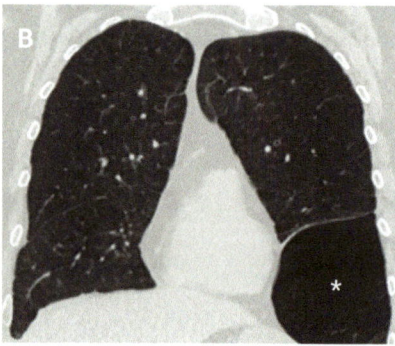

Figura 4-8. Hombre de 65 años de edad con enfermedad pulmonar obstructiva crónica en evaluación para trasplante pulmonar. **A)** Radiografía de tórax muestra una imagen hiperlucente de paredes finas en el lóbulo inferior izquierdo (flechas blancas). **B)** Tomografía computarizada (plano coronal) demuestra la presencia de una bulla pulmonar (asterisco blanco).

La presencia de calcificaciones en la radiografía simple sugiere benignidad y/o cronicidad.

La evaluación de los colapsos pulmonares puede realizarse de forma fácil mediante la radiografía simple, y el hallazgo más específico es el desplazamiento cisural. Según el lóbulo pulmonar afectado, se visualiza una serie de hallazgos específicos (**Tabla 4-1**). La neoplasia pulmonar es una causa frecuente de obstrucción de la vía aérea central y, por tanto, de colapso pulmonar. Las atelectasias laminares en las bases pulmonares son frecuentes en el contexto de pacientes posoperados.

> 💡 La valoración del mediastino consiste en identificar si hay ensanchamiento focal o difuso, desviación de estructuras anatómicas normales como la tráquea o alteraciones en la interfase con el pulmón (**Fig. 4-9**).

Tabla 4-1. Colapsos pulmonares	
Tipos de colapso	**Hallazgos radiológicos**
Lóbulo superior derecho (LSD)	• Opacidad pulmonar del LSD con elevación y medialización de la cisura menor • Elevación de hemidiafragma derecho con pico yuxtafrénico (opacidad triangular que se extiende superiormente desde el diafragma, debido a la tracción de la cisura inferior accesoria o el ligamento pulmonar) • En proyección lateral, desviación anterior de la parte inferior de la cisura mayor
Lóbulo medio	• Opacidad pulmonar que borra el borde cardíaco derecho y desplazamiento inferior de la cisura menor • En proyección lateral, desviación anterior de la parte inferior de la cisura mayor
Lóbulo inferior derecho	Opacidad pulmonar inferior que no borra el borde cardíaco derecho, y visualización de la cisura mayor en la proyección posteroenterior debido a desviación inferior y medial
Lóbulo superior izquierdo (LSI)	• Opacidad pulmonar perihiliar mal delimitada separada del borde mediastínico por una hiperlucencia que rodea el arco aórtico (signo de Luftsichel), debido a hiperinsuflación del segmento superior del lóbulo inferior izquierdo que se interpone entre el mediastino y el LSI colapsado • En proyección lateral, opacidad pulmonar anterior delimitada posteriormente por la cisura mayor (desplazada anteriormente) y con ausencia de obliteración del espacio claro retroesternal (por hiperinsuflación del LSD)
Lóbulo inferior izquierdo (LII)	• Opacidad pulmonar inferior izquierda de morfología triangular y retrocardíaca, limitada lateralmente por la cisura mayor, que presenta un desplazamiento inferomedial, que forma una línea paralela al borde cardíaco izquierdo • En proyección lateral, opacidad pulmonar mal delimitada proyectada sobre los cuerpos vertebrales inferiores que borra el hemidiafragma izquierdo
Total	Opacificación completa de un hemitórax con desviación mediastínica ipsilateral

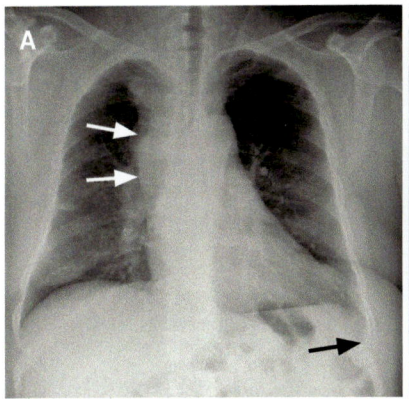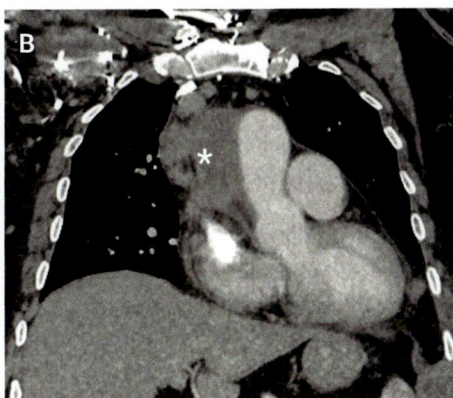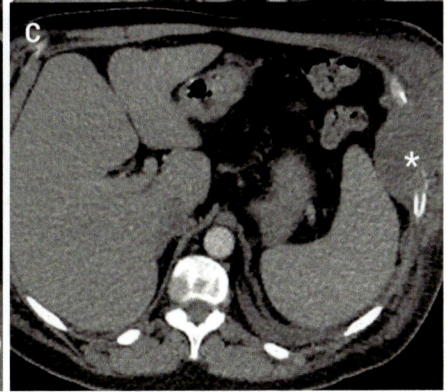

Figura 4-9. Hombre de 55 años de edad con neoplasia pulmonar no microcítica en estadio IV. **A)** Radiografía de tórax posteroanterior que muestra un ensanchamiento mediastínico superior derecho (flechas blancas) y un defecto en el arco costal lateral de la VIII costilla izquierda (flecha negra). **B)** Tomografía computarizada (plano coronal) que demuestra la presencia de adenopatías paratraqueales derechas (asterisco blanco). **C)** Lesión lítica con importante componente de partes blandas en el arco lateral de la VIII costilla izquierda.

El engrosamiento o la desviación de las líneas mediastínicas es otro signo a valorar. La línea paratraqueal derecha con un grosor de más de 4 mm puede indicar la presencia de adenopatías. El desplazamiento de las líneas paravertebrales indica patología vertebral o perivertebral.

 Según el compartimento mediastínico afectado, se podrá establecer un diagnóstico diferencial de las tumoraciones mediastínicas (Tabla 4-2).

! Si un hilio pulmonar es más grande y denso de lo normal, indica la presencia de adenopatías. En la proyección lateral, puede visualizarse el signo del «dónut», que consiste en un aumento de densidad nodular que rodea los bronquios en caso de adenopatías hiliares bilaterales (Fig. 4-10).

En el espacio pleural se pueden encontrar estos hallazgos semiológicos básicos: derrame pleural, neumotórax o engrosamiento pleural.

El derrame pleural puede mostrar los siguientes hallazgos: borramiento de seno costofrénico, opacidad cisural, elevación aparente de hemidiafragma, opacidad homogénea con una línea paralela a la pared torácica lateral, u opacificación completa de un hemitórax («pulmón blanco») con desviación contralateral del mediastino.

En caso de derrame pleural de pequeño tamaño, se aprecia una opacificación del seno costofrénico, que puede confirmarse con una proyección en decúbito lateral con el lado sospechoso de derrame en posición más inferior. El derrame loculado puede ser difícil de visualizar en la radiografía simple, y requerirá una ecografía o una TC torácica para su valoración correcta.

El neumotórax hace visible la pleura visceral como una fina línea curvilínea paralela a la pared torácica entre el pulmón con presencia de vasos y el espacio del neumotórax completamente avascular. El estudio en espiración puede ser útil para identificarlo mejor (Fig. 4-11).

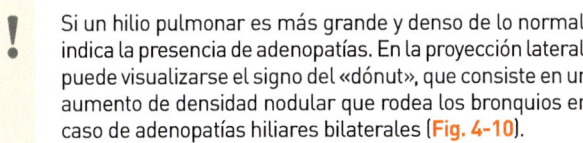

Tabla 4-2. Compartimentos mediastínicos según la clasificación de Felson (basada en la proyección lateral de la radiografía simple de tórax)

Compartimento	Límites	Diagnóstico diferencial
Anterior	Limitado posteriormente por una línea que pasa por el borde anterior de la tráquea y el borde posterior del corazón y la vena cava inferior	• Tumores tímicos (la causa más frecuente después de los 40 años de edad) • Linfomas y tumores de células germinales (después de los 40 años de edad) • Lesiones tiroideas • Metástasis ganglionares
Medio	Limitado anteriormente por el borde posterior del compartimento anterior, y posteriormente por una línea en la columna vertebral dorsal, 1 cm por detrás del borde anterior de los cuerpos vertebrales	• Adenopatías (la causa más frecuente) • Hernia de hiato • Neoplasias traqueales o esofágicas • Lesiones vasculares (aneurismas aórticos) • Quistes de duplicación
Posterior	Limitado anteriormente por el borde posterior del compartimento medio	• Tumores neurogénicos (los más frecuentes) • Metástasis • Hematomas • Aneurismas • Abscesos paraespinales

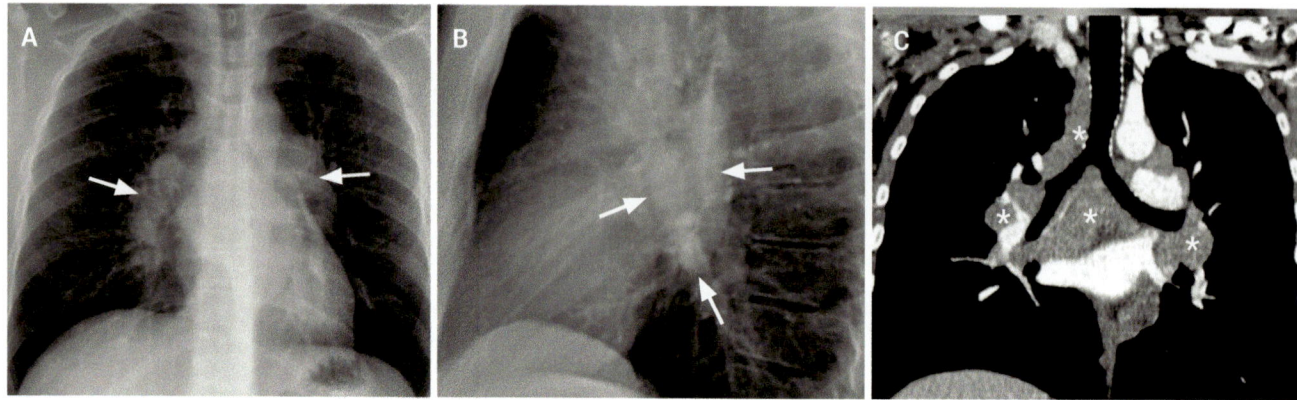

Figura 4-10. Hombre de 39 años de edad con sarcodoidosis. **A)** Radiografía de tórax posteroanterior que muestra un aumento de tamaño y densidad de los hilios pulmonares de forma simétrica (flechas blancas). **B)** Proyección lateral que muestra el signo del «dónut» por la presencia de adenopatías hiliares (flechas blancas). **C)** Tomografía computarizada torácica con contraste intravenoso que demuestra la presencia de adenopatías de localización paratraqueal derecha, subcarinal e hiliar bilateral (asteriscos blancos).

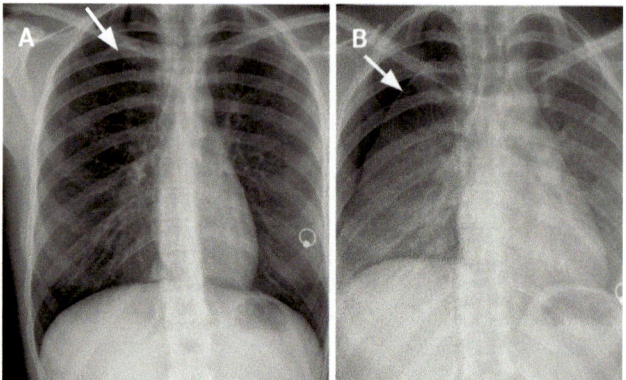

Figura 4-11. Mujer de 25 años de edad con dolor torácico. **A)** Radiografía de tórax posteroanterior en inspiración, en la que se aprecia una fina línea curvilínea apical derecha por la presencia de neumotórax (flecha blanca). **B)** Radiografía de tórax en espiración, que demuestra claramente la presencia de neumotórax derecho (flecha blanca).

> ❗ Si el grosor es menor de 2 cm y el paciente está asintomático, el manejo será conservador.

El engrosamiento pleural difuso en la proyección frontal puede dar lugar a una opacidad en forma de vela sin márgenes claros y, tangencialmente, se aprecia una densidad de partes blandas paralela a la pared torácica, bien delimitada por su borde interno y que puede extenderse a cisuras. El borramiento del ángulo costofrénico es a menudo angular, a diferencia del líquido pleural, que es más curvilíneo. La afectación de la pleura mediastínica es indicativa de malignidad. El casquete pleural apical es una densidad de partes blandas en los vértices pulmonares que se debe a grasa extrapleural o fibrosis subpleural.

> ❗ La presencia de calcificaciones pleurales puede deberse a infecciones (tuberculosis) (**Fig. 4-12**), hemotórax (antecedente de traumatismo torácico previo) o exposición al amianto (afectación bilateral y de la pleura diafragmática).

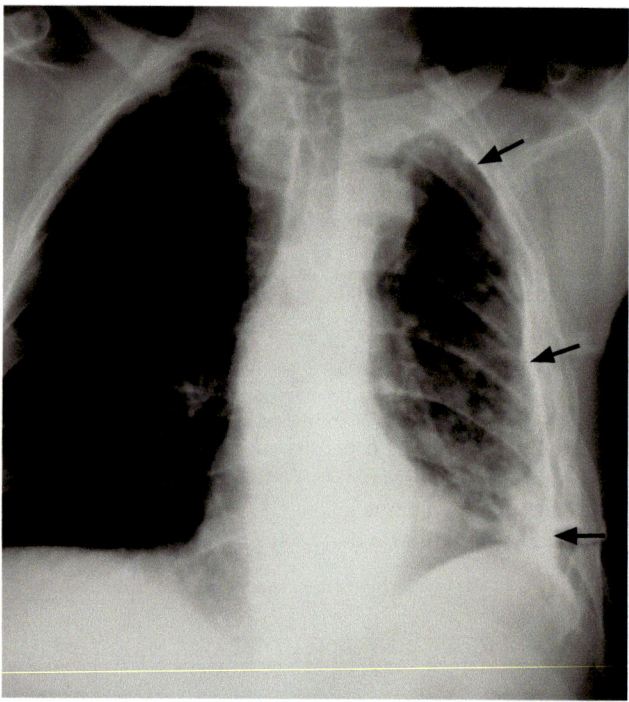

Figura 4-12. Hombre de 75 años de edad con antecedente de tuberculosis. La imagen muestra la radiografía de tórax posteroanterior, en la que se identifica un pulmón izquierdo de pequeño tamaño y un engrosamiento pleural izquierdo con extensas calcificaciones (flechas negras).

Las lesiones en la pared torácica se ven en la radiografía simple como opacidades de partes blandas con un borde bien delimitado, debido a desplazamiento de la pleura por la masa (signo extrapleural), o interfase entre la masa y la presencia de aire, en caso de lesiones cutáneas. Además, se visualizará un borde incompleto donde la masa continúa con las partes blandas de la pared torácica, que permitirá diferenciarla de lesiones pulmonares.

> ❗ La presencia de destrucción costal es más habitual en caso de enfermedad neoplásica maligna (v. **Fig. 4-9**).

TOMOGRAFÍA COMPUTARIZADA TORÁCICA

La TC torácica tiene una gran resolución espacial y una capacidad de detección muy superior a la radiografía simple. Permite valorar hallazgos confusos de la radiografía simple, y localizar y caracterizar morfológicamente los hallazgos en esta última.

Técnica

Esta prueba de imagen se realizará habitualmente sin contraste intravenoso, sobre todo en caso de valoración del parénquima pulmonar.

> **!** El uso de contraste intravenoso permite valorar estructuras vasculares y evaluar el comportamiento de lesiones tras su administración.

La TC de alta resolución (TCAR) consiste básicamente en obtener imágenes con un grosor de corte inferior a 2 mm, lo que permitirá valorar con detalle los parénquimas pulmonares.

En la TC torácica, se pueden realizar varios tipos de reconstrucción que pueden ser útiles:

- Reconstrucción multiplanar: permite visualizar las diferentes estructuras en cualquier plano del espacio, con lo que localizará y determinará las relaciones anatómicas de cualquier lesión torácica y su extensión craneocaudal, y valorará la distribución de la enfermedad pulmonar difusa, y estructuras paralelas o perpendiculares al plano de corte (vasos y bronquios) (Fig. 4-13).
- Proyección de máxima intensidad: permite diferenciar las estructuras nodulares de las tubulares, por lo que se usa principalmente para detectar nódulos pulmonares milimétricos, sobre todo de localización central (Fig. 4-14). También puede usarse para valorar el calibre de las estructuras vasculares.
- Proyección de mínima intensidad: realza las estructuras de baja atenuación, como las áreas de menor densidad por enfermedades de pequeña vía aérea, y las zonas de enfisema o destrucción pulmonar (Fig. 4-15).
- Representación volumétrica (*volume rendering*): permite simular la anatomía de forma más real, por lo que puede ser útil para la planificación quirúrgica y en estudios vasculares y del árbol traqueobronquial (Fig. 4-16).

Es muy importante la información clínica por parte del médico solicitante de esta prueba, ya que permitirá al radiólogo planificar la exploración:

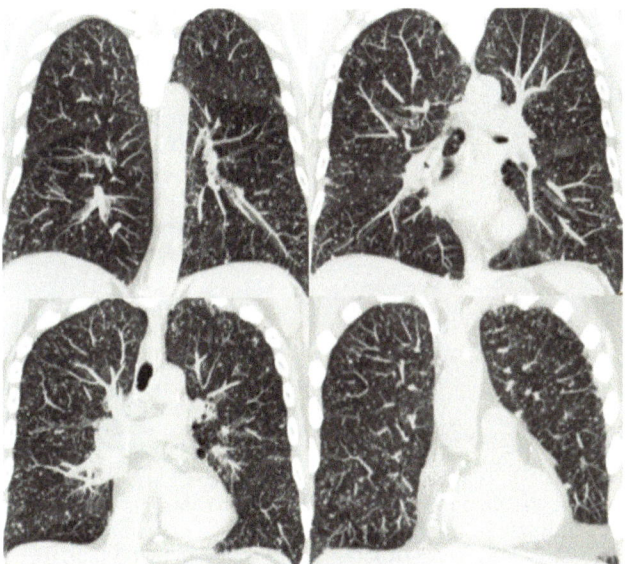

Figura 4-14. Mujer de 68 años de edad con fiebre. Las imágenes de proyección de máxima intensidad de contraste en plano coronal muestran múltiples nódulos pulmonares milimétricos de distribución bilateral y difusa, debido a tuberculosis pulmonar de tipo miliar.

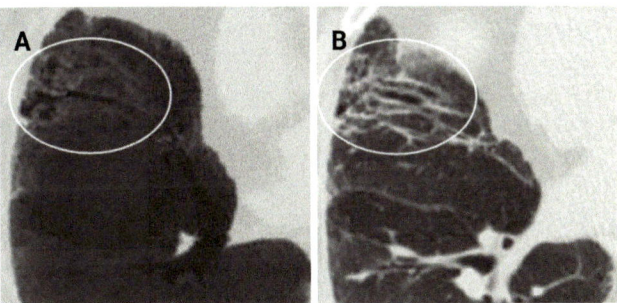

Figura 4-15. Hombre de 75 años de edad con fibrosis pulmonar idiopática. **A)** Proyección de mínima intensidad de contraste que demuestra claramente la presencia de áreas de panalización y bronquiectasias por tracción en el lóbulo medio (elipse blanca). **B)** Tomografía computarizada en ventana pulmonar (elipse blanca).

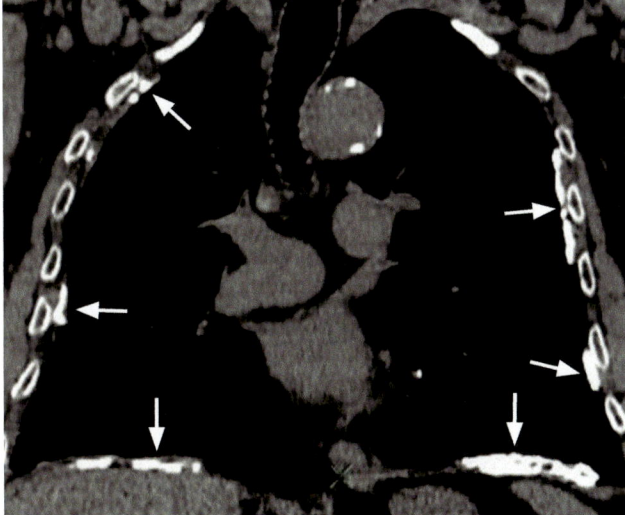

Figura 4-13. Hombre de 87 años con antecedente laboral de contacto con amianto. La imagen de la tomografía computarizada (TC) torácica (reconstrucción multiplanar en plano coronal) muestra calcificaciones pleurales bilaterales con afectación de pleuras diafragmáticas (flechas blancas).

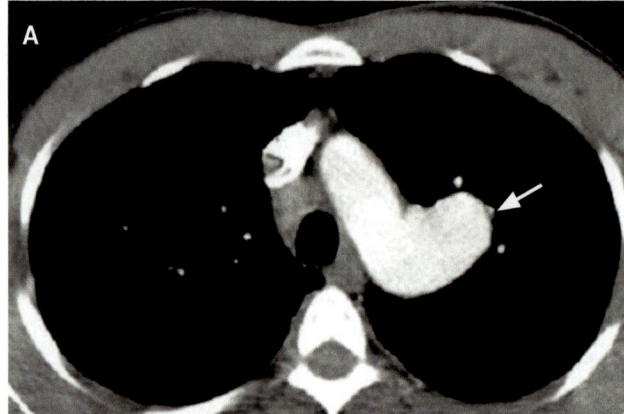

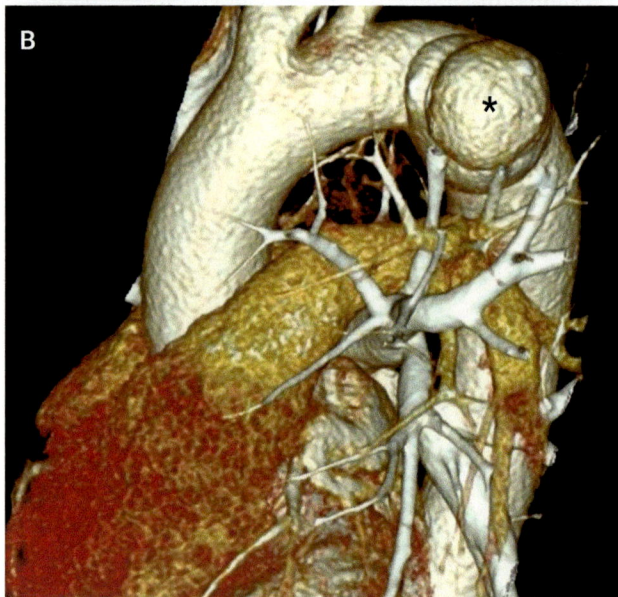

Figura 4-16. Hombre de 35 años de edad con tuberculosis diseminada. **A)** Tomografía computarizada con contraste intravenoso que muestra un aneurisma dependiente del cayado aórtico (flecha blanca). **B)** Reconstrucción volumétrica en plano sagital que permite visualizar el aneurisma claramente (asterisco negro).

1. Estadificación o seguimiento de neoplasia pulmonar primaria: siempre deben incluirse las glándulas suprarrenales y el parénquima hepático. El estudio se realizará preferiblemente con contraste intravenoso.
2. Enfermedad pulmonar difusa y enfermedad pulmonar obstructiva crónica (EPOC): se realiza una TC de alta resolución (TCAR) y estudio en inspiración y espiración.
3. Patología vascular torácica: se realiza estudio con contraste intravenoso en fase arterial con cortes del mínimo grosor posible. En caso de sospecha de sangrado o estudio aórtico, se realiza estudio en tres fases (simple, arterial y venosa).

Anatomía radiológica

En la TC, la tráquea presenta unas paredes de 1-2 mm de grosor, que pueden calcificarse en sujetos de mayor edad. En el plano axial, la morfología es redondeada u oval. La pared posterior o membranosa es plana o de convexidad posterior en inspiración, y de convexidad anterior en espiración; este último hallazgo es de utilidad para valorar la técnica adecuada de un estudio de TC en espiración.

A nivel de la carina, la tráquea se divide en los bronquios principales derecho e izquierdo, que se dividen en los bronquios lobulares, segmentarios y subsegmentarios. El lóbulo superior derecho tiene tres segmentos: apical, anterior y posterior. El lóbulo medio tiene dos segmentos: lateral y medial. El lóbulo inferior derecho tiene cinco segmentos: superior, medial basal, anterior basal, lateral basal y posterior basal. El lóbulo superior izquierdo se compone de los segmentos apicoposterior y anterior, y la língula, de los segmentos superior e inferior: El lóbulo inferior izquierdo tiene cuatro segmentos: superior, anteromedial basal, lateral basal y posterior basal.

> **!** El diámetro bronquial es aproximadamente igual al diámetro de la arteria pulmonar adyacente en condiciones normales.

Los bronquios más pequeños que puede visualizarse en TCAR tienen 1,5-2 mm de diámetro y, en condiciones normales, no se visualizan a menos de 1 cm de la pleura. Los bronquíolos no tienen cartílago en sus paredes, y en condiciones normales no se visualizan en la TC.

La arteria pulmonar principal tiene un diámetro igual o inferior a 30 mm, y no debe ser mayor que el de la aorta ascendente adyacente. Las venas pulmonares se dividen habitualmente en dos superiores y dos inferiores, aunque puede haber múltiples variaciones. Las arterias bronquiales se originan en la carina o ligeramente inferiores, y tienen un diámetro de 1-1,5 mm.

> **💡** El lóbulo secundario pulmonar es la unidad anatómica más pequeña del pulmón que puede ser identificada en la TCAR. Está rodeado por un tabique de tejido conectivo que se visualiza en la TCAR como líneas rectas de 1-1,25 mm de longitud y un grosor ligeramente superior a 0,1 mm, que se extienden a menudo hasta la pleura. Estas líneas se visualizan con más frecuencia en la parte anterior y lateral de los pulmones. Las arterias pulmonares centrilobulares y los bronquíolos se sitúan en posición central.

Las enfermedades que afectan principalmente a los tabiques interlobulares serán el edema pulmonar intersticial y la linfangitis carcinomatosa. En cambio, las enfermedades relacionadas con los bronquíolos terminales tendrán una distribución central en el lóbulo secundario pulmonar. El ácino pulmonar es la parte distal al bronquíolo terminal, que se compone de bronquíolos respiratorios, alvéolos y tejido conectivo. El lóbulo pulmonar secundario puede contener entre 3-24 ácinos.

> **💡** Según la clasificación del International Thymic Malignancy Interest Group (ITMIG), el mediastino se divide en tres compartimentos: prevascular o anterior, visceral o medio, y paravertebral o posterior.

La **tabla 4-3** muestra los límites y el diagnóstico diferencial básico de cada compartimento.

> ! Los ganglios linfáticos suelen ser de morfología oval, y deben medirse en su diámetro corto. Se consideran de tamaño normal hasta 10 mm en su diámetro corto.

La pleura no es visible en la TC en su mayor parte, si bien en los espacios intercostales se visualiza una línea de 1-2 mm, formada por la pleura visceral, líquido pleural normal, pleura parietal, fascia endotorácica y la parte interna del músculo intercostal.

El diafragma es visible en la TC por el borde superior, que limita con los pulmones, y por el borde inferior, que limita con la grasa intraabdominal. La TC permite valorar su posición.

Semiología radiológica básica

La TCAR permite identificar una serie de hallazgos radiológicos en los parénquimas pulmonares, con los que se podrá determinar patrones radiológicos con un diagnóstico diferencial específico. Los hallazgos semiológicos básicos que se pueden ver son:

- Engrosamientos peribroncovasculares: engrosamientos del intersticio peribroncovascular, una vaina de tejido conectivo que engloba los bronquios, las arterias pulmonares y los vasos linfáticos, que se extiende desde el hilio a la periferia pulmonar. Pueden verse en: edema pulmonar, sarcoidosis o linfangitis carcinomatosa (**Fig. 4-17**).
- Engrosamientos septales interlobulillares: en la radiografía simple, corresponden a las líneas de Kerley. Pueden ser lisos o nodulares (**Fig. 4-18**).
- Líneas subpleurales: líneas curvas paralelas a la pleura a menos de 1 cm. Consisten en atelectasias en la parte posteroinferior del pulmón en posición de decúbito supino. Pueden identificarse en: edema pulmonar, fibrosis o asbestosis (**Fig. 4-19**).
- Panal: consiste en la presencia de quistes agrupados, con diámetros similares entre 3-10 mm, y de paredes gruesas, habitualmente de localización subpleural. Se considera un hallazgo de fibrosis pulmonar y uno de los criterios en el patrón radiológico de neumonía intersticial usual (**Fig. 4-20**).
- Nódulos pulmonares: opacidad redondeada o irregular, bien o mal definida, de hasta 3 cm. Según su distribución, se clasifican en: centrilobulillares, perilinfáticos o al azar. Los nódulos centrilobulillares están separados varios milímetros de pleura, cisuras y tabiques interlobulillares, normalmente mal definidos y milimétricos, de tipo sólido o no sólido (**Fig. 4-21**).
- Vidrio deslustrado: opacidad pulmonar menos densa que la consolidación, que no borra los vasos ni los bronquios (**Fig. 4-22**). Se debe a ocupación parcial de los espacios aéreos, engrosamiento intersticial, colapso parcial alveolar, aumento del volumen sanguíneo capilar o una combinación de estas causas.

Tabla 4-3. Compartimentos mediastínicos según la clasificación (International Thymic Malignancy Interest Group) (ITMIG)			
Compartimento	**Límites**	**Contenido**	**Diagnóstico diferencial**
Prevascular (anterior)	• Superior: encrucijada cervicotorácica • Inferior: diafragma • Anterior: esternón • Lateral: pleura mediastínica parietal • Posterior: parte anterior del pericardio que rodea el corazón	• Timo • Grasa • Ganglios linfáticos • Vena braquiocefálica izquierda	• Lesiones tímicas (las lesiones más frecuentes) • Neoplasias de células germinales • Linfomas • Adenopatías metastásicas • Bocio endotorácico • Adenoma paratiroideo ectópico
Visceral (medio)	• Superior: encrucijada cervicotorácica • Inferior: diafragma. • Anterior: límite posterior del compartimento prevascular • Posterior: línea vertical en columna vertebral a 1 cm del margen anterior de los cuerpos vertebrales	• No vascular: tráquea, carina, esófago y ganglios linfáticos • Vascular: corazón, aorta torácica, vena cava superior, arterias pulmonares intrapericárdicas y conducto torácico	• Adenopatías (por linfoma o metástasis) • Quistes de duplicación • Lesiones de vía aérea central • Paragangliomas • Enfermedad de Castleman • Neoplasias esofágicas • Lesiones vasculares (corazón, pericardio y grandes vasos)
Paravertebral (posterior)	• Superior: encrucijada cervicotorácica • Inferior: diafragma • Anterior: límite posterior del compartimento visceral • Posterolateral: línea vertical en el margen posterior de la pared torácica y el margen lateral de las apófisis transversas de las vértebras dorsales	• Columna vertebral torácica • Partes blandas paravertebrales	• Neoplasias neurogénicas (las más frecuentes) • Infecciones de columna vertebral (discitis y osteomielitis) • Abscesos mediastínicos • Hematomas postraumatismo • Seudoquistes pancreáticos • Hematopoyesis extramedular

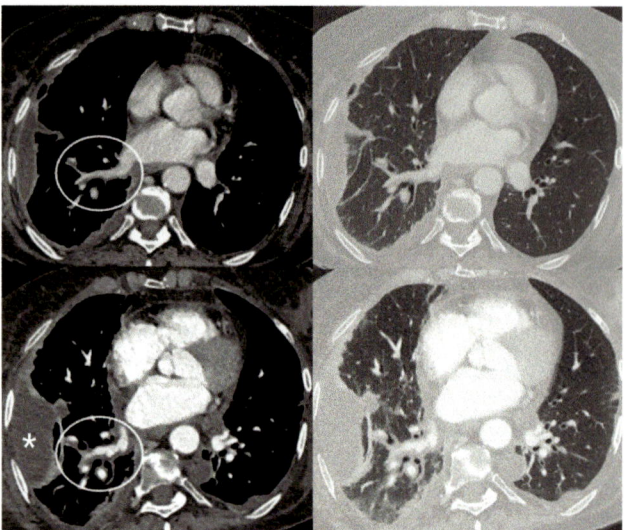

Figura 4-17. Mujer de 55 años de edad con trasplante bipulmonar. Las imágenes de tomografía computarizada (TC) con contraste intravenoso (en ventanas de mediastino y pulmonar) muestran engrosamientos peribronvasculares (elipses blancas) y derrame pleural derecho (asterisco blanco).

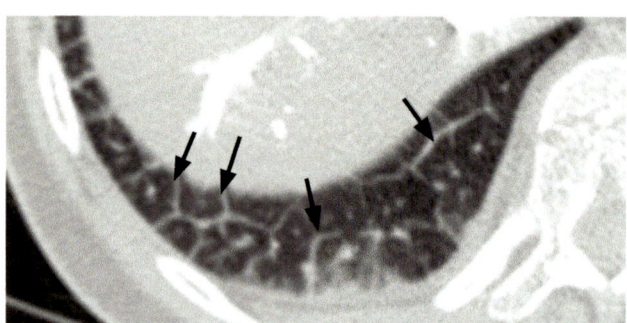

Figura 4-18. Mujer de 32 años de edad con miocardiopatía hipertrófica obstructiva muy evolucionada. La imagen de tomografía computarizada (ventana de pulmón en el lóbulo inferior derecho) muestra engrosamientos septales lisos debido a un patrón linfático causado por fallo cardíaco (flechas negras).

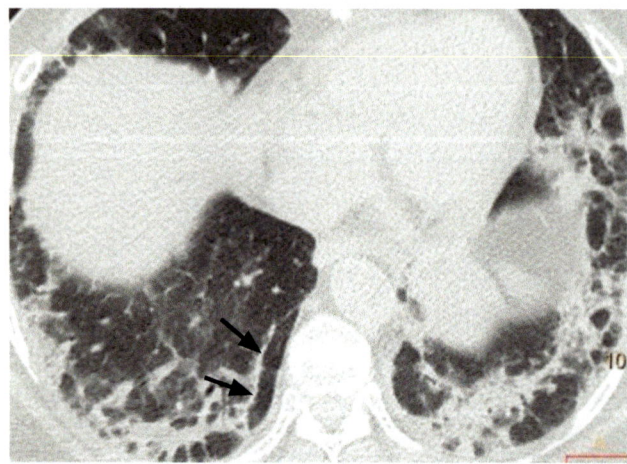

Figura 4-19. Mujer de 67 años de edad con síndrome antisintetasa. La imagen de tomografía computarizada torácica (ventana de pulmón) muestra consolidaciones pulmonares de localización periférica en los lóbulos inferiores y línea subpleural en el lóbulo inferior derecho (flechas negras) en relación con un patrón de neumonía organizada.

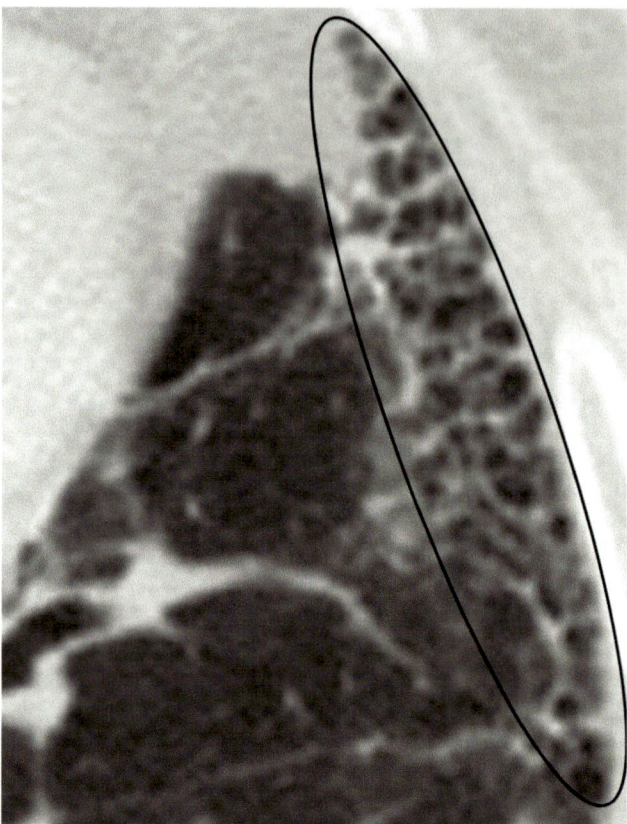

Figura 4-20. Se trata del mismo paciente de la **figura 4-15**. La imagen de tomografía computarizada muestra un área de panalización en el lóbulo inferior izquierdo (elipse negra).

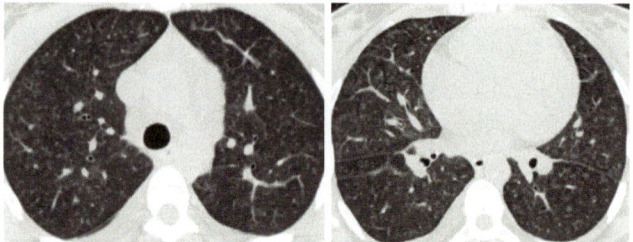

Figura 4-21. Mujer de 26 años de edad con enfermedad venooclusiva. Las imágenes de tomografía computarizada torácica (ventana pulmonar) muestran múltiples nódulos pulmonares en vidrio deslustrado de tipo centrolobulillar y de distribución difusa.

- Empedrado (*crazy-paving*): engrosamientos septales interlobulillares y líneas intralobulillares sobre vidrio deslustrado, bien diferenciado del pulmón normal y con distribución geográfica en ocasiones. Puede verse en la proteinosis alveolar (**Fig. 4-23**) o en enfermedades pulmonares difusas que afecten a los compartimentos intersticial y del espacio aéreo (como la neumonía lipoidea).
- Consolidación: aumento de atenuación del parénquima pulmonar que borra vasos y bronquios (**Fig. 4-24**).
- Quistes: lesiones radiolucentes con una interfase bien delimitada con el pulmón normal, habitualmente de paredes finas (< 2 mm) (**Fig. 4-25**). En el estadio final de la fibrosis pulmonar, sus paredes son gruesas de forma característica.

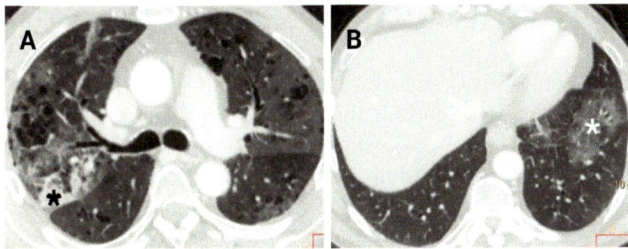

Figura 4-22. Hombre de 63 años de edad con neumonía organizada. **A)** Tomografía computarizada (ventana de pulmón) que muestra áreas en vidrio deslustrado bilaterales con área de consolidación en el lóbulo superior derecho (asterisco negro). **B)** Se aprecia un área focal en vidrio deslustrado en el lóbulo inferior izquierdo (asterisco blanco).

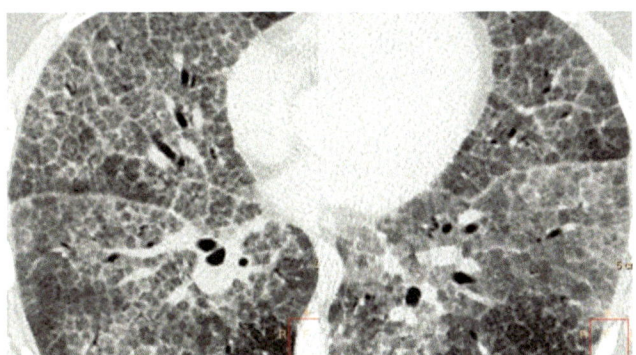

Figura 4-23. Hombre de 51 años de edad con proteinosis alveolar. Las imágenes de tomografía computarizada (ventana de pulmón) muestran áreas en vidrio deslsutrado asociadas a engrosamientos septales lisos bilaterales formando un patrón radiológico en empedrado.

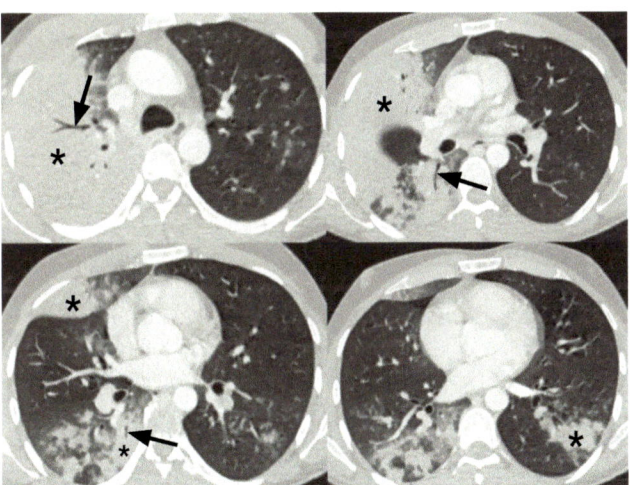

Figura 4-24. Se trata del mismo paciente de la **figura 4-3**. Las imágenes de la tomografía computarizada torácica (ventana de pulmón) muestran consolidaciones pulmonares bilaterales (asteriscos negros), algunas con el signo del broncograma aéreo (flechas negras).

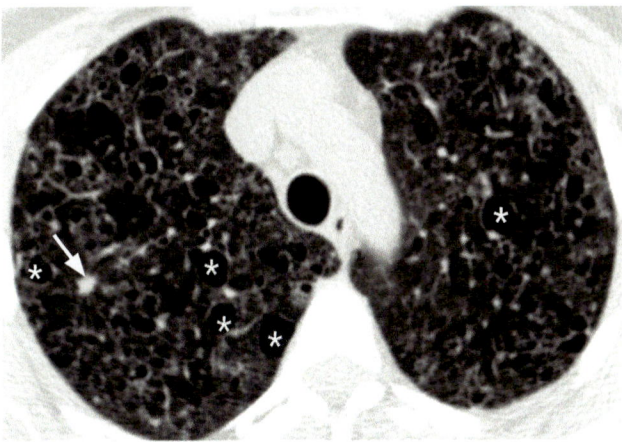

Figura 4-25. Mujer de 43 años de edad con histiocitosis de células de Langerhans. La imagen de tomografía computarizada torácica (ventana de pulmón) muestra múltiples quistes pulmonares de diferentes tamaños (asteriscos blancos) con algún nódulo pulmonar de bordes irregulares (flecha blanca).

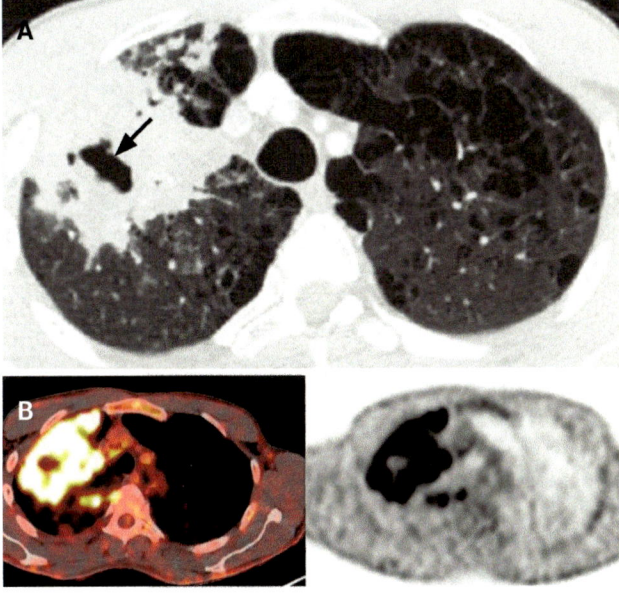

Figura 4-26. Hombre de 55 años de edad con tuberculosis pulmonar. **A)** Tomografía computarizada torácica (ventana de pulmón) QUE muestra masa pulmonar con cavitación central en el lóbulo superior derecho (flecha negra). **B)** Tomografía por emisión de positrones con TC que demuestra una marcada captación de fluorodesoxiglucosa de la lesión pulmonar, con ausencia de captación central, que corresponde a la zona de cavitación.

- Cavitación: área hiperlucente por la presencia de aire en el interior de una consolidación, una masa o un nódulo pulmonar (**Fig. 4-26**).
- Enfisema: área hiperlucente sin paredes visibles. Puede ser: centrilobulillar (predominantemente en lóbulos superiores) (**Fig. 4-27**), paraseptal (subpleural), bulloso (áreas hiperlucentes de 1 cm o más de paredes finas no mayores de 1 mm de grosor), y panacinar o panlobular (disminución generalizada de la atenuación del parénquima pulmonar y del calibre de los vasos).
- Bronquiectasias: dilatación bronquial irreversible. En la TCAR, los criterios radiológicos son: dilatación bronquial respecto a la arteria pulmonar adyacente (signo del «anillo de sello»), falta de reducción gradual de los bronquios, y visualización de bronquios a menos de 1 cm de la pleura. Se clasifican según su aspecto en: cilíndricas, varicosas o quísticas (v. **Fig. 4-15**).

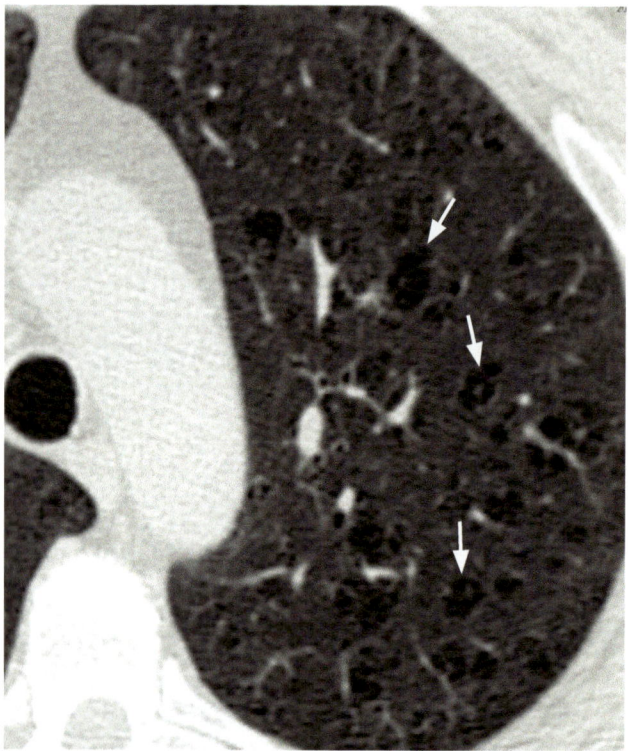

Figura 4-27. Hombre de 56 años de edad, fumador importante. La imagen de la tomografía computarizada torácica (ventana de pulmón) muestra áreas de enfisema pulmonar de tipo centrolobulillar (flechas blancas).

- Mosaico: áreas parcheadas de diferente atenuación en parénquimas pulmonares. Puede deberse a: enfermedad pulmonar intersticial parcheada (con áreas en vidrio deslustrado), enfermedad de pequeña vía aérea (áreas de baja atenuación debido a obstrucción bronquial o bronquiolar) o enfermedad vascular oclusiva (áreas de baja atenuación debido a vasoconstricción) (**Fig. 4-28**).

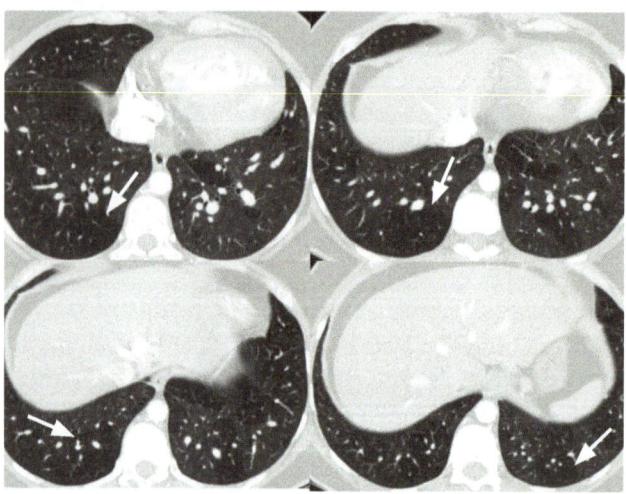

Figura 4-28. Mujer de 38 años de edad con hipertensión pulmonar grave secundaria a comunicación interauricular. Las imágenes de tomografía computarizada (ventana de pulmón) muestran áreas de menor atenuación por hipovascularización en ambos parénquimas pulmonares, formando un patrón en mosaico de causa vascular (flechas blancas).

ECOGRAFÍA TORÁCICA

Esta técnica se usa de forma habitual en los servicios de urgencias y unidades de cuidados intensivos, ya que puede realizarse en pacientes encamados de forma portátil. Ha demostrado una mayor sensibilidad y una especificidad similar a la radiografía simple para detectar derrame pleural, neumonía, neumotórax y edema pulmonar. También es muy útil para guiar procedimientos intervencionistas, como toracocentesis y biopsias torácicas, y para visualizar enfermedad torácica en pacientes pediátricos.

En cuanto a las limitaciones, debe tenerse en cuenta que depende del operador, por lo que el entrenamiento y el conocimiento en esta técnica aumentan su utilidad. El examen completo del pulmón requiere un tiempo aproximado de 20 minutos, a diferencia de la radiografía simple. También es una técnica con baja especificidad, similar a la radiografía simple.

Técnica

La ecografía pulmonar completa comprende el examen de cada hemitórax en tres partes: anterior, lateral y posterior. También debe examinarse cada parte en los planos transversal y longitudinal. El paciente puede estar en decúbito supino o sentado. Debido a que la ecografía pulmonar se basa en la visualización de artefactos, la sonda ecográfica debe colocarse perpendicular a la piel, para asegurar la orientación perpendicular con la línea pleural y producir los artefactos requeridos para la interpretación de este examen.

 Las sondas de tipo curvilíneo de 5-9 MHz permiten examinar correctamente el pulmón, y las de tipo lineal de 7-12 MHz tienen mejor resolución para las estructuras superficiales como la pared torácica y la pleura.

Hallazgos

La interfase entre el parénquima pulmonar lleno de aire y las partes blandas de pleura y pared torácica da lugar a una línea pleural hiperecogénica (**Fig. 4-29**). El pulmón lleno de aire no se visualiza directamente en la ecografía. En cambio, se aprecian las líneas A, que consisten en artefactos de reverberación horizontales de la línea pleural hiperecogénica reflejadas desde el pulmón lleno de aire. Durante la respiración, el deslizamiento entre la pleura visceral y parietal se ve como un movimiento de la línea pleural (deslizamiento pulmonar).

! Las líneas B se visualizan cuando hay un engrosamiento de intersticio pulmonar (por edema o fibrosis pulmonar), y consisten en líneas verticales hiperecogénicas que atraviesan el campo de imagen por debajo de la línea pleural, reemplazando a las líneas A normales.

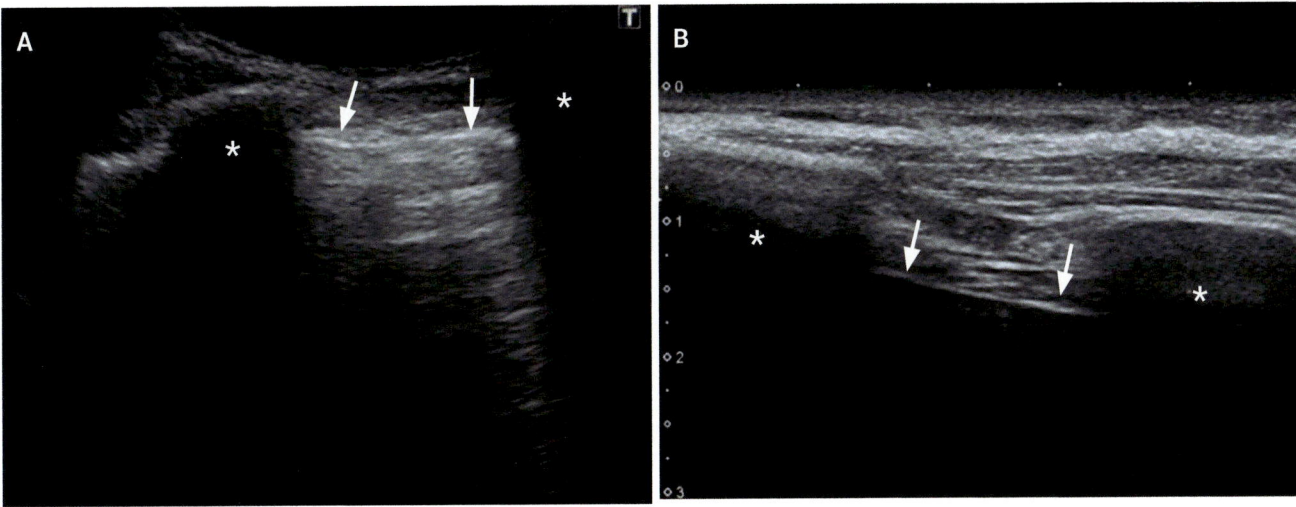

Figura 4-29. Ecografía torácica normal. **A)** (con sonda curvilínea) y **B)** (con sonda lineal) muestran la línea hiperecogénica correspondiente a la línea pleural (flechas blancas), y las sombras acústicas posteriores causadas por las costillas (asteriscos blancos).

Las atelectasias y las consolidaciones pulmonares se visualizan directamente, ya que también reemplazan a las líneas A. Si una anomalía pulmonar no llega a la línea pleural, no se visualiza.

El derrame pleural también puede visualizarse directamente. Si es simple, se aprecia líquido anecoico por fuera del pulmón. Si es complejo, se verá más heterogéneo con tabiques y engrosamiento pleural. Si son de gran tamaño, pueden visualizarse los cuerpos vertebrales (signo de la columna vertebral). La ecografía es especialmente útil para valorar derrames complicados y como guía para procedimientos intervencionistas.

El neumotórax separa las pleuras visceral y parietal, por lo que se elimina el deslizamiento pulmonar normal, y la línea pleural está borrada en la ecografía. El punto de transición entre el neumotórax y el pulmón normal recibe el nombre de punto pulmonar, y es específico del neumotórax. El signo del código de barras se aprecia en el modo M, y consiste en una interrupción de las líneas horizontales visualizadas normalmente.

La valoración funcional del diafragma se realiza mediante el examen de los movimientos respiratorios en posición de decúbito supino y con una sonda lineal, incluyendo los siguientes parámetros: grosor, excursión diafragmática, velocidad de contracción y tiempo de inspiración.

 Puede ser útil en muchas situaciones clínicas, sobre todo en pacientes con fallo respiratorio en una unidad de cuidados intensivos o en caso de disfunción diafragmática en un contexto de posoperatorio de cirugía torácica.

OTRAS TÉCNICAS

La tomografía por emisión de positrones-TC combina ambas técnicas, por la resolución espacial de esta última. Las principales indicaciones son: estadificación de neoplasias pulmonares previamente diagnosticadas, elevación no explicada de marcadores tumorales y seguimiento de neoplasia torácicas tras el tratamiento.

La resonancia magnética tiene una excelente resolución de las partes blandas, sin usar radiación ionizante.

Las principales indicaciones para una resonancia magnética torácica son: visualización de invasión mediastínica o de pared torácica por un tumor, diferenciación entre masas hiliares sólidas y vasculares, anomalías diafragmáticas y de pared torácica, valoración de enfermedad mediastínica neoplásica y caracterización de masas mediastínicas.

Las pruebas de imagen funcionales pulmonares permiten visualizar y medir la distribución gaseosa, la ventilación, la perfusión, el intercambio gaseoso a través del alvéolo y las características biomecánicas del pulmón. Las indicaciones clínicas de estas pruebas son: identificar fenotipos de determinadas enfermedades, diferenciar la enfermedad de vía aérea de enfisema, detección temprana de determinadas enfermedades (EPOC, enfermedad pulmonar intersticial e hipertensión pulmonar) y guía de terapia local (radioterapia e intervenciones por broncoscopia de EPOC y asma). Sin embargo, todavía se necesita la validación de estas técnicas para su aplicación clínica.

Por último, hay que mencionar que numerosos estudios recientes valoran positivamente la aplicación de las técnicas de inteligencia artificial en técnicas de imagen como la radiografía de tórax o la TC torácica, y también en el contexto de la radiología de urgencias.

PUNTOS CLAVE

- La radiografía simple de **tórax sigue siendo** la prueba inicial para la valoración del **pulmón, si bien** su interpretación requiere un grado elevado de entrenamiento. El estudio mediante esta técnica exige el conocimiento de la anatomía radiológica para seguir una sistemática. Basándose en los hallazgos semiológicos básicos, se podrán identificar patrones radiológicos que permitirán realizar el diagnóstico diferencial.

- La TC torácica permite detectar hallazgos patológicos con mayor sensibilidad y especificidad que la radiografía simple,

y la TCAR es la técnica de elección para valorar el parénquima pulmonar. Se podrán localizar y caracterizar los hallazgos de la radiografía simple con facilidad.

- La ecografía torácica también requiere entrenamiento, como la radiografía simple. Puede ser útil especialmente en pacientes encamados (dado que se puede realizar de forma portátil), como guía de procedimientos intervencionistas, y para valorar determinadas afecciones clínicas, como derrame pleural, neumonía, neumotórax y edema pulmonar.

BIBLIOGRAFÍA

Ahn JS, Ebrahimian S, McDermott S, et al. Association of artificial intelligence-aided chest radiograph interpretation with reader performance and efficiency. JAMA Netw Open. 2022;5(8):e2229289.

Algın O, Gökalp G, Topal U. Signs in chest imaging. Diagn Interv Radiol. 2011;17(1):18-29.

Carter BW, Benveniste MF, Madan R, et al. ITMIG classification of mediastinal compartments and multidisciplinary approach to mediastinal masses. Radiographics. 2017;37(2):413-36.

Chiarenza A, Esposto Ultimo L, Falsaperla D, Travali M, Foti PV, Torrisi SE, et al. Chest imaging using signs, symbols, and naturalistic images: a practical guide for radiologists and non-radiologists. Insights Imaging. 2019;10(1):114.

Collins J. CT signs and patterns of lung disease. Radiol Clin North Am. 2001;39(6):1115-35.

De Lacey G, Morley S, Berman L. The chest X-ray. A survival guide. Saunders Elsevier, 2008.

Del Cura JL, Pedraza, Gayete A. Sociedad Española de Radiología Médica. Radiología esencial. Tomo I. Madrid: Editorial Médica Panamericana, 2009.

Demi L, Wolfram F, Klersy C, De Silvestri A, et al. New International guidelines and consensus on the use of lung ultrasound. J Ultrasound Med. 2023;42(2):309-344.

Gefter WB, Lee KS, Schiebler ML, et al. Pulmonary functional imaging: part 2-state-of-the-art clinical applications and opportunities for improved patient care. Radiology. 2021;299(3):524-38.

George PP, Irodi A, Nidugala Keshava S, Lamont AC. 'Felson signs' revisited. J Med Imaging Radiat Oncol. 2014;58(1):64-74.

Goodman LR. Felson's principles of chest roentgenology. A programmed text. 4ª ed. Elsevier Saunders, 2015.

Hansell DM, Bankier AA, MacMahon H, McLoud TC, Müller NL, Remy J. Fleischner Society: glossary of terms for thoracic imaging. Radiology. 2008;246(3):697-722.

Hansell DM, Lynch DA, Page McAdams H, Bankier AA. Imaging of diseases of the chest. 5ª ed. Mosby Elsevier, 2010.

Hobbs S, Chung JH, Leb J, Kaproth-Joslin K, Lynch DA. Practical imaging interpretation in patients suspected of having idiopathic pulmonary fibrosis: official recommendations from the Radiology Working Group of the Pulmonary Fibrosis Foundation. Radiol Cardiothorac Imaging. 2021;3(1):e200279.

Irmici G, Cè M, Caloro E. Chest X-ray in emergency radiology: what artificial intelligence applications are available? Diagnostics (Basel). 2023;13(2):216.

Katzman BD, van der Pol CB, Soyer P, Patlas MN. Artificial intelligence in emergency radiology: a review of applications and possibilities. Diagn Interv Imaging. 2023;104(1):6-10.

Little BP. Approach to chest computed tomography. Clin Chest Med. 2015;36(2):127-45.

Liu JA, Yang IY, Tsai EB. Artificial intelligence (AI) for lung nodules, from the AJR special series on AI applications. AJR Am J Roentgenol. 2022;219(5):703-12.

Marini TJ, Rubens DJ, Zhao YT, et al. Lung ultrasound: the essentials. Radiol Cardiothorac Imaging. 2021;3(2):e200564.

Mueller-Mang C, Grosse C, Schmid K, Stiebellehner L, Bankier AA. What every radiologist should know about idiopathic interstitial pneumonias. Radiographics. 2007;27(3):595-615.

Nam JG, Hwang EJ, Kim J, et al. AI improves nodule detection on chest radiographs in a health screening population: a randomized controlled trial. Radiology. 2023;307(2):e221894.

Ohno Y, Seo JB, Parraga G, et al. Pulmonary functional imaging: part 1-state-of-the-art technical and physiologic underpinnings. Radiology. 2021;299(3):508-23.

Reed JC. Chest radiology: plain film patterns and differential diagnoses. 6ª ed. Elsevier Mosby, 2011.

Shin HJ, Han K, Ryu L, Kim EK. The impact of artificial intelligence on the reading times of radiologists for chest radiographs. NPJ Digit Med. 2023;6(1):82.

Sverzellati N, Lynch DA, Hansell DM, Johkoh T, King TE Jr, Travis WD. American Thoracic Society-European Respiratory Society classification of the idiopathic interstitial pneumonias: advances in knowledge since 2002. Radiographics. 2015;35(7):1849-71.

Vogl TJ, Reith W, Rummeny EJ. Diagnostic and interventional radiology. Berlin Heidelberg: Springer-Verlag, 2016.

Walker C, Chung J. Müller's imaging of the chest. 2ª ed. Elsevier, 2019.

Webb WR, Müller NL, Naidich DP. High-resolution CT of the lung. 4ª ed. Wolters Kluwer Health, 2015.

Webb WR. Thin-section CT of the secondary pulmonary lobule: anatomy and the image-the 2004 Fleischner lecture. Radiology. 2006;239(2):322-38.

Wongwaisayawan S, Suwannanon R, Sawatmongkorngul S, Kaewlai R. Emergency thoracic US: the essentials. Radiographics. 2016;36(3):640-59.

Conceptos básicos de oxigenoterapia y ventilación mecánica no invasiva

5

A. Asensi Jurado

OBJETIVOS

- Aprender conceptos básicos sobre fisiología respiratoria y mecánica respiratoria.
- Identificar cómo influye la oxigenoterapia suplementaria sobre la fisiología respiratoria.
- Comprender la relación entre ventilación mecánica no invasiva y mecánica respiratoria.
- Reconocer los diferentes tipos de administración y sistemas de oxigenoterapia.
- Responder cuestiones sencillas sobre parámetros de ventilación mecánica no invasiva.

INTRODUCCIÓN

El aparato respiratorio es el encargado de suministrar al resto del cuerpo una de las monedas energéticas que utiliza dentro de sus ciclos metabólicos: el oxígeno (O_2). Para que esto suceda de forma adecuada, varias estructuras deben estar correctamente sincronizadas, no solo en la caja torácica, sino también a nivel tisular, vascular e intracelular. Solamente una cantidad mínima de O_2 se encuentra diluido en la sangre, ya que la mayor parte está unido a la hemoglobina, formando la oxihemoglobina, y es utilizado posteriormente por las células en el proceso de obtención de energía. A través de este metabolismo, se produce dioxido de carbono (CO_2), que circula por el sistema venoso de regreso a los pulmones, desde donde será expulsado del cuerpo.

 El proceso por el que el cuerpo humano obtiene el O_2 y elimina el CO_2 se conoce como intercambio gaseoso, y es la función principal del aparato respiratorio.

Tanto la captación de O_2 como la eliminación de CO_2 se producen de forma pasiva por gradiente de presión, ya que la presión alveolar de O_2 es mayor que su presión arterial, y a la inversa sucede con las presiones parciales de CO_2 en condiciones fisiológicas. Esta diferencia de presiones se conoce como gradiente alveoloarterial (**Fig. 5-1**). La solubilidad del CO_2 es mayor que la del O_2, por lo que normalmente este gradiente se utilizará para valorar la difusión correcta del O_2.

En la **tabla 5-1** se muestran los componentes gaseosos de la atmósfera. La concentración de O_2 es equivalente al porcentaje de O_2 que se inhala con cada ciclo respiratorio; esto es la fracción inspiratoria de O_2 (FiO_2), y disminuye a mayor altitud respecto al nivel del mar.

Sin entrar en grandes detalles, hay que tener en cuenta que para que el intercambio gaseoso suceda con normalidad,

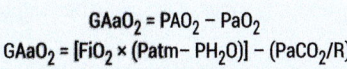

$$GAaO_2 = PAO_2 - PaO_2$$
$$GAaO_2 = [FiO_2 \times (Patm - PH_2O)] - (PaCO_2/R)$$

- PAO_2: presión alveolar de O_2
- PaO_2: presión arterial de O_2
- Patm: presión atmosférica
- PH_2O: presión de agua
- $PaCO_2$: presión arterial de CO_2
- R: cociente respiratorio
- FiO_2: fracción inspiratoria de oxígeno

Figura 5-1. Gradiente alveoloarterial.

otros cuatro procesos fisiológicos deben producirse de forma adecuada:

- Difusión alveolocapilar.
- Ventilación alveolar.
- Perfusión capilar.
- Relación ventilación/perfusión.

Tabla 5-1. Gases de la atmósfera	
Gas atmosférico	
Nitrógeno	78,08 %
Oxígeno	20,95 %
Argón	0,93 %
Dióxido de carbono	0,035 %

Además de lo mencionado hasta ahora, el intercambio gaseoso también requiere una mecánica respiratoria adecuada.

> La mecánica respiratoria es el conjunto de procesos físicos que condicionan la entrada de aire en los pulmones y su llegada hasta los alvéolos. Está influida por las propiedades elásticas de los pulmones, la rigidez de la caja torácica, y la fuerza de los músculos respiratorios.

Este capítulo trata, por un lado, de la oxigenoterapia suplementaria, cuyo objetivo es aumentar la fracción inspiratoria de O_2 que, al aumentar la pO_2 a nivel alveolar, facilita la difusión alveolocapilar de este gas, y por otro lado, de la ventilación mecánica no invasiva (VMNI), que mejora la mecánica respiratoria.

OXIGENOTERAPIA

En condiciones fisiológicas, el cuerpo humano tiene una presión parcial de O_2 (pO_2) mayor de 92 mmHg, que equivale a una saturación de O_2 (SpO_2) superior al 97 %. Cuando la pO_2 cae, la afinidad del O_2 por la hemoglobina disminuye mediante una relación no lineal, y por debajo de valores de 80 mmHg, la caída de SpO_2 es mayor por cada mmHg de diferencia.

Las variaciones en la saturación de la hemoglobina se reflejan en la curva de disociación de la hemoglobina (**Fig. 5-2**), que varía en función de la presión parcial de O_2, pero también se ve influida por parámetros como la temperatura, la presión parcial de CO_2, la acidosis y la concentración de 2,3-difosfoglicerato. El aumento de estos parámetros disminuye la afinidad de la hemoglobina por el O_2, y estas condiciones se dan a nivel capilar periférico, lo que permite que la hemoglobina libere el O_2 a los tejidos.

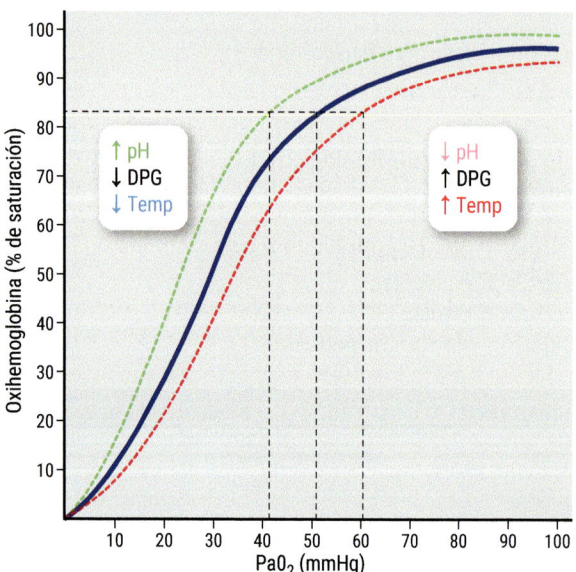

Figura 5-2. Curva de disociación de la hemoglobina. DPG: difosfoglicerato; PaO_2: presión parcial de oxígeno en la sangre arterial.

> Cuando el O_2 en sangre está bajo, se diferencian varios conceptos: hipoxemia, insuficiencia respiratoria parcial e insuficiencia respiratoria global.

La hipoxemia se define como una pO_2 por debajo de 80 mmHg.

En la insuficiencia respiratoria, la pO_2 es menor de 60 mmHg. Dependiendo de si la concentración de CO_2 está aumentada o no, se habla de insuficiencia respiratoria parcial o hipoxémica (si la presión parcial de CO_2 [pCO_2] es normal), o de insuficiencia respiratoria global o hipercápnica (si la pCO_2 está elevada); esta última puede cursar, además, con una situación de acidosis respiratoria producida por el aumento de la concentración de CO_2 (**Tabla 5-2**).

Las causas de hipoxemia e insuficiencia respiratoria son múltiples, y pueden ser tanto de origen pulmonar como de causa extrapulmonar. Por mencionar algún ejemplo, en las enfermedades neuromusculares puede existir una insuficiencia respiratoria global por fallo muscular, sin que haya alteración alguna en el parénquima pulmonar.

Indicación de oxigenoterapia suplementaria

Según lo mencionado anteriormente, y sobre todo atendiendo a la curva de disociación de la hemoglobina, el paciente que presenta un descenso de la pO_2 puede necesitar un aporte extra de O_2 para mantener una oxigenación tisular adecuada. En este sentido, la mayor parte de las recomendaciones de las guías de práctica clínica se basan en estudios realizados en pacientes con enfermedad pulmonar obstructiva crónica (EPOC). Los más importantes son los estudios NOTT, NOT, LOTT y MRC.

A los pacientes con una SpO_2 ≤ 92 % se les debe realizar una gasometría arterial para determinar si precisan oxigenoterapia crónica domiciliaria (OCD). Según las guías de la British Thoracic Society (BTS), los pacientes con EPOC que cumplen los siguientes criterios deben utilizar oxigenoterapia suplementaria:

- EPOC con pO_2 en reposo ≤ 55 mmHg en situación estable.
- EPOC con pO_2 en reposo ≤ 60 mmHg si, además, asocia edema periférico, policitemia (definida por un hematocrito ≥ 55 %) o hipertensión pulmonar.
- Los pacientes con EPOC e hipercapnia también son subsidiarios de OCD si cumplen los criterios anteriores.

Tabla 5-2. Tipos de insuficiencia respiratoria

	PO$_2$	PCO$_2$	Acidosis
Hipoxemia	60-80	Normal	
Insuficiencia respiratoria parcial	<60 mmHg	Normal	No
Insuficiencia respiratoria global sin acidosis		>45	
Insuficiencia respiratoria global con acidosis			Sí

pCO$_2$: presión parcial de dióxido de carbono; pO$_2$: presión parcial de oxígeno.

La razón de no incluir pacientes con menor hipoxemia es porque no se demostró en los estudios previos beneficio alguno en relación con un aumento de la supervivencia, aunque sí podría administrarse a pacientes que no cumplan estos criterios de forma paliativa si asocian disnea grave.

Entre los pacientes con otras enfermedades, tanto los pacientes con enfermedades pulmonares intersticiales como con fibrosis quística o hipertensión pulmonar, así como aquellos con insuficiencia cardíaca avanzada, las recomendaciones que se aplican al paciente con EPOC las hacen extensivas a ellos con un grado de recomendación D. En los pacientes con hipertensión pulmonar subsidiarios de OCD, se administraría en caso de tener una $pO_2 \leq 60$ mmHg.

Para los pacientes con trastornos de la caja torácica o enfermedades neuromusculares, debería elegirse como tratamiento de elección la VMNI dado el riesgo de insuficiencia respiratoria hipercápnica, y la asociación de O_2 suplementario es un complemento en caso de no corregirse la oxigenación con la ventilación.

Un caso particular es el O_2 portátil (para utilizar fuera del domicilio). En principio, y con grado de recomendación B, a los pacientes que no tienen indicación de oxigenoterapia suplementaria no se les debería ofrecer esta modalidad. Sin embargo, se podría plantear en el contexto de un programa de rehabilitación pulmonar si se demuestra una mejoría en la resistencia al ejercicio (*BTS Guidelines,* recomendación grado B), incluso en pacientes sin descensos significativos de la saturación de O_2 (Snider GL, 2002).

El O_2 es un gas inflamable. Las terapias con concentraciones altas de O_2 (como son estas, ya que, independientemente de cuántos litros de O_2 se suministren, la concentración de ese O_2 a la salida del dispositivo será cercana al 100 %) tienen riesgo de producir quemaduras. Además, es posible que en los pacientes con tabaquismo activo el beneficio de la OCD sea más limitado debido a la presencia de carboxihemoglobina (hemoglobina unida a monóxido de carbono), y esto debería comentarse con el paciente.

Oxigenoterapia en pacientes con patología aguda o agudizada

A pesar de que los criterios previamente mencionados, podrían utilizarse para pacientes hospitalizados, puede (y suele) darse el caso de que necesiten O_2 suplementario sin cumplirlos, ya que en condiciones agudas el metabolismo se encuentra alterado y los requerimientos de O_2 pueden ser mayores a nivel tisular a pesar de presentar, *a priori*, una oxigenación adecuada por gasometría arterial o pulsioximetría.

Los criterios propuestos por la Sociedad Española de Neumología y Cirugía Torácica (SEPAR) para oxigenoterapia en fase aguda son los siguientes:

- Cualquier enfermo agudo o crónico que tenga una pO_2 < 55 mmHg.
- Pacientes previamente sanos con una afección respiratoria aguda con pO_2 < 60 mmHg.
- Pacientes con pO_2 > 60 mmHg con enfermedades que pueden producir cambios bruscos de la oxigenación (agudi-

zación asmática grave, hemorragia, sepsis, tromboembolismo pulmonar, etc.).
- Situaciones sin hipoxemia pero con hipoxia tisular: fallo cardíaco, anemia, intoxicación por monóxido de carbono.

Hay que tener en cuenta que, en los pacientes con una enfermedad respiratoria crónica que se ha agudizado, el riesgo de desarrollar hipercapnia es mayor, por lo que se debe realizar una vigilancia activa de signos clínicos y/o gasométricos de hipercapnia.

Otras indicaciones de oxigenoterapia

Además de las indicaciones formales, existen otras indicaciones de oxigenoterapia. La primera de ellas es como tratamiento para la cefalea en racimos, y en este caso, se trata de una indicación para ataques agudos y rara vez precisa un soporte domiciliario permanente.

Por otro lado, la oxigenoterapia paliativa puede ser una opción terapéutica para la disnea refractaria en pacientes con enfermedad cardiorrespiratoria en fase final o con cáncer, aunque no se recomienda si tienen hipoxemia leve (definida como $SpO_2 \geq 92$ %). Sin embargo, no se debe olvidar que el eje principal del tratamiento paliativo es farmacológico.

Se indicará oxigenoterapia domiciliaria en los siguientes casos:

- pO_2 en reposo ≤ 55 mmHg en situación estable.
- pO_2 en reposo ≤ 60 mmHg con comorbilidades.
- Oxigenoterapia paliativa, si la SpO_2 es ≤ 92 %.
- Cefalea en racimos.

Seguimiento del paciente con oxigenoterapia domiciliaria

Con una recomendación grado A, los pacientes con indicación de OCD deberían ser revisados 3 meses después de la indicación, incluyendo en dicha visita la realización de una gasometría arterial. Tras ello, el seguimiento debe hacerse cada 6-12 meses. Esto es especialmente importante en los pacientes que, tras un ingreso, son dados de alta con oxigenoterapia domiciliaria, ya que podrían no seguir cumpliendo los criterios posteriormente.

Tras haberse indicado la oxigenoterapia crónica, y tras completar la titulación de esta, todos los pacientes deberían tener hecha una gasometría arterial para valorar dos objetivos:

- Que se ha logrado una oxigenación adecuada.
- Que no existe acidosis respiratoria ni empeoramiento de hipercapnia.

Si en algún momento los pacientes tienen un aumento de la presión parcial de CO_2 de al menos 7,5 mmHg o desarrollan acidosis respiratoria, debe sospecharse una situación inestable concomitante. En esta situación, la BTS recomienda optimización médica y nueva valoración a las 4 semanas. Si los cambios gasométricos persisten a pesar de una estabilidad clínica, solo debe mantenerse la oxigenoterapia si es junto con soporte ventilatorio nocturno.

Beneficios de la oxigenoterapia suplementaria

Además del objetivo directo de optimizar la oxigenación y mejorar la supervivencia en algunos grupos determinados de pacientes, se ha observado que puede mejorar la calidad de vida (medida mediante el cuestionario respiratorio de St. Georges), la morbilidad cardiovascular, la función cognitiva, la capacidad de ejercicio y la frecuencia de las hospitalizaciones.

Efectos adversos de la oxigenoterapia suplementaria

El exceso de O_2 aumenta la mortalidad en pacientes ingresados por patologías agudas, por lo que no se recomienda mantener SpO_2 mayores del 92 %. Con unos valores entre 90 % y 92 % se previene la hipoxia tisular mientras se minimizan los efectos nocivos. Aunque la relevancia clínica no está clara, parece que se produce daño oxidativo de bajo grado.

En una encuesta realizada a pacientes con OCD, se observó que los siguientes efectos adversos eran los más prevalentes (Tabla 5-3).

DISPOSITIVOS Y SISTEMAS DE OXIGENOTERAPIA

A la hora de indicar oxigenoterapia crónica domiciliaria, es importante elegir, según las características del paciente, un dispositivo adecuado (cánulas nasales, cánulas con reservorio, mascarillas, etc.), un sistema de O_2 apropiado (O_2 líquido, concentradores, etc.), y todo ello ajustarlo de forma proporcionada con una pauta de flujo de O_2 acorde con su pO_2 respirando en reposo aire ambiente.

Parámetros a la hora de prescribir

Una vez efectuada la indicación de oxigenoterapia crónica, se debe ajustar la prescripción a las necesidades del paciente. Para ello, se determinará el flujo de O_2 que se le suministrará, que puede o no cambiar según la situación del paciente (reposo,

sueño o actividad física), y el tipo de dispositivo que precisará (Tabla 5-4).

 Con respecto al flujo de O_2, se utilizará aquel que permita conseguir una presión parcial de oxígeno en la sangre arterial (PaO_2) de entre 60 mmHg y 65 mmHg. Se deberían evitar valores de $SpO_2 \geqslant 96\%$ por los efectos deletéreos mencionados anteriormente.

Durante el ejercicio, es habitual que los pacientes presenten descensos de saturación mayores, que no siempre se van a corregir, especialmente según el tipo de dispositivo que se utilice (sobre todo, en aquellos que liberan O_2 en pulsos). Para esto, si el paciente dispone de pulsioxímetro, se recomienda que él mismo pueda titular su flujo de O_2 con un objetivo de SpO_2 fijado previamente. Esta opción requeriría tener certeza de que el oxímetro del paciente es preciso y está calibrado, lo que se puede hacer previamente en consulta comparando con un pulsioxímetro fiable, o realizando una gasometría arterial para comparar las mediciones. Sin embargo, la disnea no es buen parámetro sustituto de la SpO2, por lo que a los pacientes se les debe insistir en esto para que no cambien el flujo de O_2 únicamente según los síntomas que presenten.

La indicación en pacientes que no presentan hipoxemia en reposo pero sí desaturan con el ejercicio no está clara: se han realizado ensayos clínicos en los que no se objetiva mejoría en la capacidad de ejercicio ni en la disnea, aunque se incluyen únicamente pacientes con fibrosis pulmonar idiopática; en otros ensayos, se ha observado que aumenta el tiempo de resistencia al ejercicio o permite a los pacientes tolerar una mayor intensidad de ejercicio.

 La justificación principal para indicar cambios de flujo durante la actividad física es la caída en la saturación de O_2, pero también debe valorarse la disnea y la mejoría en el ejercicio con los cambios de flujo de O_2.

Con respecto al flujo de O_2 durante el sueño, en el estudio NOTT se aumentó el valor en 1 L/min respecto del valor diurno de forma sistemática. No obstante, la decisión debe ser individualizada según las características del paciente. Hay pacientes con EPOC que por el día no precisan OCD, pero sí por la noche, sobre todo pacientes con *cor pulmonale*, fallo cardíaco derecho o policitemia. En estos casos, puede ser recomendable iniciar oxigenoterapia nocturna siempre

Tabla 5-3. Efectos adversos de la oxigenoterapia

Efecto adverso	Prevalencia
Reducción de movilidad o actividad física	70,9 %
Sequedad bucal	69,5 %
Rinorrea o congestión nasal	61,6 %
Astenia	57 %
Sequedad nasal	53 %

Tabla 5-4. Equivalencia aproximada (L/min) según PO_2 en aire ambiente

PO_2 en aire ambiente	FiO_2 (%)	L/min en cánula nasal para conseguir la FiO_2 (aprox)
50 mmHg	24	1
45 mmHg	28	2
40 mmHg	32	3
35 mmHg	35	4

que previamente se haya descartado una enfermedad concomitante como la apnea obstructiva del sueño (AOS) que pueda estar desempeñando algún papel en estas desaturaciones nocturnas.

A la hora de prescribir un dispositivo de oxigenoterapia, la variable más importante a tener en cuenta es la capacidad del paciente para mantener una vida activa fuera del domicilio. En función de esto, las necesidades de O_2 pueden ser mayores y, por tanto, el flujo de O_2 debería ser mayor. También hay que tener en cuenta los distintos tipos de dispositivos que difieren en peso, autonomía y capacidad de suministrar diferentes flujos de O_2 máximos.

Sistemas de oxigenoterapia

Dentro de los sistemas más tradicionales existen tres tipos: cilindros de gas comprimido, concentradores y sistemas de O_2 líquido. Pueden dividirse, a su vez, entre sistemas fijos y portátiles en función de sus características (**Fig. 5-3**).

Los cilindros de gas comprimido almacenan O_2 a una presión de 200 bares. Según el tamaño, tendrán mayor autonomía (cilindros H, con hasta 57 horas de autonomía a 2 L/min) o menor (cilindros A, pensados para traslados de menos de 1 hora). Los cilindros portátiles son de fibra de aluminio, lo que permite disminuir su peso hasta un 50 %, y tienen una autonomía de entre 1 y 5 horas. El inconveniente principal de los cilindros es su almacenaje y la necesidad de reponerlos frecuentemente.

Los sistemas de O_2 líquido permiten almacenar en 1 L de líquido, el equivalente a casi 1.000 L de O_2 en estado gaseoso. El problema radica en que existe una fuga ambiental de hasta 40-50 L/h mientras no está en funcionamiento, y por ello su duración es menor de lo esperable. Estos sistemas se pueden combinar con cánulas con reservorio o dispositivos

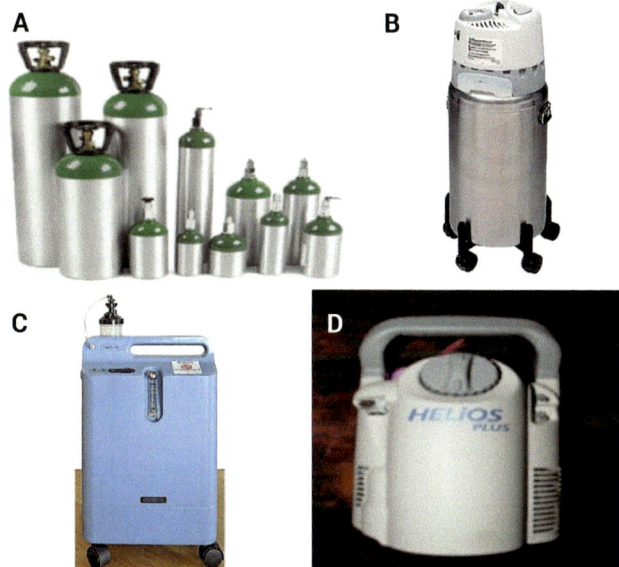

Figura 5-3. Sistemas de oxigenoterapia. **A)** Cilindros de gas comprimido. **B)** Tanque de oxígeno líquido. **C)** Concentrador de oxígeno. **D)** Concentrador de oxígeno portátil.

para suministrar en pulsos, lo que permite prolongar la autonomía del paciente. Requieren una nodriza para reponer los tanques portátiles, que puede pesar entre 27 kg y 72 kg. Al igual que con los cilindros de gas comprimido, el almacenaje y la necesidad de reposición limitan su uso.

Los concentradores portátiles son la opción más habitual dentro de los sistemas de O_2 portátil, y han sustituido, prácticamente, a los sistemas líquidos. Funcionan mediante baterías, y la tecnología actual les permite ser pequeños y ligeros. Según el modelo, tienen entre 2,5 y 8 horas de autonomía, pero algunos disponen de baterías extra para alargar la autonomía. Al igual que los anteriores, pueden funcionar a flujo continuo o mediante pulsos, aunque lo más habitual es que funcionen mediante pulsos y, entonces, podrían fallar en la administración de O_2 por la noche, sobre todo en un contexto de respiración bucal.

Dispositivos ahorradores de oxígeno

La prescripción más habitual dentro de la oxigenoterapia domiciliaria se realiza con cánulas nasales (también llamadas gafas nasales) mediante flujo continuo. El flujo se puede aumentar hasta 10-15 L/min. Sin embargo, se trata de un sistema muy poco ineficiente, puesto que de la cantidad de O_2 que se suministra, tan solo una pequeña proporción alcanza los alvéolos. Asumiendo que el suministro más efectivo sucede en los primeros 200 ms de la inspiración, el flujo típico de 2 L/min elevaría la FiO_2 al 27 % o 28 %.

Para optimizar el sistema, y puesto que las cánulas de O_2 tienden a tener rangos de flujo limitados (sobre todo cuando las necesidades del paciente son superiores a los 6 L/min), se han desarrollado dispositivos que mejoran la conservación de O_2: las cánulas con reservorio. Son las más sencillas, las más baratas y las más fáciles de convertir en cánulas convencionales. Sin embargo, algunos pacientes las consideran invasivas o muy molestas.

El mecanismo por el que optimizan el consumo de O_2 se basa en que durante la espiración el O_2 que fluye queda almacenado en un reservorio que, además, será recibido como un bolo durante la inspiración. Estos dispositivos permiten reducir el flujo de O_2 entre un 25 % y un 50 % para mantener la misma saturación de O_2. Como normal general, se utilizarán para pacientes que necesitan flujos de $O_2 \geq 4$ L/min, y la equivalencia varía entre 2:1 y 4:1 respecto a la oxigenoterapia en flujo continuo. Hay dos configuraciones de cánulas con reservorio (**Fig. 5-4**):

- Cánula con reservorio en bigote (Oxymizer®).
- Cánula con reservorio colgante (Oxymizer pendant®).

El reservorio que tienen es de unos 20 mL. Ambos presentan una membrana en el reservorio que es empujada durante la espiración, lo que permite la acumulación del O_2 para ser liberado posteriormente en la inspiración. Para algunos pacientes, es más cómodo el bigote que el reservorio colgante por las molestias en los pabellones auriculares, si bien esta última opción es más discreta, ya que puede ir oculta bajo la ropa en la cara anterior del tórax.

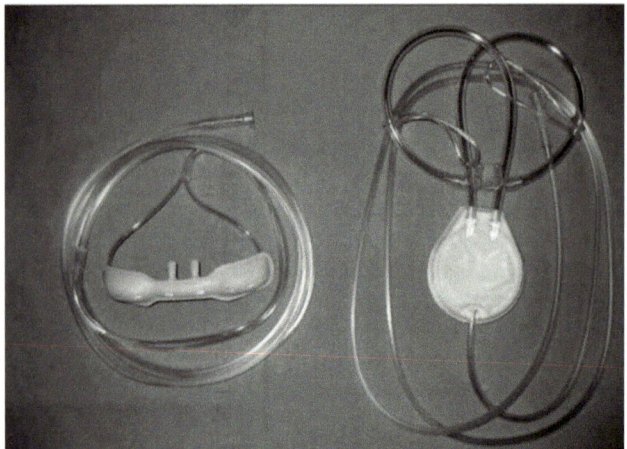

Figura 5-4. Cánulas con reservorio.

Estos dispositivos son sistemas de reinhalación parcial, por lo que la humedad relativa está aumentada y no suelen precisar humidificador. En el caso particular de la cánula con bigote, además, el reservorio aumenta su temperatura al estar en contacto con el labio superior.

Además de las cánulas nasales, existen otros dispositivos para suministrar O_2 que se resumen en la **tabla 5-5**.

Sistemas de conservación de oxígeno

Además de todo lo anterior, y de forma complementaria, hay sistemas que permiten la liberación de O_2 en pulsos. Estos sistemas disponen también de reservorios, y suministran O_2 en una cantidad determinada solo durante la inspiración, lo que aumenta la disponibilidad y la vida útil del tanque de O_2, por lo que serían adecuados para pacientes que se beneficien de una duración mayor o de un sistema de menor peso, con el objetivo de mejorar su movilidad.

El flujo inspiratorio del paciente se detecta como un cambio de presión, que abre una válvula y suministra un pulso corto de O_2 prácticamente al 100 %. Teniendo en cuenta que el aire de la última parte de la inspiración no alcanza los alvéolos, se objetivó en un estudio que cuanto más próximo es el bolo de O_2 suplementario respecto del inicio de la inspiración, mayor era la mejoría en la saturación de O_2. Por ello, el aporte de O_2 suele hacerse en los primeros 500 ms de la inspiración.

Los dispositivos de pulsos pueden estar integrados en sistemas de O_2 líquido, concentradores de O_2 o en sistemas de gas comprimido. Funcionan mediante números, pero no hay un estándar en la industria con respecto a qué

significa esa numeración. Una configuración de «3», por ejemplo, no necesariamente se corresponderá con el mismo valor en un dispositivo de otra compañía ni significará equivalencia con un flujo de 3 L/min en un dispositivo de flujo continuo.

Son dispositivos que funcionan bien en comparación con los dispositivos de flujo continuo, pero pueden fallar en la oxigenación de algunos pacientes, por lo que conviene valorar a los pacientes tanto en reposo como durante el ejercicio. En un estudio que comparaba el uso de O_2 en pulsos, el flujo continuo de O_2 y el reservorio colgante durante una prueba de la marcha de 6 minutos, se objetivaron buenos resultados (entendido como $SpO_2 \geq 90$ %) en todos los pacientes excepto en aquellos con enfermedad pulmonar intersticial; en este subgrupo de pacientes, los mejores resultados fueron con la cánula nasal con reservorio colgante.

 Como se ha observado, la oxigenoterapia es un tratamiento sencillo en la teoría, pero complicado de llevar a la práctica de forma ambulatoria por problemas de autonomía del O_2 y por los dispositivos que, aunque cada vez son más sofisticados, tienen un volumen y un peso determinados que, para un paciente frágil, pueden suponer la diferencia.

VENTILACIÓN MECÁNICA NO INVASIVA

El objetivo de la respiración es mantener el intercambio gaseoso, de forma que el O_2 entre en el organismo y se expulse el CO_2. Cuando se produce una situación de hipoxemia o de insuficiencia respiratoria, esta se puede corregir aumentando la FiO_2 mediante los sistemas anteriormente indicados. Sin embargo, ante un fallo en la eliminación del CO_2, se debe producir un incremento de la ventilación para corregirlo.

Fisiología de la ventilación

La movilización del aire durante una espiración tranquila sucede de forma pasiva, debido a las propiedades elásticas del pulmón, hasta alcanzar un volumen que se conoce como capacidad residual funcional. En este punto, el aparato respiratorio alcanza un equilibrio mecánico entre las fuerzas que tienden a colapsar el pulmón (sus propiedades elásticas) y aquellas que tienden a expandir la caja torácica. Por otro lado, la inspiración es un proceso activo que requiere la contracción de los músculos inspiratorios, cuyo actor principal es el diafragma. El volumen que se moviliza habitualmente durante la respiración se conoce como volumen *tidal* o volumen corriente, y supone unos 400-500 mL (**Fig. 5-5**).

El volumen corriente se moviliza por gradientes de presión entre los alvéolos y el ambiente. Para un determinado gradiente de presión, el flujo que se genere dependerá de la resistencia de la vía aérea, y el cambio en volumen (secundario a ese flujo de aire) dependerá de la elasticidad del pulmón.

Tabla 5-5. Dispositivos de suministro (tipos de mascarillas)	
Sistema	**% de oxígeno suministrado**
Cánula nasal de bajo flujo	25-40
Mascarilla simple	35-50
Difusor pequeño (Oxymask®)	25-90

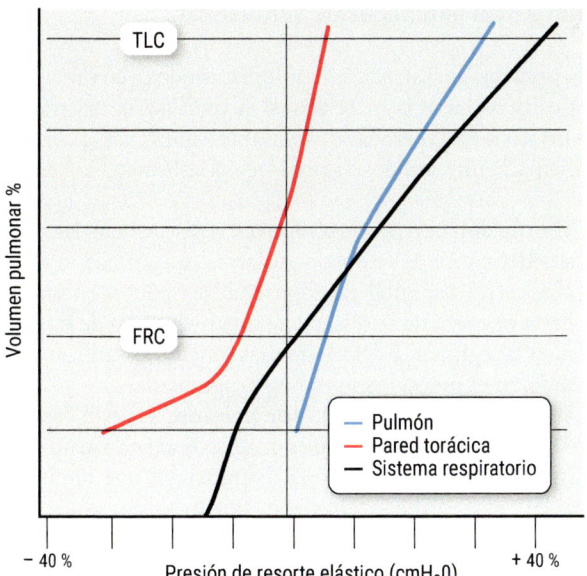

Figura 5-5. Situación de equilibro pulmonar. El volumen que queda dentro del pulmón en situación de presión elástica 0 es la capacidad residual funcional.
FRC: capacidad funcional residual; TLC: capacidad pulmonar total.

La ventilación mecánica no invasiva pretende generar el flujo de aire y/o el gradiente de presión para mantener un nivel de ventilación adecuado que mantenga el intercambio gaseoso. A lo largo de la historia, se han desarrollado multitud de dispositivos con este objetivo, desde los primeros ventiladores que se utilizaron durante la primera mitad del siglo XX, que funcionaban con presión negativa (los conocidos como «pulmones de acero») a los más actuales que trabajan con presión positiva sobre la vía aérea (**Fig. 5-6**).

Los pulmones de acero desempeñaron un papel muy importante durante la epidemia de poliomielitis, pero dejaban al paciente en situación de aislamiento y la presión negativa que ejercían no estaba exenta de efectos adversos: incremento de la poscarga por aumento del retorno venoso, aumento de la diuresis, posibilidad de aparición de apneas obstructivas del sueño, reflujo gastroesofágico, etc. Posteriormente, se fueron desarrollando los dispositivos de

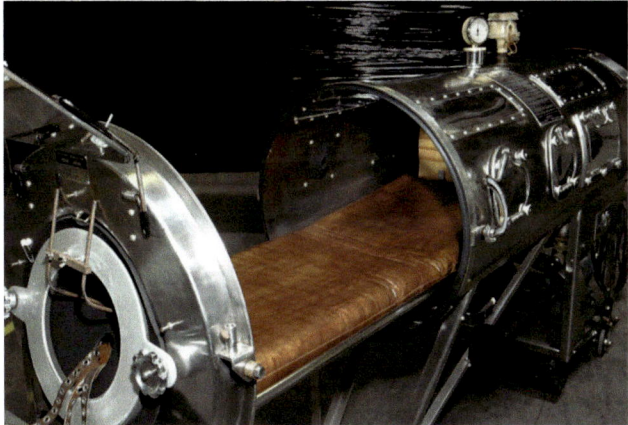

Figura 5-6. Pulmón de acero.

ventilación con presión positiva, que generan un flujo hacia el interior de la vía aérea a través de una interfase bucal, nasobucal o facial.

Nomenclatura en la ventilación

Un punto muy controvertido durante la ventilación es la terminología, pues hay variación entre diferentes dispositivos e incluso según las sociedades científicas. A modo de resumen, estos serían los parámetros más importantes (aunque no siempre todos son necesarios):

- Presión positiva durante la inspiración (IPAP, *inspiratory positive airway pressure*): es la presión que va a facilitar el intercambio gaseoso del paciente (ayuda a eliminar CO_2) y a disminuir el trabajo respiratorio, al permitir que los músculos de la respiración descansen.
- Presión positiva durante la espiración (EPAP, *expiratory positive airway pressure*), también conocida como presión positiva al final de la espiración (PEEP, *positive end-expiratory pressure*): es la presión de mantenimiento durante la espiración, y su objetivo es estabilizar la vía aérea durante la espiración, así como mantener el volumen (o «reclutar» volumen) pulmonar para mejorar la oxigenación. Además, en algunos pacientes con auto-PEEP o «PEEP intrínseca» mejora este fenómeno.
- Presión positiva continua en las vías respiratorias (CPAP, *continuous positive airway pressure*): es una presión fija que se administra sobre la vía aérea durante la noche y los períodos de sueño. Conceptualmente, es similar a la EPAP, pero la diferencia radica en que la IPAP y la EPAP se utilizan durante la ventilación, y el concepto de CPAP es una presión fija que, en caso de fracaso ventilatorio, no optimiza la mecánica respiratoria.
- Presión positiva de dos niveles en las vías respiratorias: en contraposición al concepto de CPAP.
- Presión de soporte: algunos ventiladores, en lugar de fijar la IPAP, permiten establecer este otro parámetro, que es la presión que se eleva sobre la EPAP. Dicho de otra forma: IPAP = Presión de soporte + EPAP.
- Frecuencia de rescate o de respaldo: en algunos modos de ventilación en los que el paciente inicia el ciclo respiratorio, este parámetro permite que, si el paciente no presenta una frecuencia respiratoria suficiente, el dispositivo inicie los ciclos según la frecuencia de rescate establecida.
- Tiempos inspiratorios: durante la ventilación asistida, aseguran que el paciente tenga un tiempo inspiratorio adecuado, ni excesivo ni demasiado corto. Además, permiten evitar problemas relacionados principalmente con fugas, que alterarían el correcto funcionamiento de los sensores de los ventiladores. Según el modo en el que se esté ventilando, puede ser un «tiempo inspiratorio» predeterminado, o un rango de tiempos (tiempo inspiratorio mínimo y tiempo inspiratorio máximo).
- Tiempo de rampa o *risetime*: es el tiempo que tarda el ventilador en pasar de la presión espiratoria a la presión inspiratoria. En algunos pacientes que tienen «hambre de aire» (una gran demanda de ventilación) puede que sea

necesario que ese tiempo sea mínimo para que su tiempo inspiratorio pueda ser más largo.

• Volumen corriente: volumen que se aporta al paciente en cada ciclo respiratorio. En función del modo ventilatorio, puede ser un parámetro prefijado o una variable dependiente de la presión. Habitualmente, en la ventilación mecánica no invasiva no se programa un valor fijo de volumen. También se habla del volumen-minuto, que es el producto resultante de multiplicar el volumen corriente por la frecuencia respiratoria (**Fig. 5-7**).

Otros dos conceptos importantes a la hora de definir el funcionamiento de una ventilación son los *triggers* inspiratorio y espiratorio, a los que también se denomina gatillos o ciclados (esto último solo en el caso de la señal espiratoria). Representan la señal que permite que el ventilador cambie entre presión inspiratoria y espiratoria, o viceversa, y esa señal suele ser un cambio en el flujo respiratorio del paciente. El término utilizado varía según la bibliografía. Todos ellos son válidos, pero habitualmente se utiliza el concepto de «*trigger*» o «*trigger* inspiratorio» para referirse a la señal que permite el inicio de la inspiración, y «ciclado» o «*trigger* espiratorio» para hablar de la señal espiratoria.

Cuando la ventilación es espontánea y el respirador sigue a los impulsos del paciente, los *triggers* ayudan a que el dispositivo detecte el cambio en su esfuerzo respiratorio. Se pueden ajustar en función de las necesidades del paciente y de las fugas.

> ! Los parámetros más importantes en la ventilación son las presiones inspiratoria y espiratoria (IPAP y EPAP, respectivamente), el tiempo inspiratorio y los *triggers*.

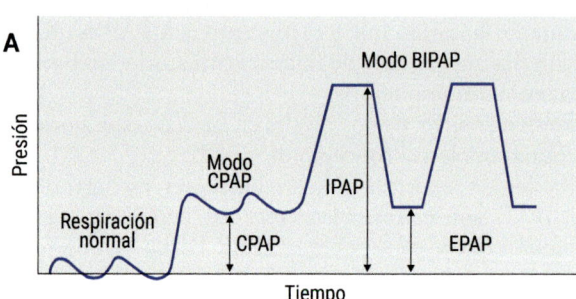

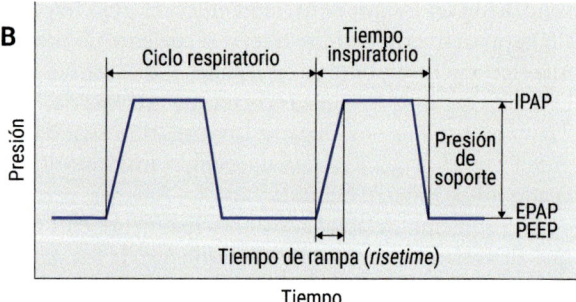

Figura 5-7. Resumen esquemático de conceptos ventilatorios. **A)** Conceptos de mecánica respiratoria. **B)** Parámetros más habitualmente modificables durante la ventilación mecánica no invasiva. BIPAP: presión positiva de dos niveles en las vías respiratorias; CPAP: presión positiva continua en las vías respiratorias; EPAP: presión positiva durante la espiración; IPAP: presión positiva durante la inspiración; PEEP: presión positiva al final de la espiración.

Modos más habituales de ventilación

A la hora de ventilar, existen múltiples modos que varían entre dispositivos, casas comerciales, si la ventilación es invasiva o no invasiva, etc., pero las dos variables que se van a controlar principalmente son dos: la presión y el volumen (**Tabla 5-6**).

• **Ventilación con presión soporte**: se seleccionan las presiones IPAP y EPAP, y puede utilizarse en respiración espontánea o en «espontánea/programada» (*spontaneous/timed*). En la primera no se selecciona una frecuencia de respaldo, sí en la segunda. Es el modo más sencillo de utilizar, sobre todo en el modo «espontánea/programada».

• **Ventilación controlada por presión**: en este caso, y a diferencia del modo anterior, se selecciona siempre una frecuencia de respaldo, y la diferencia es que también se ajusta el tiempo inspiratorio. Por lo tanto, el ciclado a espiración sucederá según este parámetro y no cuando el flujo del paciente caiga. Este modo es útil en pacientes con tiempos inspiratorios prolongados por fugas o por su mecánica respiratoria.

• Ventilación programada (*timed ventilation*): no se ajustan *triggers*, sino que se establece la frecuencia respiratoria y el tiempo inspiratorio. Este modo libera de esfuerzo respiratorio al paciente, lo que, a su vez, puede generar una mala tolerancia en pacientes que no estén sedados, porque no hay sincronización entre paciente y ventilador.

• Ventilación con volumen asegurado: a diferencia de los anteriores, en este modo ventilatorio se fija la cantidad de volumen que se suministrará al paciente, en lugar de la presión. También se establece un tiempo inspiratorio fijo, y no es posible la ventilación en modo espontáneo. Por lo general, en este modo se compensan mal las fugas, ya que parte del volumen suministrado puede perderse con ellas. Suele utilizarse en pacientes con ventilación invasiva.

• Modo CPAP: como se adelantaba en las definiciones, estrictamente hablando, el modo CPAP no es un tipo de ventilación mecánica no invasiva. Se utiliza para tratar pacientes con AOS. En pacientes con AOS que precisen VMNI, se programará una EPAP mayor para mantener el efecto de la CPAP durante la noche. Se utiliza también como parte del tratamiento del edema agudo de pulmón, siempre y cuando no asocie fallo muscular o hipercapnia. Sin embargo, es importante aclarar que en algunos respiradores que se utilizan para ventilación invasiva (mediante intubación, traqueotomía, etc.) este modo no funciona según lo descrito, sino que es un equivalente a modos de VMNI controlados por presión.

> En caso de no lograr el objetivo de la ventilación con un modo determinado, se debe cambiar a otro modo buscando optimizar el tratamiento.

Indicaciones de ventilación mecánica no invasiva

En el paciente agudo, se indicará ventilación mecánica no invasiva siempre que presente acidosis respiratoria, entendida como pH $< 7{,}35$ y $pCO_2 > 45$ mmHg. También en pacientes

Tabla 5-6. Diferencias entre ventiladores programados por presión y por volumen

	Ventilación controlada por presión	Ventilación controlada por volumen
Parámetro principal de ajuste	Presión suministrada durante la inspiración y la espiración	Volumen suministrado durante la inspiración
Aporte de volumen	Variable según la resistencia de la vía aérea y la elasticidad pulmonar	Fijo a pesar de cambios en la resistencia de la vía aérea o la elasticidad pulmonar
Presión generada en vía aérea	Determinada por el médico	Variable según el objetivo de volumen, pueden generarse picos de presión elevados
Compensación de fugas	Buena: el flujo se adecúa a las fugas para mantener un volumen aceptable	Mala: el flujo se mantiene constante a pesar de las fugas, por lo que el volumen suministrado puede disminuir

con hipercapnia crónica que presenten sintomatología aguda, y aquellos con trabajo respiratorio significativo (frecuencia respiratoria > 30 respiraciones/min) no explicado por otras causas.

Los pacientes que pueden requerir ventilación mecánica no invasiva de forma crónica, o ventilación no invasiva domiciliaria (VNID), pueden englobarse en tres categorías:

- EPOC estable con hipercapnia.
- Enfermedades neuromusculares y alteraciones de la caja torácica.
- Síndrome de obesidad-hipoventilación.

En el paciente con EPOC, el uso de VMNI, cuando está indicada, mejora la calidad de vida, pero no aumenta la supervivencia. Los estudios sobre cuándo indicar VMNI son dispares, pero hay consenso en que los pacientes que más se benefician son aquellos que presentan retención de CO_2 diurna.

Las enfermedades neuromusculares y las alteraciones de la caja torácica son un grupo amplio y heterogéneo de enfermedades que se benefician de tratamiento con VMNI porque mejora la mecánica respiratoria y la sensibilidad del centro respiratorio al CO_2. Van desde la cifoescoliosis hasta enfermedades neurodegenerativas como la esclerosis lateral amiotrófica o la esclerosis múltiple (**Tabla 5-7**).

El síndrome de obesidad-hipoventilación se define con un índice de masa corporal elevado (≥ 30 kg/m²) y signos de hipoventilación alveolar e hipoxemia (pCO_2 > 45 mmHg y pO_2 < 70 mmHg), en ausencia de otras causas de hipo-

ventilación. Cuando está asociado a AOS puede iniciarse el tratamiento con CPAP, aunque por lo general el tratamiento de elección es la VNID.

Circuitos de ventilación

Los circuitos de ventilación mecánica no invasiva pueden ser de rama única o de doble rama. La mayoría son de una rama, por lo que las presiones inspiratoria y espiratoria se administran a través de la misma tubuladura, alternándose. En estos circuitos, la eliminación de CO_2 se realiza o bien a través de un puerto de fuga intencional (**Fig. 5-8A**) o bien

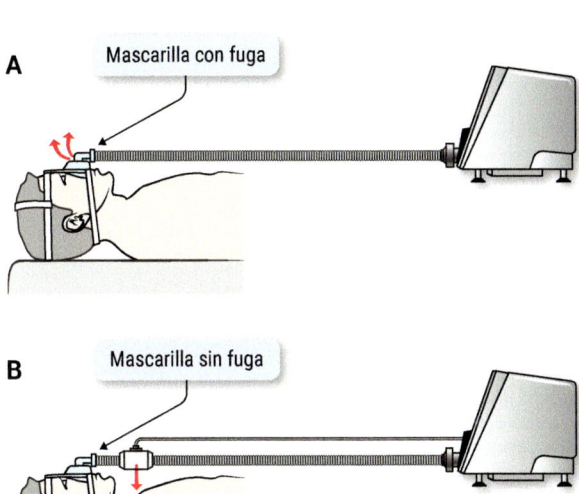

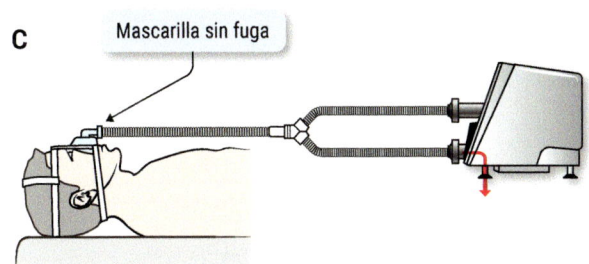

Tabla 5-7. Recomendaciones para iniciar ventilación mecánica no invasiva (VMNI) en pacientes con enfermedad pulmonar obstructiva crónica (EPOC) y en enfermedades neuromusculares

Recomendaciones para VNID en EPOC	pCO_2 ≥ 55 mmHg
	pCO_2 50-54 mmHg con descenso de SpO_2 < 88 % más de 5 min con gafas nasales > 2 L/min
	pCO_2 50-54 mmHg y múltiples hospitalizaciones por agudizaciones
Recomendaciones para VNID en enfermedad neuromuscular	pCO_2 ≥ 45 mmHg
	SpO_2 < 88 % durante > 5 min durante el sueño
	Capacidad vital forzada < 50 % del teórico

Figura 5-8. Tipos de circuitos en la ventilación. **A)** Circuito con fuga. **B)** Circuito sin fuga con válvula espiratoria. **C)** Circuito de doble rama (sin fuga).

a través de una válvula de exhalación (**Fig. 5-8B**). La fuga intencional suele estar en el codo de la interfase, y es importante mantenerla libre para evitar que el paciente reinhale CO_2. Para ello, además, suele establecerse una EPAP mínima de 4 cm de columna de agua (en caso de circuito con válvula de exhalación no sería obligatoria esa EPAP mínima).

Los circuitos de doble rama (**Fig. 5-8C**) administran cada presión por una tubuladura diferente, y la ventaja que presentan es que permiten minimizar el riesgo de reinhalación y facilitan la monitorización de los volúmenes espiratorios. Estos últimos se utilizan habitualmente en pacientes ingresados en unidades de críticos.

PUNTOS CLAVE

- La mecánica respiratoria son los procesos que suceden en la caja torácica, y permiten la entrada de aire desde el ambiente hasta los alvéolos.
- El intercambio gaseoso en la membrana alveolocapilar permite el paso de O_2 a la sangre, y la eliminación del CO_2.
- A la hora de hablar de oxígeno bajo en sangre, se debe diferenciar entre los conceptos de hipoxemia y de insuficiencia respiratoria.
- Se indicará oxigenoterapia en situaciones de insuficiencia respiratoria con $pO_2 \leqslant 55$ mmHg o $\leqslant 60$ mmHg con comorbilidades.
- Existen diferentes dispositivos para suministrar oxígeno, dirigidos a aumentar la autonomía del paciente y a minimizar la cantidad de oxígeno suministrado.
- El diafragma es el músculo más importante de la respiración.
- Durante la ventilación mecánica no invasiva, se suelen programar los valores de IPAP, EPAP, tiempos inspiratorios, frecuencia de respaldo y *triggers*.

BIBLIOGRAFÍA

Arizono S, Taniguchi H, Sakamoto K, et al. Benefits of supplemental oxygen on exercise capacity in IPF patients with exercise-induced hypoxemia. Respirology. 2020;25(11):1152-9.

Belenguer-Muncharaz A, Bisbal-Andres E, Reig-Valero R, et al. Relationship between pulse oximetry and determination of arterial oxygen saturation. Influence of vasoactive drugs on the SattcO2 correlation. Med Intensiva. 2001;25(9):333-9.

Continuous or nocturnal oxygen therapy in hypoxemic chronic obstructive lung disease: a clinical trial. Nocturnal Oxygen Therapy Trial Group. Ann Intern Med. 1980;93(3):391.

Corral-Peñafiel J, Utrabo-Delgado I, Masa-Jiménez JF. Trastornos de la caja torácica e hipoventilación. Soporte ventilatorio no invasivo. En: Montserrat-Canal JM, Puertas-Cuesta FJ (eds.). Patología básica del sueño. Barcelona: Elsevier, 2015; p. 147-66.

De Lucas-Ramos P, Lucero S, López-Martín S. Ventilación mecánica no invasiva: fundamentos fisiológicos. En: Ventilación mecánica no invasiva. Madrid: ERGON, 2007; p. 9-22.

Gloeckl R, Heinzelmann I, Matthaei M, et al. Benefits of an oxygen reservoir cannula versus a conventional nasal cannula during exercise in hypoxemic COPD patients: a crossover trial. Respiration. 2014;88(5):399.

Gómez-Grande ML, Abdel-Hadi H, Martínez M, et al. Metodología en ventilación no invasiva. Enfermería intensiva. 2008;19(4):204-12.

Hardinge M, Annandale J, Bourne S, et al. British Thoracic Society guidelines for home oxygen use in adults. Thorax. 2015;70:i1-i43.

Hare A, Chatwin M. Basic principles of ventilators. En: Simonds AK (ed.) ERS practical handbook of noninvasive ventilation. UK: The European Respiratory Society, 2015; p. 10-25.

Long term domiciliary oxygen therapy in chronic hypoxic cor pulmonale complicating chronic bronchitis and emphysema. Report of the Medical Research Council Working Party. Lancet. 1981;1(8222):681.

Marti S, Pajares V, Morant F, et al. Are oxygen-conserving devices effective for correcting exercise hypoxemia? Respir Care. 2013;58(10):1606.

Muñoz-Bono J, Curiel-Balsera E, Galeas-López JL. Indicaciones en ventilación mecánica no invasiva. ¿Evidencias en la bibliografía médica? Med Clin. 2011;136(3):116-20.

Pueyo-Bastida A. Nuevos sistemas de administración. En: Viejo-Bañuelos JL (dir.). Indicaciones y manejo de la oxigenoterapia. Burgos: Neumología y Salud, 2013; p. 73-90.

Rodríguez-Pascual L. Tratamiento con oxígeno en el medio hospitalario. En: Viejo-Bañuelos JL (dir.). Indicaciones y manejo de la oxigenoterapia. Burgos: Neumología y Salud, 2013; p. 27-44.

Sharp C, Adamali H, Millar AB. Ambulatory and short-burst oxygen for interstitial lung disease. Cochrane Database Syst Rev. 2016;7:CD011716.

Snider GL. Enhancement of exercise performance in COPD patients by hyperoxia: a call for research. Chest. 2002;122(5):1830-6.

Tanni SE, Vale SA, Lopes PS, Guioto MM, Godoy I, Godoy I. Influence of the oxygen delivery system on the quality of life of patients with chronic hypoxemia. J Bras Pneumol. 2007;33(1):161.

Tiep BL, Christopher KL, Spofford BT, Goodman JR, Worley PD, Macy SL. Pulsed nasal and transtracheal oxygen delivery. Chest. 1990;97(2):364.

Estratificación y tratamiento farmacológico de la enfermedad pulmonar obstructiva crónica

6

V. Almadana Pacheco

OBJETIVOS

- Adquirir conocimientos sobre qué es la enfermedad pulmonar obstructiva crónica (EPOC) y cómo se diagnostica.
- Identificar los aspectos que hay que tener en cuenta en la valoración inicial de un paciente con EPOC.
- Realizar una estratificación correcta del paciente con EPOC en función de las guías más habituales de práctica clínica.
- Conocer los diferentes tratamientos empleados en el manejo inicial de esta enfermedad.
- Analizar el perfil más adecuado de paciente para cada grupo farmacológico.
- Detectar los posibles efectos secundarios asociados a cada grupo farmacológico.
- Reflexionar sobre los factores a considerar en la elección del tratamiento inhalado.
- Reconocer los tipos de dispositivos de inhalación disponibles.
- Ampliar el conocimiento sobre cómo realizar la elección del tratamiento inicial en la EPOC estable.

INTRODUCCIÓN

La EPOC es una enfermedad prevenible y tratable, que se cuenta, a día de hoy, entre las tres primeras causas de mortalidad a nivel mundial y se espera que siga en aumento. En España es la cuarta causa de muerte, y supone en torno al 7 % de las muertes anuales de este país. Este hecho determina que un porcentaje considerable de personas vayan a morir de forma prematura a causa de esta enfermedad o de sus complicaciones, lo que supone un reto de salud pública.

A pesar de su relevancia, la EPOC continúa siendo una enfermedad infradiagnosticada cuya prevalencia oscila entre el 11,8 % en los hombres y el 8,5 % en las mujeres, según datos del Burdenof Obstructive Lung Disease (BOLD). En cuanto a España, el último estudio sobre prevalencia publicado en 2021 (EPISCAN II) estimó una prevalencia en torno al 11,8 %, aunque fue muy variable según la región estudiada. Además, las cifras seguían siendo más elevadas en los hombres (14,6 %). Sin embargo, es reseñable que cada vez más mujeres sufren esta enfermedad (9,4 %).

Según la última actualización de la Global Initiative for Chronic Obstructive Lung Disease (GOLD) de 2023, se define como «una condición pulmonar heterogénea caracterizada por síntomas respiratorios crónicos (disnea, tos, producción de esputo y/o exacerbaciones) debido a anomalías de las vías aéreas (bronquitis, bronquiolitis) y/o los alvéolos (enfisema) que provocan una obstrucción persistente, a menudo progresiva, del flujo aéreo». Aunque esta nueva definición propone diferentes etiotipos según los factores predisponentes para desarrollar la enfermedad (desarrollo pulmonar anómalo, prematuridad, factores genéticos como el

déficit de α_1-antitripsina, infecciones, biomasa), el tabaco continúa siendo la causa fundamental, sobre todo en países desarrollados.

El diagnóstico se realiza aunando una clínica compatible (disnea, limitación de las actividades de la vida diaria, tos y expectoración, o infecciones recurrentes) en un contexto clínico adecuado y resultados espirométricos que muestren una obstrucción al flujo aéreo no completamente reversible (cociente entre el volumen espiratorio máximo en el primer segundo [FEV1] y la capacidad vital forzada [FVC] tras broncodilatación < 0,7).

Diagnóstico de EPOC: suma de tres criterios:

- Exposición a factores de riesgo.
- Clínica compatible.
- Obstrucción espirométrica (FEV1/FVC tras broncodilatación < 0,7.

Una de las causas fundamentales que determina el infradiagnóstico de la EPOC es la normalización de los síntomas por parte de los pacientes, que suelen consultar en estadios avanzados de la enfermedad. Sin embargo, también es fundamental la dificultad para instaurar la realización de espirometrías, principal herramienta diagnóstica, en atención primaria a pesar de los múltiples intentos que se han realizado.

La evolución natural de la enfermedad es un deterioro progresivo de la función pulmonar. A menudo, es frecuente que sucedan episodios de exacerbaciones que pueden estar desencadenadas por diferentes factores, como las infecciones bacterianas o víricas, la contaminación ambiental, etc. Durante estos episodios, se va a producir un empeoramiento de la clínica habitual (aumento de la disnea, la tos y la expectoración) en relación con un aumento de la inflamación sistémica y de la vía aérea que condiciona un aumento del atrapamiento aéreo, hiperinsuflación y disminución del flujo espiratorio. Esto conlleva una repercusión significativa en el estado de salud, pero además produce un claro impacto en la función pulmonar y empeora el pronóstico del paciente.

Además, otras circunstancias pueden tener un efecto negativo en la supervivencia y la calidad de vida de los pacientes con EPOC, como el sedentarismo, la pérdida de masa muscular, y los estados de obesidad o caquexia, así como diferentes comorbilidades con factores de riesgo en común (patología cardiovascular, diabetes, apnea del sueño, osteoporosis, cáncer de pulmón, ansiedad y depresión, entre otras).

Por ello, una vez establecido el diagnóstico de EPOC, es fundamental realizar una estratificación del paciente que permita dirigir el tratamiento más adecuado y el abordaje de otros aspectos de la enfermedad más allá de la obstrucción al flujo aéreo, ya sean rasgos tratables específicos, pulmonares o extrapulmonares, o comorbilidades.

Existe una amplia evidencia sobre el tratamiento no farmacológico de la EPOC, recomendándose de modo general el abandono del tabaco como medida clave y fundamental. Otras medidas no farmacológicas son: el empleo de vacunas (gripe, neumococo, COVID, frente al tétanos, la difteria y la tosferina [Tdap, *tetanus, diphteria and pertussis*] y herpes zóster), la oxigenoterapia en los pacientes con insuficiencia respiratoria (que ha demostrado mejorar la supervivencia a largo plazo) y la rehabilitación respiratoria, que ha demostrado mejorar la capacidad de ejercicio, los síntomas y la calidad de vida en cualquier estadio de la enfermedad (**Tabla 6-1**).

A lo largo de este capítulo se desarrollará el tratamiento farmacológico de la EPOC estable.

ESTRATIFICACIÓN DE LA EPOC

Como ya se ha mencionado, la valoración inicial del paciente con EPOC va a ser fundamental para orientar el tratamiento farmacológico inicial en los pacientes estables, y se realizará teniendo en cuenta la limitación del flujo aéreo (valores de FEV1 tras broncodilatación), los síntomas, los antecedentes de exacerbaciones moderadas y graves (aquellas que requieren ingreso hospitalario), y las comorbilidades.

Aspectos a tener en cuenta en la valoración inicial del paciente con EPOC:

- Grado de obstrucción espirométrica.
- Síntomas.
- Antecedentes de exacerbaciones moderadas o graves.
- Comorbilidades.

Grado de obstrucción espirométrica

Según la GOLD 2023, una vez confirmado el diagnóstico (relación FEV1/FVC < 0,7), la gravedad vendrá determi-

Tabla 6-1. Tratamiento no farmacológico de la enfermedad pulmonar obstructiva crónica

Abandono del tabaco (evidencia A)

Vacunación: gripe, neumococo, COVID, Tdap, herpes zóster (evidencia B)

Educación y automanejo de la enfermedad (evidencia B)

Actividad física (evidencia A)

Rehabilitación respiratoria (evidencia A)

Medidas nutricionales (evidencia B)

Oxigenoterapia si hay hipoxemia grave en reposo (evidencia A)

Ventilación no invasiva si hay hipercapnia crónica grave e historia de ingreso por fracaso respiratorio hipercápnico (evidencia B)

Cirugía y broncoscopia intervencionista:

- Cirugía de reducción de volumen en pacientes seleccionados con enfisema de lóbulos superiores (evidencia A)
- Bullectomía si la bulla es de gran tamaño (evidencia C)
- Cirugía endoscópica de reducción de volumen en enfisema avanzado:
  - Válvulas (evidencia A)
  - Espirales (evidencia B)
  - Ablación con vapor (evidencia B)

Trasplante pulmonar en EPOC muy grave con progresión de enfermedad, +BODE 7-10 y uno de:

- Antecedente de hospitalización por fracaso respiratorio hipercápnico
- Hipertensión pulmonar o *cor pulmonale* a pesar de oxigenoterapia
- FEV1 < 20 % y/o capacidad de difusión < 20 %
- Enfisema homogéneo

Adaptada de la Global Initiative for Chronic Obstructive Lung Disease (GOLD) 2023.
BODE (índice): BMI (índice de masa corporal), *obstruction* (obstrucción según espirometría), *dyspnea* (disnea según la escala modificada del Medical Research Council [mMRC]) y *exercise* (tolerancia al ejercicio medida con la prueba de marcha de 6 minutos); FEV1: volumen espiratorio forzado en el primer segundo; Tdap: tosferina, tétanos y difteria.

nada por los valores del FEV1 broncodilatador expresado en porcentaje (%) (porcentaje del paciente sobre el teórico esperado). En la **tabla 6-2** se expresan los grados GOLD en función de la gravedad de la obstrucción.

Síntomas

El síntoma fundamental, presente de manera indispensable en todos los pacientes con EPOC, es la disnea. El cuestionario utilizado con más frecuencia para su estratificación es la escala de disnea modificada del Medical Research Council (mMRC), que determina cinco grados que van del 0 (disnea solo con ejercicios intensos) al 4 (disnea de pequeños esfuerzos) (**Fig. 6-1**).

Existen otros cuestionarios multidisciplinares específicos de la enfermedad que evalúan síntomas más allá de la disnea. Un ejemplo de ello es el *COPD Assessment Test* (CAT), que

Tabla 6-2. Grados de la Global Initiative for Chronic Obstructive Lung Disease (GOLD) y gravedad de la obstrucción

	Shock hipovolémico
GOLD 1-leve	FEV1 ⩾ 80 %
GOLD 2-moderada	50 % ⩽ FEV1 < 80 %
GOLD 3-grave	30 % ⩽ FEV1 < 50 %
GOLD 4-muy grave	FEV1 < 30 %

Adaptada de la GOLD 2023.
FEV1: volumen espiratorio forzado en el primer segundo referido al porcentaje del valor esperado.

es un cuestionario relativamente sencillo, (consta de ocho ítems puntuados de 0 (ausencia del síntoma) a 5 (máxima intensidad), y pretende ser una herramienta diseñada para medir el impacto de la EPOC en la vida del paciente y sus variaciones en el tiempo.

Exacerbaciones

La guía GOLD 2023 define como exacerbación «un evento caracterizado por disnea y/o tos y expectoración que empeoran durante < 14 días». Las exacerbaciones suelen estar causadas por infecciones bacterianas o víricas, o por efectos ambientales, entre otras causas. Es importante realizar el diagnóstico diferencial con otras entidades que pueden presentar una clínica similar, como episodios de agudización de insuficiencia cardíaca, arritmias, tromboembolismo pulmonar o neumonía, entre otros.

Las exacerbaciones se dividen en leves, moderadas o graves, y es importante definir su gravedad, ya que es un factor determinante para la estratificación del paciente. Las exacerbaciones moderadas son aquellas que precisan el uso de corticoides orales o antibióticos, o ambos, para su resolución. Se consideran exacerbaciones graves aquellas que requieren atención en urgencias y hospitalización, y pueden cursar con insuficiencia respiratoria aguda.

❗ Se define como exacerbador frecuente a aquel paciente con dos o más exacerbaciones al año.

Comorbilidades

La presencia de diferentes comorbilidades asociadas a la EPOC (en general, debidas a factores etiopatogénicos frecuentes como el tabaco) tiene un claro impacto en el curso de la enfermedad y en el manejo de esta, y puede condicionar un control clínico deficiente. Lo más importante es que la presencia de alguna de ellas no debe modificar el tratamiento de la EPOC ni a la inversa (Tabla 6-3). Además, algunos de los tratamientos inhalados pueden tener un impacto negativo en comorbilidades como la hiperplasia benigna de próstata, la osteoporosis o la hipertensión ocular, por lo que es importante elegir correctamente el fármaco y monitorizar los efectos secundarios de este.

Propuestas de estratificación

Existen diferentes propuestas de estratificación en función de la guía utilizada.

Herramienta de evaluación GOLD ABE

Combina (para la clasificación inicial de los pacientes) el grado de obstrucción espirométrica y dos aspectos fundamentales en la enfermedad, como los síntomas y las exacerbaciones, y otorga una especial relevancia a este último aspecto, ya que se ha demostrado el impacto en la evolución de la enfermedad y en la mortalidad. De este modo, divide a los pacientes en

Tabla 6-3. Comorbilidades en la enfermedad pulmonar obstructiva crónica

- Enfermedades cardiovasculares
- Reflujo gastroesofágico
- Disfunción muscular
- Apnea del sueño
- Bronquiectasias
- Hipertensión pulmonar
- Cáncer de pulmón
- Osteoporosis, déficit de vitamina D
- Alteraciones nutricionales: obesidad, desnutrición
- Sarcopenia
- Enfermedades psiquiátricas: ansiedad y depresión
- Disfunción sexual

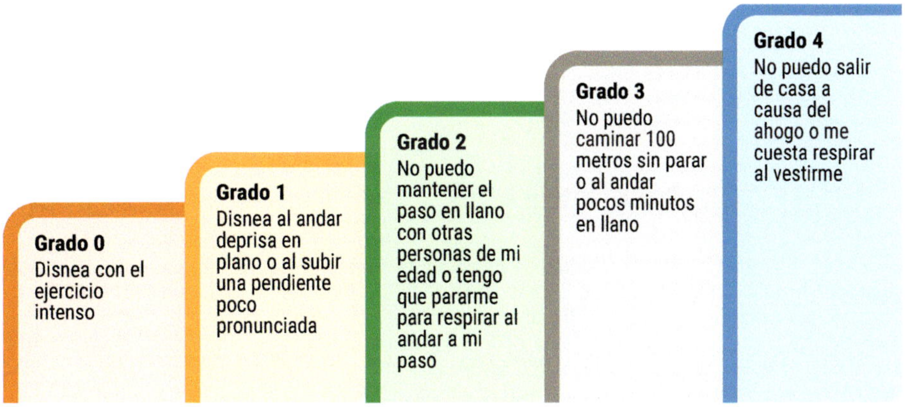

Grado 0
Disnea con el ejercicio intenso

Grado 1
Disnea al andar deprisa en plano o al subir una pendiente poco pronunciada

Grado 2
No puedo mantener el paso en llano con otras personas de mi edad o tengo que pararme para respirar al andar a mi paso

Grado 3
No puedo caminar 100 metros sin parar o al andar pocos minutos en llano

Grado 4
No puedo salir de casa a causa del ahogo o me cuesta respirar al vestirme

Figura 6-1. Escala de disnea modificada del Medical Research Council (mMRC).

sintomáticos (mMRC ≥ 2 o CAT ≥ 10) o poco sintomáticos (mMRC de 0-1 o CAT < 10), y en exacerbadores (aquellos con ≥ 2 exacerbaciones moderadas o ≥ 1 que motive ingreso hospitalario) o no exacerbadores (**Fig. 6-2**).

Estratificación del riesgo según la Guía española de la EPOC

La Guía española de la EPOC (GesEPOC) propone evaluar el riesgo de la enfermedad (posibilidad de sufrir reagudizaciones, de progresión de la enfermedad y de mortalidad) de forma similar a la GOLD 2023, teniendo en cuenta los factores que han demostrado un mayor valor predictivo sobre la mortalidad: el grado de obstrucción según el FEV1 tras broncodilatación (en porcentaje del esperado), grado de disnea (según la escala mMRC) y antecedentes de agudizaciones en el año anterior. En

función de ello, los pacientes se clasificarán en pacientes de riesgo bajo o de riesgo alto (v. **Fig. 6-2**), y en este sentido, cuanto mayor sea el riesgo, mayor será la necesidad de tratamiento.

Además, en los pacientes exacerbadores se propone una subdivisión teniendo en cuenta el perfil eosinófilo, de forma que se definirá como exacerbador eosinofílico a aquel paciente con dos o más exacerbaciones moderadas o un ingreso hospitalario en el último año y que presente > 300 eosinófilos/mm^3 en sangre periférica en fase estable, lo que tiene implicaciones terapéuticas (**Fig. 6-3**).

Rasgos tratables

Teniendo en cuenta la heterogeneidad del paciente con EPOC, tanto desde el punto de vista de su afectación respiratoria como

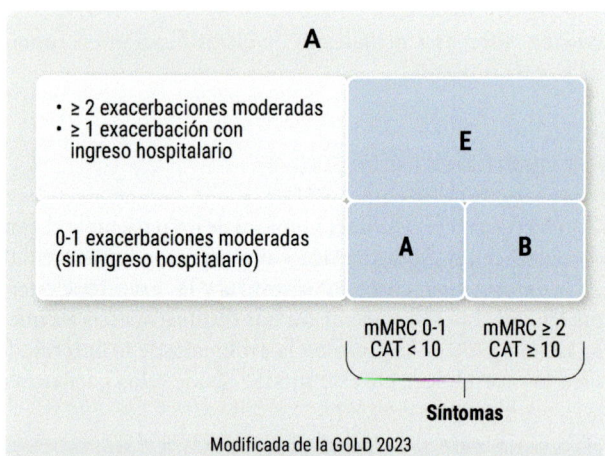
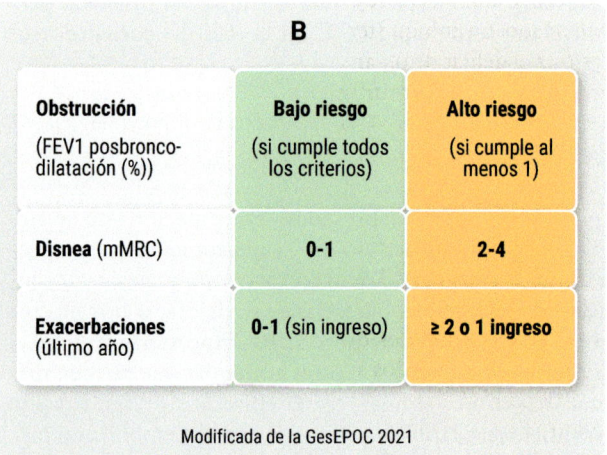

Figura 6-2. Clasificación inicial de los pacientes con enfermedad pulmonar obstructiva crónica según la herramienta de evaluación GOLD ABE **(A)** o la estratificación de riesgo propuesta por GesEPOC **(B)**.
CAT: *COPD Assessment Test*; FEV1: volumen espiratorio forzado en el primer segundo; GesEPOC: guía española de la enfermedad pulmonar obstructiva crónica; GOLD: Global Initiative for Chronic Obstructive Lung Disease; mMRC: escala de disnea modificada del Medical Research Council.

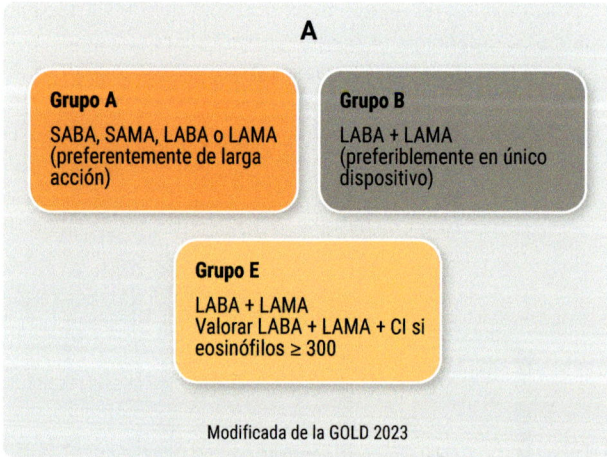
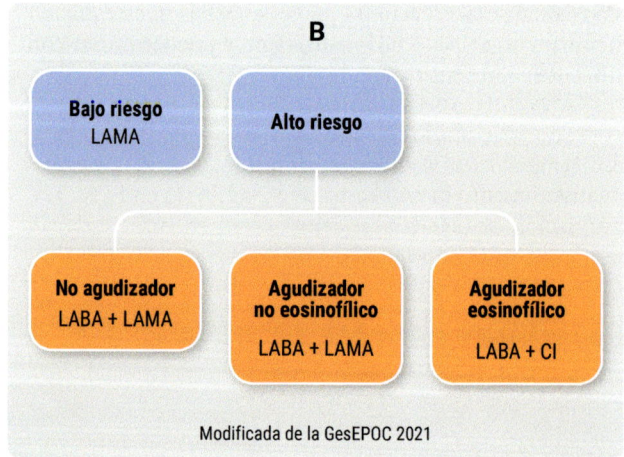

Figura 6-3. Tratamiento farmacológico de inicio en pacientes con enfermedad pulmonar obstructiva crónica según la guía Global Initiative for Chronic Obstructive Lung Disease (GOLD) 2023 **(A)** y la guía GesEPOC 2021 **(B)**.
*Grupo A: poco sintomático (CAT < 10 y disnea mMRC 0-1). Grupo B: sintomático. Grupo E: exacerbador.
CI: corticoide inhalado; LABA agonistas beta-2 de acción larga (*long-acting beta-2 agonists*); LAMA: agonistas muscarínicos de larga duración (*long-action muscarinic agonists*); SABA: agonistas beta-2 de acción corta (*short-acting beta2 agonists*); SAMA: agonistas muscarínicos de acción corta (*short-acting muscarinic agonists*).

por sus manifestaciones extrapulmonares (no todos los componentes están presentes en todos los pacientes en un momento determinado), la evidencia actual disponible orienta hacia un enfoque más personalizado de los pacientes, más allá de la disnea y las exacerbaciones, fundamentado en rasgos propios de cada paciente y dirigido a una medicina de precisión.

> **!** La guía GesEPOC ha definido los denominados rasgos tratables como «aquella característica (fisiológica, clínica o biológica) que tiene un tratamiento específico y puede identificarse mediante biomarcadores o pruebas diagnósticas».

Son ejemplos de estos rasgos tratables: déficit de α_1-antitripsina, disnea, infección bronquial crónica, presencia concomitante de bronquiectasias, hiperinsuflación pulmonar, hipertensión pulmonar precapilar, caquexia, entre otros. La presencia de cualquiera de estos rasgos requiere, como ya se ha mencionado, un enfoque terapéutico específico, y el paradigma de esto es el déficit de α_1-antitripsina, en el que el tratamiento aumentativo con α_1-antitripsina purificada ha demostrado un enlentecimiento en la pérdida de densidad pulmonar en pacientes seleccionados con enfisema y déficit grave.

ASPECTOS GENERALES DEL TRATAMIENTO FARMACOLÓGICO DE LA EPOC

Los objetivos generales que persigue el tratamiento de la EPOC son disminuir los síntomas y reducir el riesgo futuro, que está condicionado por disminuir las exacerbaciones y mejorar la supervivencia.

Los tratamientos farmacológicos de la EPOC han demostrado reducir los síntomas, disminuir el número y la gravedad de las exacerbaciones, y mejorar la tolerancia al ejercicio y la calidad de vida. Asimismo, todos los fármacos han tratado de conseguir un impacto en la progresión de la enfermedad, disminuyendo la pérdida de función pulmonar medida por la caída del FEV1, y aunque los broncodilatadores de acción prolongada parecen conseguir una disminución de la tasa de caída/año de 4,9 mL y los corticoides inhalados de 7,3 mL frente al placebo, aún se necesitan más estudios al respecto.

En la **tabla 6-4**, se muestra un resumen de los fármacos de mantenimiento de uso habitual en la EPOC en España. A continuación, se detallan los principales beneficios y efectos adversos de cada grupo farmacológico.

BRONCODILATADORES

A continuación, se van a desarrollar los diferentes fármacos broncodilatadores.

Agonistas β_2

Estos fármacos actúan estimulando los receptores β del músculo liso de las vías aéreas, produciendo la relajación de este, y según la rapidez de su efecto, se clasifican en agonistas β_2 de acción corta (SABA, *short-acting beta-2 agonists*: salbutamol, terbutalina; duración del efecto de 4-6 horas) o agonistas β_2 de acción prolongada (LABA [*long-acting beta-2 agonists*]: salmeterol, formoterol, indacaterol, olodaterol; duración del efecto entre 12 y 24 horas).

Los beneficios que proporcionan son: en general, van a producir mejora del FEV1 y del atrapamiento aéreo, mejora de la disnea y de la calidad de vida, y mejora en cuanto a las exacerbaciones (evidencia A); sin embargo, no se ha demostrado efecto alguno sobre la mortalidad.

Los efectos secundarios más frecuentes de estos fármacos son el temblor y las palpitaciones (taquicardia sinusal y, en pacientes predispuestos, alteraciones del ritmo). Con el uso de indacaterol, se ha descrito la aparición de tos tras su inhalación. Menos frecuente es la aparición de hipopotasemia en un perfil concreto de pacientes con insuficiencia cardíaca crónica en tratamiento con diuréticos tiacídicos, pero los efectos disminuyen con el tiempo.

Anticolinérgicos

Como su nombre indica, bloquean los receptores muscarínicos M3 del musculo liso de las vías aéreas, impidiendo la unión de la acetilcolina, un neurotransmisor cuya unión con los receptores M3 determinaría la contracción del músculo. Al igual que en el caso de los agonistas β_2, se dispone de fármacos de acción corta (agonistas muscarínicos de acción corta [SAMA, *short-acting muscarinic agonists*]: ipratropio) y de acción larga (agonistas muscarínicos de larga duración [LAMA, *long-action muscarinic agonists*]: tiotropio, aclidinio, umeclidinio y glicopirronio).

Entre sus beneficios, parece que, tras comparar los efectos de los SABA y los SAMA, en concreto ipratropio, este proporciona una discreta mejoría en cuanto a la función pulmonar, el estado de salud y la necesidad de corticoides orales.

En cuanto a los LAMA, en general, mejoran los síntomas y el estado de salud. En concreto, el tiotropio mejora la efectividad de la rehabilitación respiratoria incrementando la capacidad de ejercicio (evidencia B). Además, en comparación con los LABA, el uso de tiotropio mostró una menor frecuencia de exacerbaciones (evidencia A) y hospitalizaciones (evidencia B).

En general, son fármacos muy seguros, aunque como efectos secundarios más relevantes, destacan la sequedad de boca y, en administración nebulizada, la aparición de glaucoma agudo; en este último caso, probablemente más por contacto directo con el ojo que por absorción sistémica.

COMBINACIÓN DE BRONCODILATADORES

El objetivo fundamental de la combinación de fármacos persigue aumentar los efectos de la broncodilatación minimizando el riesgo de efectos secundarios derivados del aumento de dosis de uno de los fármacos de forma aislada.

Se ha demostrado que la combinación de SABA + SAMA es superior a su uso por separado en cuanto a la mejoría de la función pulmonar y sus síntomas (evidencia A).

Tabla 6-4. Fármacos de mantenimiento de uso habitual en la enfermedad pulmonar obstructiva crónica en España

Grupo farmacológico			Tipo de medicamento	Duración de la acción
Agonistas B2	Acción corta (SABA)	Salbutamol	MDI	4-6 horas
		Terbutalina	DPI	4-6 horas
	Acción prolongada (LABA)	Formoterol	DPI	12 horas
		Indacaterol	DPI	24 horas
		Olodaterol	SMI	24 horas
		Salmeterol	MDI, DPI	12 horas
Anticolinérgicos	Acción corta (SAMA)	Bromuro de ipratropio	MDI	6-8 horas
	Acción prolongada (LAMA)	Bromuro de aclidinio	DPI	24 horas
		Bromuro de glicopirronio	DPI	24 horas
		Tiotropio	MDI, SMI, DPI	24 horas
		Umeclidinio	DPI	24 horas
Combinaciones agonistas β_2 y anticolinérgico (LABA + LAMA)		Formoterol + aclidinio	DPI	12 horas
		Indacaterol + glicopirronio	DPI	12 horas
		Tiotropio + olodaterol	SMI	24 horas
		Vilanterol + umeclidino	DPI	24 horas
Combinaciones agonistas β_2 y corticoides (LABA + CI)		Formoterol/beclometasona	MDI, DPI	12 horas
		Formoterol/budesonida	MDI, DPI	12 horas
		Formoterol/mometasona	MDI	12 horas
		Salmeterol/propionato de fluticasona	MDI, DPI	12 horas
		Vilanterol/furoato de fluticasona	MDI, DPI	12 horas
Triple combinación (LABA + LAMA + CI)		Umeclidinio/vilanterol/fluticasona	DPI	24 horas
		Formoterol/glicopirronio/beclometasona	MDI, DPI	12 horas
		Formoterol/glicopirroneo/budesonida	MDI	12 horas
Metilxantinas		Teofilina	Oral	8-12 o 24 horas (según la presentación)
Inhibidores de la fosfotiesterasa 4		Roflumilast	Oral	24 horas
Agentes mucolíticos		Carbocisteína	Sobres	24 horas
		N-acetilcisteína	Comprimidos, sobres	12-24 horas

CI: corticoide inhalado; DPI: inhalador de polvo seco; MDI: inhalador presurizado a dosis medida; SMI: inhalador de vapor suave.

En cuanto a las combinaciones LABA + LAMA, se ha demostrado que el uso en un solo dispositivo produce una mejoría mayor del FEV1 que el uso de sus componentes por separado en monoterapia (evidencia A), pero el efecto no es exactamente la suma de los incrementos conseguidos por los dos fármacos individualmente, como cabría esperar. También conlleva una reducción de las exacerbaciones frente a la monoterapia (evidencia B).

Además, existe una gran cantidad de ensayos clínicos aleatorizados en los que se ha llegado a la conclusión de que la combinación LABA + LAMA mejora significativamente los síntomas y el estado de salud, y disminuye el número de exacerbaciones en los pacientes con EPOC. Por otro lado, se ha planteado que esta combinación podría asociarse a un aumento del riesgo de enfermedad cardiovascular. En este sentido, en una revisión sistemática y un metaanálisis en el que se evaluaron 51 ensayos clínicos que incluían más de 91.000 pacientes, se concluye que existe un aumento del riesgo de presentar un episodio cardiovascular mayor adverso (MACE) con el uso de LABA + LAMA (1,6 % frente a 1,3 %; riesgo relativo de 1,42, índice de confianza de 95 % 1,11-1,81) o la triple terapia (LABA + LABA + corticoide inhalado) (1,6 % frente a 1,4 %; riesgo relativo 1,29, índice de confianza 95 % 1,03-1,61) frente al uso de LABA en combinación con corticoide inhalado (LABA + corticoide inhalado). Este aumento de riesgo parece ser más evidente en poblaciones con una media basal de riesgo de MACE > 1 % al año y en pacientes GOLD 3. Cuando se realizó esta comparación con el empleo de LAMA o LABA en monoterapia o placebo, la terapia dual LABA + LAMA no produjo un incremento significativo del riesgo de MACE, aunque el poder estadístico de estas comparaciones fue insuficiente por tamaños muestrales más pequeños.

Corticoides

Se van a desarrollar los diferentes fármacos con corticoides que se utilizan en el paciente con EPOC.

Corticoides inhalados

Aunque desde el punto de vista fisiopatológico el perfil inflamatorio de la EPOC de tipo neutrofílico sugiere que los corticoides inhalados desempeñan un escaso papel como tratamiento de esta enfermedad, estos fármacos han demostrado tener un efecto sobre la función pulmonar y el control de las exacerbaciones, con un mayor beneficio en los pacientes exfumadores frente a los fumadores activos en cualquier grado. Sin embargo, en monoterapia, los efectos sobre la caída de la función pulmonar, medida como disminución de FEV1, o sobre mortalidad, son inexistentes.

Como efectos secundarios más frecuentes destacan la candidiasis bucal, la disfonía o ronquera, y la presencia de hematomas en la piel. Sin embargo, el debate sobre su uso continuado en pacientes graves radica en el aumento de riesgo de neumonía, que se ha constatado sobre todo con el uso de furoato de fluticasona (independientemente de la dosis empleada), no evidenciándose en pacientes con EPOC moderada tratados con corticoides inhalados solos o de forma combinada con LABA. Por otro lado, el riesgo de neumonía parece tener que ver con la presencia o no de eosinofilia, tanto en sangre periférica como en esputo, independientemente del uso de corticoides inhalados, ya que aquellos pacientes con menor porcentaje de eosinófilos (> 2 %) presentarían mayor prevalencia de proteobacte-

rias y, por tanto, un aumento de las infecciones de origen bacteriano.

 Como principales factores de riesgo para el desarrollo de neumonía en pacientes en tratamiento con corticoides inhalados, se han definido:

- Fumar.
- Tener 55 años o más.
- Índice de masa coporal < 25 kg/m^2.
- Presencia de disnea.
- Obstrucción grave del flujo aéreo.

El riesgo de diabetes y fracturas con los corticoides inhalados es dudoso, aunque parece significativo solo con dosis elevadas.

Combinación de corticoide inhalado y broncodilatador de acción prolongada

Cuando se asocia un corticoide inhalado a un broncodilatador de acción prolongada tipo LABA, los efectos sobre la función pulmonar, la calidad de vida y la disminución de las exacerbaciones van a ser superiores a los de cada fármaco por separado, aunque no se ha logrado demostrar efecto alguno de esta combinación sobre la supervivencia de los pacientes.

En cuanto al recuento de eosinófilos en sangre, existen varios estudios que han demostrado que este parámetro es capaz de predecir la magnitud del efecto del corticoide inhalado en combinación con el tratamiento broncodilatador de mantenimiento en cuanto a reducción de exacerbaciones. De este modo, en los pacientes con recuento de eosinófilos bajo (< 100 células/µL), el efecto sería nulo o casi inexistente, y sería mayor a medida que aumenta la celularidad (≥ 300 células/µL). Por otro lado, la evidencia disponible ha demostrado que son los pacientes con riesgo alto de exacerbaciones (antecedentes de dos o más exacerbaciones o una con ingreso hospitalario en el año previo) los que van a beneficiarse de un mayor efecto de los corticoides en tratamiento combinado, incluida la triple terapia (LABA + CI, LABA + LAMA + corticoides inhalados).

Por tanto, la combinación de antecedentes de exacerbaciones con la presencia de eosinofilia ayuda a definir el perfil más adecuado de pacientes que se pueden beneficiar de este tratamiento, minimizando a su vez la posibilidad de efectos secundarios, y siendo el paradigma de rasgo tratable y medicina de precisión.

Triple terapia

La triple terapia ha demostrado mejorar la función pulmonar, los síntomas y la calidad de vida, y reducir el número de exacerbaciones cuando se compara con sus componentes en doble combinación (LABA + corticoides inhalados, LABA + LAMA) o LAMA en monoterapia (evidencia A), aunque quizá el dato más relevante sea su impacto sobre la mortalidad frente a la combinación de LABA + LAMA en la EPOC sintomática en que se ha registrado exacerbaciones frecuentes y/o graves.

Pero, ¿cuándo se debe incluir el corticoide inhalado en el tratamiento de mantenimiento del paciente con EPOC?

Teniendo en cuenta lo ya mencionado anteriormente y la evidencia actual, la guía GOLD 2023 recomienda considerar una serie de factores a la hora de añadir corticoides inhalados al tratamiento de mantenimiento de los pacientes con EPOC estables, y sopesando el beneficio/riesgo del uso de estos fármacos. De este modo, supondrían una recomendación sólida los antecedentes de exacerbaciones en el año previo (dos o más moderadas o una hospitalización), un recuento de eosinófilos ≥ 300 células/µL y presentar, como comorbilidad, asma. En casos determinados, el hecho de presentar eosinofilia en rango moderado (entre 100 y 300 células/µL) o una sola exacerbación moderada en el año previo podrían hacer considerar su uso. Por otro lado, los antecedentes de neumonías de repetición o de infección por micobacterias, así como un recuento escaso de eosinófilos en sangre, son los principales factores en contra de su uso.

Retirada de los corticoides inhalados

Se ha sugerido la posibilidad de retirada de los corticoides inhalados en aquellos pacientes que no presenten exacerbaciones frecuentes (una o menos exacerbaciones moderadas/ año) y que no tengan un perfil eosinofílico (> 300 eosinófilos/ µL en sangre periférica). Sin embargo, los estudios al respecto muestran resultados controvertidos. Parece que algunos de ellos han demostrado un aumento de los síntomas, deterioro de la función pulmonar y mayor tasa de exacerbaciones tras la retirada del fármaco, aunque de nuevo se sugiere que esto podría estar relacionado con la presencia de eosinofilia, siendo los efectos más perjudiciales en pacientes con más de 300 células/µL. En general, se recomienda su retirada en pacientes con antecedentes de neumonía.

Corticoides orales

Si bien el empleo de corticoides orales desempeña un claro papel en el tratamiento de las exacerbaciones en el paciente con EPOC, reduciendo la tasa de fracaso del tratamiento y la de recaída, y mejorando los síntomas y la función pulmonar, con respecto a su uso a largo plazo destaca un mayor peso de los efectos secundarios (evidencia A) frente a la inconsistencia de sus beneficios (evidencia C).

Los efectos secundarios más relevantes son: miopatía esteroidea, osteoporosis, glaucoma o cataratas, hipertensión, aumento del riesgo de diabetes, alteraciones en la cicatrización de las heridas, hematomas y aumento del riesgo de contraer infecciones por inmunosupresión, entre otros.

Otros tratamientos farmacológicos

A continuación, se nombran otros tratamientos farmacológicos que en ciertas situaciones deben incluirse en el manejo farmacológico de los pacientes con EPOC.

Metilxantinas

En este grupo farmacológico, destaca la teofilina como el más empleado. Se trata de un fármaco muy controvertido en el que no quedan claros los efectos exactos. Además, los problemas en su dispensación son frecuentes.

Parece que actúa produciendo una mejoría de la función de los músculos inspiratorios, aunque no queda claro si esto sucede por acción directa sobre los músculos o por disminución del atrapamiento aéreo. No obstante, en los estudios sobre ello parece claro que produce un ligero efecto broncodilatador (evidencia A) frente a placebo u asociado a otros broncodilatadores como salmeterol; los resultados en cuanto a disminución de exacerbaciones son muy controvertidos.

Los efectos adversos dependen de la dosis y tienen que ver con la eliminación del fármaco, que disminuye con la edad. Además, los efectos más beneficiosos se alcanzan con dosis cercanas a la tóxica, lo que determina un margen terapéutico bajo. Al ser inhibidores de la fosfodiesterasa, los efectos secundarios son muy variados, y destacan las arritmias auriculares y ventriculares, las convulsiones de gran mal, el dolor de cabeza, las náuseas, la acidez, etc.

Por último, hay que destacar que presentan interacciones con gran cantidad de medicamentos de uso habitual (eritromicina, ciprofloxacino, alopurinol, cimetidina, fluvocamina, etc.).

Inhibidores de la fosfodiesterasa 4

El mecanismo de acción de estos fármacos depende de una reducción de la inflamación a través de la inhibición de la degradación de monofosfato de adenosina cíclico intracelular. Se circunscriben a un claro perfil de pacientes, ya que han demostrado una mejoría de la función pulmonar, y una disminución de las exacerbaciones moderadas y graves (evidencia A) en pacientes graves con rasgo de bronquitis crónica con antecedentes de exacerbaciones. Este efecto puede ser sumativo cuando se emplean en pacientes tratados con combinaciones de LABA + corticoides inhalados.

Al administrarse por vía oral, van a presentar un perfil de efectos secundarios mayor que los fármacos inhalados. Destacan por su frecuencia los digestivos (diarrea, náuseas, disminución del apetito, dolor abdominal), la pérdida de peso, las cefaleas, y la alteración del estado de ánimo y del sueño. En este sentido, este fármaco debería evitarse en pacientes con bajo peso y depresión.

Antibióticos

El uso de antibióticos del tipo macrólidos (acitromicina y eritromicina) mantenidos a largo plazo (1 año) ha demostrado tener un impacto en la reducción de las exacerbaciones (evidencia A). La pauta de administración empleada de forma habitual ha sido de 250 mg/día o 500 mg cada 3 días, en el caso de la acitromicina, o de 250 mg cada 12 h, en el caso de la eritromicina, durante 1 año, sin datos a partir de este tiempo. En cuanto a la acitromicina, parece que ha demostrado un menor efecto en pacientes fumadores activos.

Como efectos secundarios, destaca la hipoacusia (evidencia B), el aumento de la resistencia bacteriana (evidencia A), el riesgo de hipertransaminasemia y el aumento del intervalo QTc, y podría ser un tratamiento en monoterapia encubierto frente a micobacterias. En este sentido, antes de instaurar este tipo de tratamiento se recomienda realizar un electrocardiograma, un cultivo de micobacterias y una monitorización del perfil hepático. Asimismo, deben suspenderse cuando se realice tratamiento con otros antibióticos.

Mucolíticos y agentes antioxidantes

Hasta la fecha, no se ha definido el perfil de pacientes que podrían beneficiarse del empleo de estos fármacos, aunque parece que el uso regular de carbocisteína o *N*-acetilcisteína puede reducir las exacerbaciones en pacientes no tratados con corticoides inhalados.

Tratamiento sustitutivo de α_1-antitripsina

Va dirigido a un grupo muy seleccionado de pacientes. Actualmente, se emplea la terapia aumentativa o de reposición con α_1-antitripsina purificada de donantes de plasma por vía intravenosa en pacientes con enfisema secundario a un déficit de α_1-antitripsina, habiendo demostrado retrasar la progresión del enfisema con evidencia B. Se trata de un tratamiento de por vida con una pauta de administración inicial de 60 mg/kg/semana, según las normativas de la American Thoracic Society y la European Respiratory Society (ATS/ERS).

> **!** Las indicaciones de tratamiento en el déficit de α_1-antitripsina son:
>
> - Ser mayor de 18 años.
> - Déficit de α_1-antitripsina grave con niveles séricos < 50 mg/dL.
> - No fumadores o abandono del tabaco al menos en los 6 meses previos.
> - Enfisema pulmonar demostrado con pruebas de función pulmonar y/o tomografía computarizada de alta resolución de tórax.
> - EPOC con FEV1 < 80 % con tratamiento farmacológico y no farmacológico óptimo.
> - No existencia de déficit de inmunoglobulina A.

Líneas de investigación

De acuerdo con la consideración de la EPOC como una enfermedad heterogénea, y en respuesta a la necesidad de realizar una medicina de precisión personalizada, se están investigando terapias alternativas que ya han mostrado su eficacia en otras enfermedades respiratorias, como las terapias biológicas. Aunque la EPOC se considera una enfermedad inflamatoria crónica generada como respuesta anormal a partículas nocivas, el predominio celular es de neutrófilos y no de eosinófilos como ocurre en el asma. Sin embargo, hasta el 40 % de los pacientes con EPOC muestran también una inflamación eosinofílica sobre la que las terapias biológicas pudieran tener algún efecto.

En este sentido, las terapias anti-eosinófilo mediadas han sido las que se han evaluado con mayor frecuencia, planteándose la eficacia del empleo de anticuerpos monoclonales frente a interleucina-5, como el mepolizumab y el benralizumab, anticuerpos monoclonales frente a interleucina-4 y 13, como dupilumab y lebrikizumab, o anticuerpos monoclonales dirigidos contra la linfopoyetina estromal tímica, como el tecepelumab.

Hasta la fecha, no existe fármaco disponible alguno, pero recientemente se han realizado diferentes ensayos de fase III para evaluar la eficacia y la seguridad de varios de estos tratamientos biológicos, y algunos de estos ensayos, aún en curso, muestran resultados prometedores.

Elección del dispositivo de inhalación y otros aspectos relacionados con la terapia inhalada

En general, la gran mayoría de fármacos disponibles para el tratamiento de la EPOC se van a administrar por vía inhalada (v. **Tabla 6-4**). Los dispositivos de inhalación se dividen en nebulizadores e inhaladores manuales. Estos últimos pueden ser inhaladores de polvo seco, inhaladores presurizados de dosis medida o controlada e inhaladores de niebla fina. Aunque todos estos dispositivos están indicados en los pacientes con EPOC, muchos de ellos van a suponer un desafío para determinado tipo de pacientes.

Elección del dispositivo

La elección del dispositivo debe realizarse de forma individualizada y teniendo en cuenta las preferencias del paciente, aunque existen determinados factores añadidos como: la disponibilidad del fármaco, las habilidades del paciente (cognición, fuerza, destreza), la cantidad y el tipo de dispositivos utilizados (aconsejándose preferiblemente un solo tipo), así como la capacidad de realizar la maniobra de inhalación de manera correcta.

Factores como el tamaño, la capacidad de llevarlo encima y el precio también pueden influir.

Valoración del flujo inspiratorio

Un porcentaje de pacientes no van a ser capaces de realizar un pico de flujo inspiratorio insuficiente, por lo que la valoración del flujo inspiratorio cobra importancia. Existen dispositivos como el In-Check Dial® G16 que permite medir el flujo inspiratorio máximo y simular la resistencia las características de resistencia específicas de cada inhalador, ayudando al entrenamiento del paciente. Dentro de los diferentes tipos de dispositivos de inhalación, los de polvo seco solo deben emplearse en pacientes con fuerza suficiente para inhalar a través del dispositivo, ya que requieren un flujo inspiratorio de ≥ 30 L/min para asegurar el depósito pulmonar; los de dosis medida y los de vapor suave, aunque necesitan flujos más bajos, van a requerir la coordinación entre la inhalación del paciente y la activación del dispositivo.

Cámara de inhalación

Son de utilidad para el empleo de inhaladores que van a requerir la coordinación entre la inhalación del paciente y la activación del dispositivo, evitando la necesidad de esta sincronización. Su empleo mejora el depósito pulmonar del fármaco y minimiza los efectos secundarios locales derivados de la administración del fármaco.

Multidispositivos

El uso de dispositivos únicos ha demostrado la superioridad frente a múltiples dispositivos, fundamentalmente en cuanto a la adherencia terapéutica.

Fármacos nebulizados

La administración de fármacos nebulizados no requiere coordinación entre la administración del fármaco y la inhalación, y puede ser una alternativa en pacientes con dificultad para realizar la técnica de inhalación, así como en áreas de hospitalización, urgencias y cuidados críticos. En general, estos fármacos no proporcionan mayores efectos que los fármacos inhalados administrados en dispositivos de inhaladores presurizados de dosis medida o controlada o inhaladores de polvo seco con una técnica correcta en fase estable de la enfermedad, aunque parece que mejoran de forma subjetiva los cuadros de agudización. Hay que tener en cuenta que no es posible administrar todos los fármacos inhalados por esta vía. Actualmente, en España, es posible el empleo de SABA (p. ej., salbutamol), SAMA (p. ej., ipratropio) y corticoides inhalados (p. ej., budesonida).

Entrenamiento de la técnica del dispositivo inhalador

Uno de los aspectos más relevantes y que requieren un abordaje específico es el entrenamiento de la técnica del dispositivo de inhalación que pretende asegurar que el depósito pulmonar sea el más óptimo posible. Aunque cada dispositivo tiene características específicas en cuanto a la carga del medicamento y la administración de este, existen unos pasos comunes que se deben conocer para utilizarlos de manera correcta.

Los pasos fundamentales para una inhalación correcta son:

- Permanecer de pie o sentado para una expansión torácica correcta.
- Sellar correctamente los labios a la boquilla del dispositivo.
- No tapar la salida del dispositivo con la lengua.
- Espirar lentamente antes de la inhalación (vaciar los pulmones).
- Tras la inhalación, realizar una apnea de unos 10 segundos (facilita el depósito pulmonar).
- Enjuagar la boca. Mantener limpio el dispositivo.

Adherencia al tratamiento inhalado

Se ha descrito una baja adherencia a la medicación inhalada que oscila entre el 20 % y el 60 %. Existen múltiples estudios que demuestran de manera consistente el impacto de esta falta de adherencia al tratamiento inhalado sobre el control de la enfermedad en pacientes EPOC y su riesgo futuro, siendo fundamental valorar este aspecto antes de decidir un cambio de tratamiento.

La adherencia va a venir determinada por múltiples factores, entre los que destacan la dosis, el tipo y el número de dispositivos, los efectos secundarios, la edad y el sexo, el nivel educacional, la relación médico-paciente, etc. Existen herramientas como el test de adhesión a los inhaladores (TAI) que, junto con estrategias como la verificación de la retirada de la medicación en farmacia, ayudan a su valoración.

En cuanto a las estrategias que mejoran la adherencia, la educación del paciente es una medida fundamental. Por otro lado, los datos sugieren que el empleo de combinaciones de dosis fijas en un solo dispositivo podría mejorar la adherencia respecto al uso de múltiples dispositivos. Con respecto a las dosis, aunque pueda ser lógico pensar que las pautas de una vez al día podrían mejorar la adherencia, parece que los resultados son controvertidos y también tienen que ver con el número de inhalaciones por administración.

Además, la mayoría de los dispositivos van a incluir un contador de dosis, que ayudará al control de la toma de la medicación, así como a saber la cantidad de medicamento que queda disponible. En la actualidad, existen dispositivos inteligentes capaces de registrar el momento de uso del dispositivo, el tiempo entre las dosis, la exactitud de la inhalación, etc., que pueden desempeñar un papel fundamental a la hora de mejorar la adherencia y corregir la técnica inhalatoria en determinados pacientes. Asimismo, pueden ser de utilidad aplicaciones móviles con recordatorios para la toma de medicación.

Son estrategias que mejoran la adherencia de los pacientes con EPOC:

- Educación del paciente.
- Minimizar el número de dispositivos; es mejor el dispositivo único.
- Aplicaciones para dispositivos móviles con recordatorios de toma de medicación.

ELECCIÓN DEL TRATAMIENTO FARMACOLÓGICO EN LA EPOC ESTABLE

La elección del tratamiento farmacológico inicial basada en las recomendaciones de las guías GOLD y GesEPOC se muestra en la **figura 6-3**. Una vez establecido el diagnóstico e iniciado un primer tratamiento, cualquiera de las guías que se comentarán a continuación proponen estrategias para escalada y desescalada farmacológica en cada perfil de paciente (**Fig. 6-4**).

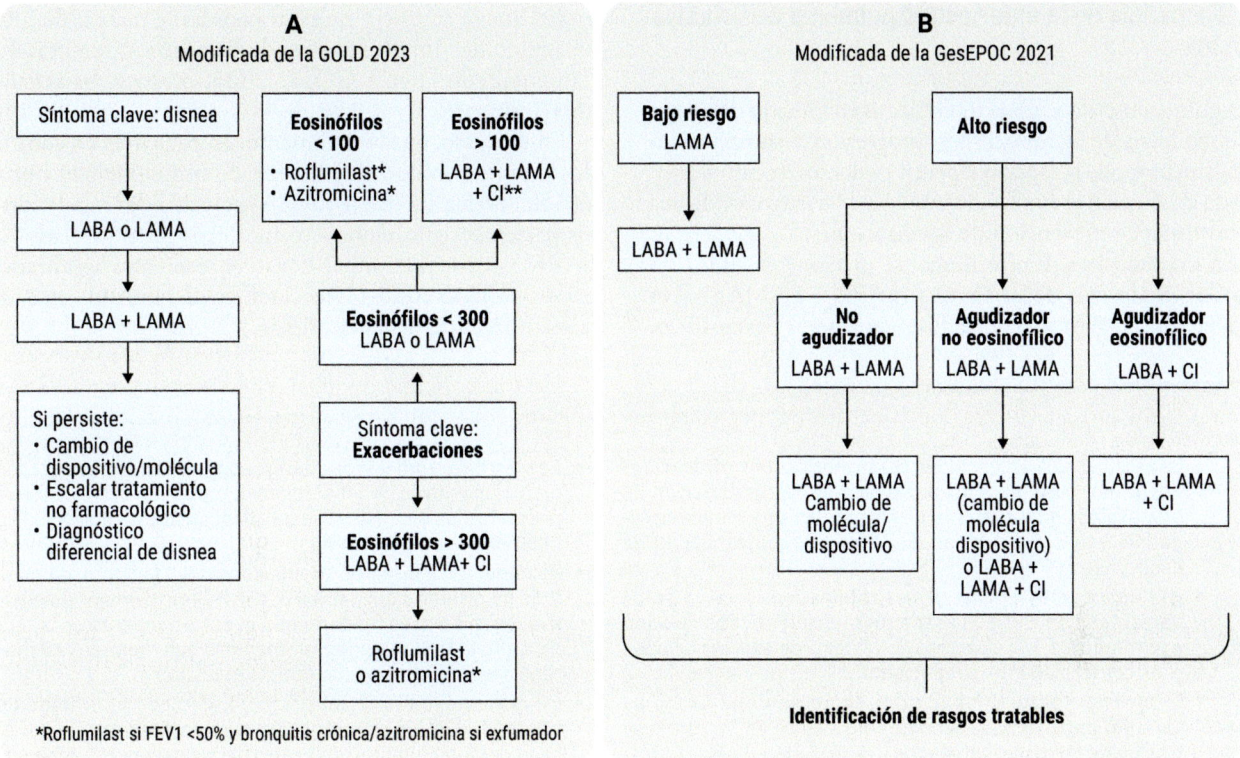

Figura 6-4. Tratamiento farmacológico de seguimiento en pacientes con enfermedad pulmonar obstructiva crónica según la guía GOLD 2023 **(A)** y la guía GesEPOC 2021 **(B)**.
Adaptadas de la GOLD 2023 y de la GesEPOC 2021.
CI: corticoide inhalado; LABA agonistas beta-2 de acción larga (*long-acting beta-2 agonists*); LAMA: agonistas muscarínicos de larga duración (*long-action muscarinic agonists*); SABA: agonistas beta-2 de acción corta (*short-acting beta2 agonists*); SAMA: agonistas muscarínicos de acción corta (*short-acting muscarinic agonists*).

Guía GOLD

En general, con evidencia A y según recomendaciones de la GOLD, se prefieren los broncodilatadores de acción prolongada sobre los de acción corta, iniciar el tratamiento con doble terapia (LABA + LAMA) y escalar a dos fármacos ante una disnea persistente si se partía de uno, además de evitar el uso de corticoides orales a largo plazo como medidas fundamentales. En cuanto al empleo de corticoides inhalados, y de forma diferente a las recomendaciones de GesEPOC, basándose en que la combinación de LABA + LAMA + corticoides inhalados se ha mostrado superior a la combinación de LABA + corticoides inhalados, no se recomienda el empleo del corticoides inhalados inhalado en combinación con LABA y en pacientes candidatos a esta terapia (ya sea por la presencia concomitante de asma o por su perfil de exacerbador con eosinofilia periférica), y se propone utilizar directamente la triple terapia (LABA + LAMA + corticoides inhalados), ya sea con inhalador único o múltiple.

Posteriormente, se debe efectuar una reevaluación clínica en cada visita, haciendo especial hincapié en los síntomas y exacerbaciones, incluyendo la valoración de la adherencia terapéutica y la técnica de inhalación, así como el cumplimiento de los tratamientos no farmacológicos, y en función de ello, determinar la necesidad de cambio del dispositivo de inhalación, de la molécula, y/o de la escalada o desescalada terapéutica.

Si predomina la disnea a pesar de un tratamiento óptimo, se aconseja escalar a la combinación LABA + LAMA si se partía de una sola molécula.

En el caso de que predominen las exacerbaciones, partiendo de una sola molécula se aconseja escalar a LABA + LAMA solo en el caso de < 300 eosinófilos/μL en sangre periférica; en caso contrario, se aconseja directamente el empleo de triple terapia. Igualmente, es posible continuar escalando de LABA + LAMA a terapia triple si el perfil de eosinófilos es ≥ 100. En aquellos pacientes con < 100 eosinófilos/μL o en quienes persisten las exacerbaciones a pesar de la triple terapia, se propone añadir roflumilast, en el caso de pacientes con obstrucción moderada y bronquitis crónicas, o acitromicina, en exfumadores.

Por último, en pacientes en los que se inició tratamiento con LABA + corticoides inhalados y en los que el asma no es una comorbilidad, se proponen tres posibilidades:

- Si el paciente está controlado, continuar igual.
- Si existe un mal control de exacerbaciones, escalar a LABA + LAMA + corticoides inhalados.
- Si existe un mal control de síntomas, cambiar a LABA + LAMA.

Guía española de la enfermedad pulmonar obstructiva crónica

Esta guía aconseja decidir el tratamiento en función del riesgo (probabilidad de agudizaciones, progresión y complicaciones), y se propone la monoterapia en pacientes de bajo riesgo, siendo de elección el empleo de LAMA por la mayor evidencia de tiotropio en prevención de agudizaciones.

En los pacientes de alto riesgo, se propone en todos los casos el inicio con doble terapia (LABA + LAMA), salvo en aquellos pacientes agudizadores con perfil eosinofílico,

en los que se aconseja empezar con doble terapia de LABA + corticoides inhalados, siendo esta una diferencia fundamental con la guía GOLD 2023, como se ha señalado anteriormente.

En este caso, en el seguimiento, en pacientes no controlados se propone valorar la presencia de rasgos tratables y escalar a triple terapia (LABA + LAMA + corticoides inhalados) en los pacientes agudizadores eosinofílicos no controlados con LABA + corticoides inhalados, o en pacientes agudizadores no eosinofílicos con > 100 eosinófilos/µL, teniendo en cuenta la relación entre beneficio/riesgo.

PUNTOS CLAVE

- La EPOC es una enfermedad respiratoria crónica infradiagnosticada, cuyo diagnóstico se basa en la combinación de una exposición a factores de riesgo con una clínica compatible y la demostración de un patrón obstructivo en la espirometría.
- Es fundamental realizar una estratificación correcta de los pacientes con EPOC, basada en el grado de obstrucción espirométrica, los síntomas, la historia de exacerbaciones y las comorbilidades del paciente.
- El arsenal terapéutico para el abordaje de la EPOC es variado, pero se basa fundamentalmente en la administración de fármacos inhalados (SABA, SAMA, LABA, LAMA, corticoides inhalados).

- Los fármacos inhalados pueden administrarse nebulizados o en dispositivos de inhalación, que pueden ser cartuchos presurizados de dosis medida, dispositivos de polvo seco o inhaladores de niebla fina.
- Es importante tener en cuenta diferentes factores, como el flujo inspiratorio del paciente, para elegir el mejor dispositivo. Asimismo, es fundamental el entrenamiento de la técnica inhalada e implementar medidas que mejoren la adherencia terapéutica a este tipo de medicación.
- En el manejo inicial del paciente, destaca el empleo de LAMA y LABA en monoterapia o en combinación, y en el caso de antecedentes de exacerbaciones y perfil eosinofílico, se propone añadir corticoides inhalados.

BIBLIOGRAFÍA

Agustí A, Celli BR, Criner GJ, et al. Global Initiative for Chronic Obstructive Lung Disease 2023 Report: GOLD Executive Summary. Eur Respir J. 2023;61(4):2300239.

Alcázar-Navarrete B, Jamart L, Sánchez-Covisa J, Juárez M, Graefenhain R, Sicras-Mainar A. Clinical Characteristics, Treatment Persistence, and Outcomes Among Patients With COPD Treated With Single- or Multiple-Inhaler Triple Therapy: A Retrospective Analysis in Spain. Chest. 2022;162(5):1017-29.

Barjaktarevic IZ, Milstone AP. Nebulized Therapies in COPD: Past, Present, and the Future. Int J Chron Obstruct Pulmon Dis. 2020;15:1665-77.

Bourbeau J, Bafadhel M, Barnes NC, et al. Benefit/Risk Profile of Single-Inhaler Triple Therapy in COPD. Int J Chron Obstruct Pulmon Dis. 2021; 16:499-517.

Cardoso J, Ferreira AJ, Guimarães M, Oliveira AS, Simão P, Sucena M. Treatable Traits in COPD - A Proposed Approach. Int J Chron Obstruct Pulmon Dis. 2021;16:3167-82.

Chalmers JD, Laska IF, Franssen FME, et al. Withdrawal of inhaled corticosteroids in COPD: a European Respiratory Society guideline. Eur Respir J. 2020;55(6):2000351.

Dalin DA, Løkke A, Kristiansen P, et al. A systematic review of blood eosinophils and continued treatment with inhaled corticosteroids in patients with COPD. Respir Med. 2022;198:106880.

Ferreira DH, Kochovska S, McNeill R, Currow DC. Current pharmacological strategies for symptomatic reduction of persistent breathlessness - a literature review. Expert Opin Pharmacother. 2023;24(2):233-244.

Ferri S, Paoletti G, Pelaia C, Heffler E, Canonica GW, Puggioni F. COPD and biologic treatment: state of the art.CurrOpin Allergy Clin Immunol. 2023;23(4):309-318.

Fu J, Chapman EJ, Boland AC, Bennett MI. Evidence-based management approaches for patients with severe chronicobstructive pulmonary disease (COPD): A practice review. Fu Y, Chapman Palliat Med. 2022;36(5):770-82.

Guo P, Li R, Piao TH, Wang CL, Wu XL, Cai HY. Pathological Mechanism and Targeted Drugs of COPD. Int J Chron Obstruct Pulmon Dis. 2022;17:1565-75.

Janjua S, Mathioudakis AG, Fortescue R, et al. Prophylactic antibiotics for adults with chronic obstructive pulmonary disease: a network meta-analysis. Cochrane Database Syst Rev. 2021;1(1):CD013198.

López-Campos JL, Almagro P, Gómez JT, et al. Spanish COPD Guideline (GesEPOC) Update: Comorbidities, Self-Management and Palliative Care. Arch Bronconeumol. 2022;58(4):334-44.

López-Campos JL, Quintana Gallego E, Carrasco Hernández L. Status of and strategies for improving adherence to COPD treatment. Int J Chron Obstruct Pulmon Dis. 2019;14:1503-15.

Miravitlles M, Auladell-Rispau A, Monteagudo M, et al. Systematic review on long-term adverse effects of inhaled corticosteroids in the treatment of COPD. Eur Respir Rev. 2021;30(160):210075.

Miravitlles M, Calle M, Molina J, et al. Spanish COPD Guidelines (GesEPOC) 2021: Updated Pharmacological treatment of stable COPD. Arch Bronconeumol. 202258(1):69-81.

Oishi K, Matsunaga K, Yamamoto T, Matsuda K, Murata Y, Hirano T. Practical Recommendations for a Selection of Inhaled Corticosteroids in COPD: A Composite ICO Chart. Biomolecules. 2023;13(2):213.

Pires N, Pinto P, Marçal N, et al. Pharmacological treatment of COPD - New evidence. Pulmonology. 2019;25(2):90-96.

Singh D. Pharmacological treatment of stable chronic obstructive pulmonary disease. Respirology. 2021;26(7):643-51.

Soriano JB, Alfageme I, Miravitlles M, et al. Prevalence and Determinants of COPD in Spain: EPISCAN II. Arch Bronconeumol (Engl Ed). 2021;57(1):61-9.

Suissa S, Dell'Aniello S, Ernst P. Triple Inhaler versus Dual Bronchodilator Therapy in COPD: Real-World Effectiveness on Mortality. COPD. 2022;19(1):1-9.

Yang M, Li Y, Jiang Y, Guo S, He JQ, Sin DD. Combination therapy with long-acting bronchodilators and the risk of major adverse cardiovascular events in patients with COPD: a systematic review and meta-analysis. Eur Respir J. 2023;61(2):2200302.

World Health Organization. The Global Health Observatoy, Global Healths Estimates: Life expectancy and leading causes of death and disability [Internet; consulta julio de 2023] disponible en: https://www.who.int/data/gho/data/themes/mortality-and-global-health-estimates

Zhang X, Chen Y, Fan L, et al. Pharmacological mechanism of roflumilast in the treatment of asthma-COPDoverlap. Drug Des Devel Ther. 2018;12:2371-9.

Particularidades de otras patologías respiratorias crónicas y tratamiento farmacológico

7

I. Ojanguren Arranz, M.F. Pilia y D. Espejo Castellanos

OBJETIVOS

- Conocer las diversas etiologías de las enfermedades pulmonares intersticiales difusas (EPID).
- Diferenciar la utilidad e idoneidad de las diferentes herramientas diagnósticas en relación con las EPID.
- Establecer las diferencias entre los diversos tratamientos indicados para las EPID y conocer las indicaciones particulares de cada entidad que se engloban dentro de estas.
- Comprender las principales características generales, las herramientas diagnósticas y los principales tratamientos de la hipertensión pulmonar.
- Conocer las principales características generales, las herramientas diagnósticas y los principales tratamientos de las bronquiectasias.

ENFERMEDADES PULMONARES INTERSTICIALES DIFUSAS

A lo largo del capítulo se van a abordar diferentes patologías respiratorias crónicas.

Introducción

A continuación se abordarán las características principales de las diferentes entidades englobadas dentro del espectro de las EPID, y se analizarán de forma sucinta la etiología y características clínicas, radiológicas e histológicas de las mismas, además de los tratamientos indicados y su posible evolución.

Las EPID engloban un grupo de entidades con manifestaciones clínicas, radiológicas y funcionales respiratorias comunes, y en las que las principales alteraciones anatomo-patológicas afectan a estructuras alveolointersticiales.

En este contexto, en términos generales, las EPID implican una infiltración inflamatoria- fibrótica de las paredes alveolares, y producen una lesión en el endotelio capilar y en las células epiteliales alveolares. La proliferación fibroblástica y el exceso de depósito de colágeno, principal sello de identidad de las EPID, pueden deberse a una agresión directa de la superficie endotelial y capilar de los alvéolos, mediante una respuesta inflamatoria celular, o bien la consecuencia de un proceso de regeneración y reparación anómalo de estos tejidos.

 Las EPID incluyen muchas entidades capaces de lesionar el parénquima pulmonar, y producen enfermedades con características clínicas, radiológicas y fisiológicas similares.

Las EPID se describieron por primera vez en 1892, cuando Osler acuñó el término neumonía intersticial crónica o cirrosis del pulmón, que se caracterizaba por cambios fibróticos en este órgano. En 1969, Liebow y Carrington realizaron la primera clasificación de las neumonías intersticiales idiopáticas. En los años 2000, 2002 y 2013, la American Thoracic Society (ATS) y la European Respiratory Society (ERS) elaboraron tres consensos en los que se definieron y reclasificaron las características clinicopatológicas de las neumonías intersticiales idiopáticas.

Basándose en las guías citadas anteriormente, las EPID se clasifican en los siguientes grupos principales bien diferenciados (**Fig. 7-1**).

Neumonías intersticiales idiopáticas

Las neumonías intersticiales idiopáticas comprenden un grupo heterogéneo de EPID cuyo origen se desconoce, que afectan al espacio y al tejido intersticial, y que se clasifican en un mismo grupo, ya que presentan una serie de manifestaciones clinicopatológicas similares.

 La neumonías intersticiales idiopáticas más más prevalente es la fibrosis pulmonar idiopática (FPI), que tiene un patrón radiológico característico de neumonía intersticial usual (NIU) y un patrón histológico también característico de NIU.

El patrón radiológico característico de NIU consiste en una afectación de predominio subpleural y basal, asimétrica y difusa, con afectación en forma de panal de abeja, con o sin bronquiectasias de tracción y engrosamientos reticulares. El

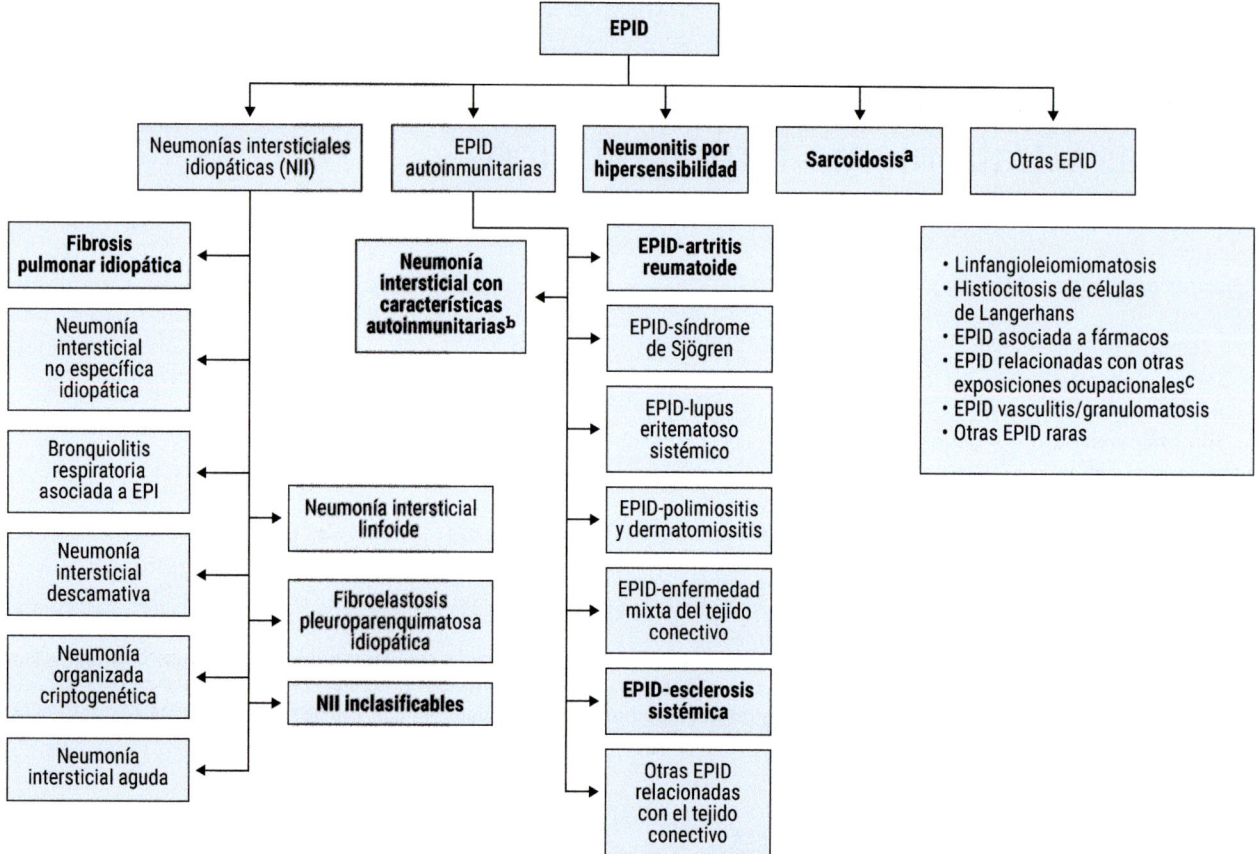

Figura 7-1. Tipos de enfermedad pulmonar intersticial (EPID) con mayor probabilidad de tener un fenotipo fibrosante progresivo (indicado en negrita).
NII: neumonías intersticiales idiopáticas.
[a]Solo sarcoidosis en estadio IV; [b]No es un diagnóstico clínico establecido; [c]Por ejemplo, asbestosis, silicosis.

patrón histológico típico de NIU consiste en una distorsión de la arquitectura con fibrosis densa, predominio de la fibrosis paraseptal o subpleural, focos fibroblásticos y ausencia de características que sugieran un diagnóstico alternativo. La FPI tiene una mayor prevalencia en personas mayores, y se caracteriza por disnea y deterioro de la función pulmonar progresivos, con un mal pronóstico a medio plazo. El diagnóstico se realiza a partir de la historia clínica, la tomografía computarizada (TC) de alta resolución (TCAR) y la biopsia pulmonar. En los casos en los que la TCAR presente un patrón definitivo de NIU y se hayan descartado todas las causas conocidas posibles que puedan originar una fibrosis pulmonar, el estudio histológico no sería necesario y se podría establecer el diagnóstico de FPI. Si existen dudas sobre la etiología de la fibrosis, se recomienda obtener una muestra de tejido pulmonar para confirmar el patrón histológico de NIU (siempre en ausencia de una causa conocida que pueda justificar la fibrosis pulmonar) y poder establecer así el diagnóstico de FPI.

De causa conocida o asociadas

A continuación, se van a desarrollar diferentes enfermedades pulmonares intersticiales ya sean de causa conocida o asociadas a otras enfermedades.

Neumonitis por hipersensibilidad

La neumonitis por hipersensibilidad, también conocida como alveolitis alérgica extrínseca, cursa con una desestructuración del parénquima pulmonar como resultado de una respuesta inflamatoria de causa inmunológica, secundaria a una inhalación repetida de un antígeno, generalmente de carácter orgánico, al que previamente el individuo se ha sensibilizado.

Un reconocimiento progresivo de la ubicuidad de esos antígenos en el ambiente y la mejora de las herramientas diagnósticas han permitido aumentar los diagnósticos de neumonitis por hipersensibilidad, tanto en el medio laboral como en el doméstico. La anatomía patológica se caracteriza normalmente por una alveolitis linfocítica y una neumonitis granulomatosa en el estudio histológico.

El diagnóstico depende de una importante sospecha diagnóstica inicial y una anamnesis exhaustiva que contemple todas las posibles exposiciones, junto con la integración de hallazgos inmunológicos, radiológicos y el estudio anatomopatológico de la biopsia pulmonar.

Las guías más recientes de la American Thoracic Society (ATS) recomiendan combinar todas las exploraciones complementarias citadas anteriormente y, a partir de los resultados, proponen un algoritmo que permite establecer el grado de confianza del diagnóstico establecido (definitivo, alta confianza, moderada confianza, escasa confianza, no descartado).

Sin embargo, es necesario considerar que todos estos hallazgos pueden ser inespecíficos y que, en ocasiones, pueden simular otras patologías. La neumonitis por hipersensibilidad es una enfermedad tratable y prevenible si se conoce el antígeno potencialmente patogénico, ya que evitar la causa es el tratamiento más efectivo en los estadios precoces de la enfermedad.

Neumoconiosis

La enciclopedia de salud y seguridad ocupacional de la Organización Internacional del Trabajo (ILO, International Labour Organization) define la neumoconiosis como la acumulación de polvo en el pulmón y la reacción del tejido a su presencia.

> ! Este subgrupo corresponde a las EPID que se producen de forma secundaria a la exposición de polvos inorgánicos, como la sílice, el amianto u otras sustancias de naturaleza similar.

El depósito pulmonar del polvo inorgánico depende del tamaño, la geometría y las propiedades aerodinámicas de las partículas.

> 💡 En función de la composición del polvo que se inhala, se van a producir distintos tipos de neumoconiosis: silicosis (sílice), silicatosis (silicatos), neumoconiosis de los trabajadores de carbón (por carbón), asbestosis (amianto) y neumoconiosis por polvo mixto (mezcla de polvo inorgánico).

Durante los últimos años, se han descrito nuevas formas de neumoconiosis, como las que se producen de forma secundaria al óxido de indio, que se emplea en la elaboración de productos tecnológicos (pantallas táctiles, pantallas de plasma, etc.), o a las nanopartículas (que se emplean para elaboración de nanotubos o nanocables). Una mención especial correspondería a las nuevas formas de exposición al sílice, como la que se produce en el contexto de la exposición a los nuevos conglomerados de cuarzo como el Silestone®, con un alto porcentaje de sílice.

El diagnóstico se establece, en la gran mayoría de los casos, a partir de la confirmación de la exposición a polvo inorgánico mediante la historia clínica y los hallazgos radiológicos obtenidos en la TCAR. Únicamente en los casos en los que existan dudas diagnósticas, se recomienda la obtención de tejido pulmonar para objetivar las partículas inorgánicas en la biopsia pulmonar. Este procedimiento se realiza en centros especializados.

Toxicidad farmacológica

Se trata de un grupo heterogéneo y amplio de reacciones adversas en forma de EPID, con un impacto orgánico variable, que abarca desde una afectación leve y asintomática hasta fibrosis progresivas de riesgo vital. Se han descrito más de 400 fármacos que pueden llegar a causar toxicidad en forma de EPID.

> ! La clínica, los hallazgos de laboratorio, las imágenes radiológicas y la histología son inespecíficos y variables. De hecho, un mismo fármaco puede dar lugar a diferentes expresiones de patrones radiológicos e histológicos.

El diagnóstico se establece descartando otras causas, principalmente infecciones y procesos tumorales, y por la sospecha clínica ante la relación temporal entre la administración del fármaco y el inicio de la sintomatología. En este sentido, la fibrobroncoscopia y los cultivos microbiológicos del lavado broncoalveolar desempeñan un papel muy importante.

Enfermedades autoinmunitarias sistémicas

Con relativa frecuencia, algunas enfermedades autoinmunitarias sistémicas se asocian a EPID, y estas últimas pueden implicar una morbilidad y mortalidad importantes.

> ! Las enfermedades autoinmunitarias sistémicas que con mayor frecuencia se asocian a EPID son la artritis reumatoide, la esclerodermia, el síndrome de Sjögren y el síndrome antisintetasa.

Habitualmente, suelen presentarse con patrones radiológicos de neumonía intersticial no específica o NIU, y un porcentaje no despreciable desarrolla un fenotipo de fibrosis pulmonar progresiva que puede conducir a una insuficiencia respiratoria.

El diagnóstico se establece a partir de la anamnesis, donde se debe prestar una atención especial a la presencia de signos de patología sistémica (síndrome de Raynaud, artritis, xerostomía, xeroftalmia, etc.), la positividad de los autoanticuerpos característicos de la entidad que se sospecha en la analítica sanguínea y la TCAR, que frecuentemente es compatible con un patrón de neumonía intersticial no específica.

Primarias o asociadas a otras enfermedades no bien definidas

Este grupo engloba a las EPID inusuales que no se clasifican en ninguno de los grupos anteriores, como la sarcoidosis, la linfangioleiomiomatosis, la histiocitosis de células de Langerhans o la proteinosis alveolar, entre otras.

Diagnóstico

No existe una prueba de referencia (estándar de oro) para el diagnóstico de las EPID, por lo que la aproximación diagnóstica se realiza basándose en tres pilares principales:

- El primer pilar consiste en la elaboración de una anamnesis minuciosa con un interrogatorio exhaustivo, con el objetivo de identificar posibles exposiciones ambientales/laborales, enfermedades autoinmunitarias sistémicas, fármacos y antecedentes familiares que puedan estar relacionados con la etiología la enfermedad. La anamnesis debe acompañarse de una analítica con determinación de una batería de autoanticuerpos, determinación de inmunoglobulinas G (IgG) frente a antígenos orgánicos y un eventual estudio genético, además de un estudio de la función pulmonar para determinar el impacto orgánico de los hallazgos.

Los hallazgos más frecuentes son un trastorno ventilatorio restrictivo y una alteración del intercambio gaseoso que consiste en una disminución de la prueba de difusión de monóxido de carbono (DLCO) e hipoxemia durante el ejercicio. Algunos pacientes suelen presentar excepcionalmente un trastorno ventilatorio obstructivo.

- El segundo pilar consiste en la realización de una TCAR de tórax, que permitirá reconocer los diversos patrones de EPID que se asocian a las diferentes entidades (patrón de neumonía intersticial usual, patrón de neumonía intersticial no específica, patrón compatible con neumonitis por hipersensibilidad, etc.).
- El tercer pilar consiste en la obtención del lavado broncoalveolar (LBA) y la biopsia pulmonar. En 1974, Reynolds y Newball describieron por primera vez la técnica del LBA. Al principio, esta técnica se desarrolló como un procedimiento para analizar las células inflamatorias e inmunológicas del tracto respiratorio inferior, tanto del pulmón normal como de varios tipos de patologías intersticiales.

 El estudio del perfil inflamatorio del LBA es una herramienta útil en el manejo diagnóstico de las EPID, y puede llegar ser diagnóstico *per se*.

Perfiles característicos de celularidad, así como características propias del material del LBA pueden en muchos pacientes orientar hacia un diagnóstico específico.

La presencia de un patrón linfocítico en el LBA es muy sugestivo de enfermedades granulomatosas: la constatación de una linfocitosis superior al 25 % es característica de neumonitis por hipersensibilidad y de sarcoidosis.

El hallazgo de neutrofilia (> 3 %) en el LBA en ausencia de infección, y acompañado o no de la presencia de cifras elevadas de eosinófilos, se encuentra en un 70-90 % de los casos de FPI, y en algunos estudios se ha relacionado este hallazgo con el grado de extensión de la fibrosis.

La presencia de una eosinofilia en el LBA con cifras de eosinófilos superiores al 25 % es muy sugestiva de neumonía eosinófila, aunque también se han descrito cifras de eosinófilos superiores al 1 % en la neumonitis por hipersensibilidad y otras EPID.

Se procede a la obtención de una muestra de tejido pulmonar, habitualmente mediante biopsia transbronquial o biopsia quirúrgica, en el caso de que las exploraciones anteriores no permitan establecer un diagnóstico definitivo. El método de referencia (estándar de oro) consiste en la integración de los hallazgos obtenidos en estos tres dominios en un comité multidisciplinar con la presencia

al menos de un clínico, un radiológico y un anatomopatólogo expertos en estas entidades (**Fig. 7-2**).

Biopsia transbronquial. Criobiopsia

Aprovechando la práctica de la fibrobroncoscopia para obtener el LBA, en muchos centros se realiza simultáneamente la biopsia transbronquial, si bien su rendimiento diagnóstico en las EPID es cuestionable.

 A lo largo de los últimos años, se ha introducido la técnica de la biopsia pulmonar a través de criosonda, consolidándose como una técnica fiable y de alto rendimiento diagnóstico en la patología intersticial.

En el año 2009, Babia *et al.* publicaron por primera vez la posible utilidad de la criobiopsia en el estudio de las enfermedades intersticiales, evidenciando que en un número significativo de casos, la información obtenida a partir de las muestras de criobiopsia era de utilidad en el establecimiento de un diagnóstico definitivo, hallazgos que posteriormente otros estudios han reproducido.

Biopsia pulmonar quirúrgica

La biopsia pulmonar quirúrgica solo debe indicarse como último recurso. La anamnesis, la exploración física y el resto de exploraciones complementarias previamente descritas no permiten establecer un diagnóstico de certeza. La biopsia pulmonar quirúrgica es un procedimiento invasivo y presenta una mortalidad del 3,6 % en los pacientes con patología intersticial pulmonar.

Tratamiento

El tratamiento de las EPID se establece según la naturaleza de la patología subyacente responsable de la inflamación y eventual fibrosis que tienen lugar en estas entidades. Si bien en las EPID de naturaleza inflamatoria la resolución completa es posible, en aquellas en las que predomina la naturaleza fibrótica la remisión suele ser muy infrecuente, y el objetivo principal en muchas de ellas es disminuir la carga de la enfermedad o frenar la progresión, y mejorar la calidad de vida.

 Es esencial evitar las exposiciones y los desencadenantes que puedan dar lugar a la progresión de la enfermedad.

De esta forma, en la neumonitis por hipersensibilidad es prioritario evitar los polvos orgánicos causantes, así como la exposición a polvos inorgánicos en la neumoconiosis o suspender el fármaco causante de la toxicidad en las EPID secundarias a fármacos. La decisión sobre el tratamiento farmacológico está supeditada a cada enfermedad de forma

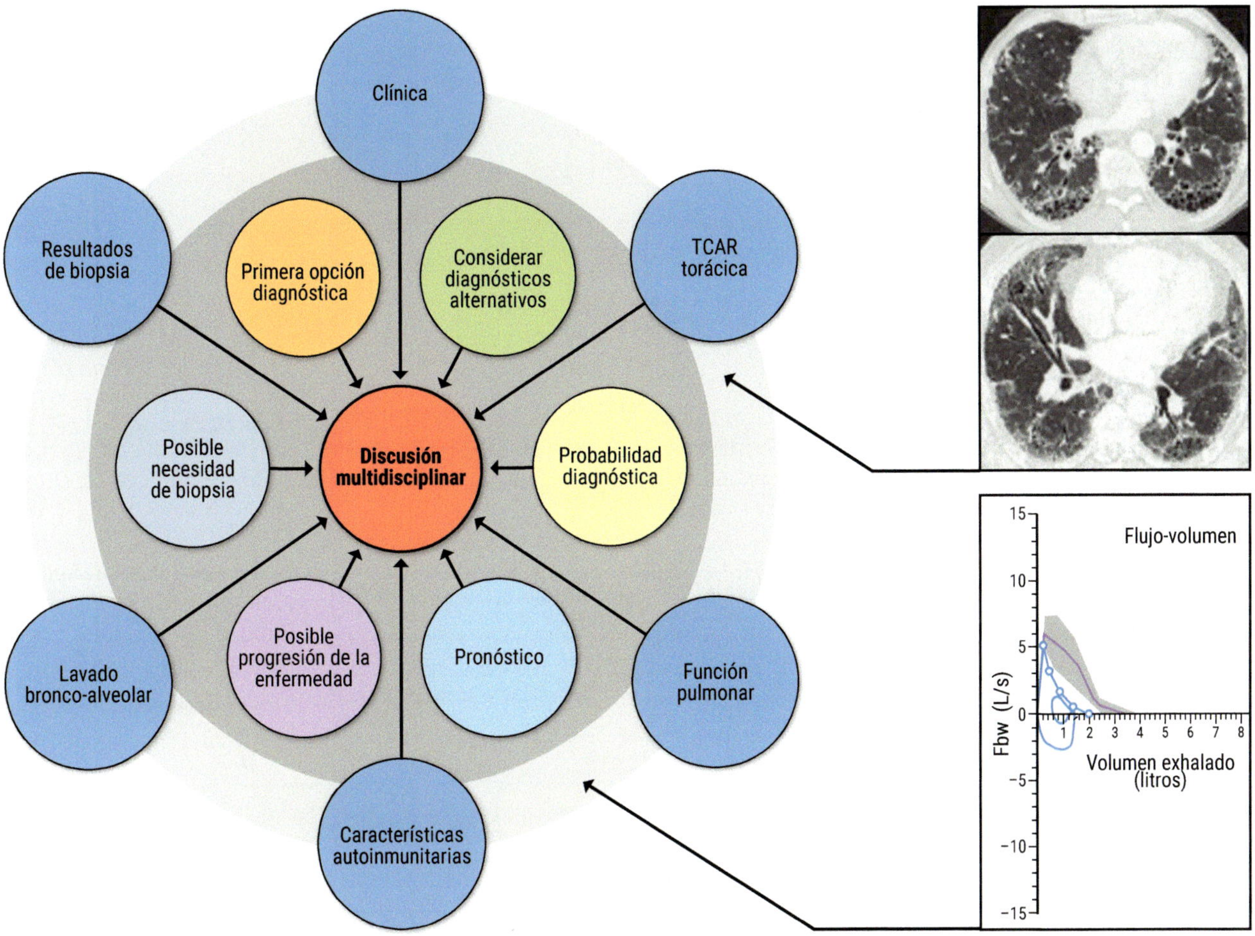

Figura 7-2. Algoritmo para el diagnóstico de fibrosis pulmonar. Un equipo multidisciplinar puede desempeñar un papel central en el diagnóstico y manejo de la enfermedad pulmonar intersticial (EPI). Los miembros del equipo, que incluye médicos, radiólogos, anatomopatólogos y otros proveedores de atención médica, analizan los resultados clave del enfoque de diagnóstico. Los participantes deben considerar todos los datos disponibles y proponer un diagnóstico de primera elección, evaluar la necesidad de biopsia y la confianza en el diagnóstico, y considerar posibles diagnósticos alternativos, el potencial de progresión de la enfermedad y el pronóstico. Sobre la base de esta exposición, se toma la decisión. Sin embargo, no todos en el mundo tienen el mismo acceso a un equipo multidisciplinar, e incluso cuando un equipo multidisciplinar está disponible, es posible que los recursos y el tiempo no permitan una discusión en equipo de todos los casos. Si un caso no puede abordarse por un equipo multidisciplinar, es importante que el médico tratante se dé cuenta de que se deben considerar muchos factores (los círculos más externos) antes de tomar decisiones diagnósticas o terapéuticas. Las tomografías computarizadas de alta resolución de la parte superior derecha muestran un patrón habitual de neumonía intersticial (arriba) y un patrón de neumonía intersticial no específica (abajo). El bucle de flujo-volumen muestra un patrón restrictivo típico (una disminución en la capacidad vital forzada [FVC]) que a menudo se observa en la fibrosis pulmonar. La línea negra representa un ciclo de flujo-volumen normal predicho para un paciente de edad, sexo, altura y raza similares, y la zona gris a su alrededor representa el intervalo de confianza del 95 %. La FVC se muestra en el eje horizontal como el volumen desde el origen hasta la intersección del bucle con ese eje.
TCAR: tomografías computarizadas de alta resolución.

individualizada (**Fig. 7-3**). De forma genérica, la fibrosis pulmonar idiopática es tributaria de tratamiento con antifibróticos como pirfenidona o nintedanib, mientras que el resto de patologías se tratan con corticoesteroides sistémicos e inmunosupresores.

> ! Sin embargo, recientemente se ha aprobado la indicación de los antifibróticos para las enfermedades intersticiales fibrosantes no FPI que presenten progresión clínica, radiológica y funcional a pesar de la primera línea de tratamiento.

El trasplante pulmonar puede ser una opción terapéutica válida en casos seleccionados.

 La rehabilitación cardiorrespiratoria puede tener un papel relevante en los pacientes con EPID para la mejoría de la capacidad funcional al esfuerzo y la disnea.

En las formas avanzadas de la enfermedad, se recomienda un abordaje multidisciplinar con una implicación activa de los equipos de cuidados paliativos.

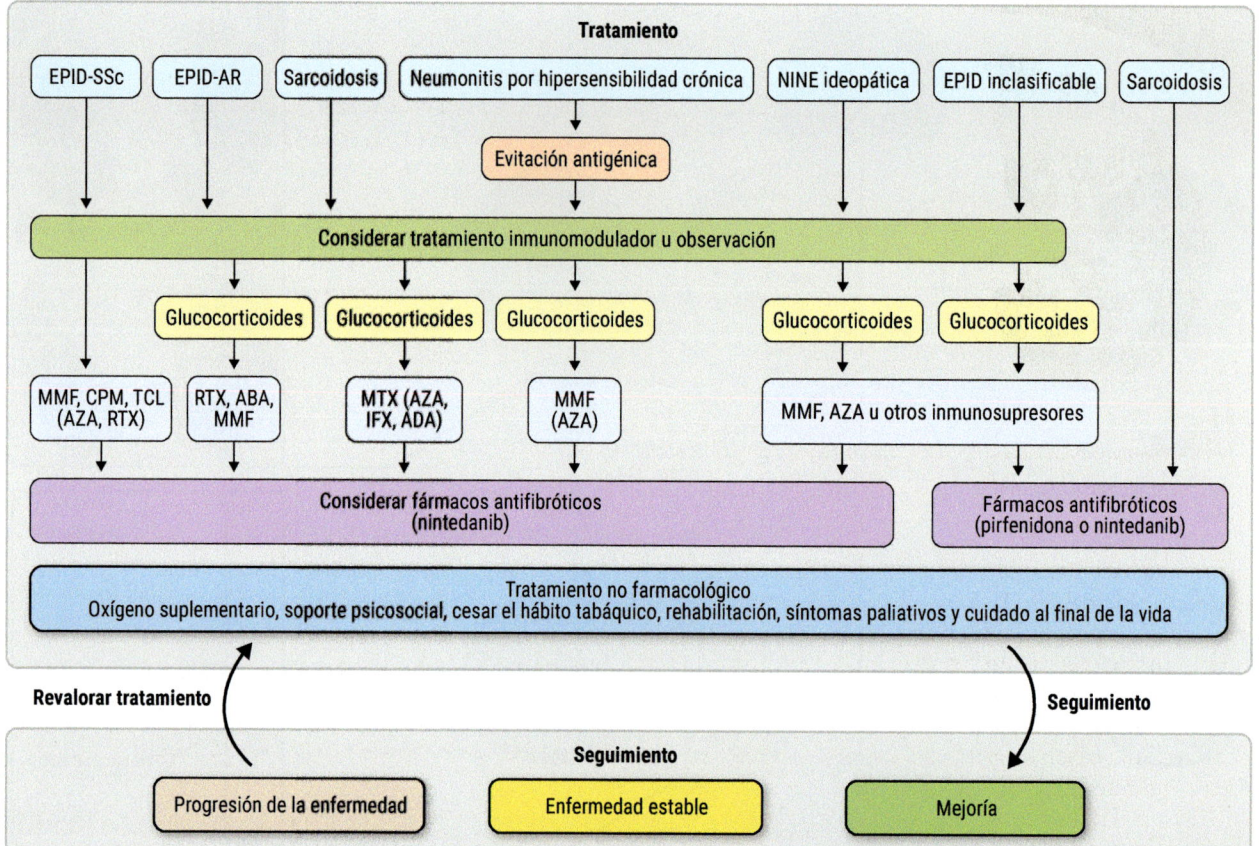

Figura 7-3. Algoritmo para el manejo de la fibrosis pulmonar. Una vez que se ha establecido un diagnóstico de enfermedad pulmonar intersticial fibrótica, la terapia de primera línea consiste en el tratamiento del trastorno subyacente, que a menudo es una terapia inmunomoduladora. Dependiendo de la afección subyacente, la terapia antifibrótica se considera en casos de progresión de la enfermedad a pesar de tratamiento de primera línea adecuado. La secuencia de medicamentos usados puede depender del paciente individual y de la entidad de la enfermedad. Se debe considerar el tratamiento no farmacológico durante todo el curso de la enfermedad. El seguimiento de la progresión de la enfermedad se basa principalmente en estudios seriados de pruebas de función pulmonar (con una progresión caracterizada por una disminución constante de la capacidad vital forzada, que a menudo se combinan con uno o más de los siguientes: medición de la capacidad de difusión del monóxido de carbono del pulmón, evaluación de los síntomas y capacidad de ejercicio, hallazgos de la tomografía computarizada (con un aumento en la extensión de la fibrosis que indica progresión), medición de la saturación de oxígeno durante el ejercicio y requerimientos de oxígeno suplementario. Las exacerbaciones agudas de la fibrosis pulmonar también representan una enfermedad progresiva. En pacientes con fibrosis pulmonar idiopática, se deben ofrecer agentes antifibróticos en el momento del diagnóstico. Si hay progresión de la enfermedad, se deben revisar las opciones de diagnóstico y tratamiento antes de agregar los tratamientos que se muestran en color púrpura.
ABA: abatacept; ADA: adalimumab; AR: artritis reumatoide; AZA: azatioprina; CPM: ciclofosfamida; IFX: infliximab; MMF: micofenolato de mofetilo; MTX: metotrexato; NINE: neumonía intersticial no específica; EPID: enfermedades pulmonares intersticiales difusas; RTX: rituximab; SSc: esclerosis sistémica; TCL: tocilizumab.

BRONQUIECTASIAS

En este apartado se aborda el concepto de las bronquiectasias de forma sucinta, ya que este tema se trata más específicamente en otro capítulo.

Definición

Las bronquiectasias se definen como una enfermedad bronquial inflamatoria crónica con dilatación irreversible de la luz bronquial que puede producirse por diferentes causas.

Estas dilataciones anómalas y permanentes de los bronquios cartilaginosos de tamaño mediano se producen como consecuencia de la destrucción de los componentes muscular y elástico de la pared bronquial, y pueden tener diversas morfologías (cilíndricas, varicosas y quísticas) (**Fig. 7-4**).

Etiología

La etiología de las bronquiectasias es muy diversa y en este sentido, el proceso fisiopatológico subyacente puede tener naturalezas variadas.

 Las infecciones son la causa más frecuente de bronquiectasias, en un rango que puede variar entre el 40 % y el 70 %, en función de las series publicadas.

En este grupo se englobarían diferentes agentes microbiológicos potencialmente causantes de bronquiectasias, como

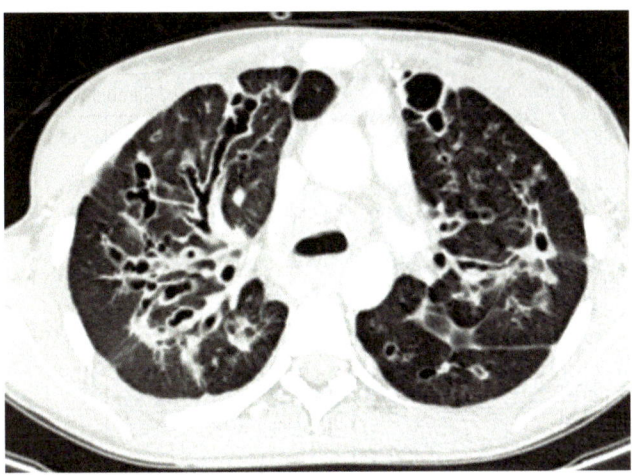

Figura 7-4. Imagen de bronquiectasias saculares y varicosas bilaterales.

la neumonía bacteriana, la neumonía vírica (influenza, virus respiratorio sincitial, etc.), las micobacterias oportunistas o la aspergilosis broncopulmonar alérgica. Otras posibles causas de bronquiectasias son los defectos congénitos de las vía aéreas (síndrome de Williams-Campbell, síndrome de Mounier-Kuhn, etc.), la aspiración de un cuerpo extraño, la aspiración e inhalación de gases nocivos o contenido gastrointestinal, enfermedades del tejido conectivo como la artritis reumatoide o el síndrome de Sjögren, las inmunodeficiencias primarias (inmunodeficiencia común variable o déficit de subclases de IgG, etc.) y secundarias (infección por el virus de la inmunodeficiencia humana, procesos neoformativos), el asma, la enfermedad pulmonar obstructiva crónica, la fibrosis quística, las enfermedades inflamatorias intestinales, los trastornos de motilidad ciliar, el déficit de α_1-antitripsina o el síndrome de uñas amarillas.

Diagnóstico

Los síntomas que con mayor frecuencia se asocian a las bronquiectasias son la tos y la expectoración (en más del 90 % de los pacientes), esta última con un aspecto que puede variar entre mucoide, mucopurulento o purulento. Los pacientes con bronquiectasias también suelen presentar disnea con gran frecuencia, con una intensidad que suele variar en función del deterioro del flujo espiratorio forzado en el primer segundo, la extensión de las bronquiectasias en la TC de tórax y el volumen del esputo. La hemoptisis y el dolor torácico también pueden formar parte de las manifestaciones clínicas habituales. En la exploración física suelen encontrarse crepitantes gruesos en la auscultación respiratoria y acropaquias.

El diagnóstico se realiza mediante una TCAR, que permitirá objetivar y tipificar las bronquiectasias. El cultivo de esputo puede ayudar a saber si el paciente está colonizado o infectado por algún microorganismo, y el estudio de la función pulmonar permitirá determinar el impacto funcional de esta entidad.

El término colonización bronquial hace referencia al aislamiento repetido (al menos en dos ocasiones) en cultivos de la vía aérea de patógenos, en muestras separadas entre sí

por un intervalo de 3 meses durante un período de 1 año, sin que se asocien síntomas respiratorios acompañantes. Sin embargo, el término infección bronquial crónica hace referencia a tres o más cultivos consecutivos positivos para un mismo microorganismo potencialmente patógeno en un período de al menos 6 meses, en muestras separadas entre sí por al menos 1 mes.

Otras exploraciones, como las inmunoglobulinas séricas, la determinación de IgE e IgG, el cribado de fibrosis quística (prueba del sudor), el estudio de dismotilidad ciliar, etc., pueden contribuir a determinar el origen de las bronquiectasias.

Tratamiento

El objetivo del tratamiento en los pacientes con bronquiectasias consiste en identificar y tratar la causa primaria, mantener y mejorar la función pulmonar, disminuir las exacerbaciones, y mejorar la calidad de vida y la sintomatología diaria.

 El manejo general de estos pacientes requiere un abordaje multidimensional, destacando el papel de la fisioterapia y las técnicas de respiración activa, el drenaje postural y la técnica de espiración forzada.

En cuanto al tratamiento farmacológico, los broncodilatadores y los corticoesteroides inhalados pueden desempeñar un papel en los pacientes con bronquiectasias y obstrucción e hiperrespuesta bronquial; si no existe hiperrespuesta bronquial, su uso es controvertido. Los mucolíticos y agentes hiperosmolares también pueden ayudar a fluidificar y drenar las secreciones. La antibioterapia tiene un papel muy relevante en el control de esta patología, tanto para el manejo de las exacerbaciones, y tendrá que guiarse, en la medida de los posible, por los aislamientos de los cultivos de esputo y el respectivo antibiograma, como para el control de la infección bronquial crónica o los intentos de erradicación de diversos agentes microbiológicos como *Pseudomonas aeruginosa*. Tanto la guía española para el manejo de las bronquiectasias como las guías europeas para el tratamiento de las bronquiectasias recomiendan pautas específicas para el tratamiento antibiótico dirigido en estos pacientes.

HIPERTENSIÓN PULMONAR

La hipertensión pulmonar se define como un aumento de la presión arterial pulmonar media ≥ 25 mmHg en reposo, calculada mediante cateterismo cardíaco derecho, y suele asociarse a insuficiencia ventricular derecha y muerte precoz. La clasificación clínica de la hipertensión pulmonar categoriza las diferentes entidades que pueden cursar con esta en cinco grupos principales: grupo I, que corresponde al grupo denominado «hipertensión arterial pulmonar o primaria» (Fig. 7-5); grupo II, asociada a enfermedad cardíaca izquierda; grupo III, asociada a patología respiratoria y/o hipoxemia; grupo IV, secundaria a enfermedad tromboembólica; y grupo V, miscelánea.

Grupo 1. HAP

1.1. Idiopática
    1.1.1 No respondedores a pruebas de vasorreactividad
    1.1.2 Respondedores agudos a pruebas de vasorreactividad
1. 2. Hereditaria[a]
1. 3. Asociada a drogas y toxinas[a]
1. 4. Asociada a:
    1.4.1. Enfermedad del tejido conectivo
    1.4.2. Infección por VIH
    1.4.3. Hipertensión portal
    1.4.4. Cardiopatías congénitas
    1.4.5. Esquistosomiasis
1.5. HAP con características de afectación venosa o capilar (EVOP/HCP)
1.6. HP persistente del neonato

Grupo 2. HP secundaria a cardiopatía izquierda

2.1. Insuficiencia cardíaca
    2.1.1. Con fracción de eyección conservada
    2.1.2. Con fracción de eyección media o ligeramente disminuida[b]
2.2. Valvulopatías
2.3. Entidades cardiovasculares congénitas o adquiridas que causan HP poscapilar

---

Grupo 3. HP secundaria a enfermedades pulmonares y/o hipoxia

3.1. Enfermedad pulmonar obstructiva o enfisema
3.2. Enfermedad pulmonar restrictiva
3.3. Enfermedad pulmonar con patrón mixto restrictivo y obstructivo
3.4. Síndromes de hipoventilación
3.5. Hipoxia sin enfermedad pulmonar (p. ej., gran altitud)
3.6. Enfermedades del desarrollo pulmonar

Grupo 4. HP asociada a obstrucciones arteriales pulmonares

4.1. HP tromboembólica crónica
4.2. Otras obstrucciones arteriales pulmonares[c]

Grupo 5. HP de mecanismo desconocido o multifactorial

5.1. Trastornos hematológicos[d]
5.2. Trastornos sistémicos[e]
5.3. Trastornos metabólicos[f]
5.4. Insuficiencia renal crónica con o sin hemodiálisis
5.5. Microangiopatía pulmonar trombótica tumoral
5.6. Mediastinitis fibrosante

Figura 7-5. Entidades correspondientes al grupo 1 de hipertensión arterial pulmonar. Adaptada de la Guía ESC 2022 sobre el diagnóstico y el tratamiento de la hipertensión pulmonar.
[a]Los pacientes con HAP hereditaria o HAP asociada a drogas y toxinas pueden ser respondedores agudos.
[b]Fracción de eyección del ventrículo izquierdo para la IC con fracción de eyección disminuida: ≤ 40 %; para la IC con fracción de eyección ligeramente disminuida: 41-49 %.
[c]Otras causas de obstrucción arterial pulmonar incluyen: sarcoma (grado alto o intermedio o angiosarcoma), otros tumores malignos (p. ej., carcinoma renal, carcinoma uterino, tumor testicular de células germinales), tumores benignos (p. ej., leiomioma uterino), arteritis sin enfermedad del tejido conectivo, estenosis arterial pulmonar congénita e hidatidosis.
[d]Incluye anemia hemolítica crónica heredada o adquirida, y trastornos mieloproliferativos crónicos.
[e]Incluye sarcoidosis, histiocitosis pulmonar de células de Langerhans y neurofibromatosis de tipo 1.
[f]Incluye enfermedades por depósito de glucógeno y la enfermedad de Gaucher.
EVOP: enfermedad venooclusiva pulmonar; HAP: hipertensión arterial pulmonar; HCP: hemangiomatosis capilar pulmonar; HP: hipertensión pulmonar; IC: insuficiencia cardíaca; VIH: virus de la inmunodeficiencia humana.

Los síntomas cardinales son la disnea de esfuerzo progresiva, la angina de pecho y el síncope de esfuerzo, que pueden producirse en un contexto de disfunción del ventrículo derecho.

> ! Ante la sospecha de presentar hipertensión pulmonar, la técnica de cribado por excelencia es la ecocardiografía, que permite estimar la presión arterial pulmonar sistólica.

La gammagrafía pulmonar de ventilación-perfusión es el método de elección como parte del estudio sistemático para descartar la hipertensión pulmonar tromboembólica crónica, y la TCAR facilita el diagnóstico de fibrosis y enfisema, y es imprescindible para descartar la enfermedad venooclusiva y la hemangiomatosis capilar pulmonar. La angio-TC es una técnica muy recomendable para objetivar la hipertensión pulmonar tromboembólica crónica cuando la gammagrafía muestra hallazgos compatibles. El cateterismo cardíaco derecho es imprescindible para realizar el diagnóstico de hipertensión pulmonar, para valorar la gravedad del deterioro hemodinámico y analizar la vasorreactividad de la circulación pulmonar (**Fig. 7-6**).

En la hipertensión pulmonar, la evaluación del riesgo se realiza en función de diferentes parámetros, como los signos de insuficiencia cardíaca derecha, la progresión de los síntomas, la presencia de síncope, la clase funcional, la concentración de propéptido natriurético cerebral o tipo B, la prueba de esfuerzo cardiopulmonar, y parámetros hemodinámicos y de imagen. Basándose en los valores presentados en estos dominios, se establece un riesgo bajo, intermedio o alto, y estos hallazgos ayudarán a establecer la estrategia terapéutica.

> Las medidas generales del tratamiento de la HP van dirigidas a la implementación de actividad física y rehabilitación supervisada, sin realizar ejercicio extenuante que cause dificultad física.

Otra medida consiste en la evitación del embarazo y en el control de la natalidad, puesto que se asocia a una mortalidad que puede oscilar entre el 30 y el 50 %. También debe facilitarse apoyo psicosocial, y hay que intentar prevenir las infecciones (respiratorias), que también se asocian a una morbimortalidad relevante. Asimismo, debe corregirse todo tipo de anemia, y se deben evitar algunos fármacos, como los inhibidores de la enzima conversora de angiotensina o los betabloqueantes. Además de estas medidas generales, los anticoagulantes orales, los diuréticos, los inotrópicos, los calcioantagonistas y la oxigenoterapia (cuando exista desaturación con el ejercicio o la saturación de oxígeno sea inferior al 90 % en reposo) forman parte del arsenal terapéutico del que los pacientes con hipertensión pulmonar pueden beneficiarse. Paralelamente, los fármacos específicos dirigidos al control de la patología engloban a los prostanoides, que ejer-

cen una vasodilatación potente en todos los lechos vasculares, los antagonistas de receptores de endotelina, que mejoran la capacidad de ejercicio, la clase funcional, la hemodinámica y las variables ecocardiográficas, y los inhibidores de la fosfodiesterasa tipo 5, que aumentan el monofosfato de guanosina cíclico (**Fig. 7-7**).

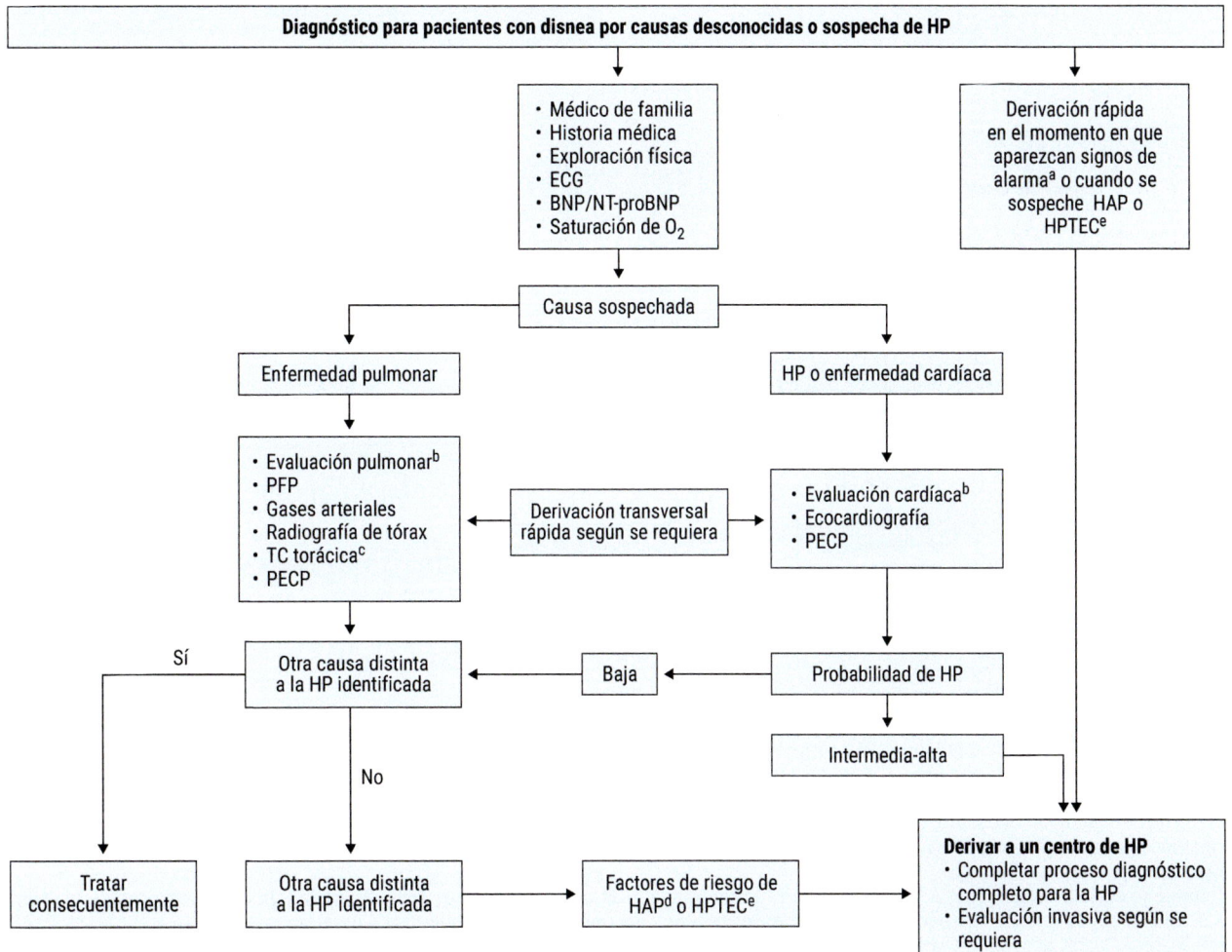

Figura 7-6. Algoritmo diagnóstico de pacientes con sospecha de HP. Adaptada de la Guía ESC 2022 sobre el diagnóstico y el tratamiento de la hipertensión pulmonar.
[a] Los signos de alarma son: progresión rápida de los síntomas, capacidad de ejercicio marcadamente reducida, presíncope o síncope con esfuerzo poco intenso, signos de insuficiencia cardíaca derecha.
[b] Evaluación pulmonar y cardíaca realizada por especialistas según la práctica del centro.
[c] Según indicación; TC pulmonar recomendada si hay sospecha de HP.
[d] Incluye enfermedad del tejido conectivo (especialmente esclerosis sistémica), hipertensión portal, infección por VIH y antecedentes familiares de HAP.
[e] Antecedente de embolia pulmonar, dispositivos intravasculares permanentes, enfermedades inflamatorias intestinales, trombocitemia esencial, esplenectomía, terapia de sustitución hormonal con dosis altas y enfermedad maligna.
BNP: péptido natriurético de tipo B; ECG: electrocardiograma; EP: embolia pulmonar; HAP: hipertensión arterial pulmonar; HP: hipertensión pulmonar; HPTEC: hipertensión pulmonar tromboembólica crónica; NT-proBNP: fracción N-terminal del propéptido natriurético tipo B; PECP: prueba de esfuerzo cardiopulmonar; PFP: pruebas de función pulmonar; TC: tomografía computarizada; VIH: virus de la inmunodeficiencia humana.

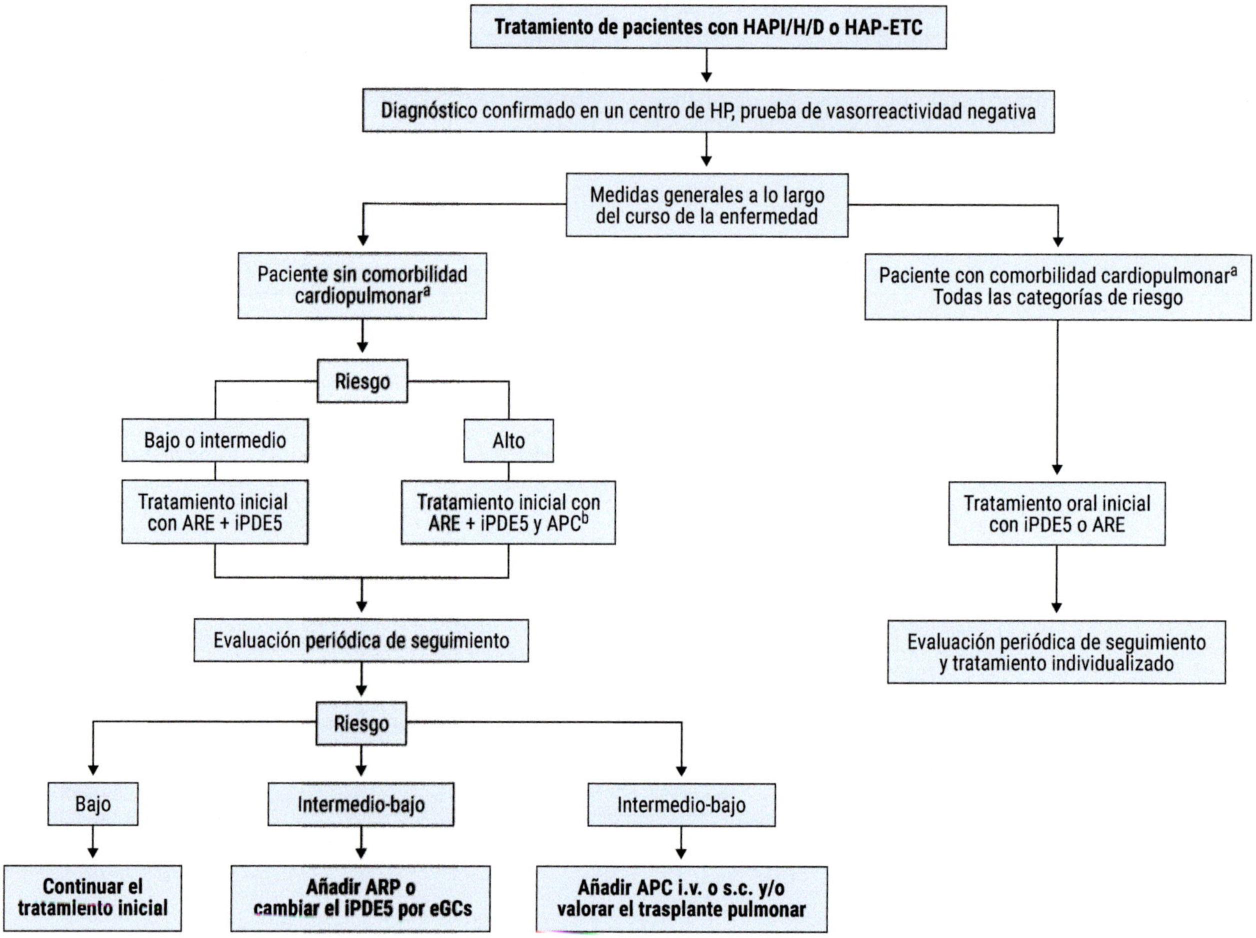

Tratamiento de pacientes con HAPI/H/D o HAP-ETC

↓

Diagnóstico confirmado en un centro de HP, prueba de vasorreactividad negativa

↓

Medidas generales a lo largo del curso de la enfermedad

Rama izquierda:

Paciente sin comorbilidad cardiopulmonar[a]

↓

Riesgo

- Bajo o intermedio → Tratamiento inicial con ARE + iPDE5
- Alto → Tratamiento inicial con ARE + iPDE5 y APC[b]

↓

Evaluación periódica de seguimiento

↓

Riesgo

- Bajo → Continuar el tratamiento inicial
- Intermedio-bajo → Añadir ARP o cambiar el iPDE5 por eGCs
- Intermedio-bajo → Añadir APC i.v. o s.c. y/o valorar el trasplante pulmonar

Rama derecha:

Paciente con comorbilidad cardiopulmonar[a] Todas las categorías de riesgo

↓

Tratamiento oral inicial con iPDE5 o ARE

↓

Evaluación periódica de seguimiento y tratamiento individualizado

Figura 7-7. Algoritmo de tratamiento basado en la evidencia para pacientes con hipertensión arterial pulmonar idiopática, hereditaria, asociada a drogas o a enfermedad del tejido conectivo.
Adaptado de Guía ESC 2022 sobre el diagnóstico y el tratamiento de la hipertensión pulmonar.
[a] Las comorbilidades cardiopulmonares son entidades asociadas a un riesgo aumentado de disfunción diastólica del ventrículo izquierdo, entre las que se incluyen obesidad, hipertensión, diabetes mellitus y enfermedad coronaria; las comorbilidades cardiopulmonares pueden incluir signos de enfermedad pulmonar parenquimatosa leve y a menudo se asocian a una DLCO baja (< 45 % del valor previsto).
[b] Epoprostenol i.v. o treprostinil i.v./s.c.
APC: análogo de la prostaciclina; ARE: antagonistas de los receptores de la endotelina; ARP: agonistas de los receptores de la prostaciclina; DLCO: capacidad de difusión pulmonar de monóxido de carbono; eGCs: estimuladores de guanilato ciclasa soluble; HAP-ETC: hipertensión arterial asociada a enfermedad del tejido conectivo; HAPI/H/D: hipertensión arterial pulmonar idiopática, hereditaria o asociada a drogas; HP: hipertensión pulmonar; i.v.: intravenoso; iPDE5: inhibidores de la fosfodiesterasa tipo 5; s.c.: subcutáneo.

PUNTOS CLAVE

- Las enfermedades intersticiales pulmonares difusas constituyen un grupo heterogéneo de enfermedades que afectan al espacio comprendido entre el endotelio capilar y el epitelio alveolar.
- No existe una técnica de referencia para su diagnóstico, y este se establece en el comité multidisciplinar basándose en diversas exploraciones complementarias (TC de tórax, histología) y la anamnesis.
- El tratamiento de las EPID se establece dependiendo de la causa que la origina.
- La primera línea de tratamiento de las EPID no FPI son los corticoesteroides sistémicos y los inmunosupresores.
- Las EPID no FPI que presentan un fenotipo progresivo a pesar de la primera línea de tratamiento se pueden beneficiar de tratamiento antifibrótico.

- Las bronquiectasias son una dilatación crónica y permanente de los bronquios.
- La principal causa de las bronquiectasias son las infecciones.
- La antibioterapia dirigida es el eje central del tratamiento farmacológico de los pacientes con bronquiectasias.
- La hipertensión pulmonar consiste en el aumento de la presión de la arteria pulmonar (≥ 25 mmHg en reposo) medida mediante cateterismo derecho.
- Se clasifica en cinco grupos (I-V) según la entidad que origina la HP.
- Mientras que el tratamiento de la hipertensión pulmonar de los grupos II-V se basa en tratar la etiología subyacente (cardiopatía izquierda, neumopatía, embolia pulmonar, etc.), la hipertensión pulmonar del grupo I (primaria) se trata con vasodilatadores.

BIBLIOGRAFÍA

Atis S, Tutluoglu B, Levent E, et al. The respiratory effects of occupational polypropylene flock exposure. Eur Respir J. 2005;2023];25(1):110-7.

Babiak A, Hetzel J, Krishna G, et al. Transbronchial cryobiopsy: a new tool for lung biopsies. Respiration, 2009;78(2):203-8.

Costabel U, Guzman J. Bronchoalveolar lavage in interstitial lung disease. Curr Opin Pulm Med. 2001;7(5):255-61.

Cottin V, Hirani NA, Hotchkin DL, Nambiar AM, Ogura T, Otaola M, et al. Presentation, diagnosis and clinical course of the spectrum of progressive-fibrosing interstitial lung diseases. Eur Respir Rev. 2018;27(150).

Cummings KJ, Nakano M, Omae K, Takeuchi K, Chonan T, Xiao Y, et al. Indium lung disease. Chest [Internet] 2012 [citado el 22 de junio de];141(6):1512-1521. Disponible en: https://pubmed.ncbi.nlm.nih.gov/22207675/

Escribano-Subias P, Blanco I, López-Meseguer M, et al. Survival in pulmonary hypertension in Spain: insights from the Spanish registry. Eur Respir J. 2012;40(3):596-603.

Flaherty KR, Wells AU, Cottin V, et al. Nintedanib in Progressive Fibrosing Interstitial Lung Diseases. N Engl J Med. 2019;381(18):1718-27.

Han Q, Luo Q, Xie JX, et al. Diagnostic yield and postoperative mortality associated with surgical lung biopsy for evaluation of interstitial lung diseases: A systematic review and meta-analysis. J Thorac Cardiovasc Surg. 2015;149(5):1394-401.e1.

Hines SE, Barker EA, Robinson M, et al. Cross-Sectional Study of Respiratory Symptoms, Spirometry, and Immunologic Sensitivity in Epoxy Resin Workers. Clin Transl Sci. 2015;8(6):722-8.

Hua JT, Cool CD, Green FHY. Pathology and Mineralogy of the Pneumoconioses. Semin Respir Crit Care Med. 2023;44(3):327-39.

Humbert M, Kovacs G, Hoeper MM, et al. 2022 ESC/ERS Guidelines for the diagnosis and treatment of pulmonary hypertension. Eur Respir J. 2023;61(1).

Joy GM, Arbiv OA, Wong CK, et al. Prevalence, imaging patterns and risk factors of interstitial lung disease in connective tissue disease: a systematic review and meta-analysis. Eur Respir Rev. 2023;32(167).

King TE, Bradford WZ, Castro-Bernardini S, et al. A phase 3 trial of pirfenidone in patients with idiopathic pulmonary fibrosis. New England Journal of Medicine. 2014;370(22):2083-92.

Kovacs G, Berghold A, Scheidl S, Olschewski H. Pulmonary arterial pressure during rest and exercise in healthy subjects: a systematic review. Eur Respir J. 2009;34(4):888-894.

Martínez-García MÁ, Máiz L, Olveira C, et al. Spanish Guidelines on the Evaluation and Diagnosis of Bronchiectasis in Adults. Arch Bronconeumol. 2018;54(2):79-87.

Meyer KC, Raghu G, Baughman RP, et al. An official American Thoracic Society clinical practice guideline: the clinical utility of bronchoalveolar lavage cellular analysis in interstitial lung disease. Am J Respir Crit Care Med. 2012;185(9):1004-14.

Morell F, Ojanguren I, Cruz MJ. Diagnosis of occupational hypersensitivity pneumonitis. Curr Opin Allergy Clin Immunol. 2019;19(2):105-10.

Morell F, Reyes L, Domenech G, de Gracia J, Majo J, Ferrer J. Diagnoses and Procedures in 500 Consecutive Patients with Clinical Suspicion of Interstitial Lung Disease. Arch Bronconeumol 2008;44:185-9.

Morell F, Villar A, Ojanguren I, Muñoz X, Cruz MJ. Hypersensitivity Pneumonitis: Challenges in Diagnosis and Management, Avoiding Surgical Lung Biopsy. Semin Respir Crit Care Med. 2016;37(3):395-405.

Pasteur MC, Bilton D, Hill AT. British Thoracic Society guideline for non-CF bronchiectasis. Thorax. 2010;65 Suppl 1(Suppl. 1).

Polverino E, Goeminne PC, McDonnell MJ, et al. European Respiratory Society guidelines for the management of adult bronchiectasis. Eur Respir J. 2017;50(3).

Raghu G, Remy-Jardin M, Ryerson CJ, et al. Diagnosis of Hypersensitivity Pneumonitis in Adults. An Official ATS/JRS/ALAT Clinical Practice Guideline. Am J Respir Crit Care Med. 2020;202(3):e36-69.

Reynolds HY, Fulmer JD, Kazmierowski JA, Roberts WC, Frank MM, Crystal RG. Analysis of cellular and protein content of broncho-alveolar lavage fluid from patients with idiopathic pulmonary fibrosis and chronic hypersensitivity pneumonitis. J Clin Invest. 1977;59(1):165-75.

Richeldi L, Bois RM Du, Raghu G, et al. Efficacy and safety of nintedanib in idiopathic pulmonary fibrosis. New England Journal of Medicine. 2014;370(22):2071-82.

Spagnolo P, Bonniaud P, Rossi G, Sverzellati N, Cottin V. Drug-induced interstitial lung disease. Eur Respir J. 2022;60(4).

Travis WD, King TE, Bateman ED. American Thoracic Society/European Respiratory Society International Multidisciplinary Consensus Classification of the Idiopathic Interstitial Pneumonias. This joint statement of the American Thoracic Society (ATS), and the European Respiratory Society (ERS) was adopted by the ATS board of directors, June 2001 and by the ERS Executive Committee, June 2001. Am J Respir Crit Care Med. 2002;165(2):277-304.

Travis WD, Costabel U, Hansell DM, et al. An official American Thoracic Society/European Respiratory Society statement: Update of the international multidisciplinary classification of the idiopathic interstitial pneumonias. Am J Respir Crit Care Med. 2013;188(6):733-48.

Vasakova M, Morell F, Walsh S, Leslie K, Raghu G. Hypersensitivity pneumonitis: Perspectives in diagnosis and management. Am J Respir Crit Care Med. 2017;196(6):680-9.

Wijsenbeek M, Cottin V. Spectrum of Fibrotic Lung Diseases. N Engl J Med. 2020;383(10):958-68.

Wolsk E, Bakkestrøm R, Thomsen JH, et al. The Influence of Age on Hemodynamic Parameters During Rest and Exercise in Healthy Individuals. JACC Heart Fail. 2017;5(5):337-46.

Tratamiento no farmacológico en enfermedades respiratorias crónicas

8

I. Sayago Reza

OBJETIVOS

- Conocer el tratamiento no farmacológico de las enfermedades respiratorias crónicas.
- Identificar los factores desencadenantes y agravantes que las provocan.
- Ampliar el conocimiento sobre las distintas formas de terapias sustitutivas para abandonar el consumo de alcohol y bebidas alcohólicas.
- Reflexionar sobre la elección del mejor tratamiento no farmacológico para los pacientes de forma individualizada.
- Instruir sobre las distintas terapias de vacunación, dietas, terapias domiciliarias al paciente y a su entorno.

INTRODUCCIÓN

Ya en 2017, la *Guía española de la enfermedad pulmonar obstructiva crónica* (GesEPOC) define la enfermedad pulmonar obstructiva crónica (EPOC) como «una enfermedad respiratoria caracterizada por síntomas persistentes y una limitación crónica al flujo aéreo, causada principalmente por el tabaco».

El tratamiento farmacológico en los pacientes con EPOC ha avanzado en estos últimos años, debido a la aparición de nuevos fármacos y dispositivos de inhalación con más seguridad y mayor eficacia.

Este tratamiento farmacológico debe ir asociado a un tratamiento no farmacológico, al que, sin embargo, no se le da la importancia que tiene, o incluso ni se menciona.

Además, la GesEPOC, incide en la importancia del tratamiento integral, incluyendo el no farmacológico, donde la rehabilitación pulmonar se considera un componente esencial en los servicios de atención integrada.

 Un servicio de atención integrada es el conjunto articulado de acciones estandarizadas dirigidas a cubrir las necesidades de salud del paciente, considerando el entorno y las circunstancias.

Plantea objetivos de salud en el marco de un plan global para el paciente, no necesariamente circunscrito a una enfermedad específica. Se basa en el diseño de procesos, y tiene un carácter longitudinal con duración específica para cada servicio.

Los aspectos que se van a desarrollar en este capítulo corresponden al tratamiento no farmacológico de las enfermedades respiratorias crónicas, principalmente la EPOC.

Estos componentes son: abandono del tabaco, evitar bebidas alcohólicas, evitar factores irritantes y desencadenantes, vacunación, actividad física (los diferentes métodos de evalua-

ción y las distintas modalidades para fomentar la actividad física, se detallan en el **capítulo 16**), mantener el peso adecuado (v. **Cap. 23**), terapias respiratorias domiciliarias (v. **Cap. 5**), cirugía (la rehabilitación respiratoria preoperatoria y posoperatoria en todas estas intervenciones se detalla en los **capítulos 32** y **33**).

ABANDONO DEL TABACO

Es una de las medidas más importantes, teniendo en cuenta la alta prevalencia del tabaco y las consecuencias nocivas del mismo.

Prevalencia

La Organización Mundial de la Salud (OMS) señala que el tabaco produce un 50 % de las muertes en personas que lo consumen, es decir, que más de 8 millones de defunciones se deben al consumo directo del tabaco:

- 90 % de muertes por cáncer de pulmón.
- 80 % de muertes por EPOC.
- 30 % de muertes por enfermedades coronarias y cerebrovasculares.

A partir de los 30 años, por cada año que un fumador no deja de fumar, pierde 3 meses de esperanza de vida. Se estima que los fumadores viven 10 años menos que los no fumadores, y que la mitad perderán 20 años de vida sana antes de morir por una enfermedad relacionada con el tabaco.

En el año 2021, el 22,3 % de la población mundial consumía tabaco, concretamente el 36,7 % de hombres y el 7,8 %

de mujeres a nivel mundial. Este consumo aumenta cuanto menor es el nivel económico del país (Tabla 8-1).

Tabaco y enfermedades que provoca

La American Cancer Society ha analizado los cigarrillos, los cigarros (puros) y el tabaco de pipa, y ha mostrado que, además de hojas secas del tabaco, hay otras sustancias que se añaden para dar sabor y para hacer más agradable el hecho de fumar.

El humo del tabaco contiene muchas sustancias químicas, entre las que se sabe que al menos un 10 % causan cáncer, por lo que se denominan productos químicos carcinógenos. Algunos de ellos son: nicotina, ácido cianhídrico, aldehído fór-

mico, plomo, arsénico, amoníaco, uranio, benceno, monóxido de carbono, nitrosaminas específicas del tabaco, hidrocarburos aromáticos policíclicos (Fig. 8-1).

Beneficios de dejar de fumar:

• De 24 a 72 horas: mejora la capacidad de percibir olores y sabores. Disminuye la frecuencia cardíaca. Disminuye la concentración de monóxido de carbono. De 3 a 9 meses: mejoran la tos, la ronquera y la disnea. La función pulmonar mejora más de un 10 %. En 1 año: el riesgo de cardiopatía coronaria se reduce a la mitad frente al de quienes continúan fumando. En 10 años: el riesgo de cáncer de pulmón se reduce a la mitad frente al de quienes continúan fumando. El riesgo de enfermedad cardiovascular es similar al de quienes nunca han fumado. En 15 años: el riesgo de ictus es similar al de cualquier persona que nunca haya fumado.

Estas sustancias no solo producen cáncer, sino que también son responsables de más de 50 enfermedades, entre las que destacan: bronquitis crónica, enfisema pulmonar, cáncer de pulmón, hipertensión arterial, enfermedad coronaria (angina o infarto de miocardio), accidentes cerebrovasculares (trombosis, hemorragias), úlcera gastrointestinal, gastritis crónica.

Tabla 8-1. Prevalencia de usuarios de tabaco sobre la población según la Organización Mundial de la Salud (OMS) en 2021	
Países	**Prevalencia**
Nauru	52,3 % (mayor prevalencia)
España	24,5 %
Ghana	3,3 % (menor prevalencia)

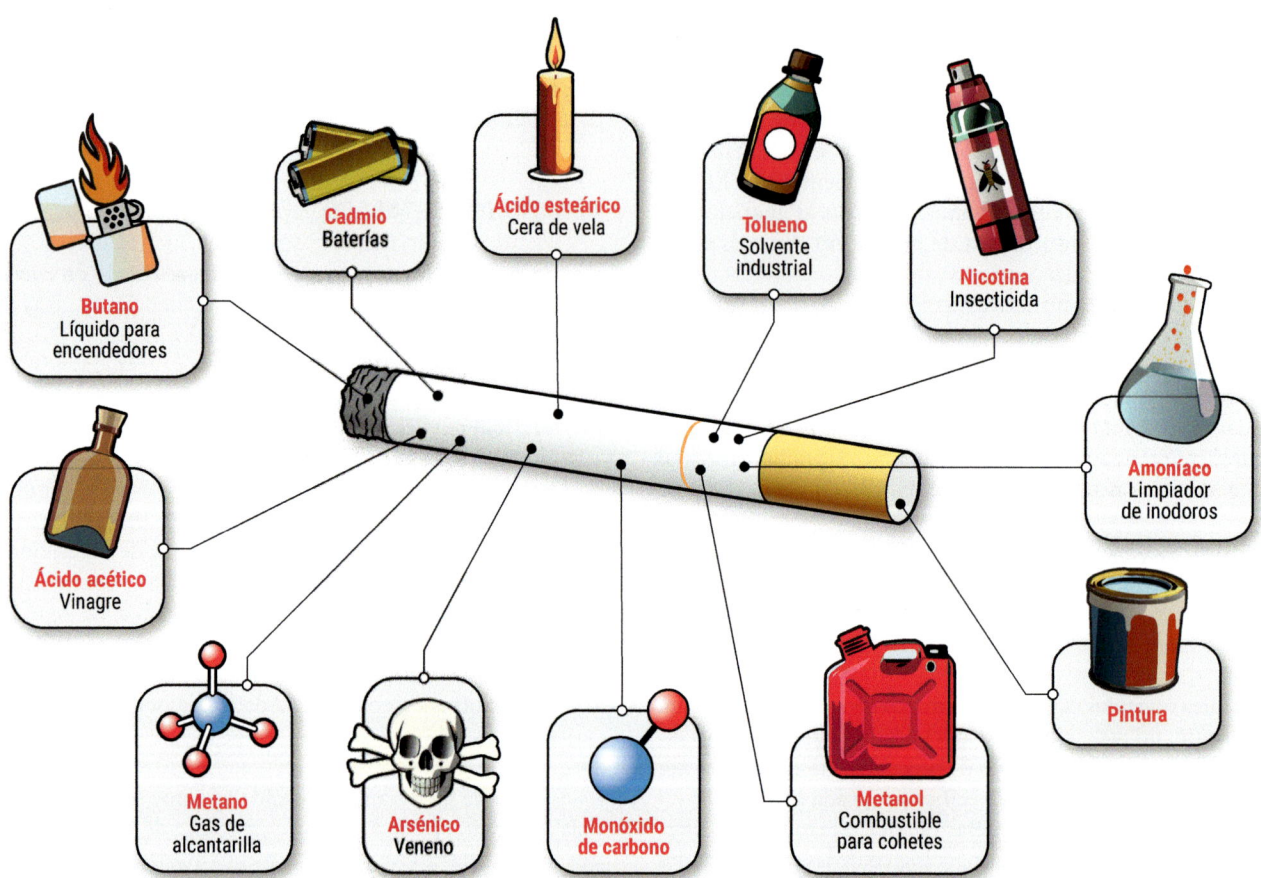

Figura 8-1. Esquema de las sustancias que contiene un cigarrillo.
Adaptada de: Ficha 1: https://www.euskadi.eus/contenidos/informacion/clases_sin_humo_17/es_def/adjuntos/kerik-gabeko-gazteak/materiales/Ficha-1-tabaco-composicion.pdf

Además, hay que tener en cuenta que el tabaquismo es una enfermedad crónica, adictiva y recidivante:

- Es una enfermedad y no una opción personal: la mayoría de los fumadores desea abandonar el tabaco cuando es consciente de sus efectos nocivos.
- Dura más de 3-6 meses, por lo que es una enfermedad crónica.
- La mayoría de los fumadores no consiguen dejarlo sin ayuda, debido a sus efectos adictivos (nicotina).
- Es recidivante: la mayoría de los fumadores intenta dejar de fumar una media de dos veces antes de conseguirlo de manera definitiva.

Tratamiento para dejar de fumar

A continuación, se va desarrollar el manejo que se debería seguir en los fumadores que quieren dejar de fumar y los diferentes tratamientos que existen para abandonarlo.

Diagnóstico

Antes de iniciar un tratamiento, se debe realizar un diagnóstico adecuado del tabaquismo, y por ello es necesario identificar la fase de abandono según el modelo de Prochaska y DiClemente (Fig. 8-2; Tabla 8-2):

- Historia clínica general: anamnesis, antecedentes personales (alergias medicamentosas, enfermedades previas, intervenciones quirúrgicas, tratamientos, antecedentes familiares, etc.).
- Historial de tabaquismo: edad y causa de inicio, tiempo que transcurre hasta llegar a ser un fumador habitual.
- Grado de tabaquismo, que se mide por:
  - Consumo diario: número de cigarrillos/día.
  - Consumo acumulado: número de paquetes-año. Paquetes/año = Nº de paquetes (20 cigarrillos)/día × Años de fumador.
- Tipo de tabaco: manufacturado o tabaco de liar, concentración de nicotina.
- Características del fumador: tiempo que transcurre entre

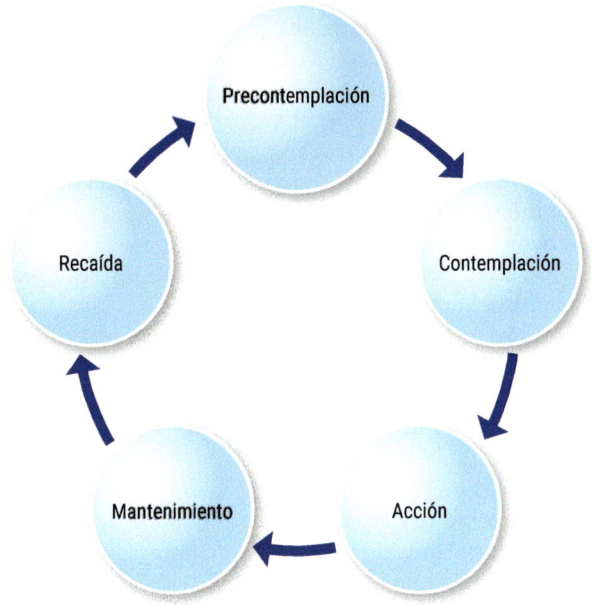

Figura 8-2. Fases de abandono.

un cigarrillo y el otro, número de caladas por cigarrillo, tener encendidos varios cigarrillos, patrón de consumo.
- Estudio de intentos previos de abandono: número de intentos y duración sin fumar en cada intento. Tiempo transcurrido sin fumar en el último intento: solo se considerarán los intentos de abandono en los que el fumador se mantuvo sin fumar por lo menos durante 24 horas.
- Cuestionarios necesarios para un diagnóstico adecuado del tabaquismo. Se pueden citar, entre otros:
  - Motivación: escala analógica, test de Richmond.
  - Dependencia física: test de Fagerström.
  - Test de análisis de la dependencia psicosocial y conductual: test de Glover Nilson.
- Exploraciones complementarias: espirometría, difusión, electrocardiograma, cooximetría, determinación de cotinina.

De forma más práctica, se podrían utilizar estos tres parámetros para valorar el grado de tabaquismo (Tabla 8-3):

Tratamiento no farmacológico

Las medidas de tratamiento no farmacológico son las siguientes:

Tabla 8-2. Fases de abandono

Fase de precontemplación	No hay conciencia del problema, no busca ayuda y no se plantea ningún tipo de actuación
Fase de contemplación	Tiene conciencia del problema, está abierto a recibir información y se plantea una actuación futura (máximo de 6 meses)
Fase de preparación	Busca ayuda y se propone dejar de fumar eligiendo el día D
Fase de acción	Ha dejado de fumar, con el riesgo de recaídas en los primeros 6 meses
Fase de mantenimiento	Sigue sin fumar a partir de los 6 meses

Tabla 8-3. Valoración del grado de tabaquismo

Grado de tabaquismo	Paquetes/año	CO (ppm)	Cotinina (ng/mL)
Leve	< 5	< 15	< 100
Moderado	5-15	15-20	100-150
Severo	16-25	21-30	151-250

CO: monóxido de carbono; ppm: partes por millón.

- Intervención mínima: dependiendo de la fase de abandono que se encuentre un fumador, la intervención que se realizará será diferente. En cualquier caso, se debe realizar una intervención mínima por cualquier profesional sanitario que tenga contacto con el fumador, siguiendo el conocido esquema de las cinco aes (5A):
  - **A**veriguar: identificar a los fumadores y documentar su historia de tabaquismo.
  - **A**consejar: se recomienda un consejo breve, firme, personalizado y oportunista en cuanto al motivo de la consulta del fumador.
  - **A**preciar: la disposición para dejar de fumar. Algunas guías proponen adelantar este paso al consejo para adaptar el mismo en función de la motivación del fumador. La actitud a seguir en los siguientes pasos dependerá de este.
  - **A**yudar: preparar un plan de tratamiento individualizado con información sobre el proceso de abandono y ofrecer tratamiento conductual y/o farmacológico adaptado a cada fumador.
  - **A**cordar: planificar el seguimiento.
- Apoyo psicológico individual y/o grupal: estas intervenciones psicológicas pueden tener distintas estructuras, en función de la disponibilidad de recursos y el nivel asistencial. Hay que señalar que no hay diferencias en cuanto a la eficacia entre las terapias individuales y grupales. También se pueden utilizar las intervenciones telefónicas y en Internet.

La eficacia se correlaciona con la intensidad de las intervenciones, y se distinguen terapias de baja intensidad (menos de cuatro sesiones con duración inferior a 10 minutos) y alta intensidad (por lo menos cuatro sesiones con duración superior a 10 minutos).

Otro aspecto primordial es tener en cuenta la prevención de las recaídas en los fumadores que han abandonado el consumo recientemente.

También se pueden utilizar otros métodos como la hipnosis y acupuntura, que se detallan en el **capítulo 35**.

Tratamiento farmacológico

La nicotina es una de las sustancias psicoactivas más adictivas que existen. Se une al receptor nicotínico de la acetilcolina. Se conocen 17 subunidades distintas del receptor de acetilcolina; las subunidades $\alpha 4\beta 2$, $\alpha 3\beta 4$ y $\alpha 7$ se localizan principalmente en el sistema nervioso central (**Fig. 8-3**). Los efectos adictivos de la nicotina se deben a su unión a la subunidad $\alpha 4\beta 2$.

La activación de los RnAch$\alpha 4\beta 2$ aumenta la liberación de dopamina en el núcleo *accumbens*, el área tegmental ventral y la corteza prefrontal:

- Los niveles altos de dopamina se asocian a los efectos de recompensa positiva y adicción.
- Los niveles bajos (al dejar de fumar) se asocian al síndrome de abstinencia.

Los tratamientos farmacológicos que tratan esa adición son:

- Terapia sustitutiva con nicotina: es el primer tratamiento aprobado para el abandono del tabaco. El objetivo de este tratamiento es suministrar nicotina en dosis decrecientes, pero suficientes para combatir el síndrome de abstinencia, sin crear dependencia. Es una terapia que suele tolerarse bien y segura. Puede ser (**Tabla 8-4**):
  - De acción prolongada: parches de 16 o 24 horas.
  - De acción rápida y corta: chicles, comprimidos, *sprays*.
  La terapia sustitutiva con nicotina puede utilizarse como forma única o combinada, pero es más eficaz la terapia combinada.
  Las dosis, que se describen a continuación, dependen del grado de dependencia, del número de paquetes/año y de la tasa de monóxido de carbono (si se dispone).

> ! Deberá elegir un día para dejar de fumar (día D) y hasta entonces irá disminuyendo el consumo.
> También hay que prevenir al paciente de los síntomas que puede presentar por sobredosis de nicotina: dolor de cabeza, náuseas y vómitos, dolor en el abdomen, diarrea, agitación, nerviosismo, palpitaciones aceleradas o irregulares, sudor frío, piel y boca pálida, debilidad, temblores, confusión, problemas con la visión y la audición, debilidad, hipertensión arterial (HTA), mareos o desfallecimiento debido a baja presión arterial, convulsiones. En estos casos, dependiendo de la gravedad, deberá reducir o suspender la terapia.

- **Bupropión:** es el primer fármaco no nicotínico aprobado para el abandono tabáquico. Es un antidepresivo atípico que actúa como inhibidor de la recaptación de dopamina y noradrenalina, con un papel antagonista no competitivo del receptor de nicotina, mejorando los síntomas del síndrome de abstinencia.
  Se presenta en comprimidos de 150 mg. La dosis se muestra en la **tabla 8-5**).
  Aunque sigue considerándose un fármaco de primera línea, su utilización es limitada por el riesgo de interacciones con múltiples fármacos, por su metabolismo hepático y por sus efectos secundarios en un grupo de pacientes.
- **Vareniclina:** ha sido el primer fármaco diseñado específicamente para el tratamiento del tabaco. Es un agonista parcial de los receptores nicotínicos $\alpha 4\beta 2$. Por su acción agonista, produce estimulación de los receptores, con lo

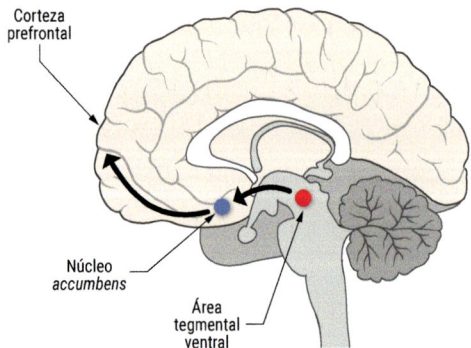

Figura 8-3. Receptores nicotínicos.

Tabla 8-4. Dispositivos de terapia sustitutiva con nicotina

Dependencia	Parches 24 h	Parches 16 h	
< 5 paquetes/año Primer cigarrillo > 30 min < 15 ppm CO	21 mg/6 semanas	15 mg/6 semanas	
	14 mg/2 semanas	10 mg/2 semanas	
	7 mg/1 semana	5 mg/1 semana	
> 5 paquetes/año Primer cigarrillo < 30 minutos > 15 ppm CO	21 mg/8 semanas	10 mg/2 semanas	
	14 mg/2 semanas	5 mg/1 semana	

Dependencia	Chicles	Comprimidos	Espray bucal
< 20 cigarrillos/día Primer cigarrillo > 30 minutos	2 mg/1-2 h 8-10 semanas	1 mg/1-2 h 8-10 semanas	1-2 inhalaciones/cigarrillo Semana 1-6
> 20 cigarrillos/día Primer cigarrillo < 30 minutos	4 mg/1-2 h 12 semanas Hasta 6-12 meses	2 mg/1-2 h 12 semanas Hasta 6-12 meses	Reducir el 50 % Semana 7-9 Reducir hasta 4 inhalaciones Semana 12

CO: monóxido de carbono; ppm: partes por millón.

Tabla 8-5. Dosis de bupropión

Fármaco	Semana previa al día D	Día D hasta semana 12
Bupropión	1 comprimido 150 mg/día en ayunas	2 comprimido 150 mg/día 8 h entre tomas

Tabla 8-6. Dosis de vareniclina

Fármaco	Semana previa al día D	Parches 24 h	Día D hasta semana 12
Vareniclina	**Día 1-3**	**Día 6-7**	2 comprimido 1 mg/día 8 h entre tomas
	1 comprimido 0,5 mg/día por la mañana	2 comprimido 0,5 mg/día 8 h entre tomas	

que mejora el síndrome de abstinencia. Por otra parte, su papel antagonista produce un bloqueo del receptor, disminuyendo la recompensa asociada al consumo de nicotina. Se presenta en comprimidos de 0,5 mg y 1 mg. La dosis se muestra en la **tabla 8-6**. Precisa reducción de la dosis en caso de insuficiencia renal grave. Sus efectos secundarios son leves.

- **Citisina:** es el último fármaco diseñado específicamente para el tratamiento del tabaquismo. Es un alcaloide vegetal (de las semillas de los árboles del género *Cytisus*

laburnum) con una estructura química similar a la de la nicotina. Es un agonista parcial de los receptores de acetilcolina de tipo nicotínico del sistema dopaminérgico mesolímbico, y aumenta moderadamente el nivel de dopamina en el cerebro, por lo que alivia los síntomas centrales de abstinencia de nicotina y disminuye los efectos positivos adictivos.

La presentación es de 1,5 mg cada comprimido. El paciente debe dejar de fumar como máximo al 5º comprimido. La dosis se muestra en la **tabla 8-7**. Precisa reducción de

Tabla 8-7. Dosis de vareniclina

Días de tratamiento	Dosis recomendada	Dosis diaria máxima
Del 1er al 3er día	1 comprimido cada 2 h	6 comprimidos
Del 4º al 12º día	1 comprimido cada 2,5 h	5 comprimidos
Del 13º al 16º día	1 comprimido cada 3 h	4 comprimidos
Del 16º al 20º día	1 comprimido cada 5 h	3 comprimidos
Del 21º al 25º día	1-2 comprimido al día	Hasta 2 comprimidos

la dosis en caso de insuficiencia renal grave. Sus efectos secundarios son leves.

Existen otras formas para disminuir el consumo de tabaco, que no son eficaces:

- Estrategias de la industria tabaquera para reducir el contenido de componentes del tabaco: reducen la concentración de alquitrán y nicotina, entre otros, a través de la incorporación de filtros a los cigarrillos (con o sin agujeros laterales). Solo altera el tipo de cáncer de pulmón, de carcinoma escamoso a adenocarcinoma, y no reduce las otras enfermedades respiratorias ni cardiovasculares. Por otro lado, la ventilación de los filtros obliga al fumador a inhalar más profundamente y, por tanto, más cantidad de humo, para mantener su tasa de nicotina, con las consecuencias que ello conlleva.
- Disminución del número de cigarrillos: el fumador reduce la cantidad de cigarrillos, pero como en el caso anterior, para mantener la misma tasa de nicotina, da más caladas y más profundas.
- Cigarrillos con menos alquitrán, cigarrillos *light*: la mayor parte de la reducción en la producción de alquitrán se debe a los orificios de ventilación introducidos en el filtro para diluir, por lo que los fumadores fumarán más para obtener su nivel de nicotina y, por tanto, compensarán cualquier reducción en la exposición al alquitrán.
- Pasarse a puros y pipa: los fumadores de cigarrillos que se cambian a puros o pipas siguen inhalando el humo, por lo que no se produce beneficio alguno para la salud.
- Pasarse a tabaco sin humos (tabaco de mascar): en este caso, el tabaco se mastica, se chupa o se aspira, en lugar de fumarse, pero sigue produciendo un aumento del riesgo del cáncer otorrinolaringológico, enfermedades periodontales y el resto de enfermedades.
- Tabaco de liar: el tabaco de liar presenta un 22 % más de niveles más elevados de elementos aditivos, tasas más altas de benzopirenos y bencenos, y concentraciones similares de nitrosaminas en saliva, y tasas estables de sustancias carcinógenas, nitrosaminas, en relación con los fumadores de tabaco convencional.
- Cigarrillos electrónicos y productos de tabaco calentado: además de su carácter adictivo, se han descrito los mismos efectos perjudiciales que el cigarrillo convencional. La mayoría de las publicaciones que banalizan el riesgo para la salud al consumirlos corresponden a estudios impulsados por las empresas tabacaleras.

EVITAR BEBIDAS ALCOHÓLICAS

Es la segunda medida que hay que tener en cuenta, y en ocasiones es la más difícil de adoptar, en vista de que el consumo de bebidas alcohólicas está muy arraigado en las costumbres.

Prevalencia

Según el estudio de la OMS, cerca de 2.300 millones de personas consumen bebidas alcohólicas en la mayor parte del mundo. Al mismo tiempo, más de la mitad de la población mundial mayor de 14 años declara no haber bebido alcohol en los últimos 12 meses. Además, a nivel mundial, 283 millones de personas mayores de 14 años (237 millones de hombres y 46 millones de mujeres) viven con trastornos por consumo de alcohol, lo que representa el 5,1 % de la población adulta mundial. La dependencia del alcohol, como forma más grave de trastorno por consumo de alcohol, afecta al 2,6 % de los adultos del mundo, es decir, a 144 millones de personas.

El uso nocivo del alcohol también puede provocar daños a terceros, como trastornos del espectro alcohólico fetal, lesiones, acosos, amenazas o insultos, entre otros.

El alcohol se ha utilizado ampliamente en muchas culturas durante décadas, y en España, su consumo forma parte de los usos y costumbres: es la droga cultural por excelencia, hasta el punto de que el hecho de beber es considerado normal. El problema se agrava por la falta de una reglamentación adecuada en materia de publicidad y comercialización de bebidas alcohólicas. Sin embargo, actualmente se está tomando conciencia de que el alcohol es una droga más y de que su consumo no es en absoluto inocuo.

Definición y conceptos básicos

El alcohol es un líquido incoloro, de olor característico, soluble tanto en agua como en grasas, que se caracteriza por ser una sustancia psicoactiva, depresora del sistema nervioso central y con capacidad de causar dependencia.

Se entiende por bebida alcohólica aquella bebida en cuya composición está presente el etanol en forma natural o adquirida, y cuya concentración es igual o superior al 1 % de su volumen y que tiene diferente concentración dependiendo de su proceso de elaboración.

Existen dos tipos de bebidas alcohólicas: las fermentadas y las destiladas.

Las bebidas fermentadas son las procedentes de frutas o de cereales en las que, por acción de ciertas sustancias microscópicas (levaduras), el azúcar que contienen se convierte en alcohol.

Las bebidas fermentadas más habituales son el vino, la cerveza y la sidra:

- El vino es el producto resultante de la fermentación de las uvas frescas o del mosto. Su contenido alcohólico suele oscilar entre los 10 y los 13°.
- La cerveza se obtiene a partir de la malta cervecera, procedente de la transformación de la cebada y otros cereales. Para conseguir el sabor amargo se le añade lúpulo. Su contenido de alcohol suele oscilar entre los 4 y los 6°.
- La sidra procede de las manzanas trituradas y fermentadas. Su contenido en alcohol suele alcanzar los 5°.

Las bebidas destiladas se consiguen eliminando, mediante calor, a través de la destilación, una parte del agua contenida en las bebidas fermentadas.

El cálculo exacto de alcohol consumido comporta operaciones algo complicadas, y se ha sustituido por un sistema muy sencillo para hacer un cálculo aproximado: la unidad de bebida estándar (UBE).

! En España, la UBE de alcohol equivale a 10 g de alcohol, que es, aproximadamente, el contenido medio de un vaso de vino de 13° de 100 mL, un vaso de 300 mL de cerveza de 4° o 30 mL de licor de 40°.

- El contenido alcohólico en gramos se estima para cada bebida con la siguiente fórmula:
Cantidad de bebida (mL) × Grado alcohólico (°) × 0,8/100
- Hay que señalar que 1 g de alcohol = 7 kcal.

También hay que definir el grado de consumo:

- Consumo promedio de alcohol: consumo habitual que realiza una persona en un período de tiempo, que suele referirse al consumo diario o semanal.
- Consumo de bajo riesgo de alcohol: consumo promedio de alcohol a partir del cual se produce un aumento significativo de mortalidad, lo que no significa que por debajo de ese consumo la mortalidad no esté aumentada. Considerando las diferencias fisiológicas, y la capacidad de metabolizar el alcohol entre varones y mujeres, el límite de bajo riesgo (asumiendo que no hay un riesgo cero) se sitúa en:
  – Un máximo de 20 g/día (2 UBE/día) para hombres.
  – Un máximo de 10 g/día (1 UBE/día) para mujeres.
- Consumo de riesgo de alcohol: se considera que una persona realiza un consumo de riesgo si cumple alguno de estos criterios:
  – Un máximo de 40 g/día (4 UBE/día) para hombres.
  – Un máximo de 20-25 g/día (2-2,5 UBE/día) para mujeres.
    - Cuestionario de identificación de trastornos por consumo de alcohol (AUDIT, *Alcohol Use Disorders Identification Test*): > 8 puntos en hombres y > 6 en mujeres.
    - Cuestionario AUDIT-C (*AUDIT alcohol consumption questions*): > 5 puntos en hombres y > 4 en mujeres.
- Consumo intensivo de alcohol o *bingedrinking*: se define como el consumo concentrado en una sesión de 4-6 h, durante la que se mantiene un cierto nivel de intoxicación (alcoholemia no inferior a 0,8 g/L) de:
  – Un máximo de 60 g/día (6 UBE/día) para hombres.
  – Un máximo de 40 g/día (4 UBE/día) para mujeres.
- Test de Malt y la quinta edición del Manual diagnóstico y estadístico de los trastornos mentales (DSM-5-TR, *Diagnostic and Statistical Manual of Mental Disorders, fifth edition*): diagnóstico de alcoholismo.

Alcohol y enfermedades que provoca

Las principales consecuencias del consumo de alcohol son:

- Cirrosis hepática (48 %).
- Pancreatitis (26 %).
- Cáncer de boca (26 %), cáncer colorrectal (11 %), cáncer de mama (5 %).
- Tuberculosis (20 %).
- Problemas cardiovasculares (7 %): aumenta el riesgo de efectos adversos en al aparato cardiovascular, mortalidad cardiovascular, cardiopatía isquémica, infarto de miocardio (sobre todo en mayores de 65 años), trastornos de la conducción por accidente cerebrovascular y mortalidad por esta causa.
- Lesiones del tránsito (27 %).
- Epilepsia (13 %).
- Encefalopatía de Wernicke y psicosis de Korsakoff.
- Efectos en el desarrollo y neuropsiquiátricos, incluidos los suicidios (18 %): provoca alteraciones en el desarrollo y la maduración del cerebro, lo que produciría daños estructurales, y problemas cognitivos de aprendizaje y memoria. Con el paso de los años, estos daños se asociarían a un bajo rendimiento académico, mayor predisposición a los trastornos relacionados con el consumo de alcohol, a la adopción de conductas de riesgo, y abuso de alcohol y otras sustancias. También se ha asociado a déficits de atención, de memoria y de funciones ejecutivas. Además, en el embarazo no se ha podido establecer una dosis de alcohol segura y parece asociarse a daños en el neurodesarrollo.
- Intoxicación alcohólica: implica riesgos graves, como el compromiso vital (si se superan los 3 g/L de sangre).
- Accidentes y lesiones no intencionales: aumenta su riesgo debido a alteraciones de la coordinación, del procesamiento cognitivo o del tiempo de reacción, con especial importancia en los jóvenes. Conducir bajo los efectos del consumo excesivo de alcohol aumenta el riesgo de sufrir accidentes de tráfico y otras lesiones no intencionales de manera exponencial y proporcional a los niveles de alcoholemia.
- Violencia y lesiones intencionales (18 %): aumenta el riesgo por ataques violentos a otras personas (violencia de género, peleas, abusos sexuales u homicidios) o autoinfligidas, especialmente en jóvenes.
- Conducta sexual de riesgo: se estima un 5 % de aumento del riesgo por 0,1 g/L de alcoholemia.
- Efectos negativos sociales directos (ruido, vandalismo) e indirectos (costes derivados de la asistencia sanitaria o jurídica, pérdida de productividad), que suponen una gran carga económica para la sociedad.

Tratamiento

El principal tratamiento es la prevención, por lo que la OMS ha estipulado varias acciones, como objetivo para reducir un 10 % el consumo de alcohol en 2035. Estas intervenciones se muestran en la tabla 8-8.

Además, la Sociedad Española de Neumología y Cirugía Torácica (SEPAR), ha publicado un artículo, que recomienda a los adultos con enfermedades respiratorias poner en práctica el *fitness* inmunológico, que consiste en entrenar al sistema inmunitario para mejorarlo y ralentizar su deterioro debido a la inmunosenescencia. Para reforzar el sistema inmunitario se necesitan buenos hábitos alimentarios, buenas relaciones sociales, no fumar, no consumir alcohol, hacer ejercicio, controlar los niveles de estrés y tener la vacunación al día, ponerse las vacunas de la gripe, antineumocócicas y de la COVID-19, la vacuna frente a la tosferina cada 10 años, y contra el herpes zóster, entre otras.

Al igual que con el tabaco, para tratar los trastornos por consumo de alcohol, se podría hablar de tratamiento no farmacológico y tratamiento farmacológico.

Tabla 8-8. Acciones para prevenir el consumo de alcohol

Tipo de intervenciones	Acciones
Intervenciones rentables	Regular la distribución de alcohol
	Restringir o prohibir la publicidad
	Aumentar los precios
Intervenciones directas	Concienciar sobre la carga de salud atribuible al alcohol
	Promocionar información en los envases de alcohol a los consumidores
	Regular el alcohol producido
	Desarrollar una vigilancia sobre el consumo de alcohol y consecuencias sobre su salud
Prevenir y tratar los trastornos por consumo de alcohol	

Tratamiento no farmacológico

Para ello, se podría utilizar, como en el caso del tabaco, tanto la intervención mínima, como el apoyo psicológico individual y/o grupal, teniendo en cuenta las características propias de esta adicción y el arraigo tanto social como cultural que conlleva.

Tratamiento farmacológico

Se pueden realizar las siguientes pautas:

- Provocar aversión al consumo de alcohol:
  - Disulfiram: 250 mg 1-2 comprimidos/día (el primer día en el hospital) durante 1-2 semanas.
  - Cianamida cálcica: 18 mg 1-2 comprimidos/día (el primer día en el hospital) durante 1-2 semanas. Ajustar si existe insuficiencia renal.
  - Ambos inhiben la metabolización del acetaldehído.
  - Metronidazol, ketoconazol, cefotaxima: también tienen efecto antabus o disulfiram, pero no se utilizan en la práctica diaria.
- Disminuir el refuerzo asociado al consumo alcohólico:
  - Naltrexona: es un antagonista competitivo en los receptores opioides μ, κ y ϑ. Puede combinarse, además, con otros fármacos que tengan capacidad de modular el consumo de alcohol, como tiaprida o acamprosato. Dosis: 50 mg, un comprimido/día durante 6-12 meses.
  - Tiaprida: bloquea los receptores dopaminérgicos. Es una benzamida con una actividad antagonista específica sobre los receptores D2 previamente hipersensibilizados. Por ello, podría disminuir el deseo inducido dopaminérgicamente sin agravar la hipodopaminergia resultante de bloquear el resto de receptores D. Dosis: 100 mg, 1-3 comprimidos/día sin exceder los 28 días.
- Disminuir la intensidad de los síntomas de abstinencia condicionados con las situaciones de consumo y que incrementan el deseo de beber:

- Acamprosato: el alcohol también actúa sobre otros múltiples sistemas del sistema nervioso central, por ejemplo, sobre los de aminoácidos transmisores (ácido gamma-aminobutírico y glutamato). La administración de alcohol produce una disminución de la actividad excitadora glutamatérgica: bloquea esa hiperactividad glutamatérgica, actuando sobre el receptor N-metil-D-aspartato (NMDA), y con ello impide que aparezcan las sensaciones descritas y favorece que el paciente mantenga la abstinencia. Dosis: 333 mg, dos comprimido/8 h durante 1 año.
- Aumentar la capacidad de control:
  - Naltrexona: también tiene este efecto.
  - Serotonérgicos:
    - Inhibidores selectivos de la recaptación de serotonina:
      - Fluoxetina: disminución del consumo. Dosis: 40 mg, un comprimido/día.
      - Citalopram: incrementan la abstinencia. Dosis: 40 mg, 1-2 comprimidos/día.
    - Agonistas del receptor 5-HT-1A: buspirona (dosis: 5 mg, dos comprimidos/día). Se usa poco.
    - Antagonistas del receptor 5-HT-3: ondasetrón (dosis: 8 mg, 1-3 comprimidos/día). Se usa poco.
  - Antipsicóticos: la risperidona, la olanzapina y la quetiapina también se han empleado para disminuir el deseo; sus acciones sobre los receptores dopaminérgicos y serotoninérgicos les confieren un interesante perfil para el tratamiento de algunos de estos pacientes.
- Otras: anticomiciales: la carbamacepina, el ácido valproico, el topiramato y la gabapentina se han utilizado para disminuir el deseo de beber, sobre la base de que en este podía subyacer un determinado efecto de sensibilización progresiva del cerebro (kindling). Aunque se dispone de muestras pequeñas, es posible que estos fármacos pueden ser útiles en pacientes alcohólicos con trastornos de la personalidad o en sujetos impulsivos.

EVITAR FACTORES IRRITANTES Y DESENCADENANTES

Como se detalla en este capítulo, existen numerosos factores desencadenantes que provocan diferentes enfermedades, que hay que tener en cuenta para mejorar la salud de los pacientes.

Factores asociados y desencadenantes de enfermedades respiratorias

Según la Guía española para el manejo del asma (GEMA), en su versión 5.2, deben distinguirse los factores asociados a la aparición de síndrome asmático de aquellos que son desencadenantes de síntomas o de agudizaciones de asma. Es importante conocerlos porque pueden dar lugar a situaciones graves y, por consiguiente, deben evitarse.

En la tabla 8-9 se muestran los factores asociados al asma, y en la tabla 8-10, los factores desencadenantes.

Por otro lado, la SEPAR, ha clasificado las enfermedades pulmonares intersticiales difusas, además de la idiopática (más relevante), en secundarias a fármacos, polvos orgánicos e inorgánicos, ácido y gases, que se citan a continuación:

Tabla 8-9. Factores asociados al asma							
Factores del huésped	Atopia	Menarquia temprana	Obesidad	Hiperrespuesta bronquial	Rinitis		
Factores perinatales	Edad de la madre	Preeclampsia	Prematuridad	Cesárea	Ictericia neonatal	Consumo de tabaco durante la gestación	Edad de la madre del prematuro
Factores ambientales	Aerolérgenos	Alérgenos laborales	Infecciones respiratorias	Tabaco	Contaminación ambiental		
Fármacos	Paracetamol	Antiácidos	Antibióticos	Terapia hormonal sustitutiva			

- Fármacos: ciclofosfamida, metotrexato, azatioprina, arabinósido de citosina, vinblastina, bleomicina, nitrosoureas, bitrofurantoína, penicilina, sales de oro.
- Orgánicos: heno, caña de azúcar, setas de cultivo, acondicionadores, humidificadores, agua contaminada.
- Inorgánicos: sílice, amianto, polvo de talco, estearato de cinc.
- Ácidos: sulfúrico y clorhídrico.
- Gases: cloro, dióxido de nitrógeno, amonio.

Tratamiento

Las medidas más eficaces son aquellas que permiten disminuir drásticamente los niveles de exposición, como son las que se pueden aplicar en muchos casos de asma o enfermedad pulmonar intersticial difusa laboral (cambio de puesto de trabajo), o asma por epitelios (retirar los animales del domicilio) o por cucaracha (uso racional de plaguicidas), y evitar fármacos como el tratamiento con analgésicos antiinflamatorios no esteroideos.

Las medidas individuales aisladas, asociadas a un programa general de educación, durante 1 año, lograron una reducción significativa de los síntomas y de las visitas médicas no programadas.

Por ello, se debe instruir a los pacientes lo antes posible. Entre estas medidas generales, se encuentran:

- Quitar las alfombras.
- Recubrir los colchones y almohadas con fundas de plástico con cierre.
- Pasar con regularidad una aspiradora que contenga un filtro HEPA® o una bolsa con doble microfiltro (evitar usar la aspiradora cuando el paciente asmático esté en la habitación).
- Utilizar un purificador con filtro HEPA® o un deshumidificador en la habitación.

En caso de reducir los ácaros del polvo en la casa, se recomiendan, además, los pasos siguientes:

- Retirar los muebles tapizados.
- Reemplazar las cortinas con persianas u otro tipo de coberturas para ventanas que se puedan limpiar.
- Recubrir almohadas y colchones con fundas impermeables a los alérgenos.

- Reemplazar la ropa de cama de lana o de plumas con materiales sintéticos que se pueden lavar frecuentemente con agua caliente.
- Utilizar un trapeador o un trapo húmedo para limpiar el polvo (un trapo seco solo retira los alérgenos de los ácaros del polvo).
- Lavar con agua caliente y secar bien los juguetes de peluche, o congelarlos, cada semana.

Para reducir la exposición a los animales, si no se pueden evitar, se recomiendan, además, las medidas siguientes:

- No dejar entrar a las mascotas a los dormitorios.
- No dejar que las mascotas se suban a los muebles.

Los consejos para ayudar a mantener la menor exposición a las esporas de moho son:

- Al encender el aire acondicionado de la casa o el automóvil, dejar abiertas las ventanas durante varios minutos para que las esporas del moho se dispersen.
- Revisar las llaves de agua, tuberías y los conductos de ventilación, y reparar las fugas que tengan.
- Limpiar el moho con una solución de cloro diluido en agua de 1:10.
- Dejar encendida una luz dentro de los armarios que tengan moho para secar el aire.
- Instalar y utilizar ventiladores extractores de aire en la cocina, los baños y las áreas húmedas.
- Instalar respiraderos externos en los baños y las secadoras de ropa.
- Limpiar los escombros en descomposición que queden depositados en el jardín, el techo y las canaletas.
- Evitar labores en el jardín como rastrillar hojas, cortar césped, o trabajar con turba, mantillo, heno o madera muerta si es alérgico a las esporas de moho.

Por otro lado, el contaminante del aire es cualquier sustancia del aire que, en concentraciones suficientemente elevadas, puede dañar a humanos, animales, vegetación o materiales. Los principales contaminantes con riesgos para la salud son: dióxido de azufre, óxido de nitrógeno, ozono troposférico, monóxido de carbono, benceno y partículas en suspensión (PM10 y PM2.5).

Tabla 8-10. Factores desencadenantes del asma

Factores ambientales	Atmosféricos	Contaminación	• SO_2 • NO_2 • Ozono • CO
		Partículas en suspensión vegetales	• Polen de gramíneas • Polen de árboles • Polen de maleza
	Domésticos	Ácaros del polvo	• Epitelio de animales • Cucaracha
	Hongos y virus	• *Alternaria alternata* • *Cladosporium herbarum*	• *Penicillium* • *Aspergillus fumigatus*
		Rinovirus y otros virus respiratorios	
Factores sistémicos	Fármacos	Antibióticos	Betabloqueantes no selectivos sistémicos y tópicos
		Ácido acetilsalicílico	Antiinflamatorios no esteroideos
	Alimentos	Leche de vaca	Cereales
		Huevo	Pescados
		Frutos secos	Mariscos
		Alimentos con sulfitos	Frutos secos, vino, zumos de limón, lima, uva, patatas desecadas, vinagre, marisco, cerveza
		Panalérgenos vegetales como profilinas o proteína transportadora de lípidos (LTP)	
	Otros	Veneno de himenópteros	*Apis mellifera* (abeja)
			Vespula spp, *Polistes dominulus* (avispa)

Factores laborales	Sustancias de masa molecular baja	Industria implicada	
	Fármacos	Industria farmacéutica	
	Anhídridos	Industria del plástico	
	Diisocianatos	Industrias de poliuretano, plástico, barnices y esmaltes	
	Maderas	Aserraderos, carpinterías, ebanisterías	
	Metales	Fundiciones, industrias de niquelados, plateados, curtidos de piel, limpieza de calderas	
	Otros	Industrias de cosméticos, peluquerías, revelado de fotografía, refrigeración, tintes	
	Sustancias de masa molecular alta	**Industria implicada**	
	Sustancias de origen vegetal, polvo y harinas	Granjeros, trabajadores portuarios, molinos, panaderías, industria cervecera, procesamiento de soja, industria del cacao, del café	
	Alimentos	Industria alimentaria	
	Enzimas vegetales	Industria alimentaria, industria farmacéutica	
	Gomas vegetales	Industria alimentaria, imprentas, industria del látex, sanitarios	
	Hongos y esporas	Panaderías, granjas, agricultores	
	Enzimas animales	Molinos, fabricación de carmín	

CO: monóxido de carbono; NO: óxido de nitrógeno; SO_2: dióxido de azufre.

El aire limpio es esencial para la salud y el medio ambiente. Desde la revolución industrial, la calidad del aire se ha deteriorado a causa de las actividades humanas, lo que repercute en la salud.

El control del aire ambiental es una prioridad de la SEPAR, y consiste en diferentes estrategias empleadas para reducir o eliminar las emisiones a la atmósfera de sustancias que pueden ser dañinas para el ambiente o la salud:

- Controlan y vigilan la concentración de los contaminantes.
- Informan a los ciudadanos de la calidad del aire.

En caso de alarma por valores altos, se ponen en marcha planes de actuación marcados por la normativa internacional.

 No hay que olvidar que, a la hora de realizar las actividades cotidianas, está en manos de cada persona disminuir las emisiones de productos contaminantes.

VACUNACIÓN

Para evitar la propagación de infecciones respiratorias, como la gripe, la neumonía y en especial la COVID-19, OMS ha incidido en las medidas generales de higiene, tanto para la ciudadanía, como para el personal sanitario, que son las siguientes:

- Lavarse las manos frecuentemente con desinfectante para las manos a base de alcohol, o con agua y jabón. Sin olvidar realizarlo:
  - Al regresar de la calle.
  - Antes de cocinar y antes de comer.
  - Después de ir al baño.
  - Después de cambiar unos pañales.
- Al toser o estornudar, cubrirse la boca y la nariz con el codo flexionado o con un pañuelo. Desechar los pañuelos usados inmediatamente y lavarse las manos cada cierto tiempo.
- Si se presentan síntomas respiratorios:
  - Mantener al menos 1 m de distancia respecto de los demás, aunque no parezcan estar enfermos. Evitar las aglomeraciones y el contacto directo.
  - Ponerse una mascarilla, y ajustarla bien cuando no sea posible el distanciamiento físico y cuando se esté en lugares mal ventilados.

Con el paso de los años, las vacunas se han convertido en una herramienta fundamental para disminuir la incidencia, la mortalidad e incluso conseguir la erradicación de un gran número de enfermedades infecciosas. Desde que, en 1796, Edward Jenner descubrió la vacuna de la viruela, han sido múltiples las que han surgido para proteger a la población mundial de enfermedades como la varicela, el sarampión, la gripe, la neumonía, la tuberculosis, la tosferina, la difteria, el tétanos o la poliomielitis y, por último, la COVID-19.

En este capítulo, solo se tratan tres de las vacunas más importantes que afectan a los pacientes con enfermedades respiratorias:

- Vacuna contra la gripe.
- Vacuna contra el neumococo.

- Vacuna contra la COVID-19.

La vacunación antigripal y la antineumocócica no han mostrado eficacia en la prevención de exacerbaciones del asma. No obstante, debido al elevado riesgo de complicaciones en pacientes con procesos crónicos y a un mayor riesgo de fracaso terapéutico en niños, la vacunación antigripal anual debería considerarse en pacientes con asma moderada y grave, tanto adultos como niños, además de en pacientes con enfermedades respiratorias crónicas (evidencia A).

De forma similar, y dado que la población asmática tiene un mayor riesgo de padecer enfermedad neumocócica invasiva, diversos documentos de consenso de expertos internacionales, nacionales y el mismo Sistema Nacional de Salud recomiendan la administración de la vacuna antineumocócica a pacientes con asma grave (evidencia D). En pacientes mayores de 65 años o menores de 65 años con comorbilidades, está recomendada la vacuna antineumocócica (evidencia A).

Los expertos de las sociedades científicas de todo el mundo dan una recomendación muy fuerte para la aplicación de la vacuna frente a la COVID-19.

 La vacuna se puede administrar por vía subcutánea o intramuscular, habitualmente en el músculo deltoides. La vacuna contra la gripe se puede administrar junto a la vacuna antineumocócica o anti-COVID-19, pero con dos zonas distintas, habitualmente una en cada brazo.

Vacunación contra la gripe

- 1918-1920: pandemia por gripe H1N1. En todo el mundo hubo 20 millones de fallecidos.
- 1918: el Dr. Edward C. Rosenow, de Mayo Clinic, inventa un antisuero para la gripe.
- 1930-1940: se desarrollan vacunas contra la gripe. Se aplican a personal militar.
- 1945: se aprueban las primeras vacunas contra la gripe para otro personal no militar.
- 1957-1958: pandemia por gripe H2N2. Se produjeron 1,5 millones de fallecidos mundialmente.
- 1960: vacunación a personal de riesgo.
- 1997: pandemia por gripe aviar (influenza aviar), causada por la cepa H5N1, que infecta a las personas.
- 2007-2009: aprobación y consolidación de la vacuna contra la gripe cepa H5N1.
- 2019-2020: las vacunas contra la gripe previenen una cifra aproximada de 7,5 millones de contagios por la enfermedad, 3,7 millones de visitas al médico, 105.000 hospitalizaciones y 6.300 muertes.

Virus de la gripe y enfermedades que provoca

Los virus que producen la gripe (**Fig. 8-4**), son tipos A y B. De los anteriores, el virus tipo A es la variante de mayor riesgo, y posee un genoma de tipo ácido ribonucleico (ARN), de cadena simple y polaridad negativa. Es pleomorfo, mide de 80 a 120 nm de diámetro, tiene simetría helicoidal, se cubre de

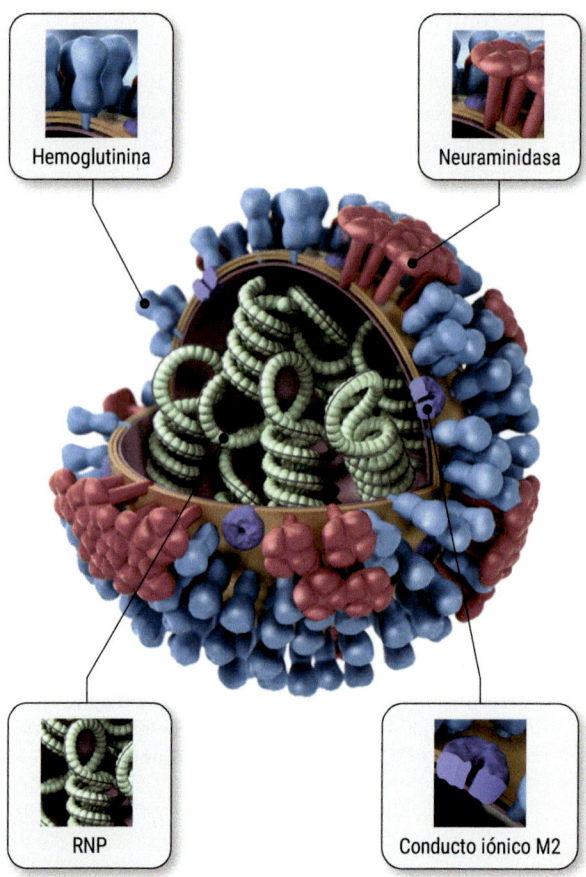

Figura 8-4. Virus influenza (gripe).
RNP: ribonucleopreoteínas.

una membrana lipídica en la que se insertan la hemaglutinina y la neuraminidasa, dos glucoproteínas que se utilizan para clasificarlos (H de 1 a 15 y N de 1 a 9). La primera tiene función de adherencia, y genera la respuesta de anticuerpos. La segunda es de actividad enzimática.

El cuadro clínico, de comienzo brusco, suele producir dolor de cabeza, fiebre, malestar general, y dolores musculares y articulares generalizados. Ello se acompaña en mayor o menor medida de síntomas respiratorios, como tos, dolor de garganta y destilación nasal. Los síntomas pueden ser muy variables de unos individuos a otros, así como su intensidad y duración.

En algunas ocasiones pueden aparecer también síntomas digestivos, como dolor abdominal, náuseas o diarrea.

Habitualmente, los síntomas generales mejoran espontáneamente en las primeras 72 horas tras su comienzo, mientras que los síntomas respiratorios pueden empeorar en esos primeros días. Los síntomas suelen durar entre 2 y 5 días, de modo que la mayor parte de los enfermos están asintomáticos a la semana del comienzo de la enfermedad.

En algunas ocasiones, los enfermos pueden presentar, tras el cuadro agudo, un cuadro de cansancio persistente que se ha denominado síndrome de astenia posviral.

La complicación más frecuente es la neumonía gripal, así como las sobreinfecciones del tracto respiratorio por otros gérmenes, fundamentalmente bacterias. Estas complicaciones son más frecuentes y graves en enfermos con alteraciones crónicas cardíacas, respiratorias, renales y otras.

En los niños, especialmente si se tratan con ácido acetilsalicílico, puede presentarse el síndrome de Reye, con afectación hepática y cerebral, que puede ser mortal.

Indicaciones

La vacunación antigripal tiene como objetivo reducir la mortalidad y la morbilidad asociada a la gripe, así como el impacto de la enfermedad en la comunidad.

> ! Por ello, deberá ir dirigida fundamentalmente a proteger a las personas que tienen un mayor riesgo de presentar complicaciones en caso de padecer la gripe y a las que pueden transmitir la enfermedad a otras que tienen un alto riesgo de sufrir complicaciones, entre las que destacan las personas mayores preferentemente a partir de los 65 años, las personas de cualquier edad con condiciones de riesgo, y el personal sanitario y sociosanitario.

El Ministerio de Sanidad recomienda, de forma más detallada, la vacunación a estos grupos:

- Personas mayores, preferentemente a partir de los 65 años de edad. Se hará especial énfasis en aquellas personas que conviven en instituciones cerradas.
- Personas con menos de 65 años de edad que presentan un alto riesgo de complicaciones derivadas de la gripe:
  - Menores (a partir de los 6 meses) y adultos con enfermedades crónicas cardiovasculares, neurológicas o respiratorias, entre ellas displasia broncopulmonar, fibrosis quística y asma.
  - Menores (a partir de los 6 meses) y adultos con:
    - Diabetes mellitus.
    - Obesidad mórbida (índice de masa corporal ≥ 40 en adultos, ≥ 35 en adolescentes o ≥ 3 desviaciones estándar en la infancia.
    - Enfermedad renal crónica y síndrome nefrótico.
    - Hemoglobinopatías y anemias o hemofilia, otros trastornos de la coagulación y trastornos hemorrágicos crónicos, así como receptores de hemoderivados y transfusiones múltiples.
    - Asplenia o disfunción esplénica grave.
    - Enfermedad hepática crónica, incluyendo alcoholismo crónico.
    - Enfermedades neuromusculares graves.
    - Inmunodepresión (incluyendo las inmunodeficiencias primarias y la originada por la infección por el virus de la inmunodeficiencia humana [VIH], por fármacos [incluyendo el tratamiento con eculizumab], en los receptores de trasplantes y déficit de complemento).
    - Cáncer y hemopatías malignas.
    - Implante coclear o en espera del mismo.
    - Fístula de líquido cefalorraquídeo.
    - Enfermedad celíaca.
    - Enfermedad inflamatoria crónica.

- ▪ Trastornos y enfermedades que conllevan disfunción cognitiva: síndrome de Down, demencias y otras.
  - Menores entre los 6 meses y los 18 años de edad que reciben tratamiento prolongado con ácido acetilsalicílico, por la posibilidad de desarrollar un síndrome de Reye tras la gripe.
  - Personas de cualquier edad (≥ 6 meses) institucionalizadas de manera prolongada.
  - Mujeres embarazadas en cualquier trimestre de la gestación y mujeres durante el puerperio (hasta los 6 meses tras el parto y que no se hayan vacunado durante el embarazo.
  - Menores entre los 6 meses y los 2 años de edad con antecedentes de prematuridad menor de 32 semanas de gestación.

Otros grupos en los que se recomienda la vacunación:

- Personas que trabajan en servicios públicos esenciales, con especial énfasis en los siguientes subgrupos:
  - Fuerzas y cuerpos de seguridad del Estado, con dependencia nacional, autonómica o local.
  - Bomberos.
  - Servicios de protección civil.
  - Personas que trabajan en los servicios de emergencias sanitarias, o personal de instituciones penitenciarias y de otros centros de internamiento por resolución judicial (incluyendo centros de acogida de inmigrantes).
- Personas con exposición laboral directa a aves domésticas, o a cerdos en granjas o explotaciones avícolas o porcinas, y también a aves silvestres.

Los objetivos del Ministerio de Salud en estos años son alcanzar o superar coberturas de vacunación del 75 % en mayores, preferentemente a partir de 65 años, y en el personal sanitario y sociosanitario, así como superar el 60 % en embarazadas y en personas con condiciones de riesgo.

Para ello, se realizan estrategias para fomentar la vacunación, mejorar el acceso a dicha vacuna, medir la cobertura vacunal y sus posibles complicaciones.

Mecanismo de acción y composición de la vacuna para cada temporada

El mecanismo de acción de estas vacunas se describe en la **figura 8-5**.

En el mes de febrero de cada año, el Ministerio de Sanidad publica la composición de la vacuna para su uso en el hemisferio norte.

Las vacunas recomendadas para la temporada 2022-2023 contenían los siguientes componentes:

- Las producidas a partir de huevos embrionados y las vacunas vivas atenuadas:
  - Cepa análoga a A/Victoria/2570/2019 (H1N1)pdm09.
  - Cepa análoga a A/Darwin/9/2021 (H3N2).
  - Cepa análoga a B/Austria/1359417/2021 (linaje B/Victoria).

- Cepa análoga a B/Phuket/3073/2013 (linaje B/Yamagata).
- Las producidas a partir de cultivos celulares:
  - Cepa análoga a A/Wisconsin/588/2019 (H1N1)pdm09.
  - Cepa análoga a A/Darwin/6/2021 (H3N2).
  - Cepa análoga a B/Austria/1359417/2021 (linaje B/Victoria).
  - Cepa análoga a B/Phuket/3073/2013 (linaje B/Yamagata).

Efectos secundarios

Los efectos secundarios graves son muy infrecuentes. Los más habituales son las reacciones locales leves (50 %), como eritema-pápula, dolor local y mialgias. La fiebre alta o las molestias locales más importantes se presentan en menos del 1 % de los casos.

Se han descrito fenómenos anafilácticos de forma excepcional.

Vacunación contra el neumococo

En 1881, Stenberg y Pasteur aislaron por primera vez *Streptococcus pneumoniae*. Desde los trabajos de Wright, en 1911, que utilizó una vacuna de células muertas para prevenir la neumonía neumocócica en mineros sudafricanos, la vacuna, como la usada actualmente, fue desarrollada por primera vez a gran escala durante la Segunda Guerra Mundial en Estados Unidos.

Sin embargo, con la introducción de las sulfamidas y la penicilina, la vacunación para este tipo de infección entró en desuso. No obstante, en la década de 1960, a pesar del uso de antibióticos, la mortalidad por bacteriemia neumocócica era del 20 %. Esto llevó a algunos autores a revalorar la necesidad de la vacuna neumocócica, aunque no llegó a utilizarse de forma significativa hasta 1977, cuando se lanzó al mercado un tipo de vacuna de 14 serotipos. Esta vacuna se modificó más tarde, incluía 23 de los serotipos más frecuentes que producían la mayor parte de las infecciones neumocócica y se comercializó en 1983.

Desde 2001 hasta 2012 se ha elaborado una nueva vacuna conjugada de 13 serotipos tanto para niños como para adultos.

Neumococo y enfermedades que provoca

El neumococo o *S. pneumoniae* (**Fig. 8-6**), pertenece a la familia *Streptococcaceae*. Es una bacteria grampositiva, normalmente anaerobia facultativa, catalasa negativa, inmóvil, con forma ovalada, rodeada de una cápsula (no presenta antígenos de Lancefield), y se suele agrupar formando cadenas de dos (diplococos) o más bacterias.

Se conocen más de 90 serotipos de *S. pneumoniae*, pero los que tienen mayor impacto clínico, y son responsables del 80 % de las infecciones neumocócicas invasoras, son unos 12, que son: 1, 3, 4, 5, 6, 7, 8, 9, 14, 18, 19 y 23.

Es una bacteria colonizadora de la nasofaringe: 38-60 % en preescolares, 29-35 % en escolares, 18-29 % en adultos jóvenes. Esta colonización puede durar desde 4-6 semanas hasta los 6 meses.

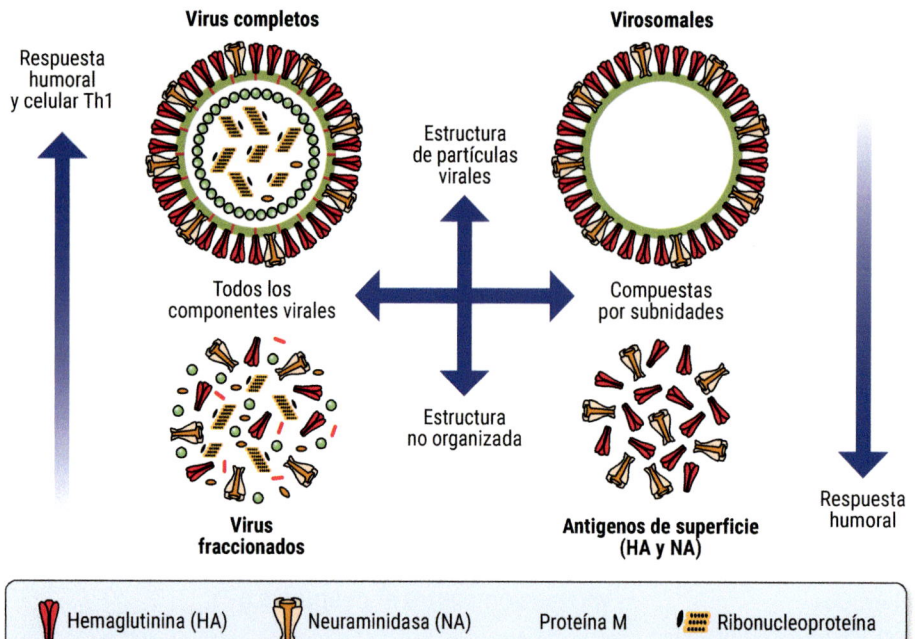

Figura 8-5. Mecanismo de acción de la vacuna contra el virus de la gripe. Th: (células) T cooperadoras (*T helper*).

En la **tabla 8-11** se presentan las enfermedades neumocócicas.

Indicaciones

En España, las indicaciones establecidas por el Ministerio de Sanidad son:

- Para las personas mayores de 65 años de edad, en presencia de comorbilidad (enfermedad pulmonar crónica, diabetes mellitus, hepatopatías, cardiopatías, alcoholismo, asma bronquial solo si incluye corticoides sistémicos) son las siguientes:
  - Leucemias, linfomas, trasplantados, nefropatías, síndrome nefrótico, enfermedades del tejido conectivo (sobre todo el lupus eritematoso sistémico).
  - Anemia de células falciformes.
- Para los mayores de 65 años sin comorbilidad en situaciones especiales (instituciones cerradas, residencias, factor de riesgo para infección neumocócica, etc.) son las siguientes:
  - Infección por el VIH (infección en fase inicial).
  - En los pacientes inmunodeprimidos graves no se recomienda.
  - Fístulas cerebrospinales.

Mecanismo de acción y composición de la vacuna

En la **figura 8-7** se muestra el mecanismo de acción de esas vacunas.

De los 84 serotipos identificados de neumococo, la vacuna estándar se compone de 23: 1, 2, 3, 4, 5, 6B, 7F, 8, 9N, 9V, 10A, 11A, 12F, 14, 15B, 17F, 18C, 19A, 19F, 20, 22F, 23F y 33F10.

Estos serotipos cubren una gran proporción de enfermedades neumocócicas en niños y adultos (más del 90 %).

En la **tabla 8-12** se muestran los dos tipos de vacunas que existen.

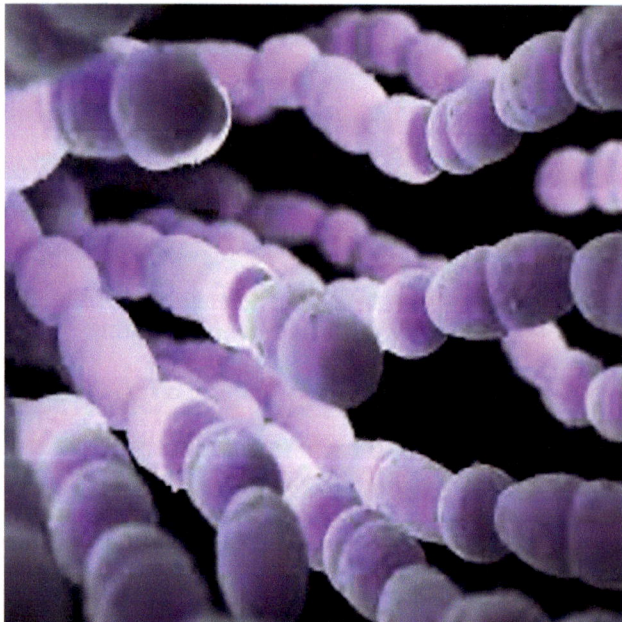

Figura 8-6. *Streptococcus pneumoniae* (neumococo).

Tabla 8-11. Tipo de enfermedades neumocócicas

No invasiva	Invasiva
• Neumonía: forma más frecuente en adultos de más de 50 años • Infección respiratoria • Sinusitis	• Bacteriemia • Meningitis

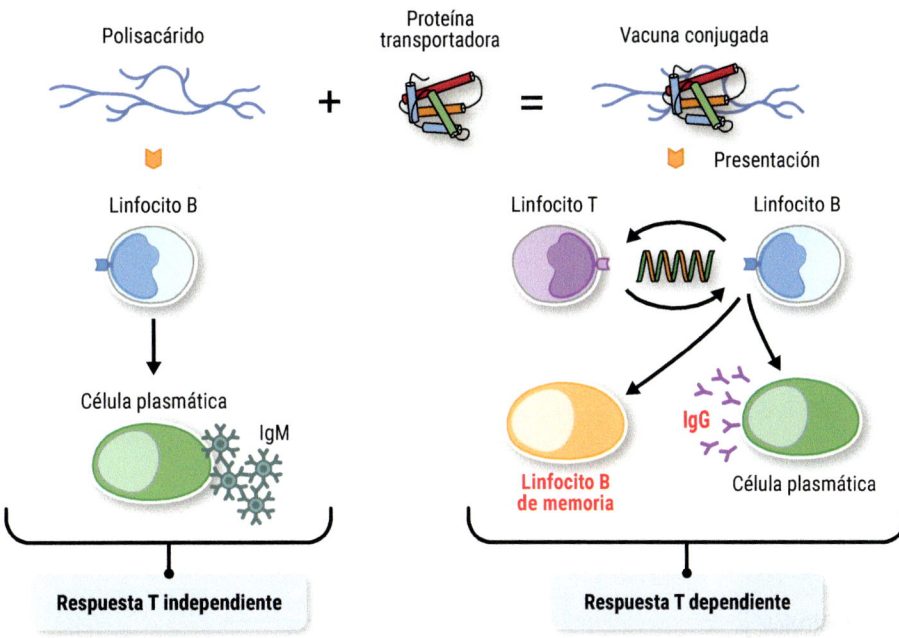

Figura 8-7. Mecanismo de acción de la vacuna contra el neumococo. IgG: inmunoglobulina G.

Tabla 8-12. Tipos de vacunas contra el neumococo	
Vacunas polisacáridas	**Vacunas conjugadas**
Activación de linfocitos B, sin respuesta inmunitaria mediada por linfocitos T	Genera respuesta imnunitaria dependiente de linfocitos T
No indicada en menores de 2 años	Eficaces en mayores de 2 años
No induce memoria inmunitaria	• Induce una potente y prolongada respuesta inmunitaria secundaria en lactantes • Induce memoria inmunológica
Limitado impacto sobre la colonización nasofaríngea	Reduce el estado de portador nasofaríngeo (inmunoglobulina A)

! No hay evidencia sobre las diferencias entre ambas vacunas en cuanto a impacto global. La elección de una u otra vacuna debe tener en cuenta la epidemiología global.
La vacuna VNC13 puede ofrecer algún beneficio adicional si la prevalencia de los serotipos 19A o 6C es elevada.

En la **figura 8-8** se muestra el esquema vacunal.

Las indicaciones de revacunación por VNP-23, según los Centers for Disease Control and Prevention (CDC) son:

- Mayores de 65 años que se vacunaron hace 5 años o más y que tenían menos de 65 años en el momento de la vacunación.
- Individuos entre 2 y 64 años esplenectomizados o con anemia de células falciformes.
- Mayores de 10 años: revacunación a los 5 años; menores de 10 años: revacunación a los 3 años.
- Inmunodeprimidos (VIH, síndrome nefrótico, insuficiencia renal, tratamiento inmunosupresor, trasplantados): revacunación a los 5 años (≤ 10 años, a los 3 años).

Efectos secundarios

Los efectos secundarios graves son muy inusuales. Los más frecuentes son las reacciones locales leves (50 %), como el eritema-pápula, el dolor local y las mialgias. La fiebre alta o las molestias locales más importantes se presentan en menos del 1 % de los casos.

Los fenómenos anafilácticos se han descrito de forma excepcional. Las reacciones adversas más graves se pueden evitar si no se llevan a cabo revacunaciones antes de los 3 años. Esto estaría relacionado con el elevado número de anticuerpos aún presentes en el suero de estos pacientes.

Vacunación contra COVID-19

La enfermedad asociada al coronavirus de tipo 2 causante del síndrome respiratorio agudo severo (SARS-CoV-2) en 2019 en Wuhan (China), y se extendió al resto del mundo. En la actualidad, sigue provocando millones de muertes y demostrando la vulnerabilidad del sistema inmunitario. La comunidad científica propuso la vacuna como una de las soluciones a esta pandemia, e inició rápidamente el camino

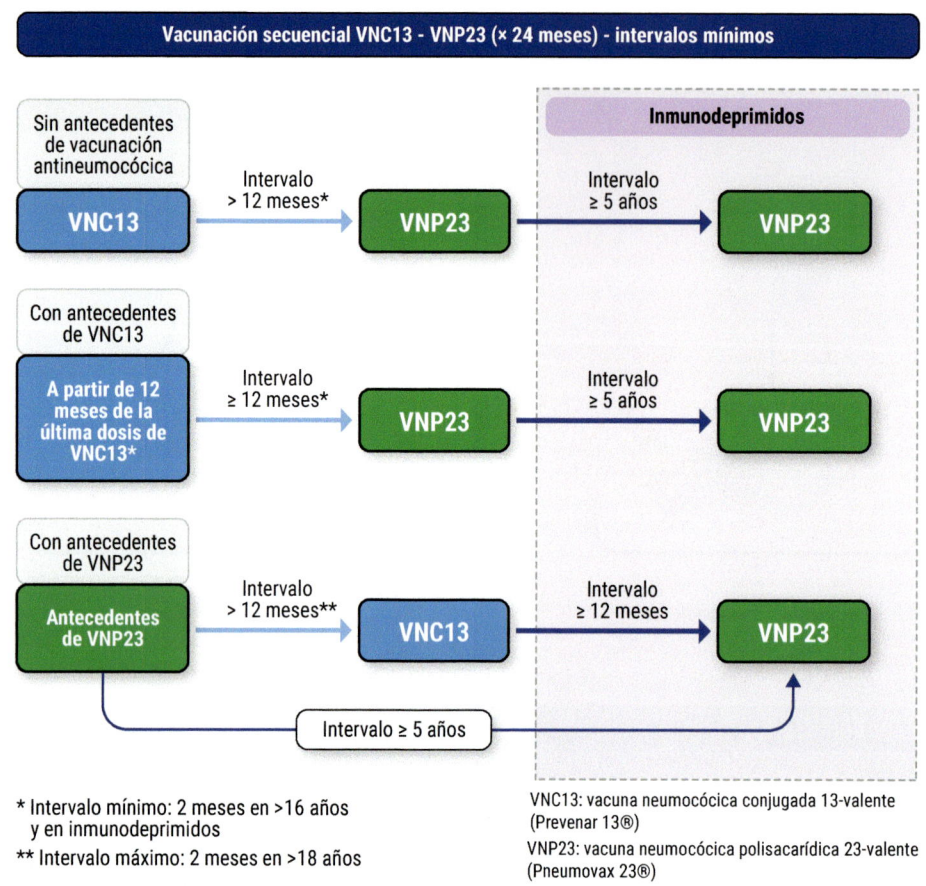

Figura 8-8. Esquema vacunal contra el neumococo.

para conseguirla. Son muchos los grupos de investigación y compañías farmacéuticas que buscan fabricar la vacuna y alcanzar la mayor eficacia posible.

En febrero de 2021, había 240 candidatas, y aunque son varias las que ya se están administrando en el mundo, las admitidas para su uso después de la aprobación de la Food and Drug Administration (FDA) y la European Medicines Agency (EMA) son pocas.

COVID-19 y enfermedades que provoca

Los coronavirus son miembros de la subfamilia *Orthocoronavirinae,* dentro de la familia *Coronaviridae* (orden *Nidovirales*). Esta subfamilia comprende cuatro géneros: *Alphacoronavirus, Betacoronavirus, Gammacoronavirus* y *Deltacoronavirus,* según su estructura genética. Los *Alphacoronavirus* y los *Betacoronavirus* infectan solo a mamíferos, y normalmente son responsables de infecciones respiratorias en humanos y gastroenteritis en animales.

Estructuralmente los coronavirus son virus esféricos de 100-160 nm de diámetro, con envuelta de bicapa lipídica, y contienen ARN monocatenario de polaridad positiva de entre 26 y 32 kilobases de longitud.

El genoma del virus SARS-CoV-2 (**Fig. 8-9**) codifica cuatro proteínas estructurales: la proteína S (*spike protein*), la proteína E (*envelope*), la proteína M (*membrane*) y la proteína N (*nucleocapsid*). La proteína N está en el interior del virión asociada al ARN vírico, y las otras tres proteínas están asociadas a la envoltura vírica. La proteína S forma estructuras que sobresalen de la envoltura del virus, y contiene el dominio de unión al receptor de las células que infecta, por lo que es la proteína determinante del tropismo del virus. Además, es la proteína que tiene la actividad de fusión de la membrana vírica con la celular y, de esta manera, permite liberar el genoma vírico en el interior de la célula que va a infectar.

Dentro del amplio espectro clínico que sufren los pacientes con infección por SARS-CoV-2, parece claro que los síntomas respiratorios son los más prevalentes. La enfermedad puede presentarse desde con leves síntomas en la vía aérea superior hasta con la aparición de una neumonía o síndrome de distrés respiratorio agudo.

Sin embargo, no solo es importante el momento agudo, ya que cada vez son más conocidas las complicaciones y secuelas respiratorias a medio y largo plazo, incluidas dentro de una afectación multisistémica llamada síndrome pos-COVID-19 o Long COVID-19.

Indicaciones

Los CDC recomiendan que todas las personas se mantengan al día con las vacunas contra el COVID-19 correspondientes a su grupo de edad:

- Niños y adolescentes de 6 meses a 17 años.
- Adultos de 18 años de edad o más.

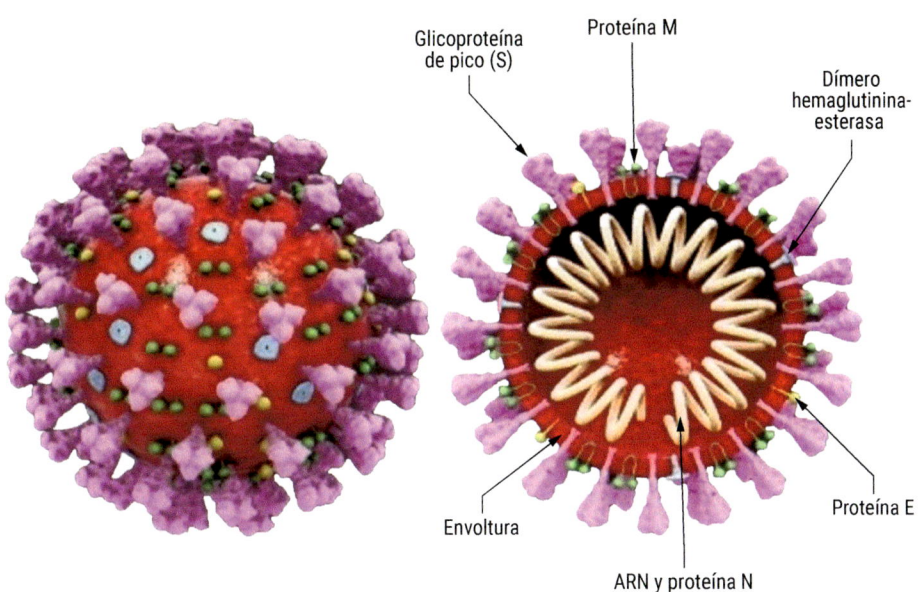

Figura 8-9. Virus COVID-19 o enfermedad asociada al coronavirus de tipo 2 causante del síndrome respiratorio agudo severo (SARS-CoV-2).
ARN: ácido ribonucleico.

Además, hay grupos de riesgo que tienen prioridad en dicha vacunación:

- Personas con factores de riesgo para presentar COVID-19 grave (EPOC grave, EPID, diabetes mellitus, obesidad, hipertensión arterial, tabaquismo, enfermedades cardiovasculares y vejez).
- Personas inmunodeprimidas.
- Pacientes que podrían someterse a un trasplante de células madre hematopoyéticas.

Mecanismo de acción y composición de la vacuna

En la **figura 8-10** se muestra el mecanismo de acción de estas vacunas.

En la **tabla 8-13** se muestran los diferentes tipos de vacunas y el esquema vacunal, aprobados por la EMA.

Las recomendaciones generales sobre la vacunación son:

- Completar la pauta de vacunación: es importante recordar a la población que inicie o complete, según cada caso, la pauta de vacunación recomendada para su edad, incluso aunque haya pasado la enfermedad. En caso de haber pasado la infección tras recibir la pauta completa de primovacunación, el intervalo en el que se recomienda la administración de la dosis de recuerdo es de 5 meses.
- Nueva dosis de recuerdo en adultos: se recomienda una nueva dosis de recuerdo en otoño-invierno a la población adulta de más de 60 años, a las personas internas en residencias de mayores y a aquellas con condiciones de riesgo, al personal sanitario y sociosanitario que trabaja en atención primaria, centros hospitalarios, o residencias de mayores o de atención a la discapacidad, por su mayor exposición y posibilidad de transmisión a personas altamente vulnerables, independientemente del número de dosis recibidas y del número de infecciones previas,

al menos 5 meses desde la última dosis de ARNmensajero o infección.
- Personas con alto grado de inmunosupresión que recibieron Evusheld® (anticuerpos monoclonales Tixagevimab y cilgavimab): las personas que recibieron Evusheld® y mantienen la indicación del fármaco deberán recibir otra dosis del fármaco a partir de los 6 meses después de la primera administración. La administración de dosis de recuerdo de vacuna frente a COVID-19 en las personas que reciben Evusheld® se realizará según valoración médica individualizada.

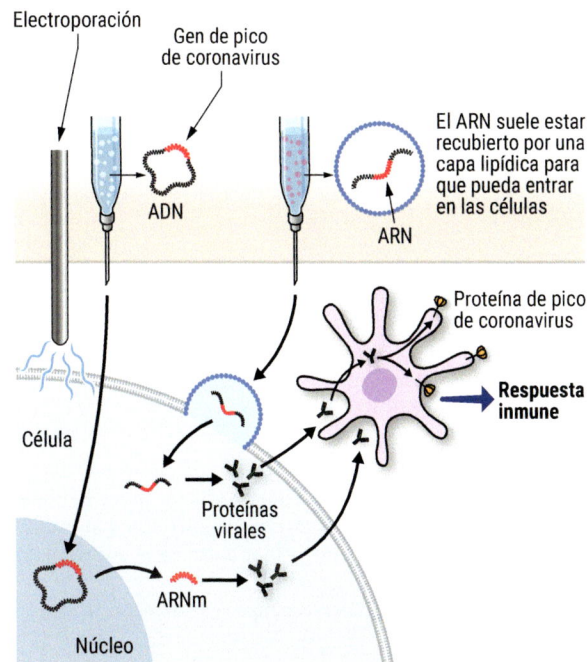

Figura 8-10. Mecanismo de acción de la vacuna contra el virus COVID-19.
ADN: ácido desoxirribonucleico; ARN: ácido ribonucleico; ARNm: ácido ribonucleico mensajero.

Efectos secundarios

Los efectos secundarios más frecuentes son leves, como hinchazón y dolor en la zona de administración, cefalea, escalofríos, fiebre, fatiga, mialgias, artralgias prurito. Más rara es la parálisis facial periférica aguda (Pfizer y Moderna). La frecuencia rara de las reacciones anafilácticas, trombos y acúfenos solo se ha dado en la vacuna de Jansen.

Tabla 8-13. Composición e indicaciones de vacunas contra la COVID-19

Vacuna	Plataforma	Composición: variantes	Uso	≥ 6 meses	≥ 5 años	≥ 12 años	≥ 18 años
Comirnaty (BioNTech & Pfizer)	ARNm	Monovalente original	Vacunación primaria	Sí/6 m-4 años	Sí/5-11 años	Sí	Sí
			Refuerzo	–	Sí/5-11 años	Sí	Sí
		Bivalente: original + ómicron BA.4-5	Refuerzo	–	Sí/5-11 años	Sí	Sí
		Bivalente: original + ómicron BA.1	Refuerzo	–	–		
Spikevax (Moderna)	ARNm	Monovalente original	Vacunación primaria	Sí/6 m-5 años	Sí/6-11 años	Sí	Sí
			Refuerzo	–	–	Sí	Sí
		Bivalente: original + ómicron BA.4-5	Refuerzo	–	–	Sí	Sí
		Bivalente: original + ómicron BA.1	Refuerzo	–	–	Sí	Sí
Nuvaxovid (Novavax)	Proteínas, adyuvada	Monovalente original	Vacunación primaria	–	–	Sí	Sí
			Refuerzo	–	–	–	Sí
Vaxzevria (AstraZeneca)	Vector adenovirus	Monovalente original	Vacunación primaria	–	–	–	Sí
			Refuerzo	–	–	–	Sí
Jcovden (Janssen)	Vector adenovirus	Monovalente original	Vacunación primaria	–	–	–	Sí
			Refuerzo	–	–	–	Sí
COVID-19 Vaccine (Valneva)	Inativada	Monovalente original	Vacunación primaria	–	–	–	Sí 18-50 años
VidPrevtyn Beta (Sanofi Pasteur)	Proteínas, adyuvada	Monovalente beta	Refuerzo	–	–	–	Sí

ARNm: ácido ribonucleico mensajero; m: mes.

 PUNTOS CLAVE

- El tratamiento no farmacológico de las enfermedades respiratorias crónicas es tan importante como el tratamiento farmacológico, y debe formar parte de la atención integral del paciente.
- El tratamiento no farmacológico consiste, entre otras cosas, en:
  – Abandono del tabaco.
  – Evitar bebidas alcohólicas.
  – Evitar factores irritantes y desencadenantes.
  – Vacunación contra la gripe, neumococo y COVID-19.
- Tanto para dejar de fumar como para dejar de beber, existe un tratamiento farmacológico y no farmacológico que debe aplicarse de forma individualizada a cada paciente.
- Una vez identificados los factores desencadenantes y agravantes que provocan un empeoramiento de las enfermedades respiratorias, deben evitarse, incluyendo la contaminación ambiental.
- Los pacientes con enfermedades respiratorias crónicas deben mantener completa y al día la vacunación contra la gripe, el neumococo y la COVID-19.

BIBLIOGRAFÍA

American Cancer Society. Sustancias químicas nocivas en los productos de tabaco. Equipo de redactores y equipo de editores médicos de la Sociedad Americana Contra El Cáncer (actualización 28 octubre 2020).

Benowitz NL. Clinical pharmacology of nicotine: implications for understanding, preventing, and treating tobacco adition. N Engl J Med. 2010 June 17;362(24):2295-2303.

Centers for Disease Control and Prevention (DCC) [Internet]. COVID-19 [actualización 2022].

Centers for Disease Control and Prevention (DCC). El consumo de alcohol y su salud [Internet]; actualización 2020]. https://www.cdc.gov/alcohol/hojas-informativas/consumo-alcohol-salud.html.

Centers for Disease Control and Prevention (DCC). Virus de la gripe [actualización 2023].

De Higes Martínez EB, Perera López L. Manejo diagnóstico y tratamiento del tabaquismo en la práctica clínica diaria. Manual de procedimientos de la SEPAR 32. Sociedad Española de Neumología y Cirugía Torácica, 2015.

GEMA 5.2. Guía para el Manejo del Asma. Sociedad Española de Neumología y Cirugía Torácica (SEPAR), 2022.

Guía de Práctica Clínica para el Diagnóstico y Tratamiento de Pacientes con Enfermedad Pulmonar Obstructiva Crónica (EPOC). Guía Española de la EPOC (GesEPOC). V. 2017. V. 53 extraordinario. 2017.

Historia de la gripe (influenza). Fundación Mayo para la Educación e Investigación Médica (MFMER).

Jiménez Ruiz CA, Solano-Reina S, de Higes-Martínez E, et al. Documento de posicionamiento de la Sociedad Española de Neumología y Cirugía Torácica (SEPAR) ante las estrategias de reducción del daño del tabaco. Open Respiratory Archives 4. 2022; 100175.

Ministerio de Sanidad y Consumo. Comisión clínica para el Plan Nacional sobre drogas. Informe sobre alcohol. Febrero 2007.

Ministerio de Sanidad. Recomendaciones vacunación gripe Temporada 2022-2023.

Ministerio de Sanidad. Límites de Consumo de Bajo Riesgo de Alcohol [actualización del riesgo relacionado con los niveles de consumo de alcohol, el patrón de consumo y el tipo de bebida Parte 1 [actualización de los límites de consumo de bajo riesgo de alcohol [actualización 2020].

Ministerio de Sanidad. Vacunación contra el neumococo [actualización 2015.

OMS. Prevalencia del consumo de tabaco mundial [actualización 25 de mayo 2022].

Organización mundial de la Salud (OMS). Enfermedades que produce el tabaco [actualización 2019].

Organización mundial de la Salud (OMS). Mecanismo de acción de las vacunas contra el COVID-19 [actualización 2020].

Organización mundial de la Salud (OMS). Medidas básicas de higiene [actualización 2022].

Ortiz de Lejarazu R, S. Tamames S. Vacuna de la gripe. Pediatría integral 2020;XXXIV(8):469-478.

Plan de Acción Mundial sobre el Alcohol 2022-2030 [Internet]. OMS, 2021. Disponible en: https://www.who.int/teams/mental-health-and-substance-use/alcohol-drugs-and-addictivebehaviour.

Pleguezuelos E, Gimeno-Santos E, Hernández C, et al. Recomendaciones sobre tratamiento no farmacológico en la enfermedad pulmonar obstructiva crónica de la Guía española de la EPOC (GesEPOC 2017). Archivos de Bronconeumología. 2018;54(11):568-75.

Ponce G, Jiménez-Arriero MÁ, Rubio G. Tratamiento farmacológico de la dependencia alcohólica. Trastornos Adictivos. 2003;5(1):27-32.

Prochaska JO, Goldstein MG. Process of smoking cessation: Implications for clinicians. Clin Chest Med. 1991;12:727-35.

¿Qué contiene un cigarrillo? Ficha 1 [Internet] Gobierno Vasco. Disponible en: https://www.euskadi.eus/contenidos/informacion/clases_sin_humo_17/es_def/adjuntos/kerik-gabeko-gazteak/materiales/Ficha-1-tabaco-composicion.pdf

Sociedad Española de Neumología y Cirugía Torácica. Guía Diagnóstico y Tratamiento de Enfermedades pulmonares intersticiales (EPID). SEPAR, 2003.

Todacitan. [Internet]. Agencia Española de Medicamentos y Productos Sanitarios. Disponible en: https://cima.aemps.es/cima/dochtml/ft/83407/FT_83407.htm.

Torres Medina JM. Programa de vacunación frente al neumococo. Neumosur [actualización 2019].

Vacunas de la COVID-19: Resumen de las recomendaciones de la EMA y del Ministerio de Sanidad. 11 de noviembre 2022.

Vilá M, Bello S. Vacuna antineumocócica: indicaciones, momento y resultados. Arch Bronconeumol. 2004;40(Supl 3):43-50.

Villar-Álvarez F, de la Rosa-Carrillo D, Fariñas-Guerrero F, Jiménez-Ruiz CA. Inmunosenescencia, fitness inmunológico y calendario de vacunación en el paciente respiratorio adulto. Open Respir Arch. 2022;4(3):100181.

Villar-Álvarez F, Martínez-García MA, Jiménez D, et al. Recomendaciones SEPAR sobre la vacuna COVID-19 en las enfermedades respiratorias. Open Respiratory Archives. 2021;3:100097.

Evaluación del paciente candidato a rehabilitación

Evaluación de la función pulmonar

9

M. Íscar Urrutia y R. Fernández Álvarez

OBJETIVOS

- Conocer los principales métodos de evaluación de la función pulmonar.
- Comprender las técnicas de evaluación de la función pulmonar estática y dinámica.
- Interpretar las pruebas de función pulmonar estática y dinámica.
- Ampliar el conocimiento sobre el intercambio de gases.
- Reflexionar sobre el impacto clínico de los valores de la función pulmonar y el intercambio de gases.

INTRODUCCIÓN

En la evaluación del paciente candidato a un programa de rehabilitación respiratoria, son fundamentales los estudios funcionales respiratorios.

La evaluación de la función pulmonar pretende caracterizar y evaluar la gravedad de las diferentes patologías respiratorias antes de iniciar el programa de rehabilitación respiratoria. La complejidad dependerá de las necesidades de cada paciente y de la disponibilidad de recursos de cada centro.

El objetivo de este capítulo es describir las principales pruebas de función pulmonar, tanto estáticas como dinámicas, así como la exploración del intercambio de gases, e interpretar los resultados de estas.

APARATO RESPIRATORIO: BASES ANATÓMICAS

Dado que en el **capítulo 2** se realiza una descripción más detallada de este apartado, aquí se realizará una breve descripción del mismo.

El pulmón es un órgano que constituye la parte fundamental del aparato respiratorio. Está compuesto por estructuras tubulares, que permiten el paso del aire, y por los sacos alveolares, donde se lleva a cabo el intercambio gaseoso.

Sistema de conducción

El sistema de conducción consta de:

- La tráquea: es un tubo cartilaginoso y flexible que se extiende desde la laringe hasta la bifurcación en los bron-

quios principales derecho e izquierdo, y que se encuentra en la parte anterior del cuello.
- Los bronquios: son dos tubos que se originan en la bifurcación de la tráquea y tienen un calibre inferior a ella. Se dividen en bronquios lobulares y segmentarios, y cada división bronquial origina bronquios de calibre inferior a la generación anterior, aunque el diámetro global de toda la superficie bronquial aumenta con cada subdivisión.
- Los bronquíolos: son estructuras más pequeñas y delgadas que aparecen después de varias divisiones bronquiales. Carecen de cartílago en su pared y, a medida que se dividen en bronquíolos más pequeños, terminan en sacos de aire llamados alvéolos.

Zona de intercambio gaseoso

El intercambio gaseoso tiene lugar en los alvéolos, que son pequeñas bolsas de aire en forma de saco, rodeadas por una red de capilares sanguíneos; allí es donde el oxígeno (O_2) procedente del aire ambiente difunde hacia la sangre, y el dióxido de carbono generado durante los procesos metabólicos del medio interno pasa desde la sangre al alvéolo y posteriormente al exterior, recorriendo el sistema bronquial de conducción en sentido inverso durante la espiración.

Intersticio pulmonar

El intersticio pulmonar es un tejido que constituye el soporte entre los alvéolos y los capilares sanguíneos. Contiene fibras de colágeno y elastina, que ayudan a mantener la estructura de los pulmones, y a permitir su expansión y contracción durante la respiración. La integridad del intersticio pulmonar es fundamental para el intercambio y la mecánica del proceso inspiración/espiración.

BASES PARA LA INTEPRETACIÓN DE LAS PRUEBAS DE FUNCIÓN PULMONAR

A lo largo del resto del capítulo, se describirán las bases fisiológicas, las medidas de las diferentes técnicas presentes en la mayoría de los laboratorios de función pulmonar, así como la interpretación y el valor clínico de los distintos estudios.

> ! La interpretación debe centrarse en los valores del flujo de aire, el volumen pulmonar y las mediciones de la transferencia de gas para conocer patrones de fisiología alterada. Por sí solas no deben usarse para diagnosticar una patología específica.

La interpretación de los resultados de las pruebas de función pulmonar técnicamente aceptables pasa por un análisis de las curvas y los gráficos obtenidos en esas maniobras, y su objetivo es clasificar los valores observados como dentro/fuera del rango normal con respecto a una población de individuos sanos, para lo que se requiere un informe claro de los resultados y ecuaciones de referencia adecuadas para definir el rango de valores esperados en las personas sanas.

> ! Las ecuaciones de referencia recomendadas por la Sociedad Europea de Respiratorio (ERS, European Respiratory Society) son las *Global Lung Iniciative* (GLI) publicadas en 2012 para la espirometría, que abarcan un gran rango de edades (3-95 años) y razas. En 2017, se publicaron para la transferencia de monóxido de carbono, y en 2021, para los volúmenes pulmonares; estos solo son útiles para población caucásica.

Los valores de referencia permiten identificar a individuos con valores inusualmente bajos o altos mediante los límites de los percentiles 5 y 95 (–1,645 y + 1,645 puntuación z), teniendo en cuenta la edad, el sexo, la altura y el agrupamiento ancestral en el caso de la espirometría. Las puntuaciones z expresan lo alejado que se encuentra un valor observado del previsto (**Fig. 9-1**).

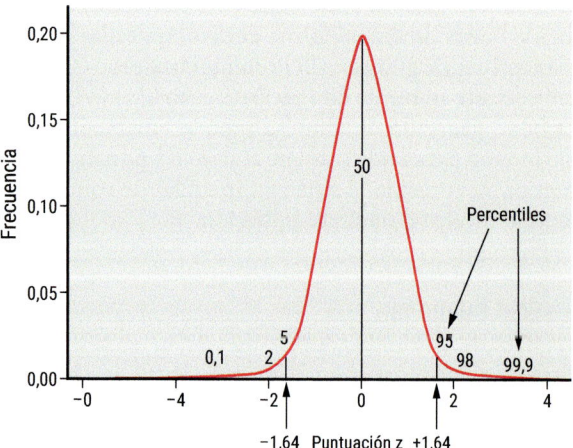

Figura 9-1. Campana de Gauss.

> ! Un rango de referencia representa la distribución de valores que se esperan en una población sana, y el límite inferior de la normalidad (LIN) representa un punto de corte para definir los resultados que están fuera del rango de valores típicamente observados en la salud sin que esto suponga un criterio diagnóstico absoluto.

Es de suma importancia tener en cuenta que cuando se utilizan los límites de la normalidad es necesario considerar cuidadosamente el historial médico y de exposición a la hora de interpretar los resultados de la función pulmonar.

Actualmente, las principales sociedades científicas de patología respiratoria desaconsejan utilizar los puntos de corte ampliamente utilizados como del 80 % del valor previsto para el volumen espiratorio forzado en el primer segundo (FEV1) (porcentaje previsto = observado × 100/previsto) y el valor de corte de 0,70 para la relación FEV1/capacidad vital forzada (FVC).

La evaluación de la gravedad del deterioro de la función pulmonar supone la gradación de la magnitud de la desviación de la función pulmonar con respecto a lo que se espera de las personas sanas, para lo que se recomienda utilizar tres niveles mediante los valores de puntuación z:

- Las puntuaciones z > –1,645 son normales.
- Las puntuaciones z entre –1,65 y –2,5 son leves.
- Las puntuaciones z entre –2,51 y –4 son moderadas.
- Las puntuaciones z < –4,1 son graves.

CAPACIDAD DE DIFUSIÓN PULMONAR

La función principal del pulmón consiste en garantizar un intercambio de gases adecuado para las necesidades del organismo. El intercambio de gases necesita que los componentes del aire ambiental lleguen a la pared alveolar y desde ahí se transfieran a los capilares.

Cuando se hace una determinación de la capacidad de difusión del monóxido de carbono (CO) en el pulmón, se mide la cantidad de este gas que es transferido desde el alvéolo a la sangre, por unidad de tiempo y unidad de presión parcial del CO.

Bases fisiológicas

En el proceso de la respiración, es fundamental el intercambio de gases que tiene lugar en los pulmones. Como se ha señalado, el O_2 pasa desde los alvéolos a los capilares sanguíneos y el dióxido de carbono (CO_2) pasa desde los capilares sanguíneos a los alvéolos, en un proceso llamado difusión. Desde el punto de vista fisiológico, consta de dos partes: el intercambio de gases y el transporte de gases en la sangre.

Intercambio de gases

En el intercambio de gases intervienen:

- Área de intercambio: para un intercambio gaseoso correcto, es necesario que la zona de intercambio disponga de una amplia

superficie constituida por miles de millones de sacos alveolares, lo que va a permitir la difusión adecuada de O_2 y CO_2.
- Barrera alveolocapilar: en la zona de intercambio, existe una barrera que separa la fase aérea de la sanguínea, y que está formada por células epiteliales alveolares, tejido conjuntivo y la membrana endotelial de los capilares. La integridad de esta barrera puede verse afectada en distintos procesos patológicos, lo que dificultará la difusión de los gases.
- Propiedades físicas de los gases: la solubilidad de los gases determina la rapidez con la que difunden. El CO_2 es más soluble que el O_2 y, por tanto, difunde más rápidamente.
- Circulación pulmonar: el flujo sanguíneo que circula por los capilares pulmonares influye directamente en la difusión pulmonar, ya que determina la cantidad de sangre que llega a los alvéolos para el intercambio de gases.

Transporte de gases en la sangre

Para el transporte de gases en sangre, se requieren dos elementos: los hematíes o eritrocitos, y el plasma sanguíneo.

- Transporte de O_2: el O_2 es llevado desde los pulmones hacia los tejidos y órganos transportado en su mayor parte por los hematíes, y unido a la hemoglobina, de forma que cada molécula de hemoglobina transporta hasta cuatro moléculas de O_2; hay una mínima parte del O_2 que va disuelto en el plasma. En los tejidos periféricos, se libera el O_2 para que se utilice en los procesos metabólicos.
- Transporte de CO_2: este se produce en las células como consecuencia del metabolismo tisular, y se elimina en la espiración a través del aparato respiratorio. Difunde desde los tejidos hacia los capilares sanguíneos, y se transporta disuelto en el plasma o bien en forma de bicarbonato.

Medida de la capacidad de difusión pulmonar

Para realizar este procedimiento, es necesario disponer de recursos técnicos en forma de equipos adecuados y, posteriormente, realizar con el paciente el procedimiento y las maniobras necesarias para medir los parámetros que definirán la capacidad de difusión.

Recursos técnicos: equipo de medida

En los laboratorios de función pulmonar, se dispone de los equipos necesarios para esta prueba, que constan de una serie de elementos que de forma básica se podrían resumir en:

- Neumotacómetro/espirómetro: mide los flujos que va a generar el paciente durante el procedimiento, y permitirá establecer que la maniobra se ha realizado correctamente.
- Fuente de gases (CO y helio [He]): para el estudio de la difusión pulmonar, no se utilizan ni el O_2 ni el CO_2, sino que son el CO y el He los gases más utilizados. Se debe disponer de una fuente que tiene que suministrar esos gases.

- Analizador de gases: es un dispositivo que mide las concentraciones de gases en el aire espirado.

Procedimiento de medida

De forma resumida, la maniobra de medida de la difusión pulmonar se realiza con el paciente conectado al equipo a través de una boquilla, y respirando una mezcla de gases que incluye CO y He:

- Preparación del paciente: antes de la prueba: se le explica en qué consiste el estudio, y se le solicitará que siga ciertas instrucciones. Debe evitarse el consumo de tabaco y realizar ejercicio intenso unas horas antes del estudio. Esta técnica carece de contraindicaciones formales.
- Maniobra específica: tras una serie de respiraciones tranquilas, se realizará una inspiración profunda donde el paciente inhalará He y CO; a continuación, permanecerá 10 segundos en apnea para permitir el intercambio de CO y que el He que no se difunde, rellene toda la superficie de intercambio. Posteriormente, se realiza una espiración y se recogerá una muestra de gas alveolar en la que, mediante el analizador de gases, se medirán las cantidades de CO y He recuperadas.

Resultados de la medida de la capacidad de difusión

La medida de la capacidad de difusión proporciona una representación gráfica de la prueba y unos valores de los diferentes parámetros.

Parámetros obtenidos

La diferencia entre la cantidad de CO recuperada en la espiración y la inhalada dará la medida del CO que ha difundido a la sangre.

> ❗ Este parámetro se llama capacidad de difusión pulmonar del CO (DLCO, *diffusing capacity of lung for carbon*) y se mide en mL/min/mmHg. Como no se ha intercambiado, el He recuperado proporciona el valor del volumen alveolar del paciente.

Si se divide la DLCO entre el volumen alveolar, se obtiene el coeficiente de transferencia de monóxido de carbono (KCO), que es el parámetro que relaciona la cantidad de CO intercambiada con el volumen alveolar del que dispone el paciente, y permite diferenciar si una DLCO baja se debe a un déficit en la superficie de intercambio o a un problema en el tejido pulmonar.

Representación gráfica de la prueba

Las maniobras necesarias para elaborar el estudio quedan registradas en el equipo en el que se realizan, y su análisis es necesario para establecer la calidad de la prueba y validarla (**Fig. 9-2**). Para determinar la validez de la prueba, se debe

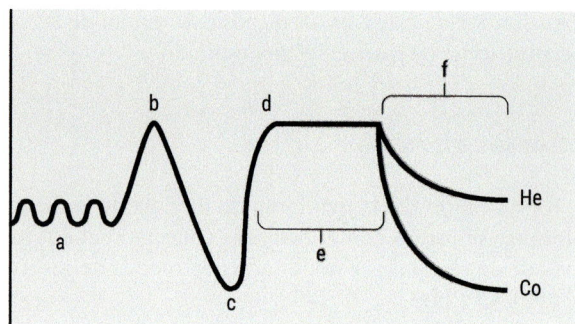

Figura 9-2. Esquema de la maniobra para la medida de la difusión pulmonar.
a: respiración a volumen corriente; **b: inspiración** máxima; c: espiración máxima; c: espiración máxima; d: inspiración máxima (en ese momento, se va a inspirar la mezcla de gases que contiene helio (He) y monóxido de carbono (CO); e: 10 segundos de apnea para que el CO difunda y el He se distribuya; f: espiración rápida donde se toma la muestra del gas alveolar y se miden las concentraciones de He y CO recuperadas.

analizar la gráfica registrada en el proceso. No se deben detectar artefactos, y se tiene que comprobar que se realiza una inhalación hasta la capacidad pulmonar total (CPT) desde el volumen residual en menos de 4 segundos, seguido de una apnea de 10 segundos y, a continuación, una espiración rápida de la que se desechará la primera parte de la misma (que corresponde al espacio muerto), para posteriormente tomar una muestra de aire alveolar donde se medirá el valor de CO y de He.

Para considerar la prueba reproducible, se realizan al menos dos estudios en cuyas medidas no debe haber diferencias superiores al 10 % (**Fig. 9-2**).

Interpretación de una prueba de difusión pulmonar

Una vez analizada la representación gráfica de la prueba, y comprobadas su calidad y reproducibilidad, se observará que los resultados se presentan en forma de un valor numérico, que se expresa en mL/min/mmHg (en el caso de la DLCO), en mL (el volumen alveolar) y en DLCO/L la KCO. Como en todos los estudios de función pulmonar, los valores obtenidos se comparan con los valores de referencia, para considerar que la prueba está «dentro de la normalidad» o presenta «alteración en la capacidad de difusión». Se considera que la prueba es «normal» cuando los valores de DLCO y KCO son superiores al LIN (**Fig. 9-3**).

> La DLCO informa de la cantidad total de área disponible para el intercambio, y la KCO, de la relación entre la DLCO y el volumen alveolar del individuo. Es decir, si la DLCO está baja pero la KCO está en valores de referencia, esa capacidad de difusión es adecuada al volumen alveolar del sujeto, es decir, que sus unidades de intercambio pueden ser inferiores a las que tendría que tener, pero su funcionamiento es correcto.

Valor del estudio de difusión pulmonar en la práctica clínica

El estudio de difusión pulmonar es una herramienta importante en la práctica clínica para evaluar el intercambio gaseoso en los pulmones. Como indicaciones fundamentales, se podrían considerar:

- Diagnóstico y seguimiento de enfermedades pulmonares: es útil para diagnosticar y monitorizar distintos procesos, como: enfermedad pulmonar obstructiva crónica, enfermedades intersticiales, toxicidad pulmonar por medicamentos, neumoconiosis, etc. Proporciona una idea sobre el grado de afectación pulmonar y, debido a su alta sensibilidad, en muchas ocasiones las alteraciones en la capacidad de difusión constituyen el primer indicio de un proceso patológico y facilitan el diagnóstico precoz.
- Evaluación de la efectividad de un tratamiento: la capacidad de difusión pulmonar puede utilizarse para evaluar la respuesta del paciente a un tratamiento pautado.

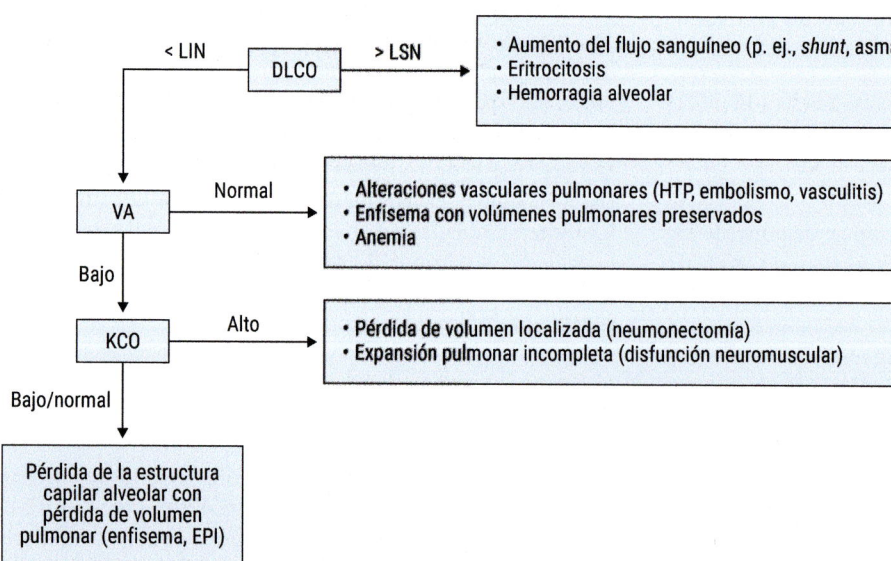

Figura 9-3. Algoritmo de interpretación de la difusión de monóxido de carbono.
Adaptada de ERS/ATS *Technical standard on interpretative strategies for routine function tests* 2022.
DLCO: difusión de monóxido de carbono; EPI: enfermedad pulmonar intersticial; HTP: hipertensión pulmonar; KCO: relación DLCO/VA; LIN: límite inferior de la normalidad; LSN: límite superior de la normalidad; VA: volumen alveolar.

- Evaluación preoperatoria: especialmente en las cirugías de resección pulmonar, donde se utiliza para la selección de pacientes.

VOLÚMENES PULMONARES

La ventilación está limitada por las propiedades mecánicas de las vías respiratorias, los pulmones y la pared torácica. Estos dos últimos determinan el volumen al que se realiza el movimiento de gas en reposo y en las actividades diarias, como el ejercicio, la fonación, la risa, los cambios de postura corporal, etc. Sin embargo, cuando existe una enfermedad cardiopulmonar, los volúmenes pulmonares también pueden modificarse como resultado de mecanismos dinámicos dentro de las vías respiratorias y cambios en el patrón respiratorio, además de cambios estáticos en las propiedades de los pulmones y la pared torácica.

> ! Los volúmenes pulmonares estáticos se definen como volúmenes pulmonares que no se ven afectados por la velocidad a la que se inhala y se exhala el aire, cuya determinación se lleva a cabo mediante pletismografía o métodos de dilución de gases.
> Los volúmenes pulmonares dinámicos son aquellos que dependen de la velocidad a la que el aire entra o sale de los pulmones, y su principal método de medida es la espirometría.

Volúmenes estáticos: pletismografía

La determinación de los volúmenes pulmonares estáticos resulta imprescindible para la confirmación diagnóstica de una alteración ventilatoria restrictiva, definida por una capacidad de distensión pulmonar total (TLC, *total lung compliance*) inferior a su límite inferior de normalidad y para la determinación del atrapamiento aéreo y la hiperinsuflación mediante la determinación del volumen residual y la capacidad residual funcional (CRF) en las patologías obstructivas. El método más utilizado es la pletismografía corporal.

Bases fisiológicas

El tamaño pulmonar, y los volúmenes y capacidades pulmonares tienen una gran importancia en la mecánica ventilatoria del aparato respiratorio que condiciona la entrada y salida de aire en los pulmones. Aunque el pulmón no tiene cavidades anatómicas, desde el punto de vista funcional, el aire que se mueve en ellos está estructurado en distintos «compartimentos» (Fig. 9-4).

- **Volúmenes pulmonares**:
  - Volumen corriente: es la cantidad de aire inspirado o espirado en una respiración normal en reposo.
  - Volumen de reserva inspiratoria (VRI): es la cantidad de aire adicional que se puede inhalar después de una inspiración normal.
  - Volumen de reserva espiratoria (VRE): es la cantidad de aire adicional que se puede exhalar después de una espiración normal.

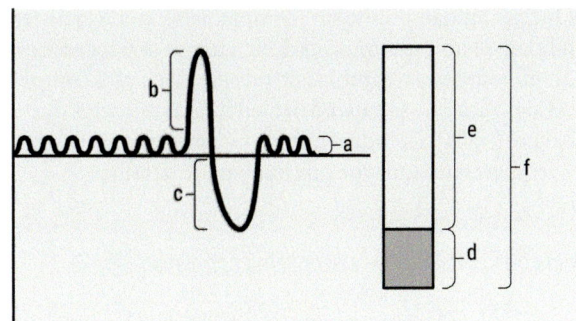

Figura 9-4. Volúmenes y capacidades pulmonares.
a: volumen corriente; b: volumen de reserva inspiratoria; c: volumen de reserva espiratoria; d: volumen residual; e: capacidad vital; f: capacidad pulmonar total.

  - VR: es la cantidad de aire que permanece en los pulmones después de una espiración máxima.
- **Capacidades pulmonares**:
  - Capacidad vital: es la cantidad máxima de aire que se puede exhalar después de una inhalación máxima. Incluye el volumen corriente, el VRI y el VRE.
  - Capacidad inspiratoria (CI): es la cantidad máxima de aire que se puede inhalar después de una exhalación normal en reposo. Incluye el volumen corriente y el VRI.
  - CRF: es la cantidad de aire que queda en los pulmones después de una exhalación normal en reposo. Incluye el VR y el VRE.
  - Capacidad pulmonar total (CPT): es la cantidad total de aire en los pulmones después de una inhalación máxima. Incluye todos los volúmenes pulmonares.

En la inspiración, el flujo de entrada de aire en los pulmones se consigue generando una presión negativa entre la boca y los alvéolos por contracción de la musculatura respiratoria (fundamentalmente el diafragma); la espiración es un fenómeno pasivo condicionado por la retracción elástica del pulmón que ha sido distendido en la inspiración.

Para que este proceso se realice de forma fisiológica y no se genere trabajo respiratorio elevado o disnea, la presión que generen los músculos respiratorios debe mover un volumen de aire adecuado a las necesidades metabólicas del individuo, y para ello es necesaria la integridad de toda la estructura que compone el parénquima pulmonar, que va a mantener los volúmenes y capacidades pulmonares en sus valores adecuados. Un pulmón excesivamente rígido o con pérdida de elasticidad, o con sus capacidades y volúmenes fuera del rango fisiológico, va a suponer un inconveniente mecánico para los músculos respiratorios y alterará el proceso ventilatorio. Los elementos que explican esta circunstancia fisiológica son dos:

- Curva presión-volumen: describe cómo los pulmones se expanden y se contraen en respuesta a cambios en la presión. En reposo, los pulmones tienen una cierta capacidad y se encuentran en un estado de equilibrio. Al inspirar, la presión dentro de los pulmones disminuye y el aire fluye hacia dentro. La espiración es pasiva y genera un flujo de aire hacia el exterior desde la distensión inspiratoria.

- Distensibilidad pulmonar (compliancia): mide la distensibilidad de los pulmones, es decir, cuánto se pueden expandir en respuesta a cambios de presión. Una alta compliancia significa que se expanden fácilmente, mientras que una baja compliancia indica que los pulmones son más rígidos y requieren una mayor presión para expandirse.

Medida de los volúmenes pulmonares por pletismografía

Hay distintas técnicas que permiten conocer los volúmenes y las capacidades pulmonares. La más extendida es la pletismografía, que se basa en la ley de Boyle-Mariotte, según la cual el volumen y la presión de un gas son inversamente proporcionales si se mantiene constante la temperatura:

- **El pletismógrafo**: consiste básicamente en una cámara con capacidad para mantenerse hermética en cuyo interior el individuo está sentado, y en donde realizará maniobras respiratorias que serán recogidas y analizadas por un sistema capaz de medir flujos, presiones y volúmenes pulmonares. Por otra parte, en la cabina, también se puede medir el volumen contenido, la presión y la temperatura. Con estos datos, se realizarán los cálculos necesarios para establecer el VR, la CRF, el VRE y la CPT.
- **Procedimiento de medida**: el individuo realiza movimientos respiratorios contra una tubuladura obturada por una válvula mientras está dentro de la cámara pletismográfica. Durante estas maniobras, se medirán las variaciones de presión y de volumen tanto dentro de la cámara pletismográfica como en el aparato respiratorio. A partir de los datos de presión y volúmenes registrados, se realizan los cálculos necesarios para determinar los volúmenes pulmonares. Esta técnica carece de contraindicaciones formales.

Resultados de la medida de volúmenes pulmonares

Los resultados de la pletismografía vienen determinados por la validez de la maniobra mediante el análisis de la representación gráfica y los parámetros obtenidos en esa maniobra.

- **Parámetros obtenidos**: se obtiene la CPT (mL), que supone una medida del tamaño pulmonar, la CRF (mL), el VR (mL), la capacidad inspiratoria (mL) y el cociente VR/CPT, que proporcionará una idea de la presencia o ausencia de atrapamiento aéreo o hiperinsuflación. Estas dos circunstancias son dos condicionantes mecánicos muy relevantes para que la ventilación se desarrolle de forma fisiológica.
- **Representación gráfica de la prueba**: el parámetro que se medirá en la determinación de los volúmenes pulmonares es la CRF, que corresponde al final de una respiración tranquila. En ese punto es donde se realizará la obturación de la tubuladura por donde respira el paciente, y se obtendrán las curvas presión/volumen. En una maniobra posterior, se medirá el VRE que, restado de la CRF, proporcionará el valor del VR (**Fig. 9-5**).
Para determinar la validez de la prueba, se debe analizar la gráfica registrada en el proceso. No deben detectarse arte-

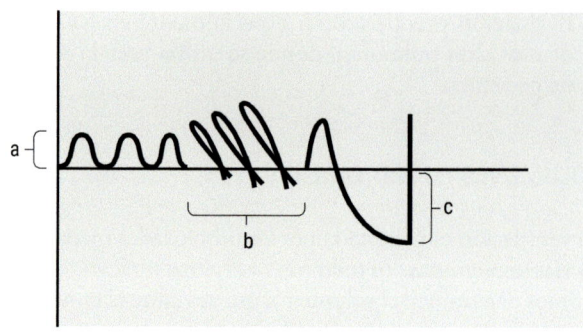

Figura 9-5. Maniobra de pletismografía.
a: respiración a volumen corriente que servirá para situar la capacidad residual funcional; b: curvas presión/volumen con válvula cerrada; c: maniobra de espiración lenta para determinar el volumen de reserva espiratorio.

factos, y se ha de comprobar que se realiza una obturación a nivel de CRF. Posteriormente, se debe valorar la calidad de las curvas presión/volumen obtenidas durante la respiración con válvula cerrada. A continuación, debe comprobarse la calidad de la maniobra final donde se medirá la capacidad lenta y obtener un VRE fiable.
Para considerar la prueba reproducible, se realizarán al menos dos estudios válidos en cuyas medidas no debe haber diferencias superiores al 10 %.

Interpretacion de una prueba de volúmenes pulmonares

El análisis de la calidad y la reproducibilidad de la prueba debe hacerse sobre la gráfica de esta. Posteriormente, se analizarán los valores numéricos que, confrontándolos con los valores de referencia, permitirán detectar los siguientes patrones:

- Estudio dentro de la normalidad: los valores de CPT, VR, CRF y cociente VR/TLC están dentro de los límites de referencia.
- Patrón restrictivo: descenso de la CPT por debajo del límite inferior de la normalidad. Indica un descenso del volumen global que maneja el pulmón, y suele indicar la presencia de pulmones de tamaño inferior a lo que le correspondería al sujeto.
- Atrapamiento aéreo/hiperinsuflación: se detectan valores de VR y CRF por encima del valor de referencia. El cociente VR/CPT se encuentra en estos casos por encima del límite superior de la normalidad, es decir, el VR constituye un porcentaje mayor de lo esperado de la CPT. Estas alteraciones suelen presentarse en sujetos con obstrucción al flujo aéreo en la espirometría.

> **!** El estudio de volúmenes pulmonares proporciona información sobre la mecánica pulmonar. El tamaño del pulmón, y sus distintas capacidades y volúmenes determinan la relación entre los cambios de volumen pulmonar y las presiones necesarias para que estos se generen. Ello explica la existencia de un trabajo respiratorio elevado tanto en patologías restrictivas como en aquellas con presencia de atrapamiento aéreo o hiperinsuflación (**Fig. 9-6**).

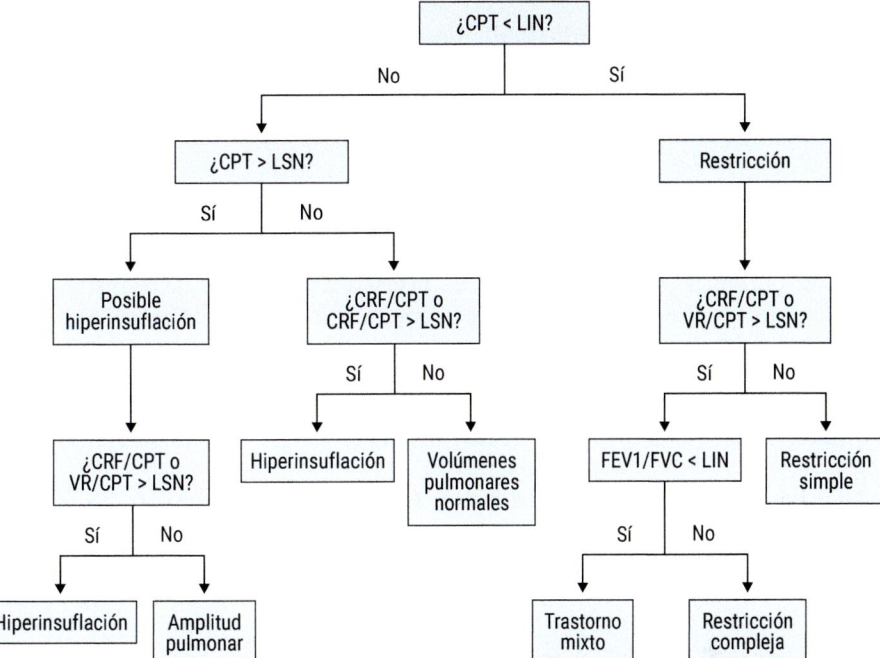

Figura 9-6. Algoritmo de interpretación de los volúmenes pulmonares. CPT: capacidad pulmonar total; CRF: capacidad residual funcional; CRP: capacidad residual funcional; FEV1: volumen espiratorio forzado en el primer segundo; FVC: capacidad vital forzada; LIN: límite inferior a la normalidad; LSN: límite superior a la normalidad; VR: volumen residual. Modificado de ERS/ATS *Technical standard on interpretative strategies for routine function tests*, 2022.

Valor del estudio de los volúmenes pulmonares en la práctica clínica

La medición de los volúmenes pulmonares proporciona información valiosa sobre el tamaño pulmonar y su funcionamiento. Se utiliza para:

- Diagnóstico y seguimiento de aquellos procesos que pueden afectar al tamaño pulmonar, tanto disminuyéndolo (fibrosis pulmonar, deformidades de la caja torácica, cirugía de resección pulmonar, etc.), como aumentándolo (enfisema, enfermedad bullosa, etc.).
- Evaluación de la efectividad de un tratamiento: la CPT es un parámetro que puede utilizarse como medida en la evolución de pacientes con patología restrictiva, y las variables que miden atrapamiento aéreo (VR y VR/TLC) son útiles para evaluar y monitorizar la mecánica ventilatoria de individuos con enfermedad pulmonar obstructiva.
- Evaluación preoperatoria: especialmente en las cirugías y procedimientos de reducción de volumen son útiles las determinaciones de VR, CPT y VR/TLC.

Volúmenes dinámicos: espirometría

La espirometría es la prueba más habitual y más ampliamente utilizada para la evaluación de la función pulmonar. Constituye un pilar básico en el estudio de la mecánica pulmonar, y es la más utilizada tanto dentro como fuera del laboratorio de función pulmonar.

Bases fisiológicas

La espirometría consiste en el análisis, bajo circunstancias controladas, de la magnitud absoluta de los volúmenes pul-

monares movilizados y la rapidez con que estos pueden ser movilizados.

Mide el volumen máximo de aire que un individuo puede inspirar y espirar con el máximo esfuerzo en función del tiempo que se representa con la curva volumen/tiempo y, de manera simultánea, el flujo inspirado o espirado en relación con el volumen que se representa mediante la curva flujo-volumen (**Fig. 9-7**).

Los parámetros más relevantes son:

- FVC: corresponde al volumen de aire movilizado durante una espiración completa y contundente a partir de una inspiración completa.
- FEV1: es volumen espiratorio en el primer segundo de una maniobra de FVC.

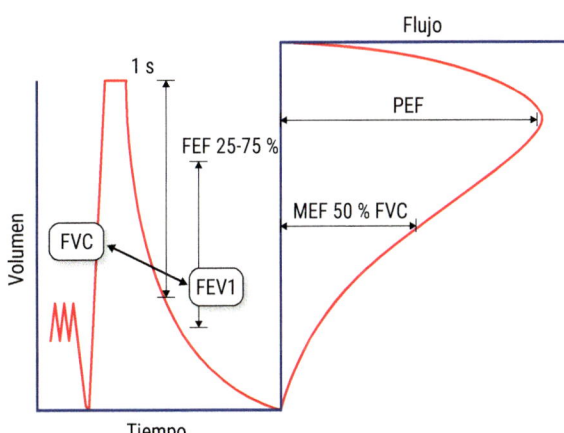

Figura 9-7. Maniobra de la espirometría. Curvas flujo/volumen y volumen/tiempo.
FEF: flujo espiratorio; FEV1: volumen espiratorio forzado en el primer segundo; FVC: capacidad vital forzada; PEF: flujo pico espiratorio.

- Relación FEV1/FVC.
- PPEF (pico de flujo espiratorio (PEF): corresponde al flujo máximo conseguido durante la maniobra de espiración forzada.

Contraindicaciones

La maniobra de la espirometría puede ser físicamente exigente. Los posibles riesgos asociados a las pruebas deben sopesarse siempre frente al beneficio de obtener información sobre la función pulmonar, sobre todo en pacientes con determinadas patologías. Recientemente, la American Thoracic Society (ATS) y la ERS de patología respiratoria realizaron una revisión de las contraindicaciones relativas (Tabla 9-1).

La maniobra se debe suspender en caso de dolor torácico, y siempre que el paciente no colabore con las instrucciones del técnico por dificultad en la comprensión o se niegue a cumplirlas, y así evitar maniobras submáximas.

Preparación y maniobra de la espirometría

La espirometría debe realizarse en una habitación tranquila, preferiblemente con ventilación al exterior. Se debe disponer de una silla con respaldo (para que el paciente mantenga una posición erguida en sedestación y los pies bien apoyados en el suelo), una pinza nasal y filtro desechable.

El paciente debe abstenerse de fumar y de realizar ejercicio vigoroso en la hora previa. El día de la prueba ha de utilizar ropa cómoda que no restrinja la expansión torácica y abdo-minal. La interrupción de la medicación previa debe quedar a criterio del médico que solicita la prueba.

Para garantizar la precisión en los resultados de las pruebas de función pulmonar, es fundamental tener en cuenta varios factores durante la realización de la espirometría:

- **Recursos técnicos: espirómetro**: debe calibrarse diariamente por el operador con registro de la temperatura y una jeringa de calibración de 3 L para asegurar la calidad de las medidas.
- **Procedimiento de medida**: la maniobra de la espirometría comprende cuatro fases: una inspiración máxima, inicio brusco de la espiración, espiración continua completa hasta completar un máximo de 15 segundos y finalizar con una inspiración máxima.

Antes de realizar la FVC, se aconseja efectuar una maniobra de capacidad vital inspiratoria, que consiste en una lenta espiración profunda seguida de una inspiración máxima. El volumen de aire inspirado en esta última maniobra se denomina capacidad vital lenta.

> ! Una parte de la espirometría depende del esfuerzo, y se debe asegurar que las maniobras obtenidas se realizan con el máximo esfuerzo que el paciente es capaz de conseguir.

Para evitar las maniobras con esfuerzos submáximos y obviar las variaciones entre respiraciones, se plantea la necesidad de obtener maniobras repetibles, es decir, curvas aceptables cuyos valores resulten muy similares entre sí. Como criterio de repetibilidad, se establece que la diferencia entre

Tabla 9-1. Contraindicaciones relativas para la espirometría	
Debido al aumento de la demanda miocárdica o aumento de la presión arterial	Primera semana de infarto de miocardio
	Hipotensión arterial o hipertensión arterial grave
	Arritmia auricular/ventricular significativa
	Insuficiencia cardíaca no compensada
	Hipertensión arterial pulmonar no controlada
	Cor pulmonale agudo
	Embolia pulmonar clínicamente inestable
	Antecedentes de síncope relacionado con espiración forzada/tos
Debido al aumento en la presión intracraneal/intraocular	Aneurisma cerebral
	Cirugía cerebral en las 4 semanas previas
	Conmoción cerebral reciente con síntomas persistentes
	Cirugía ocular en la semana
Debido al aumento en las presiones de los senos paranasales y oído medio	Cirugía de senos nasales o cirugía de oído medio o infección en la semana previa
Debido al aumento en la presión intratorácica o intraabdominal	Presencia de neumotórax

las dos medidas mejores de FVC y FEV1 aceptables debe ser inferior a 0,15 L.

Los aspectos técnicos de la medición, el equipo y los controles biológicos se encuentran actualizados en el documento de la ERS/ATS publicado en 2019.

Interpretación de la espirometría

Como en todas las pruebas de función pulmonar, en la espirometría, el análisis de las curvas flujo/volumen y volumen/tiempo es fundamental a la hora de evaluar la calidad y la reproducibilidad de las pruebas.

El flujo de aire máximo puede estar limitado por diferentes enfermedades que conducen a distintos resultados (**Fig. 9-8**):

- Limitación ventilatoria no obstructiva: alteración de la función de la musculatura espiratoria, retroceso elástico reducido, expansión de la caja torácica reducida con la consiguiente disminución de PEF, FEV1 y FVC, y con una relación FEV1/FVC variable.
- Limitación ventilatoria obstructiva por obstrucción física de la tráquea y/o los bronquios, que conduce a un descenso desproporcionado del PEF en comparación con el FEV1, con una relación FEV1/FVC variable.
- Limitación ventilatoria obstructiva por obstrucción del flujo de aire intrapulmonar por colapso prematuro de la vía aérea, broncoconstricción o inflamación/engrosamiento de las paredes que conducen al estrechamiento de la misma. Esta disminución de la luz se caracteriza por una reducción del PEF y del FEV1 en mayor medida que la FVC, con una relación FEV1/FVC baja.

Valor del estudio de la espirometría en la práctica clínica

Además de ser fundamental en la evaluación de la salud respiratoria general, la espirometría permite medir el efecto de una enfermedad sobre la función pulmonar, evaluar la capacidad de respuesta de las vías respiratorias, monitorizar el curso de la enfermedad o el resultado de las intervenciones terapéuticas, evaluar el riesgo **preoperatori**o y determinar el pronóstico de muchas afecciones pulmonares.

Prueba de respuesta a broncodilatadores

La respuesta a **la administración** de broncodilatadores constituye una **prueba de gran uti**lidad en el diagnóstico de diferentes enfermedades pulmonares.

El resultado **de la respuesta** broncodilatadora (BDR) refleja la respuesta fisiológica **integra**da del epitelio de las vías respiratorias, los nervios, **los media**dores y el músculo liso de las vías respiratorias, **junto con fact**ores estructurales y geométricos que afectan al **flujo de aire** en las vías respiratorias de conducción. La **elección del bronc**odilatador, la dosis y el modo de administración **es una decisión** clínica. La recomendación de la Sociedad **Española de** Patología Respiratoria (SEPAR) y lo más **utilizado en este m**edio son 400 µg de salbutamol con cámara espaciadora.

Los cambios en FEV1 y FVC después de la prueba de BDR deben **expresarse como** el cambio porcentual en relación con el valor **predicho del ind**ividuo. Un cambio >10 % del valor predicho **indica una res**puesta positiva según las últimas recomendaciones ATS/ERS de 2022, a diferencia de la recomendación **previa de aumen**to de 200 mL del valor absoluto y un aumento **del 12 % del** valor predicho.

$$BDR = \frac{\text{Valor pos-BD (L)} - \text{Valor pre-BD (L)}}{\text{Valor predicho (L)}} \times 100$$

OSCILOMETRÍA: TÉCNICA DE OSCILACIÓN FORZADA Y OSCILOMETRÍA DE IMPULSOS

A pesar de que **la espirometría** es la prueba que se realiza con más frecuencia **en la práctica** clínica, en ocasiones la cooperación del **paciente para** la realización de las maniobras inspiratorias y **espiratorias** máximas no es posible.

La oscilometría **permite** tener la posibilidad del estudio de la mecánica **pulmonar** en estos pacientes, y poder llegar al diagnóstico **fundam**entalmente de las enferme-

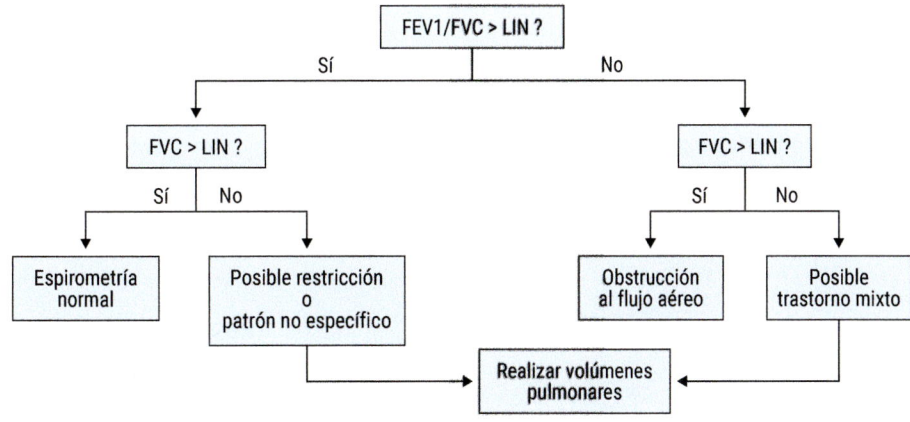

Figura 9-8. Algoritmo de interpretación de la espirometría.
Adaptada de ERS/ATS *Technical standard on interpretative strategies for routine function test* 2022.
FEV1: volumen espiratorio forzado en el primer segundo; FVC: capacidad vital forzada; LIN: límite inferior a la normalidad.

dades respiratorias obstructivas y la decisión de la actitud terapéutica.

Bases fisiológicas

A principios de la segunda mitad del siglo XX, apareció un nuevo concepto basado en la aplicación de ondas sonoras, destinado a examinar la función de las vías respiratorias y las propiedades mecánicas del sistema respiratorio, que incluyen las vías respiratorias superiores e intratorácicas, el tejido pulmonar y la pared torácica.

El método lo propuso Dubois por primera vez en 1956, tras el desarrollo de una nueva herramienta de diagnóstico utilizando la técnica de oscilación forzada (FOT). A través de un altavoz, el dispositivo genera ondas sonoras sinusoidales que se transmiten al sistema respiratorio durante la respiración a volumen corriente. El método modificado fue desarrollado por Michaelson en 1976. La técnica de oscilometría de impulsos (IOS) utiliza pulsos de presión sobre el sistema respiratorio, lo que provoca una reacción de flujo. El análisis de datos es similar en ambas técnicas (**Fig. 9-9**).

- FOT: ondas sonoras sinusoidales multifrecuencia 5-19 Hz.
- IOS: pulsos de presión rectangulares entre 5-35 Hz.

Aunque los principios fundamentales de la medición de oscilometría son esencialmente los mismos para todos los dispositivos, existen diferencias en el *hardware*, la adquisición de datos, y el procesamiento y el análisis de señales y protocolos de respiración, que pueden dar lugar a diferencias en las mediciones de impedancia. Abordar estos factores es fundamental para la estandarización y la obtención de mediciones de oscilometría precisas. Por ello, un comité de expertos de la ERS publicó en el año 2020 un documento de actualización del documento previo de 2003, proporcionando las recomendaciones técnicas con respecto a la medición de oscilometría, incluidos *hardware, software,* protocolos de prueba y control de calidad. El cumplimiento de estas recomendaciones, tanto por parte del dispositivo como de la técnica, es imprescindible para el desarrollo de un estudio de calidad y, de este modo, no comprometer su estandarización y reproductibilidad.

Medida de la oscilometría

La oscilometría debe realizarse antes de cualquier prueba que requiera respiraciones profundas (fracción de óxido nítrico

exhlado, espirometría, capacidad de difusión). No presenta contraindicaciones formales, salvo la incapacidad de mantener los labios sellados:

- **Recursos técnicos: oscilómetro (FOT/IOS)**: son instrumentos más sensibles para detectar obstrucción de las vías respiratorias pequeñas en pacientes con asma y enfermedad pulmonar obstructiva crónica. Tanto el dispositivo FOT como el IOS miden resistencia de la vía aérea (Rrs) y reactancia pulmonar (Xrs) en múltiples frecuencias, pero no necesariamente muestran valores similares, algo que hay que tener en cuenta a la hora de la elección del dispositivo y la interpretación de los resultados.
- **Procedimiento de medida**: la técnica se realiza con el paciente sentado, con el cuello en ligera hiperextensión y respirando a volumen corriente, con una pinza nasal y las mejillas firmemente apoyadas, para limitar la influencia de la distensibilidad de las mejillas y evitar la derivación de los impulsos aplicados a través de las vías respiratorias superiores. Las ondas sonoras son generadas por un altavoz y pasan al sistema respiratorio a través de una boquilla adecuada. La señal de entrada es la oscilación de presión o de flujo, y se mide la respuesta (en términos de flujo o presión, respectivamente). La relación entre la presión oscilatoria y el flujo oscilatorio generado a partir de este estímulo oscilatorio se utiliza para calcular la impedancia de entrada, y representa las propiedades mecánicas totales del sistema respiratorio.
  Por lo general, las ondas en IOS están en el rango de frecuencia de 5 a 35 Hz. Las ondas de alta frecuencia (> 20 Hz) viajan a una distancia más corta (generalmente, en la garganta y la tráquea), mientras que las ondas de frecuencias más bajas (< 15 Hz) viajan más profundamente en el tejido pulmonar. Las ondas en FOT se encuentran generalmente en un rango de frecuencia entre 4 y 19 Hz.
  El transductor de presión y flujo mide los flujos de aire inspiratorio y espiratorio, así como la presión. Las señales de presión y flujo se separan del patrón de respiración mediante un filtrado de señales. A partir de estas mediciones, se calcula el valor de impedancia del sistema respiratorio, incluido el tórax.

> **!** El valor de impedancia es la suma de las fuerzas de reactancia (Xrs) y resistencia (Rrs), que se oponen a la energía de los impulsos de presión (oscilaciones) que viajan a través de las vías respiratorias.

Los valores de impedancia para cada frecuencia se calculan a partir de la relación entre la diferencia de presión y los cambios en el flujo (en el dominio de la frecuencia), y se utilizan para evaluar el almacenamiento y la disipación de energía del sistema respiratorio (Rrs, Xrs).

Resultados de la oscilometría

Los parámetros más importantes de la oscilometría son (**Fig. 9-10**):

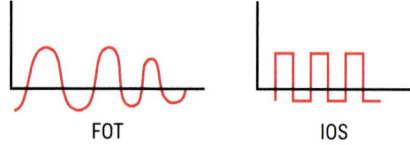

Figura 9-9. Representación de ondas en la técnica de oscilación forzada (FOT) y oscilometría de impulsos (IOS).

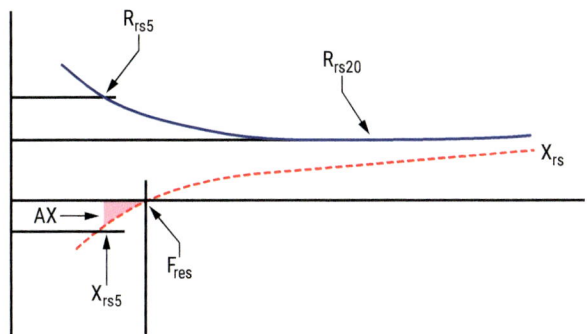

Figura 9-10. Representación gráfica de la oscilometría. AX: área de reactancia; Fres: frecuencia de resonancia; Rrs5: resistencias a 5 Hz; Rrs20: resistencias a 20 Hz; Xrs. reactancia del sistema respiratorio; Xrs5: reactancia a 5 Hz.

- Las resistencias totales (Rrs): el valor de resistencia generado por el sistema respiratorio. Puede interpretarse como calibre de las vías respiratorias. Por tanto, las vías respiratorias más estrechas y largas tienen mayores resistencias, debido a la mayor pérdida de presión por fricción a medida que el aire fluye a través de ellas.
- El valor de resistencia a 5 Hz (Rrs5) define la resistencia total de la vía aérea, mientras que el valor de resistencia a 20 Hz (Rrs20) se utiliza para definir este parámetro en vías respiratorias de mayor calibre.
- La diferencia entre estos dos valores (Rrs5-Rrs20) refleja la contribución de la resistencia de las vías respiratorias pequeñas a la resistencia respiratoria total. Se demostró que Rrs5-Rrs20 era significativamente más sensible a la constricción de las vías respiratorias pequeñas que la mayoría de las otras opciones de frecuencia. También hay algunas contribuciones del parénquima pulmonar, la pared torácica y la heterogeneidad de las vías respiratorias a los valores de Rrs.
- La reactancia (Xrs): representa las propiedades elásticas de los pulmones. Expresa la energía almacenada y disipada por el sistema respiratorio en respuesta a ondas de presión. Se compone de inertancia y elastancia. La Xrs se vuelve más negativa en enfermedades caracterizadas por un aumento de la elastancia. En oscilometría, las propiedades elásticas de las porciones más periféricas del pulmón se consideran en términos de capacitancia o capacidad para almacenar energía. La reactancia pulmonar medida a 5 Hz (Xrs5) depende de la elasticidad del tórax y los pulmones, de las dimensiones de las vías aéreas ventiladas y del grado de obstrucción de las vías aéreas periféricas. En trastornos que afectan a la resistencia o rigidez pulmonar, la reactancia empeora, y en el registro gráfico se muestra más negativa.
- La frecuencia de resonancia: es la frecuencia a la que se equilibra la fuerza de la elastancia y la inertancia del sistema respiratorio, y la reactancia es cero. Por debajo del punto de Fres dominan las propiedades elásticas del sistema respiratorio, mientras que por arriba domina la inercia. Es el punto de transición entre las fuerzas que dominan, ya sean las generadas por estirar el tejido pulmonar y el aire, o la inercia provocada por la masa de aire en movimiento que pasa por las vías respiratorias. El valor de Fres aumenta en las enfermedades pulmonares tanto restrictivas como obstructivas.

- El área de reactancia: es el área total de capacitancia (entre la curva Xrs y el eje cero desde X5 hasta la frecuencia de resonancia) que refleja las propiedades elásticas del sistema respiratorio que es sensible a la patología pulmonar periférica (parénquima y vías respiratorias). Refleja las propiedades elásticas (capacitancia) del sistema respiratorio, incluido el tórax. El área de reactancia es, entre otros, un indicador útil de la adherencia al estiramiento y la permeabilidad de las vías respiratorias pequeñas y algunas patologías pulmonares periféricas. Está intensamente correlacionado con el valor Rrs5-Rrs20.
- Coherencia: evalúa la credibilidad de una prueba y refleja la reproducibilidad de las mediciones. No es muy sensible ni específico para algunos artefactos y, si se usa, debe interpretarse con precaución. El rango es 0-1 con preferencia por la puntuación más alta posible.

Interpretación de una prueba de oscilometría

Criterios de aceptabilidad y repetibilidad

Como criterios de aceptabilidad, se han de obtener tres medidas regulares a volumen corriente sin artefactos, la medición debe ser de al menos 30 segundos y el tiempo entre mediciones tiene que ser de un minuto, la coherencia ha de ser de 0,8 para 5 Hz y de 0,9 para 20 Hz, y el coeficiente de variación entre las respiraciones aceptables debe ser menor del 30 %.

Para que las tres medidas aceptadas sean repetibles, tiene que haber una diferencia < 10 % en frecuencias superiores a 5 Hz.

Interpretación de la prueba

La interpretación de la prueba requiere unos valores de referencia para la población sana. En general, presentan como limitaciones: estudios relativamente pequeños, diferencias significativas en los criterios de inclusión y exclusión, y resultados y técnica de las pruebas no estandarizados. No obstante, los valores de referencia propuestos por Oostveen *et al.* para adultos son actualmente los más utilizados, y han sido validados con dispositivos de diferentes fabricantes, lo que les confiere una mayor versatilidad para su utilización en diferentes laboratorios.

Se recomienda utilizar los LIN, los límites superiores de la normalidad y las puntuaciones z para cada parámetro que se incluya en el resultado.

Valor del estudio de la mecánica pulmonar mediante oscilometría

La oscilometría ofrece la ventaja de que requiere una cooperación mínima del paciente, y mediciones rápidas, fáciles y repetibles, en comparación con la espirometría. Esto hace que pueda servir con éxito como alternativa a la espirometría en situaciones clínicas específicas, no solo en el caso de personas con dificultades en la colaboración para realizar la técnica correctamente, sino también en aquellas patologías en las que ha ido adquiriendo una mayor importancia la medida de la obstrucción en la pequeña vía aérea. Otra de sus ventajas es que puede realizarse en pacientes conectados a ventiladores y durante el sueño. No obstante, todavía necesita mayores estudios para ser utilizada en la práctica clínica de forma sistemática, por lo que en el momento actual está limitada solo a algunos laboratorios y para la investigación clínica.

PUNTOS CLAVE

- La interpretación de las pruebas de función pulmonar debe centrarse en los valores del flujo de aire, el volumen pulmonar y las mediciones de la transferencia de gas para conocer patrones de fisiología alterada. Por sí solas no deben usarse para diagnosticar una patología específica.
- La interpretación de los resultados de las pruebas de función pulmonar técnicamente aceptables pasa por un análisis de las curvas y los gráficos obtenidos en esas maniobras, y tiene como objetivo clasificar los valores observados como dentro/fuera del rango normal con respecto a una población de individuos sanos.
- En el proceso de la respiración es fundamental el intercambio de gases, que tiene lugar en los pulmones.
- La medida del intercambio de gases se realiza mediante la técnica de transferencia de gases con una mezcla de CO y He. La DLCO informa de la cantidad total de área disponible para el intercambio, y la KCO, de la relación entre la DLCO y el volumen alveolar del individuo.
- Los volúmenes pulmonares estáticos se definen como volúmenes pulmonares que no se ven afectados por la velocidad a la que se inhala y se exhala el aire, y cuya determinación se lleva a cabo principalmente mediante pletismografía.
- Se obtiene la CPT (mL), que supone una medida del tamaño pulmonar, la CRF (mL), el VR (mL), la capacidad inspiratoria (mL) y el cociente VR/CPT, que proporcionará una idea de la presencia o ausencia de atrapamiento aéreo o hiperinsuflación. Estas dos circunstancias son dos condicionantes mecánicos muy relevantes para que la ventilación se desarrolle de forma fisiológica. Permite la determinación de patrones normal, restrictivo y atrapamiento aéreo/hiperinsuflación.
- La espirometría constituye un pilar básico en el estudio de la mecánica pulmonar. Mide el volumen máximo de aire que un individuo puede inspirar y espirar con el máximo esfuerzo.
- Se obtienen PEF, FEV1 y FVC, y la relación FEV1/FVC, de la que derivarán los principales patrones: normal, no obstructivo o posible restricción (para cuya confirmación es necesaria la realización de volúmenes pulmonares,) y patrón obstructivo.
- La oscilometría mide la impedancia del sistema respiratorio (Zrs), que es la suma de las fuerzas de reactancia (Xrs) y resistencia (Rrs), que se oponen a la energía de los impulsos de presión (oscilaciones) que viajan a través de las vías respiratorias. Los valores de impedancia para cada frecuencia se calculan a partir de la relación entre la diferencia de presión y los cambios en el flujo (en el dominio de la frecuencia), y se utilizan para evaluar el almacenamiento y la disipación de energía del sistema respiratorio.

BIBLIOGRAFÍA

Graham BL, Steenbruggen I, Miller MR, et al. Standardization of Spirometry 2019 Update. An Official American Thoracic Society and European Respiratory Society Technical Statement. Am J Respir Crit Care Med. 2019;200(8):e70-88.

Hall GL, Filipow N, Ruppel G, et al; contributing GLI Network members. Official ERS technical standard: Global Lung Function Initiative reference values for static lung volumes in individuals of European ancestry. Eur Respir J. 2021;57(3):2000289.

King GG, Bates J, Berger KI, et al. Technical standards for respiratory oscillometry. Eur Respir J. 2020;55(2):1900753.

Oostveen E, Boda K, van der Grinten CP, et al. Respiratory impedance in healthy subjects: baseline values and bronchodilator response. Eur Respir J. 2013;42(6):1513-23.

Quanjer PH, Stanojevic S, Cole TJ, et al. Multi-ethnic reference values for spirometry for the 3-95-yr age range: the global lung function 2012 equations. Eur Respir J. 2012;40(6):1324-43.

Stanojevic S, Graham BL, Cooper BG, et al. Official ERS technical standards: Global Lung Function Initiative reference values for the carbon monoxide transfer factor for Caucasians. Eur Respir J. 2017;50(3):1700010.

Stanojevic S, Kaminsky DA, Miller MR, et al. ERS/ATS technical standard on interpretive strategies for routine lung function tests. Eur Respir J. 2022;60(1):2101499.

Evaluación de la capacidad de ejercicio

10

P. Cejudo Ramos, R. M. Vázquez Sánchez, R. Rivilla Rivilla, E. Roque Betancourt e I. Ortiz Molina

OBJETIVOS

- Conocer las diferentes pruebas para la valoración de la capacidad de esfuerzo aplicables en un programa de rehabilitación respiratoria (RR).
- Aprender cómo ejecutarlas.
- Entender los mecanismos fisiopatológicos subyacentes en la respuesta al esfuerzo de las diferentes enfermedades respiratorias remitidas a los programas de RR.
- Valorar la aplicación de las pruebas de esfuerzo en los programas de rehabilitación respiratoria a la hora de la prescripción del entrenamiento físico.
- Analizar la valoración de la respuesta al ejercicio tras el programa de RR.
- Utilizar las referencias bibliográficas más relevantes para el estudio de la capacidad de esfuerzo en RR.

INTRODUCCIÓN

La capacidad de ejercicio puede definirse como el esfuerzo máximo que un sujeto puede sostener. En RR, la valoración de la capacidad de esfuerzo constituye una de las mediciones fundamentales, ya que permitirá establecer cuál es el grado de disfunción del paciente y los mecanismos implicados, realizar una prescripción adecuada de ejercicio, valorar los resultados del entrenamiento y estimar un pronóstico.

Para valorar la gravedad y la etiología de la intolerancia al ejercicio, es mejor utilizar una prueba estandarizada de laboratorio, de la que se obtienen múltiples y detalladas medidas de las variables fisiológicas, mientras el paciente pedalea en el cicloergómetro o en el tapiz rodante. No obstante, los requerimientos propios de un laboratorio de ejercicio son relativamente complejos. Las pruebas de campo, como las pruebas de marcha, son más simples, con menos requerimientos tecnológicos y, aunque usados ampliamente, proporcionan una información sobre la fisiología del ejercicio que es más limitada. Sin embargo, en ocasiones deben considerarse como alternativa a las pruebas de laboratorio.

RESPUESTA FISIOLÓGICA AL EJERCICIO

Durante el ejercicio, los músculos esqueléticos son capaces de convertir la energía almacenada en trabajo. La viabilidad de todo el sistema requiere una interacción especializada entre los pulmones, el corazón, los vasos sanguíneos y los componentes de la musculatura periférica, entre los que destacan, por su importancia, las mitocondrias. El fallo en alguno de estos elementos afectará a la utilización del oxígeno para la respiración celular.

El factor limitante del ejercicio en el individuo sano reside en el factor hemodinámico y, en concreto, en la incapacidad miocárdica de aumentar el gasto cardíaco en la proporción adecuada para poder satisfacer las necesidades tisulares de oxígeno. Con el ejercicio, se produce un incremento del gasto cardíaco de 4 a 6 veces, que se consigue mediante un incremento de tres veces de la frecuencia cardíaca (FC) junto con un incremento de 1,5 a 2 veces del volumen de eyección o volumen sistólico. Hay un descenso de las resistencias vasculares sistémicas, pero dado que el aumento del gasto cardíaco es superior, el resultado final es un aumento de la presión arterial sistémica. También se incrementa entre 2 y tres veces la diferencia arteriovenosa de oxígeno ($D[a-v]O_2$) a nivel periférico, hasta un máximo promedio de 160 mL, lo que indica que los músculos en actividad pueden extraer casi completamente el oxígeno de la sangre arterial. La FC aumenta linealmente en función de la carga de ejercicio hasta alcanzar los valores máximos predichos. Para un mismo nivel de esfuerzo, la FC es superior en pacientes con patología cardíaca, lo que refleja la dependencia de la FC para el incremento del gasto cardíaco, al estar disminuido el volumen sistólico. La FC máxima en los pacientes con limitaciones ventilatorias es habitualmente inferior a los valores previstos para personas sanas, ya que los pacientes alcanzan el punto de limitación ventilatoria antes de que su sistema cardiovascular haya alcanzado el máximo.

En relación con la respuesta ventilatoria, el sujeto sano dispone de una gran reserva respiratoria que hace que su capacidad de esfuerzo no esté limitada por la ventilación.

Inicialmente, el aumento de la ventilación minuto (VE = volumen corriente o circulante [VC] × frecuencia respiratoria [R] se hace fundamentalmente a expensas del VC, hasta alcanzar una meseta que constituye aproximadamente el 50-60 % de la capacidad vital. Luego es la FR la que aumenta más para incrementar la VE progresivamente, y así satisfacer la demanda ventilatoria del ejercicio. En sujetos sanos, la VE no llega a sobrepasar el 75-80 % de su capacidad ventilatoria máxima, denominada máxima ventilación voluntaria (MVV), quedando una reserva ventilatoria entre el 20 y el 25 %.

PRUEBAS DE ESFUERZO DE LABORATORIO

Estas pruebas se realizan en cicloergómetro o en tapiz rodante, aplicando un sistema de análisis de los datos obtenidos de la respuesta fisiológica al ejercicio, del tipo «respiración a respiración». A lo largo de toda la prueba, hasta el límite de tolerancia del paciente y durante la recuperación, se recogen un amplio número de variables, que se ofrecen de forma aislada o bien relacionadas matemáticamente entre ellas, a modo de tabla y expresado en diversas gráficas que se agrupan siguiendo el orden del esquema de nueve gráficas de Wassermann (**Fig. 10-1**), que es el considerado imprescindible para una interpretación correcta de los resultados de la prueba de esfuerzo cardiopulmonar (PECP). Esto mejora la precisión de la prueba, pero a su vez añade complejidad a la hora de interpretar los resultados.

Prueba de esfuerzo cardiopulmonar o ergoespirometría de tipo incremental

De forma global, la PECP permite una cuantificación objetiva del nivel al que la demanda de oxígeno en el órgano final excede el aporte del mismo. Esto es lo que se denomina reserva cardiopulmonar de un sujeto, y mediante la PECP se podrá cuantificar, particularmente en relación con actividades que tengan un requerimiento significativo de gasto energético tipo aeróbico.

Así pues, la PECP supone una valoración global de la respuesta integrada de los distintos órganos y sistemas implicados en el ejercicio. En las enfermedades respiratorias crónicas, su utilidad reside en que es una herramienta muy rentable que proporciona información sobre:

- Los factores fisiológicos que limitan el ejercicio en un determinado sujeto.
- La cuantificación de esa limitación.
- La identificación de objetivos terapéuticos basados en esa respuesta al ejercicio.
- La valoración de la respuesta a una determinada intervención.
- Permite establecer un pronóstico.

La PECP tipo incremental se considera el método de referencia para determinar la limitación al esfuerzo, por lo que se debe elegir como primera opción en los programas de RR, frente a las pruebas de campo. Además, mediante la PECP

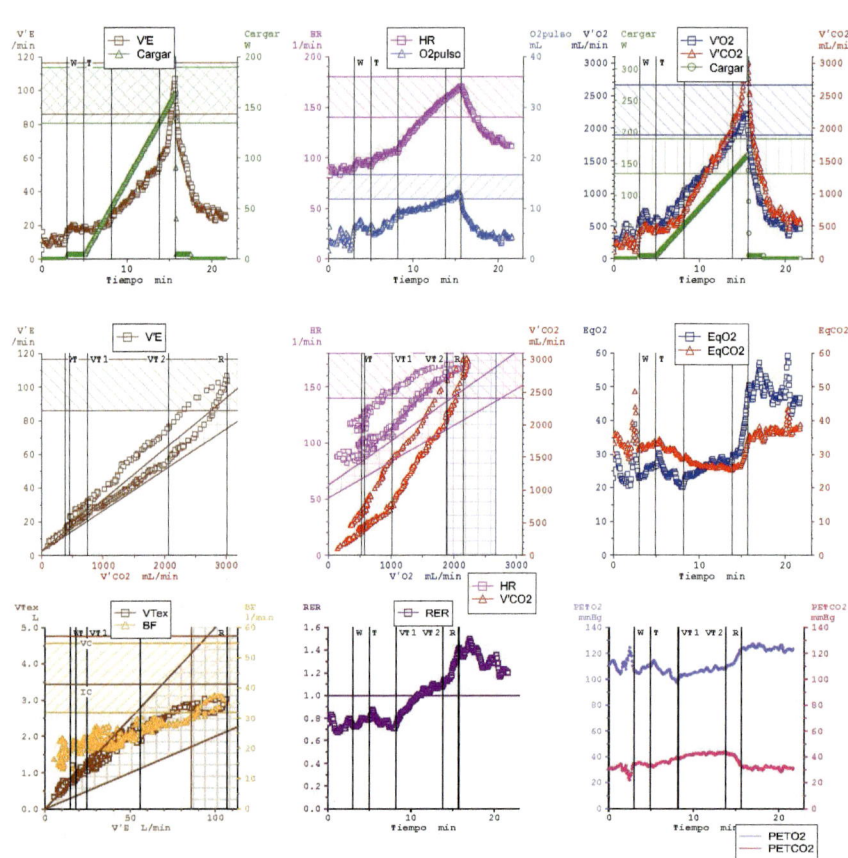

Figura 10-1. Gráficas de Wassermann.

es posible detectar alguna afección médica que suponga un riesgo para la realización de un entrenamiento, mejorando así la seguridad del paciente a la hora de la prescripción del entrenamiento, una de sus aplicaciones más importantes en el programa de RR.

Existen diversas guías y documentos de consenso actualizados sobre la PECP, su utilidad, y consideraciones técnicas y fisiológicas, elaboradas por diferentes sociedades científicas en el ámbito de la medicina respiratoria: la European Respiratory Society (ERS), la American Thoracic Society (ATS) y el American College of Chest Physicians (ATS/ACCP). Sin embargo, ha sido recientemente cuando se ha publicado un documento sobre la estandarización de los procedimientos técnicos de la PECP aplicada a pacientes con enfermedades respiratorias crónicas basado en la evidencia, por el grupo de autores Radtke T *et al.*

Una cuestión muy importante es la utilización de valores de normalidad obtenidos de población similar a la que se está valorando, aunque no hay muchos valores de referencia disponibles. En España, se han publicado recientemente valores de referencia para la población española en las variables más importantes de la PECP. Así, la base de una interpretación adecuada de lo normal o anormal en la respuesta al ejercicio y los mecanismos implicados es la comparación con los valores de referencia correspondientes.

Durante las pruebas supervisadas correctamente, los eventos adversos son inusuales. La PECP es un procedimiento relativamente seguro con probabilidad de muerte de 2-5 pacientes por cada 100.000 pruebas de esfuerzo. En cualquier caso, hay que sopesar los posibles riesgos frente a la información que proporciona la prueba. Es una prueba bastante reproducible, y para asegurarse esta reproducibilidad, se requiere una práctica estandarizada y un control de calidad de los sistemas de intercambio gaseoso.

Indicaciones/contraindicaciones de la prueba de esfuerzo en enfermedades respiratorias crónicas

Las indicaciones para la PECP incluyen: 1) evaluación de la intolerancia al esfuerzo y de una disnea «desproporcionada» para las pruebas funcionales en reposo; 2) identificación de patrones de respuesta característicos que pueden ayudar al diagnóstico diferencial entre limitación cardiovascular o ventilatoria al esfuerzo; 3) evaluación preoperatoria para cirugía de resección pulmonar, procedimientos de reducción de volumen quirúrgicos y broncoscópicos, trasplante pulmonar y cardíaco; 4) indicación y prescripción del entrenamiento en los programas de rehabilitación pulmonar; 5) evaluación de la discapacidad; 6) establecimiento de un pronóstico y de la respuesta a una intervención terapéutica en sujetos con EPOC, hipertensión arterial pulmonar, enfermedad vascular pulmonar, enfermedad intersticial pulmonar o fibrosis quística; y 7) evaluación de la desaturación inducida por el ejercicio y los mecanismos subyacentes.

Las **contraindicaciones** atañen, en general, a enfermedades cardiovasculares o respiratorias mal controladas, o a cualquier problema de salud que pudiera agravarse por el ejercicio.

Son contraindicaciones absolutas:

- Enfermedades cardiovasculares no controladas, como: infarto agudo de miocardio de menos de 15 días de evolución, estenosis del tronco coronario izquierdo, angina inestable, cardiopatía secundaria a estenosis valvular moderada o grave, arritmias incontroladas sintomáticas, incluida la fibrilación auricular con respuesta ventricular incontrolada, hipertensión arterial grave no tratada, síncope por bradiarritmias/taquiarritmias, endocarditis aguda, bloqueo auriculoventricular de alto grado, pericarditis o miocarditis aguda, miocardiopatía hipertrófica, insuficiencia cardíaca inestable, sospecha de aneurisma disecante, trombosis venosa profunda de extremidades inferiores.
- Enfermedades respiratorias no controladas: embolia pulmonar, edema pulmonar, hipertensión pulmonar grave y asma no controlada.
- Enfermedades no cardiorrespiratorias no controladas que se afecten o agraven por el ejercicio: infecciones, fallo renal, tirotoxicosis, hemorragia aguda, alteraciones electrolíticas.
- Embarazo avanzado o complicado.

Son contraindicaciones relativas:

- Saturación de oxígeno en reposo (SpO_2) ≤ 85 % en aire ambiente.
- Afectación musculoesquelética que comprometa la realización del ejercicio.
- Disfunción mental o cognitiva que impida la colaboración en la prueba.

Procedimiento de la prueba de esfuerzo cardiopulmonar

Los procedimientos de calibración se deben realizar en la mañana de la prueba y antes de cada prueba a cada paciente. Las instrucciones para la preparación del paciente deben ser: llevar ropa cómoda y zapatos adecuados para el ejercicio, no fumar ni consumir alcohol por lo menos 4 horas antes de la prueba, no ingerir comidas pesadas en las 2 horas previas, no realizar actividades físicas intensas antes de la prueba y no suspender ninguna medicación, salvo que específicamente interese que no la tome.

El paciente debe ser informado sobre las características de la prueba, los beneficios y los riesgos, y las posibles alternativas. De igual manera, ha de conocer los síntomas que tiene que transmitir al operador para interrumpir la prueba (**Tabla 10-1**). Es necesario un consentimiento por escrito según los procedimientos habituales de cada centro. Las pruebas pueden ser realizadas por un técnico y un médico familiarizados con la fisiología del ejercicio y con su interpretación. Deben estar cualificados para detectar señales potencialmente mortales, seguir las recomendaciones de seguridad y estar entrenados en maniobras de resucitación cardiopulmonar.

La conexión entre el aparato y el paciente se puede efectuar a través de mascarillas o de boquillas. Las mascarillas son más cómodas, pero su principal inconveniente es que

Tabla 10-1. Circunstancias para detener la prueba de esfuerzo cardiopulmonar

- Dolor torácico sugestivo de angina de pecho
- Mareo, vértigo, confusión mental o falta decoordinación, náuseas
- Aparición brusca de palidez extrema, sudoración fría o cianosis
- Disnea intensa. El paciente no puede continuar o pide parar
- Fallo del equipo (electrocardiograma, presión arterial [PA])
- Cambios en el electrocardiograma sugestivos de isquemia miocárdica
- Extrasistolia compleja o taquicardia ventricular (tres extrasístoles ventriculares seguidas)
- Bloqueo auriculoventricular de segundo o tercer grado
- Taquicardia supraventricular paroxística o fibrilación auricular rápida sintomática
- Aparición de bloqueo de rama intraventricular
- Toda disminución del valor basal de la PA
- Aumento excesivo de la PA: PA sistólica > 250 mmHg o PA diastólica > 140 mmHg

tienen un espacio muerto mayor. Conviene disponer de varias mascarillas para adaptarlas a los distintos tamaños de la cara. Las boquillas tienen un espacio muerto menor y son menos propensas a sufrir fugas inadvertidas, pero producen mucha salivación. Si se usan boquillas, se debe poner una pinza nasal.

Cuando el paciente llegue al laboratorio, se revisará la historia clínica y se obtendrán los signos vitales (FC, presión arterial, SpO_2), para determinar si existe alguna contraindicación para la prueba de esfuerzo. En personas diabéticas, se recomienda de forma habitual medir la glucemia antes del esfuerzo, para reducir el riesgo de hipoglucemia. Si el paciente tiene una hipoglucemia basal importante (definida como ≤ 2,8 mmol/L) o ha sufrido un episodio de hiperglucemia en las 24 horas previas que haya requerido asistencia, la prueba estará contraindicada. Las personas que tomen broncodilatadores deben administrárselos según su pauta habitual. La temperatura del laboratorio también es importante, y se recomienda que sea de 20-22 °C, y hay que tener en cuenta que temperaturas más frías pueden inducir broncoespasmo en individuos susceptibles. La espirometría debe realizarse antes que la PECP. En caso de que se decida realizar la medición directa de la MVV, también se debe realizar previamente, aunque probablemente resultará incómoda para el paciente (puede provocar dolor de cabeza, mareo) y requerirá que este descanse durante unos 15 min. Por esta razón, y aunque la medición directa se considere el método de referencia, suele utilizarse la espirometría basal para estimar la MVV multiplicando el volumen espiratorio forzado máximo en el primer segundo (FEV1) × 35 o 40.

Tipo de ergómetro

La PECP se realiza en un cicloergómetro o en un tapiz rodante, mediante un protocolo con el que se incrementa la tasa de trabajo de forma suavemente progresiva según un perfil tipo rampa, o de manera escalonada, con incrementos cada 1-2 min. De esta forma, se pretende que el sujeto alcance el nivel máximo tolerado en unos 10 min. Es una prueba bien estandarizada y automatizada, dirigida por el *software* del

equipo, que ejerce la carga sobre el ergómetro (cicloergómetro o tapiz), lo que implica que la variabilidad interoperador es escasa. La ventaja del cicloergómetro sobre el tapiz rodante es que es más barato, ocupa menos espacio y provoca menos artefactos por el movimiento en los registros de las variables; permite tomar muestras y hacer mediciones añadidas con más facilidad, no requiere cierta práctica previa como en el tapiz, y la carga o resistencia aplicada (W) se conoce con exactitud, pudiendo analizar la relación entre volumen máximo de oxígeno ($V'O_2$) y la carga de trabajo. Sin embargo, caminar en un tapiz rodante puede serle más familiar al paciente.

Es importante tener en cuenta que las respuestas fisiológicas al ejercicio son diferentes, según se realice en cicloergómetro o en tapiz rodante, como lo son los mecanismos fisiológicos implicados. En sujetos sanos, el $V'O_2$máximo (máx) es un 5-10 % mayor en tapiz rodante comparado con el cicloergómetro, algo que ocurre de forma similar en pacientes con enfermedad pulmonar obstructiva crónica (EPOC) y otras enfermedades respiratorias, como asma, fibrosis quística, cáncer de pulmón, o pacientes candidatos a cirugía de reducción de volumen o a trasplante pulmonar. Además, durante el pedaleo, se alcanzan menores niveles máximos de lactato y el umbral anaerobio es más alto en pacientes con EPOC. Otras diferencias en los pacientes con EPOC son que la limitación al esfuerzo es más probable que provenga de la fatiga en las piernas que de la disnea, mientras que es más frecuente que sufran una desaturación arterial caminando en el tapiz que pedaleando en el cicloergómetro. Además, puede ser problemático imponer un perfil incremental tipo lineal en el tapiz rodante, porque se requerirían pequeños, pero continuos, incrementos en la carga y la inclinación. Estas diferencias deben tenerse en cuenta a la hora de elegir el tipo de ergómetro, considerando para qué se ha indicado la prueba de esfuerzo. Además, si la prueba se va a utilizar para efectuar una prescripción de entrenamiento físico, es razonable usar la misma modalidad de ejercicio que la que se va a emplear para el entrenamiento.

Tasa de incremento de la carga

En la práctica convencional para sujetos sanos, la tasa de incremento del esfuerzo se elige con el objetivo de que el sujeto alcance su límite de tolerancia en unos 10 min, sin que esto afecte al consumo máximo de oxígeno. En cambio, para los pacientes con enfermedades respiratorias no existen unas recomendaciones estándar. Así en pacientes con EPOC, y basado en algunos datos, parece que duraciones algo menores (entre 5-9 min) pueden ser aceptables, por lo que, para pacientes más graves, incrementos de la carga entre 5-10 W por minuto serían los más apropiados para asegurar una duración suficiente de la prueba. Por el contrario, cuanto más alta es la tasa de incremento, mayor será la carga máxima (WRmáx) alcanzada. Existen algoritmos basados en las características de los pacientes (edad, peso, altura) para estimar la tasa de incremento de la carga en los protocolos tipo rampa para provocar una duración de la prueba de aproximadamente 10 min, donde:

Tasa de incremento en rampa (W/min): V'O₂máximo estimado – V'O₂ fase sin carga estimado/100.

- V'O₂ fase sin carga estimado (mL/ min) = 150 + [6 × peso (kg)].
- V'O₂máximo estimado para hombres (mL/min) = (altura [cm] – edad [años]) × 20.
- V'O₂máximo estimado para mujeres (mL/min) = (altura [cm] – edad [años]) × 14.

Otros aspectos a considerar

Entre los factores que pueden influir en los resultados de la prueba se encuentra el esfuerzo realizado por el paciente. Hay que animar a los pacientes para que realicen un esfuerzo máximo, y es recomendable estandarizar los mensajes de estímulo, animándole a mantener el ritmo en cada cambio de potencia o si se aprecia que disminuye la frecuencia del pedaleo. Alguna medicación, como los betabloqueantes y los calcioantagonistas, pueden afectar a la respuesta de la frecuencia cardíaca. Otros, como los broncodilatadores y los betabloqueantes, pueden afectar la respuesta ventilatoria.

La razones para la terminación prematura de la prueba pasan por una infradesnivelación del segmento ST > 2 mm, si es sintomática, o 4 mm, si es asintomática, o una elevación del ST > 1 mm, una arritmia significativa que cause síntomas o alteraciones hemodinámicas, caída de la presión arterial sistólica (PAS) > 20 mmHg respecto al valor más alto en la prueba, hipertensión > 250 mmHg la PAS y > 120 mmHg la presión arterial diastólica (PAD), desaturación grave: SpO₂ < 80 % (menos puede ser aceptable en pacientes con enfermedad pulmonar conocida), pérdida de coordinación, confusión mental, mareos, debilidad.

Los sistemas más modernos de PECP analizan los datos respiración a respiración, con la posibilidad de elegir diferentes promedios de los datos, lo que puede afectar mucho a algunas variables. Habitualmente, se obtienen las medias de ciclos de 4-8 respiraciones, o de intervalos de 10, 20 o 30 segundos, para los valores expresados gráficamente. Para las tablas, los datos son promediados en intervalos de 10-15 segundos, mientras que, para el informe final, son más recomendables promedios calculados en intervalos mayores, de 20-60 segundos.

A continuación, se expone un **ejemplo de protocolo incremental**: tras mediciones en reposo (2-3 min), se realizan 2-3 min de pedaleo sin carga, para después iniciar el incremento de potencia al ritmo decidido. Se recomienda una cadencia de pedaleo entre 60-65 rpm de forma continua. Una vez alcanzado el máximo, se indica al paciente que mantenga un pedaleo muy suave como enfriamiento, durante 2 min más, hasta detenerse y completar la fase de recuperación (4-5 min), durante la que se siguen recogiendo todas las variables.

Se recomienda la monitorización continua de la SpO₂, electrocardiograma, toma de la PA, en reposo y en máximo esfuerzo, y cada 2 min durante la fase incremental. Lo normal es un aumento de la PAS entre 50 y 70 mmHg, y una ligera disminución de la presión arterial diastólica. Una PAS superior a 200 mmHg es un factor de riesgo de desarrollo de hipertensión arterial. Una caída de la PAS superior a 20 mmHg durante la prueba indica disfunción cardíaca.

Es importante aclarar al paciente que la sensación de falta de aire y la pesadez en las piernas son normales en respuesta al esfuerzo. La valoración de estos síntomas, junto con el dolor precordial, se realiza mediante la escala de Borg modificada (0-10), que se debe aplicar en reposo, durante el esfuerzo cada 2-3 min y en el máximo. El sujeto ha de señalar con su dedo el grado de intensidad de cada una de esas sensaciones, en cada momento que se valore, ya que debe evitar hablar durante la prueba.

Si está disponible, pueden obtenerse muestras sanguíneas para el análisis de gases, y otras determinaciones, y poder añadir más información sobre, por ejemplo, el intercambio de gases o para facilitar la determinación del umbral láctico/anaerobio.

Variables principales obtenidas de la prueba de esfuerzo cardiopulmonar

A continuación, se van a detallar las diferentes variables que se obtienen en la PECP.

Consumo pico/máximo de oxígeno (VO'₂ pico, V'O₂ máximo). EV'O₂ pico representa el consumo máximo de oxígeno (V'O₂) alcanzado por el sujeto en el límite de su tolerancia, durante una prueba incremental rápida. Cuando el sujeto realiza un buen esfuerzo, el V'O₂ pico resulta muy próximo al máximo V'O₂, que es el método de referencia de la medida del índice de la capacidad aeróbica. Conceptualmente, se considera que el V'O₂ pico supone una medida de la capacidad de transporte y utilización de oxígeno en los tejidos. Se expresa en L/min o mL/kg/m y porcentaje de valores de referencia o valores teóricos. Se debe calcular como la media de los últimos 20 segundos o 3-5 últimas respiraciones. El V'O₂ pico puede reflejar los límites fisiológicos de un individuo, pero esto solo se puede asumir si se alcanza una meseta (*plateau*) en el esfuerzo máximo. Sin embargo, no todos los sujetos pueden alcanzar esa meseta, que es lo más habitual en pacientes, por lo que se tienen en cuenta otros criterios para considerar el V'O₂ pico como el V'O₂ máximo, que son: que se agote la reserva cardíaca (FC máxima de al menos el 85 % del valor predicho para la edad) y cociente respiratorio (RER, *respiratory exchange ratio*) pico > 1,10. Sin embargo, es importante considerar que no existen unos criterios de referencia que definan un esfuerzo máximo, por lo que estos varían según los autores. Algunos añaden que el sujeto exceda la WRmáx teórica o que agote su reserva ventilatoria, o que los niveles de lactato en sangre tras el esfuerzo sean ≥ 8 mmol/L.

El V'O₂ pico es una variable para la que los valores de referencia están mejor establecidos que para otras variables de la PECP, facilita el aclaramiento de mecanismos limitantes al esfuerzo y tiene una buena correlación con las actividades de la vida diaria, lo que refuerza su validez. Asimismo, se ha demostrado que es uniforme entre los distintos laboratorios, en estudios multicéntricos en EPOC y bajo controles de calidad estrictos. Respecto a la reproducibilidad, el V'O₂ pico es muy reproducible, no depende de la tasa de incremento de la carga, sin efecto aprendizaje y, aunque puede verse afectado por la voluntad del paciente, tiene un coeficiente de variación entre el 3 y el 9 % en pacientes respiratorios. Por tanto, no se considera necesario hacer más de una prueba, si se alcanzan los criterios de maximalidad.

> Criterios de maximalidad en el esfuerzo:
>
> - FC máxima (FCmáx) de al menos el 85 % de la máxima teórica.
> - RER pico > a 1,10.
> - Otros: alcanzar o exceder la WRmáx teórica.
> - Agotar la reserva ventilatoria en esfuerzo máximo.

> - El $V'O_2$ pico es una medida de capacidad de esfuerzo máxima, pero puede estar afectada por la voluntad del sujeto.
> - El $V'O_2$ pico es fácil de identificar y es reproducible.

Información pronóstica respecto al $V'O_2$. El $V'O_2$ pico es un predictor excelente de la supervivencia para la mayoría de enfermedades respiratorias crónicas. Por ejemplo, el VO_2máx es el predictor más significativo de mortalidad a los 5 años en EPOC, mejor incluso que la edad o el FEV1. Se conocen algunos estudios que investigaron la relación entre las variables de la PECP y la supervivencia: Oga *et al.* fueron los primeros en mostrar que una disminución del VO_2máx por debajo de 654 mL estaba asociada a un 60 % de mortalidad a los 5 años, frente a ~ 5 % de aquellos con $V'O_2$máx > 793 mL. En otro estudio más reciente, el $V'O_2$máx < 593 mL determinaba un aumento importante de la mortalidad. En el estudio de Hiraga *et al.,* se identificaron $V'O_2$máx < 10 mL/kg/min y una relación entre la presión de oxígeno y el consumo de oxígeno (pendiente o *slope* PaO_2 [PaO_2/$V'O_2$]) ≤ 80 mmHg/L/min, con una mortalidad ~ 60 % a los 5 años. En pacientes con hipertensión pulmonar (HTP), el $V'O_2$máx es un marcador de gravedad de la enfermedad. Se ha sugerido como diana terapéutica, con < 10 mL/min/kg como indicador de mal pronóstico y necesidad de escalar tratamiento para conseguir un mejor pronóstico, definido como VO_2máx > 15 mL/kg/min.

Tras intervenciones no farmacológicas como la rehabilitación pulmonar, en varios estudios que han incluido pacientes en estadios GOLD 2-3 y un rango amplio de edad (incluso > 75 años), se han demostrado incrementos tras entrenamiento tipo aeróbico o de resistencia, en los rangos de 0,1-0,5 L/min o ~ 10-40 % del basal, con una media de mejoría de ~ 11 %. En un metaanálisis reciente, se corroboran estos hallazgos, apuntando al entrenamiento aeróbico de alta intensidad como el mejor inductor de incremento en $V'O_2$ pico en pacientes con EPOC. En general, el entrenamiento tipo aeróbico o de resistencia también incrementa el $V'O_2$ pico en la HTP en 1-1,5 mL/min/kg en la fibrosis pulmonar en un rango similar, así como en la fibrosis quística y el asma. En pacientes trasplantados pulmonares y en sometidos a cirugía de reducción de volumen, también se han observado aumentos en el $V'O_2$ pico.

En relación con intervenciones farmacológicas, el $V'O_2$ pico puede mejorar en pacientes con EPOC, tras terapia broncodilatadora de acción corta y larga, aunque suele ser

un efecto ligero o incluso, a veces, no es evidente. En pacientes con HTP, los efectos observados son aumentos en el $V'O_2$ pico de 1,5-2 mL/min/kg o ~ 9-14 %. En un estudio de HTP, el efecto del tratamiento sobre el $V'O_2$ fue un menor deterioro en comparación con el grupo control (-7 % frente a -16 %).

De forma convencional, se considera que el $V'O_2$ pico está disminuido en relación con los valores de referencia, si es < 80-85 %, está levemente disminuido hasta el 71 %, moderadamente disminuido entre el 51 y el 70 %, y gravemente disminuido si está por debajo del 50 % de los valores de referencia.

RER. Es el cociente entre el $V'CO_2$ y el $V'O_2$, y en reposo debe estar en torno a 0,82. Se va incrementando a lo largo del esfuerzo, y se considera que si alcanza una cifra superior a 1,10 en el nivel más alto, entonces el esfuerzo tiene un perfil máximo.

WR máx/WR pico. Es la tasa de trabajo alcanzado en el esfuerzo máximo. Solo puede obtenerse en cicloergómetro, y se expresa en vatios (W) y también en porcentaje de los valores de referencia. Tiene la ventaja de que puede determinarse sin un sistema de análisis metabólico, y el inconveniente de que depende de la tasa de incremento elegida.

La WR pico responde también a intervenciones como la RR en pacientes con EPOC. En un metaanálisis de 16 estudios, la media (intervalo de confianza [IC] del 95 %) fue de 6,8 (1,9-11,6) W en la WR pico.

En pacientes con HTP, la WR pico se incrementó tras la rehabilitación entre 15 W y 25 W, y también tras cirugía de reducción de volumen. Se ha establecido la diferencia clínica mínimamente importante (MICD) para esta variable en pacientes con EPOC, y es de 4 ± 1 W.

Relación $V'O_2$/WR. Es una relación constante, y oscila entre 10 y 11 mL/min/kg/W. En personas con enfermedad cardiovascular suele estar disminuida, por debajo de 8 mL/kg/min/W.

Umbral anaerobio. Representa un índice de capacidad submáxima sostenible y, si puede determinarse, no está influenciado por la voluntad del paciente. Se define como el nivel de $V'O_2$ por encima del cual el lactato arterial comienza a subir de forma sistemática, durante un esfuerzo incremental. El lactato se acumula como consecuencia de la glicólisis anaerobia y la acidosis metabólica asociada. Por debajo del umbral anaerobio el ejercicio se puede tolerar durante períodos prolongados, pero por encima de este umbral, en más o menos tiempo, aparece fatiga.

El umbral anaerobio también se denomina umbral láctico, umbral de acidosis láctica, umbral ventilatorio o umbral de intercambio gaseoso. Últimamente, se ha extendido la denominación umbral ventilatorio 1 para nombrar al umbral anaerobio.

Determinación del umbral anaerobio. Para una correcta determinación del umbral anaerobio se deben cumplir tres criterios a la vez, que son los siguientes:

- Umbral anaerobio criterio 1: exceso de $V'CO_2$ en relación con el $V'O_2$. Se identifica el punto de inflexión en la curva que relaciona $V'CO_2$ con $V'O_2$. Este exceso de dióxido de carbono (CO_2) se debe a la producción de lactato por la acidosis metabólica y no está relacionado con el $V'O_2$. Se puede identificar como el punto de corte de S1-S2 (cambio de corte en la relación de linealidad entre el VCO_2 y el VO_2 con el ejercicio) en la gráfica $V'CO^2$-$V'O_2$. Este método se llama *V-slope*. Se puede utilizar de forma alternativa el método *V-slope* modificada en donde se identifica como el umbral anaerobio el primer punto de contacto de una recta tangente con pendiente 1 o 45°, con la gráfica V'CO2-V'O2 (**Fig. 10-2**).

- Umbral anaerobio criterio 2: identificar hiperventilación en relación con el oxígeno. Se debe a que, a partir del umbral anaerobio, la VE empieza a aumentar en un ritmo mayor que el $V'O_2$ y, en consecuencia, también empieza a aumentar la presión espiratoria final de oxígeno ($PETO_2$), provocando una hiperventilación relativa al oxígeno. Este criterio de identifica por la curva de los equivalentes ventilatorios, lo que se denomina método de los equivalentes ventilatorios. A la vez, se corrobora que también la curva de la $PETO_2$ empieza a subir.

- Umbral anaerobio criterio 3: identificar que no hay hiperventilación en relación con el CO_2. La hiperventilación en relación con el CO_2 se puede excluir analizando la curva de los equivalentes ventilatorios y comprobando que, en el punto del umbral anaerobio, el equivalente ventilatorio del CO_2 ($V'E/V'CO_2$) sigue descendiendo o está estable, pero no empieza a incrementarse. También en la curva de la presión espiratoria final de dióxido de carbono ($PETCO_2$), que no empieza a bajar, lo que permite excluir la hiperventilación en relación con el CO_2.

Esta hiperventilación se produce más adelante, como un estímulo ventilatorio adicional. Se debe a que, tras el umbral anaerobio, $V'E/V'CO_2$ y $PETCO_2$ permanecen estables durante el período denominado «tamponamiento isocápnico». Sin embargo, como al seguir aumentando la WR se libera más lactato, el pH se vuelve acidótico. Esto requiere una alcalosis respiratoria compensadora, que hace que la $V'E$ aumente desproporcionadamente con respecto al $V'CO_2$, lo que provoca la hiperventilación alveolar (bajada de la $PETCO_2$) en el punto conocido como «punto de compensación respiratoria» o segundo umbral ventilatorio. Estos puntos de inflexión son identificables en las curvas del equivalente ventilatorio del CO_2 y en la curva de la $PETCO_2$.

Las variables a tener en cuenta son:

- **FC**: la FCmáx se evalúa comparándola con los valores teóricos (220-años de edad). Cuando la limitación al ejercicio no sea de origen cardiovascular, la FCmáx estará a más de 15 pulsaciones por minuto del valor teórico. La pendiente FC/VO_2 sigue una relación lineal.

- **Pulso de oxígeno (VO_2/FC)**: es una medida de la eficiencia cardiovascular. Se observan valores bajos en pacientes con problemas cardíacos, en la anemia, carboxihemoglobinemia o hipoxemia, y en algunas miopatías. El pulso de oxígeno está elevado en sujetos entrenados y con la toma de betabloqueantes.

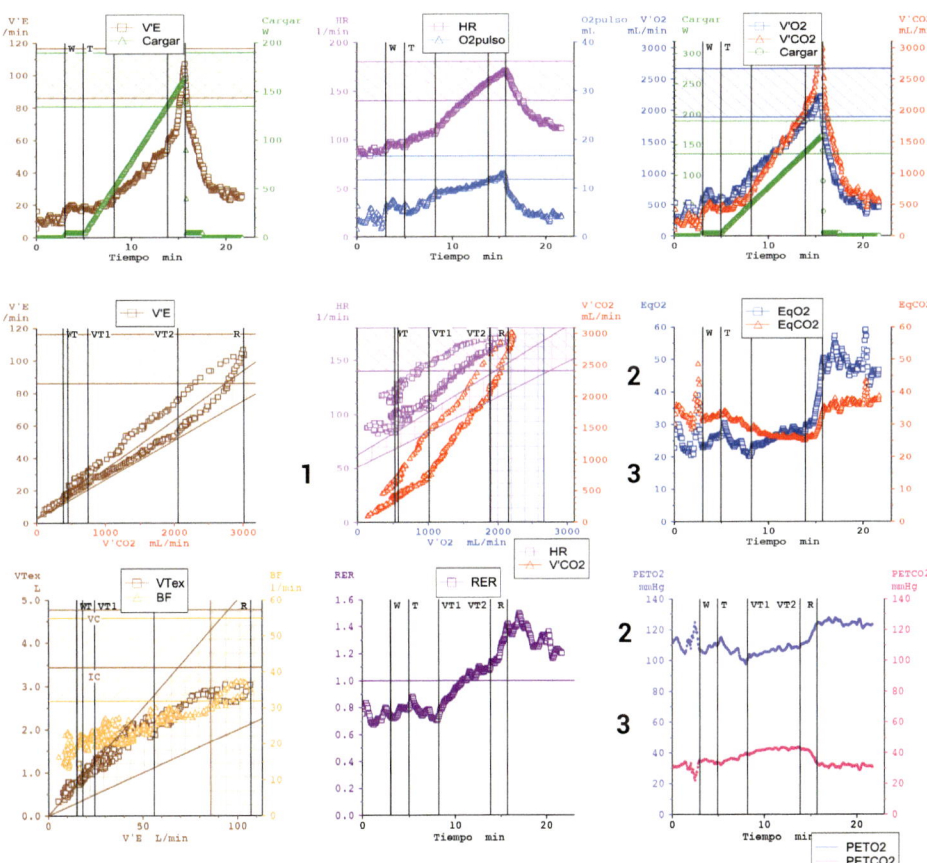

Figura 10-2. Tres criterios para la determinación del umbral anaerobio.
1. Exceso de produccióde dióxido de carbono. **2.** Hiper ventilación relativa al oxígeno. **3.** Excluir hiperventilación relativa al dióxido de carbono.

Variables ventilatorias. Hay que tener en cuenta las siguientes variables:

- **Reserva ventilatoria**: la RV supone la medida de lo próxima que está la demanda ventilatoria del esfuerzo, representada por la ventilación minuto máxima (VEmáx), a la capacidad ventilatoria del sujeto, es decir, la MVV o su estimación mediante la fórmula FEV1 × 35 o 40. La reserva ventilatoria se puede expresar como la diferencia entre la MVV y la VEmáx en términos absolutos, o esta diferencia como porcentaje de la MVV. Los hombres sanos tienen una reserva ventilatoria de al menos 11 L/min o 10-40 % de la MVV. El sujeto sano dispone de una gran reserva respiratoria, que hace que su capacidad de esfuerzo no esté limitada por la ventilación, mientras que en las personas con EPOC es característico encontrar valores muy bajos de reserva ventilatoria para niveles inferiores de esfuerzo, algo que es indicativo de la limitación ventilatoria mecánica impuesta por el ejercicio.
  En los pacientes con EPOC, el análisis visual de la curva flujo-volumen respirando a volumen corriente durante el ejercicio, superpuesta sobre la curva máxima en reposo, puede ofrecer una valoración más adecuada de la limitación ventilatoria al esfuerzo que la reserva ventilatoria. Con este método se puede observar si el flujo espiratorio se aproxima, impacta o sobrepasa el flujo máximo espiratorio de la curva máxima en reposo («*encroachment*»). Se considera una limitación ventilatoria significativa si este índice se sitúa > 40 %-50 % del VC, o > 25 % para otros autores, incluso en presencia de una RV normal.
- **Patrón respiratorio (FR, VC)**: en personas sanas, el VC se expande al inicio del esfuerzo hasta alcanzar ~ 50-60 % de la capacidad vital forzada; a partir de aquí, el aumento de la VE se produce a expensas, sobre todo, de la FR. En pacientes con EPOC, el VC se expande hasta el 70 % de la capacidad inspiratoria en reposo, no pudiéndose expandir más a partir de ese momento. Esta meseta ocurre cuando el volumen al final de la inspiración (EILV) alcanza un nivel de volumen de reserva inspiratorio (VRI) muy disminuido (~ 0,5-1 L por debajo de la capacidad pulmonar total [CPT]). En este punto, la única opción de respuesta para incrementar la ventilación es un aumento de la FR. Los pacientes con enfermedad pulmonar restrictiva presentan un patrón respiratorio rápido y superficial a niveles bajos e intermedios de esfuerzo.
- **Equivalente ventilatorio para el CO₂ y oxígeno**: el equivalente ventilatorio para el CO_2 ($V'E/V'CO_2$) y su regresión lineal (pendiente $V'E/V'CO_2$, que se calcula excluyendo los datos por encima del punto de compensación ventilatoria) son índices de eficiencia ventilatoria al esfuerzo. Valores anormalmente altos en esta variable son el reflejo de una mayor fracción del VC que va al espacio muerto (volumen *tidal* o corriente [VD/VT]), un descenso en la presión parcial de dióxido de carbono ($PaCO_2$) (p. ej., por hiperventilación), o ambas cosas, según se puede deducir por la ecuación que los relaciona:

$$V'E/V'CO_2 = 836/(PaCO_2 \times [1-VD/VT])$$

Por tanto, cuando más altos sean los equivalentes ventilatorios de CO_2, menos eficiente será la ventilación. Esta variable proporciona información sobre el equilibrio de la ventilación/perfusión en los pulmones y la eficiencia del intercambio de gases. La pendiente del $V'E/V'CO_2$, el $V'E/V'CO_2$ a nivel del umbral anaerobio y el valor mínimo de esta variable o $V'E/V'CO_2$ nadir, son numéricamente similares, en torno a 28. Estos valores estarán elevados en la insuficiencia cardíaca y enfermedades respiratorias, incluida la HTP. También un valor elevado es predictivo de mortalidad y progresión de la enfermedad en fallo cardíaco, y de mortalidad y otros desencadenantes en la EPOC y otras enfermedades respiratorias. En la valoración prequirúrgica, el $V'E/V'CO_2$ a nivel del umbral anaerobio se asocia a la morbilidad y mortalidad en la cirugía hepatobiliar, cirugía de aneurisma de aorta abdominal, cirugía urológica y otras. En la cirugía torácica, se ha demostrado recientemente que la pendiente $V'E/V'CO_2$ es más predictiva de mortalidad posoperatoria y complicaciones pulmonares que el $V'O_2$ pico, aunque esto requiere más aclaración.

Para su determinación, se recomienda considerar solo la región lineal de la relación $V'E-V'CO_2$, es decir, excluyendo la parte curvilínea más allá del punto en el que la $PaCO_2$ y el $PETCO_2$ se reducen, por la ventilación compensadora.

- El equivalente ventilatorio para el oxígeno ($V'E/V'O_2$) se representa en la misma grafica que el del CO_2. Su utilidad en la prueba de esfuerzo, como ya se ha explicado, reside en la determinación del UA, para detectar cuándo se inicia la hiperventilación en relación con el oxígeno.
- **VD/VT**: es una medida de la eficiencia del intercambio gaseoso. En reposo, VD/VT en adultos jóvenes es aproximadamente 0,33, con un límite superior del IC del 95 % de 0,45, disminuyendo hasta alcanzar valores en esfuerzo máximo de ~ 0,19, con un límite superior del IC del 95 % de 0,29. En enfermedades pulmonares y en las que se afecta la circulación pulmonar, el VD/VT estará elevado en reposo (> 0,3) y no disminuye durante el esfuerzo. Es un índice sensible, pero no específico de enfermedad, ya que se afecta por los cambios en el patrón respiratorio, particularmente si es rápido y superficial. El cálculo del VD/VT se debe realizar teniendo en cuenta el espacio muerto del aparato y usando los valores de concentración de CO_2 espirado ($PECO_2$) y de $PaCO_2$ obtenido directamente de sangre arterial, mediante la fórmula adaptada de VD/VT= $(PaCO_2 - PECO_2)/(PaCO_2)$.
  Debido a la escasa fiabilidad de las fórmulas para estimar la $PaCO_2,$ las determinaciones no invasivas de VD/VT tampoco son fiables y se deben evitar, aunque la mayoría de los *softwares* de los equipos de esfuerzo las ofrecen. Como alternativa, se han probado estimaciones transcutáneas de $PaCO_2$ en enfermedades cardiovasculares y pulmonares, con una precisión razonable al comparar con la medición directa de gases arteriales.
  En la PECP en pacientes con EPOC, la respuesta ventilatoria excesiva se refleja en un aumento del $V'E/V'CO_2$, tanto a nivel del umbral anaerobio, como en su valor mínimo (nadir), por encima de los valores considerados normales (alrededor de 28 en adultos). Los valores de referencia

para la pendiente son ~ 23 en varones jóvenes y ~ 25 en mujeres jóvenes, y aumentan con la edad hasta ~ 28-30. La existencia de enfisema extenso en la EPOC se ha asociado a incrementos importantes del $V'E/V'CO_2$, como consecuencia del aumento del impulso ventilatorio y una mayor disociación neuromecánica. Finalmente, esta respuesta ventilatoria excesiva compromete la reserva mecánica ventilatoria de estos pacientes, lo que contribuye a la disnea y a la intolerancia al esfuerzo.

Otros mecanismos que amplifican la respuesta ventilatoria en la EPOC se deben tener en cuenta, junto con las variables a las que alteran: la presencia de enfermedad cardiovascular concomitante que ocasiona la regulación central a la baja de $PaCO_2$ (*setpoint* de CO_2 bajo), la baja perfusión pulmonar que aumenta el espacio muerto (VD) por desequilibrio (ventilación / perfusión) y disminuye la $PETCO_2$, la acidosis metabólica precoz por descondicionamiento muscular y la hipoxemia grave ($PaO_2 < 60$ mmHg), que estimula la ventilación a través de los quimiorreceptores centrales y periféricos. Otros factores están relacionados con la sobreestimulación simpática o los mecanorreceptores musculares.

- En pacientes con EPOC grave, se puede observar, por el contrario, una respuesta ventilatoria no amplificada, lo que no quiere decir que no exista limitación ventilatoria. La razón es que las restricciones mecánicas críticas y la disfunción de la musculatura inspiratoria limitan gravemente la expansión del VC y la respuesta ventilatoria está amputada, lo que en el contexto de un VD elevado puede conducir a una hipoventilación alveolar y retención de CO_2 en estos pacientes en estadio avanzado de la EPOC.

- **Mecánica respiratoria**: se analizan los cambios en la capacidad inspiratoria, el VRI, el VC, la FR, y el análisis de las curvas flujo-volumen (valoración de la restricción a la ventilación).

La capacidad inspiratoria es la cantidad de aire que puede ser inspirado después de una espiración normal. La relación VC/CI refleja la proporción del potencial volumen inspiratorio que se está utilizando en una respiración. Se considera que un individuo tiene limitaciones inspiratorias si VC alcanza la capacidad inspiratoria, sobre todo a intensidades de trabajo submáximas. Esto es particularmente importante en los pacientes con EPOC, que pueden inspirar antes de completar la espiración, atrapando así aire dentro de los pulmones con cada nueva respiración. De este modo, se incrementa temporalmente el volumen teleespiratorio. Dado que la CPT permanece constante, la capacidad inspiratoria baja y el volumen teleinspiratorio se sitúa cerca de la CPT, a costa de una disminución drástica del VRI. Esto explica la dificultad para expandir los volúmenes circulantes y el consiguiente incremento de la FR como única alternativa para amplificar la ventilación al esfuerzo.

La valoración de la hiperinsuflación dinámica se realiza mediante las maniobras seriadas de capacidad lenta, durante el esfuerzo, monitorizando los cambios del volumen teleespiratorio y la capacidad inspiratoria . La mayoría de expertos recomienda hacerlas cada 2 min y, si es posible, al final del esfuerzo. En situación de reposo y con la mascarilla colocada, el paciente realiza 4-6 respiraciones a volumen corriente, y desde el volumen pulmonar teleespiratorio se estimula al sujeto para que efectúe una inspiración máxima, hasta alcanzar su CPT, para luego espirar de manera relajada. Previamente a cada maniobra, el paciente es avisado de cuándo deberá realizar la inspiración. Para considerar la medida fiable, es necesario que el VC sea lo más estable posible, y que las maniobras de capacidad inspiratoria (habitualmente tres, con máximo de cinco) sean reproducibles ($\pm 10\%$ o ± 100 mL). El valor de la capacidad inspiratoria es la media de las dos maniobras más altas. Un descenso de la capacidad inspiratoria entre 0,15 L y 0,2 L con respecto al basal se considera clínicamente relevante (**Fig. 10-3**).

Otras variables que aportan información sobre las restricciones mecánicas críticas durante el ejercicio son: VC (o VT)/CI > 0,75, VRI < 0,5 L, volumen teleinspiratorio/ CPT > 0,9 y una curva flujo-volumen en esfuerzo que alcanza o sobrepasa a la curva máxima en reposo en al menos un 25 % del VC. En pacientes con enfisema, el VC en esfuerzo máximo puede exceder el valor del FEV1 basal (VC/FEV1 > 1), siendo esta desproporción más grande cuanto más grave es el enfisema.

Variables de intercambio de gases. SpO_2, PaO_2, P(A-a) O_2: Gradiente de oxígeno entre los alvéolos y la sangre arterial, utilizado para evaluar la eficiencia de la oxigenación pulmonar. P(a-ET)CO_2, Gradiente de CO_2 entre la sangre arterial y el aire exhalado al final de la espiración, utilizado para evaluar la ventilación y la eliminación de CO_2. $V'E/V'CO_2$, VD/VT. Si el intercambio de gases está comprometido, durante el esfuerzo se puede observar una hipoxemia inducida por el ejercicio, que se define en términos de saturación de oxígeno, como una $SpO_2 < 94\%$ o una caída desde el reposo $\geq 4\%$, y en términos de PaO_2, como una caída ≥ 10 mmHg desde reposo. También una P(A-a)O_2 aumentada > 20 mmHg junto con signos de ineficiencia ventilatoria (VD/ VT mínimo > 0,15-0,20 e incremento del $V'E/V'CO_2$) orientan hacia el problema. Otro mecanismo que afecta al intercambio de gases es el desarrollo de hipertensión pulmonar. En estos casos, se observa una falta de crecimiento de $PETCO_2$ en relación a la $PaCO_2$ y, al calcular el gradiente P(a-ET)CO_2 saldrá francamente positivo, en lugar de 0 o negativo, que es la respuesta normal.

Prueba de esfuerzo cardiopulmonar y valoración preoperatoria

Durante los últimos 20 años, la PECP se ha utilizado para la valoración objetiva de la capacidad funcional preoperatoria, con el fin de establecer el riesgo de eventos adversos posoperatorios e informar del manejo perioperatorio, particularmente en pacientes de alto riesgo que van a ser sometidos a procedimientos quirúrgicos comprometidos.

Para la estimación del riesgo quirúrgico, $V'O_2$máx todavía tiene un uso muy extendido en la práctica clínica, aunque otras variables como $V'E/V'CO_2$ han demostrado su utilidad.

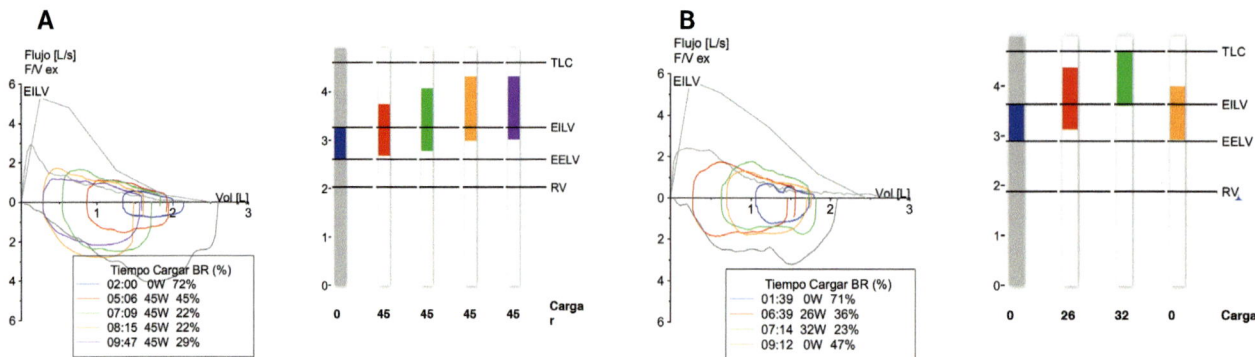

Figura 10-3. Ejemplo de valoración de la hiperinsuflación dinámica mediante maniobras de capacidad inspiratoria. **A)** Prueba de esfuerzo de carga constante a 45 W. Paciente con EPOC con FEV1 del 62 %. Caída de la capacidad inspiratoria hasta máxima tolerancia: 410 mL y VRI 0,28 L. EILV/CPT final ~ 94 %. **B)** Prueba de esfuerzo incremental. Paciente con EPOC con FEV1 del 64 %. Caída de la CI: 700 mL. VRI en 26 W: 0,49 L. EILV/CPT final ~ 100 %.
CI: capacidad inspiratoria; CPT: capacidad pulmonar total; EELV: volumen teleespiratorio EILV: volumen al final de la inspiración; EPOC: enfermedad pulmonar obstructiva crónica; FEV1: volumen espiratorio forzado en el primer segundo; TLC: capacidad pulmonar total; VR: volumen residual; VRI: volumen de reserva inspiratorio.

Según un metaanálisis y revisión sistemática reciente, para diversos tipos de cáncer sometidos a cirugía, la valoración prequirúrgica mediante la PECP aporta la evidencia de que cuanto mayor es el valor de las variables fisiológicas habituales, sobre todo el V'O$_2$ pico, mejor es el pronóstico posoperatorio. Así, el grupo sin complicaciones posoperatorias mostraba un V'O$_2$ pico antes de la cirugía significativamente mayor, en comparación con el grupo con complicaciones: diferencia media 2,28; IC del 95 %, 1,26-3,29. Para la variable V'E/V'CO$_2$, valores significativamente menores (diferencia media: 3,54; IC del 95 %, 1,82-5,25) se asociaban a la ausencia de complicaciones pulmonares posoperatorias. Respecto al umbral anaerobio, valores previos significativamente mayores se relacionaban con complicaciones menores, frente al grupo con complicaciones mayores (diferencia media: 2,15; IC del 95 %, 1,29-3).

Confirmando estos hallazgos, el estudio METS demostró una relación entre el V'O$_2$ pico y las complicaciones no cardiovasculares en pacientes con buena forma física y sometidos a diversos tipos de cirugía.

También recientemente se ha estudiado el papel que el marcador de la eficiencia ventilatoria al esfuerzo, la pendiente V'E/V'CO$_2$, tiene a la hora de pronosticar complicaciones a corto y largo plazo en pacientes sometidos a cirugía de resección pulmonar por neoplasias pulmonares de células no pequeñas. De este modo, se ha demostrado que valores de la pendiente V'E/V'CO$_2$ mayores a 31 se asociaban a un período libre de recaídas más corto (*hazard ratio* de recaída o muerte, 1,38 [IC del 95 %, 1,02-1,88], *p* = 0,04) y peor supervivencia global (*hazard ratio* para muerte, 1,69 [1,15-2,48], *p* = 0,02), comparado con una pendiente V'E/V'CO$_2$ más baja. Asimismo, una pendiente V'E/V'CO$_2$ alta aumentaba el riesgo de morbilidad perioperatoria.

Por tanto, parece evidente que pacientes con mejor forma física, identificados utilizando la PECP, tienen una mayor reserva fisiológica para ir a la cirugía con menos complicaciones posoperatorias.

Otra consideración que hay que tener en cuenta a la hora de valorar los resultados de la PECP preoperatoria es que la mayoría de cohortes en pacientes quirúrgicos han reportado el V'O$_2$ pico en valores absolutos indexado por kilogramo de peso, más que en porcentaje del valor teórico, y es lo que se tiene como referencia para la práctica clínica. Sin embargo, indexar por kilogramo puede tener implicaciones en pacientes con valores extremos de peso, potencialmente sobreestimando el riesgo en pacientes con obesidad mórbida e infraestimando el riesgo en pacientes caquécticos. A pesar de ello, en pacientes candidatos a cirugía bariátrica, el umbral anaerobio indexado por peso real fue más predictivo que el umbral anaerobio indexado por área corporal o peso ideal. En cambio, en sujetos con bajo índice de masa corporal, el normalizar por peso ideal puede ser más predictivo.

Estrategias de interpretación de la PECP

Su interpretación permite identificar las causas subyacentes de las limitaciones al ejercicio, así como evaluar la capacidad funcional de los pacientes con diversas condiciones patológicas. A continuación, se muestran las estrategias de interpretación de la PECP.

Causas de la limitación al ejercicio

Para más información sobre la limitación del ejercicio, véase la **tabla 10-2**.

Patrones típicos de respuesta:

- Sujeto sano: la respuesta ventilatoria no limita la capacidad de esfuerzo en un sujeto sano. El factor limitante del ejercicio en el sujeto sano es el factor hemodinámico:
  - VEmáx aumenta: VC aumenta hasta el 50 % de capacidad vital forzada (FVC), y la FR alcanza menos de 60/min.
  - MVV (FEV1 × 35 o 40).
  - Gasto cardíaco: aumenta, subiendo el volumen sistólico y la FC.

Tabla 10-2. Causas de la limitación al ejercicio según variables de la prueba de esfuerzo cardiopulmonar

	Limitación respiratoria	Limitación cardiovascular	Limitación muscular periférica	Desacondicionamiento físico
V'O$_2$ pico (respuesta normal > 84 % teórico)	Reducido	Reducido	Reducido	Reducido
V'O$_2$ @UA (respuesta normal > 40 % del VO$_2$máx teórico)	Normal	Normal/reducido	Probablemente reducido	Reducido
Reserva cardíaca (respuesta normal < 20 lpm)	Aumentada (> 30 lpm)	Disminuida (< 20 lpm)	Probablemente aumentada	Disminuida (< 20 lpm)
V'E/MVV (respuesta normal > 75-80 %)	> 85 %	< 85 %	< 85 %	< 85 %
SpO$_2$	Normal/reducido	Normal	Normal	Normal
Razón principal de parada	Disnea, fatiga en piernas	Fatiga en piernas	Fatiga en piernas	Fatiga general

lpm: latidos por minuto; MVV: máxima ventilación voluntaria; SpO$_2$; VE: ventilación minuto; V'O$_2$@UA: volumen máximo de oxígeno a nivel del umbral anaerobio.

– Disminuyen las resistencias vasculares pulmonares y aumenta la presión arterial.
– D(a-v)O$_2$: aumenta hasta unos 160 mL.
– Razón de parada: fatiga en las piernas.
• EPOC:
  – Disminución de V'O$_2$ máx y WRmáx.
  – Aumento de la reserva cardíaca.
  – Umbral anaerobio normal, bajo o indeterminado.
  – Baja reserva ventilatoria. Reducción de la V'Emáx, pendiente V'E/V'CO$_2$, VE/VCO$_2$ en el umbral anaerobio y VD/VT elevados.
  – Pulso de oxígeno proporcionalmente reducido con el V'O$_2$máx.
  – Respuesta variable de PaO$_2$.
  – Razón de parada: disnea.
• Enfermedad pulmonar intersticial difusa:
  – Bajo VO$_2$máx.
  – Aumento de la reserva cardíaca.
  – Baja reserva ventilatoria. FR > 60. VD/VT elevado.
  – Umbral anaerobio normal o bajo.
  – Pulso de oxígeno proporcionalmente reducido con V'O$_2$máx.
  – Disminución de la PaO$_2$. Desaturaciones.
  – Razón de parada: disnea y fatiga en las piernas.
• Cardiopatía
  – Bajo V'O$_2$máx.
  – Baja reserva cardíaca.
  – Reserva ventilatoria normal.
  – UA bajo (< 40 % V'O$_2$máx teórico).
  – Pulso de oxígeno reducido (trayectoria gráfica aplanada o sostenida).
  – Normal PaO$_2$ y SpO$_2$.
  – Razón de parada: fatiga en las piernas y en algunos casos disnea.
• Enfermedad vascular pulmonar:
  – Bajo V'O$_2$máx.
  – Reserva cardíaca normal.

– Reserva ventilatoria normal. VD/VT elevado, pendiente V'E/V'CO$_2$ elevada, VE/VCO$_2$ en el umbral anaerobio alto.
– Umbral anaerobio bajo (< 40 % VO$_2$máx teórico).
– Pulso de oxígeno reducido (aplanado).
– Baja PaO$_2$. Desaturaciones.
– Razón de parada: disnea, fatiga en las piernas.

Pruebas de carga constante de alta intensidad

Otras pruebas de laboratorio habitualmente utilizadas, son las pruebas de carga constante de alta intensidad, que se realizan en cicloergómetro de forma preferente. Se aplican con mucha frecuencia para valorar la eficacia de una intervención, sobre todo en pacientes con EPOC, por su sencillez y la información que aportan. La prueba necesita estar estandarizada para reducir la variabilidad interindividuos.

Previamente, se realiza una prueba de esfuerzo incremental para determinar la carga máxima WRmáx, preferentemente en un día distinto, para permitir un descanso suficiente. A partir de la WRmáx, se establece la carga para la prueba de carga constante. Durante la realización de la prueba, se debe monitorizar la SpO$_2$ y el electrocardiograma de forma continua, animando al paciente todo el tiempo. La valoración y la medida del intercambio de gases aumentan el valor de la prueba y facilitan la valoración de los mecanismos subyacentes limitadores del ejercicio. En las pruebas en cicloergómetro es importante definir previamente los criterios que hay que cumplir para determinar la intolerancia al esfuerzo, por ejemplo, el tiempo que se permite al paciente pedalear por debajo de una frecuencia mínima (< 10 segundos) a pesar del estímulo recibido, a un ritmo de pedaleo de unos 60 rmp.

El tiempo límite (tLIM) se define como el punto en el que el paciente es incapaz de mantener la frecuencia de pedaleo a pesar del estímulo. La duración objetivo para la prueba preintervención se recomienda que sea entre 180 y 420 segundos.

La razón de este estrecho intervalo de tiempo se basa en que los mecanismos que limitan esta prueba son la integración funcional de los sistemas cardiopulmonar y neuromuscular, más que el aburrimiento o la incomodidad del paciente.

Fisiológicamente, la relación entre la WR y el tLIM no es lineal, por lo que, a la hora de interpretar la magnitud del cambio provocado por la intervención, se debiera hacer a partir de una duración basal común. Una duración larga de la prueba no es deseable ni para el paciente ni para los operadores, ya que la duración de las pruebas postintervención podría ser demasiado larga, sobre todo después de un entrenamiento muscular. Desde el punto de vista estadístico, hay que considerar que la variabilidad de tLIM es alta (coeficiente de variación de 20-60 %, mediana 42 %), según algunos ensayos clínicos públicos.

Normalmente, la carga de trabajo seleccionada en el las pruebas de carga constante de alta intensidad se sitúa entre el 75-80 % del WRpico en la PECP. Según algunos estudios, esta carga permite alcanzar un tLIM dentro del rango deseado de 180-480 segundos en ~ 57 % de pacientes con EPOC, dejando fuera ~ 25 % < 180 segundos y ~ 18 % > 480 segundos. En caso de no alcanzar el tLIM basal dentro del intervalo deseable, se recomienda ajustar la carga nuevamente, por ejemplo, un cambio de ± 5 W, y repetir la prueba, para intentar que el nuevo tLIM estén dentro del intervalo de 180-480 segundos. Con esta estrategia se ha demostrado que se puede conseguir el rango recomendado de tLIM en un 30 % más de pacientes.

Como medida de seguridad, se recomienda que la prueba se detenga si la SpO_2 cae por debajo del 80 %.

Debido a la forma curva de la relación WR-tLIM, el tLIM, que se expresa normalmente en segundos o minutos, llega a ser un índice muy sensible para valorar el cambio tras una intervención en diferentes enfermedades respiratorias. Por ejemplo, en pacientes con EPOC que han realizado un programa de rehabilitación pulmonar, tras el entrenamiento muscular, el tLIM es un índice sensible para demostrar mejoría en la capacidad aeróbica de los músculos entrenados, el retardo en el inicio de la acidosis metabólica, la mejora en la mecánica pulmonar al esfuerzo y en la disnea. Otras intervenciones de tipo farmacológico, como por ejemplo los broncodilatadores, también producen un incremento en el tLIM, probablemente al mejorar la función ventilatoria, que permite una descarga de la musculatura respiratoria y, finalmente, una mejoría del aporte de oxígeno a la musculatura de las extremidades inferiores, como mecanismos probables. Por ello, no es sorprendente que intervenciones capaces de mejorar el tLIM se asocien a mejoras en la calidad de vida y en los niveles de actividad física.

En cuanto a la precisión de la prueba, se ha demostrado que el tLIM es reproducible y tiene un coeficiente de correlación intraclase de 0,84 (IC del 95 %, 0,81-0,87).

Para esta prueba, el cambio considerado significativo o MICD se ha establecido en un 33 % o 100 segundos. En la EPOC, la mayoría de las intervenciones, tanto farmacoló-

gicas como no farmacológicas, producen una mejoría en el tLIM, que alcanza los niveles de significación clínica. También el tLIM responde a rehabilitación en fibrosis pulmonar idiopática y en hipertensión pulmonar. Por ejemplo, en un estudio observacional de 53 pacientes con fibrosis pulmonar idiopática , el tamaño efecto para el tLIM tras la rehabilitación era mayor que para el V'O2pico, WRpico, prueba de marcha de 6 minutos (PM6M) y prueba de lanzadera o *Shuttle Walking Test* (SWT). La aplicación de oxigenoterapia incrementó significativamente el tLIM una media de 162 segundos en pacientes con EPOC que desaturaban al esfuerzo.

Una posibilidad que ofrece la prueba a carga constante es que se pueden efectuar mediciones en puntos específicos, a lo largo de la prueba, lo que se denominan mediciones a isotiempo. Este análisis antes y después de las intervenciones tiene valor en la interpretación fisiológica de los cambios del tLIM, ya que es independiente del esfuerzo. Incluye las variables habituales V'O2, V'CO2, V'E, capacidad inspiratoria, patrón respiratorio, frecuencia cardíaca, gasto cardíaco, concentración de lactato, o disnea y fatiga en las piernas según la escala de Borg. De este modo, una disminución a isotiempo de V'O2, V'CO2, V'E, fatiga en las piernas y la concentración de lactato, se considera una mejoría de la capacidad aeróbica de los músculos involucrados en el esfuerzo. Una disminución de la V'E en isotiempo puede ser consecuencia de una disminución de la ventilación al espacio muerto, por la disminución de la demanda ventilatoria del ejercicio, o por la adopción por parte del paciente de un patrón respiratorio más eficiente.

PRUEBAS DE CAMPO

Además de las pruebas de laboratorio, se han desarrollado diferentes pruebas de campo, cuyo uso está muy extendido. Una ventaja de las pruebas de marcha es que, en comparación con las pruebas de laboratorio, requieren un equipamiento menos sofisticado y menos soporte técnico para la interpretación de los resultados. Al ser más simples, son más baratas, pero a costa de obtener menos información fisiológica, si bien en los últimos años es posible utilizar sistemas portátiles de monitorización cardiopulmonar.

Las pruebas de marcha más habituales son el PM6M y el SWT (incremental) y el endurace (resistencia) del SWT.

Las pruebas de marcha son generalmente seguras. Habitualmente, se tienen en cuenta las mismas contraindicaciones absolutas y relativas previas que para la PECP. Las complicaciones asociadas a la PM6M son la terminación prematura en un 6 % de pacientes, debido a la desaturación de oxígeno en ~ 5 %, síntomas en ~1 %, y dolor torácico y taquicardia en < 1 %.

Tanto la PM6M como el SWT se utilizan en pacientes con HTP sin aparentes complicaciones. En pacientes con EPOC y enfermedades intersticiales, se ha demostrado que la PM6M provoca una respuesta de V'O2 y de frecuencia cardíaca en torno al 85-90 % de la respuesta en la PECP tipo incremental, e incluso a veces esta respuesta es superior. Esto también ocurre en pacientes con HTP. En el SWT, la respuesta de V'O2 y frecuencia cardíaca se aproxima a la de la PECP incremental, por lo que no tiene sentido considerar que el riesgo potencial de estas pruebas de marcha es menor que en las pruebas de esfuerzo máximo en laboratorio. Por ello, el aplicar un grado de monitorización semejante al de las PECP (p. ej., monitorización mediante electrocardiograma) o pulsioximetría, mejoraría la seguridad de estas pruebas de campo.

Prueba de marcha de 6 minutos

La PM6M es una prueba de campo que se debe realizar según las guías y recomendaciones publicadas. En un pasillo recto, de una longitud ideal de 30 m (30-50 m), el sujeto debe cubrir la mayor distancia en 6 min, sin correr. Debido a un efecto de aprendizaje, se debe realizar un mínimo de dos pruebas, con una separación de al menos 30 min entre ellas para descansar, considerando la mayor distancia de las dos pruebas como la variable resultado. En pacientes con más fragilidad, y debilidad, pueden requerir hacerlas en días separados, pero es preferible no separarlas más de 1 semana.

Respecto al pasillo o pista de la caminata, puede ser tipo continuo (circular, oval o rectangular) o de tipo de punto a punto (llegar a un punto, parar, girar sobre los pies y volver). El suelo debe ser plano y sin obstáculos, con una longitud mínima recomendada de 25 m. Hay que tener en cuenta que el uso de pasillos más cortos implica más giros y frenos de la velocidad previos, lo que puede disminuir la distancia final alcanzada. Es esencial que se utilice siempre el mismo pasillo para cada paciente.

El paciente debe acudir a la prueba con su medicación habitual administrada, ropa cómoda, calzado apropiado y en ayunas de al menos 1 hora si se considera necesario. Se darán las instrucciones al paciente, insistiendo en que el objetivo de la prueba es caminar la mayor distancia posible en 6 min. También se instruye al paciente sobre cómo puntuar los síntomas de disnea, fatiga en las piernas y dolor precordial mediante la escala de Borg modificada de 0 a 10. Es recomendable solicitar consentimiento por escrito para la realización de la prueba.

Los mensajes de ánimo están estandarizados cada minuto, evitando estímulos gestuales:

- Primer minuto: «lo está haciendo muy bien, faltan 5 minutos para finalizar».
- Segundo minuto: «perfecto, continúe así, faltan 4 minutos».
- Tercer minuto: «está en la mitad del tiempo de la prueba, lo está haciendo muy bien».
- Cuarto minuto: «perfecto, continúe así, faltan 2 minutos».
- Quinto minuto: «lo está haciendo muy bien, falta 1 minuto para acabar la prueba».
- Quince segundos antes de terminar la prueba, se recuerda al paciente que se debe detener con la indicación de «pare».
- Sexto minuto: «pare, la prueba ha finalizado».

Para finalizar, unos 10 segundos antes de completar el tiempo, se avisa al paciente y se inicia una cuenta atrás.

Durante la prueba, se monitoriza a los pacientes de forma continua la frecuencia cardíaca y la saturación de oxígeno, anotando los valores de cada minuto. Se detiene la prueba si el paciente refiere un dolor tipo anginoso, mareo intenso, confusión, incoordinación, disnea intolerable, calambres, fatiga muscular intensa, SpO_2 persistentemente inferior al 80-85 % o cualquier otro motivo clínicamente justificado.

Existen diversas ecuaciones de referencia, de las que lo más aceptable es el uso de ecuaciones validadas en la población local, si están disponibles.

La variable principal es la distancia recorrida en los 6 min, aunque también se realizan otras mediciones, al principio y al final de la prueba, como: presión arterial, frecuencia cardíaca, saturación de oxígeno mediante pulsioximetría (SpO_2), disnea y fatiga en las piernas según la escala de Borg.

En diferentes estudios de pacientes con enfermedades cardiorrespiratorias, fundamentalmente EPOC, HTP y enfermedades pulmonares intersticiales difusas, la PM6M se correlaciona con la disnea, calidad de vida, clase funcional, variables de función pulmonar e incluso hemodinámicas. La PM6M proporciona información pronóstica global en la mayoría de enfermedades respiratorias crónicas. Variables de la prueba, como la distancia recorrida, la saturación en la fibrosis pulmonar, o la recuperación anómala de la frecuencia cardíaca en la fibrosis pulmonar y en la HTP, son predictores de la supervivencia. En la EPOC, la distancia en la PM6M también se relaciona con los ingresos hospitalarios. Además, la distancia en la PM6M puede estratificar el riesgo de mortalidad en EPOC y es parte del índice multidimensional BODE (*body mass index, air flow obstruction, dysponea, exercise capacity*, es decir, índice de masa corporal, obstrucción del flujo de aire, disnea y capacidad de ejercicio).

A continuación se muestran la utilidades clínica de los resultados PM6M en rehabilitación:

- **Desaturación al esfuerzo durante la PM6M**: la desaturación de oxígeno es habitual durante la PM6M en pacientes con enfermedades pulmonares. Según la guía de la British Thoracic Society (BTS), la desaturación al esfuerzo se define por una caída de > 4 % y/o descenso de los niveles de SpO_2 < 90 %. Siguiendo este criterio, sirve de ejemplo un estudio en pacientes con EPOC grave (FEV1 43 %), en el que se detectó una prevalencia de desaturación al esfuerzo en la PM6M del 62 %. La desaturación durante la PM6M se asocia a enfermedad más grave en diferentes enfermedades respiratorias crónicas. De ahí la importancia de cuantificar esta desaturación, y la PM6M es particularmente sensible para su detección. Así, las guías recomiendan que esta prueba sea la utilizada para detectar la desaturación al esfuerzo y la consiguiente titulación de los niveles de oxígeno suplementario que permiten corregirla o mejorarla. Este aspecto es especialmente importante en pacientes que van a ser incluidos en un programa de RR, porque favorece el desplazamiento al centro y estimula la actividad física en estos pacientes. En este medio, la guía de la Sociedad Española de Neumología y Cirugía Torácica (SEPAR) de oxigenoterapia recomienda la indicación de oxígeno para la ambulación, si el paciente mantiene un nivel de SpO_2 inferior o igual al 88 % durante al menos 2 min de la PM6M, y la aplicación de oxígeno al ejercicio sitúa la SpO$_2$ > 90 %, mejorando la disnea y la distancia caminada.

- **Prescripción de la intensidad del entrenamiento a partir de la PM6M**: en RR, la prueba de marcha se puede utilizar para establecer la intensidad del entrenamiento de marcha a niveles altos. Para ello, se determina el 75-80 % de la velocidad alcanzada durante la PM6M (**Tabla 10-3**). Para esta prueba, la MICD tras una intervención se ha establecido, a partir de diferentes estudios, en 30 m (límites del 95 % del IC de 25 a 33 metros).

  Existen diferentes ecuaciones de predicción (Singh SJ, *et al.*).

Shuttle Walking Test o prueba de lanzadera

La SWT es de tipo incremental, progresiva hasta la máxima capacidad del individuo. Por esta razón, muchos autores la denominan *test shuttle* incremental, para diferenciarla de la prueba de velocidad constante o «*endurance shuttle test*».

En la prueba SWT, se indica la velocidad de marcha al paciente a lo largo de un corredor (10 m) mediante una señal sonora, y la velocidad se incrementa cada minuto hasta 12 niveles de velocidad, por lo que tiene una duración máxima de 12 min. Se permiten mensajes de ánimo al paciente para aumentar la velocidad de la marcha. La prueba puede detenerse por los mismos motivos de seguridad que para la PM6M.

Esta prueba se considera válida, reproducible y sensible para detectar respuesta a intervenciones, y tiene un valor de MICD de 47,5 m, aunque un cambio superior a 78,7 m ha demostrado que supone un beneficio adicional.

De forma similar a la PM6M, durante su realización, se recogen las medidas de presión arterial, FC, SpO$_2$ y disnea. Dado el pequeño incremento (20-25 m), pero estadísticamente significativo, entre la primera y la segunda prueba realizadas en el mismo día o en días diferentes, se recomienda que se realice una prueba práctica previa. Sin embargo, algunos autores han detectado una reproducibilidad muy aceptable desde la primera prueba. Al igual que en la PM6M, la variable de resultado es la distancia alcanzada.

Tabla 10-3. Ejemplo para establecer la intensidad de la marcha en el programa de entrenamiento de rehabilitación respiratoria en un paciente con enfermedad pulmonar obstructiva crónica, utilizando la PM6M

Resultado de la PM6M: 350 m. Si el paciente es capaz de caminar 350 m en 6 min, entonces la velocidad media de la marcha en una hora sería 3,5 km/h

Cálculo de la intensidad de la marcha: el 80 % de esa velocidad sería 2,8 km/h. De este modo, por ejemplo, caminar durante 20-30 min a una velocidad de 2,8 km/h supone caminar una distancia de entre 934 m y 1.400 m

PM6M: prueba de la marcha de 6 minutos.

Los datos disponibles sugieren que la distancia SWT se correlaciona bien (r = 0,66-0,88) con el V'O$_2$ pico en la PECP en diversas enfermedades respiratorias. Incluso el perfil de respuesta metabólica es similar entre ambas pruebas. Existen ecuaciones que permiten calcular la WRmáx a partir de la distancia caminada en el SWT, como la ecuación de Arnardottir *et al.*, y que son muy útiles en los programas de RR, cuando no se dispone de PECP:

$$\text{WRmáx (vatios)} = 0{,}0025 \times \text{distancia SWT (m)} \times \text{peso corporal (kg)} + 10{,}19$$

Además, también se han encontrado correlaciones significativas entre la distancia SWT y las actividades de la vida diaria, con la fuerza del músculo cuádriceps, con el FEV1 y con la edad, en pacientes con EPOC grave. De igual forma, la prueba se relaciona con los resultados en cuestionarios de calidad de vida en estos pacientes. Como indicador pronóstico, la distancia SWT pronostica supervivencia y reingresos en pacientes con EPOC. Por ejemplo, en un estudio, caminar menos de 170 m se asoció a una mayor mortalidad. Asimismo, el SWT es una prueba sensible a intervenciones terapéuticas, tanto farmacológicas como en respuesta a RR. Por ejemplo, en un amplio metaanálisis publicado en 2015 (8 estudios, 694 pacientes), el incremento medio tras RR fue de 39,77 m (22,38-57,15], en comparación con sujetos control.

Endurance Shuttle Walking Test

Se ha descrito una variante de esta prueba para la evaluación de la capacidad de resistencia o *endurance* (ESWT). Es una prueba de carga constante porque, a lo largo de toda ella, utiliza la misma velocidad de marcha, constante, basada en el resultado del SWT previo. Habitualmente, la velocidad seleccionada se establece en el 80 % de la máxima alcanzada en el SWT, y los resultados se expresan en metros o en tiempo (segundos) que el paciente resiste caminando a esa determinada velocidad constante. El paciente empieza con una fase de 100 segundos de «calentamiento» a velocidad lenta, seguido de la fase de «ejercicio» a la velocidad prescrita.

Se han establecido los valores de MCID para esta prueba en 56-71 segundos o una distancia de 72-81 m. Según algunos autores, es razonable asumir que el rango de duración de una prueba basal sea el mismo utilizado para la prueba de esfuerzo de carga contante de alta intensidad: 180-480 segundos.

El ESWT es una prueba sensible para detectar cambios tras intervenciones como la RR y se correlaciona con diversas variables funcionales en enfermedades respiratorias crónicas. Sin embargo, no es una prueba muy utilizada en el ámbito geográfico español. Una de sus posibles limitaciones es que puede tener un efecto techo en pacientes más limitados, como así se ha demostrado en aquellos con EPOC grave.

PUNTOS CLAVE

- Las pruebas de esfuerzo son en general seguras. La evidencia disponible no apoya un tipo de prueba sobre otra como más segura. De todos modos, hay que adoptar las precauciones recomendadas para todas ellas.
- En los pacientes respiratorios, las pruebas de esfuerzo son útiles en la práctica clínica y en el ámbito de la investigación para valorar los efectos de las intervenciones, incluida la RR.
- La prueba de esfuerzo cardiopulmonar es una herramienta muy valiosa para precisar los diversos mecanismos implicados en la limitación al ejercicio del paciente con enfermedad pulmonar, particularmente en aquellos pacientes con disnea persistente y/o desproporcionada. Además, permite establecer un pronóstico de forma fiable e independiente.
- Existen diversos tipos de pruebas de esfuerzo. Las pruebas de laboratorio son más adecuadas para valorar en detalle la fisiología del ejercicio y los mecanismos fisiopatológicos subyacentes a las limitaciones existentes. Se realizan en cicloergómetro o en tapiz rodante, y existen protocolos de carga constante o incrementales.

- Las pruebas más simples, como las pruebas de marcha, se utilizan ampliamente y, aunque proporcionan una menor información sobre los mecanismos limitantes al esfuerzo, son útiles para valorar la respuesta a intervenciones terapéuticas como la RR.
- En los pacientes con EPOC, las pruebas de carga constante son más sensibles a los cambios tras intervenciones terapéuticas como la RR.
- La PECP permite analizar la eficiencia ventilatoria al esfuerzo, que ha adquirido una gran relevancia clínica para las diferentes enfermedades respiratorias, según la evidencia clínica disponible en los últimos años.
- En los pacientes con EPOC, la PECP permite analizar la mecánica ventilatoria al esfuerzo (hiperinsuflación dinámica), uno de los mecanismos fisiopatológicos más importantes que condicionan la disnea de los pacientes. La identificación de estos mecanismos permitirá obtener una valiosa información pronóstica, establecer terapias dirigidas (incluida la RR) y evaluar la respuesta a intervenciones terapéuticas.

BIBLIOGRAFÍA

American Thoracic Society; American College of Chest Physicians. ATS/ACCP Statement on cardiopulmonary exercise testing. Am J Respir Crit Care Med. 2003 Jan 15;167(2):211-77.

Bravo DM, Gimenes AC, Amorim BC, et al. Excess ventilation in COPD: Implications for dyspnoea and tolerance to interval exercise. Respir Physiol Neurobiol. 2018;250:7-13.

Dun Y, Wu S, Cui N, et al. Prognostic role of minute ventilation/carbon dioxide production slope for perioperative morbidity and long-term survival in resectable patients with nonsmall-cell lung cancer: a prospective study using propensity score overlap weighting. Int J Surg. 2023;109(9):2650-2659.

Goodyear SJ, Yow H, Saedon M, Set al. Risk stratification by pre-operative cardiopulmonary exercise testing improves outcomes following elective abdominal aortic aneurysm surgery: a cohort study. Perioper Med (Lond). 2013;2(1):10.

Harvie D, Levett DZH. Exercise testing for pre-operative evaluation. En: Palange P, Laveneziana P, Neder JA, et al. (eds.). Clinical Exercise Testing (ERS Monograph). Sheffield, European Respiratory Society, 2018; p. 251-279.

Holland AE, Spruit MA, Troosters T, et al. An official European Respiratory Society/American Thoracic Society technical standard: field walking tests in chronic respiratory disease. Eur Respir J. 2014;44(6):1428-46.

Jones P, Miravitlles M, van der Molen T, Kulich, K. Beyond FEV1 in COPD: a review of patient-reported outcomes and their measurement. Int J Chron Obstruct Pulmon Dis. 2012;7:697-709.

Levett DZH, Jack S, Swart M, et al. Perioperative Exercise Testing and Training Society (POETTS). Perioperative cardiopulmonary exercise testing (CPET): consensus clinical guidelines on indications, organization, conduct, and physiological interpretation. Br J Anaesth. 2018;120(3):484-500.

Malenfant S, Lebret M, Breton-Gagnon É, et al. Exercise intolerance in pulmonary arterial hypertension: insight into central and peripheral pathophysiological mechanisms. Eur Respir Rev. 2021;30(160):200284.

Myers J, Prakash M, Froelicher V, Do D, Partington S, Atwood JE. Exercise capacity and mortality among men referred for exercise testing. N Engl J Med. 2002;346:793-801.

Neder JA, Berton DC, Rocha A, et al. Abnormal patterns of response to incremental CPET. En: Palange P, Laveneziana P, Neder JA, et al. (eds.). Clinical Exercise Testing (ERS Monograph). Sheffield, European Respiratory Society, 2018; p. 34-58.

O'Donnell DE, Elbehairy AF, Domnik NJ, et al. Patterns of cardiopulmonary response to exercise in COPD. En: Palange P, Laveneziana P, Neder JA, et al. (eds.). Clinical Exercise Testing (ERS Monograph). Sheffield, European Respiratory Society, 2018; p. 107-127.

O'Donnell DE, Elbehairy AF, Faisal A, Webb KA, Neder JA, Mahler DA. Exertional dyspnoea in COPD: the clinical utility of cardiopulmonary exercise testing. Eur Respir Rev. 2016;25(141):333-47.

O'Donnell DE, Elbehairy AF, Webb KA, Neder JA; Canadian Respiratory Research Network. The Link between Reduced Inspiratory Capacity and Exercise Intolerance in Chronic Obstructive Pulmonary Disease. Ann Am Thorac Soc. 2017;14(Supple 1):S30-9.

Oga T, Nishimura K, Tsukino M, et al. Analysis of the factors related to mortality in chronic obstructive pulmonary disease: role of exercise capacity and health status. Am J Respir Crit Care Med. 2003;167:544-9.

Ortega Ruiz F, Cejudo Ramos P, Márquez Martín E. La prueba de ejercicio cardiopulmonar en Neumología. En: Gregorio Soto Campos, (ed.). Manual de diagnóstico y terapéutica en Neumología. 3ª ed. Ergon Editorial, 2016; p. 95-111.

Palange P, Ward SA, Carlsen KH, et al. Recommendations on the use of exercise testing in clinical practice. Eur Respir J. 2007;29:185-209.

Porszasz J, Stringer W, Casaburi R. Equipment, measurements and quality control. En: Palange P, Laveneziana P, Neder JA, et al. (eds.). Clinical Exercise Testing (ERS Monograph). Sheffield: European Respiratory Society, 2018; p. 59-81.

Puente-Maestu L, Palange P, Casaburi R, et al. Use of exercise testing in the evaluation of interventional efficacy: an official ERS statement. Eur Respir J. 2016;47(2):429-60.

Puente-Maestu L, Ortega F, Pedro JG, et al. Prediction Equations for Maximal Aerobic Capacity on Cycle Ergometer for the Spanish Adult Population. Arch Bronconeumol. 2021;57(7):471-8.

Radtke T, Crook S, Kaltsakas G, et al. ERS statement on standardization of cardiopulmonary exercise testing in chronic lung diseases. Eur Respir Rev. 2019;28(154).

Rodríguez González-Moro JM, Bravo Quiroga L, Alcázar Navarrete B, Alfageme Michavila I, Díaz Lobato S. Guía SEPAR de las terapias respiratorias domiciliarias, 2020. Oxigenoterapia continua domiciliaria. Open Respir Arch. 2020;2(2):33-45.

Singh SJ, Harvey-Dunstan TC. Walking for the assessment of patients with COPD. En: Palange P, Laveneziana P, Neder JA, et al. (eds.). Clinical Exercise Testing (ERS Monograph). Sheffield: European Respiratory Society, 2018; p. 175-195.

Singh SJ, Puhan MA, Andrianopoulos V, et al. An official systematic review of the European Respiratory Society/American Thoracic Society: measurement properties of field walking tests in chronic respiratory disease. Eur Respir J. 2014;44(6):1447-78.

Steffens D, Ismail H, Denehy L, et al. Preoperative Cardiopulmonary Exercise Test Associated with Postoperative Outcomes in Patients Undergoing Cancer Surgery: A Systematic Review and Meta-Analyses. Ann Surg Oncol. 2021;28(12):7120-7146.

Stickland MK, Neder JA, Guenette JA, O'Donnell DE, Jensen D. Using Cardiopulmonary Exercise Testing to Understand Dyspnea and Exercise Intolerance in Respiratory Disease. Chest. 2022;161(6):1505-1516.

Ward TJ, Plumptre CD, Fraser-Pye AV, et al. Understanding the effectiveness of different exercise training programme designs on $\dot{V}O_{2peak}$ in COPD: a component network meta-analysis. Thorax. 2023;78(10):1035-8.

Weatherald J, Laveneziana P. Patterns of cardiopulmonary response to exercise in pulmonary vascular diseases. En: Palange P, Laveneziana P, Neder JA, et al. (eds.). Clinical Exercise Testing (ERS Monograph). Sheffield, European Respiratory Society, 2018; p. 160-74.

Weatherald J, Sattler C, García G, Laveneziana P. Ventilatory response to exercise in cardiopulmonary disease: the role of chemosensitivity and dead space. Eur Respir J. 2018;51(2):1700860.

Evaluación de la musculatura periférica

11

C. A. Amado Diago

OBJETIVOS

- Conocer las causas por las que se produce la disfunción muscular en las enfermedades respiratorias.
- Entender las técnicas que permiten evaluar la función muscular.
- Comprender los tratamientos para la disfunción muscular en los pacientes respiratorios crónicos.

INTRODUCCIÓN

Las enfermedades respiratorias crónicas están causadas por distintos factores que alteran la morfología y la función pulmonar. Muchas de estas enfermedades producen una serie de alteraciones sistémicas que dañan al resto del organismo. Estas complicaciones sistémicas incluyen alteraciones en órganos como el corazón o los huesos, pero en este capítulo se estudiarán las alteraciones en uno de los órganos más relacionados con el sistema respiratorio: la musculatura periférica.

Desde hace más de medio siglo, se sabe que en determinadas enfermedades respiratorias existen alteraciones que afectan a la musculatura periférica. Estas alteraciones se describieron pronto en la enfermedad pulmonar obstructiva crónica (EPOC), y los estudios de Dornhorst diferenciaron dos fenotipos característicos entre los pacientes con EPOC, los «*pink puffers*», o sopladores rosados, y los «*blue bloaters*», o azules abotargados. En esta descripción, ya se establecía un subtipo de pacientes (los sopladores rosados) que se caracterizaban por tener una mayor sensación de disnea y una mayor cantidad de enfisema pulmonar, y por ser delgados. Este concepto fue progresando a lo largo de los años, siendo descrito progresivamente con mayor exactitud, y estudiándose no solo en la EPOC, sino también en otras enfermedades respiratorias como la fibrosis pulmonar idiopática, el cáncer de pulmón, la hipertensión pulmonar o incluso los pacientes trasplantados pulmonares. Sin embargo, la EPOC sigue siendo la enfermedad en la que más se ha estudiado el papel de la disfunción de la musculatura periférica, demostrándose que influye en la sintomatología de la enfermedad, y es un factor pronóstico independiente de mala evolución de la enfermedad, ya que la escala BODE (*body mass index, air flow obstruction, dysponea, exercise capacity*) incluye varios parámetros (índice de masa corporal, obstrucción del flujo de aire, disnea y capacidad de ejercicio) que están influidos directamente por la disfunción de la musculatura periférica, como la distancia caminada en la prueba de marcha de 6 minutos y el índice de masa muscular.

FISIOPATOLOGÍA DE LA DISFUNCIÓN MUSCULAR EN LA ENFERMEDAD RESPIRATORIA

Para entender las distintas técnicas utilizadas para evaluar la musculatura periférica en las enfermedades respiratorias, es fundamental entender la fisiopatología por la que se producen alteraciones musculares en estas enfermedades.

La principal función de los músculos del aparato locomotor es realizar los movimientos del cuerpo humano. Sin embargo, se caracterizan también por ser la principal reserva de aminoácidos, y por producir numerosas señales (miocinas) que regulan el funcionamiento de los propios músculos y de todo el organismo, especialmente en respuesta al ejercicio. El músculo requiere importantes cantidades de energía en forma de trifosfato de adenosina (ATP) para realizar su función contráctil.

Varias vías se encargan de obtener el ATP en la musculatura periférica:

- Sistema fosfocreatina-creatina: se trata de un sistema para la obtención de energía de forma rápida. Este sistema es capaz de regenerar rápidamente ATP a partir de difosfato de adenosina; sin embargo, su actividad se consume de forma rápida, por lo que no es útil para actividades físicas prolongadas.
- Vía glucolítica. Existen dos vías a través de las que se puede obtener energía desde la glucosa: la vía glucolítica aeróbica convierte glucosa en piruvato, que pasa luego a la mitocondria, donde reacciona con el oxígeno y produce energía en forma de ATP en grandes cantidades. Al consumir poca cantidad de glucosa y generar escasos productos tóxicos de degradación, es la vía que el organismo utiliza para ejerci-

cios de larga duración. La vía glucolítica anaeróbica transforma la glucosa en lactato, produciendo ATP de forma muy rápida (aunque en mucha menor cantidad que la vía aeróbica) y productos de degradación como el lactato, que provoca fatiga muscular. Esta vía se utiliza cuando el organismo no puede usar la vía aeróbica oxidativa porque no dispone de suficiente oxígeno (generalmente, cuando se realizan ejercicios que requieren potencia y no resistencia), y puede mantenerse durante un período de tiempo limitado (menos de 2 min) antes de que el músculo se agote y deje de contraerse.

- Otros sistemas aeróbicos: los ácidos grasos o los aminoácidos se pueden utilizar para la obtención de energía, pero solo en actividades físicas prolongadas. Dependiendo del nutriente que se utilice, existe un distinto cociente respiratorio (CO_2 producido respecto al oxígeno consumido), siendo el más bajo el inducido por el consumo de ácidos grasos.

Teniendo en cuenta estos mecanismos para la obtención de energía, se pueden dividir las células musculares en dos tipos distintos:

- Fibras musculares tipo 1, rojas o lentas: son fibras idóneas para la realización de procesos aeróbicos, ya que presentan una gran densidad de mitocondrias, tienen una gran vascularización, cuentan con más reservas de oxígeno y están inervadas por unidades motoras «lentas» que abarcan unas 10-200 fibras musculares. Estas fibras resisten mejor la fatiga, aunque tardan en contraerse más del doble de tiempo que las fibras rápidas, lo que hace que sean menos potentes.
- Fibras musculares tipo 2, blancas o rápidas: son fibras idóneas para realizar procesos anaeróbicos que generan contracciones fuertes y no resistentes. Se caracterizan por contener menos mitocondrias, estar menos vascularizadas y tener una capacidad de contracción más rápida. Su contracción depende de unidades motoras rápidas que abarcan entre 300 y 800 fibras musculares; generan, por tanto, contracciones fuertes y no resistentes.

Los distintos músculos del organismo cuentan con una proporción distinta de fibras musculares. Así músculos como el cuádriceps presentan una proporción alta de fibras musculares tipo 1, mientras que músculos relacionados con la respiración, como el diafragma, presentan una alta tasa de fibras musculares tipo 2.

> ⚠ Este equilibrio entre la función y la composición se ve alterado en la EPOC y otras enfermedades respiratorias por un fenómeno conocido como «transformación del tipo de fibra», que aparece también en otros procesos crónicos como la insuficiencia cardíaca o el envejecimiento. Este fenómeno se caracteriza por la atrofia de las fibras musculares tipo 1, lo que genera un aumento relativo de las fibras musculares tipo 2.

Este proceso no afecta igual a todos los grupos musculares, y es típica la alteración de los músculos del muslo, especialmente el vasto lateral. Curiosamente, en otros grupos musculares como la musculatura respiratoria ocurre el proceso inverso (una atrofia de las células anaeróbicas y un aumento relativo de las fibras musculares rojas. Esta transformación de tipo de fibra se traduce en músculos con menor resistencia, menor eficiencia desde el punto de vista metabólico y, anatómicamente, en una pérdida de masa muscular, lo que implica una serie de alteraciones clínicas como una mayor limitación del ejercicio, una mayor disnea, y un peor estado de salud y pronóstico de los pacientes con EPOC. Esta debilidad muscular está presente hasta en un tercio de los pacientes con enfermedades respiratorias crónicas, y su prevalencia es mayor en los pacientes que presentan formas más avanzadas de la enfermedad.

MECANISMOS MOLECULARES QUE FAVORECEN LA DISFUNCIÓN DE LA MUSCULATURA PERIFÉRICA

Como se ha mencionado anteriormente, la estructura muscular de las fibras musculares periféricas se mantiene mediante un equilibrio entre la relación de fibras musculares que debe tener cada músculo. Este equilibrio se mantiene gracias a una serie de vías moleculares complejas que se muestran en la tabla 11-1. Estas vías se pueden modificar por factores que son causa o consecuencia de las distintas enfermedades respiratorias y que se analizan a continuación.

Baja ingesta calórica

Los pacientes con enfermedades respiratorias presentan una disminución de la ingesta calórica, que está condicionada por una serie de factores como la disfagia, la disnea relacionada con la ingesta o la escasa actividad física de estos pacientes. A pesar del índice respiratorio de los distintos nutrientes, la baja ingesta de proteínas es clave para el desarrollo de sarcopenia. La ausencia de sustrato para producir proteínas musculares impide que se lleve a cabo el anabolismo muscular, lo que se traduce en la pérdida de masa muscular. Por otro lado, la insuficiente ingesta de nutrientes energéticos induce la generación

Tabla 11-1. Principales vías celulares asociadas a disfunción muscular locomotora en la enfermedad pulmonar obstructiva crónica

Vía	Mecanismo	Reguladores de la vía
Ubiquitina-proteasoma	Catabolismo	Estimulada por: • MuRF1 • Atrogina 1 • NEDD-4
Lisosoma	Catabolismo	Estimulada por: • Estrés oxidativo • NF-κB • FoxO
Células madre musculares	Anabolismo	Inhibida por: • Estrés oxidativo • Disfunción mitocondrial

de mediadores de atrofia y autofagia (MuRF y atrogina 1), y la supresión de vías estimuladoras de la hipertrofia como la vía del factor de crecimiento insulinoide 1 y las vías PGC1α-4 y AKT1, redirigiendo los aminoácidos al hígado para mantener la gluconeogénesis.

Tabaquismo

El tabaquismo se ha relacionado con distintas enfermedades respiratorias, como la EPOC, la fibrosis pulmonar o el cáncer de pulmón. El humo del tabaco introduce en el organismo más de 4.000 sustancias, como los radicales libres de oxígeno, que actúan alterando el proceso de respiración celular. Estos agentes tóxicos producen alteraciones en distintas vías inductoras de atrofia muscular como: MAFBx, miostatina-Smads, vía del NF-Kb, *Muscle RING finger* 1 y las ligasas musculoespecíficas ubiquitina-E3.

Disminución de la actividad física

Los pacientes con enfermedades respiratorias crónicas tienden a realizar muy poca actividad física, incluso en estadios tempranos de la enfermedad. El ejercicio, tanto aeróbico como anaeróbico, induce la producción de masa muscular al favorecer la liberación de ejercinas (múltiples hormonas sistémicas y factores paracrinos liberados por el músculo al contraerse), que incrementan el tamaño, la angiogénesis y la inervación muscular. Las ejercinas aumentan la síntesis proteica en el ámbito muscular, favorecen la hipertrofia muscular y la regeneración, y disminuyen el catabolismo proteico muscular al interferir en la expresión proteica de atrogina 1, MuRF-1, calpaína-3 o NEDD-4. Además, influyen positivamente en la respiración mitocondrial, el estrés oxidativo, las enzimas glucolíticas y la inflamación.

Insuficiencia respiratoria

La hipoxemia induce atrofia muscular de un modo independiente de la ingesta calórica y, además, los pacientes con hipoxemia responden de forma distinta al ejercicio físico. El mecanismo por el que la hipoxia genera atrofia muscular solo ha sido estudiado de manera parcial, pero parece mediado por la vía AKT/mTOR. La hipercapnia también estimula la atrofia muscular al actuar sobre las vías AMPK, FoxO3a y MuRF1.

Factores genéticos

Existen factores genéticos que favorecen tanto el desarrollo de atrofia muscular como el desarrollo de determinadas enfermedades respiratorias. Así, determinados polimorfismos genéticos, como el de la interleucina-6 , las interleucinas-1β, la enzima conversora de angiotensina o el factor de necrosis tumoral alfa, se han asociado al desarrollo de atrofia muscular en diversas enfermedades respiratorias y, a su vez, contribuyen a la gravedad de estas enfermedades, e incluso pueden favorecer el desarrollo de EPOC y otras patologías. Además, la expresión de determinados microácido ribonucleico a nivel muscular puede influir en la pérdida de masa muscular. En un futuro, estas alteraciones genéticas pueden suponer interesantes dianas terapéuticas.

TÉCNICAS ESPECÍFICAS PARA ESTUDIAR EL MÚSCULO

Existen distintas técnicas que permiten estudiar el musculo periférico de distinto modo, tanto técnicas anatómicas, como estructurales o funcionales. La complejidad, la disponibilidad y la utilidad de estas técnicas es variable, y su interpretación puede resultar compleja si no se ha realizado de forma adecuada.

Técnicas para la estimación de la masa muscular

A continuación se pasa a describir las técnicas para determinar la masa muscular.

Índice de masa corporal

El índice de masa corporal (IMC) se calcula mediante el cociente del peso (en kilogramos) dividido por la altura (en metros al cuadrado). Se trata de una técnica que se ha usado tradicionalmente para estimar el estado nutricional de los pacientes. Los valores bajos del IMC son indicativos de baja masa muscular y desnutrición, por lo que se asocian a un peor pronóstico en distintas enfermedades respiratorias. Por ejemplo, forma parte del índice BODE, que permite establecer un pronóstico en los pacientes con EPOC. Valores de 21 kg/m² o menos se han asociado a un peor pronóstico en esta enfermedad. Sin embargo, esta técnica presenta importantes limitaciones, ya que no permite estimar la masa muscular que tienen estos pacientes y, de este modo, valores relativamente elevados de IMC se pueden asociar a sobrepeso u obesidad, o también pueden asociarse a un alto peso por un alto nivel de masa muscular.

Es una técnica sencilla y sus datos se pueden obtener fácilmente en cualquier espirometría. Ha quedado relegada a segundo plano si se quiere estudiar de forma exacta la musculatura periférica.

Bioimpedanciometría

Se trata de una técnica que permite distinguir dos componentes del organismo de forma sensible y específica: el índice de masa grasa y el índice de masa libre de grasa. Esta técnica se estima por la distinta conductividad que tiene la electricidad al pasar por distintos tejidos del organismo.

El impedanciómetro funciona transmitiendo una corriente eléctrica a través de dos electrodos que el paciente puede tener acoplados a distintas partes del organismo, generalmente las manos y los pies. La **figura 11-1** representa cómo se utiliza un impedanciómetro.

Los impedanciómetros generalmente determinan el porcentaje de masa grasa que tiene el individuo. Conociendo la altura y el peso del paciente, se puede estimar el índice de masa libre de grasa (FFMI, *Fat-Free Mass Index*) mediante la ecuación: peso libre de grasa/(altura)^2, y estimarse el peso libre de grasa mediante la ecuación: Peso libre de grasa = peso del paciente en kilogramos − ([Peso en kilogramos × Porcentaje de masa grasa]/100). Esta técnica es barata, fácil de utilizar y está al alcance del médico. Además, se ha estudiado en distintas patologías para estimar su pronóstico. Por ejemplo, en la EPOC se realizó un estudio en el que se dividió a los pacientes según su FFMI, y se evidenció que los pacientes en el percentil inferior de FFMI ajustado por sexo morían de forma precoz, en comparación con el resto de los pacientes. Esta técnica presenta algunas limitaciones importantes, entre ellas no ser capaz de distinguir el músculo como tal, sino la masa libre de grasa, que depende en gran parte del músculo, pero incluye otros tejidos como el hueso o el agua, lo que podría hacer que, en pacientes con insuficiencia cardíaca o insuficiencia renal, se puedan medir altos niveles de FFMI sin que el paciente tenga excesiva masa muscular.

Utilizando la impedanciometría, se han propuesto tres definiciones distintas de bajo índice de masa magra, y es clásica la propuesta por Schols *et al.*, que establece que unos niveles de índice de masa magra inferiores a 15 kg/m^2 en las mujeres y a 16 kg/m^2 en los hombres son predictores de mortalidad. En un intento por unificar criterios, la ERS ha propuesto definiciones (Tabla 11-2) según el fenotipo metabólico de cada paciente, y que incluyen en algunos casos otras técnicas para evaluar la masa corporal para definir los fenotipos metabólicos que se relacionan con la mortalidad de los pacientes y con otras variables clínicas de los pacientes, como peor calidad de vida o menor capacidad de ejercicio.

Absorciometría dual de rayos X

Como ya se ha mencionado previamente, la bioimpedanciometría permite dividir la composición del organismo en dos componentes, lo que supone una importante limitación. En contraposición, la absorciometría dual de rayos X (DEXA) permite dividir el organismo en tres componentes, la grasa,

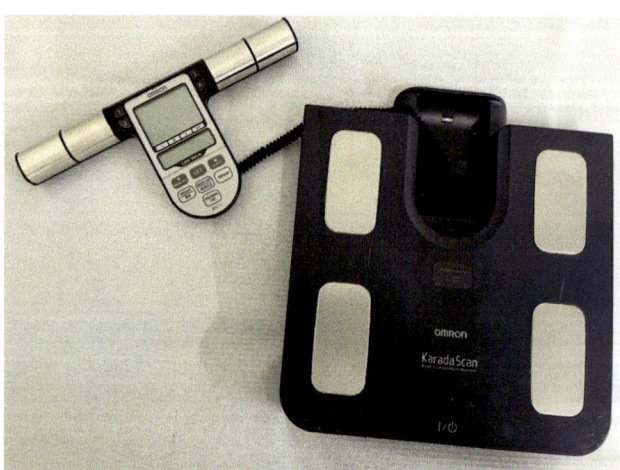

Figura 11-1. Impedanciómetro.

la masa magra y el tejido mineral óseo. Esta técnica estima la composición corporal mediante la distinta absorción de los tejidos del organismo de rayos X. A pesar de utilizar radiación, esta técnica no supone una gran exposición para el paciente, ya que la radiación necesaria para realizar una DEXA es similar a la utilizada en una radiografía de tórax posteroanterior. Además, esta técnica permite estudiar la masa muscular en localizaciones concretas del organismo, y puede estimar de forma específica la masa muscular de la musculatura periférica exclusivamente, refiriéndose a esta determinación como la cuantificación mediante DEXA de masa muscular apendicular.

La DEXA es una técnica compleja, y requiere un equipo de radiodiagnóstico específico y caro. Su interpretación se basa en la determinación de la masa muscular, y su comparación con una serie de valores de referencia ajustados por edad y sexo.

Tomografía computarizada

La tomografía computarizada (TC) es una técnica que se utiliza de forma habitual para evaluar la estructura anatómica de diversos órganos. Es muy frecuente usarla para el estudio de distintas enfermedades respiratorias, especialmente en estadios avanzados, o para el estudio de determinadas comorbilidades. Mediante el uso de distintos *softwares* específicos, la TC permite calcular la masa muscular en localizaciones concretas del organismo. En el caso de los pacientes respiratorios, puede resultar útil estimar la cantidad de masa muscular en los músculos paraespinales a la altura de la cuarta vértebra lumbar o, incluso, la estimación de masa muscular de músculos a nivel torácico, lo que implica obtener información de la musculatura esquelética con una técnica que se utiliza de forma sistemática en pacientes respiratorios. Esta técnica permite determinar la masa muscular de un modo fiable, aunque de nuevo requiere realizar una comparativa con valores de referencia que pueden no estar disponibles para la población que está siendo objeto de estudio. En cualquier caso, es una técnica prometedora, sencilla de utilizar, y que probablemente se utilice en el futuro de forma sistemática para estimar el estado nutricional de pacientes con enfermedades respiratorias u otras patologías.

Resonancia magnética y ultrasonografía (ecografía)

Son técnicas que permiten estudiar la composición corporal también mediante modelos tricompartimentales, e incluso permiten evaluar de forma sencilla la masa de algún músculo en concreto. Sin embargo, presentan algunos inconvenientes, como el coste, la necesidad de utilizar un *software* específico, la variabilidad interensayo e intraensayo, y la ausencia de valores de referencia. Debido a ello, estas técnicas suelen usar «músculos centinelas» para valorar la masa muscular en una localización concreta. Las localizaciones más utilizadas son los músculos paraespinales a la altura de la cuarta vértebra lumbar, el psoas o el cuádriceps. Debido a que los músculos corporales tienen morfologías distintas, algunos autores consideran que estas técnicas son poco precisas para

Tabla 11-2. Fenotipos metabólicos: definición y riesgo clínico

Fenotipo metabólico	Definición	Riesgo clínico
Obesidad Obesidad mórbida	IMC 30-35 kg/m² IMC > 35 kg/m²	Aumento de riesgo CV
Obesidad sarcopénica	IMC 30-35 kg/m² y SMI < 2 DE de grupos de referencia	• Aumento de riesgo CV • Menor capacidad de ejercicio • Aumento de mortalidad
Sarcopenia	SMI < 2 DE de grupos de referencia	• Menor capacidad de ejercicio • Aumento de mortalidad
Caquexia	Pérdida de peso no intencionada de > 5 % en 6 meses y FFMI < 17 kg/m² en hombres o < 15 kg/m² en mujeres	• Menor capacidad de ejercicio • Aumento de mortalidad
Precaquexia	Pérdida de peso no intencionada de > 5 % en 6 meses	• Menor capacidad de ejercicio • Aumento de mortalidad

CV: cardiovascular; DE: desviaciones estándar; FFMI: índice de masa magra; IMC: índice de masa corporal; SMI: índice de músculo esquelético apendicular.

estimar la composición corporal total, pese al uso de fórmulas correctoras. Sin embargo, la cuantificación de la masa muscular de determinados músculos (como el cuádriceps) es, en algunas enfermedades respiratorias como la EPOC, un factor pronóstico más exacto que la masa muscular corporal total.

Técnicas bioquímicas

A pesar de utilizarse poco en la práctica clínica habitual o, al menos, no utilizarse en la práctica clínica habitual como biomarcadores de la función muscular, existen distintas técnicas bioquímicas que permiten estimar la masa muscular de los pacientes respiratorios.

La excreción de creatinina en orina de 24 horas ha sido validada, comparándola con métodos de imagen, pero tiene muchos inconvenientes en la clínica (dificultad de recogida completa de orina, influencia de la dieta y los fármacos de los días previos, e influencia de la función renal). Además de la creatinina en orina, la propia creatinina en sangre puede servir para evaluar pacientes con baja masa muscular, ya que esta proteína se produce fundamentalmente a nivel muscular.

> **!** Últimamente, se ha validado en diversas situaciones clínicas el denominado índice de sarcopenia (IS), que es el cociente entre los niveles de creatinina y cistatina C séricas. Ambas sustancias se filtran completamente a nivel glomerular, y no se reabsorben ni se secretan a nivel tubular, por lo que se utilizan como marcadores de la función renal. Sin embargo, mientras que la creatinina procede exclusivamente del músculo, la cistatina C procede de todas las células nucleadas del organismo, así que el índice de sarcopenia es una medida de la proporción entre la masa muscular y la masa corporal total; de hecho, se correlaciona bien con la masa muscular medida por TC o bioimpedanciometría.

Esta determinación se ha validado en distintas enfermedades respiratorias como el trasplante de pulmón, la EPOC o la fibrosis pulmonar idiopática, y en estas situaciones se puede utilizar como factor pronóstico de ingresos hospitalarios o incluso como predictor de mortalidad. Una limitación muy importante de estas técnicas es que no se pueden utilizar para medir la masa muscular en pacientes con enfermedades renales, ya que sobrestimarían la masa muscular.

Medición de la fuerza muscular

La masa muscular no es la única forma de evaluar la musculatura estriada, sino que existen distintas técnicas que permiten estudiar la fuerza muscular. Estas técnicas se han descrito como predictores independientes de mortalidad en distintas enfermedades respiratorias, aunque, de nuevo, la patología en la que han sido estudiadas de forma más exhaustiva es la EPOC.

Contracción máxima voluntaria del cuádriceps

Se trata de una sencilla prueba en la que un paciente sentado en una silla realiza una patada con su máxima fuerza. Esta técnica permite hacer la estimación, mediante una cincha extensible colocada en la pierna en que se va a realizar la prueba. Esta cincha está conectada a un dinamómetro que mide la fuerza máxima (en kilogramos) que es capaz de realizar el cuádriceps. Se trata de una prueba sencilla de realizar, barata (se puede efectuar comprando un dinamómetro que se puede ajustar en cualquier silla) y con un buen poder predictivo. Al igual que sucede con otras técnicas para el estudio de la función muscular, existen pocos valores de referencia realizados en la población española para las mediciones efectuadas con esta técnica. Además, esta técnica presenta como limitación fundamental su gran variabilidad en los pacientes con EPOC (muy superior a la que presenta la población general), por lo que se suelen efectuar varias medidas de esta técnica, y se utiliza generalmente la más potente como medida de referencia.

Fuerza muscular tras un estímulo magnético supramáximo (*twitch*)

Esta interesante técnica se ha desarrollado para evitar los problemas de variabilidad que presentan las pruebas de contracción máxima voluntaria del cuádriceps. Es una técnica que consiste en estimular el cuádriceps mediante una pala electromagnética que genera una contracción supramáxima (una contracción más potente que la contracción máxima voluntaria del paciente). Es indolora, y puede realizarse de forma fiable en pacientes poco colaboradores, en edad pediátrica, y en pacientes ingresados en unidades de cuidados críticos o con disfunción muscular. Esta técnica se utiliza para estudiar los efectos de la rehabilitación y otras terapias sobre el músculo, ya que permite crear protocolos de estímulos repetidos que pueden ayudar a evaluar la capacidad de recuperación del músculo frente al ejercicio. Conviene resaltar que esta prueba diagnóstica también puede utilizarse como medida terapéutica en pacientes que, debido a la gravedad de su enfermedad crónica o debido a situaciones agudas (estancias prolongadas en unidades de cuidados intensivos), puedan beneficiarse de una terapia que contraiga el músculo para estimular su crecimiento.

Dinamometría de prensión de mano

La dinamometría de prensión de mano (**Fig. 11-2**) es una técnica similar a la contracción máxima voluntaria del cuádriceps, pero aplicada a la musculatura del antebrazo. Esta técnica se realiza con el paciente sentado con el brazo en una posición de 90º con respecto al antebrazo. El paciente

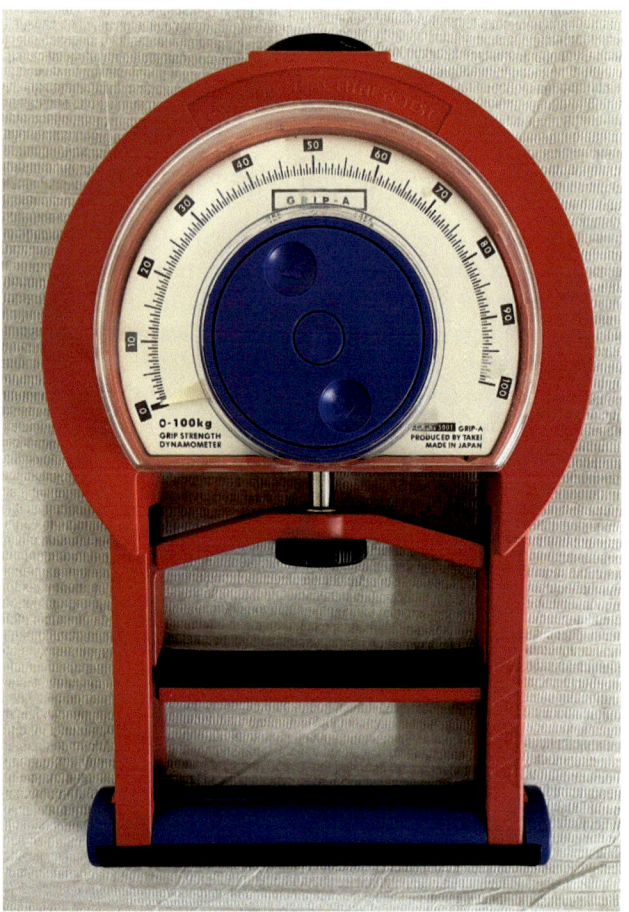

Figura 11-2. Dinamometría de prensión de mano.

aprieta con la máxima fuerza posible el dinamómetro, que mide la fuerza del paciente en kilogramos. De nuevo, se trata de una técnica fácil de utilizar y que se ha evaluado en múltiples estudios de investigación, demostrándose su poder pronóstico en distintas enfermedades crónicas respiratorias. Su gran problema, una vez más, es su baja reproducibilidad, ya que depende mucho de la técnica que realicen los pacientes. Debido a esto, se recomienda efectuar varias medidas (generalmente tres) repetidas en el tiempo, en cada una de las manos, y se recogería la medida más alta de cada una de las manos.

La interpretación de la dinamometría de prensión de mano ha sido objeto de varios estudios e interpretaciones. Según los distintos autores, se recomienda utilizar como referencia el valor de la mano dominante, el valor máximo obtenido con cualquiera de las dos manos o el valor medio de los dos valores máximos de cada una de las manos. Además, existen distintos valores de referencia ajustados por edad y sexo, pero ninguno de ellos se aplica a una población equivalente a la de los pacientes respiratorios crónicos de España. Un estudio reciente sugiere que valores inferiores a 20 kg de fuerza máxima son predictores de riesgo de agudización grave de la EPOC en una población de pacientes españoles, y este valor es independiente del sexo.

Otras técnicas dinamométricas

Se han expuesto aquí las técnicas dinamométricas usadas con más frecuencia para el estudio de la fuerza muscular de los pacientes respiratorios. Sin embargo, tanto la dinamometría como el *twitch* pueden aplicarse a otros grupos musculares del organismo, aunque muy pocas de estas técnicas se han validado.

Técnicas para la evaluación de la capacidad de ejercicio

Estas técnicas no entran dentro del objeto de este capítulo, por lo que no se explicará cada una de ellas de manera detallada. Las distintas técnicas que miden la capacidad de ejercicio tienen en cuenta cómo funciona la combinación de tres aparatos fundamentales para el organismo: el aparato respiratorio, el aparato cardiovascular y el músculo estriado. En este sentido, la resistencia muscular se puede medir mediante distintas técnicas, algunas centradas exclusivamente en un grupo muscular (ejercicios de miembros superiores o inferiores). A pesar de la existencia de técnicas que permiten medir la capacidad de ejercicio en músculos del tren superior, la técnica que probablemente pueda explicar mejor la resistencia muscular del organismo en su conjunto es la cicloergometría mediante la estimación del volumen máximo de oxígeno y del umbral anaeróbico; además, esta técnica permite evidenciar cuándo el ejercicio está limitado por un desacondicionamiento físico. Por supuesto, esta técnica es compleja, y requiere aparataje específico, y personal entrenado en su realización e interpretación, si bien permite establecer un pronóstico muy certero para varias enfermedades respiratorias crónicas, y también es esencial para medir la operabilidad de ciertos pacientes respiratorios.

Otras técnicas más sencillas permiten estudiar la capacidad de ejercicio, entre ellas las pruebas de lanzadera (incremental o de resistencia) o la prueba de marcha de 6 min, que evalúan la capacidad de ejercicio en conjunto, y no permiten discernir la causa de la limitación de ejercicio como sí lo hace la cicloergometría.

Técnicas para mejorar la función muscular

En la actualidad, existen distintos tratamientos que se pueden utilizar para mejorar la función muscular de los pacientes con enfermedades respiratorias crónicas. Las técnicas que se han ido describiendo en este capítulo debieran ser una parte fundamental para indicar estas terapias, para evaluar sus beneficios y para tomar decisiones terapéuticas relacionadas con estos tratamientos. Dentro de estas terapias, conviene destacar la nutrición, que se trata de un factor esencial para el desarrollo muscular.

El uso de suplementos nutricionales en pacientes con patologías respiratorias crónicas y bajo peso sí ha demostrado aumentar la masa muscular, la calidad de vida y la distancia caminada en la prueba de marcha de 6 minutos. Por otra parte, la rehabilitación respiratoria ha demostrado aumentar la masa muscular y mejorar numerosas variables clínicas, aunque los pacientes responden de forma heterogénea a este tratamiento.

También se han probado tratamientos como el megestrol o la grelina para mejorar la masa muscular en enfermedades respiratorias, pero con resultados poco consistentes. Probablemente, las terapias más prometedoras de cara al futuro son los fármacos que actúan directamente sobre el metabolismo muscular, aunque no hay fármacos que hayan demostrado gran impacto en la mejoría de la calidad de vida y la masa muscular de estos pacientes. Probablemente no todos los pacientes respiratorios crónicos tengan alteradas las mismas vías del metabolismo muscular y, en el futuro, en cada caso concreto será necesario identificar a nivel molecular las vías alteradas para poder aplicar un tratamiento personalizado.

PUNTOS CLAVE

- Los pacientes con enfermedades respiratorias crónicas pueden presentar una disfunción en su musculatura estriada.
- Existen técnicas que permiten estudiar esas características del músculo de estos pacientes. Estas técnicas son muy heterogéneas, muchas de ellas aún no están estandarizadas y no se usan de forma sistemática en la práctica clínica.
- Muchas de las técnicas analizadas en este capítulo pueden ser de gran utilidad para modificar distintos aspectos terapéuticos en los pacientes con patología respiratoria crónica.
- En la actualidad, existen varios tratamientos que pueden ser útiles para los pacientes con disfunción muscular, como los suplementos nutricionales o la rehabilitación.
- En un futuro, probablemente existan fármacos para tratar específicamente la vía metabólica concreta que esté alterada en cada paciente, lo que supondrá un paso adelante en la medicina personalizada.

BIBLIOGRAFÍA

Amado CA, García-Unzueta MT, Lavin BA, et al. The Ratio Serum Creatinine/ Serum Cystatin C (a Surrogate Marker of Muscle Mass) as a Predictor of Hospitalization in Chronic Obstructive Pulmonary Disease Outpatients. Respiration. 2018;27;1-8.

Barreiro E. The role of MicroRNAs in COPD muscle dysfunction and mass loss: implications on the clinic. Expert Rev Respir Med. 2016;10:1011-22.

Barreiro E, Bustamante V, Cejudo P, et al. Guidelines for the evaluation and treatment of muscle dysfunction in patients with chronic obstructive pulmonary disease. Arch Bronconeumol. 2015;51:384-95.

Celli BR, Cote CG, Marin JM, et al. The body-mass index, airflow obstruction, dyspnea, and exercise capacity index in chronic obstructive pulmonary disease. N Engl J Med. 2004;350:1005-12.

Barreiro E, Jaitovich A. Muscle atrophy in chronic obstructive pulmonary disease: molecular basis and potential therapeutic targets. J Thorac Dis. 2018;10:S1415-24.

Broekhuizen R, Grimble RF, Howell WM, et al. Pulmonary cachexia, systemic inflammatory profile, and the interleukin 1beta -511 single nucleotide polymorphism. Am J Clin Nutr. 2005;82:1059-64.

Casaburi R, Nakata J, Bistrong L, Torres E, Rambod M, Porszasz J. Effect of Megestrol Acetate and Testosterone on Body Composition and Hormonal Responses in COPD Cachexia. Chronic Obstr Pulm Dis Miami Fla. 2015;3:389-97.

Engelen MP, Schols AM, Heidendal GA, Wouters EF. Dual-energy X-ray absorptiometry in the clinical evaluation of body composition and bone mineral density in patients with chronic obstructive pulmonary disease. Am J Clin Nutr. 1998;68:1298-303.

Ferreira IM, Brooks D, White J, Goldstein R. Nutritional supplementation for stable chronic obstructive pulmonary disease. Cochrane Database Syst Rev. 2012;12:CD000998.

Gosker HR, Zeegers MP, Wouters E, Schols AM. Muscle fibre type shifting in the vastus lateralis of patients with COPD is associated with disease severity: a systematic review and metaanalysis. Thorax. 2007;62:944-949.

Güell Rous MR, Díaz Lobato S, Rodríguez Trigo G, Morante Vélez F, San Miguel M, Cejudo P, et al. Pulmonary rehabilitation. Sociedad Española de Neumología y Cirugía Torácica (SEPAR). Arch Bronconeumol. 2014;50:332-44.

Hall JE. Guyton y Hall tratado de fisiología médica 13ª ed. Mississipi.: Elsevier. 2016.

Hopkinson NS, Nickol AH, Payne J, et al. Angiotensin converting enzyme genotype and strength in chronic obstructive pulmonary disease. Am J Respir Crit Care Med. 2004;170:395-9.

Jaitovich A, Angulo M, Lecuona E, et al. High CO_2 levels cause skeletal muscle atrophy via AMP-activated kinase (AMPK), FoxO3a protein, and muscle-specific Ring finger protein 1 (MuRF1). J Biol Chem. 2015;290:9183-94.

Ju C, Chen R. Quadriceps strength assessed by magnetic stimulation of femoral nerve in patients with chronic obstructive pulmonary disease. Chin Med J (Engl). 2011;124:2309-15.

Lu Y, Bradley JS, McCoski SR, González JM, Ealy AD, Johnson SE. Reduced skeletal muscle fiber size following caloric restriction is associated with calpain-mediated proteolysis and attenuation of IGF-1 signaling. Am J Physiol Regul Integr Comp Physiol. 2017;312:R806-15.

Miki K, Maekura R, Nagaya N, et al. Effects of ghrelin treatment on exercise capacity in underweight COPD patients: a substudy of a multicenter, randomized, double-blind, placebo-controlled trial of ghrelin treatment. BMC Pulm Med. 2013;13:37.

Polkey MI, Praestgaard J, Berwick A, et al. Activin Type II Receptor Blockade for Treatment of Muscle Depletion in Chronic Obstructive Pulmonary Disease. A Randomized Trial. Am J Respir Crit Care Med. 2019;199:313-320.

Rubinsztajn R, Przybyłowski T, Maskey-Warzęchowska M, et al. Effect of exacerbation frequency on body composition and serum ghrelin and adiponectin concentrations in patients with chronic obstructive pulmonary disease. Pol Arch Med Wewn. 2014;124:403-9.

Schols AMWJ, Broekhuizen R, Weling-Scheepers CA, Wouters EF. Body composition and mortality in chronic obstructive pulmonary disease. Am J Clin Nutr. 2005;82:53-9.

Schols AM, Ferreira IM, Franssen FM, et al. Nutritional assessment and therapy in COPD: a European Respiratory Society statement. Eur Respir J. 2014;44:1504-20.

Schols AM, Wouters EF, Soeters PB, Westerterp KR. Body composition by bioelectrical-impedance analysis compared with deuterium dilution and skinfold anthropometry in patients with chronic obstructive pulmonary disease. Am J Clin Nutr. 1991;53:421-4.

Steffl M, Bohannon RW, Petr M, Kohlikova E, Holmerova I. Relation between cigarette smoking and sarcopenia: meta-analysis. Physiol Res. 2015;64: 419-26.

Swallow EB, Reyes D, Hopkinson NS, et al. Quadriceps strength predicts mortality in patients with moderate to severe chronic obstructive pulmonary disease. Thorax. 2007;62:115-120.

Troosters T, Sciurba F, Battaglia S, et al. Physical inactivity in patients with COPD, a controlled multi-center pilot-study. Respir Med. 2010;104: 1005-11.

Vinel C, Lukjanenko L, Batut A, et al. The exerkine apelin reverses age-associated sarcopenia. Nat Med. 2018;24:1360-71.

Evaluación de la musculatura respiratoria

12

R. Coll Fernández

OBJETIVOS

- Repasar la anatomía de la musculatura respiratoria.
- Conocer la fisiología básica de la musculatura respiratoria.
- Comprender las pruebas utilizadas en la evaluación de la musculatura respiratoria.

INTRODUCCIÓN

Los músculos respiratorios son músculos esqueléticos que contribuyen a la modificación del volumen de la caja torácica, creando presiones negativas y positivas durante la inspiración y espiración, ayudando al transporte del aire hacia el interior o el exterior de los pulmones. De esta forma, participan en la función del aparato respiratorio de suministrar oxígeno y eliminar dióxido de carbono de los diferentes tejidos del cuerpo humano. La disfunción de la musculatura respiratoria conlleva la incapacidad de los pacientes para ventilar adecuadamente, sobre todo durante el ejercicio o como respuesta a las reagudizaciones de su patología basal. La evaluación de la musculatura respiratoria debe ser un componente esencial en la valoración del paciente con síntomas respiratorios o con enfermedad neuromuscular, y en el paciente crítico. Las pruebas para evaluar la musculatura respiratoria son importantes en el diagnóstico de la disfunción muscular, la prescripción de tratamiento de rehabilitación y la evaluación de la eficacia del tratamiento, así como en el seguimiento de pacientes con síntomas respiratorios y con enfermedades neuromusculares.

ANATOMÍA DE LA MUSCULATURA RESPIRATORIA

En la evaluación de la musculatura respiratoria, es importante conocer la anatomía de los distintos músculos del sistema respiratorio. En este apartado se realiza un breve repaso de los principales músculos que intervienen en la respiración.

Diafragma

El diafragma es un músculo esquelético delgado y en forma de cúpula, que separa las cavidades torácica y abdominal, y que se divide en dos partes: el tendón central y el músculo periférico. Las fibras musculares del diafragma se irradian desde una estructura tendinosa, denominada tendón central o aponeurosis central, que tiene forma de hoja de trébol (con una hoja anterior y dos laterales), para insertarse en estructuras esqueléticas. En la parte muscular del diafragma, existen tres porciones (esternal, lumbar y costal), que se encuentran separadas por áreas sin músculo y que se insertan en la aponeurosis central. La porción esternal del diafragma es la más pequeña, y se extiende desde la cara posterior de la vaina del recto y de la cara posterior de la apófisis xifoides hacia el tendón central del diafragma. La porción lumbar se encuentra en ambos lados de la columna vertebral, formando los pilares derecho e izquierdo. Esta porción se inserta en la cara ventrolateral de las tres primeras vértebras lumbares y en los ligamentos arqueados aponeuróticos. Por último, la porción costal se inserta en la apófisis xifoides y en los márgenes superiores de las seis costillas inferiores.

El diafragma es el principal músculo inspiratorio en individuos sanos y jóvenes que respiran en condiciones de reposo.

Por otro lado, facilita la oclusión de la unión gastroesofágica durante la inspiración, evitando el reflujo gástrico hacia el esófago (porción crural). La inervación del diafragma la proporcionan los nervios frénicos derecho e izquierdo, que se originan entre la tercera y la quinta raíces cervicales, pasando por la superficie lateral del pericardio hasta llegar al diafragma. El nervio frénico derecho entra en la porción muscular del diafragma en las cercanías del foramen de la vena cava inferior, y el nervio frénico izquierdo entra en el tendón central directamente lateral al borde izquierdo del corazón. Los nervios frénicos facilitan la función sensitiva y motora del diafragma.

Músculos intercostales

Los músculos intercostales están formados por dos capas delgadas musculares que ocupan cada espacio intercostal.

Los músculos intercostales externos (también denominados intercostales paraesternales) van desde los tubérculos de las costillas, situados dorsalmente, hasta las uniones costocondrales, ventralmente; los músculos intercostales internos van desde las uniones condroesternales hasta los tubérculos de las costillas. Por tanto, los espacios intercostales presentan dos capas musculares en la porción lateral y solo una capa en la porción ventral.

La contracción de los músculos intercostales implica el desplazamiento de las costillas. La contracción de los intercostales internos provoca la depresión de las costillas durante la espiración forzada. Durante la contracción de los intercostales externos, se elevan las costillas, aumentando el área transversal global de la caja torácica, realizando una función inspiratoria.

Todos los músculos intercostales de cada espacio intercostal están inervados por el nervio intercostal correspondiente. El nervio intercostal se origina en el segmento torácico de la médula espinal; luego, pasa lateralmente entre la pleura y la cara caudal de la costilla, y envía distintas ramas nerviosas finas para inervar todo el músculo intercostal interno. En su trayecto, este tronco nervioso envía dos grandes ramas: la primera perfora el músculo intercostal interno, y discurre ventralmente entre los músculos intercostales externo e interno, inervando al músculo intercostal externo; la segunda rama perfora los músculos intercostales internos y externos, inervando el músculo oblicuo externo del abdomen.

Musculatura accesoria

La musculatura accesoria está formada por los músculos escalenos, esternocleidomastoideo y trapezoides. Los músculos intercostales externos y los accesorios participan en la inspiración. Con su contracción, aumentan el diámetro anteroposterior del tórax. La musculatura accesoria se recluta cuando se incrementan las demandas ventilatorias.

Musculatura abdominal

La musculatura abdominal está compuesta por los músculos rectos y los transversos del abdomen, y los oblicuos internos y externos. Esta musculatura facilita los movimientos espiratorios. Los músculos transversos, oblicuo interno y externo traccionan hacia dentro de la pared ventral, produciendo una elevación de la presión abdominal. Por otro lado, los músculos rectos y oblicuos tiran del arco costal inferior hacia abajo y hacia dentro de la cavidad abdominal.

FISIOLOGÍA DE LA MUSCULATURA RESPIRATORIA

Los músculos tienen dos propiedades básicas: la fuerza y la resistencia.

 La fuerza es la capacidad del músculo para realizar una contracción breve y máxima.

Esta propiedad depende básicamente de la masa muscular y de la proporción de fibras tipo II (metabolismo anaerobio).

 La resistencia es la capacidad del músculo para mantener una contracción submáxima en el tiempo, y depende de la capacidad aeróbica del músculo (densidad capilar, fibras tipo I y actividad enzimática).

 Cuando el músculo es incapaz de realizar sus propiedades básicas, aparece la disfunción muscular, que incluye dos conceptos: la debilidad y la fatiga.

La debilidad es la incapacidad contráctil del músculo relacionada con las características intrínsecas del músculo (déficit de fuerza). Se trata de una condición que no es reversible con el reposo y que requiere intervenciones a largo plazo. Por otro lado, la fatiga es la incapacidad del músculo para contraerse a un nivel determinado (déficit de resistencia). En este caso, la fatiga es una disfunción temporal reversible con el reposo. La disfunción de la musculatura respiratoria se puede diferenciar en: central, cuando su origen es en los centros y vías nerviosas implicadas en el estímulo ventilatorio, o periférica, cuando se produce por alteraciones del propio tejido muscular.

Existen distintas fibras musculares. A modo de resumen, se pueden clasificar en fibras tipo I, que son aquellas fibras de contracción lenta y sostenida resistentes a la fatiga, y en fibras tipo II, que son aquellas fibras de contracción rápida y que son sensibles a la fatiga (**Tabla 12-1**).

Los músculos respiratorios están compuestos por fibras musculares lentas y rápidas. En situaciones de respiración lenta, se utilizan básicamente las fibras lentas, mientras que cuando se incrementa la frecuencia respiratoria, se reclutan de forma específica las fibras musculares rápidas. El diafragma se encuentra en actividad continua sin pausas de descanso, por lo

Tabla 12-1. Resumen de las principales características de las fibras musculares

Tipo de fibra	Características básicas
Tipo I o «fibras rojas»	• Fibras pequeñas • Contracción lenta • Escasa fuerza de contracción • Resistentes a la fatiga • Capacidad aeróbica alta • Débil actividad ATPasa, actividad oxidativa lenta
Tipo IIA o «fibras blancas»	• Fibras grandes • Contracción rápida • Gran fuerza de contracción • Fatigable • Capacidad aeróbica y anaeróbica moderada • Fuerte actividad ATPasa, actividad oxidativa glucolítica rápida
Tipo IIB	• Contracción rápida • Gran fuerza de contracción • Fibra más fatigable • Capacidad aeróbica baja, anaeróbica alta • Actividad glucolítica rápida

ATPasa: adenosina-trifosfatasa.

que las fibras deben ser resistentes a la fatiga. La distribución de fibras en el diafragma es del 55 % de fibras tipo I (fibras lentas con resistencia a la fatiga), el 21 % de fibras tipo IIA (oxidativas rápidas con resistencia intermedia a la fatiga) y el 24 % de fibras tipo IIB (rápidas glucolíticas con escasa resistencia a la fatiga). En la musculatura intercostal, la proporción de fibras lentas suele estar por encima del 60 %.

 Los músculos respiratorios son elementos contráctiles cuya función principal es contribuir a la modificación del volumen de la caja torácica, generando cambios en las presiones intratorácicas, y provocando el flujo de entrada y salida de aire de los pulmones.

El pulmón es una víscera pasiva, que se encuentra suspendida en la cavidad torácica y que, para poder realizar su función, requiere la integridad de los músculos respiratorios. Los músculos inspiratorios son los responsables de asegurar el intercambio gaseoso. Su alteración puede asociar hipoxemia y/o hipercapnia y, en los pacientes ventilados, su alteración suele dificultar el proceso de destete.

La disnea y la tolerancia al esfuerzo se relacionan con la musculatura inspiratoria. Por otro lado, los músculos espiratorios se relacionan con la tos efectiva.

La musculatura inspiratoria expande la cavidad torácica, generando una presión negativa alveolar que provoca un flujo inspiratorio. Durante la inspiración, el acortamiento producido por las fibras musculares provoca un descenso de la presión pleural, tirando hacia abajo los pulmones y aumentando la presión intrabdominal. El descenso de la presión pleural genera un gradiente de presión que lleva el flujo y el volumen hacia los pulmones (presión transpulmonar). Se consideran músculos inspiratorios el diafragma, los intercostales externos y los escalenos, ya que se reclutan en cada inspiración. Por otro lado, los músculos accesorios se encuentran inactivos en condiciones normales, y solo se reclutan cuando la demanda ventilatoria aumenta (p. ej., con la edad, enfermedades respiratorias y/o el ejercicio) (Tabla 12-2).

La espiración es un proceso pasivo, excepto en aquellas condiciones en las que las cargas respiratorias están aumentadas. El mecanismo de espiración se produce con la relajación de los músculos inspiratorios. La espiración también puede verse facilitada por la contracción de los músculos de la pared abdominal, los intercostales internos y el triangular del esternón. Se recluta la musculatura espiratoria cuando existe una demanda intensa como, por ejemplo, durante el ejercicio físico o la tos. En esta situación, durante la contracción de la musculatura abdominal en la espiración, se recluta inicialmente el músculo transverso del abdomen y, posteriormente, otros músculos abdominales que producen una reducción del volumen torácico, generando una espiración activa.

El control voluntario de la musculatura respiratoria se produce en el tronco encefálico, por lo que todas las pruebas voluntarias precisan que la función cortical esté intacta. Para realizar una respiración espontánea, los músculos inspiratorios deben recibir la orden adecuada de los centros respiratorios cerebrales, y una integridad anatómica y de los nervios frénicos.

EVALUACIÓN DE LOS MÚSCULOS RESPIRATORIOS

La evaluación clínica y funcional de la musculatura respiratoria permite poder establecer el diagnóstico de disfunción de la musculatura respiratoria, así como prescribir estrategias de intervención como el entrenamiento específico de la musculatura respiratoria de forma individualizada.

 La mejor técnica de evaluación será aquella que permita evaluar la deficiencia de la fuerza y/o resistencia de los músculos respiratorios, y que mejor se adapte a las características de cada paciente (Tabla 12-3).

Tabla 12-2. Función principal y mecanismo de acción de los principales músculos respiratorios		
Músculo	**Función principal**	**Mecanismo de acción**
Diafragma	Inspiratoria	• Eleva y expande la caja torácica inferior • Al contraerse el diafragma, este se mueve en dirección caudal y empuja las vísceras abdominales, desplazando la cavidad abdominal hacia fuera (aumentando la presión abdominal)
Intercostales externos	Inspiratoria	Aumentan principalmente el área transversal de la caja torácica
Escalenos	Inspiratoria	Elevan las dos primeras costillas. Expanden la caja torácica superior
Musculatura accesoria	Inspiratoria	• Esternocleidomastoideo: eleva las clavículas y esternón • Dorsal ancho: colabora en la elevación de las costillas • Músculos nasales: ayudan en la apertura nasal • Músculos laríngeos: están relacionados con la apertura glótica
Intercostales internos	Espiratoria	Mueven las costillas en sentido caudal, disminuyen las dimensiones transversales de la caja torácica
Triangular del esternón	Espiratoria	Provoca depresión de las costillas, desplazamiento cefálico del esternón y estrechamiento del tórax
Transverso del abdomen	Espiratoria	Comprime la cavidad abdominal en sentido cefálico, provocando movimiento de las costillas inferiores en sentido medial

Tabla 12-3. Evaluación de la musculatura respiratoria	
Evaluación	**Maniobras**
Función pulmonar	Capacidad vital forzada, capacidad pulmonar total
Tos	Flujo pico de tos
Fuerza	• Voluntarias no invasivas: presiones respiratorias medidas en boca/presión nasal en inhalación máxima • Voluntaria invasiva: presión esofágica/presión transdiafragmática • Involuntaria: estimulación eléctrica/estimulación magnética
Resistencia	Modalidad incremental, modalidad de carga constante
Estudio neurofisiológico	Electromiografía, electroencefalografía, estimulación magnética transcraneal
Técnicas de imagen	Ecografía diafragma, fluoroscopia de tórax, tomografía computarizada de tórax, resonancia magnética de tórax

Dado que el control voluntario de la musculatura respiratoria se produce en el tronco encefálico, es importante destacar que todas las pruebas voluntarias de evaluación de la musculatura respiratoria requieren que la función cortical esté intacta. Las pruebas de evaluación de la musculatura respiratoria permitirán realizar el diagnóstico de disfunción de dicha musculatura, prescribir el tratamiento de rehabilitación y evaluación de la eficacia de este, así como el seguimiento de pacientes con síntomas respiratorios y con enfermedades neuromusculares. Las distintas indicaciones para la evaluación de la musculatura respiratoria se muestran en la tabla 12-4.

Pruebas convencionales de función pulmonar

Se trata de una medida no invasiva y de fácil disponibilidad, que puede ser útil en el seguimiento de la debilidad de la musculatura respiratoria moderada y grave. Los pacientes con debilidad muscular pueden presentar una alteración ventilatoria restrictiva con reducción de la capacidad vital y de la capacidad pulmonar total (CPT). La capacidad vital medida en posición de sedestación y en decúbito supino depende de

Tabla 12-4. Indicaciones para la evaluación de la musculatura respiratoria
Sospecha de disfunción de la musculatura respiratoria
Enfermedad neuromuscular conocida y tos ineficaz
Valoración de paciente tributario de cirugía cardíaca, torácica y abdominal alta
Prescripción de entrenamiento de la musculatura respiratoria
Evaluación de la eficacia del tratamiento de rehabilitación
Seguimiento de pacientes con debilidad de la musculatura respiratoria con enfermedades neuromusculares

la activación de los músculos inspiratorios y espiratorios, y se trata de una prueba con una buena estandarización, alta reproducibilidad y en la que existen valores de referencia bien establecidos.

La debilidad unilateral del diafragma está asociada a una disminución moderada de la capacidad vital de aproximadamente el 75 % del valor previsto, con una disminución adicional entre el 10 y el 20 % cuando se realiza la prueba en posición de decúbito supino. Si la debilidad del diafragma es bilateral, la disminución de la capacidad vital suele ser el 50 % del valor previsto, y puede disminuir un 30 % más en la posición de decúbito supino. Por otro lado, una capacidad vital dentro de la normalidad en posición de decúbito supino hace que sea menos probable la presencia de una debilidad de diafragma clínicamente significativa. La CPT puede estar reducida (70-79 % del valor predicho en la debilidad leve, y hasta el 30-50 % del valor predicho en debilidades moderadas-graves), mientras que el volumen residual puede encontrarse elevado.

Como inconveniente, esta prueba requiere una buena colaboración por parte del paciente. En los pacientes con debilidad leve, la capacidad vital es menos sensible a cambios que las presiones respiratorias máximas.

La debilidad de los músculos inspiratorios puede asociarse a una disminución de la difusión de monóxido de carbono (DLCO). Esta reducción se debe a la incapacidad para distender los pulmones a CPT y, en consecuencia, a la incapacidad para poder exponer toda la superficie de los alvéolos al monóxido de carbono. Como en otras causas extrapulmonares de restricción del volumen pulmonar, el cociente entre DLCO y ventilación alveolar (KCO) será normal.

Flujo pico de tos (*peak cough flow*)

El flujo pico de tos es una maniobra que mide el flujo espiratorio máximo durante la fase de compresión de la tos (tras la apertura de la glotis). La presencia de un flujo pico de tos reducido puede deberse a una disminución de la fuerza de la musculatura respiratoria, la falta de coordinación en el cierre/apertura de la glotis, la obstrucción de la vía respiratoria y los propios cambios que se producen con la edad. En pacientes con enfermedades neuromusculares, valores reducidos (< 270 L/min) están asociados a un incremento de complicaciones respiratorias, y valores inferiores a 160 L/min están asociados a un fallo de extubación. El uso de esta maniobra también se utiliza para la indicación del asistente mecánico de la tos (con la presencia de valores inferiores a 160 L/min).

Esta maniobra estima la eficacia del aclaramiento mucociliar y de la función de la musculatura espiratoria. En situación basal y en adultos sanos, la musculatura espiratoria se encuentra inactiva. Esta musculatura se activa durante el ejercicio, y es necesaria para el mecanismo de la tos. Se trata de una maniobra que principalmente se utiliza en la valoración del paciente neuromuscular.

Para realizar la maniobra, se colocará al paciente en posición de sedestación. Se debe utilizar una mascarilla oronasal en aquellos pacientes que presenten una debilidad de la musculatura facial, o una boquilla, que van conectadas a un neumotacógrafo o a un medidor de flujo máximo. Se pide al paciente que realice una tos máxima después de una inhalación máxima. Se deben realizar entre tres y seis maniobras, logrando una variabilidad de menos del 5 %. De los valores obtenidos, se registra el valor máximo. Los valores de normalidad en los adultos sanos se sitúan entre 470 L/min y 600 L/min, y en los niños sanos los valores de normalidad son de 150 L/min.

Evaluación de la fuerza de la musculatura respiratoria

La evaluación de la fuerza de la musculatura respiratoria se puede realizar mediante pruebas voluntarias, no invasivas e invasivas, y pruebas involuntarias.

Pruebas voluntarias y no invasivas

Las maniobras voluntarias y no invasivas son pruebas sencillas de realizar y bien toleradas por los pacientes. Como inconveniente, se requiere de una buena colaboración por parte del paciente.

Presiones respiratorias medidas en boca

Las presiones respiratorias medidas en boca son las pruebas más utilizadas en la práctica clínica para la evaluación de la fuerza de los músculos respiratorios.

> ❗ Las presiones respiratorias medidas en boca son pruebas que miden la función global de la musculatura respiratoria, por lo que no permiten determinar el grado de participación de cada grupo muscular (p. ej., en la valoración de la fuerza de la musculatura inspiratoria, no diferencia el diafragma del resto de la musculatura accesoria).

Se pueden realizar mediciones de las presiones respiratorias máximas en pacientes adultos, en niños colaboradores (mayores de 6-8 años) y en los pacientes con enfermedad grave.

Se trata de una prueba fácil de realizar, rápida, reproducible y que permite utilizar manómetros de presiones respiratorias comercializados. Son maniobras no invasivas, que se toleran bien y simples, comparadas con las pruebas invasivas. Los valores obtenidos de las presiones respiratorias se pueden comparar con distintos valores de referencia poblacionales. Los más divulgados son los valores publicados por Black y Hyatt. Recientemente, Lista-Paz *et al.* han publicado ecuaciones de referencia de presiones respiratorias máximas en población española, así como puntos de corte para definir la debilidad de la musculatura respiratoria.

Se trata de una prueba voluntaria, dependiente del esfuerzo, que precisa la máxima colaboración del paciente. En la evaluación de la musculatura espiratoria, se requiere un uso hermético correcto de la boquilla, así como controlar el uso de los músculos buccinadores durante la maniobra. Por consiguiente, el resultado de una baja presión respiratoria puede deberse a una falta de motivación por parte del paciente,

y no necesariamente indicar una reducción de la fuerza de la musculatura respiratoria. Por este motivo, puede ser una prueba difícil en pacientes con enfermedades neuromusculares, en individuos con dificultad en la comprensión de la maniobra o falta de motivación, y en pacientes con alteraciones dentales o parálisis facial en los que no se pueda adaptar la boquilla.

Dependen de la coordinación del paciente durante la prueba, con un importante efecto de aprendizaje. Se pueden obtener valores de presiones respiratorias más altos tras medidas repetidas, por lo que, durante la valoración de las presiones respiratorias, es importante considerar el efecto entrenamiento. También hay que tener en cuenta la adaptación que se produce tras realizar maniobras submáximas repetidas (efecto calentamiento). El efecto aprendizaje y calentamiento pueden conllevar a un aumento de la capacidad de generar presiones respiratorias.

Las pruebas se realizan mediante maniobras estáticas, utilizando piezas bucales ocluibles, y un pequeño orificio para prevenir el cierre de la glotis y el uso de los músculos buccinadores. Para realizar la maniobra, el paciente debe estar colocado en posición de sedestación.

Al ser una maniobra voluntaria, es fundamental que durante la prueba se realice una correcta estimulación verbal al paciente. Se recomienda realizar un mínimo de tres maniobras aceptables, logrando una variación entre los valores inferior al 10 % para disminuir la variabilidad intrasujetos. De todas las maniobras, hay que seleccionar el valor más alto.

Es importante destacar que no se deben evaluar los resultados de las presiones respiratorias de forma aislada, sino que estos deben interpretarse en el contexto global del paciente (patología de la enfermedad, síntomas del paciente, repercusión en las actividades diarias).

Presión inspiratoria máxima medida en boca

La presión inspiratoria máxima (PImáx) refleja la fuerza de los músculos inspiratorios mediante una maniobra máxima con la vía respiratoria ocluida. La maniobra se realiza desde el volumen residual, con un esfuerzo inspiratorio máximo. Algunos autores recomiendan realizar la prueba desde la capacidad funcional residual, y en este caso, la ventaja es que la maniobra representa la máxima presión inspiratoria estática medida a volumen pulmonar al que el paciente respira normalmente, pero hay que tener en cuenta que en este caso el resultado puede estar influenciado por el nivel de hiperinsuflación pulmonar o la gravedad de la restricción. La PImáx está en relación con la disnea de esfuerzo. Por este motivo, su realización puede ayudar como cribado (*screening*) para identificar a los pacientes con debilidad de la musculatura respiratoria. Valores de PImáx superiores a 80 cmH$_2$O permiten excluir la presencia de disfunción muscular inspiratoria.

Presión espiratoria máxima medida en boca

La presión espiratoria máxima refleja la fuerza de los músculos espiratorios. La maniobra se realiza desde la CPT, mediante un esfuerzo espiratorio máximo.

Presión nasal en inhalación máxima

Esta prueba permite determinar la presión inspiratoria nasal durante una inhalación máxima (SNIP). Se trata de un indicador de la fuerza de la musculatura inspiratoria, y es una maniobra natural y dinámica.

La prueba implica una maniobra natural simple, permite aproximar mejor la presión intratorácica y suele ser más fácil que los pacientes logren esfuerzos máximos con algo menos de práctica que, por ejemplo, en el caso de la PImáx. En este caso, no se usa boquilla, por lo que la SNIP es útil en aquellos pacientes con debilidad de la musculatura facial en los que no se pueda conseguir una oclusión bucal correcta con la boquilla. Asimismo, se trata de una prueba validada para individuos sanos y para pacientes con enfermedad pulmonar obstructiva crónica, y es útil para niños de más de 2 años. La precisión de la prueba es buena en aquellos individuos que no presenten congestión nasal grave. Por otro lado, es una prueba menos fiable en individuos (adultos y niños) con las fosas nasales ocluidas o con obstrucción de las vías respiratorias superiores (pólipos nasales o edema), ya que únicamente se puede lograr una maniobra de olfateo adecuada si la fosa nasal contralateral no está obstruida y permite el paso libre del aire. La maniobra tampoco es adecuada en aquellos pacientes que presenten hiperinsuflación secundaria a enfermedad obstructiva respiratoria por una reducida transmisión de la presión del tórax a la nariz.

Para realizarla, se debe ocluir uno de los orificios nasales con un sistema de tapón nasal, que se coloca en una fosa nasal para conseguir una obstrucción completa al flujo en dicha fosa. Ese tapón nasal está conectado a través de un catéter a un transductor de presión que permite la lectura de los valores. La SNIP mide la presión generada por una inhalación nasal máxima a través de una fosa nasal que sea permeable. La maniobra de inhalación nasal implica que exista una contracción coordinada entre el diafragma y los demás músculos inspiratorios; esto hace que la maniobra de SNIP produzca presiones superiores a las que se obtienen durante la prueba de la PImáx.

La prueba se realiza con el paciente en posición de sedestación. Desde la capacidad residual funcional, se solicita al paciente que realice una inhalación nasal rápida y lo más intensa posible a través de la fosa nasal contralateral no obstruida, y se registra la presión pico negativa. Se debe realizar un mínimo de 10 maniobras, dejando un descanso de 1 minuto entre las distintas maniobras. De todas las realizadas, se seleccionará el valor más alto. Valores de presión nasal mayores de -70 cmH$_2$O en hombres o de -60 cmH$_2$O en mujeres permiten excluir la presencia de disfunción muscular inspiratoria.

Pruebas voluntarias e invasivas

En la mayoría de los pacientes, las pruebas no invasivas son suficientes para realizar el diagnóstico de debilidad de la musculatura respiratoria. Cuando existen dudas en el diagnóstico o se desea determinar la fuerza específica del diafragma o la presión dentro del tórax, se pueden realizar pruebas invasivas.

Presión esofágica

Está maniobra expresa la presión pleural que se genera durante la activación de la musculatura inspiratoria. La presión esofágica inhalatoria se trata probablemente de la mejor prueba para determinar la fuerza máxima de los músculos inspiratorios. La prueba consiste en la colocación de una sonda de presión en el tercio medio del esófago mientras el paciente realiza una inhalación forzada (*sniffPes$_{max}$*). Es un procedimiento que generalmente se tolera bien y que presenta pocas complicaciones.

Se trata de una prueba adecuada para aquellos individuos que presentan un mal sellado alrededor de la boquilla. A diferencia de la SNIP, es menos probable que la presión esofágica sea imprecisa en pacientes que presenten hiperinsuflación, dado que al medir la presión esofágica no hay problemas con la transmisión de la presión del tórax hacía el esófago. No existen valores de referencia aceptados, pero valores de *sniffPes$_{max}$* superiores a -80 cmH$_2$O en hombres o a -70 cmH$_2$O en mujeres permiten excluir la disfunción muscular inspiratoria.

Presión transdiafragmática

Se trata de una prueba para valorar específicamente la fuerza del diafragma. La fuerza generada por el diafragma se calcula mediante la presión transdiafragmática (Pdi), que es el gradiente entre la presión generada en la cavidad torácica y en la cavidad abdominal durante la contracción del diafragma. Para determinar la fuerza del diafragma, se realizará una determinación de Pdi$_{máx}$ durante una inhalación forzada (Pdi$_{sniff}$) desde la capacidad residual funcional. La contracción del diafragma genera cambios de presión en el tórax (presión negativa) y en el abdomen (presión positiva). Para calcular la presión transdiafragmática, se utilizará la diferencia entre la presión gástrica (Pga) y la presión esofágica (Pes): Pdi = Pga-Pes.

Se colocan dos sondas conectadas a transductores de presión (una en el esófago y la otra en la cavidad gástrica), y se consigue medir la diferencia entre la presión gástrica y la esofágica. Las sondas se introducen a través de la nariz después de administrar anestesia local en la mucosa nasal y en la faringe. Durante las maniobras, el paciente controla conscientemente la respiración, y los cambios en la presión del tórax y la cavidad abdominal. En este caso, tampoco existen valores de referencia, pero se acepta que cifras superiores a 100 cmH$_2$O en los hombres y 70 cmH$_2$O en las mujeres descartan la presencia de debilidad del diafragma.

Pruebas involuntarias

Las pruebas involuntarias son técnicas que se utilizan para evitar falsos positivos. Estas maniobras se realizan mediante la estimulación del nervio frénico con el fin de conseguir la fuerza máxima del músculo sin la participación voluntaria del sujeto. La ventaja respecto a las pruebas voluntarias es que permiten realizar una evaluación en individuos que no pueden colaborar o con falta de motivación y, por otro lado, permiten obviar el efecto aprendizaje. El estímulo utilizado en estas pruebas puede ser de tipo eléctrico o magnético.

La estimulación eléctrica requiere personal cualificado y material específico para su realización. Es difícil obtener una estimulación supramáxima, y resulta, además, una prueba que puede ser molesta y dolorosa para los pacientes. Por estos motivos, actualmente está en desuso. Por otro lado, la estimulación magnética del nervio frénico se ha convertido en la prueba involuntaria más utilizada, ya que mantiene las ventajas de la estimulación eléctrica sin presentar sus inconvenientes. Permite estimular zonas de pequeño y gran tamaño, logrando valores de contracción muscular supramáxima. No es una prueba molesta para el paciente. Como inconvenientes, requiere entrenamiento y el coste del sistema es elevado.

Los estudios de estimulación del nervio frénico permiten evaluar el tiempo de conducción del nervio frénico, la función de un hemidiafragma y la función del diafragma bilateral, cuando se sospeche un esfuerzo submáximo por parte del paciente o en aquellos casos en los que el paciente no puede colaborar. La contracción del diafragma produce una disminución brusca y de corta duración de la presión esofágica, y un aumento de la presión gástrica, siendo la diferencia la presión transdiafragmática. Por otro lado, la musculatura abdominal se puede evaluar con la estimulación de las raíces de los nervios torácicos, con la medida de la presión gástrica. Se disponen de valores de referencia para esta maniobra publicados por Vincent M *et al.*

Evaluación de la resistencia de la musculatura respiratoria

La resistencia de la musculatura respiratoria es la capacidad para mantener un alto trabajo en condiciones isocápnicas o realizar una respiración mantenida con una alta carga de resistencia. La resistencia está definida por la carga máxima contra la que un individuo es capaz de respirar antes de claudicar. Estas pruebas se pueden aplicar tanto a la musculatura inspiratoria como a la espiratoria. Algunas de las pruebas de resistencia en la musculatura respiratoria están influenciadas por el patrón respiratorio del sujeto, por lo que la frecuencia respiratoria y el volumen corriente deben estar controlados y registrados. Cuando se realizan evaluaciones antes y después de intervenciones, la carga/ventilación inicial y sus incrementos deben ser iguales en ambas pruebas.

Existen distintas pruebas para la evaluación de la resistencia. Son pruebas no invasivas y bien toleradas por el paciente. Se pueden utilizar esfuerzos máximos o submáximos, con un mismo objetivo: valorar el período de tiempo en que puede mantenerse la carga. Los esfuerzos máximos se realizarán contra la vía respiratoria ocluida, y en los esfuerzos submáximos se utilizará una carga menor. Las maniobras requieren sistemas resistivos o tipo umbral. Uno de los inconvenientes de realizar la maniobra con un sistema resistivo es que las cargas dependen del patrón ventilatorio del sujeto. Por este motivo, se opta por la realización de la prueba con dispositivos tipo umbral, donde el esfuerzo del individuo será similar independientemente del patrón respiratorio.

Modalidad incremental

Esta maniobra precisa que el sujeto respire contra un sistema resistivo o de tipo umbral, incrementando progresivamente las cargas con una cadencia determinada. Es una prueba que permite determinar la capacidad máxima del músculo (presión máxima sostenible).

Modalidad de carga constante

En este caso, la carga aplicada es constante en el tiempo. Los sujetos deben respirar contra una carga aplicada de forma constante en el tiempo hasta que claudiquen. La variable recogida en esta prueba es el tiempo desde el inicio de la prueba hasta la claudicación (tiempo de aguante o tiempo límite). Para determinar la carga a utilizar, se puede calcular con un porcentaje de la carga máxima de la prueba incremental o bien como un porcentaje de la presión respiratoria estática máxima (presión inspiratoria máxima o presión espiratoria máxima).

En ambas modalidades, la claudicación mecánica del sujeto (incapacidad para abrir el dispositivo valvular durante tres esfuerzos máximos consecutivos) o la presencia de fatiga detectada en el electromiograma determinarán la finalización de la prueba. Como limitaciones, se debe tener en cuenta que no es aconsejable realizar estas pruebas en individuos con inestabilidad respiratoria o debilidad muscular instaurada, ya que podrían ser factores que influyeran en la claudicación. Por otro lado, no se disponen de valores de referencia.

Estudio neurofisiológico

Las pruebas neurofisiológicas de la musculatura respiratoria son la electromiografía, la electroencefalografía y la estimulación magnética transcraneal:

- **Electromiografía**: es una prueba que cuantifica la actividad eléctrica de los músculos. Se usa tanto en investigación como en la práctica clínica, con el objetivo de valorar el control de la musculatura respiratoria en reposo y durante el ejercicio. También es una prueba útil para el diagnóstico de enfermedades miopáticas y neuropáticas.
- **Electroencefalografía**: esta prueba mide la actividad eléctrica cerebral en las áreas motoras y premotoras. La actividad del electroencefalograma que está relacionada con la respiración podría ayudar a detectar la percepción de disnea en aquellos pacientes que no se pueden comunicar.
- **Estimulación magnética transcraneal**: se trata de una técnica neurofisiológica no invasiva que valora la excitabilidad de la corteza cerebral y del tracto corticoespinal. Se utiliza en el ámbito de la investigación.

Técnicas de imagen

A continuación, se resumen las técnicas de imagen utilizadas para la valoración de la musculatura respiratoria.

Ecografía. La ecografía es una técnica segura, inocua y económica, que se puede realizar a pie de cama, y que permite efectuar una evaluación no invasiva de la anatomía y la funcionalidad del diafragma.

Para realizar una ecografía del diafragma, se necesitará un transductor convexo con frecuencias de 2,5-5 MHz y uno lineal con frecuencias de 7,5-10 MHz. La posición idónea para realizar el estudio será en decúbito supino, dado que es la que presenta una menor variabilidad y mayor reproducibilidad. Se utilizará el modo B (dos dimensiones) y modo M (una dimensión).

El diafragma se puede visualizar a través de dos ventanas acústicas: por encima del área subcostal, el diafragma se observa de forma profunda como una estructura curva que separa la cavidad torácica de la abdominal. En personas sanas, durante la inspiración (contracción) se observará el descenso del diafragma en dirección caudal, acercando la línea hacia el transductor. Por otro lado, durante la espiración, el desplazamiento de la línea será en dirección craneal, alejándose del transductor. En cambio, por encima de la zona de aposición se visualizará una estructura de tres capas: la capa muscular hipoecogénica y dos membranas externas hiperecogénicas (que corresponden al peritoneo y a la pleura). En esta proyección, se observará el acortamiento y engrosamiento del diafragma. En este apartado se describirán la movilidad o excursión diafragmática, el grosor diafragmático y la fracción de acortamiento:

- Movilidad y excursión diafragmáticas: la movilidad se evalúa mediante la excursión del diafragma que se produce durante un ciclo respiratorio, definido este desde el final de la inspiración hasta el final de la espiración (del mismo ciclo). Puede realizarse por vía subcostal anterior (visión preferida), subcostal posterior o subxifoidea, mediante el uso de un transductor convexo de 3,5-5 MHz (mayor profundidad). Se utilizará el modo B para localizar el hemidiafragma que se va a estudiar.
Los hemidiafragmas derecho e izquierdo se pueden evaluar a través de la ventana del hígado y del bazo, respectivamente. Para ambos, se dirigirá el haz de ultrasonido para visualizar el tercio posterior, ya que es la zona de mayor excursión craneocaudal. En el estudio del hemidiafragma derecho, el abordaje será subcostal inferior, y se colocará el cabezal de la sonda entre las líneas medioclavicular y axilar anterior, dirigiendo la sonda en sentido medial, craneal y dorsal. Para el estudio del hemidiafragma izquierdo, el abordaje será subcostal o intercostal inferior, colocando el cabezal de la sonda entre las líneas medioaxilares y anterior, o a nivel medioclavicular, y la orientación de la sonda será la misma que para el hemidiafragma derecho. La movilidad del hemidiafragma izquierdo es difícil de valorar debido a la pequeña ventana acústica del bazo y a la interposición de aire en el estómago.
Una vez localizado el hemidiafragma que se va a estudiar mediante el modo B, se evaluará la excursión diafragmática con el modo M. En este caso, se requerirá una profundidad de 250 mm, con una velocidad de barrido lo más lenta posible (10 segundos por pantalla) y colocando la línea del haz M a unos 30° de la línea central craneocau-

dal del hemidiafragma. Se solicitará al paciente que realice respiraciones lentas y profundas.
Durante la evaluación, se observará una curva que corresponde a un ciclo respiratorio: la parte superior, al tiempo inspiratorio, y la parte inferior, al tiempo espiratorio. La línea modo M se posicionará lo más perpendicular posible, con el objetivo de conseguir la máxima excursión. La amplitud de la excursión diafragmática se medirá trazando una línea vertical en la base de la curva inspiratoria (final de la espiración normal) y una segunda línea en el pico de la curva inspiratoria (**Fig. 12-1**). Para calcular la excursión diafragmática, se utilizará la media de las mediciones de tres o más ciclos, o el valor más elevado si se analizan cinco ciclos. Los valores de normalidad para la excursión diafragmática se pueden consultar en la **tabla 12-5**.
La parálisis diafragmática se puede diagnosticar cuando existe una ausencia de movilidad del diafragma durante una respiración en condiciones normales o con una respiración profunda, junto con la presencia de una movilidad paradójica durante la inspiración profunda o inhalación nasal voluntaria. En cambio, la debilidad del diafragma se puede diagnosticar por una movilidad reducida durante la respiración profunda (valores inferiores a la normalidad), que se puede acompañar o no de una movilidad paradójica durante una inhalación nasal voluntaria.

- Grosor diafragmático y fracción de acortamiento: estas mediciones ayudarán en la valoración de la atrofia y la contracción del diafragma. Habitualmente, se valora el hemidiafragma derecho por ser más accesible. Se empleará un transductor lineal de alta frecuencia, utilizando el modo B. Se colocará el transductor en la línea axilar anterior (perpendicular al 8º-9º espacio intercostal), abarcando dos costillas para poder visualizar la zona de aposición. Durante la valoración, habrá que registrar el espacio intercostal en el que se ha medido el grosor diafragmático. A una profundidad de 1,5-3 cm, se visualizará el diafragma como una capa muscular interna hipoecogénica de mayor grosor (imagen de tres capas o franjas paralelas), que estará delimitada por dos membranas hiperecogénicas más delgadas, la pleura (superficial) y el peritoneo (profunda). La medición del grosor se rea-

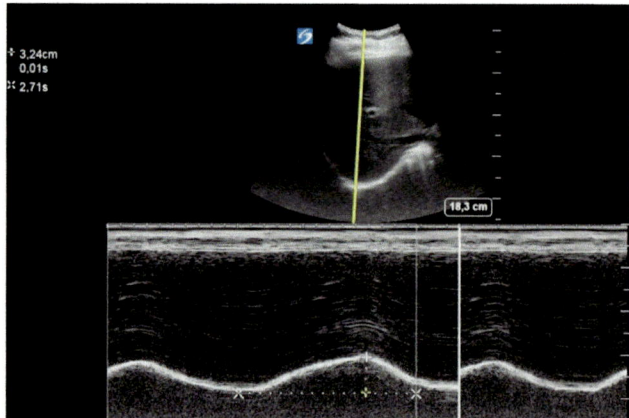

Figura 12-1. Excursión diafragmática. Imagen cedida por el Dr. Pere Serra Mitjà del Servicio de Neumología del Hospital de la Santa Creu i Sant Pau.

Tabla 12-5. Valores de normalidad de excursión del hemidiafragma derecho e izquierdo

		Hombres (cm)	Mujeres (cm)
Derecho	Respiración lenta	1,8 ± 0,3 (1,1-2,5)	1,6 ± 0,3 (1-2,2)
	Inhalación nasal voluntaria	2,9 ± 0,6 (1,8-4,4)	2,6 ± 0,5 (1,6-3,6)
	Respiración profunda	7 ± 1,1 (4,7-9,2)	5,7 ± 1 (3,6-7,7)
Izquierdo	Respiración lenta	1,8 ± 0,4 (1-2,6)	1,6 ± 0,4 (0,9-2,4)
	Inhalación nasal voluntaria	3,1 ± 0,6 (1,9-4,3)	2,7 ± 0,5 (1,7-3,7)
	Respiración profunda	7,5 ± 0,9 (5,6-9,3)	6,4 ± 1 (4,3-8,4)

Los datos se muestran como media ± desviación estándar (entre paréntesis se expresan los límites de la normalidad).
Adaptada de Boussuges A *et al.*

liza al final de la espiración no forzada, y se recomienda capturar tres imágenes para su cálculo.

Existe variabilidad entre las cifras de normalidad entre los distintos artículos publicados. Los valores medios de normalidad de grosor diafragmático se han determinado en 0,16 ± 0,04 cm, con un valor medio para las mujeres de 0,14 ± 0,03 cm, y de 0,19 ± 0,04 cm para los hombres. El grosor diafragmático se mide desde el centro de la línea pleural al centro de la línea peritoneal, al final de la espiración y al final de la inspiración, en modo B y M (**Fig. 12-2**). La medición únicamente del grosor diafragmático puede no ser concluyente en aquellos casos en los que se sospeche una parálisis en fase aguda, o en aquellos individuos con un diafragma delgado. Por este motivo, también es importante calcular la fracción de acortamiento durante la inspiración, ya que se trata de una medida indirecta de la capacidad de contracción del diafragma.

Fracción de acortamiento = (Grosor al final de la inspiración – Grosor al final de la espiración)/ Grosor al final de la espiración × 100.

Esta variable se analiza mediante la fracción de acortamiento del diafragma, que se trata del porcentaje de aumento de grosor del diafragma durante la inspiración máxima respecto al grosor del diafragma al final de una espiración no forzada.

Para la valoración de la fracción de acortamiento, se utilizará la misma sonda y la misma colocación del individuo que para la medición del grosor diafragmático, pero en este caso, se empleará el modo M. Se deberán efectuar tres medidas del grosor muscular al final de la inspiración máxima y tres medidas al final de una espiración no forzada, y obtener la media de ambas mediciones para calcular la fracción de acortamiento. Como valores de normalidad, la fracción de acortamiento deberá ser mayor del 20 %. La ausencia de cambio en el grosor durante la inspiración se correlaciona con la presión transdiafragmática, por lo que se considera un método sensible y específico para el diagnóstico de la parálisis diafragmática. Un diafragma paralizado de forma crónica se visualizará delgado y atrófico, y no se adelgazará durante la inspiración. En cambio, en la parálisis aguda o subaguda, el

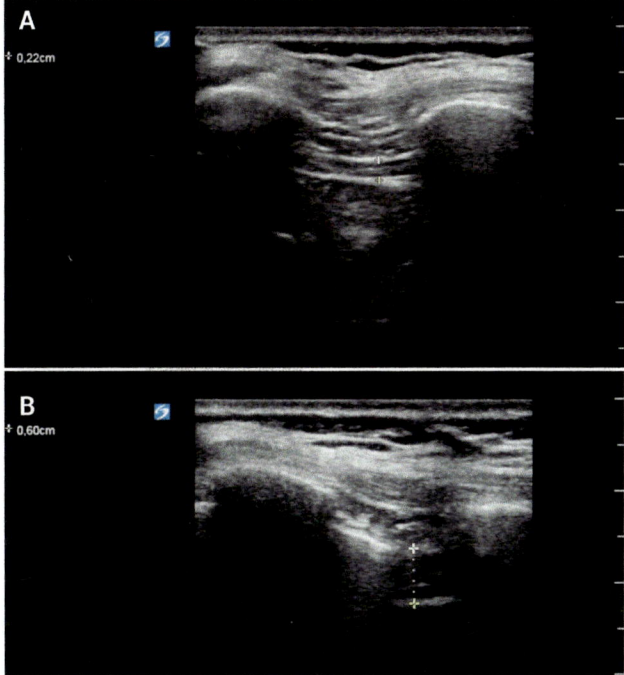

Figura 12-2. Grosor diafragmático. **A)** Grosor medido a capacidad residual funcional. **B)** Grosor medido a capacidad pulmonar total. Imágenes cedidas por el Dr. Pere Serra Mitjà del Servicio de Neumología del Hospital de la Santa Creu i Sant Pau.

grosor diafragmático puede ser normal, pero la capacidad de acortamiento estará disminuida.

Radiografía simple de tórax. Se puede valorar la posición correcta del diafragma mediante una radiografía simple de tórax. En la proyección posteroanterior, la parte anterior de la cúpula del hemidiafragma derecho se debe localizar entre la quinta y la sexta costillas, y la parte posterior a la altura de la décima costilla. Por otro lado, el hemidiafragma izquierdo se encuentra aproximadamente un espacio intercostal más alto respecto al derecho. Tiene forma de silla de montar, debido a la presión del hígado, lateralmente, y a la presión hacia abajo que ejerce el corazón en la parte central (**Fig. 12-3**).

Fluoroscopia. La fluoroscopia de tórax permite visualizar el movimiento del diafragma en tiempo real. Es una prueba sencilla de realizar e interpretar, pero tiene como inconve-

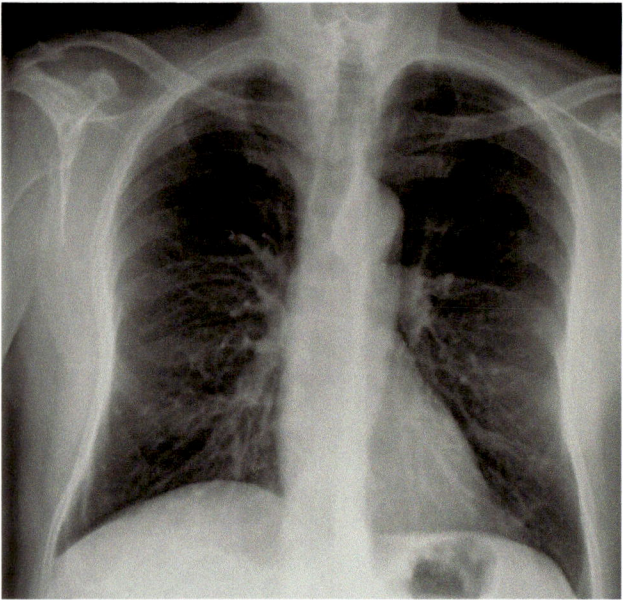

Figura 12-3. Radiografía simple de tórax, proyección posteroanterior.

nientes que requiere que el paciente respire de forma espontánea y que se expone al paciente a más radiación que en una radiografía simple de tórax.

Tomografía computarizada. Permite permite valorar el grosor del diafragma, pero tiene importantes limitaciones, como la falta de estandarización en la medida del diafragma, la exposición a la radiación de los pacientes, la necesidad de que el paciente esté colocado en decúbito supino y el coste económico. Los hemidiafragmas medidos de forma estática son delgados e isodensos, en comparación con el hígado y el bazo, lo que hace que sea difícil diferenciarlos de los órganos adyacentes.

Resonancia magnética. Permite obtener imágenes del diafragma en los planos coronales y sagitales, y facilita la observación unilateral o completa de los movimientos anómalos del diafragma. Su ventaja es que se trata de una prueba eficaz para la evaluación de la movilidad del diafragma. En contrapartida, es una prueba que requiere mucho tiempo, es costosa, no está estandarizada y necesita que el paciente esté en posición de decúbito supino, por lo que se debe seleccionar adecuadamente al sujeto candidato.

 PUNTOS CLAVE

- Los músculos respiratorios son músculos esqueléticos que contribuyen a la modificación del volumen de la caja torácica participando en el transporte del aire hacia el interior o el exterior de los pulmones. La disnea y la tolerancia al esfuerzo se relacionan con la musculatura inspiratoria; la tos efectiva está en relación con la musculatura espiratoria.
- La disfunción de la musculatura respiratoria conlleva la incapacidad de los pacientes para ventilar adecuadamente. Por este motivo, la evaluación de la musculatura respiratoria debe ser un componente esencial en la valoración del paciente con síntomas respiratorios, con enfermedad neuromuscular y en el paciente crítico.
- La evaluación clínica y funcional de la musculatura respiratoria permite poder establecer el diagnóstico de disfun-

ción de dicha musculatura, así como prescribir estrategias de intervención.
- La prueba a utilizar para la evaluación de la musculatura respiratoria será aquella que permita evaluar la deficiencia de la fuerza y/o la resistencia de los músculos respiratorios, y que mejor se adapte a las características de cada paciente.
- Las presiones respiratorias medidas en la boca son las pruebas más utilizadas en la práctica clínica para la evaluación de la fuerza de los músculos respiratorios. Se trata de una prueba que mide la función global de la musculatura respiratoria, sin poder determinar el grado de participación de cada grupo muscular.

BIBLIOGRAFÍA

Barreiro E, Bustamante V, Cejudo P, et al. Normativa SEPAR sobre disfunción muscular de los pacientes con enfermedad pulmonar obstructiva crónica. Arch Bronconeumol. 2015;51(8): 384-95.

Black LF, Hyatt RE. Maximal respiratory pressures: normal values and relationship to age and sex. Am Rev Respir Dis. 1969;99:696-702.

Boussuges A, Gole Y, Blanc P. Diaphragmatic motion studied by M-mode ultrasonography. Chest. 2009;135(2):391-400.

Carrillo-Esper R, Pérez-Calatayud A, Arch-Tirado E, et al. Standardization of Sonographic Diaphragm Thickness Evaluations in Healthy Volunteers. Respir Care. 2016;61(7):920-4.

Clanton TL, Diaz PT. Clinical assessment of the respiratory muscles. Phys Ther. 1995;75(11):983-95.

Cruickshank T, Flores-Opazo M, Tuesta M, Reyes A. Reproducibility of Maximum Respiratory Pressure Assessment: A Systematic Review and Meta-analysis. Chest. 2022;162(4):828-50.

De Troyer A, Kirkwood PA, Wilson TA. Respiratory action of the intercostal muscles. Physiol Rev. 2005;85(2):717-56.

De Troyer A, Boriek AM. Mechanics of the respiratory muscles. Compr Physiol. 2011;1(3):1273-300.

Downey R. Anatomy of the normal diaphragm. Thorac Surg Clin. 2011;21(2): 273-9.

Gea J, Agustí A, Roca J. Pathophysiology of muscle dysfunction in COPD. J Appl Physiol (1985). 2013;114(9):1222-34.

Gea J. Músculos respiratorios: alteraciones y medida de su función. En: Güell R, De Lucas P (eds.). Tratado de rehabilitación respiratoria. Grupo Ars XXI de Comunicación, SL, 2005; p. 75-86.

Larribaut J, Gruet M, McNarry MA, Mackintosh KA, Verges S. Methodology and reliability of respiratory muscle assessment. Respir Physiol Neurobiol. 2020;273:103321.

Laveneziana P, Albuquerque A, Aliverti A, Babb T, Barreiro E, Dres M, et al. ERS statement on respiratory muscle testing at rest and during exercise. Eur Respir J. 2019;53(6):1801214.

Lista-Paz A, Langer D, Barral-Fernández M, et al. Maximal Respiratory Pressure Reference Equations in Healthy Adults and Cut-off Points for Defining Respiratory Muscle Weakness. Arch Bronconeumol. 2023;59(12): 813-20.

Martínez Alejos R, Ríos Cortés AT, Vilaró Casamitjana J. Ecografía del diafragma. En: Manual SEPAR de Procedimientos Ecografía Torácica. Sociedad Española de Neumología y Cirugía Torácica. Vol. 1; p. 63-74.

Morales P, Sanchís J, Cordero PJ, Díez JL. Maximum static respiratory pressures in adults. The reference values for a Mediterranean Caucasian population. Arch Bronconeumol. 1997;33:213-9.

Nason LK, Walker CM, McNeeley MF, Burivong W, Fligner CL, Godwin JD. Imaging of the diaphragm: anatomy and function. Radiographics. 2012;32(2):E51-70.

Polkey MI. Respiratory Muscle Assessment in Clinical Practice. Clin Chest Med. 2019;40(2):307-315.

Rafferty G, Lechtzin N. Tests of respiratory muscle strength. UpToDate, 2023.

Santana PV, Cárdenas LZ, Albuquerque ALP, Carvalho CRR, Caruso P. Diaphragmatic ultrasound: a review of its methodological aspects and clinical uses. J Bras Pneumol. 2020;46(6):e20200064.

Vincent M, Court-Fortune I, Costes F, Antoine JC, Camdessanché JP. Phrenic Nerve Conduction in Healthy Subjects. Muscle Nerve. 2019;59(4):451-6.

Windisch W, Criée CP. Maximum Respiratory Pressure Assessment: Standardization Is Required. Chest. 2022t;162(4):738-9.

Alteraciones de la deglución en el paciente respiratorio

13

A. M. León Espitia y S. Lázaro Rosado

OBJETIVOS

- Conocer el concepto de disfagia.
- Entender el proceso de la deglución, sus fases, y la importancia de la coordinación entre la deglución y la respiración.
- Saber cómo influyen las diferentes situaciones patológicas de los pacientes con una patología respiratoria aguda o crónica.
- Comprender la importancia del diagnóstico precoz de la disfagia en los pacientes con enfermedades respiratorias agudas o crónicas.

INTRODUCCIÓN

Los pacientes con enfermedades respiratorias crónicas pueden presentar reagudizaciones de la enfermedad. Durante el proceso de exacerbación, existe un deterioro de la función ventilatoria que puede afectar a la coordinación de la deglución-respiración, por lo que es vital determinar si el paciente presenta alteraciones de la deglución.

La deglución es un proceso sensitivo-motor neuromuscular complejo en el que intervienen más de 25 músculos de la boca, la faringe, la laringe y el esófago, y cinco pares craneales.

El proceso que determina la coordinación de la deglución-respiración es muy complejo, y en él intervienen diversos sistemas de comunicación interneuronal que conectan la corteza cerebral, el área prefrontal, los ganglios de la base, el tronco del encéfalo y el cerebelo. A partir de un estímulo sensorial y sensitivo, se desencadenan una serie de respuestas que determinan las velocidades de cierre y apertura de las diversas estructuras laríngeas.

Las alteraciones de la función deglutoria, también denominada disfagia orofaríngea, pueden provocar neumonías por aspiración (aspirativas) o malnutrición. La disfagia se define como la dificultad para el paso de alimento desde la boca al estómago por una alteración orgánica o funcional. Se trata de un síntoma y no de una enfermedad, puesto que puede estar presente en diversas patologías, entre las que se encuentran las alteraciones respiratorias agudas o crónicas.

La fisiología y la biomecánica de la deglución y de la respiración están íntimamente ligadas, debido a que durante la respiración se han documentado movimientos activos de la lengua, la faringe, la laringe y la porción cervical del esófago, con el objetivo de mantener la permeabilidad de la vía aérea, y los movimientos activos de la laringe son determinantes para mantener la seguridad de la deglución.

A este proceso funcional se le denomina respuesta motora orofaríngea.

La deglución se divide en cuatro fases: fase preoral o fase preparatoria (voluntaria), fase oral o de transporte oral (voluntaria), fase faríngea y fase esofágica (ambas reflejas, es decir, involuntarias).

Durante la fase oral, existen sellos dinámicos que protegen la vía aérea de la exposición al bolo cuando el vestíbulo laríngeo se encuentra abierto. Si se recuerda bien, las estructuras laríngeas (epiglotis, cuerdas vocales, aritenoides) se encuentran abiertas en reposo, permitiendo la entrada y salida del aire hacia la tráquea y los pulmones durante la ventilación.

El sello palatogloso (parte posterior de la lengua contra el paladar) mantiene el bolo que se está procesando y preparando en la boca, y evita que este caiga hacia la faringe antes de que se genere el disparo deglutorio.

La fase faríngea comienza cuando el bolo pasa por el istmo de las fauces en un movimiento de retropulsión lingual voluntario, que desencadena una respuesta refleja, cuya misión es propulsar el bolo y transportarlo desde la faringe hasta el esófago mientras la vía aérea se encuentra cerrada y protegida.

Durante esta fase, el sello velofaríngeo (paladar blando contra la pared faríngea) evita el reflujo del bolo hacia la cavidad nasal, el sello vestibular (horizontalización de la epiglotis sobre el vestíbulo, repliegue de los aritenoides hacia la cara laríngea de la epiglotis) y el sello glótico (cierre de las cuerdas vocales) evitan el paso del alimento hacia la vía aérea, y el esfínter esofágico superior se abre para permitir la entrada del bolo hacia el esófago, que lo propulsa mediante movimientos peristálticos hasta el estómago.

En los adultos sanos, la deglución se presenta durante la fase espiratoria de la respiración. La deglución durante la espiración ayuda a la elevación laríngea cuando el diafragma está relajado, al contrario de lo que sucede en la inspiración, cuando el diafragma se contrae y la laringe desciende.

Durante la deglución, se produce una pausa respiratoria que dura entre 0,5 y 1 segundo, que es el tiempo en el que se produce una deglución.

Las aferencias sensoriales y las eferencias motoras que están relacionadas con la respiración también están coordinadas por estructuras como el tronco del encéfalo, específicamente en el bulbo raquídeo. Cambios en el patrón ventilatorio pueden comprometer tanto la seguridad de la deglución como la coordinación de la deglución-respiración.

Cuando existe una disminución de la seguridad de la deglución, se produce con frecuencia una aspiración traqueobronquial, que puede ocasionar una neumonía como complicación más habitual. La presencia de neumonías aspirativas está relacionada con una alta mortalidad en pacientes ingresados por ictus o patologías neurológicas (**Fig. 13-1**).

En general, en las patologías respiratorias agudizadas existe un aumento del trabajo respiratorio que condiciona una alteración de la seguridad (en forma de aspiración) y/o una alteración de la eficacia de la deglución, al prolongarse el tiempo de ingesta y aumentarse el gasto energético durante la alimentación. Esta alteración de la eficacia disminuye la cantidad y la calidad de calorías y proteínas ingeridas, y también de la ingesta hídrica.

Cvejic L *et al.* han observado que al modificarse el patrón ventilatorio (hipercapnia), o al cambiar la mecánica respiratoria (sarcopenia) o la resistencia del flujo inspiratorio, se producen alteraciones de la respuesta refleja laríngea y de la respuesta oromotora.

ALTERACIONES DE LA DEGLUCIÓN EN LA ENFERMEDAD PULMONAR OBSTRUCTIVA CRÓNICA

Entre un 15 y un 20 % de los pacientes con enfermedad pulmonar obstructiva crónica (EPOC) refieren dificultades durante la deglución. No obstante, Cveij *et al.,* en su artículo de revisión sobre la presencia de alteraciones de la deglución (aspiración/penetración) en pacientes con EPOC, llegaron a la conclusión de que existe una relación relevante entre la presencia de penetraciones o aspiraciones (o ambas) y el desarrollo de neumonía en este grupo de pacientes en comparación con sujetos sanos.

Al contrario de lo que ocurre en las personas sanas, la deglución en los pacientes con EPOC se produce habitualmente durante la fase inspiratoria de la respiración o en la transición inspiración-espiración. La espiración posterior a la deglución ayuda a expulsar el alimento que haya podido penetrar en la laringe, previniendo así una aspiración traqueal mientras la laringe vuelve a su posición de reposo.

> **!** La competencia de la deglución y de la tos son esenciales en la prevención de aspiraciones bronquiales y, en consecuencia, de neumonías aspirativas. Si estas dos funciones son deficientes, se producen aspiraciones silentes, que son peligrosas y difíciles de diagnosticar debido a la ausencia de la respuesta clínica fisiológica.

En los pacientes con EPOC, la aspiración puede producirse como resultado de una alteración de los mecanismos protectores de la vía aérea (reflejo tusígeno, alteración del sello vestibular o sello glótico, alteración de la sensibilidad), de la disminución de la coordinación entre la deglución y la respiración, y de cambios en la respiración inducidos por la propia EPOC. Algunos de estos mecanismos son:

- Disminución de la sensibilidad laríngea por inflamación de vía aérea, anticolinérgicos y antihistamínicos, hábito tabáquico, etc.
- Alteración del patrón respiración-deglución. Como ya se ha mencionado, se puede producir una aspiración si la deglución ocurre durante la inspiración, hecho que se exacerba por taquipnea e hipercapnia, frecuentes en pacientes con EPOC.
- La hipercapnia puede reducir los reflejos protectores de la vía aérea y disminuir la presión subglótica durante la deglución, lo que produce un aumento de los residuos faríngeos.
- La disfunción de la musculatura de la laringe y la faringe aumenta el riesgo de penetración o aspiración, ya que no se produce un ascenso laríngeo adecuado, lo que conlleva un cierre ineficaz de la vía aérea. La debilidad muscular en estos pacientes puede estar asociada a cambios miopáticos después del uso prolongado de glucocorticoides, la hipoxemia crónica, la inflamación, la desnutrición crónica y los efectos del tabaquismo.
- Asimismo, el reflujo gastroesofágico podría explicar la disfagia por aspiración retrógrada en algunos pacientes con EPOC, ya que estos presentan un mayor riesgo de experimentar reflujo esofágico en comparación con las personas sin patologías respiratorias, según afirma el estudio de Cvejic L *et al.*

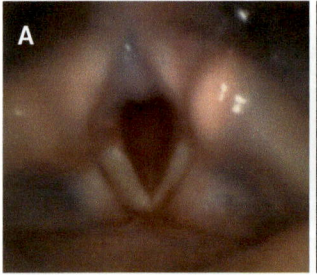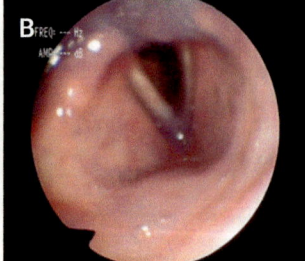

Figura 13-1. Evaluación clínica de la deglución mediante FEES (*Flexible Endoscopic Evaluation of Swallowing*). **A)** Penetración vestibular. El alimento entra en el espacio vestibular, pero no atraviesa las cuerdas vocales. **B)** Aspiración traqueal. Contenido alimentario (líquido o sólido) que atraviesa las cuerdas vocales y pasa a la vía aérea. Cuando el paciente no tose de manera refleja intentando defenderse de este cuerpo extraño, se denomina aspiración silente.

Aunque se han identificado cambios en la biomecánica de la deglución y episodios de penetración-aspiración en personas con EPOC, la significación clínica y el impacto funcional en la salud general aún se desconocen en gran medida, lo que subraya la necesidad de realizar más investigaciones científicas en este ámbito.

EXACERBACIONES DE LA EPOC Y SU RELACIÓN CON LA DISFAGIA OROFARÍNGEA

Cvejic L *et al.* sugieren que la presencia de disfagia puede ser un factor que favorece la aparición de exacerbaciones en la EPOC, especialmente cuando existe una falta de coordinación del reflejo deglutorio con aspiración traqueal asociada. Debido a ello, es más probable que los pacientes experimenten un deterioro rápido de su función ventilatoria y precisen ser hospitalizados con más frecuencia. En el estudio de Robinson DJ *et al.* sobre pacientes con EPOC exacerbada en el que se evalúa la deglución mediante videofluoroscopia, se observó que el 10 % de los pacientes presentaban penetración vestibular, y el 17 %, aspiración con líquido.

En el estudio prospectivo de Cvejic *et al.*, que relaciona aspiraciones con exacerbaciones en la EPOC, los hallazgos indicaron que los episodios graves de exacerbación durante un período de 12 meses fueron más frecuentes si se había detectado aspiración traqueal (50 % frente a 18 % de ausencia de aspiración; *odds ratio* o razón de posibilidades = 4,5; $p = 0,001$), y eran más comunes en pacientes con aspiración silente (sin reflejo de tos). En los pacientes con aspiración, el tiempo hasta el primer episodio de exacerbación aguda fue menor.

En resumen, estos hallazgos sugieren una posible relación entre la disfagia, la aspiración traqueal y la exacerbación de la EPOC.

Se debe destacar la importancia de evaluar, diagnosticar y tratar la disfagia en estos pacientes para reducir las posibles exacerbaciones y las posibles complicaciones respiratorias inducidas por la propia disfagia.

El uso de cuestionarios estandarizados y otros instrumentos para detectar y medir la fragilidad y la sarcopenia pueden ser útiles para cuantificar las comorbilidades en estos pacientes.

DISFAGIA EN PATOLOGÍA RESPIRATORIA AGUDIZADA Y SU RELACIÓN CON DISPOSITIVOS DE VENTILACIÓN

Además de las alteraciones anteriormente descritas, que influyen en la deglución en pacientes con patología respiratoria aguda o reagudizada, pueden añadirse una serie de factores no específicos del paciente respiratorio, pero que empeorarán la dificultad para la deglución:

- Desde el punto de vista mecánico, la intubación orotraqueal y el uso de dispositivos de intubación traqueal (traqueotomía) producen una alteración de la sensibilidad laríngea.
- La presión que ejerce el balón de la cánula de traqueostomia sobre el esófago, y la ausencia del flujo y presión de aire en la faringe y la laringe, debido a los dispositivos de ventilación, pueden alterar la sensibilidad faringolaríngea, la eficacia de la tos como prevención a la aspiración y el rango del ascenso laríngeo durante la deglución.
- La miopatía del paciente crítico en una persona con EPOC, cuya fuerza y resistencia de los músculos respi-

ratorios se encuentra afectada debido a hiperinsuflación, déficit nutricional y desacondicionamiento muscular, conlleva un aumento de trabajo respiratorio. Esta alteración provoca un incremento del gasto energético, que produce pérdida de peso y desnutrición en un paciente que ya se encuentra previamente frágil *per se*.

Disfagia orofaríngea en trastornos relacionados con la unidad de duidados intensivos

Los trastornos deglutorios que presenta el paciente crítico tienen numerosas etiologías, entre las que hay que tener en cuenta las siguientes:

- Lesiones traumáticas por intubación en las estructuras laríngeas normales, como las úlceras por contacto del tubo orotraqueal, los granulomas subglóticos o en cuerdas vocales, o la subluxación de los cartílagos aritenoides ocasionan una disminución de la movilidad de los repliegues vocales, modifican el cierre glótico (disfonía y aspiración), y alteran la sensibilidad laríngea debido a la polineuropatía y al edema local.
- Disminución generalizada de la fuerza muscular y disminución de la fuerza de contracción de la musculatura orofaríngea, secundaria a la miopatía y la polineuropatía del paciente crítico: dificultan la preparación oral del bolo alimentario, disminuyen la eficacia de propulsión y transporte del bolo intraoral a la faringe, y alteran el vaciamiento faríngeo de los residuos, facilitando la aspiración de estos posterior a la deglución.
- Alteración de la cognición, la conciencia y la atención, debida a la influencia de la terapia farmacológica utilizada en los trastornos delirantes del paciente crítico: produce alteración de la fase voluntaria de preparación y la fase oral en general, y también afecta a la posibilidad de mantener una posición y un control motor adecuados durante la alimentación.
- Incremento del riesgo de aspiraciones por reflujo gastroesofágico secundario a medicamentos que afectan el vaciado gástrico y la motilidad gastrointestinal, y a las posiciones en decúbito supino o decúbito prono mantenidas.
- Dificultades en la coordinación deglución/respiración por alteración de la coordinación entre el cierre laríngeo, la apnea y la apertura del esfínter esofágico superior. Cuando el ritmo respiratorio aumenta, el período de apnea durante la deglución se acorta, permitiendo la apertura laríngea previa a la apertura del esfínter esofágico superior.
- Los pacientes con taquipnea e hipoxemia presentan mayor riesgo de aspiraciones, lo que genera aún mayor alteración respiratoria en un contexto en el que, debido a la escasa reserva fisiológica, no es posible generar una adaptación eficaz al déficit en el intercambio gaseoso intraalveolar.

La disfagia y la aspiración crónica dificultan el *weaning* (destete) respiratorio, y mantienen la respuesta inflamatoria, entrando en un círculo vicioso de catabolismo masivo, sarcopenia e hipermetabolismo/aumento del gasto calórico, cronificando al paciente crítico y aumentando los tiempos de ingreso en estas unidades.

En los pacientes hospitalizados, la desnutrición es uno de los mayores factores de riesgo de mortalidad, y puede afectar hasta a un 65 % de los pacientes ingresados, tal y como concluye el estudio de Macht *et al.*

Disfagia orofaríngea y traqueostomía

Hay pacientes que con la estancia prolongada en la UCI son tributarios de la colocación de cánulas de traqueostomía con el fin de recuperar la función respiratoria. En este medio, estos pacientes suelen ser tributarios del uso de cánulas de traqueostomía no fenestradas con neumotaponamiento, con el objetivo de mantener una ventilación mecánica adecuada y prevenir el riesgo de aspiración de secreciones orales que puedan ocasionar complicaciones pulmonares graves.

Aunque las cánulas de traqueostomía con neumotaponamiento cumplen la función de preservar el soporte ventilatorio requerido adecuado, el metaanálisis de Goff D *et al.* cuenta con diversos estudios en los que se muestra un efecto negativo en lo que respecta a la comunicación y a la deglución. Se discute si la traqueostomía *per se* tiene una implicación directa en los episodios de aspiración, debido al efecto de fijación que ejerce sobre el movimiento de ascenso de la laringe y su anteriorización, o si la inhibición del flujo aéreo y la presión supraglótica inhiben gradualmente el reflejo de aducción de las cuerdas vocales y aumentan las alteraciones en la eficacia del cierre glótico.

En este mismo metaanálisis en el que se estudia la influencia de la traqueostomía sobre la deglución, se identifica como un problema la multifactorialidad de la disfagia en el paciente crítico respiratorio. Las variables a considerar determinan muchas veces la dificultad para establecer parámetros homogéneos en la mayoría de los estudios.

El uso de una traqueostomía y sus implicaciones en la deglución no solo están relacionados con la eficiencia respiratoria y ventilatoria, los parámetros ventilatorios, la medida de presión en el globo del dispositivo, el tamaño del tubo y el tipo de cánula de traqueostomía. El contexto ventilatorio del paciente, las adaptaciones previas en la biomecánica ventilatoria, y el estado nutricional y muscular del paciente marcarán sin duda la velocidad del destete y la eficacia de la deglución o la capacidad del paciente para ser entrenado en maniobras compensadoras de la deglución, según afirma Skoretz *et al.*

Disfagia orofaríngea y dispositivos de ventilación de alto flujo

Los efectos fisiológicos del alto flujo como dispositivo de ventilación son numerosos, por lo que en la práctica clínica se valora su uso cada vez más frecuentemente sobre otros dispositivos de ventilación en pacientes críticos con insuficiencia respiratoria hipoxémica, exacerbaciones de la EPOC, ventilación preextubación/posextubación, apnea del sueño, insuficiencia cardíaca aguda o en pacientes críticos no tributarios de reanimación.

El aumento de la presión de oxígeno entregada contribuye a la disminución del dióxido de carbono en el espacio muerto, a la disminución de la frecuencia respiratoria y a la mejoría en el sincronismo toracoabdominal.

Aunque el circuito de cánula nasal de alto flujo (CNAF) es un sistema abierto, el alto flujo ofrece resistencia al flujo espiratorio incrementando la presión en la vía aérea, lo que genera un efecto de presión positiva al final de la espiración (PEEP, *positive end-expiratory pressure*) en la vía respiratoria, diferente a otros dispositivos de sistema abierto. La presión positiva en la faringe depende del sexo, el índice de masa muscular, el flujo, y de si la boca permanece abierta o cerrada, según afirman Hori *et al.* en su artículo.

En la práctica clínica, se han observado alteraciones en la coordinación de la deglución-respiración, sobre todo en los pacientes con alteraciones respiratorias crónicas. A nivel internacional, los estudios de Kijima *et al.* observan la influencia de la CNAF en la deglución en personas sanas, y se observa que en flujos ≥ 40 L/min se producen atragantamientos durante la deglución de agua, y que en flujos ≥ 20 L/min se observa un aumento del número de degluciones y un aumento del esfuerzo deglutorio.

En su estudio, Arizono *et al.* determinaron que la presión faríngea de la CNAF según el flujo fue de 2 cmH$_2$O en 20 L/min, 4 cmH$_2$O en 40 L/min y 7 cmH$_2$O en 50 L/min de PEEP.

La hipótesis es que, posiblemente, la PEEP faríngea (debido al flujo en los dispositivos CNAF) enlentece el cierre vestibular y hace que el agua entre en la tráquea. En la actualidad, se están realizando estudios para valorar, mediante videofluoroscopia de la deglución, cómo afecta el incremento de la presión faríngea al tiempo de cierre vestibular.

Con estos datos en personas sanas, se cree que es indispensable realizar una exploración clínica o instrumental de la deglución en los pacientes que estén recibiendo soporte ventilatorio con CNAF, especialmente aquellos en los que existan factores de riesgo de neumonía por aspiración o de disfagia.

DISFAGIA OROFARÍNGEA Y TRASPLANTE PULMONAR

La etiología básica de la disfagia orofaríngea en este grupo de pacientes es difícil de determinar, debido a los múltiples factores de riesgo intraquirúrgicos y extraquirúrgicos que influyen en ellos.

Durante el posoperatorio, se asocian diferentes situaciones que pueden provocar una disfagia orofaríngea. Las lesiones del nervio recurrente durante la cirugía causan una parálisis laríngea (habitualmente izquierda, por la posición anatómica del nervio) y, dependiendo de la posición en la que se encuentre paralizada la cuerda vocal, se comprometerá en mayor o menor medida el cierre glótico. El tiempo de intubación, las lesiones laríngeas asociadas a esta (luxación aritenoidea, edema glótico, granulomas, etc.), la miopatía del enfermo crítico, la insuficiencia ventilatoria, y el requerimiento de dispositivos de ventilación o alto flujo son factores de riesgo a tener en cuenta.

DISFAGIA OROFARÍNGEA EN LAS PATOLOGÍAS NEUROMUSCULARES

En los pacientes adultos afectados por enfermedades neuro-degenerativas, la disfagia está presente en el 35-80 %, dependiendo de diversos factores, que pueden incluir: mutaciones genéticas, edad de inicio, velocidad de progresión y pronóstico de las alteraciones.

En la esclerosis lateral amiotrófica (ELA), la función ventilatoria y la alimentación son determinantes en el pronóstico, y la principal causa de mortalidad es la neumonía, seguida de la neumonía aspirativa. Por ello, la detección precoz de la disfagia es fundamental para optimizar el manejo de la enfermedad, reducir el riesgo de desnutrición y decidir en el momento adecuado la necesidad de una sonda de gastrostomía endoscópica percutánea para la alimentación.

 Lee J *et al.*, determinaron que, en los pacientes con ELA, la fase oral de la deglución suele estar más afectada, y aparece incapacidad para retener el bolo alimenticio por incompetencia del sello labial, reducción de la masticación, residuos en la cavidad oral y un retraso en el reflejo deglutorio.

Los pacientes no suelen referir estas alteraciones hasta que no presentan déficits en la fase faríngea, como tos o atragantamiento.

Murono *et al.* observaron que, en pacientes con ELA, la musculatura oral (ineficacia de contención y procesamiento del bolo intraoral, fatiga masticatoria, permanencia de residuos orales y enlentecimiento del disparo deglutorio) se veía más afectada que la contracción muscular faríngea durante la deglución, correlacionando con la gravedad de la escala de penetración-aspiración (PAS (*Penetration-Aspiration Scale*), incluso en los pacientes que no presentaban síntomas bulbares. En estos casos, la alteración de la seguridad se debe a una aspiración posdeglutoria, secundaria a la alteración de la eficacia con acumulación de residuos en la faringe.

Se ha documentado aspiración silente hasta en un 55 % de las personas afectadas de ELA.

En cuanto a la desnutrición en las personas con ELA, esta supone un factor pronóstico negativo de supervivencia. En un estudio, el 38,2 % de las personas que habían tenido una pérdida de peso significativa no referían clínica de disfagia, pero sí un aumento del trabajo respiratorio. En personas con enfermedades neuromusculares, en las que existe una debilidad muscular, la fatiga constituye un riesgo, y puede suponer un gasto energético excesivo durante la alimentación, con riesgo de que el aporte nutricional sea insuficiente.

 Una pérdida de peso superior al 10 % del peso basal es criterio para recomendar la colocación de una sonda de gastrostomía endoscópica percutánea (PEG) en pacientes con ELA, según concluyen los estudios de Audax N *et al.*

Los estudios respiratorios en los pacientes con ELA han podido establecer que la alteración del volumen de capacidad vital, el flujo pico espiratorio (PEF) y el tiempo en alcanzar el flujo pico son predictores significativos de riesgo de penetración/aspiración en estos pacientes.

Los pacientes afectados de ELA y con una capacidad vital inferior a 4500 mL presentan un riesgo de más de 5,6 veces de a sufrir penetración/aspiración durante la deglución.

Un pico flujo superior a 40 L y un tiempo para alcanzar el pico flujo superiora 80 ms aumentaron 3,6 y 3,2 veces, respectivamente, el riesgo de penetración/aspiración, obteniendo una sensibilidad de 91,3 % en la capacidad vital, 82,6 % el flujo pico espiratorio y 73,9 % el tiempo en alcanzar el flujo pico, y una especificidad de 82,2, 73,9 y 78,3 %, respectivamente, en la identificación de pacientes con ELA y alteraciones de la seguridad de la deglución (penetración/aspiración). Además, todos los pacientes con patologías neurodegenerativas presentan dificultades para el manejo de las secreciones orales y pulmonares, lo que puede contribuir al disconfort respiratorio.

DIAGNÓSTICO Y TRATAMIENTO DE LA DISFAGIA

En este apartado se abordarán los métodos utilizados para diagnosticar y tratar la disfagia.

Diagnóstico

El diagnóstico de la disfagia puede realizarse clínicamente si con la ingesta de líquidos o sólidos el paciente presenta síntomas sugestivos, como sensación de atragantamiento con tos asociada, cambios en la voz en forma de voz húmeda, desaturación de oxígeno, sensación de residuos a nivel faríngeo o en la cavidad oral, dificultad para la propulsión del bolo o sensación de detención o *stop* faríngeo. Existen diversas pruebas de cribado de la disfagia como el test del agua, la prueba de deglución de Gugging (GUSS, *Gugging Swallowing Screen*) para pacientes neurológicos, herramienta de evaluación de la alimentación de 10 ítems (EAT-10, *Eating Assessment Tool-10*), y valoraciones clínicas observacionales que se usan más frecuentemente en la población pediátrica.

 Como requisitos previos a cualquier exploración de cribado a pie de cama, se necesita una formación específica en disfagia y en la herramienta de cribado, y que el paciente cumpla con un mínimo de criterios clínicos: alerta, capacidad tusígena, control de secreciones basales y emisión de voz.

En este medio, una de las pruebas de cribado y valoración clínica más utilizadas es el método de exploración clínica volumen-viscosidad, en el que se evalúan las viscosidades néctar, líquido y pudin a diferentes volúmenes (5, 10 y 20 mL, respectivamente), para valorar signos de alteración de la seguridad y la eficacia de la deglución en un sistema de *pass or fail* pasar o fallar, según el estudio de Velasco M *et al.* (**Fig. 13-2**).

Mediante esta valoración, es posible diagnosticar la existencia de disfagia, y determinar la viscosidad y el volumen en el que se produce la alteración de la seguridad y/o la eficacia,

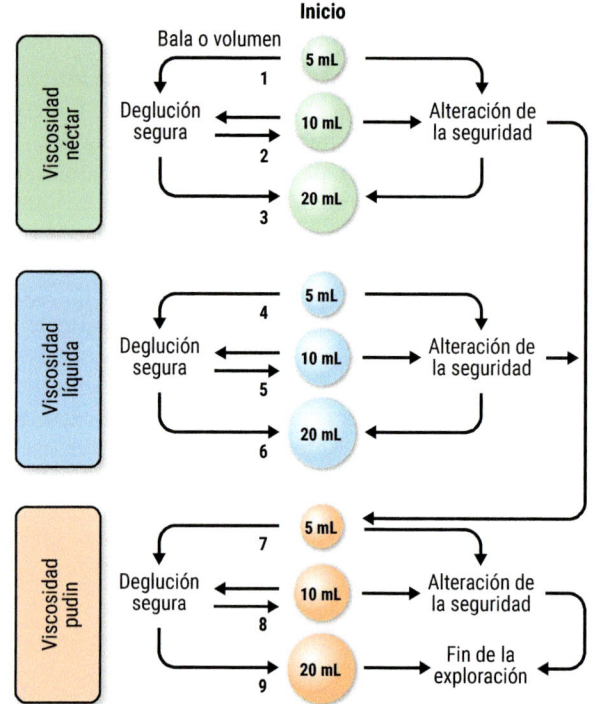

Figura 13-2. Método de evaluación clínica volumen-viscosidad.

y por último, ofrece la posibilidad de realizar una adaptación dietética que minimice el riesgo de aspiración y permita una alimentación eficiente.

En el caso de pacientes con infecciones respiratorias de repetición, fiebre o febrícula persistente no justificada, o patologías asociadas a un elevado riesgo de disfagia, puede que sea necesario realizar una valoración instrumental mediante fibroendoscopia de la deglución) o videofluoroscopia de la deglución.

> ! La exploración instrumental permite la observación directa de penetración vestibular o aspiración traqueal, y valorar el momento y el mecanismo por el que se producen.

Además, permite evaluar la eficacia de técnicas posturales, maniobras compensadoras, cambios dietéticos o modificaciones de las texturas dietéticas. Los profesionales especializados/

expertos en estas pruebas podrán determinar directrices de tratamiento y podrán establecer un pronóstico de las diferentes alteraciones de la deglución.

Los estudios instrumentales son imprescindibles si se sospecha la existencia de aspiraciones silentes, puesto que estas son indetectables mediante otros métodos clínicos de exploración.

Tratamiento

El tratamiento de la disfagia orofaríngea tiene como objetivo conseguir una deglución suficientemente segura, para evitar el riesgo de aspiración, y una deglución eficaz, para asegurar los requerimientos nutricionales.

Se compone de diferentes estrategias:

- Adaptación de la textura y el volumen de la dieta: se modifica la viscosidad de los líquidos con el uso de espesante, para conseguir una viscosidad que permita la deglución segura para el paciente. Habitualmente, se utilizan las viscosidades néctar, miel y pudin. Los alimentos también pueden modificarse para facilitar la propulsión del bolo alimentario, evitar residuos o disminuir la fatiga durante las ingestas. Suele utilizarse una dieta triturada, de fácil masticación (alimentos blandos y fáciles de masticar) o de fácil propulsión (alimentos habitualmente acompañados de salsas para aportar jugosidad y humedad que facilite el transporte del bolo). También puede que sea necesario controlar el volumen del bolo o de la ingesta de líquido, como, por ejemplo, con vasos con válvula de control de volumen, uso de cucharas de diferentes capacidades (planas), etc.
- Control del entorno y técnicas posturales compensadoras: la persona debe estar en sedestación, evitar distracciones, evitar comer/beber y hablar a la vez, evitar la hiperextensión cervical, etc. (**Fig. 13-3**).
- Tratamiento rehabilitador activo: mediante la intervención logopédica, se trabaja la estimulación sensorial, la tonificación de la musculatura implicada en la deglución y la coordinación deglución-respiración, y se pueden aplicar maniobras específicas deglutorias (maniobra supraglótica, supersupraglótica, Mendelsohn y Masako).
- Dentro del tratamiento activo, en los últimos años han surgido diversas publicaciones en las que se estudia el

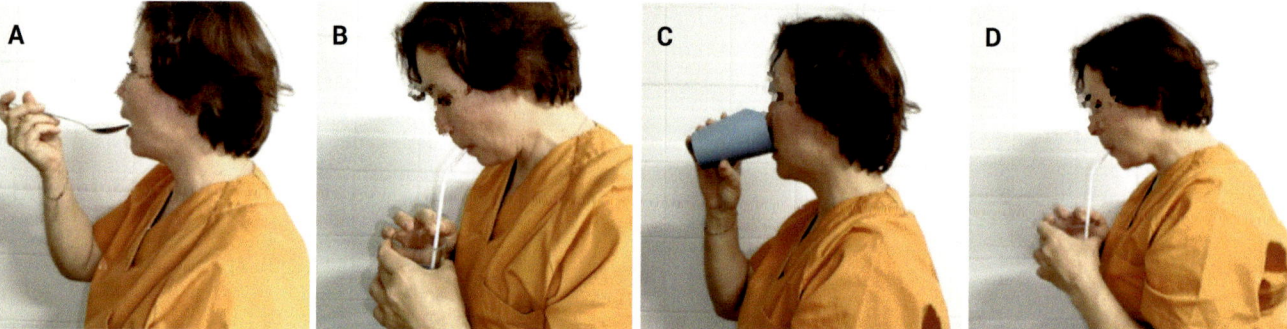

Figura 13-3. Posturas de compensación de la deglución. **A)** Posición neutra. **B)** Mentón inclinado (*chin tuck*). **C)** Posición neutra con vaso adaptado. **D)** Flexión cervical.

efecto del entrenamiento de la musculatura respiratoria en la deglución. En un metaanálisis realizado por el grupo de Zhang *et al.,* se pudo establecer que el entrenamiento de la musculatura respiratoria mejoró el resultado de la escala de PAS en la evaluación de viscosidad líquido, comparado con estudios sin entrenamiento o con entrenamiento respiratorio placebo. El entrenamiento de la musculatura espiratoria promueve la activación de la musculatura suprahioidea, que desempeña un papel complejo en la elevación hiolaríngea (protección de la vía respiratoria) y en la apertura del esfínter esofágico superior durante la deglución.

 Mejorando la mecánica deglutoria, se reduce el riesgo de aspiración y mejora el aclaramiento faríngeo, disminuyendo la cantidad de residuos faríngeos.

Además, según estudios de Zhang *et al.*, el entrenamiento de la musculatura respiratoria establece una sinergia con la musculatura orofacial (del suelo de la boca, velofaríngea y faríngea), que es importante en la coordinación del transporte del bolo durante la deglución para mantener la seguridad y la eficacia de la deglución.

 PUNTOS CLAVE

- La deglución y la respiración están íntimamente ligadas entre sí. Es indispensable que los profesionales dedicados a la rehabilitación respiratoria puedan percibir los signos clínicos de las alteraciones de la deglución en todos sus pacientes.
- Los cambios en la mecánica respiratoria suponen un riesgo de disfagia en todos los pacientes con patologías respiratorias crónicas.

- El uso de dispositivos en la vía aérea produce alteraciones de la mecánica deglutoria que deben considerarse en todos los pacientes con patologías respiratorias agudas y crónicas.
- Los pacientes con patologías respiratorias crónicas pueden presentar sarcopenia, desnutrición, desacondicionamiento físico y miopatías. Estas alteraciones están relacionadas con la alteración de la eficacia de la deglución y, en algunos casos, también de la seguridad de la deglución.

BIBLIOGRAFÍA

Audag N, Goubau C, Toussaint M, Reychler G. Screening and evaluation tools of dysphagia in adults with neuromuscular diseases: a systematic review. Ther Adv Chronic Dis. 2019;10:204062231882162.

Black R, McCabe P, Glanville A, Bogaardt H, MacDonald P, Madill C. Oropharyngeal dysphagia and laryngeal dysfunction after lung and heart transplantation: A systematic review. Disabil Rehabil. 2020;42(15):2083-92.

Brodsky MB, Levy MJ, Jedlanek E, et al. Laryngeal injury and upper airway symptoms after oral endotracheal intubation with mechanical ventilation during critical care: A systematic review. Crit Care Med. 2018;46(12):2010-7.

Cass AR, Charlton KE. Prevalence of hospital-acquired malnutrition and modifiable determinants of nutritional deterioration during inpatient admissions: A systematic review of the evidence. J Hum Nutr Diet. 2022;35(6):1043-58.

Cvejic L, Bardin PG. Breathing-swallow dysfunction in COPD: How silent aspiration may be contributing to exacerbations. Respirology. 2021;26(12):1110-1.

Cvejic L, Bardin PG. Swallow and aspiration in chronic obstructive pulmonary disease. Am J Respir Crit Care Med. 2018;198(9):1122-9.

Cvejic L, Guiney N, Nicholson T, et al. Aspiration and severe exacerbations in COPD: a prospective study. ERJ Open Res. 2021;7(1):00735-2020.

Ghannouchi I, Speyer R, Doma K, Cordier R, Verin E. Swallowing function and chronic respiratory diseases: Systematic review. Respir Med. 2016;117:54-64.

Goff D, Patterson J. Eating and drinking with an inflated tracheostomy cuff: a systematic review of the aspiration risk. Int J Lang Commun Disord. 2019;54(1):30-40.

Gutiérrez-Arias R, Salgado-Maldonado G, Valdivia PL, et al. Assessing swallowing disorders in adults on high-flow nasal cannula in critical and non-critical care settings. A scoping review protocol. PLoS One. 2023;18(10):e0291803.

Hori R, Ishida R, Isaka M, Nakamura T, Oku Y. Effects of noninvasive ventilation on the coordination between breathing and swallowing in patients with chronic obstructive pulmonary disease. Int J Chron Obstruct Pulmon Dis. 2019;14:1485-94.

Kijima M, Isono S, Nishino T. Coordination of swallowing and phases of respiration during added respiratory loads in awake subjects. Am J Respir Crit Care Med. 1999;159(6):1898-902.

Lee J, Madhavan A, Krajewski E, Lingenfelter S. Assessment of dysarthria and dysphagia in patients with amyotrophic lateral sclerosis: Review of the current evidence. Muscle Nerve]. 2021;64(5):520-31.

Lichtman SW, Birnbaum IL, Sanfilippo MR, Pellicone JT, Damon WJ, King ML. Effect of a tracheostomy speaking valve on secretions, arterial oxygenation, and olfaction: A quantitative evaluation. J Speech Lang Hear Res. 1995;38(3):54955.

Macht M, Wimbish T, Bodine C, Moss M. ICU-acquired swallowing disorders. Crit Care Med. 2013;41(10):2396-405.

Martin-Harris B, Kantarcigil C, Reedy EL, McFarland DH. Cross-system integration of respiration and deglutition: Function, treatment, and future directions. Dysphagia. 2023;38(4):1049-58.

McFarland DH, Lund JP. Modification of mastication and respiration during swallowing in the adult human. J Neurophysiol. 1995;74(4):1509-17.

Mokhlesi B, Logemann JA, Rademaker AW, Stangl CA, Corbridge TC. Oropharyngeal deglutition in stable COPD. Chest. 2002;121(2):361-9.

Nishimura M. High-flow nasal cannula oxygen therapy in adults: Physiological benefits, indication, clinical benefits, and adverse effects. Respir Care. 2016;61(4):529-41.

Nishino T, Hasegawa R, Ide T, Isono S. Hypercapnia enhances the development of coughing during continuous infusion of water into the pharynx. Am J Respir Crit Care Med. 1998.;157(3):815-21.

Ribeiro C, Gonçalves B, Fernandes N, Antunes V, Mancopes R, Steidl E. Relationship between dysphagia and exacerbations in chronic obstructive pulmonary disease: A literature review. Int Arch Otorhinolaryngol. 2014;19(01):074-9.

Skoretz SA, Anger N, Wellman L, Takai O, Empey A. A systematic review of tracheostomy modifications and swallowing in adults. Dysphagia. 2020;35(6):935-47.

Velasco M, Arreola V, Clavé P, Puiggrós C. (2007). Abordaje clínico de la disfagia orofaríngea: diagnóstico y tratamiento. Nutr Clin Med. 2007;1(3): 174-202.

Verin E, Clavé P, Bonsignore MR, et al. Oropharyngeal dysphagia: when swallowing disorders meet respiratory diseases. Eur Respir J. 2017;49(4):1602530.

Zhang W, Pan H, Zong Y, Wang J, Xie Q. Respiratory muscle training reduces respiratory complications and improves swallowing function after stroke: A systematic review and meta-analysis. Arch Phys Med Rehabil. 2022;103(6): 1179-91.

Evaluación de la disnea y calidad de vida

14

N. Fernández García

OBJETIVOS

- Definir la disnea y comprender sus características clínicas.
- Conocer la fisiopatología y los mecanismos subyacentes que causan la disnea.
- Identificar sus causas y los diferentes tipos de disnea según su origen.
- Aprender a cuantificarla y valorar su impacto en la calidad de vida del paciente.

INTRODUCCIÓN

El sistema respiratorio está diseñado para mantener la homeostasis con respecto al intercambio gaseoso (oxigenación adecuada) y al estado ácido-base del organismo (ajustar la presión arterial de dióxido de carbono [$PaCO_2$] para mantener el pH normal). Cuando aparecen alteraciones en la oxigenación y en la acidemia, se produce malestar al respirar.

Los problemas respiratorios son una causa de consulta muy común en la práctica clínica habitual, en la que un aspecto fundamental del tratamiento es la rehabilitación respiratoria (RR). Antes de iniciar un programa de rehabilitación, se debe realizar una valoración integral del paciente que incluya una anamnesis dirigida hacia los síntomas, una exploración física, y la revisión (si se dispone de ellas) o la solicitud de las pruebas complementarias necesarias para llegar a un diagnóstico adecuado y enfocar los objetivos terapéuticos.

Es importante conocer la percepción de disnea del paciente, ya que es uno de los motivos más frecuentes de derivación a rehabilitación. En la anamnesis, el paciente habla con frecuencia de sensación de «falta de aire», de «opresión en el pecho» o de «hambre de aire», es decir, de disconfort respiratorio.

Por otro lado, es fundamental conocer la percepción de la calidad de vida de los pacientes respiratorios derivados a rehabilitación.

DISNEA

Según la American Thoracic Society (ATS), la disnea se define como una experiencia subjetiva de malestar respiratorio que comprende sensaciones cualitativamente distintas que varían en intensidad.

Esta vivencia desagradable deriva de interacciones entre múltiples factores fisiológicos, psicológicos, sociales y ambientales, que pueden inducir respuestas fisiológicas y conductuales secundarias.

La disnea no es un trastorno cuantitativo, sino cualitativo, ya que no se puede detectar ni medir objetivamente, y consiste en que la respiración se hace consciente y molesta. Es, junto al dolor, una de las sensaciones más desagradables y uno de los motivos más frecuentes de consulta y, al igual que ella, no se puede medir sino subjetivamente.

Al ser un síntoma y un signo, es difícil de cuantificar y de describir, y está influenciada además tanto por factores culturales como personales.

Fisiopatología

La disnea puede tener, fundamentalmente, un doble origen, respiratorio o cardiovascular. La disnea de origen respiratorio incluye la provocada por trastornos en los centros respiratorios (control central), en la bomba ventilatoria y en el intercambiador de gases, mientras que la disnea de origen cardiovascular incluye problemas que afectan a la irrigación y al músculo cardíaco, a las válvulas o al pericardio, así como la anemia y el desacondicionamiento físico. Puede coexistir más de una disfunción a la vez. Así, por ejemplo, la estimulación de los receptores pulmonares puede deberse a la inflamación intersticial (sistema respiratorio) o a edema intersticial (sistema cardiovascular) (Fig. 14-1).

Disnea de origen respiratorio

El aparato respiratorio trabaja introduciendo el aire desde el exterior hasta los alvéolos, donde, mediante la difusión, se produce la absorción de oxígeno en la sangre y la eliminación del por dióxido de carbono en la membrana alveolocapilar, siendo posteriormente eliminado al exterior. Si se altera este

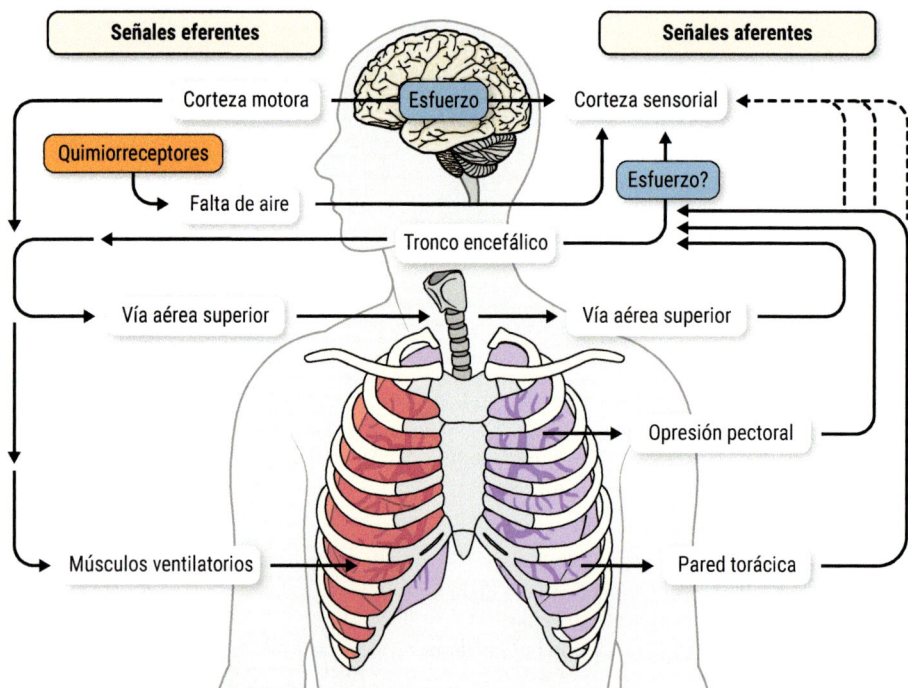

Figura 14-1. Fisiopatología de la disnea.

proceso por algún problema en algún componente, se genera disnea.

> ❗ La disnea del aparato respiratorio incluye la provocada por alteraciones en el controlador central en los centros respiratorios, en la bomba ventilatoria y en el intercambiador de gases.

Por un lado, los centros respiratorios del tronco encefálico, punto de control central de la respiración, son un conjunto de neuronas situadas en el bulbo raquídeo y en la protuberancia, que se pueden considerar como una unidad. Las vías descendentes que parten de este centro estimulan las motoneuronas que inervan los músculos que intervienen en la respiración, situadas en los núcleos de origen de los últimos pares craneales y en las astas anteriores de la médula. Los centros respiratorios se activan cuando reciben estímulos de una serie de receptores periféricos como:

- Mecanorreceptores: la vía aérea superior, los pulmones y la pared torácica poseen receptores que envían impulsos que pueden generar la aparición de la disnea:
  - Receptores de las vías aéreas superiores y la cara: están inervados por el nervio trigémino fundamentalmente. La estimulación de los receptores de flujo o temperatura por la inhalación de aire frío puede disminuir la disnea de esfuerzo y la ventilación en pacientes con enfermedad pulmonar obstructiva crónica (EPOC). El oxígeno nasal de alto flujo reduce la disnea en mayor grado que la oxigenoterapia convencional, probablemente por una mayor estimulación de los receptores nasales.
  - Receptores pulmonares: son principalmente de tres tipos:
    - De adaptación rápida: se activan por estímulos mecánicos, como inhalación de partículas irritantes o sustancias químicas, o por cambios rápidos de volumen

pulmonar como, por ejemplo, la disnea secundaria al broncoespasmo.
- De adaptación lenta: se activan por el aumento de tensión y el estiramiento de la pared de las vías aéreas.
- Fibras C: son fibras nerviosas aferentes amielínicas que se originan en receptores J de las vías respiratorias pequeñas, y que se estimulan por factores mecánicos y químicos.
- Receptores de la pared torácica: el sistema nervioso central recibe información de las articulaciones, los tendones y los músculos que modulan la sensación de disnea. Los husos musculares perciben la incongruencia entre la tensión y la longitud de las fibras, por ejemplo, en la expansión anómala de la caja torácica por la hiperinsuflación pulmonar del paciente con enfisema, donde existirá un diafragma aplanado, o en el derrame pleural y en el neumotórax, por la presencia de líquido o aire en el espacio pleural. Otro estímulo de origen muscular es la sensación de fatiga de los músculos sobrecargados.

- Quimiorreceptores: estos receptores químicos pueden ser tanto centrales (en el bulbo) como periféricos (en los cuerpos carotídeos y en el arco aórtico). Los centrales responden a los cambios en el pH y en la $PaCO_2$, y los periféricos detectan los cambios en la presión parcial de oxígeno (PaO_2) en la sangre arterial, y son estimulados por la acidosis y la hipercapnia. Las vías aferentes de estos quimiorreceptores del tronco del encéfalo actúan de forma directa, descargando sobre la corteza sensorial y, a la vez, sobre los músculos respiratorios, contribuyendo así a la sensación de disconfort respiratorio.
  - Hipercapnia: existirá disnea secundaria, por ejemplo, en pacientes tetrapléjicos C1-C2 dependientes de respirador que carecen de músculos respiratorios funcionales, y en sujetos sanos paralizados con bloqueadores neuromusculares.

– Hipoxia: la hipoxemia aguda también se puede asociar a aumento de ventilación y molestias respiratorias, aunque los datos sobre su papel en la estimulación de los quimiorreceptores son menos claros.

Los estímulos que recogen los centros respiratorios viajan a través del nervio vago a la musculatura respiratoria, y así regulan la respiración.

La bomba ventilatoria está formada por los músculos de la ventilación, los nervios periféricos que transmiten al controlador central, las costillas a las que se conectan los músculos respiratorios, la pleura que transforma el movimiento de la pared torácica y las vías respiratorias. Cuando hay un problema en la bomba, se percibe como un aumento del «trabajo respiratorio».

Si existe debilidad neuromuscular, el paciente debe realizar un esfuerzo inspiratorio casi máximo para producir una presión pleural negativa normal.

Los pacientes con cifoescoliosis presentan una distensibilidad reducida de la pared torácica, y los pacientes con fibrosis intersticial presentan una distensibilidad reducida de los pulmones. Ambos deben realizar más trabajo de lo normal para movilizar el aire.

En la EPOC existe una hiperinsuflación por la obstrucción bronquial que genera resistencia al flujo de aire. Durante el ejercicio, se desarrolla una mayor hiperinsuflación que la que existe en reposo (dinámica). Esta hiperinsuflación dinámica es fundamental para provocar disnea de esfuerzo, síntoma principal de la EPOC. Un ejercicio submáximo como caminar reduce la capacidad inspiratoria, y se asocia al grado de disnea que el paciente percibe durante su esfuerzo.

El intercambio de gases se produce en los alvéolos y en los capilares pulmonares, mediante la difusión del oxígeno y del dióxido de carbono. La mayor parte de la patología cardiopulmonar con disnea se asocia a alguna alteración del intercambio de gases o a la destrucción de la membrana difusora (p. ej., en el enfisema o en la fibrosis pulmonar), o al incremento de líquido o material inflamatorio en los pulmones, disminuyendo la ventilación localmente.

Cuando se afecta el intercambio de gases, se produce hipoxemia (en reposo o en ejercicio) e hipercapnia crónica, en casos más graves. Ambos estimulan a los centros respiratorios del tronco del encéfalo, y provocan sensación de «hambre de aire» o una mayor necesidad de respirar.

Disnea de origen cardiovascular

El sistema cardiovascular mueve la sangre oxigenada de los pulmones al resto de los tejidos y transporta el dióxido de carbono de estos tejidos de vuelta a los pulmones. Para ello, existe una bomba que debe funcionar sin generar presiones capilares pulmonares elevadas, y tiene que existir suficiente hemoglobina para transportar oxígeno y enzimas apropiadas para usar el oxígeno de los tejidos.

💡 Como se puede apreciar, la fisiopatología de la disnea es muy compleja, y puede estar causada por una variedad de afecciones médicas y procesos fisiológicos.

Algunas de las causas y mecanismos involucrados en la misma son:

• Alteraciones en la ventilación pulmonar:
  – Obstrucción de las vías respiratorias, con disminución del flujo aéreo, que produce sensación de dificultad para respirar, por ejemplo, en la EPOC, en el asma, etc.
  – Patologías que cursan con restricción pulmonar, donde la capacidad de expansión está limitada y se dificulta tanto la inspiración como la espiración, por ejemplo, en la fibrosis pulmonar o enfermedades del tejido conectivo.
• Alteración del intercambio gaseoso:
  – La falta de oxígeno en sangre o hipoxemia, que suele producir sensación de falta de aire, puede estar presente en enfermedades pulmonares, insuficiencia cardíaca, anemia, etc.
  – En la hipercapnia, el aumento de los niveles de dióxido de carbono en sangre por problemas en su eliminación, como en la EPOC avanzada, pueden producir disnea.
• Patología cardiovascular:
  – En la insuficiencia cardíaca se pueden producir síntomas por disminución del gasto cardíaco (fatiga, debilidad y disnea de esfuerzo), y por aumento de la presión venosa sistémica pulmonar y acumulación de líquido (disnea de reposo y de esfuerzo, edema, congestión hepática y ascitis). Cuando la insuficiencia cardíaca provoca un aumento de la presión venosa pulmonar, aparece disnea al producirse hipoxemia o al estimular los receptores intersticiales y/o vasculares pulmonares (p. ej., receptores J no mielinizados o fibras C).
  – En el tromboembolismo pulmonar, la obstrucción de una arteria pulmonar por un coágulo sanguíneo puede reducir el flujo sanguíneo y provocar disnea.
• Trastornos neuromusculares: patologías como miopatías y neuropatías, que producen debilidad de los músculos respiratorios y los incapacitan para conseguir un rendimiento ventilatorio normal sin un esfuerzo suplementario (posibles causas de restricción), produciendo dificultad respiratoria.
• Otras causas en las que aumenta la ventilación con un aparato respiratorio normal son:
  – La ansiedad, el miedo y el estrés pueden desencadenar o agravar la disnea, incluso cuando no existe patología orgánica de fondo. Es la disnea psicógena, por una hiperestimulación cortical.
  – En la anemia, el descenso de los niveles de hemoglobina afecta también al suministro de oxígeno (porque la mayor parte de este está unido a la hemoglobina). Esta afección también conduce a un aumento del gasto cardíaco, lo que puede provocar un aumento de volumen ventricular izquierdo y de las presiones vasculares pulmonares.
  – Desacondicionamiento físico: se produce queja de disconfort respiratorio al realizar ejercicio intenso, incluso si no hay alteración del sistema respiratorio o cardiovascular. La respuesta está determinada por la capacidad del corazón para aumentar el gasto cardíaco máximo y por la de los músculos periféricos para utilizar el oxígeno de manera eficiente (metabolismo aeróbico). Si existe sedentarismo, con el transcurso del tiempo el individuo

se vuelve menos apto, (con descenso del gasto cardíaco máximo, reducción de la densidad capilar de los músculos y de la capacidad de las mitocondrias para mantener el metabolismo aeróbico), y al final aparece mayor limitación por la mala aptitud cardiovascular que por la enfermedad subyacente. Se describe como «respiración pesada», «sensación de respirar más» y con molestias en las piernas que son mayores a las propiamente respiratorias.

- Obesidad: el exceso de peso puede aumentar la demanda de oxígeno y el esfuerzo respiratorio, y causar disnea.
- En el ejercicio físico intenso, el estímulo respiratorio principal debe ser el por dióxido de carbono producido en exceso, aunque también pueden surgir estímulos en los músculos por sobrecarga.
- La acidosis de cualquier origen, por ejemplo, la cetoacidosis diabética, ya que el descenso del pH estimula el centro respiratorio produciendo disnea.

Valoración

La historia clínica de un paciente con disnea debe incluir los siguientes apartados:

- Anamnesis:
  - Se interrogará sobre: antecedentes personales, si ha presentado ingresos previos, profesión, exposición a tóxicos, agentes irritantes y/o pelo de animales. También se preguntará sobre los fármacos, y los antecedentes de ansiedad o depresión.
  - En cuanto a la disnea, es importante indagar sobre cuándo comenzó, su frecuencia, intensidad y duración, factores que la desencadenan y factores que la mejoran.
  - A continuación, se preguntará sobre los síntomas asociados, como: tos, crepitación, sibilancias, fatiga, dolor, edemas, etc.
- Exploración física:
  - Se valora la postura del paciente, las alteraciones de la frecuencia y del ritmo respiratorio, el uso de musculatura accesoria tanto en decúbito como en sedestación, la dificultad para hablar y la presencia de somnolencia.
  - Se efectuará una exploración general de la boca, el cuello, la presencia de ingurgitación yugular y una valoración de posibles edemas.
  - A continuación, se realiza una auscultación cardiorrespiratoria, en busca de un murmullo vesicular disminuido, crepitantes, roncus o sibilancias, y/o soplos asociados.
  - También es importante la valoración del abdomen y las extremidades, en busca de posible hepatomegalia, edema abdominal o de miembros inferiores.
- Pruebas complementarias: analítica (hemograma, bioquímica y dímero D), gasometría arterial o pulsioximetría, electrocardiograma y radiografía de tórax.

Existe un problema en diferenciar si la disnea es de origen pulmonar o cardiológico, ya que la clínica puede no ser concluyente. Para ello, se dispone del índice de diferenciación de la disnea (DDI):

$$DDI = PEF \times PaO_2 / 1.000$$

Donde PEF es el pico de flujo espiratorio (en mL/s).

Valores por debajo de 13 aseguran, con una sensibilidad del 82 % y una especificidad del 74 %, que la causa de disnea es pulmonar.

También se ha empleado la determinación del péptido natriurético cerebral, ya que se eleva en la insuficiencia cardíaca, y no en la EPOC ni en el asma descompensadas. Su cifra se relaciona con el grado de disnea de la New York Heart Association (NYHA).

Características de interés semiológico

Otras características de interés semiológico se refieren a la forma de ventilar, la fase de la respiración comprometida, ciertas circunstancias que influyen sobre el síntoma y su presentación en el tiempo:

- Fase de la respiración más afectada: la disnea inspiratoria se debe a la estenosis de las vías aéreas superiores por edema de glotis, cuerpos extraños, etc. En estos casos, aparece el signo del estridor inspiratorio, ruido característico producido por el aire inspiratorio atravesando la zona estenosada, y tiraje o depresión inspiratoria de las fosas supraclaviculares, el hueco supraesternal e incluso los espacios intercostales. La disnea espiratoria se presenta en la estenosis de los bronquios más finos (bronquitis, asma y enfisema), haciendo que la espiración sea más prolongada y costosa.
- Patrón respiratorio: la respiración taquipneica es característica de procesos que afectan al intersticio pulmonar y de la insuficiencia cardíaca con pulmón de estasis (estimulación intensa de los receptores J), en tanto que la respiración bradipneica y profunda, impuesta por un aumento de estímulos humorales (descenso del pH, descenso de la PaO_2 y aumento de $PaCO_2$), caracteriza a la acidosis y puede aparecer en el trastorno ventilatorio obstructivo (asma, bronquitis y enfisema).
- Factores que influyen: en general, el hecho de que la disnea aparezca en reposo (disnea de reposo) o solo durante el ejercicio físico (disnea de esfuerzo) indica que el trastorno es más grave en el primer caso:
  - La ortopnea, o disnea que se produce al adoptar la posición de decúbito y mejora al incorporarse (lo que motiva el uso de varias almohadas para dormir), es más específica de la insuficiencia cardíaca con congestión pulmonar, por mayor aflujo de sangre al corazón derecho y, por tanto, al pulmón, en el decúbito que en la posición erecta y, también, porque la eficacia del diafragma para ventilar en el decúbito está disminuida por el empuje de las vísceras abdominales. La obesidad central, con un abdomen globuloso, también puede producirla, y puede observarse asimismo en pacientes con debilidad de los músculos inspiratorios, debido al aumento de trabajo respiratorio asociado al movimiento del diafragma contra una presión intraabdominal alta.

– La platipnea se podría considerar lo contrario a la ortopnea, acentuándose la disnea cuando el paciente pasa del decúbito al ortostatismo. Se observa en el trastorno ventilatorio obstructivo (p. ej., en el enfisema) y, aunque el mecanismo no está claro, es posible que dependa de cambios en la relación ventilación/perfusión y, desde luego, coincide con un aumento de la hipoxemia. En ciertas cardiopatías congénitas, la disnea mejora al adoptar la posición de cuclillas; una explicación de este fenómeno es que con estas posturas aumentan las resistencias sistémicas y, en consecuencia, se reduce el flujo por el cortocircuito derecha-izquierda.

– La bendopnea es la disnea que se produce al inclinarse hacia delante en pacientes con insuficiencia cardíaca descompensada o con obesidad central, por ejemplo, al intentar atarse los zapatos en sedestación.

• Presentación en el tiempo: en general, la disnea es continua mientras esté actuando la causa que la originó. No obstante, tanto el asma bronquial como el asma cardíaca se presentan de forma brusca; en el primer caso, por estenosis bronquial, al actuar el agente desencadenante, y en el asma cardíaca, con crisis nocturnas que se denominan también disnea paroxística nocturna, en las que la posición en decúbito supino al dormir aumenta la congestión pulmonar, y se deprime la sensibilidad del centro respiratorio, hasta que llega un momento en que los impulsos logran estimularle, y responde con una sensación de disnea brusca. Puede ser intermitente, asociada al aire frío o a la caspa de animales (lo que sugiere asma), o relacionada con el trabajo o tras infecciones de vías altas (asma o EPOC).

Si la disnea se desencadena al inicio de un ejercicio leve, puede orientar hacia una disfunción diastólica cardíaca, o a hipertensión pulmonar. Si es con ejercicio más intenso a partir de los 3 min, con máximo a los 10-15 min y revolviéndose sobre los 60 min, indica asma inducida por el ejercicio. La debilidad de los músculos espiratorios produce disnea progresiva.

Evaluación de la intensidad de la disnea

Para evaluar la intensidad de la disnea, existen cuestionarios estandarizados creados para medir y expresar numéricamente esta. Siempre existirá un grado de subjetividad, pero con ellos se intenta tener una cifra con la que poder comparar posteriormente o evaluar la evolución, por ejemplo, tras realizar un programa de rehabilitación respiratoria. Deben tener una capacidad discriminativa y evaluadora.

Hay varios instrumentos para evaluar la gravedad. Para valorar la disnea durante el ejercicio, se dispone de la escala visual analógica (EVA) y la escala modificada de Borg.

• La EVA: es la más sencilla de utilizar, ya que es muy simple. Es unidimensional, y está formada por una línea que puede ser horizontal o vertical, de 100 mm de longitud, y que oscila desde el 0 (sin dificultad respiratoria) al 100 (máxima dificultad para respirar). Se debe señalar en la línea el grado de dificultad para respirar que el paciente considera que presenta (**Fig. 14-2**).

• Escala de Borg modificada: se modificó para medir la disnea durante el ejercicio. Es similar a la anterior, pero se ayuda al paciente mediante frases descriptivas sobre la intensidad de la disnea; a cada frase se le asigna un número. Se pide al paciente que puntúe de 0 (ausencia de disnea) a 10 (máxima disnea) su dificultad respiratoria, según la frase que mejor describa el estado actual de esta. Esta escala se correlaciona con el consumo de oxígeno en la ergometría (**Tabla 14-1**).

Otras escalas de medición de la disnea son:

• Escala modificada del Medical Research Council (mMCR): creada por la Sociedad Británica de Medicina Respiratoria, es probablemente la más utilizada en la práctica clínica, debido a la forma de preguntar, que es sencilla, rápida y fácilmente reproducible. Consta de cuatro grados, de menor a mayor dificultad para respirar, que se expresan en la **tabla 14-2**. Es menos precisa en los ancianos o si existen comorbilidades importantes. Tiene correlación con la prueba de la marcha de 6 minutos (PM6M).

• Índice de disnea basal IDB de Mahler: es la escala más completa y compleja. Es multidimensional, y valora tres componentes de la disnea: la magnitud de la tarea que la genera, la incapacidad funcional que produce y la magnitud del esfuerzo que produce el disconfort respiratorio. El síntoma se evalúa de forma tridimensional, centrándose en las consecuencias en las actividades provocadas por la falta de aire del individuo (**Tabla 14-3**).

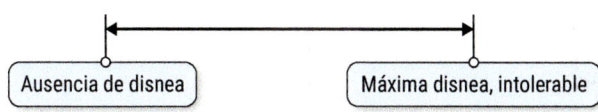

Ausencia de disnea   Máxima disnea, intolerable

Figura 14-2. Escala visual analógica (EVA).

Tabla 14-1. Escala de Borg modificada	
Puntuación	**Disnea observada**
0	Nada
1	Muy leve
2	Leve
3	Moderada
4	Algo grave
5	Grave
6	Muy grave
7	Muy grave
8	Muy grave
9	Muy, muy grave
10	Máxima

Tabla 14-2. Escala de disnea modificada del Medical Research Council (mMCR)

Grado	Actividad
0	Ausencia de sensación de falta de aire (disnea) con ejercicio intenso
1	Disnea al andar deprisa en llano o al subir una pendiente poco pronunciada
2	Incapacidad para mantener el paso en llano de otras personas de la misma edad o tener que parar a descansar al propio paso caminando en llano
3	La disnea hace que tenga que parar a descansar al andar unos 100 m o tras unos pocos minutos en llano
4	La disnea impide al paciente salir de casa o aparece con actividades como vestirse o desvertirse

• Índice de transición de disnea (ITD): es el complemento del anterior, pues mide los cambios en la disnea obtenidos en el IDB que se producen en el tiempo respecto a las tres dimensiones medidas anteriormente. Su rango está entre –3 y +3, siendo cero la ausencia de cambio.
La cuantificación de la disnea tiene valores que oscilan entre 0 y 12 para el IDB, y de –9 a + 9 para el ITD (comparando el cambio con la evaluación del IDB). En el IDB, cada componente tiene rangos de 0 a 4, donde 0 significa inexistencia de daño y 4 el daño más grave. En el ITD cada componente tiene siete graduaciones que van de -3 (mayor deterioro) a + 3 (mayor mejoría). Para determinar la mejoría en la disnea, debe confirmarse un cambio en una unidad. La combinación de estas dos escalas ha demostrado ser la que mejor se correlaciona con la calidad de vida del paciente con EPOC.

• *Oxygen cost diagram* (diagrama de coste de oxígeno): es unidimensional. Sobre una línea vertical de 100 mm se colocan, a ambos lados, una serie de actividades, ordenadas según el coste de oxígeno consumido, de mayor a menor y de arriba a abajo. El paciente debe señalar sobre la línea un punto que marca el límite por encima del cual estima que su disnea no le permite tener una actividad satisfactoria. La puntuación se obtiene midiendo en milímetros la distancia entre la base de la escala hasta el punto que marcó. La principal limitación es que a veces las actividades no concuerdan con las que realiza el paciente (**Fig.14-3**).

Otras escalas multidimensionales son:

• *San Diego University Shortness of Breath Questionnaire.*
• *Pulmonary Functional Status and Dyspnea Questionnaire.*
• *Shortness of Breath Questionnaire.*

Para clasificar funcionalmente a los pacientes con insuficiencia cardíaca, se cuenta con la escala de la NYHA, que designa cuatro clases, basándose en la actividad física del paciente, producidas por síntomas cardíacos (**Tabla 14-4**).

Tabla 14-3. Índice de disnea basal de Mahler

1. Magnitud de la tarea	Grado 4	Disnea solo con actividad extraordinaria como carga pesada o carga ligera en pendiente. Sin disnea con tareas ordinarias
	Grado 3	Disnea con actividades mayores, como pendientes pronunciadas más de tres tramos de escaleras o carga moderada sobre nivel
	Grado 2	Disnea con actividades como pendientes ligeras, menos de tres tramos de escalera o carga leve sobre nivel
	Grado 1	Disnea de pequeños esfuerzos, paseando, lavándose o estando de pie
	Grado 0	Disnea de reposo, sentado o acostado
2. Incapacidad funcional	Grado 4	No incapacitado; realiza sus actividades y ocupaciones sin disnea
	Grado 3	Ligera incapacidad; reducción, aunque no se produce abandono de alguna actividad habitual
	Grado 2	Moderada incapacidad; abandono de alguna actividad habitual debido a la disnea
	Grado 1	Grave incapacidad. Ha abandonado gran parte de sus actividades habituales a causa de la disnea
	Grado 0	Incapacidad muy severa: ha abandonado todas sus actividades habituales a causa de la disnea
3. Magnitud del esfuerzo	Grado 4	Solo los grandes esfuerzos le provocan disnea. Sin disnea de esfuerzo ordinario
	Grado 3	Disnea con esfuerzos algo superiores al ordinario. Las tareas las puede hacer sin descanso
	Grado 2	Disnea con esfuerzos moderados. Tarea hechas con descansos ocasionales
	Grado 1	Disnea de pequeños esfuerzos. Tareas hechas con descansos frecuentes
	Grado 0	Disnea de reposo, sentado o acostado

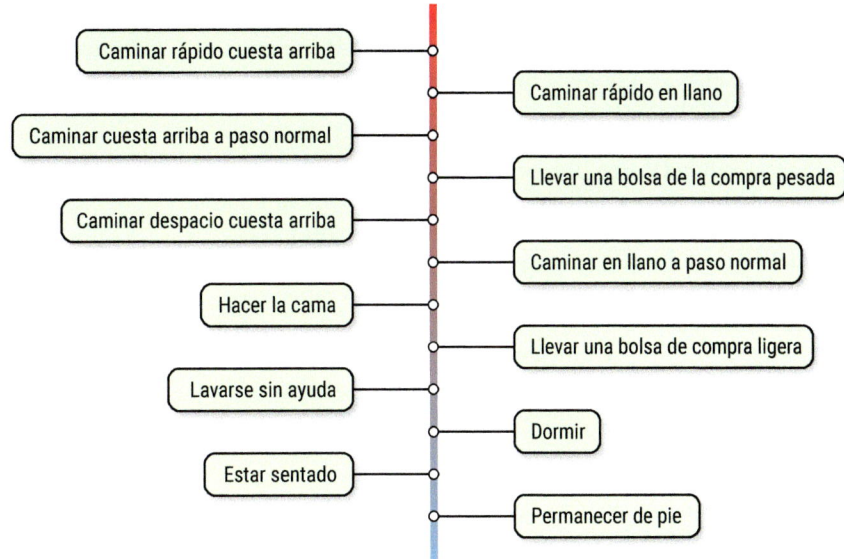

Figura 14-3. Diagrama de coste de oxígeno.

 La medición de la disnea ayuda a evaluar el grado de discapacidad del paciente.

CALIDAD DE VIDA RELACIONADA CON LA SALUD

¿Qué es la calidad de vida relacionada con la salud?

 La definición de la calidad de vida relacionada con la salud parte de la definición de salud de la Organización Mundial de la Salud (OMS) en 1948, que la describía como «un estado de completo bienestar físico, emocional y social, y no solo como ausencia de la enfermedad».

En el año 1994, se describía como «percepción de un individuo de su posición en la vida, en el contexto de la cultura y el sistema de valores en los que vive, y en relación con sus objetivos, expectativas, estándares y preocupaciones». Esta definición hace que el diseño de instrumentos que evalúan la calidad de vida tenga en cuenta la percepción del bienestar físico, psicosocial y emocional de la persona, incluyendo diferentes ítems para ello.

Estos instrumentos de medición deben tener propiedades importantes que garanticen que en realidad se está midiendo, en este caso, la calidad de vida.

 Las dos características más importantes son la validez (veracidad de la prueba) y la fiabilidad (consistencia de la prueba).

Se dividen en:

- **Instrumentos genéricos**: son menos discriminativos y sensibles, y se pueden aplicar en un amplio espectro de enfermedades y en la población general:
  - *Sickness Impact Profile* (SIP): analiza los cambios en el comportamiento y el grado de disfunción debido a una enfermedad. Valora la percepción del propio sujeto respecto de su enfermedad mediante su efecto sobre las actividades de la vida diaria, los sentimientos y las actitudes del sujeto; y no basándose en la observación clínica. El perfil puede ser registrado por un entrevistador en 20 o 30 min, o puede autoadministrarse.
  - *Nottingham Health Profile* (NHP): está centrado en la evaluación subjetiva del estado de salud. Valora sentimientos y estados emocionales directamente. La versión actual consta de dos partes: la primera proporciona

Tabla 14-4. Escala de la New York Heart Association (NYHA)	
	***Shock* hipovolémico**
Clase I	Sin limitación de la actividad física. La actividad ordinaria no ocasiona excesiva fatiga, palpitaciones, disnea o dolor anginoso
Clase II	Ligera limitación de la actividad física. Confortable en reposo. La actividad ordinaria ocasiona fatiga, palpitaciones disnea o dolor anginoso
Clase III	Limitación importante de la actividad física. Confortable en reposo. La actividad física menor que la ordinaria ocasiona fatiga, palpitaciones, disnea o dolor anginoso
Clase IV	Incapacidad para llevar a cabo cualquier actividad física sin disconfort. Los síntomas de insuficiencia cardíaca o de síndrome anginoso pueden estar presentes incluso en reposo. El disconfort aumenta con cualquier actividad física

información sobre capacidad física, dolor, sueño, aislamiento social, reacciones emocionales y nivel de energía, y la segunda proporciona información sobre limitaciones en la vida diaria.

- *Short Form Health Survey-36* (SF-36): se trata de una escala validada, que proporciona un perfil del estado de salud y que se puede aplicar tanto a enfermos como a la población general. Además, permite comparar la carga de diversas enfermedades y detectar los beneficios en la salud producidos por un amplio rango de tratamientos.
- *EuroQol* (EQ): instrumento genérico y estandarizado de estados de salud. Trata de ofrecer una medida de salud autopercibida. Consta de dos partes, el sistema descriptivo EQ-5D y la EVA. El EQ-5D-5L (quinto nivel [*level 5*] ha demostrado mejorar las propiedades de medición, reduciendo el efecto techo al tiempo que mejora el poder discriminatorio. Se encuentra validado al castellano.

- **Instrumentos específicos**: están específicamente desarrollados para una enfermedad, son más sensibles a la detección de efecto tras una terapia. Los utilizados con mayor frecuencia son:
  - *Chronic Respiratory Disease Questionnaire* (CRQ): utilizado en pacientes con EPOC, evalúa cuatro dimensiones: disnea, fatiga, aspecto emocional y control de la enfermedad. Está validado al castellano y también puede autoadministrarse.
  - *St. George's Respiratory Questionnaire* (SGRQ): es un cuestionario autoadministrado, específico para enfermedades respiratorias como EPOC y asma. Valora tres dimensiones: síntomas, actividad e impacto: aspectos ocupacionales, psicológicos y sociales y su relación con la enfermedad.
  - *The Asthma Quality of Life Questionnaire* (AQLQ): puede ser administrado por un entrevistador o puede autoadministrarse. Evalúa la limitación de actividades habituales, síntomas, la función emocional y estímulos ambientales.
  - Cuestionario Revisado de Calidad de Vida para Fibrosis Quística (CFQ-R, *Cystic Fibrosis Questionnaire-Revised*): consta de varios cuestionarios dependiendo de la edad. Está adaptado para la población española, y validado en adolescentes y adultos con fibrosis quística.
  - *COPD Assessment Test* (CAT): este cuestionario multidimensional del impacto sobre el bienestar del enfermo es útil para la estimación de la calidad de vida en pacientes con EPOC. Sus respuestas y la puntuación de la prueba pueden usarse para ayudar a mejorar el manejo de la EPOC y obtener el máximo beneficio del tratamiento.
  - Índice de BODE (*body mass index, air flow obstruction, dysponea, exercise capacity*, es decir, índice de masa corporal, obstrucción del flujo de aire, disnea y capacidad de ejercicio): es un índice multidimensional que permite clasificar mejor la EPOC usando parámetros clásicos, y permite valorar la evolución de la enfermedad. Existe una asociación entre la calidad relacionada con la salud de la vida, según la evaluación del SGRQ y el índice BODE dentro de todo el espectro de gravedad de la EPOC.

 PUNTOS CLAVE

- La disnea es una de las sensaciones más desagradables y uno de los motivos más frecuentes de consulta en la práctica clínica habitual.
- Su fisiopatología es compleja, e implica a múltiples mecanorreceptores y quimiorreceptores que envían señales al tronco del encéfalo y al sistema nervioso central, provocando una respuesta de disconfort respiratorio.

- Es fundamental su medición con los cuestionarios y escalas específicos, ya que ayuda a valorar el grado de discapacidad del paciente y su evolución en el tiempo.
- Las escalas de calidad de vida permiten evaluar el funcionamiento físico, social y emocional; es esencial su validez y fiabilidad.

BIBLIOGRAFÍA

Agrado-Giraldo L. Evaluación de la disnea y de la condición clínica en pacientes sintomáticos con enfermedad pulmonar obstructiva crónica en un programa de rehabilitación pulmonar. Respirar. 2023;15(1):16-25.

Blanco-Aparicio M, Vázquez-Rodríguez I, Verea-Hernando H. (2009). Adaptación transcultural al español del Airways Questionnaire 20 (AQ20), un cuestionario de calidad de vida abreviado para la evaluación clínica del asma y la EPOC. Arch Bronconeumol. 2009;45(1):24-29.

Casan Clará P. Evaluación de la disnea y de la calidad de vida relacionada con la salud. Arch. Bronconeumol. 2007;43(Supl 3):2-7.

Casanova Macario C. La disnea en la EPOC. Arch Bronconeumol. 2005; 41(Supl 3):24-32.

Chiner Vives E. Cap. 4. Aproximación clínica al enfermo con síntomas respiratorios. Manual SEPAR. Cap. 4.. 4ª ed. Sociedad Española de Neumología y Cirugía Torácica.

Cruz Rueda JJ, Fulgencio Delgado A, Sáez Roca G. Valoración del paciente con disnea. Escalas de medición. Neumosur.net. [consulta el 18 de abril de 2024].

De Castro del Pozo S. Manual de Patología General. 4ª ed. Salvat, 1990; p. 115-119.

Encuesta Nacional de Salud España 2011/2012. Serie monográficos. Calidad de vida relacionada con la salud en adultos: EQ-5D-5L. Ministerio de Sanidad. Servicios Sociales e Igualdad.

Jiménez-Ruiz C, Pascual-Lledó JF. Análisis de la calidad de vida en pacientes con enfermedad pulmonar obstructiva crónica (EPOC) que dejan de fumar. Medicina de familia. SEMERGEN. 2018;44(5):310-5.

Manterola C. Calidad de Vida Relacionada con Salud. Una Variable Resultado a Considerar en Investigación Clínica Health-related Quality of Life. Measurement Tools to Assessing Upper Gastrointestinal Surgery Outcomes. 2013;31:1517-23.

McGavin CR, Artvinli M, Naoe H, McHardy GJ. Dyspnoea, disability, and distance walked: comparison of estimates of exercise performance in respiratory disease. Br Med J. 1978;2(6132):241-3.

Nonato N. Comportamiento de la calidad de vida (SGRQ) en pacientes con EPOC según las puntuaciones BODE. Arch. Bronconeumología. 2015;51(7):315-21.

Oliveira G. Validation of the Spanish version of the Revised Cystic Fibrosis Quality of Life Questionnaire in adolescents and adults (CFQR 14+ Spain). Arch Bronconeumol. 2010;46(4):165-75.

Parshall M. An official American Thoracic Society statement: update on the mechanisms, assessment, and management of dyspnea. Am J Respir Crit Care Med. 2012;185(4):435-52.

Sánchez-Salcedo J. Índice de BODE: un buen marcador de calidad de vida en pacientes con enfermedad pulmonar obstructiva crónica. Arch Bronconeumol. 2015;51(7):311-2.

Sansores R, Ramírez A. Mecanismos de la disnea. Neumología y cirugía de tórax. 2006;65(S1):S4-10.

Serón P. Validación del Cuestionario de la enfermedad respiratoria crónica en pacientes chilenos con limitación crónica del flujo aéreo. Rev Méd Chile. 2003;131:1243-50.

Scheneidman MS. Crisis de dificultad respiratoria repentina. Am J Respir Crit Care Med. 2014;189:9-10.

Vigil L, Güell MR, Morante F, et al. Validez y sensibilidad al cambio de la versión española autoadministrada del cuestionario de la enfermedad respiratoria crónica (CRQ-SAS). Arch Bronconeumol. 2011;47:343-9.

Vilagut G, Ferrer M, Rajmil L, et al. El Cuestionario de Salud SF-36 español: una década de experiencia y nuevos desarrollos. Gac Sanit. 2005;19(2):135-50.

Evaluación de la sarcopenia, la fragilidad, la malnutrición y la osteoporosis

15

E. Marco Navarro, D. Meza Valderrama y D. Sánchez Rodríguez

OBJETIVOS

- Conocer los métodos más utilizados en el cribado y el diagnóstico de la fragilidad.
- Aplicar los criterios diagnósticos actuales de sarcopenia, malnutrición y osteoporosis.
- Comprender las repercusiones de la fragilidad, la sarcopenia y la malnutrición en las personas con enfermedades respiratorias crónicas.

INTRODUCCIÓN

Las personas con enfermedades respiratorias crónicas a menudo presentan afecciones de salud asociadas al envejecimiento. Evaluar estas afecciones es especialmente importante, aunque puede resultar un reto, teniendo en cuenta que la conceptualización de estas entidades sigue en proceso de desarrollo y armonización. En este capítulo, se presentarán las definiciones actuales y los principales métodos de evaluación de fragilidad, sarcopenia, malnutrición y osteoporosis, haciendo hincapié en su impacto clínico en pacientes con enfermedades respiratorias.

FRAGILIDAD

Evaluar la fragilidad en la clínica es crucial para identificar a los pacientes en riesgo de resultados adversos de salud, como caídas, hospitalizaciones y mortalidad, especialmente en una sociedad cada vez más envejecida y con más comorbilidades. Detectar la fragilidad puede guiar decisiones terapéuticas y de manejo, optimizando los recursos sanitarios y asegurando un cuidado más eficiente y eficaz. En última instancia, la evaluación de la fragilidad contribuye a una atención más integral y centrada en el paciente, promoviendo su autonomía y bienestar.

Conceptualización

La Organización Mundial de la Salud (OMS) define la fragilidad como un deterioro progresivo de los sistemas fisiológicos que genera un estado de extrema vulnerabilidad ante situaciones de estrés y adversidades de salud. La fragilidad se asocia a edad avanzada, enfermedades crónicas y discapacidad,

aumenta el riesgo de complicaciones y predice la mortalidad por todas las causas en adultos que viven en la comunidad. Existen dos marcos principales para comprender su fisiopatología, evaluación y manejo. El primero considera la fragilidad como un trastorno físico donde la sarcopenia es la principal característica fisiopatológica. El segundo enfoque considera la fragilidad como una acumulación de déficits en múltiples sistemas, que comienza a nivel celular y provoca una pérdida de redundancia en los sistemas corporales.

Evaluación

Existen más de 70 escalas que intentan identificar a los individuos frágiles. Aunque la fragilidad física es el principal dominio evaluado, las escalas de fragilidad también deben contemplar los dominios social, cognitivo y psicológico. En la **tabla 15-1** se resumen las características de las escalas más utilizadas. El fenotipo de fragilidad se desarrolló a partir de los datos del Estudio de Salud Cardiovascular, en un intento de estandarizar la definición de fragilidad física. El índice de fragilidad, basado en 70 déficits médicos en la evaluación clínica del Estudio Canadiense de Salud y Envejecimiento (CSHA, *Canadian Study of Health and Aging*), proporciona información del estado de salud de las personas independientemente de su edad cronológica. La segunda evaluación clínica del CSHA dio lugar a un modelo más dinámico de fragilidad, la escala de fragilidad clínica, que utiliza descriptores sencillos para definir y cuantificar la fragilidad.

La escala de cribado FRAIL (acrónimo inglés de sus cinco componentes: fatiga, resistencia, deambulación, enfermedad y pérdida de peso, es decir, *fatigue, resistance, ambulation, illness, and loss of weight*) es una herramienta fácil de administrar para identificar individuos en riesgo de fragilidad. La cohorte del Estudio Toledo para el Envejecimiento Saludable se utilizó

Tabla 15-1. Selección de algunas de las escalas más utilizadas en el cribado y el diagnóstico de la fragilidad

Escala, autores y año de publicación	Descripción	Interpretación	Tiempo de administración	Validación
Fenotipo de fragilidad Fried L, *et al.*, 2001	Pérdida involuntaria de peso, disminución de la fuerza de prensión, bajo nivel de energía, velocidad de marcha reducida e inactividad física	• Hipercontractilidad • Cavidades dilatadas	15 min	Predice resultados adversos como caídas, hospitalizaciones, discapacidad y muerte en adultos mayores
Índice de fragilidad Mitnitski AB, *et al.*, 2001	Presencia y gravedad de 70 déficits médicos (enfermedades, capacidad para realizar actividades de vida diaria, y signos físicos y neurológicos detectados en la exploración clínica)	• Para cada déficit: – 0: ausencia – 1: presencia • Algunos déficits permiten asignar 3 (0, 0,5 o 1) o 4 (0, 0,33, 0,67 o 1) valores	~60 min	• Buen indicador de estado de salud • Asociación significativa a la mortalidad
Escala de fragilidad clínica Rockwood K, *et al.*, 2005	Valoración clínica sobre comorbilidad, función y cognición (imágenes gráficas)	Rango de 1 (muy buena forma) a 9 (enfermo terminal)	≤30 s	Alta correlación con el índice de fragilidad (r = 0,80, p < 0,01)
Escala de fragilidad de Edmonton Rolfson DB, *et al.*, 2006	Diez áreas: problemas cognitivos, estado funcional (movilidad y equilibrio), continencia, estado de ánimo, medicación, independencia funcional, nutrición, soporte social, estado de salud, carga de condiciones médicas y calidad de vida	• Rango de 0 a 17 • Se considera fragilidad si puntuación ≥ 8	≤ 5 min	Alta correlación con la percepción clínica de fragilidad de los geriatras (evaluación geriátrica integral, índice de Barthel, edad y número de fármacos)
Escala de cribado FRAIL Morley JE, *et al.*, 2012	Fatiga, resistencia (capacidad para subir un piso de escaleras), deambulación (capacidad para caminar una manzana), enfermedades (> 5), y pérdida de peso (> 5 %)	• Rango de 0 a 5 • Cada componente puntúa 1: robusto (0 puntos), prefrágil (1-2 puntos) y frágil (3-5 puntos)	30-90 s	• Predice discapacidad y mortalidad en personas de 49-65 años en un seguimiento de 9 años • Predice discapacidad futura en mujeres de mediana edad en un seguimiento de 15 años
Índice FRAIL-VIG Amblàs-Novellas J, *et al.*, 2018	• Manejo del dinero, teléfono y medicación (actividades instrumentales de la vida diaria); pérdida de peso ≥ 5 % en los últimos 6 meses (marcador nutricional); síndrome depresivo o insomnio/ansiedad (marcador emocional); percepción subjetiva de vulnerabilidad social por el equipo de salud (marcador social) • Síndromes geriátricos: delirium, caídas, polifarmacia y disfagia • Otros síntomas: dolor y disnea • Enfermedades crónicas: cáncer, enfermedades respiratorias, cardíacas, neurológicas, gastrointestinales y renales	Las variables puntúan 0 (sin déficit) o 1 (presencia del déficit), excepto enfermedades crónicas avanzadas que puntúan 2	5-10 min	Buena correlación con la escala de fragilidad clínica y el fenotipo de fragilidad

FRAIL: acrónimo de fatiga, resistencia, deambulación, enfermedad y pérdida de peso (*fatigue, resistance, ambulation, illness, and loss of weight*).

para desarrollar y validar la escala de rasgos de fragilidad de 12 ítems. Se han desarrollado dos formas abreviadas para su uso en entornos clínicos, siendo la de cinco ítems la que ha mostrado un rendimiento similar al de la escala original.

La Escala de fragilidad de Edmonton, el índice FRAIL-valoración geriátrica integral (VGI), la herramienta de cribado de fragilidad Gérontopôle (GFST, *Gérontopôle Frailty Screening Tool*) y los indicadores de fragilidad Tilburgy Groningen se distinguen por incluir dominios adicionales de fragilidad. Además, existen cuestionarios autoadministrados, como el cuestionario postal de Sherbrook y el inter-FRAIL, diseñados para enviarse por correo, así como instrumentos específicos para pacientes hospitalizados como el *Hospital Frailty Risk Score*. La batería corta de rendimiento físico (SPPB, *Short Physical Performance Battery*) también se ha utilizado para evaluar la fragilidad física, y es un atributo clave del dominio locomotor insatisfactorio de capacidad intrínseca.

SARCOPENIA

La sarcopenia es una enfermedad generalizada del músculo esquelético que impacta en la calidad de vida de las personas y está relacionada con un mayor riesgo de caídas, discapacidad y mortalidad. Identificar la sarcopenia en sus etapas iniciales permite implementar intervenciones tempranas, como programas de ejercicio y cambios en la dieta, que pueden retrasar su progresión y mejorar los resultados de salud a largo plazo. En un enfoque preventivo y de manejo integral, la detección activa de la sarcopenia se convierte en un pilar fundamental para el bienestar y la calidad de vida de los pacientes.

Evolución del concepto de sarcopenia

El término «sarcopenia» (del griego, *sarx*: carne, y *penia*: disminución) fue acuñado en 1988 por Rosenberg para dar nombre a la pérdida de la masa magra que acompaña al envejecimiento. A partir de este momento, surgen propuestas para evaluar estos cambios y, con ellas, las primeras definiciones de sarcopenia. Ante la necesidad de una definición aplicable en investigación y en la práctica clínica, en torno al año 2010 surgen diferentes iniciativas internacionales. El consenso sobre definición y diagnóstico de sarcopenia del European Working Group on Sarcopenia in Older People (EWGSOP) define la sarcopenia como un síndrome geriátrico caracterizado por una pérdida gradual y generalizada de la masa muscular esquelética, asociada a una disminución de la fuerza y/o la función física. Casi 10 años después, el grupo determina la necesidad de una actualización que refleje los avances científicos de la década y, en septiembre de 2018, se publica el nuevo consenso europeo sobre definición y diagnóstico de sarcopenia: EWGSOP2. Las tres novedades principales del EWGSOP2 derivan de nuevos conocimientos: la sarcopenia se considera una enfermedad muscular con código diagnóstico en la modificación clínica de la décima edición de la Clasificación Internacional de Enfermedades (CIE-10-CM), se introduce la pérdida de calidad muscular como un criterio diagnóstico y se reconoce la fuerza muscular como el mejor predictor de resultados adversos.

El primer consenso sobre el diagnóstico y el tratamiento de la sarcopenia del Asian Working Group on Sarcopenia (AWGS) se publica en 2014, con un enfoque muy similar al del EWGSOP. En 2019, se publica la actualización del consenso (AWGS2) que, a diferencia del EWGSOP2, mantiene el rendimiento físico como criterio diagnóstico, con puntos de corte ajustados para la población asiática, y proporciona algoritmos para la detección de sarcopenia en la comunidad y en entornos hospitalarios.

Desde el continente americano, el Foundation for the National Institutes of Health (FNIH) Biomarkers Consortium lanza el proyecto «Sarcopenia 1» con el objetivo de establecer la primera definición de sarcopenia basada en la evidencia, e implementa una guía para desarrollar criterios diagnósticos en Estados Unidos. Con datos de 26.625 adultos mayores de la comunidad, se publica una serie de manuscritos sobre intervenciones dirigidas a mejorar la fuerza y la función, puntos de corte para baja masa muscular apendicular y fuerza de prensión, asociaciones entre los criterios de debilidad, masa muscular y deterioro de la movilidad, y comparaciones entre los hallazgos encontrados y las definiciones operativas publicadas previamente. En 2016, el National Institute on Aging (NIA) y el FNIH crean el Sarcopenia Definitions and Outcomes Consortium (SDOC), el «consorcio», formado por expertos independientes que desarrollan una serie de declaraciones de posicionamiento. Estas declaraciones son sometidas a votación por el panel de expertos y, en un giro controvertido, se decide eliminar la masa muscular de la definición, al no haber logrado demostrar capacidad predictiva de resultados adversos. Esta controversia debería resolverse por la recién formada *Global Leadership Initiative on Sarcopenia* (GLIS), que incorpora las aportaciones de EWGSOP, AWGS y SDOC. Recientemente, la GLIS ha publicado la definición conceptual y el glosario de términos relacionados con la sarcopenia.

Definiciones de sarcopenia según las principales iniciativas internacionales

- EWGSOP2: trastorno muscular progresivo y generalizado, que se asocia a una mayor probabilidad de caídas, fracturas, discapacidad física y muerte, donde la fuerza muscular es mejor indicador que la masa muscular para predecir resultados adversos.
- AWGS2: pérdida de masa muscular esquelética relacionada con la edad, acompañada de la pérdida de la fuerza muscular y/o reducción del rendimiento físico.
- SDOC: disminución de la salud muscular relacionada con la edad, que puede identificarse por la presencia de baja fuerza de prensión (debilidad) y disminución de la velocidad de marcha habitual (enlentecimiento).
- GLIS: enfermedad generalizada del músculo esquelético caracterizada por la disminución de la masa y la fuerza muscular, estandarizando la fuerza específica de cada músculo en función de su tamaño.

En la figura 15-1 se resumen los criterios diagnósticos y los puntos de corte de los principales grupos internacionales.

Criterios del EWGSOP	Criterios del AWGS	Criterios del SDOC
↓ Fuerza muscular • Fuerza de prensión: < 27 kg (hombres) < 16 kg (mujeres) • O prueba de levantarse de la silla: > 15 s para cinco repeticiones **↓ Masa muscular** Masa esquelética apendicular: < 20 kg o < 7 kg/m² (hombres) < 15 kg o < 5,7 kg/m₂ (mujeres) **Para gravedad:** **↓ rendimiento físico (uno de los siguientes):** • Velocidad de marcha en 4 m ≤ 0,8 m/s • Batería corta de rendimiento físico ≤ 8 puntos • Prueba *Timed Up and Go* ≥ 20 s • Prueba de marcha de 400 m ≥ 6 min (o no completada)	**↓ Masa muscular:** masa esquelética apendicular: < 20 kg o < 7 kg/m² (hombres) < 15 kg o < 5,7 kg/m₂ (mujeres) **↓ Fuerza muscular:** fuerza de prensión: < 28 kg (hombres) < 18 kg (mujeres) **↓ O rendimiento físico (uno de los siguientes):** • Velocidad de marcha en 6 m ≤ 1,0 m/s • Prueba de levantarse de la silla: > 12 s para cinco repeticiones • Batería corta de rendimiento físico ≤ 9 puntos **Para gravedad** **(todos los criterios):** **↓ masa muscular** **+ ↓ fuerza muscular** **+ ↓ rendimiento físico**	**↓ Fuerza muscular:** fuerza de prensión: < 35,5 kg (hombres) < 20 kg (mujeres) **↓ Velocidad de la marcha habitual** < 0,8 m/s

Figura 15-1. Criterios diagnósticos de sarcopenia según el European Working Group on Sarcopenia in Older People 2 (EWGSOP2), el Asian Working Group for Sarcopenia (AWGS) y el Sarcopenia Definition and Outcomes Consortium (SDOC). Adaptada de Meza-Valderrama D, *et al*, 2021.

Clasificación

El EWGSOP divide la sarcopenia en tres grandes categorías: primaria y secundaria, según la etiología de la enfermedad; aguda y crónica, según el tiempo de evolución; y 3) sarcopenia y sarcopenia grave.

Se considera que la sarcopenia es primaria (o relacionada con la edad) en ausencia de una causa específica más allá del envejecimiento. La sarcopenia secundaria (o relacionada con una enfermedad) surge en presencia de otras enfermedades como cáncer, insuficiencia cardíaca o renal, y enfermedad pulmonar obstructiva crónica (EPOC). La sarcopenia secundaria puede relacionarse con la falta de actividad física (reposo en cama, estilo de vida sedentario), problemas nutricionales que conlleven una ingesta proteico-calórica insuficiente (dieta inadecuada, enfermedad gastrointestinal con mala absorción de nutrientes, fármacos que provoquen falta de apetito).

La sarcopenia aguda es aquella que ha sido diagnosticada en un período inferior a 6 meses y que se acompaña de un proceso patológico agudo, mientras que la sarcopenia crónica tiene al menos 6 meses de duración, y generalmente está asociada a enfermedades crónicas y a un mayor riesgo de muerte.

La gravedad de la sarcopenia es otro parámetro de clasificación. Tanto el EWGSOP2 como el AWGS2 coinciden en añadir a la sarcopenia el apellido «grave» cuando coexiste la disminución de los tres parámetros: fuerza muscular, masa muscular y rendimiento físico. En la edición de 2010 del EWGSOP, se propuso la terminología de presarcopenia, sarcopenia y sarcopenia grave; sin embargo, esta clasificación deja de estar vigente en el momento en que se considera la fuerza muscular, y no la masa, como el criterio diagnóstico más importante.

Diagnóstico

En espera de la publicación de la definición operativa de la GLIS, en este entorno, se recomienda el uso de los criterios diagnósticos del EWGSOP2. Para el proceso de búsqueda y diagnóstico de la sarcopenia, el EWGSOP2 recomienda seguir la vía FACS (acrónimo de identificar, evaluar, confirmar, gravedad [*find, asses, confirm, severity*]) **(Fig. 15-2)**. Esta vía representa un flujograma de actuación que propone como primer paso el cribado del riesgo para definir la necesidad de evaluar la fuerza muscular y, si es positivo, confirmar con una prueba de evaluación de la masa muscular. Una vez establecido el diagnóstico, se determinará la gravedad mediante una prueba de rendimiento físico. En entornos de atención de alta complejidad, se puede empezar directamente con la evaluación de la fuerza muscular. La disminución de la fuerza muscular requiere determinar la causa y activar medidas de intervención terapéuticas inmediatas, independientemente de la masa muscular.

Herramientas de cribado

El EWGSOP2 recomienda el cuestionario *Strength, walking Ability, Rising from a chair, stair Climbing and experiences with Falls* (SARC-F) como herramienta de cribado. Se trata de un cuestionario simple de cinco preguntas sobre fuerza, habilidad para caminar, levantarse de una silla, subir escaleras y caídas; una puntuación igual o superior a cuatro indica riesgo de sarcopenia. El SARC-F se ha validado en diferentes idiomas, incluidas dos validaciones en español (México y España). En personas con problemas cognitivos con dificultad para contestar el cuestionario SARC-F, se puede utilizar la circunferencia de la pantorrilla. La incor-

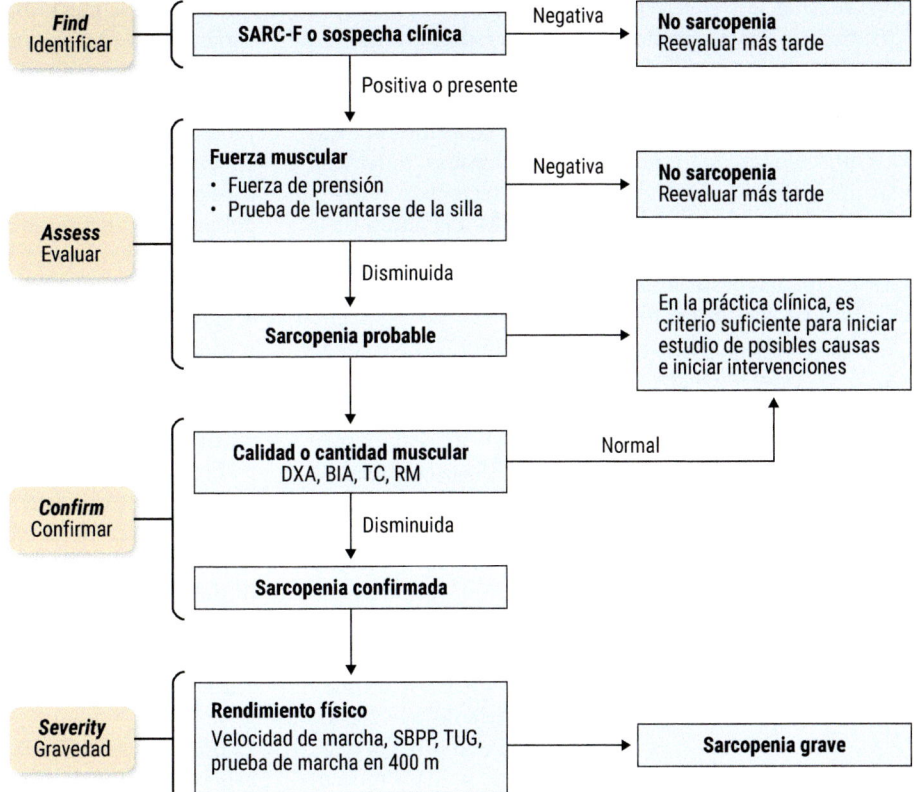

Figura 15-2. Algoritmo diagnóstico de la sarcopenia según el European Working Group on Sarcopenia in Older People (EWGSOP2). BIA: bioinpedanciometría eléctrica; DEXA: absorciometría dual de rayos X; RM: resonancia magnética; SARC-F: *Strength, walking Ability, Rising from a chair, stair Climbing and experiences with Falls*; SPPB: batería corta de rendimiento físico (*Short Physical Performance Battery*) TC: tomografía computarizada; TUG: prueba cronometrada de levantarse y caminar (*Timed-Up and Go*).
Adaptada de Cruz-Jentoft AJ, *et al*, 2019.

poración de la circunferencia de la pantorrilla al cuestionario SARC-F (SARC-CalF) aumenta la sensibilidad del cribado. Para SARC-CalF, una puntuación igual o mayor a 11 indica riesgo de sarcopenia.

Evaluación de la fuerza muscular

La determinación de la fuerza isométrica voluntaria de los músculos flexores de la mano (fuerza de prensión o *handgrip*) es la herramienta diagnóstica propuesta por el EWGSOP2, el AWGS y el SDOC para la valoración de la fuerza muscular en el adulto mayor. Se trata de una herramienta sencilla y disponible en cualquier entorno clínico. Para su medición, deben utilizarse protocolos estandarizados como el de Southampton o el de la American Society of Hand Therapists (ASHT) (**Tabla 15-2**). El EWGSOP2 propone la prueba de levantarse y sentarse de la silla (*Chair Stand Test*) como otra

herramienta de evaluación de la fuerza muscular. Se trata de una prueba sencilla que mide el tiempo que necesita una persona para levantarse cinco veces sin utilizar los brazos; una variante es la prueba cronometrada que cuenta las veces que puede levantarse y sentarse en la silla en un intervalo de 30 segundos.

Evaluación de la masa muscular

La tomografía computarizada (TC) y la resonancia magnética (RM) proporcionan imágenes en cortes transversales que permiten medir la grasa y la masa magra. La TC mide la capacidad de atenuación en unidades Hounsfied (UH), donde el hueso es +1.000 UH, el agua es 0 y el aire es igual a –1.000 UH. El tejido muscular se encuentra entre –29 y +150 UH, y el tejido adiposo, entre –190 y –30 UH. A pesar de sus ventajas, el uso de la TC está limitado por los altos

Tabla 15-2. Comparación de los principales protocolos de evaluación de la fuerza de prensión de la mano		
	Protocolo Southhampton	**Protocolo de la American Society of Hand Therapist**
Material	Silla con reposabrazos	Silla sin apoyabrazos
Posicionamiento	Brazos apoyados, con las muñecas sin apoyo en posición neutra	Hombros en posición neutra, codo en flexión de 90°, antebrazo en posición neutra y muñeca en un rango de 0° a 30° de extensión
Repeticiones	Seis mediciones (tres en cada mano)	Seis mediciones alternando las manos
Evaluación	Valor máximo de seis mediciones	Valor medio de seis mediciones

niveles de radiación. La RM usa **pulsos de radiofrecuencia**, por lo que tiene la ventaja de no **exponer a la radiación**. La RM ha demostrado tener una mayor **sensibilidad** que la TC para detectar la miosteatosis desde **estadios tempranos**. La medición del **área muscular abdominal total** cuantifica la masa de los músculos erector espinal **cuadrado lumbar**, transverso abdominal, oblicuo externo e **interno**, **y recto** abdominal a partir de la imagen obtenida por TC o RM a la altura de la tercera vértebra lumbar. Se han **propuesto diferentes puntos** de corte para diagnosticar sarcopenia **mediante** el análisis del área muscular abdominal total .

La absorciometría de rayos X **de energía dual** (DEXA, *dual-energy X-ray absorptiometry*) es una **técnica precisa**, simple y de bajo coste, que permite diferenciar **entre masa** magra, masa grasa y contenido mineral óseo. La **DEXA ha** demostrado tener una alta correlación con la TC y la RM, pero presenta inconvenientes que limitan su **uso en la práctica** clínica: el grado de radiación, la necesidad **de personal** cualificado y la dificultad de aplicación en **ciertas poblaciones** (personas obesas y/o muy altas, pacientes **con alteraciones** en su estado de irradiación).

La bioimpedanciometría eléctrica **(BIA**, *bioelectrical impedance analysis*) mide la resistencia **y la reactancia** que brindan los tejidos corporales al paso **de una corriente** alterna. La BIA puede incluir datos sobre el **agua corporal** total, la masa libre de grasa, la masa musculo**esquelética**, **la** masa musculoesquelética apendicular, la **masa grasa**, **el** ángulo de fase y el vector de impedancia bioel**éctrica**. **La BIA** presenta una alta correlación con la masa m**uscular obtenida** por DEXA, por lo que el AWGS y el EWGSOP2 **avalan** su uso para determinar la masa musculo**esquelética apendicular**. Entre sus inconvenientes destacan la falta **de protocolos** estandarizados, que los parámetros medidos a **través de la BIA** son muy sensibles al estado de hidratación y **que realiza una** determinación

indirecta de la masa libre de grasa a través de ecuaciones que varían según el fabricante.

La ecografía musculoesquelética es una herramienta accesible y fiable en la evaluación de la masa muscular. El proyecto *SARCopenia measurement by UltraSound* (SARCUS), en sus dos publicaciones sobre la evaluación ecográfica del músculo, efectúa recomendaciones sobre posicionamiento del paciente, parámetros a recoger y puntos anatómicos de referencia. En la **tabla 15-3** se muestran los parámetros recomendados por el grupo SARCUS para la evaluación ecográfica de músculo. Hasta la fecha, el grosor y el área muscular han sido los parámetros más utilizados en clínica e investigación. La **figura 15-3** muestra el grosor y el área transversal del músculo recto anterior de un voluntario sano y de un paciente con sarcopenia.

El EWGSOP2 considera que la circunferencia de la pantorrilla puede utilizarse en la valoración de la masa muscular en situaciones en las que no se disponga de otros métodos de diagnóstico. Para la población asiática, valores < 34 cm (hombres) y < 33 cm (mujeres) indican riesgo de sarcopenia.

Evaluación de la gravedad mediante pruebas de rendimiento físico

La prueba más utilizada para medir el rendimiento físico es la prueba de velocidad de marcha habitual en 4 metros, por su capacidad de predecir resultados adversos de salud. La SPPB incluye tres componentes: el equilibrio, la velocidad de la marcha, y la fuerza estimada con la prueba de levantarse y sentarse de la silla. La puntuación máxima para cada una de las pruebas es de 4 puntos y la mínima es de 0. La puntuación total de la SPPB se ha asociado de forma independiente a las caídas en pacientes ambulatorios de edad avanzada. La prueba cronometrada de levántate y anda (TUG, *Timed-Up and Go*)

Tabla 15-3. Parámetros recomendados por el grupo SARCopenia measurement by UltraSound (SARCUS) para la evaluación muscular		
Cuantitativos	Grosor muscular	Mayor distancia entre la aponeurosis superficial y profunda del músculo, perpendicular a su eje. Se mide en eje corto o transversal
	Área transversal	Área del corte de la sección transversal del músculo, perpendicular a su eje (en músculos penados, se diferencia el área transversal fisiológica, que se realiza perpendicular al eje de las fibras musculares). Se mide en eje corto o transversal
	Volumen muscular	Volumen muscular estimado por ecuación matemática del grosor muscular y la longitud de la extremidad (en fase de investigación)
Cualitativos	Ángulo de penación	Ángulo de inserción del fascículo en la aponeurosis profunda Se mide en eje largo o longitudinal
	Longitud del fascículo	Longitud del fascículo entre la aponeurosis superficial y profunda. Se mide de manera indirecta multiplicando el grosor muscular por la hipotenusa del ángulo de penación invertido
	Ecointensidad	Ecogenicidad de la imagen muscular medida con una escala de grises de *software* especializado
	Rigidez muscular (elastografía)	Relación entre la deformación y la compresión del músculo
	Contracción muscular	Diferencia del área transversal en relajación y en contracción máxima
	Microcirculación	Cuantificación del flujo sanguíneo mediante uso de la ecografía con contraste (en fase de investigación)

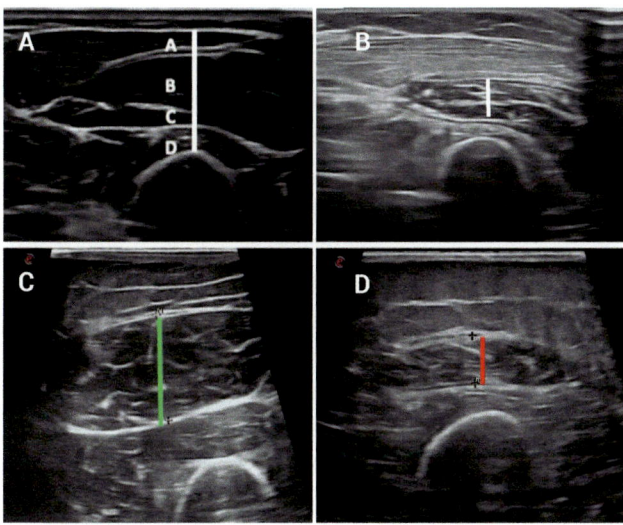

Figura 15-3. Evaluación muscular ecográfica del músculo recto anterior de un individuo sano y de un paciente con sarcopenia. **A)** Corte transversal del antebrazo de los músculos braquiorradial, extensor largo del carpo en un paciente con sarcopenia. **B)** Extensor corto del carpo; la línea blanca muestra el grosor muscular. **C)** Supinador en una persona sana, la línea verde muestra el grosor muscular en una persona sana. **D)** Corte transversal del recto anterior en el punto medio entre el trocánter y la interlínea femorotibial, la línea roja, el de un paciente con sarcopenia.

consiste en medir el tiempo que tarda el paciente en levantarse de una silla, caminar hasta un marcador a 3 metros de distancia, regresar al punto de inicio y volver a sentarse. Un tiempo igual o mayor a 20 segundos se considera anormal. La prueba de TUG es una herramienta válida para detectar déficits del equilibrio que conducen a un mayor riesgo de caídas en los adultos mayores. La prueba de marcha de 400 metros mide el tiempo que tarda una persona en completar 20 vueltas de 20 metros cada una, a la máxima velocidad de marcha posible, permitiéndole hasta dos paradas. Un tiempo igual o mayor a 6 min se considera anormal.

Obesidad sarcopénica

La obesidad sarcopénica es una condición clínica y funcional caracterizada por la coexistencia de obesidad (exceso de grasa) y sarcopenia (disminución de la masa y función muscular). La Sociedad Europea de Nutrición Clínica y Metabolismo (ESPEN) y la Asociación Europea para el Estudio de la Obesidad (EASO), junto con un panel internacional de expertos, han publicado recientemente un documento de consenso sobre la definición y los criterios diagnósticos de la obesidad sarcopénica. El procedimiento diagnóstico debe realizarse en dos pasos (**Fig. 15-4**). El primero es evaluar los parámetros funcionales musculoesqueléticos (p. ej., fuerza de prensión, contracción isométrica voluntaria del cuádriceps, prueba de levantarse de la silla) y, si están alterados, debe procederse a la evaluación de la composición corporal mediante DEXA o BIA, o incluso TC si se realizan por otras razones, como ocurre habitualmente en pacientes oncológicos. Una vez establecido el diagnóstico, debe determinarse el estadio en función de la presencia de complicaciones atribuibles a la alteración de la composición corporal.

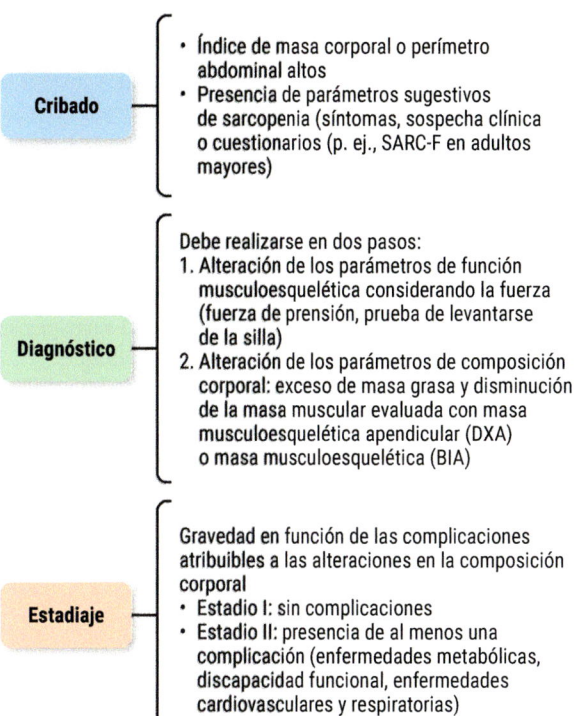

Cribado
- Índice de masa corporal o perímetro abdominal altos
- Presencia de parámetros sugestivos de sarcopenia (síntomas, sospecha clínica o cuestionarios (p. ej., SARC-F en adultos mayores)

Diagnóstico
Debe realizarse en dos pasos:
1. Alteración de los parámetros de función musculoesquelética considerando la fuerza (fuerza de prensión, prueba de levantarse de la silla)
2. Alteración de los parámetros de composición corporal: exceso de masa grasa y disminución de la masa muscular evaluada con masa musculoesquelética apendicular (DXA) o masa musculoesquelética (BIA)

Estadiaje
Gravedad en función de las complicaciones atribuibles a las alteraciones en la composición corporal
- Estadio I: sin complicaciones
- Estadio II: presencia de al menos una complicación (enfermedades metabólicas, discapacidad funcional, enfermedades cardiovasculares y respiratorias)

Figura 15-4. Procedimiento diagnóstico de la obesidad sarcopénica según consenso de la Sociedad Europea de Nutrición Clínica y Metabolismo (ESPEN) y la Asociación Europea para el Estudio de la Obesidad (EASO).
Adaptada de Donini LM *et al*, 2022.
BIA: bioimpedanciometría eléctrica; DEXA: absorciometría dual de rayos X.

MALNUTRICIÓN

Reconocer la **malnutrición** es de suma importancia. Esta condición, a menudo subestimada, puede tener repercusiones graves en la salud y el bienestar del paciente. Desde un deterioro inmunológico hasta retrasos en la recuperación, la malnutrición puede complicar el curso de diversas enfermedades y tratamientos médicos. Detectarla tempranamente permite intervenir con estrategias nutricionales adecuadas y así mejorar los resultados clínicos. Es un paso crucial en la atención médica, garantizando que los pacientes reciban el apoyo necesario para una óptima recuperación y calidad de vida.

Definición actual

Para responder a las necesidades de la comunidad médica y de profesionales en nutrición clínica, en enero de 2016 se constituye la Global Leadership Initiative for Malnutrition (GLIM), involucrando a las principales sociedades de nutrición clínica: American Society for Parenteral and Enteral Nutrition (ASPEN), ESPEN, Federación Latino Americana de Terapia Nutricional, Nutrición Clínica y Metabolismo (FELANPE) y Parenteral and Enteral Nutrition Society of Asia (PENSA). Poco después, se crea un grupo de trabajo más amplio compuesto por miembros invitados que aportan diversidad y experiencia global. El objetivo principal del grupo es alcanzar un consenso sobre criterios diagnósticos basados en la evidencia y que puedan aplicarse en diversos entornos clínicos. Esos criterios incluyen información clínicamente relevante utilizando métodos fácilmente accesibles.

Diagnóstico de malnutrición

De forma similar a la sarcopenia y la obesidad sarcopénica, el proceso diagnóstico de la GLIM sigue un enfoque de tres pasos: identificación del riesgo, diagnóstico de malnutrición si se cumplen como mínimo un criterio fenotípico (pérdida de peso involuntaria, bajo índice de masa corporal [IMC], reducción de la masa muscular) y un criterio etiológico (reducción de la ingesta o asimilación de alimentos, carga de enfermedad, inflamación), y determinación de la gravedad en función de los umbrales de gravedad de los criterios fenotípicos (**Fig. 15-5**). Cabe destacar que la definición GLIM y el EWGSOP2 comparten el criterio fenotípico de masa muscular disminuida.

Herramientas de cribado

El primer paso para la evaluación del estado nutricional es el cribado del riesgo mediante cualquier herramienta validada. Algunas de las herramientas de cribado son: el *Nutrition Risk Screening-2002* (NRS-2002), la *Malnutrition Universal Screening Tool* (MUST) y la versión corta del *Mini Nutritional Assessment* (MNA-SF). Estas herramientas muestran una validez moderada

para el cribado de malnutrición: el NRS-2022 y el MUST para adultos en general, y el MNA, para mayores de 65 años.

Criterios fenotípicos

Es esencial reconocer la pérdida involuntaria de peso al principio del curso de la enfermedad, teniendo en cuenta que muchos pacientes habrán perdido un peso considerable antes de acudir a la consulta médica. La inclusión del IMC fue más controvertida, ya que en Norteamérica rara vez se utiliza como marcador nutricional. Aunque se alcanzó consenso respecto a la importancia de incluir la masa muscular disminuida, no hubo acuerdo sobre la mejor medida para definirla. La GLIM recomienda utilizar DEXA, BIA, ecografía, TC o RM, a pesar de que estos métodos no están disponibles en muchos entornos. Por este motivo, se incluyen la circunferencia del brazo y de la pantorrilla como medidas alternativas. Para establecer los puntos de corte de baja masa muscular, la definición GLIM remite a los valores propuestos por el EWGSOP, la iniciativa de la FNIH y el AWGS.

 El ángulo de fase, parámetro derivado de la BIA, es un marcador del estado nutricional y de la calidad muscular, y también ha demostrado una asociación a la fuerza muscular.

Criterios etiológicos

La reducción de la ingesta de alimentos puede tener diversas causas, como problemas en la salud oral, efectos secundarios de medicamentos, depresión, disfagia, trastornos gastrointestinales, anorexia y apoyo nutricional inadecuado. La reducción de la asimilación de alimentos y/o nutrientes puede deberse a trastornos de malabsorción, estenosis esofágica, gastroparesia y seudoobstrucción intestinal. También se asocia a síntomas como disfagia, náuseas, vómitos, diarrea, estreñimiento y dolor abdominal.

La mayoría de las enfermedades crónicas, como la insuficiencia cardíaca, la EPOC, la artritis reumatoide, la enfermedad renal o hepática crónica, y el cáncer, se asocian a inflamación crónica o recurrente de grado leve a moderado. Las medidas de apoyo indirectas de la inflamación pueden incluir parámetros de laboratorio como la proteína C-reactiva, la albúmina o la prealbúmina séricas.

 Las proteínas viscerales no deben utilizarse en el cribado ni en el diagnóstico de malnutrición debido a su baja especificidad.

Evaluación de la gravedad

La evaluación de la gravedad se determina según el grado de deterioro de la masa muscular y la composición corporal. Los criterios de gravedad son: el porcentaje de pérdida ponderal en los últimos 6 meses, el IMC ajustado por edad (≥ 70 años y < 70 años) y la masa muscular reducida.

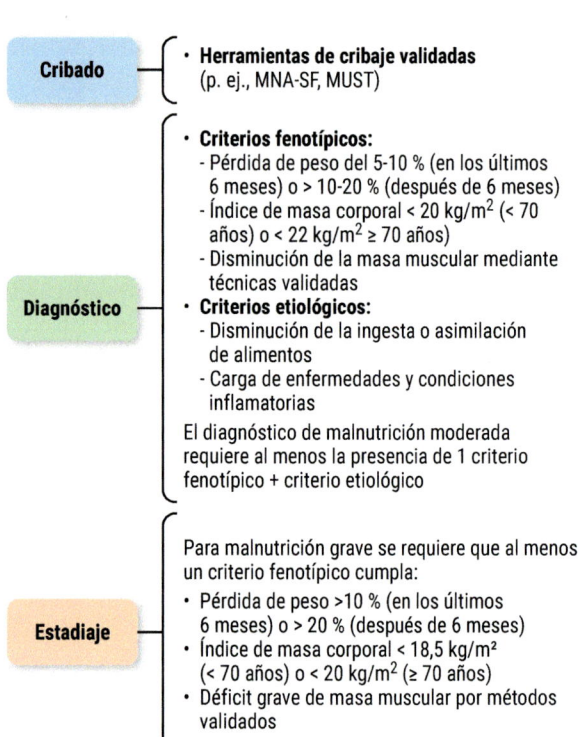

Figura 15-5. Procedimiento diagnóstico de la malnutrición según consenso de la Global Leadership Initiative on Malnutrition (GLIM). Adaptada de Cederholm T *et al*, 2019.

OSTEOPOROSIS

La osteoporosis aumenta significativamente el riesgo de fracturas y sus consecuencias asociadas, como discapacidad y disminución de la calidad de vida. Identificar la osteoporosis en etapas tempranas permite implementar medidas preventivas y terapéuticas adecuadas, como la suplementación de calcio, la vitamina D y la medicación específica, reduciendo así el riesgo de fracturas y sus implicaciones negativas a largo plazo. La detección activa de la osteoporosis se convierte así en un componente crucial de la atención médica preventiva, promoviendo la salud ósea y el bienestar general de los pacientes.

Conceptualización

En 1994, la OMS estableció una definición de osteoporosis basada en la densidad mineral ósea (DMO) estimada por DEXA en la columna lumbar y el cuello femoral. Según esta definición, se habla de osteoporosis densitométrica cuando la DMO es ≤2,5 desviaciones estándar respecto a la media durante el pico de masa ósea (puntuación T [*T-score*] ≤ −2,5), y de osteoporosis establecida si, además del criterio densitométrico, se ha producido una fractura por fragilidad. La fractura por fragilidad, o fractura osteoporótica, es la que se produce por impactos de baja energía (p. ej., caída desde la propia altura).

Definiciones según la OMS:

- Osteoporosis:
  – Densitométrica: DMO *T-score* ≤ −2,5 desviaciones estándar.
  – Establecida: DMO *T-score* ≤ −2,5 con una o más fracturas por fragilidad.
- Osteopenia: densitométrica: DMO *T-score* entre −1 y −2,4 desviaciones estándar.

Esta definición deja de lado aspectos muy relevantes como la microarquitectura trabecular, el remodelado óseo y factores relacionados con el riesgo de caídas. Se considera factor de riesgo para osteoporosis cualquier circunstancia que incida sobre la cantidad y/o la calidad del hueso. También deben tenerse en cuenta los factores que no influyen de forma directa sobre las características del hueso. De este modo, se considera factor de riesgo para fractura por fragilidad toda circunstancia que aumente el riesgo de fracturas con o sin repercusión en la DMO.

La osteoporosis densitométrica es un factor de riesgo para sufrir una fractura por fragilidad.

Diagnóstico de la osteoporosis

El proceso diagnóstico de la osteoporosis se realiza en tres pasos siguiendo la vía FACS, de forma similar a la descrita para la sarcopenia, que se inicia con la evaluación del riesgo.

Evaluación del riesgo de fracturas

Se han desarrollado diferentes instrumentos para evaluar el riesgo de fracturas, como la herramienta FRAX, la escala del Garvan Medical Research Institute y el índice *Q Fracture*. Los tres tienen una capacidad de discriminación y rendimiento similar, aunque la herramienta FRAX es la más utilizada a nivel mundial. Se solicitará una densitometría cuando el riesgo de fractura mayor osteoporótica obtenido con la herramienta FRAX sea ≥ 10 %.

Evaluación del riesgo de osteoporosis

Diversas escalas evalúan de un modo efectivo el riesgo de osteoporosis (baja densidad mineral ósea) y el riesgo de fracturas osteoporóticas. Las escalas utilizadas para evaluar el riesgo de osteoporosis densitométrica no incluyen la DMO, y son útiles para determinar cuándo se debe realizar una densitometría. Todas estas escalas tienen una capacidad similar para predecir una baja DMO. La más sencilla es la herramienta de autoevaluación de la osteoporosis (OST, *Osteoporosis Self-assessment Tool*), que solo considera la edad y el peso.

CONSIDERACIONES SOBRE FRAGILIDAD, SARCOPENIA, MALNUTRICIÓN Y OSTEOPOROSIS EN PACIENTES CON EPOC

La fragilidad, sarcopenia, malnutrición y osteoporosis, de manera aislada o en combinación, tienen un impacto importante en los pacientes con EPOC. A continuación se presentan algunos datos epidemiológicos y consideraciones sobre la interacciones que presentan con frecuencia estos pacientes, así como su aplicabilidad en la práctica clínica.

Sobre prevalencia en la EPOC

Datos de prevalencia en pacientes con EPOC:

- Fragilidad: 17-28 %.
- Sarcopenia: 15-21,6 %.
- Malnutrición: 20-45 %.
- Osteoporosis: 29-40 %.
- Disminución de la fuerza muscular: 25-45 %.
- Disminución de la masa muscular: 20-40 %.
- Osteopenia: 40 %.

Sobre las interacciones de la EPOC con la fragilidad, la sarcopenia, la malnutrición y la osteoporosis

La EPOC es una enfermedad crónica y progresiva que no solo afecta a los pulmones, sino que también se acompaña de manifestaciones extrapulmonares, como debilidad muscular, inactividad física, anorexia, y fatiga. Además, la EPOC se relaciona con comorbilidades como enfermedades cardiovasculares, apneas del sueño, malnutrición, anemia, depresión y osteoporosis. Diversas manifestaciones extrapulmonares de la EPOC forman parte del fenotipo de fragilidad física y, a la vez, son criterios diagnósticos de la sarcopenia.

La inflamación crónica desempeña un papel fundamental en el desarrollo y la progresión de la EPOC. Esta inflamación está mediada por una respuesta inmunitaria anómala a partículas nocivas inhaladas en la que están implicadas múltiples vías metabólicas: estrés oxidativo, citocinas proinflamatorias (interleucina-6, interleucina-8, factor de necrosis tumoral alfa, entre otras), factor de transcripción nuclear kappa beta, y la vía de las proteasas y antiproteasas. La alteración de estos mecanismos contribuye a la destrucción de tejido pulmonar, células musculoesqueléticas (p. ej., osteoclastos, miocitos) y sistemas implicados en el desarrollo de malnutrición.

Las personas con EPOC presentan con frecuencia limitaciones en la función física y la capacidad de ejercicio, lo que tiene un impacto negativo en su estado funcional, calidad de vida y resultados clínicos. La pérdida de capacidad funcional en esta población es multifactorial, y el envejecimiento, las comorbilidades, el estado muscular y nutricional, y la fragilidad desempeñan un papel importante.

Las comorbilidades de la EPOC se asocian a la fragilidad, lo que explica su alta prevalencia. La disminución de la reserva fisiológica propia de personas frágiles las hace más vulnerables a resultados adversos de salud, y presentan mayor riesgo de mortalidad, ingresos hospitalarios, reacciones adversas a fármacos y caídas. Aunque la fragilidad por sí sola predice la mortalidad, la combinación de fragilidad y multimorbilidad fue el factor predictivo de mortalidad más potente en el seguimiento a largo plazo de la cohorte del *Helsinski Businessmen Study*. Datos de la cohorte UK Biobank de pacientes con EPOC de 40-70 años de edad (n = 3.132, reclutados en 2006-2010) mostraron una prevalencia de fragilidad del 17% usando el fenotipo de fragilidad, y de fragilidad moderada y grave del 28 y el 4%, respectivamente, utilizando el índice de fragilidad. El fenotipo de fragilidad se asoció a valores bajos de volumen espiratorio forzado en el primer segundo. Además, el fenotipo de fragilidad (frágiles y robustos) se asoció a un mayor riesgo de mortalidad, efectos cardiovasculares adversos graves, hospitalizaciones por todas las causas y por exacerbación, y exacerbaciones que no requirieron ingreso hospitalario; estas asociaciones fueron similares tras ajustar por volumen espiratorio forzado en el primer segundo. Estos datos sugieren que la evaluación de la fragilidad puede ser de utilidad en la estratificación del riesgo, y no debe limitarse a personas mayores de 65 años.

La fragilidad es un concepto dinámico con transiciones desfavorables de una situación de robustez a un estado de fragilidad en presencia de comorbilidades, pero que también puede acompañarse de transiciones favorables en respuesta a intervenciones específicas, como los programas de rehabilitación basados en ejercicio. La fragilidad afecta a uno de cada cuatro pacientes con EPOC derivados a un programa de rehabilitación, y es un predictor independiente de no completar el programa. No obstante, en los pacientes frágiles que finalizan el programa mejoran la disnea, su rendimiento físico, el nivel de actividad física y el estado de salud, pudiendo revertir la fragilidad a corto plazo en aproximadamente el 60% de los casos.

La sarcopenia, la malnutrición y la osteoporosis influyen de forma negativa en el curso de la EPOC: disminuyen la tolerancia al ejercicio, aumentan el riesgo de hospitalizaciones y reducen la calidad de vida. La coexistencia de malnutrición y sarcopenia aumenta el riesgo de muerte en mayor medida que por separado.

Debido a los cambios asociados a la edad, las personas mayores son particularmente propensas a sufrir estas complicaciones.

Sobre aplicabilidad en la práctica clínica

En la actualidad, no existen recomendaciones sobre la evaluación de la fragilidad, la sarcopenia y la malnutrición en pacientes con EPOC derivados a rehabilitación. La tabla 15-4 recoge la práctica clínica habitual de los autores de este capítulo, que a menudo se encuentra condicionada por criterios de accesibilidad y disponibilidad. Cabe destacar que la mayoría de los pacientes con EPOC derivados a rehabilitación se encuentran en fase estable, y que realizarán diversas evaluaciones previas al inicio del programa, entre ellas la evaluación de comorbilidades, la determinación de la fuerza muscular y, al menos, una prueba de evaluación funcional (p. ej., prueba de marcha de 6 minutos [PM6M], prueba de levantarse de la silla, TUG). Por tanto, en la evaluación de la fragilidad, el fenotipo de Fried y los modelos de acumulación de déficits son complementarios. En los entornos de atención geriátrica, puede elegirse uno u otro en función de la experiencia del equipo. En ambos casos, debe incluirse una evaluación de la fragilidad social y psicológica.

En la EPOC, a diferencia de la sarcopenia primaria, predomina la afectación de las fibras musculares tipo I, por lo que los pacientes suelen presentar más fatiga (disminución de la resistencia) que debilidad (disminución de la fuerza máxima). Por otra parte, la afectación de la función de los músculos de los miembros inferiores suele aparecer en fases más precoces que la de miembros superiores, por lo que se recomienda evaluar la fuerza y/o la resistencia muscular de los músculos extensores de la rodilla. Aunque el AWGS2 y el EWGSOP2 admiten la aplicación de los puntos de corte para la fuerza de prensión en menores de 65 años con sarcopenia secundaria, en el grupo de pacientes más jóvenes puede ser de especial interés utilizar valores normativos de la población de referencia. Finalmente, la evaluación de la fuerza muscular durante la hospitalización por exacerbaciones aporta poca información, porque aparecerá disminuida en la gran mayoría de casos. Para la evaluación de la masa muscular, se recomienda el uso de los sistemas de BIA multifrecuencia, por su fácil aplicación, bajo coste y fiabilidad. Se destaca la medición del ángulo de fase por tratarse de un marcador de integridad de las membranas celulares que se relaciona con el estado nutricional y con la fuerza muscular.

Se han descrito diferentes factores de riesgo relacionados con la presencia de osteoporosis en la EPOC. La DMO baja se asocia a gravedad de la EPOC, déficit de vitamina D, bajo peso corporal y baja masa muscular. Hay que destacar que, por cada punto que disminuye el IMC, el riesgo de osteoporosis aumenta en un 28%.

> **!** Factores de riesgo para osteoporosis en la EPOC:
>
> - Hipoxia e hipercapnia.
> - Déficit de vitamina D.
> - IMC bajo.
> - Pérdida de masa muscular.
> - Exacerbaciones.
> - Necesidad de corticoesteroides.
> - Baja actividad física.

Tabla 15-4. Recomendaciones prácticas sobre la evaluación de fragilidad, sarcopenia, malnutrición y osteoporosis en pacientes con EPOC derivados a rehabilitación

	EPOC en fase estable	Entornos de geriatría
Fragilidad	• Fenotipo de fragilidad • Escala de fragilidad clínica • Índice de fragilidad • Escala de Edmonton o VIG-FRAIL	• Evaluación geriátrica integral • Fenotipo de fragilidad y/o índice de fragilidad • Escala de Edmonton o VIG-FRAIL

Sarcopenia:
  Cribado del riesgo
  Diagnóstico
	
	• EWGSOP2
		
		• SARC-F
		• EWGSOP2

Malnutrición:
  Cribado del riesgo
  Diagnóstico
	
	• *Malnutrition Universal Screening Test*
	• Definición de la GLIM
		
		• *Mini Nutritional Assessment-Short Form*
		• Definición de la GLIM

Osteoporosis: Cribado del riesgo	 • Presencia de tres criterios menores (> 65 años, IMC < 21 kg/m², FEV1 < 50 %, tabaco, alcohol, inactividad, menopausia, antecedentes familiares de fractura) o de un criterio mayor (fractura por fragilidad, corticoides durante 3 meses al año)	 • FRAX
Diagnóstico	• Medición de la DMO (osteoporosis densitométrica) • Radiografía de raquis en proyección lateral • Evaluar antecedentes de fractura (osteoporosis establecida)	• Si hay riesgo de fractura osteoporótica mayor > 5 %, solicitar medición de la DMO (osteoporosis densitométrica) • Evaluar antecedentes de fractura (osteoporosis establecida)

DMO: densidad mineral ósea; EPOC: enfermedad pulmonar obstructiva crónica; EWGSOP2: European Working Group on Sarcopenia in Older People; FEV1: volumen espiratorio forzado en el primer segundo; FRAX: acrónimo inglés de fatiga, resistencia, deambulación, enfermedad y pérdida de peso (*fatigue, resistance, ambulation, illness, and loss of weight*); GLIM: Global Leadership Initiative on Malnutrition; IMC: índice de masa corporal; SARC-F: *Strength, walking Ability, Rising from a chair, stair Climbing and experiences with Fall*; VGI: valoración geriátrica integral.

 PUNTOS CLAVE

- El concepto de fragilidad está en evolución, y actualmente no se dispone de un consenso sobre su definición y sus herramientas de detección y diagnóstico.
- Diversas iniciativas importantes se han dedicado a desarrollar una herramienta unificada que satisfaga los requisitos de cada población y entorno de atención médica.
- La mayoría de las escalas se centran principalmente en evaluar la fragilidad física, pero es esencial considerar otros dominios de fragilidad social y psicológica.
- En espera de la definición operativa (criterios diagnósticos) de la GLIS, en este entorno deben utilizarse los criterios diagnósticos del EWGSOP en Europa, el AWGS en Asia y el SDOC en Norteamérica.

- Para el diagnóstico de malnutrición, deben utilizarse los criterios GLIM.
- El diagnóstico de osteoporosis densitométrica viene determinado por una DMO ≤ 2,5 desviaciones estándar respecto a la media durante el pico de masa ósea (*T-score* ≤ –2,5), y el de osteoporosis establecida si, además del criterio densitométrico, se ha producido una fractura por fragilidad.
- La identificación de fragilidad, sarcopenia, malnutrición y osteoporosis en pacientes con EPOC es criterio para iniciar intervenciones específicas basadas en ejercicio y soporte nutricional lo antes posible.

BIBLIOGRAFÍA

Barnes PJ, Celli BR. Systemic manifestations and comorbidities of COPD. Eur Respir J. 2009 May;33(5):1165-85.

Bhasin S, Travison TG, Manini TM, et al. Sarcopenia Definition: The Position Statements of the Sarcopenia Definition and Outcomes Consortium. J Am Geriatr Soc. 2020 Jul;68(7):1410-1418.

Biomarkers Consortium - Establish guidelines for initial diagnostic criteria for «Sarcopenia with clinically important weakness» and «Associated evidence for treatment benefit» [Internet]. Foundation for the National Institutes of Health [consulta el 4 de diciembre de 2024]. Disponible en: https://fnih.org/our-programs/biomarkers-consortium/programs/sarcopenia-with-clinically-important-weakness.

Cawthon PM, Visser M, Arai H, et al. Defining terms commonly used in sarcopenia research: a glossary proposed by the Global Leadership in Sarcopenia (GLIS) Steering Committee. Eur Geriatr Med. 2022;13(6):1239-44.

Cederholm T, Jensen GL, Correia MITD, et al. GLIM criteria for the diagnosis of malnutrition - A consensus report from the global clinical nutrition community. Clin Nutr. 2019;38(1):1-9.

Chen LK, Liu LK, Woo J, et al. Sarcopenia in Asia: consensus report of the Asian Working Group for Sarcopenia. J Am Med Dir Assoc. 2014;15(2):95-101.

Chen LK, Woo J, Assantachai P, et al. Asian Working Group for Sarcopenia: 2019 Consensus Update on Sarcopenia Diagnosis and Treatment. J Am Med Dir Assoc. 2020;21(3):300-7.e2.

Cruz-Jentoft AJ, Baeyens JP, Bauer JM, et al. Sarcopenia: European consensus on definition and diagnosis: Report of the European Working Group on Sarcopenia in Older People. Age Ageing. 2010;39(4):412-23.

Cruz-Jentoft AJ, Bahat G, Bauer J, Bet al. Sarcopenia: revised European consensus on definition and diagnosis. Age Ageing. 2019;48(1):16-31.

Donaldson AV, Maddocks M, Martolini D, Polkey MI, Man WD. Muscle function in COPD: a complex interplay. Int J Chron Obstruct Pulmon Dis. 2012;7:523-35.

Donini LM, Busetto L, Bischoff SC, et al. Definition and Diagnostic Criteria for Sarcopenic Obesity: ESPEN and EASO Consensus Statement. Obes Facts. 2022;15(3):321-35.

Fried LP, Tangen CM, Walston J, et al. Frailty in older adults: evidence for a phenotype. J Gerontol A Biol Sci Med Sci. 2001;56(3):M146-56.

Hanlon P, Lewsey J, Quint JK, et al. Frailty in COPD: an analysis of prevalence and clinical impact using UK Biobank. BMJ Open Respir Res. 2022;9(1):e001314.

Kirk B, Cawthon PM, Arai H, et al. The Conceptual Definition of Sarcopenia: Delphi Consensus from the Global Leadership Initiative in Sarcopenia (GLIS). Age Ageing. 2024;53(3):afae052.

Maddocks M, Kon SS, Canavan JL, et al. Physical frailty and pulmonary rehabilitation in COPD: a prospective cohort study. Thorax. 2016;71(11):988-995.

Malmstrom TK, Miller DK, Simonsick EM, Ferrucci L, Morley JE. SARC-F: a symptom score to predict persons with sarcopenia at risk for poor functional outcomes. J Cachexia Sarcopenia Muscle. 2016;7(1):28-36.

Meza-Valderrama D, Chaler J, Marco E. Evaluation of muscle strength in rehabilitation: from subjective assessment scales to instrumental examinations]. Rehabilitación (Madr). 2021;55(1):2-4.

Meza-Valderrama D, Marco E, Duarte E. Assessment of muscle mass in rehabilitation settings. Rehabilitación (Madr). 2020;54(1):1-2.

Mitnitski AB, Mogilner AJ, Rockwood K. Accumulation of deficits as a proxy measure of aging. Scientific World Journal. 2001 Aug 8;1:323-36.

Muñoz-Redondo E, Morgado-Pérez A, Pérez-Sáez MJ, et al. New perspectives on frailty in light of the Global Leadership Initiative on Malnutrition, GLIS on Sarcopenia, and the WHO Intrinsic Capacity: a narrative review. Maturitas. 2023.

Okazaki R, Watanabe R, Inoue D. Osteoporosis Associated with Chronic Obstructive Pulmonary Disease. J Bone Metab. 2016;23(3):111-20.

Perkisas S, Baudry S, Bauer J, et al. The SARCUS project: evidence-based muscle assessment through ultrasound. Eur Geriatr Med. 2019;10(1):157-158.

Perkisas S, Bastijns S, Baudry S, et al. Application of ultrasound for muscle assessment in sarcopenia: 2020 SARCUS update. Eur Geriatr Med. 2021;12(1): 45-59.

Riancho JA, Peris P, González-Macías J, Pérez-Castrillón JL; SEIOMM Osteoporosis Guidelines Writing Group. Executive summary clinical practice guideline of postmenopausal, glucocorticoid-induced and male osteoporosis (2022 update). Spanish Society for Bone and Mineral Metabolism Investigation (SEIOMM). Rev Clin Esp (Barc). 2022;222(7):432-9.

Rockwood K, Song X, MacKnight C, et al. A global clinical measure of fitness and frailty in elderly people. CMAJ. 2005;173(5):489-95.

Romero-Ortuño R, Hartley P, Knight SP, Kenny RA, O'Halloran AM. Frailty index transitions over eight years were frequent in The Irish Longitudinal Study on Ageing. HRB Open Res. 2021;4:63.

Sepúlveda-Loyola W, Osadnik C, Phu S, Morita AA, Duque G, Probst VS. Diagnosis, prevalence, and clinical impact of sarcopenia in COPD: a systematic review and meta-analysis. J Cachexia Sarcopenia Muscle. 2020;11(5):1164-76.

Strandberg TE, Lindström L, Jyväkorpi S, Urtamo A, Pitkälä KH, Kivimäki M. Phenotypic frailty and multimorbidity are independent 18-year mortality risk indicators in older men: The Helsinki Businessmen Study (HBS). Eur Geriatr Med. 2021;12(5):953-961.

Studenski SA, Peters KW, Alley DE, et al. The FNIH sarcopenia project: rationale, study description, conference recommendations, and final estimates. J Gerontol A Biol Sci Med Sci. 2014;69(5):547-58.

World Health Organization. Clinical consortium on healthy ageing. Topic focus: frailty and intrinsic capacity [Internet]. WHO, 2017 [consulta el 4 de diciembre de 2024]. Disponible en: https://apps.who.int/iris/bitstream/handle/10665/272437/WHO-FWC-ALC-17.2-eng.pdf (fecha de acceso: 15 de junio de 2023].

Yang M, Hu X, Xie L, et al. Screening sarcopenia in community-dwelling older adults: SARC-F vs SARC-F combined with calf circumference (SARC-CalF). J Am Med Dir Assoc. 2018;19(3):277.e1.

Evaluación de la actividad física

16

A. Aramburu Ojembarrena y L. Chasco Eguílaz

OBJETIVOS

- Definir los conceptos de actividad física, inactividad física y comportamiento sedentario.
- Conocer los factores limitantes de la actividad física.
- Listar las utilidades de la medición de la actividad física.
- Comprender las dimensiones que integra la actividad física.
- Aprender las diferentes herramientas de evaluación de la actividad física.
- Comparar las diferentes herramientas de evaluación de la actividad física en las distintas enfermedades respiratorias.
- Identificar las herramientas de evaluación de la actividad física en los programas de rehabilitación respiratoria.

INTRODUCCIÓN

La Organización Mundial de la Salud (OMS) define la actividad física (AF) como cualquier movimiento corporal producido por los músculos esqueléticos, con el consiguiente consumo de energía. La AF hace referencia a todo movimiento, incluyendo el ejercicio físico, pero también a otras actividades como el movimiento corporal que se realiza durante el trabajo, los desplazamientos, el ocio o las tareas del hogar, entre otros.

Definición de AF: cualquier movimiento corporal producido por los músculos esqueléticos, con el consiguiente consumo de energía.

Para los adultos, se recomiendan unos niveles de AF de 150-300 min de actividades físicas aeróbicas, o 75-150 min de actividades intensas, asociado a actividades de fortalecimiento muscular (2 o más días a la semana), debiendo limitar el tiempo dedicado a actividades sedentarias.

El nivel de AF de un individuo está limitado por la capacidad de ejercicio (capacidad del individuo de realizar AF y el desempeño en las pruebas de ejercicio), pero su comportamiento también dependerá de factores psicológicos, sociales, culturales, ambientales y económicos.

El nivel de AF de un individuo está limitado por la capacidad de ejercicio, pero su comportamiento también dependerá de factores psicológicos, sociales, culturales, ambientales y económicos.

Se ha demostrado que la AF regular es importante para prevenir y controlar las enfermedades no transmisibles, como las enfermedades cardíacas, los accidentes cerebrovasculares, la diabetes y varios tipos de cáncer. En otras palabras, la ausencia de AF conduce a la aparición de diferentes enfermedades crónicas. En los pacientes con enfermedades respiratorias crónicas, la AF está reducida, y la inactividad se ha relacionado con un mayor riesgo de hospitalización y mortalidad. En los pacientes con enfermedad pulmonar obstructiva crónica (EPOC), los niveles bajos de AF se han relacionado con un peor volumen espiratorio forzado en el primer segundo (FEV1) y mayor riesgo de exacerbaciones, contribuyendo a una mayor progresión de la enfermedad y mayor mortalidad. Algo similar se ha objetivado en los pacientes con asma y enfermedad pulmonar intersticial difusa (EPID), donde la inactividad se ha relacionado con peores resultados, mayor riesgo de hospitalización y mayor mortalidad.

Por todo ello, es importante una evaluación de la AF, tanto a nivel individual como global, que permita establecer estrategias terapéuticas adecuadas.

OBJETIVOS DE LA MEDICIÓN DE LA ACTIVIDAD FÍSICA

La medición de la AF tiene varios objetivos importantes:

- Investigación epidemiológica: obtener la relación de la AF con la salud.
- Monitoreo y observación de los niveles de AF en una población.
- Entender los determinantes de la AF, y explicar por qué algunas personas o grupos son más activos que otros.
- Medir el impacto y la eficacia de los programas e intervenciones para la promoción de la salud diseñados para aumentar la AF.

- Proporcionar una base científica y sólida para definir políticas para contrarrestar el sedentarismo.

ACTIVIDAD FÍSICA Y SUS DIMENSIONES

Si bien la AF cuenta con elementos cuantificables, como el gasto energético de los músculos esqueléticos o los movimientos corporales, estos elementos tienen, a su vez, múltiples dimensiones, lo que dificulta su unificación en una única medición. La medición de la AF y el sedentarismo sigue siendo un problema, debido a las diversas actividades que realizan diariamente las personas con diferentes intensidades y duraciones, lo que puede producir ambigüedad en los resultados con las medidas que se utilizan para valorar estos parámetros, principalmente los cuestionarios.

Como se menciona al inicio del capítulo, y describieron Powell y Christenson en 1985, la AF se define como «cualquier movimiento corporal producido por los músculos esqueléticos que den como resultado un gasto energético». Si se tiene en cuenta el gasto energético de la AF (GEAF), este es parte del gasto energético total que, en los adultos, está formado por el gasto metabólico basal y el efecto térmico de la dieta. El gasto metabólico basal generalmente comprende alrededor del 70 % del gasto energético total en las personas sedentarias, y el efecto térmico de la dieta, el 10 %. El GEAF es muy variable y comprende una cantidad variable de energía del gasto energético total.

La AF es un comportamiento complejo y con una variabilidad diaria, lo que dificulta su evaluación mediante una simple medida. Por ello, es necesario tener en cuenta varias dimensiones que la integran:

- Tipo: se tienen en cuenta características determinadas. Se puede clasificar en fisiológica (aeróbica o anaeróbica), habilidad física (correr, nadar y otras) y objetivo que se persigue (fuerza o resistencia).
- Frecuencia: número de veces que se realiza por unidad de tiempo.
- Duración: cantidad de tiempo que se invierte en su realización.
- Intensidad: magnitud de la respuesta fisiológica que la AF provoca por unidad de tiempo.
- Dominio: contexto en que se realiza la AF (trabajo, ocio, hogar, transporte, etc.).
- Gasto calórico: incluye datos de intensidad y duración de la AF concreta a la vez, y de volumen, como el número total de ejercicios y series realizadas en cada entrenamiento físico.

> ! Las dimensiones de la AF son:
>
> - Tipo.
> - Frecuencia.
> - Duración.
> - Intensidad.
> - Dominio.
> - Gasto calórico.

Además, en la evaluación de la AF también hay que considerar los conceptos de «inAF» y «comportamiento sedentario»:

- Inactividad física: nivel de AF que no alcanza las recomendaciones actuales (150-300 min de actividad aeróbica o 75-150 min de actividad intensa por semana).
- Comportamiento sedentario: actividad realizada por una persona en vigilia en posición sentada, reclinada o tumbada, con un gasto muy reducido (< 1,5 equivalentes metabólicos [MET]).

> La inactividad física y el comportamiento sedentario son dos conceptos relacionados, pero diferentes, que tienen un impacto significativo en la salud física y mental.

HERRAMIENTAS PARA LA EVALUACIÓN DE LA ACTIVIDAD FÍSICA

La medición de la AF sigue siendo un desafío para la investigación y la asistencia clínica, como lo es para la tecnología encontrar una técnica que permita evaluar la AF. Siguiendo la definición de AF, su valoración implicaría la medición de los movimientos y/o la medición del gasto energético de los músculos esqueléticos (GEAF).

Muchas son las técnicas utilizadas para la medición de la AF, pero ninguna permite valorar todas sus dimensiones, por lo que la elección de una técnica deberá tener en cuenta la validez y la practicidad, pero también su coste y la accesibilidad.

Para la evaluación de la AF, se dispone de métodos subjetivos, que incluyen cuestionarios y registros, y los métodos objetivos, mediante los cuales se obtienen parámetros fisiológicos.

Herramientas subjetivas

Generalmente, las evaluaciones se realizan por métodos de autoinforme, mediante el uso de cuestionarios, registros de AF o entrevistas/encuestas. Son menos costosos y más fáciles de administrar que las herramientas objetivas, pero su validez en la medición individual tiene limitaciones.

Cuando se analizan las medidas subjetivas (cuestionarios y registros de AF), a menudo se utiliza el concepto de equivalente metabólico (MET) para clasificar de una forma más objetiva el gasto energético y calórico de la AF. Un MET corresponde al gasto energético en reposo (consumo de oxígeno <3,5 mL/kg/min), que equivale a 1 kilocaloría por kilogramo de peso por hora. De esta forma, se pueden clasificar los niveles de intensidad en diferentes tipos de actividad expresados en MET, considerando la AF de baja intensidad <3 MET (el consumo de oxígeno no triplica al consumo en reposo), de intensidad moderada 3-6 MET, y enérgica o vigorosa >6 MET (Tabla 16-1).

Cuestionarios

Los cuestionarios resultan fáciles y económicos, por lo que son herramientas de preferencia en los estudios epidemiológicos.

MET	Intensidad	Ejemplos
< 3 MET	Actividad de baja intensidad	Labores domésticas de baja intensidad: cocinar, lavar, vestirse, cambiar la ropa de cama, etc.
3-6 MET	Actividad de intensidad moderada	Caminar a paso rápido, bailar, pasar la aspiradora, labores de jardinería, golf, actividades con peso < 20 kg
≥ 6 MET	Actividad de intensidad vigorosa	Bicicleta, correr, nadar, monte, etc.

Tabla 16-1. Puntos de corte de la intensidad de la actividad física y ejemplos

MET: equivalente metabólico.

La mayoría pueden autoadministrarse, y evalúan diferentes aspectos de la AF, como el tipo de AF, la frecuencia o cantidad, la intensidad y la sintomatología.

Sin embargo, estos cuestionarios tienen algunas limitaciones. En primer lugar, la precisión, ya que habitualmente son cuestionarios que suponen un recuerdo de la AF realizada las 24 horas previas, la semana o incluso periodos de hasta 1 año; conllevan un sesgo de recuerdo. Otra limitación importante es que solo suelen evaluar actividades habituales, y no se incluyen en los cuestionarios actividades menos frecuentes, pero que pueden generar un importante gasto energético, y también la poca capacidad de registro de la actividad de baja intensidad, que puede ser la que más se acumule a lo largo del día. Por último, no suelen tener en cuenta las variaciones individuales en el peso, la intensidad de la AF o factores metabólicos individuales que pueden afectar a la energía total gastada.

Una revisión de cuestionarios de AF (PAQS, *Physical Activity Questionnaire*) llegó a la conclusión de que ninguno de los 23 cuestionarios evaluados presentaba correlaciones aceptables en gasto energético cuando se comparaban con el método de referencia (estándar de oro) (agua doblemente marcada), ni estimaciones individuales razonables de la energía total gastada en la AF. Además, se ha observado que la proporción de adultos que cumplen las recomendaciones de AF de la OMS es de 6 a 10 veces mayor cuando se utilizan cuestionarios que cuando se evalúa mediante acelerómetros.

Existen numerosos cuestionarios de evaluación de la AF, algunos dirigidos a grupos específicos (pediátricos, adolescentes, ancianos) o a patologías específicas. A continuación, se han seleccionado los más relevantes y generales para la edad adulta, así como cuestionarios validados o específicos para pacientes con patologías respiratorias, especialmente para los pacientes con EPOC:

- Cuestionario internacional de AF (IPAQ, *International Physical Activity Questionaire*): fue desarrollado en 1998 en Ginebra, por un grupo de consenso internacional, como instrumento de registro de actividad e inactividad. Hay dos versiones del cuestionario: la versión corta está formada por nueve ítems, y registra el tiempo empleado en caminar, en actividades de intensidad moderada y vigorosa, y la conducta sedentaria. La versión larga consta de 31 ítems, y analiza las dimensiones de frecuencia y duración de la AF, de las actividades relacionadas con el hogar, el trabajo, el transporte y el ocio.
Se han detectado dificultades para diferenciar las actividades de intensidad moderada y vigorosa, así como una sobreestimación de la intensidad y la cantidad de tiempo en actividades domésticas y ocupacionales.

- Cuestionario global de AF (GPAQ, *Global Physical Activity Questionnaire*): elaborado por la OMS y con validación internacional para la medición de la AF. Al igual que el IPAQ, tiene en cuenta varios elementos: intensidad, frecuencia, duración y tipo de AF en diferentes dominios, ya que evalúa la AF realizada durante al menos 10 min en el trabajo, el transporte o desplazamientos, y en el tiempo libre, así como el comportamiento sedentario. Consta de 16 ítems, y evalúa un período de tiempo de 7 días. En este caso, las actividades moderadas equivalen a cuatro veces el consumo calórico de una persona en reposo (4 MET) y con actividad vigorosa de 8 MET.
Tanto la versión corta del IPAQ como el GPAQ tienen como función facilitar el control y el seguimiento de la AF, así como aportar valores cuantificables que midan el nivel de AF e inactividad de la población. En diferentes estudios se ha evaluado la validez de estos cuestionarios. En ambos casos se observa una sobreestimación de la AF en el dominio «trabajo», pero el GPAQ parece superior en las personas con trabajo estable, no siendo así para personas con actividades físicas variables.

- Cuestionarios breves: cuestionario abreviado de evaluación de la AF (BPAAT, *Brief Physical Activity Assessment Tool*) y GPPAQ (el cuestionario general de la práctica de la AF). Ambos son cuestionarios breves desarrollados entre los años 2004 y 2006, con versiones validadas en español y catalán, y ambos evalúan las mismas dimensiones de la AF que el cuestionario IPAQ, pero con mayor eficiencia, según algunos estudios, para identificar al «paciente inactivo». En un estudio realizado en atención primaria, ambos cuestionarios fueron similares al IPAQ para detectar al paciente inactivo, siendo superior el BPAAT (80 % de acuerdo entre BPAAT e IPAQ para detectar al paciente inactivo, frente al 60 % de acuerdo entre GPPAQ e IPAQ), planteando como herramienta fácil y rápida en las consultas de atención primaria para detectar al paciente inactivo.

- YPAS (*Yale Physical Activity Survey*): cuestionario dirigido a la población adulta y validado en pacientes con EPOC. Consta de 40 ítems, que evalúan la AF en las mismas dimensiones que el IPAQ, en situaciones de trabajo, domésticas, ocio y cuidado de personas. Evalúa la AF de 1 semana.

- *Spanish Activity Questionnaire in COPD* (SAQ_COPD): el SAQ-COPD es un cuestionario específico, breve y sencillo, elaborado por neumólogos, médicos rehabilitadores, médicos de atención primaria y médicos del deporte, para evaluar la AF en pacientes con EPOC, y que se ha definido para que sea aplicable en la práctica clínica.

El cuestionario se divide en dos bloques: el primer bloque está formado por cuatro preguntas que pretenden cuantificar el tiempo que el paciente utiliza para caminar fuera de casa, actividades de intensidad moderada y vigorosas, y el tiempo que el paciente pasa sentado o sin actividad (puntuación de 0 a 5); el segundo bloque evalúa el perfil y el impacto únicamente en los pacientes clasificados como de baja AF en el primer bloque.

• Otros cuestionarios: el *London Chest Activity of Daily Living* (LCADL) y el *Modified Baecke Physical Activity Questionnaire* (Baecke modificado). Ambos son cuestionarios para la evaluación de la AF, aunque de una forma cualitativa. Los dos cuestionarios se autoadministran, tienen una duración de 5-10 min, y un total de 16 y 14 ítems, respectivamente. El LCADL es un cuestionario que evalúa la percepción de dificultad respiratoria durante las actividades de la vida diaria en los pacientes con EPOC, demostrando una relación estrecha con el grado de disnea (escala modificada del Medical Research Council [mMRC]) y una gran sensibilidad para detectar cambios después de un programa de rehabilitación pulmonar.

El cuestionario Baecke modificado es una versión del cuestionario Baecke adaptada para una población mayor de 60 años, cualquiera que sea su enfermedad específica. El objetivo principal es determinar el grado de AF y, derivado de ello, el sedentarismo, pero sin establecer relación con la disnea.

Diarios o registros de actividad física

Los diarios o registros de AF pueden ser otra herramienta útil en la cuantificación de la AF, estimando el gasto energético en relación con la actividad realizada y el tiempo de esta. Se pueden realizar en formato papel o electrónico, y aunque ambos tienen el inconveniente del olvido, los electrónicos parecen tener una mejor cumplimentación, ya que cuentan con la posibilidad de crear alarmas que lo recuerden.

Pueden resumir una información detallada del tipo de actividad, intensidad, duración, frecuencia, posición en la que se ha realizado, propósito (trabajo, ocio, transporte, etc.) y síntomas que ha generado esa actividad.

 Las herramientas subjetivas sobrevaloran los niveles de AF.

Herramientas objetivas

A continuación se pasa a describir las diferentes herramientas objetivas.

Monitores de ritmo cardíaco

La frecuencia cardíaca proporciona información indirecta de la AF, el gasto energético y la carga en el sistema cardiorrespira-

torio por las demandas físicas. Existe una relación lineal entre frecuencia cardíaca y gasto energético, pero existe una gran variación, ya que la frecuencia cardíaca en reposo determina el incremento de esta durante el ejercicio. Además, a intensidades bajas de actividad, permanece estable debido al escaso estímulo cardíaco, y este puede estar limitado por fármacos o por diferentes patologías. Por tanto, no suele ser habitual la utilización de la frecuencia cardíaca como medidor de AF, aunque puede ser de ayuda para registrar períodos de mayor actividad.

Podómetros

Mediante sensores de movimiento en una única dirección y un cálculo matemático, estiman el número de pasos caminados. Algunos dispositivos son capaces de estimar la distancia y el gasto energético a partir del número de pasos. Son baratos y fáciles de utilizar, y no requieren equipo adicional alguno que interprete los resultados, lo que hace que se utilicen en la evaluación de la AF.

Una de las ventajas de los podómetros es que permiten una retroalimentación a los pacientes, y son útiles como herramienta para aumentar la AF. En un estudio que incluía pacientes con EPOC, la utilización de podómetros como herramienta de control logró aumentar 3.080 pasos de media, mejorando la calidad de vida y la capacidad de ejercicio medida mediante la prueba de marcha de 6 minutos (PM6M). Actualmente, se recomienda la realización de más de 10.000 pasos/día, basándose en los beneficios para la salud demostrados y por ser una cifra fácil de recordar (Tabla 16-2).

Sin embargo, la utilización de los podómetros tiene sus limitaciones. En primer lugar, no miden la actividad de los miembros superiores ni tienen en cuenta la intensidad de la actividad realizada. Además, pueden subestimar el número de pasos y el gasto energético cuando se camina a baja velocidad, como sucede en pacientes de edades más avanzadas o con enfermedades graves. Por ello, a pesar de no ser la mejor herramienta para la evaluación de la AF, sí se consideran útiles en los programas de incentivación de la AF por su capacidad de retroalimentación, su bajo coste y su fácil utilización.

Acelerómetros

El acelerómetro es un monitor que mide la aceleración que lleva a cabo una persona cuando se mueve. Puede ser uniaxial

Tabla 16-2. Clasificación de la actividad física según los pasos caminados

Pasos caminados en 24 h	Nivel de actividad física
< 5.000 pasos/día	Sedentario
5.000-7.000 pasos/día	Poco activo
7.000-10.000 pasos/día	Algo activo
10.000-12.500 pasos/día	Activo
≥ 12.500 pasos/día	Muy activo

o triaxial, según mida las aceleraciones en una sola dirección (vertical) o lo haga en tres direcciones (anteroposterior, mediolateral y longitudinal). Los acelerómetros uniaxiales son similares a los podómetros, con la ventaja de que pueden medir la aceleración. Sin embargo, como una persona realiza movimientos en más de un plano, se prefieren los acelerómetros biaxiales o triaxiales. Permiten cuantificar la actividad efectuada, el tiempo que ha realizado en los diferentes niveles de intensidad de la AF, los pasos caminados y el gasto cardíaco.

El período de medición medio debe ser de 7 días para obtener valores fiables, aunque en pacientes más graves se ha observado que con 2-3 días podría ser suficiente. El sujeto debe llevarlo puesto en todo momento, excepto cuando duerme o efectúa actividades acuáticas, siendo la duración mínima de 8 horas, incluyendo las horas diurnas de mayor movimiento. Los datos se descargan en un ordenador mediante el *software* del fabricante y posteriormente se analizan para obtener los resultados, los que supone un coste añadido al coste del propio dispositivo. Existe una amplia variabilidad en la metodología de la medición de AF. La forma en que se recopilan y se procesan posteriormente por el *software* tiene un impacto en los resultados obtenidos de las mediciones de la AF. Por este motivo, el Clinical Outcome Assessment Qualification Consortium (CBQC) recomienda utilizar un procedimiento operativo estándar para la recopilación de los datos de la AF que asegure unos resultados de calidad tras el procesamiento (**Tabla 16-3**).

Los resultados se miden en cuentas por minuto, que luego se trasladan a MET o su equivalente metabólico, considerándose como la tasa metabólica en reposo estándar (MET). Las mediciones pueden oscilar desde 1 MET a 18 MET, en función de la intensidad de la AF.

La validez de los diferentes acelerómetros del mercado ha sido evaluada en diferentes estudios, y se han comparado con la calorimetría o con el agua doblemente marcada. En 2012 y 2014, se realizó un estudio que comparaba la validez de diferentes acelerómetros para la medición de la AF en los pacientes con EPOC, con resultado positivo para los Dyna Port Move Monitor® (McRoberts BV, theHague, theNetherlands), Actigraph GT3X® (Actigraph, Pensacola, Florida) y Sense Wear Armband® (BodyMedia, Inc., Pittsburgh, Pennsylvania).

A pesar de ser una buena herramienta para la evaluación de la AF, los acelerómetros presentan ciertas limitaciones, sobre todo en sujetos con limitaciones en la marcha, en la medición de las actividades de la vida diaria y por su elevado coste.

Existen otros métodos poco utilizados en la práctica clínica por su elevado coste, la disponibilidad y la dificultad en su realización. Entre ellos, se encuentran la calorimetría indirecta, la calorimetría directa y el agua doblemente marcada.

Calorimetría indirecta

La calorimetría indirecta es una técnica utilizada para determinar el gasto energético basal de una persona. No mide el calor producido directamente, sino en forma indirecta a través de la medición del intercambio gaseoso según la relación entre el consumo de oxígeno, la producción de dióxido de carbono (CO_2) y la tasa de oxidación de los sustratos.

A través de la medición del consumo de oxígeno en reposo, en bipedestación, caminando o corriendo, se puede estimar el gasto energético para cada actividad.

Calorimetría directa

La calorimetría directa se realiza en una cámara herméticamente sellada por cuyas paredes pasa una tubería con agua. Al realizar ejercicio en el interior de la cámara, se genera calor que se transfiere a las paredes y que, por convección, aumenta la temperatura del agua de la tubería. Este cambio de temperatura del agua es una medida del ritmo metabólico de la persona. Se considera técnica de referencia junto con la técnica del agua doblemente marcada, y es punto de comparación para validar

Tabla 16-3. Recomendaciones para recoger, procesar e interpretar los datos en las evaluaciones de la actividad física mediante herramientas objetivas en pacientes con enfermedades respiratorias crónicas		
Recogida de datos	Intervalo de tiempo de recogida de datos	24 h o al menos las horas en las que está despierto
	Duración	1 semana
	Instrucciones al paciente	Lugar de colocación y período que debe llevar el dispositivo
	Información que debe recoge en un cuaderno	Los períodos en los que no lleva el dispositivo y tiempo en cama
Datos tras el procesamiento	Definición de día válido	Al menos 8 h con el dispositivo durante las horas que está despierto. Si es una evaluación de 24 h, debe tener al menos un registro de 8 h entre las 7:00 y las 22:00 h
	Entre semana o fin de semana	Se deberían incluir ambos
	Número de días válidos	Recomendados al menos 4 días, preferiblemente entre semana
	Covariables a considerar	Duración de la luz diurna y duración del tiempo que se lleva el dispositivo
Interpretación de los datos	Eliminación de datos	Los días eliminados se resumirán por el promedio de los días válidos

otros métodos más prácticos. Sin embargo, es una técnica que requiere personal cualificado, alta tecnología y elevado coste.

Agua doblemente marcada

La técnica del agua doblemente marcada es el método de referencia (estándar de oro) para la medición del gasto energético. Consiste en suministrar agua doblemente marcada ($2H218O$) usando trazadores de isótopos estables. Al cabo de un tiempo, se determina la eliminación diferencial de los isótopos de deuterio y oxígeno-18 del agua corporal del organismo. La eliminación del primero se produce mediante la evaporación a través de los pulmones, la piel, y otras vías de excreción y secreción; se diluye, además, en la medida que se incorpora agua no marcada proveniente de bebidas y alimentos, y mediante la producción endógena de agua procedente de la oxidación de los nutrientes. El oxígeno-18 se elimina del mismo modo, formando parte del agua, pero, además, es eliminado a través de la producción de CO_2, puesto que está en los fluidos corporales en un equilibrio isotópico con el agua corporal. La tasa de eliminación del oxígeno-18 es, por tanto, más rápida que la del deuterio. La diferencia entre estas tasas de eliminación permite calcular la cantidad de CO_2 producido y, así, conocer el gasto energético aplicando las ecuaciones de la calorimetría indirecta.

Esta técnica está considerada como método de referencia (estándar de oro) para la medición del gasto energético. Sin embargo, tiene la limitación de que solo mide el gasto de energía derivada de la AF, sin proporcionar información relativa a la frecuencia, la intensidad, la duración, el patrón y el tipo de la AF.

VENTAJAS E INCONVENIENTES DE LAS DIFERENTES HERRAMIENTAS DE MEDICIÓN

Como se mencionaba anteriormente, no existe la herramienta ideal para evaluar la AF. Cuanto más sencilla y práctica es la técnica de valoración, menos precisa se convierte. La técnica ideal implicaría precisión, objetividad, facilidad de uso, ser eficiente en cuanto al tiempo, causar poca influencia en los patrones habituales de AF, ser socialmente aceptable, permitir un seguimiento continuo y detallado de los patrones de AF, y finalmente, poderse aplicar en gran escala. No existe hasta el momento una técnica que reúna todas las características, por lo que todas ellas cuentan con fortalezas y limitaciones (**Tabla 16-4**).

VALORACIÓN DE LA ACTIVIDAD FÍSICA EN LAS DIFERENTES ENFERMEDADES RESPIRATORIAS CRÓNICAS

Como se mencionó al inicio del capítulo, en general, la AF está reducida en los pacientes con enfermedades respiratorias crónicas respecto a la población sana. Esta reducción se debe a la presencia de disnea y a la intolerancia al ejercicio, que conduce habitualmente a una inactividad física que se relaciona con una peor evolución de las enfermedades respiratorias.

En la EPOC, la inactividad física es una característica frecuente de estos pacientes, incluso en fases tempranas de la enfermedad. La hiperinsuflación produce disnea de esfuerzo, lo que conduce al círculo vicioso de reducción de la capacidad de ejercicio, disminución de la AF, disfunción de la musculatura esquelética y mayor disnea. En los pacientes con EPOC, el FEV1 y la capacidad de difusión de monóxido de carbono no parecen ser buenos predictores de los niveles de AF. Sin embargo, la hiperinsuflación dinámica sí que se ha relacionado con peores niveles de AF. Además, una baja capacidad de ejercicio y las exacerbaciones frecuentes se han relacionado con peores niveles de AF, y el nivel socioeconómico, la disponibilidad de trabajo, el nivel educacional o el clima se han relacionado con los niveles de AF. A su vez, un nivel de AF reducido se ha asociado a un mayor riesgo de exacerbaciones y mayor mortalidad. Además, se ha demostrado que la inactividad física es el predictor más potente de mortalidad por todas las causas en los pacientes con EPOC. Por esta relación estrecha entre AF y pronóstico de la enfermedad, es de vital importancia evaluar la AF en los pacientes con EPOC.

En la valoración subjetiva de la AF, los registros de esta y los cuestionarios son una opción fácil, accesible y barata. Además, aportan información sobre el tipo de AF y los factores limitantes para la realización de la AF. Se dispone de cuestionarios generales de valoración de la AF como el IPAQ o GPAQ, o cuestionarios validados para pacientes con EPOC, como es el cuestionario YPAS, que mide la cantidad, la frecuencia y la intensidad de la AF en las últimas 4 semanas, mediante siete ítems. Además, se dispone del SAQ-COPD, cuestionario español elaborado y validado para la valoración de la AF en los pacientes con EPOC, con capacidad para identificar los pacientes inactivos y los factores que limitan la realización de AF en estos pacientes.

En una revisión del 2011, se evaluaron la totalidad de cuestionarios disponibles para medir la AF en adultos y pacientes con enfermedades crónicas. De un total de 104 cuestionarios, 15 estaban desarrollados para ser utilizados en pacientes con EPOC, pero únicamente el 85 % estaban correctamente validados.

Sin embargo, el uso de monitores de actividad para la evaluación de la AF va en aumento, desplazando a los cuestionarios, que tienden a sobreestimar el nivel de esta.

Los podómetros, aunque han demostrado ser útiles en los programas para incentivar la AF, no son buenos estimadores de esta. Uno de los problemas que presentan es que pueden subestimar el número de pasos y el gasto energético cuando se realiza una caminata a baja velocidad, como la realizada por pacientes en estadios avanzados de la enfermedad. Sin embargo, como se comentaba, pueden ser útiles en programas con un objetivo de aumentar el nivel de AF. En un estudio que incluía pacientes con EPOC, la utilización de podómetros como herramienta de control logró aumentar 3.080 pasos de media, mejorando la calidad de vida y la capacidad de ejercicio medida mediante la PM6M.

Los acelerómetros se utilizan cada vez más como medidores objetivos de la AF, y son diferentes los estudios que han evaluado los distintos acelerómetros. En un estudio publicado en el año 2023, se describen los acelerómetros validados

Tabla 16-4. Ventajas e inconvenientes de las diferentes herramientas de evaluación

Herramienta	Parámetros	Tiempo de medición	Precisión	Ventajas	Inconvenientes
Diario	• Tipo de ejercicio • Intensidad • Síntomas limitantes	4-7 días	Aceptable	• Fácil aplicación • Económico	• Medición indirecta • Subjetivo • Necesitan validación
Cuestionario	• Tipo de ejercicio • Intensidad • Síntomas limitantes	1 día, semana, mensual	De baja a aceptable	• Fácil aplicación • Económico	• Medición indirecta • Subjetivo • Necesitan validación
Podómetro	• Número de pasos • Distancia • Gasto energético	Hasta 14 días	Preciso en la mayoría de las velocidades, salvo en la lenta	• Pequeños y portables • Medición objetiva • Económicos (frente al acelerómetro)	Subestimar pasos y gasto energético en marcha a baja velocidad
Acelerómetro	• Aceleración producida por el movimiento • Número de pasos • Tiempo en cada tipo de actividad • Intensidad de la actividad • Puede predecir el gasto energético	• 1-14 días • Recomendado: 7 días	Preciso en la caminata en llano y actividades sedentarias	• Fácil de usar, liviano • Medición objetiva • Posibilidad de combinar con sensores de frecuencia cardíaca y temperatura	• Baja utilidad en personas con limitación de la movilidad • Coste elevado
Calorimetría	• Gasto energético, intensidad, frecuencia y duración	Tiempos cortos	Muy preciso	Medición objetiva y precisa	• Baja aplicación clínica • Coste • Complejo de realizar
Agua doblemente marcada	Gasto energético	1-14 días	Muy preciso	Medición objetiva y precisa	• Validado en personas sanas • No diferencia distintos tipos de actividad física e intensidad

para pacientes con EPOC que están disponibles en la actualidad. Entre los que detectan el tipo de actividad realizada, se encuentran el Dyna Port Activity Monitor® (McRoberts BV), que es la versión antigua del Dyna Port Move Monitor®, y el nuevo Dyna Port Move Monitor®. Entre los que detectan la intensidad de la actividad, están validados para los pacientes con EPOC el Sense Wear Armband® (Bodymedia Inc.), el RT3® (Stay Healthy Inc., Monrovia, CA, USA), el Actiwatch Spectrum® (Philips Respironics, Bend, OR, USA), el Actigraph GT3X® (Actigraph LLC, Pensacola, FL, USA), el Lifecorder® (KenzSuzuken Co. Ltd., Nagoya, Japan), el Actimarker® (Panasonic, Osaka, Japan) y el Active Style Pro HJA-750C®.

Mientras que los podómetros tienen problemas para detectar los pasos en pacientes que caminan a baja velocidad, los acelerómetros han demostrado ser capaces de detectar pequeños pasos o caminatas a baja velocidad como las de pacientes con EPOC avanzada. El dispositivo Active Style Pro HJA-750C® utiliza diferentes algoritmos para cada tipo de actividad (domésticas y locomotoras), por lo que puede ser útil para monitorizar a los pacientes con EPOC, que a menudo realizan actividades de baja intensidad.

Cuando se han comparado los niveles de AF autoinformados en cuestionarios y registros frente a los medidos por acelerómetro, se ha observado que en las herramientas subjetivas tienden a sobreestimar los tiempos de la AF, tanto para MET ≥ 2 (366 [$\pm$ 221,8] min en cuestionario y 201,2 min [$\pm$ 99,1] mediante acelerómetro), como para MET > 3 (146 [$\pm$ 143,1] min y 65 [$\pm$ 89,4] min. Los mismos resultados se obtuvieron en una revisión en la que se comparaba la AF autorreportada y la observada, y en otro estudio donde se comparaba la AF medida por un acelerómetro (SenseWear Pro®) y medida por el cuestionario G-PAQ-50+, siendo en todos ellos la autorreferida superior a la observada.

Sin embargo, probablemente sean los modelos híbridos los que mejoren a corto plazo la valoración de la AF en los pacientes con enfermedades respiratorias crónicas. Un ejemplo de ellos son los resultados informados por el paciente (PRO, *patient reported outcomes*) desarrollados por el grupo PROactive para pacientes con EPOC. Estos PRO, además de la cuantificación objetiva de la AF, reflejan la experiencia de los pacientes durante esta, como la necesidad de adaptarse a las actividades de la vida diaria, disminuir la velocidad o la anecesidad de detenerse. PROactive ha desarrollado dos herramientas, el PRO clínico (C-PPAC, *Proactive Physical Activity*) y el diario (DPPAC, *Daily-Proactive and Clinical visit*). El C-PPAC fue diseñado para comparar AF en dos momentos diferentes en la vida de un paciente (antes y después de una intervención), mientras que el D-PPAC se orienta a la medición continua de AF durante un determinado tiempo (durante un programa de rehabilitación respiratoria [RR], ensayo clínico, etc.). A través de la combinación de un breve cuestionario y dos variables de monitorización, estos modelos híbridos proporcionan medidas válidas y fiables de la AF en pacientes con EPOC.

La enfermedad pulmonar intersticial es un conjunto incapacitante de afecciones pulmonares crónicas que comprende más de 200 entidades diferentes. Generalmente, se asocian a inflamación intersticial y fibrosis, así como a un curso clínico heterogéneo que se caracteriza por una morbilidad progresiva. En los pacientes con EPID, se ha observado una disminución de los niveles de AF frente a la población general, que está relacionada con una disnea progresiva e intolerancia al ejercicio. La limitación al ejercicio en las EPID es multifactorial, con factores que incluyen deterioro del intercambio de gases y circulación pulmonar, disfunción ventilatoria y disfunción muscular. Además, el bajo nivel de AF es un factor de riesgo importante para ingreso hospitalario y mortalidad en los pacientes con EPID.

En la actualidad, no existe una herramienta de consenso para la evaluación del nivel de AF de los pacientes con EPID. Se han utilizado diferentes cuestionarios para la evaluación de la AF, como el IPAQ, tanto en su versión larga como corta, el cuestionario *Human Activity Profile* o el cuestionario *Rapid Assessment of Physical Activity Questionnaire*, siendo el más utilizado la versión larga del cuestionario IPAQ, que se plantea como posible herramienta de evaluación de la AF cuando no se disponga de medidas objetivas como los acelerómetros. Sin embargo, en la EPID, la herramienta más utilizada para evaluar la AF son los acelerómetros. En una reciente revisión se evaluaron 40 estudios para medir la AF en los pacientes con EPID; en el 78 % de los estudios se utilizó únicamente el acelerómetro como herramienta de medición, en el 18 % se usaron cuestionarios y en el 5 % ambas herramientas. Los acelerómetros más habituales en la evaluación de la AF fueron el Sense Wear Armband®, el Acti Graph® y el Lifecorder®. Hay que destacar la gran heterogeneidad en las mediciones de la AF, tanto en la recogida de datos como en el procesamiento o definición de los resultados.

Por último, en los pacientes con asma, se ha observado una disminución de la AF, principalmente de actividades de intensidad moderada y vigorosa, así como un menor número de pasos caminados a lo largo del día. Además, los beneficios de la AF en el paciente asmático son numerosos. Entre ellos, destacan el aumento de la capacidad de ejercicio, la mejora de la calidad de vida, la disminución de los síntomas, la hiperrespuesta o la inflamación sistémica y de la vía aérea, el riesgo de exacerbaciones o el riesgo de broncoconstricción inducida por esfuerzo (más estudiado en los niños); en cambio, se ha visto un menor efecto sobre la función pulmonar.

En el caso de los pacientes con asma, no existen recomendaciones de una herramienta de evaluación, más allá de las recomendaciones generales. Para ello, son necesarios estudios que comparen las diferentes herramientas de evaluación. Hasta el momento, se dispone de un estudio publicado recientemente para validar la versión corta del cuestionario IPAQ en pacientes con asma, comparado con un acelerómetro (Actigraph wGT3X-BT®) durante 8 días, donde el IPAQ no parece adecuado para estimar el número de pasos/día ni el tiempo dedicado a la AF, ni tampoco para discriminar los pacientes con niveles de AF moderada o vigorosa. Sin embargo, sí podría ser una herramienta útil para detectar el tiempo de conducta sedentario en pacientes más inactivos.

VALORACIÓN DE LA ACTIVIDAD FÍSICA EN LOS PROGRAMAS DE REHABILITACIÓN RESPIRATORIA

La evaluación de la AF y la implementación de alternativas terapéuticas orientadas a aumentarla constituyen objetivos importantes dirigidos a mejorar el manejo y el pronóstico de los pacientes con enfermedades respiratorias crónicas. Uno de los objetivos fundamentales de la RR es la modificación del hábito sedentario de los pacientes con el fin de incorporar los beneficios que la AF aporta a largo plazo. Sin embargo, a pesar de los demostrados efectos de la RR en la mejoría de la función muscular, la sintomatología (disnea o la tolerancia al ejercicio), la calidad de vida y las exacerbaciones/hospitalizaciones, la traducción de estos efectos en un incremento de los niveles de AF es, al menos, controvertida.

La evaluación de la AF de los pacientes con enfermedades respiratorias que participan en los programas de RR permite clasificar a estos según sus niveles de AF, evaluar la respuesta a tratamientos farmacológicos o no farmacológicos, y promover acciones para su mejoría.

Como se ha mencionado a lo largo del capítulo, y se recuerda en el último documento de la British Thoracic Society (BTS) sobre la RR, existen diferentes herramientas para la evaluación de la AF, desde las formas más sencillas y accesibles, como los registros y cuestionarios, que tienden a sobrevalorar los niveles de AF, hasta los podómetros y acelerómetros, que permiten una evaluación más detallada de la actividad, pero más compleja, menos accesible y con resultados heterogéneos.

A pesar de que no existe la herramienta perfecta, parece que herramientas que combinen cuestionarios con una valoración objetiva, preferiblemente acelerómetros, podrían ser claves para evaluar la AF en los programas de RR. De una forma sencilla, combinando un cuestionario con las mediciones de un acelerómetro o como las herramientas comentadas previamente del grupo PROactive, que permite tener una valoración objetiva y cuantitativa de la AF manteniendo la información que aportan los registros y cuestionarios en relación con los factores limitantes de la AF.

Por último, aunque los podómetros no son buenos estimadores de AF, sí se recomienda su uso en los programas que incentivan la realización de esta, debido a que proporcionan una retroalimentación al paciente, permiten plantear metas, y son de bajo coste y fáciles de utilizar. En un estudio preliminar, realizado en 74 pacientes con EPOC, se sugiere que un cambio clínicamente significativo después de un programa de rehabilitación debería variar entre 600 y 1.100 pasos por día respecto a los valores basales.

CONCLUSIONES

En la actualidad, ninguna herramienta es capaz de capturar todas las dimensiones de la AF. En los programas de rehabilitación respiratoria y, por tanto, en las enfermedades respiratorias, la AF se puede medir con diferentes cuestionarios y monitores de actividad. Sin embargo, mientras que las herramientas objetivas de medición de movimiento, como los podómetros y acelerómetros, aportan información sobre la cantidad, la frecuencia y la intensidad de la AF, son limitadas para identificar la naturaleza multifactorial de la AF, los síntomas que presentan los pacientes al realizarla o los factores limitantes para efectuar una AF. Además, son caros y difíciles de usar en la práctica diaria. Sin embargo, los cuestionarios, basados en percepciones subjetivas del paciente y cantidad de AF autorreferida, permiten categorizar la AF en diferentes niveles, e identificar factores limitantes de esta, pero con la limitación de sobreestimación del nivel de AF y de no ser capaz de detectar pequeños cambios en ella. Por todo esto, se considera que una combinación de cuestionarios y monitores de actividad puede ser una combinación útil en la práctica clínica diaria, que permita cuantificar, crear patrones, identificar factores limitantes y estimular al paciente para mejorar la AF.

PUNTOS CLAVE

- La OMS define la AF como cualquier movimiento corporal producido por los músculos esqueléticos, con el consiguiente consumo de energía. Hace referencia a todo movimiento, incluyendo el ejercicio físico, el movimiento corporal durante el trabajo, los desplazamientos, el ocio o las tareas del hogar, entre otros.
- Tanto la capacidad de ejercicio como los factores psicológicos, sociales, culturales, ambientales y económicos van a influir en el nivel de AF de una persona.
- La inactividad física conduce a la aparición de diferentes enfermedades crónicas. En general, en las enfermedades respiratorias la AF se encuentra reducida, relacionándose con peores resultados tanto en lo que respecta a ingresos hospitalarios como en cuanto a mortalidad.
- La AF es un comportamiento complejo, lo que dificulta su evaluación mediante una simple medida. Por ello, hay que tener en cuenta sus dimensiones: tipo de actividad física, frecuencia, duración, intensidad, dominio y gasto calórico.
- La medición de la AF se puede realizar mediante herramientas subjetivas, como los cuestionarios, los registros de AF y las entrevistas, o a través de herramientas objetivas, como los monitores de ritmo cardíaco, los podómetros y acelerómetros, la calorimetría directa e indirecta, y el agua doblemente marcada.
- Las medidas subjetivas son menos costosas y fáciles de administrar, pero tienden a sobreestimar el nivel de AF. A menudo, se utiliza el concepto de equivalente metabólico para clasificar de una forma más objetiva la intensidad y el gasto energético de la AF. Se considera AF de baja intensidad < 3 MET; moderada, 3-6 MET; y AF intensa, > 6 MET.
- Entre los cuestionarios más relevantes están el IPAQ, el GPAQ, los cuestionarios breves BPAAT y GPPAQ (que identifican mejor al paciente inactivo), el YPAS y, por último, el cuestionario SAQ-COPD, que es específico para pacientes con EPOC.
- Los podómetros son herramientas baratas y fáciles de usar. Además, permiten una retroalimentación útil como herramienta para aumentar los pasos caminados. Sin embargo, no tienen en cuenta la actividad de los miembros superiores ni la intensidad de la actividad.
- El acelerómetro mide la aceleración en una (uniaxial), dos (biaxial) o en tres (triaxial) direcciones. Permiten cuantificar la actividad realizada, el tiempo a diferentes intensidades y el gasto energético. Es importante cómo se recopilan y se procesan los datos. Como limitaciones, hay que destacar su elevado coste, la medición de las actividades diarias y los problemas en las personas con limitación de la marcha.
- Existen pruebas más costosas y complejas, como la calorimetría indirecta, la calorimetría directa o el agua doblemente marcada, que se considera el método de referencia (estándar de oro) en la medición del gasto energético. Sin embargo, solo mide el gasto de energía derivada de la AF, sin proporcionar información relativa a frecuencia, la intensidad, la duración, el patrón y el tipo de la AF.
- En los pacientes con EPOC se ha objetivado una disminución de la AF incluso en fases iniciales de la enfermedad, sin que el FEV1 ni la capacidad de difusión pulmonar del monóxido de carbono sean buenos predictores de ella. Además, la inactividad se ha relacionado con un aumento del riesgo de exacerbaciones y de la mortalidad. Para la evaluación de la AF en pacientes con EPOC, existen diferentes cuestionarios validados como el YPAS o el SAQ-COPD, específico para ellos. Los acelerómetros se utilizan cada vez más, con un número importante de ellos validados para pacientes con EPOC, capaces de medir AF de baja intensidad y en marcha a pasos cortos, como los presentes en la enfermedad avanzada. Sin embargo, parece que los modelos híbridos son los que mejorarán la valoración de la AF en estos pacientes a corto plazo.
- La inactividad física es frecuente en los pacientes con EPID, que se ha relacionado con mayor riesgo de ingreso y mortalidad. El cuestionario más utilizado es el IPAQ, aunque son los acelerómetros el método de evaluación más utilizado.

BIBLIOGRAFÍA

Ara I, Aparicio R, Morales D, et al. Evaluación de la actividad física en la población general; cuestionarios validados. Rev Esp Nutr Comunitaria. 2015;21(Supl. 1):209-214.

Demeyer H, Mohan D, Burtin C, et al. Objectively measured physical activity in patients with COPD: recommendations from an international task force on physical activity. Chronic Obstr Pulm Dis. 2021;8(4):528-50.

Frei A, Williams K, Vetsch A, et al. A comprehensive systematic review of the development process of 104 patient-reported outcomes (PROs) for physical activity in chronically ill and elderly people. Health Qual Life Outcomes. 2011;9:116.

García-Aymerich J, Puhan MA, Corriol-Rohou S, et al. Validity and responsiveness of the Daily- and Clinical visit-PROactive Physical Activity in COPD (D-PPAC and C-PPAC) instruments. Thorax. 2021;76(3): 228-38.

Gimeno-Santos E, Raste Y, Demeyer H, et al. The PROactive instruments to measure physical activity in patients with chronic obstructive pulmonary disease. Eur Respir J. 2015;46(4):988-1000.

Iwakura M, Kawagoshi A, Tamaki A, et al. Physical activity measurements in individuals with interstitial lung disease: a systematic review and meta-analysis. Eur Respir Rev. 2023;32:220165.

Janz KF. Physical activity in epidemiology: moving from questionnaire to objective measurement. Br J Sports Med. 2006:40:191-2.

Man W, Chaplin E, Daynes E, et al. British Thoracic Society Clinical Statement on pulmonary rehabilitation. Thorax. 2023;78:s2-15.

Minakata Y, Azuma Y, Sasaki S, Murakami Y. Objective Measurement of Physical Activity and Sedentary Behavior in Patients with Chronic Obstructive Pulmonary Disease: Points to Keep in Mind during Evaluations. J Clini Med. 2023;12(9):3254.

Organización Mundial de la Salud. Actividad física [Internet]. OMS. 26 Jun 2004 [consulta el 4 de diciembre de 2024]. Disponible en: https://www.who.int/es/news-room/fact-sheets/detail/physical-activity

Oliveira JM, Spositon T, Rugila DF, Pitta F, Furlanetto KC. Validity of the International Physical Activity Questionnaire (short form) in adults with asthma. PLoSOne. 2023;18(2):e0282137.

Pascual S, Dorado S, Urrutia I. Physical Activity and Asthma. Arch Bronconeumol. 2022;58(11):733-4.

Rivera P. Cómo identificar la inactividad física en atención primaria: validación de las versiones catalana y española de 2 cuestionarios breves. Aten Primaria. 2012;44(8):485-93.

Soler-Cataluña JJ, Puente Maestu L, et al. Creation of the SAQ-COPD Questionnaire to Determine Physical Activity in COPD Patients in Clinical Practice. Arch Bronconeumol. 2018;54(9):467-75.

Soler-Cataluña JJ, Puente Maestu L, et al. Validation of the Spanish Activity Questionnaire in COPD (SAQ-COPD) in Patients with Chronic Obstructive Pulmonary Disease. Int J Chron Obstruct Pulmon Dis. 2022;17: 2835-46.

Vilaró J, Gimeno E, Sánchez Férez N, et al. Actividades de la vida diaria en pacientes con enfermedad pulmonar obstructiva crónica: validación de la traducción española y análisis comparativo de 2 cuestionarios. Med Clin. 2008;129(9):326-32.

Componentes terapéuticos

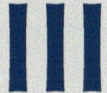

Entrenamiento aeróbico

17

A. García Segura

OBJETIVOS

- Comprender la fisiología del ejercicio aeróbico.
- Conocer los efectos del ejercicio aeróbico.
- Repasar las pruebas de evaluación previas al entrenamiento aeróbico.
- Aprender las recomendaciones de tiempo, frecuencia, intensidad y modo del ejercicio aeróbico.
- Conocer el soporte con oxigenoterapia, heliox y ventilación mecánica en el ejercicio aeróbico.
- Plantear estrategias para mantener los efectos del ejercicio aeróbico.
- Contextualizar el ejercicio aeróbico en diferentes enfermedades crónicas respiratorias.

FISIOLOGÍA DEL ENTRENAMIENTO AERÓBICO

El ejercicio aeróbico es una actividad física repetitiva y estructurada, que requiere que el sistema metabólico del cuerpo utilice oxígeno para producir energía, gracias a la contracción y relajación de la musculatura. La adaptación muscular al ejercicio es la base del entrenamiento, y se sabe que está mediado tanto por la adaptación y el desarrollo de las fibras musculares como por los cambios en su metabolismo, fundamentalmente en las mitocondrias.

Durante el ejercicio aeróbico, el organismo utiliza una gran cantidad de oxígeno, produciendo trifosfato de adenosina, que es el principal elemento transportador de energía para todas las células.

Adaptaciones fisiológicas al ejercicio aeróbico

El ejercicio aeróbico produce adaptaciones fisiológicas en los diferentes sistemas del organismo.

- Sistema neuromuscular: el disparo neural adapta el sistema contráctil muscular a contraerse a una velocidad determinada durante un período prolongado.
- Sistema neuroendocrino: el eje hipotálamo-hipófisis-suprarrenal produce una descarga autónoma simpática. La adaptación de este sistema simpático-suprarrenal causa una reducción de la frecuencia cardíaca, así como una disminución de la concentración sanguínea de insulina, ya que el tejido muscular aumenta su capacidad de captación de glucosa y mejora el metabolismo del glucógeno, disminuyendo las hiperglucemias posprandiales.

- Sistema energético: a través de la vía oxidativa de los ácidos grasos, y si se combina con una dieta hipocalórica, el ejercicio puede ayudar en la prevención y el tratamiento del sobrepeso y la obesidad.
- Consumo de oxígeno: el ejercicio hace que, con una misma carga de trabajo, se produzca un menor consumo de oxígeno.
- Sistema cardiovascular: el ejercicio aumenta el volumen sistólico, incrementa el volumen de las cavidades cardíacas y los grosores parietales, disminuye la frecuencia cardíaca, tanto en reposo como en ejercicio de intensidad submáxima, y mejora la perfusión miocárdica.

Beneficios del ejercicio aeróbico

Los beneficios del ejercicio aeróbico son:

- Mejora el estado muscular y cardiorrespiratorio.
- Mejora la salud ósea y funcional.
- Reduce el riesgo de hipertensión, cardiopatías coronarias, accidentes cerebrovasculares, diabetes, varios tipos de cáncer y depresión.
- Reduce el riesgo de caídas, así como de fracturas de cadera o vertebrales.
- Ayuda a mantener un peso corporal saludable.

EJERCICIO AERÓBICO Y PATOLOGÍA RESPIRATORIA

La capacidad de ejercicio en pacientes con enfermedades respiratorias crónicas se ve limitada por la disnea, que es una experiencia subjetiva de disconfort respiratorio que consiste en una sensación distinta cualitativa que puede variar en intensidad. Normalmente, esta intensidad aumenta cuando hay requerimientos altos de capacidad ventilatoria, que es lo que sucede cuando se realizan actividades físicas como el ejercicio aeróbico, ya que aumentan los requerimientos metabólicos. Esta limitación es compleja, ya que la disnea tiene un origen multifactorial, y está causada por la disfunción muscular periférica, las consecuencias de la hiperinsuflación dinámica, el aumento de la carga respiratoria y el intercambio gaseoso defectuoso.

Como respuesta natural, los pacientes intentan evitar el ejercicio físico, pero el desacondicionamiento físico o «desentrenamiento» agrava estas limitaciones. Estos factores son parcialmente susceptibles al entrenamiento físico.

El entrenamiento físico puede mejorar la función del músculo esquelético, la capacidad de ejercicio, la capacidad oxidativa y la eficiencia del músculo esquelético, y conduce a una reducción de la necesidad ventilatoria y, en consecuencia, la hiperinsuflación dinámica, lo que puede reducir la disnea al esfuerzo.

El entrenamiento físico también puede tener efectos positivos en otras áreas, como, por ejemplo, mayor motivación para hacer ejercicio, reducción de trastornos de estado de ánimo, menor sintomatología y mejor función cardiovascular.

En la **figura 17-1** se muestran los efectos del entrenamiento aeróbico en el paciente respiratorio.

Indicación de ejercicio aeróbico

El ejercicio aeróbico está indicado en varias patologías respiratorias. Se podrían incluir aquí todos los pacientes con enfermedad respiratoria crónica que presenten síntomas y que sean limitantes. También se podrían incluir pacientes de cirugía torácica o abdominal, y pacientes con trasplante

pulmonar. Es importante que el paciente sea colaborador y que esté motivado a realizar ejercicio aeróbico. En el caso de que el ejercicio aeróbico se efectúe dentro de un programa supervisado, es importante que el paciente tenga el domicilio cercano al centro de rehabilitación.

Los pacientes que no estén motivados o que no pueden hacer ejercicio por comorbilidades inestables se deben excluir de programas o de la indicación de entrenamiento aeróbico. Tampoco se debe indicar ejercicio aeróbico a pacientes con hipoxemia grave que no se pueda corregir con suplementación de oxígeno, o a aquellos pacientes con disfunción cognitiva grave o psiquiátrica que interfiera en el ejercicio.

Limitación al ejercicio: ¿cómo se puede mejorar?

Los pacientes con una gran alteración ventilatoria no toleran cargas de ejercicio altas. Para poder conseguir que estos pacientes toleren el ejercicio a intensidades más elevadas, se han explorado intervenciones que reduzcan las necesidades ventilatorias durante el ejercicio y que aumenten la capacidad ventilatoria de los pacientes.

La capacidad ventilatoria de los pacientes se puede maximizar:

- Utilizando una terapia broncodilatadora óptima.
- Con cirugía de reducción de volumen en pacientes con enfisema pulmonar.
- Con entrenamiento con mezclas de helio y oxígeno.
- Mediante el uso de ventilación no invasiva durante el entrenamiento.
- Con suplementación de oxígeno durante el entrenamiento.
- Mediante el entrenamiento interválico con series cortas.
- Con ciclismo con una sola pierna: reduce el metabolismo.

EVALUACIÓN PREVIA AL ENTRENAMIENTO AERÓBICO

Antes de iniciar una pauta de entrenamiento aeróbico, se debe (**Fig. 17-2**):

- Evaluar la historia clínica del paciente.
- Evaluar la exploración física.
- Medir y revisar la espirometría y la prueba posbrondodilatadora.
- Medir el estado de salud y el impacto de su enfermedad respiratoria.
- Valorar la fuerza muscular periférica y la fuerza de la musculatura respiratoria.
- Valorar la capacidad de ejercicio.
- Consensuar con el paciente sus objetivos y expectativas.

La valoración de la capacidad de ejercicio tiene que cumplir unos requisitos:

- Que evalúe la seguridad del ejercicio.
- Que defina los factores que limiten el ejercicio.
- Que valore la necesidad de oxígeno suplementario.
- Que identifique una prescripción de ejercicio adecuada.

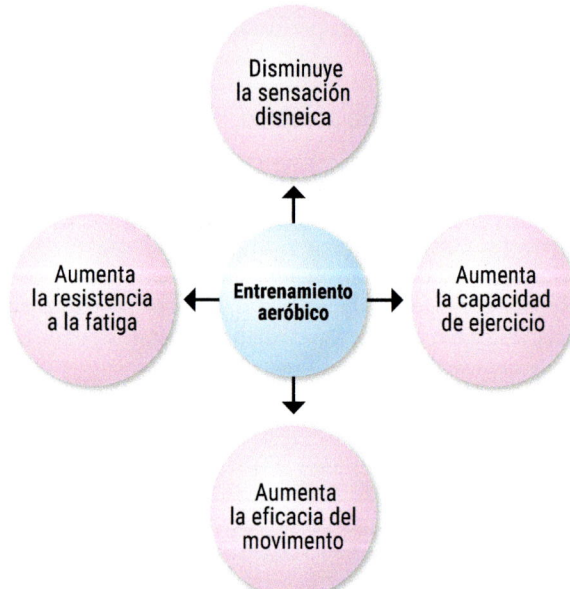

Figura 17-1. Efectos del entrenamiento aeróbico en el paciente respiratorio.

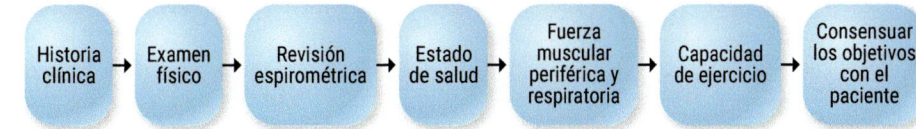

Figura 17-2. Evaluación previa al entrenamiento aeróbico.

Las pruebas funcionales que se recomiendan normalmente son la prueba de ejercicio incremental máxima o ergometrías, que son el «método de referencia» dentro de las pruebas de valoración, y el «*Shuttle Test*», que valora la capacidad máxima del paciente. La ergometría es una prueba costosa que normalmente se debe efectuar en un centro especializado, por lo que, a veces, es más difícil de conseguir. Estas pruebas permiten medir variables fisiológicas, como el consumo máximo de oxígeno, la frecuencia cardíaca máxima y el trabajo máximo realizado. Otra prueba que es estandarizada, pero que solo consigue un trabajo submáximo, es la prueba de marcha de 6 minutos (PM6M) o *walking test*. Esta prueba es submáxima, pero en la práctica clínica requiere una mínima infraestructura y, por tanto, es muy relevante en el funcionamiento habitual de los centros. La PM6M permite evaluar de forma global e integrada las diferentes funciones de los pacientes a nivel cardíaco, respiratorio y de transporte periférico de oxígeno.

Los principios generales del ejercicio aeróbico en individuos con enfermedad respiratoria crónica son similares a los de individuos sanos. Para que el entrenamiento aeróbico sea efectivo, la carga total de entrenamiento debe superar las cargas encontradas durante la vida diaria para mejorar la capacidad aeróbica, y ha de progresar a medida que se produce la mejora. Para ello, se requieren varios modos de entrenamiento, intensidades específicas, y un tiempo y una frecuencia concretos.

PRESCRIPCIÓN DE EJERCICIO AERÓBICO: TIEMPO, FRECUENCIA, INTENSIDAD Y MODO EN EL PACIENTE RESPIRATORIO

La prescripción de ejercicio aeróbico debe ser individual: basada en el estado cardiorrespiratorio y muscular del paciente. Se debe tener en cuenta la progresión de carga, es decir, ir aumentando la intensidad y duración durante las sesiones, y se tiene que respetar el término de recuperación.

En la bibliografía, las intervenciones de ejercicio aeróbico varían en cuanto a tiempo, frecuencia, intensidad y modo.

Intensidad del ejercicio aeróbico

La intensidad del ejercicio aeróbico se puede objetivar a través de la frecuencia cardíaca o con la percepción subjetiva al esfuerzo.

Frecuencia cardíaca

La frecuencia cardíaca es útil para controlar la intensidad del ejercicio aeróbico, sobre todo cuando se dispone de una prueba de esfuerzo con análisis de los gases respiratorios

(ergoespirometría), y se asocia un valor de frecuencia cardíaca a los umbrales y consumo de oxígeno máximo. Si no se tiene acceso a este tipo de prueba, la frecuencia cardíaca se puede usar, pero realizando algunos cálculos de frecuencia cardíaca máxima teórica.

El cálculo de la frecuencia cardíaca máxima teórica se puede estimar con fórmulas teóricas, aunque tiene muchas limitaciones. La fórmula más utilizada es:

Frecuencia cardíaca máxima = 220 – edad.

Para controlar la intensidad del ejercicio usando la frecuencia cardíaca, se puede calcular un porcentaje de la frecuencia cardíaca máxima, y hacer así una aproximación de la intensidad, que puede clasificarse como baja, moderada o alta intensidad, según el porcentaje:

- Baja intensidad = < 70 % frecuencia cardíaca máxima.
- Intensidad moderada = 70-85 % frecuencia cardíaca máxima.
- Alta intensidad = > 85 % frecuencia cardíaca máxima.

En el paciente respiratorio crónico, se recomienda realizar ejercicio aeróbico a una intensidad ligera-moderada. Las principales sociedades científicas recomiendan una intensidad entre el 60 y el 80 % de la tasa máxima de trabajo en una prueba incremental.

La intensidad del entrenamiento a través de la frecuencia cardíaca oscila entre 60-80 % de la frecuencia cardíaca máxima.

Percepción subjetiva al esfuerzo

Gunnar Borg presentó y validó unas escalas que objetivan numéricamente la percepción subjetiva al esfuerzo y, además, las correlacionó con valores de porcentaje de frecuencia cardíaca máxima y consumo de oxígeno.

En un principio, Borg creó una primera tabla en 1973, la versión clásica, basada en una escala de 1 a 20 niveles de percepción, siendo el 6 «muy, muy ligero», y el 20, «muy, muy duro».

En 1982, se presentó la escala de Borg modificada, que va del 0 al 10 para permitir así que fuera más práctica. El número 0 corresponde a «nada», mientras que el número 10 se define como «máximo».

La escala de Borg es una escala fácil de usar, versátil y sin coste, aunque es subjetiva, y depende del estado de ánimo, de la motivación y de la experiencia previa del paciente.

El paciente respiratorio crónico debe hacer ejercicio aeróbico con una sensación de dificultad respiratoria o con un cansancio muscular entre 4-6 en la escala de Borg (**Fig. 17-3**).

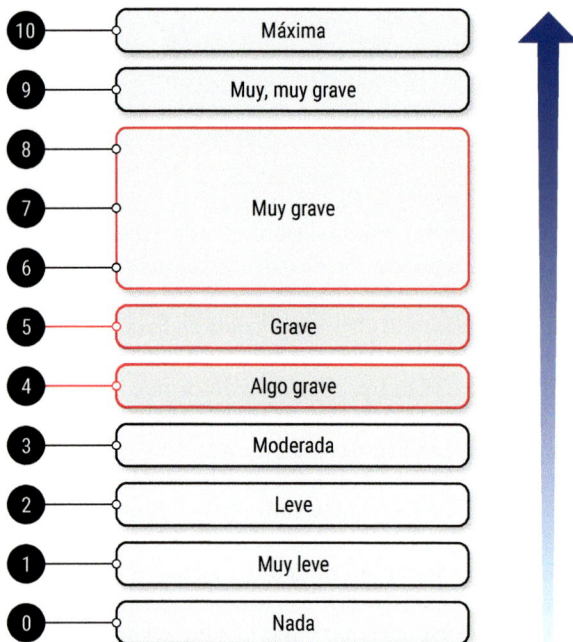

Figura 17-3. Escala de Borg de percepción subjetiva al esfuerzo.

> La intensidad del entrenamiento controlada por la escala de Borg se recomienda que sea de 4-6 sobre 10.

Consumo de oxígeno

La ergoespirometría es una prueba de esfuerzo máximo que se realiza en tapiz rodante o bicicleta ergométrica con cargas incrementales hasta el agotamiento. Habitualmente, estos incrementos oscilan entre 5 y 30 W de potencia, y el tiempo de incremento oscila entre 1 y 3 minutos. En esta prueba, se puede obtener el consumo de oxígeno máximo, aunque en los pacientes el valor que se alcanza se llama consumo de oxígeno pico (VO_2 pico).

Si se dispone de una ergoespirometría, se recomienda una intensidad de entrenamiento aeróbico idealmente del 50-80 % del consumo de oxígeno máximo.

> La intensidad de entrenamiento recomendada, según el consumo de oxigeno, es de 50-80% del VO_2 pico.

Modo de entrenamiento aeróbico

El ejercicio aeróbico es la modalidad de ejercicio más utilizada en rehabilitación respiratoria, y cuenta con la máxima evidencia para su recomendación.

El entrenamiento en cicloergómetro o en tapiz rodante son los ejemplos de ejercicio aeróbico más aplicados en rehabilitación respiratoria, si bien existen otras modalidades como caminar, nadar, bailar, marcha nórdica, etc., que se pueden adaptar a los gustos del paciente. Dentro de las modalidades, las de caminar, que es un ejercicio funcional, han demostrado ser las más adecuadas si el objetivo es mejorar la capacidad de la resistencia en la marcha.

En pacientes con síntomas que no permiten mantener períodos de ejercicio continuo o que no pueden mantener la intensidad objetivo, se puede recomendar el entrenamiento interválico como alternativa para disminuir la disnea, la fatiga u otros síntomas.

El entrenamiento interválico es una modificación del entrenamiento aeróbico estándar en el que períodos cortos, como pueden ser 1 o 2 minutos, de duración de ejercicio de alta intensidad se alternan de forma regular con períodos de igual duración de descanso o de trabajo de menor intensidad. Así, los pacientes pueden alcanzar niveles altos de esfuerzo, pero con menor disnea y fatiga. Esta modalidad de entrenamiento consigue beneficios equivalentes al aeróbico continuo. El inconveniente de esta modalidad es que tiene una dificultad práctica para llevarla a cabo, y es que, normalmente, requiere un programa basado en cicloergómetro y es difícil de continuar en regímenes no supervisados. El entrenamiento se puede efectuar de forma continua o interválica, según las preferencias del paciente y del terapeuta. En la práctica clínica, el entrenamiento interválico requiere una mayor supervisión del terapeuta para asegurar un trabajo adecuado y descanso durante los intervalos, comparado con el entrenamiento continuo (**Fig. 17-4**).

Normalmente, el entrenamiento aeróbico se administra tradicionalmente bajo supervisión directa de un profesional de la salud dentro de los programas de rehabilitación pulmonar. La evidencia sugiere que el entrenamiento aeróbico también se puede realizar en el domicilio y puede ser igual de efectivo.

Se ha demostrado que tanto el entrenamiento aeróbico como el continuo son seguros y factibles.

> Modo aeróbico continuo o interválico.

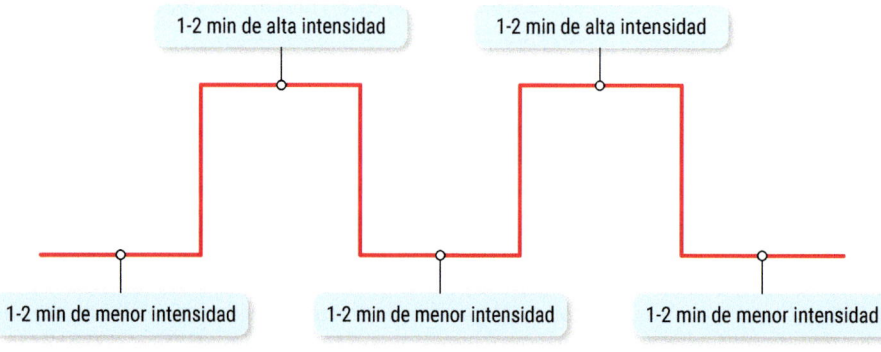

Figura 17-4. Entrenamiento interválico.

Tiempo y frecuencia

Las principales sociedades científicas recomiendan al menos 30 minutos de actividad física moderada 5 días a la semana (mínimo 150 min/semana), o actividad intensa durante un mínimo de 20 minutos 3 días a la semana (mínimo 60 min/semana).

Si la actividad física se prolonga más allá de 300 min/semana en actividades moderadas o más de 150 min/semana en actividades físicas intensas, se pueden obtener beneficios adicionales.

> Se recomienda realizar:
> 30 minutos de ejercicio moderado 5 días a la semana o
> 20 minutos de ejercicio intenso 3 días a la semana.

EJERCICIO AERÓBICO EN PROGRAMAS DE REHABILITACIÓN PULMONAR

Normalmente, el entrenamiento aeróbico se lleva a cabo en programas de rehabilitación pulmonar, en los que se recomienda un mínimo de dos sesiones a la semana supervisadas.

La duración óptima de los programas no está clara, pero se requiere un mínimo de 8 semanas de entrenamiento para conseguir cambios clínicamente importantes en la capacidad de ejercicio y la calidad de vida. Los programas deberían durar entre 6 y 12 semanas, y al menos deberían incluir 12 sesiones supervisadas.

Las mejoras en la capacidad de ejercicio funcional parecen estabilizarse después de 12 semanas de entrenamiento, aunque programas más largos podrían prolongar los cambios de comportamiento al finalizar el programa.

> Se recomienda realizar un mínimo de dos sesiones de entrenamiento aeróbico a la semanas durante unas 6-12 semanas.

PAPEL DE LA OXIGENOTERAPIA, HELIO Y VENTILACIÓN MECÁNICA NO INVASIVA DURANTE EL ENTRENAMIENTO

La optimización del tratamiento médico antes y durante el entrenamiento aeróbico puede maximizar la efectividad del entrenamiento.

Papel de la oxigenoterapia en el entrenamiento aeróbico

El suplemento de oxígeno durante el esfuerzo incrementa la capacidad de ejercicio, sobre todo en pacientes con hipoxemia, ya que disminuye los requerimientos ventilatorios, reduce la frecuencia respiratoria y la hiperinsuflación dinámica, y mejora la disnea y la calidad de vida.

Se puede valorar la oxigenoterapia en dos situaciones: en pacientes que presenten hipoxemia en reposo o con el ejercicio, y en pacientes que no tienen hipoxemia. En pacientes con hipoxemia, se debe utilizar la oxigenoterapia durante el entrenamiento, generalmente aumentando el flujo de oxígeno prescrito en reposo. Durante el entrenamiento, la saturación de oxígeno se tiene que mantener por encima del 88 %. En pacientes sin hipoxemia, se sugiere que la oxigenoterapia puede provocar ganancias en la resistencia al esfuerzo reduciendo la disnea, aunque la base de estos estudios es de escasa calidad metodológica.

> La saturación de oxígeno durante el entrenamiento aeróbico debe permanecer por encima del 88%.

Papel del heliox o de helio-hiperoxia en el entrenamiento aeróbico

La utilización de heliox incrementa la capacidad inspiratoria, reduce la hiperinsuflación dinámica y la disnea, e incrementa el tiempo de resistencia. Por tanto, el heliox podría ayudar a las sesiones de entrenamiento aeróbico. Se recomienda usar la suplementación de heliox con una mezcla de 79 % de helio y 21 % de oxígeno, o una mezcla de helio-hiperoxia con el 60 % de helio y el 40 % de oxígeno.

En los estudios que prueban los beneficios potenciales se han obtenido resultados variados. Con la utilización de heliox, algunos pacientes tenían una mayor capacidad de ejercicio funcional en comparación a cuando respiraban aire ambiente u oxígeno suplementario solo. Otros casos en individuos normoxémicos no mejoraban la capacidad de ejercicio.

En conclusión, en el entrenamiento aeróbico el heliox no ha demostrado lograr un beneficio sostenido, su administración es incómoda y encarece el tratamiento.

Ventilación mecánica no invasiva en el entrenamiento aeróbico

Durante el ejercicio, los pacientes con enfermedad respiratoria crónica pueden presentar limitación del flujo espiratorio y aumento de la frecuencia respiratoria. Esto provoca un aumento del volumen pulmonar al final de la espiración, conocido como hiperinsuflación dinámica, donde la respiración tiene lugar en volúmenes pulmonares más cercanos a la capacidad pulmonar total. La hiperinsuflación dinámica aumenta la presión positiva intrínseca al final de la espiración, y aumenta el trabajo elástico de la respiración. Esto se asocia con altos niveles de disnea y a finalizar el ejercicio a bajas cargas de trabajo. La ventilación con presión positiva no invasiva descarga los músculos respiratorios y reduce el trabajo respiratorio durante el ejercicio. Por ello la ventilación mecánica no invasiva podría mejorar la capacidad de esfuerzo, la disnea y el intercambio de gases en estos pacientes, y se podría aplicar durante el entrenamiento para mejorar la intensidad de este.

El modo de ventilación no invasiva que se recomienda es el de presión asistida en ventilación controlada o en modo espontáneo, con una presión inspiratoria alta de 20-30 cmH_2O, combinado con una presión espiratoria de 5-7 cmH$_2$O, ajustando la frecuencia respiratoria y el tiempo inspiratorio a las necesidades del paciente y la fracción inspiratoria de oxígeno dependiendo de la saturación de oxígeno.

En cuanto a la evidencia, existe una evidencia modesta como complemento al entrenamiento. El motivo puede ser que las sesiones con ventilación mecánica no invasiva se tienen que llevar a cabo en entornos hospitalarios y por personal sanitario entrenado en estos dispositivos.

Terapia nasal de alto flujo en el entrenamiento aeróbico

La terapia nasal de alto flujo (HFNT, *high-flow* nasal *therapy*) puede ser una alternativa en la ayuda del paciente respiratorio durante el entrenamiento aeróbico. La HFNT puede suministrar hasta 60 L/min de aire recalentado y humidificado, con o sin oxígeno adicional. Esta presión positiva en las vías aéreas superiores puede aumentar la ventilación alveolar, mejorar el intercambio de gases y reducir el trabajo ventilatorio.

Existen estudios observacionales que sugieren que la HFNT puede mejorar los efectos sobre el ejercicio en comparación con el oxígeno, y podría ser una forma potencial de mejorar la rehabilitación pulmonar, pero la evidencia científica aún es débil y no ha demostrado mejorar la capacidad de ejercicio. Se necesitan ensayos aleatorizados y de calidad para poder dar evidencia al uso de HFNT en el entrenamiento aeróbico del paciente respiratorio.

MANTENIMENTO DE LOS BENEFICIOS A LARGO PLAZO

Los programas de rehabilitación respiratoria que incluyen programas de entrenamiento aeróbico han demostrado mejorar la tolerancia al ejercicio y la calidad de vida relacionada con la salud, así como reducir la disnea y el número de ingresos hospitalarios en el paciente respiratorio crónico. Estos efectos alcanzados se pierden progresivamente en 12-18 meses si el paciente deja de hacer ejercicio, algo que puede deberse a la propia evolución de la enfermedad y a la existencia de comorbilidades, pero sobre todo a la aplicación o no de técnicas de mantenimiento.

Las estrategias actuales, para que el paciente se adhiera a continuar con el ejercicio proponen combinar el entrenamiento físico con intervenciones de cambio de conducta. Una intervención de cambio de conducta podría ser la entrevista motivacional. Lo ideal sería plantear estos cambios de conducta en la fase final de los programas de rehabilitación pulmonar para que el paciente tenga mayor capacidad de ejercicio y menos sintomatología respiratoria.

Los programas de ejercicio aeróbico domiciliario con mínima supervisión han mostrado una eficacia superponible a los programas de rehabilitación pulmonar convencional realizados en el hospital, y pueden ser una alternativa para llegar a una mayor población y para personas que vivan lejos de centros hospitalarios.

Las nuevas tecnologías podrían ayudar al entrenamiento aeróbico, aunque su efecto aún es limitado. La tecnología abarca desde podómetros simples hasta tecnología de teléfonos móviles para apoyar este entrenamiento.

La telerrehabilitación se podría plantear como modalidad de tratamiento. Puede ser una alternativa a los programas de ejercicio clásico, y ha adquirido mayor importancia desde la pandemia del COVID-19, donde no se podían hacer programas de entrenamiento aeróbico en centros hospitalarios. La telerrehabilitación se puede realizar en diferentes plataformas, en forma de videoconferencia, telefónica, con aplicaciones móviles o incluso en plataformas que se puedan conectar los pacientes entre ellos. De todas formas, la telerrehabilitación aún no tiene bien definida la selección de pacientes, cuándo se debe iniciar, cuánto tiempo debe durar y qué pruebas hay que pasar antes del programa.

CONSIDERACIONES DE ENTRENAMIENTO AERÓBICO EN DIFERENTES PATOLOGÍAS RESPIRATORIAS CRÓNICAS

El ejercicio aeróbico está indicado en varias enfermedades respiratorias. Cada patología crónica se comporta con una sintomatología y factores limitantes distintos. Por este motivo, se deben tener en cuenta unas consideraciones específicas para cada una de ellas.

Neumopatía intersticial pulmonar

Las neumopatías intersticiales pulmonares difusas son patologías que alteran de forma difusa al parénquima pulmonar, afectando al epitelio alveolar, al vascular y a la vía aérea distal. En algunas neumopatías predomina la inflamación y en otras predomina la fibrogénesis.

Los principales síntomas de las neumopatías son la disnea de esfuerzo y la tos crónica. La disnea va aumentando a medida que avanza la enfermedad.

En las pruebas de esfuerzo, se constata una reducción del trabajo respiratorio y del consumo máximo de oxígeno, una ventilación por minuto elevada, incapacidad de aumentar el volumen corriente y aumento desproporcionado de la frecuencia respiratoria.

De forma sistemática, no se recomiendan las pruebas de esfuerzo máximo, sino que se recomienda la PM6M. Durante la prueba, es importante detectar la presencia de desaturación de oxígeno por debajo de 88 % para valorar la necesidad de oxigenoterapia durante el entrenamiento.

La desaturación inducida por el ejercicio y la hipertensión pulmonar son frecuentes en esta patología. Por tanto, se debe suplementar con oxígeno si es necesario, y se indica un control adecuado de la saturación de oxihemoglobina durante el ejercicio.

En el lugar donde se realice el entrenamiento, se debe garantizar la disponibilidad de oxígeno suplementario, y debería supervisarse estrechamente a las personas con enfermedad grave y desaturación importante inducida por el ejercicio.

Hay que tener en cuenta que algunos pacientes con afectación del tejido conjuntivo pueden tener dolor articular, y hay que adaptar la modalidad de entrenamiento para evitarlo. Para este tipo de pacientes, se recomienda el ejercicio aeróbico en agua para minimizar la carga articular y el dolor.

La tolerancia funcional al ejercicio suele estar considerablemente reducida, y las personas con mayor deterioro de la tolerancia al ejercicio tienen la peor calidad de vida.

Aunque la base empírica del entrenamiento aeróbico es escasa en las enfermedades pulmonares intersticiales, va en aumento. Los estudios demuestran que el ejercicio aeróbico mejora la tolerancia al ejercicio funcional, la disnea y la calidad de vida, aunque estos beneficios no se alarguen en el tiempo. Por este motivo, la recomendación de la rehabilitación pulmonar es escasa.

En cuanto a la prescripción de ejercicio, se recomiendan prescripciones similares a las empleadas con la EPOC, teniendo en cuenta el entrenamiento interválico para aquellos pacientes con más disnea que les limite el ejercicio. Aparte del entrenamiento aeróbico, se recomienda el entrenamiento de la musculatura periférica.

Bronquiectasias

Las bronquiectasias se definen como una enfermedad bronquial inflamatoria crónica con dilatación irreversible de la luz bronquial.

Clínicamente, los pacientes suelen presentar tos y expectoración crónica, acompañado de agudizaciones recurrentes de perfil infeccioso. También presentan disnea y fatiga, y una menor tolerancia al ejercicio. Las infecciones bronquiales y el declive progresivo de la función pulmonar deterioran la calidad de vida de las personas con bronquiectasias.

Las guías nacionales e internacionales señalan que los pacientes con bronquiectasias se pueden beneficiar de los programas de rehabilitación pulmonar. Teniendo en cuenta que estos pacientes presentan una disminución de la fuerza y de la resistencia muscular periférica, se debe considerar el entrenamiento de la musculatura periférica. Aunque el entrenamiento de la musculatura inspiratoria no es un componente habitual de la rehabilitación pulmonar, en estos pacientes se debe tener en cuenta como complemento al ejercicio aeróbico, ya que en un par de estudios aleatorizados se observaban mejoras en la capacidad de ejercicio a más largo plazo, y mejoraba la calidad de vida. También se recomienda que se aproveche el programa de rehabilitación pulmonar para instruir al paciente en técnicas de drenaje de secreciones, ya sean convencionales o mediante dispositivos de presión espiratoria positiva oscilatoria.

Se necesitan más estudios para averiguar cómo deben optimizarse los programas tradicionales de rehabilitación pulmonar para las personas con bronquiectasias.

Fibrosis quística

La fibrosis quística es una enfermedad genética con afectación multisistémica, cuya principal causa de morbimortalidad es la respiratoria. Las infecciones respiratorias recurrentes y las bronquiectasias perpetúan un ciclo de inflamación y de pérdida de función pulmonar. Todo ello junto a la afecta-

ción digestiva propia de la enfermedad, que afecta el estado nutricional en estos pacientes.

El ejercicio aeróbico se debe incluir en el día a día de las personas con fibrosis quística. El aumento de la práctica de actividad física se acompaña de una desaceleración en el deterioro de la función pulmonar, una mejora de la capacidad de ejercicio, una mejora en la tolerancia al ejercicio y una mayor supervivencia.

Se recomiendan actividades como andar, correr, nadar, montar en bicicleta, jugar a fútbol, bailar, etc. La actividad seleccionada debe ser divertida y de fácil acceso, lo que incrementará las probabilidades de continuar con la actividad y practicarla de forma regular. Si no se disfruta de la actividad, o si esta requiere gran cantidad de equipamiento caro o exige desplazamientos largos para llevarla a cabo, será menos probable que la persona continúe con ella.

Se debe recordar que las principales guías recomiendan una distancia de más de 1 m entre pacientes para evitar la transmisión cruzada entre ellos. Por ello, el ejercicio grupal entre pacientes no está aconsejado.

Las recomendaciones para cada modalidad de entrenamiento aeróbico son las siguientes:

- Natación: aunque resulte positivo para el entrenamiento de la musculatura respiratoria y, por tanto, para la capacidad pulmonar, el cloro contenido en las piscinas puede irritar la mucosa respiratoria y generar inflamación en ellas. Además, la natación no carga el peso del cuerpo, por lo que no es el deporte más adecuado para prevenir la osteopenia, tan frecuente en estos pacientes debido al tratamiento con glucocorticoides.
- Fútbol: se trabajan los cambios de dirección y la carrera, y se carga el propio peso, por lo que es muy beneficioso para los pacientes con fibrosis quística.
- Baloncesto: a todo lo anterior, se unen saltos con la carga del propio peso, por lo que es muy adecuado antes de la pubertad para adquirir una buena base ósea.
- Ciclismo: se evita sobrecargar articulaciones, puesto que el trabajo de la bicicleta requiere una contracción muscular concéntrica. Estaría indicado para la etapa adulta.
- Esquiar: se debe evitar realizarlo en alta montaña. A partir de 3.000-4.000 m de altura, la atmósfera tiene una baja presión de oxígeno, lo que produce una hiperventilación para compensar esa atmósfera. Como no se permanece el tiempo necesario, el cuerpo es incapaz de adaptarse, lo que puede originar desaturación, hipoxia y fallo cardíaco derecho.
- Bailar: es un buen deporte que, además, ayuda a mejorar la coordinación. En algunos momentos de la adolescencia puede ayudar a mantener la condición física.

Consideraciones a la hora de hacer ejercicio aeróbico:

- Paciente con deterioro cardíaco: se recomienda el ejercicio de intensidad moderada, controlando la hipoxemia y valorando la necesidad de oxígeno suplementario.
- Paciente con broncoespasmo inducido por el ejercicio: se aconseja incrementar los tiempos de calentamiento y vuelta a la calma, así como realizar ejercicio a la intensidad ade-

cuada para poder mantener la entrada de aire por la nariz. También es importante utilizar la medicación inhalada brocodilatadora en caso de necesidad.

- Paciente con diabetes: en la fibrosis quística, la afectación del páncreas endocrino hace que se produzca un descenso en la secreción de insulina, que provoca una alteración del metabolismo de los hidratos de carbono, y puede evolucionar hasta la diabetes. El ejercicio aeróbico es un componente terapéutico esencial en la diabetes, ya que corrige la resistencia a la insulina en la diabetes tipo 2 y ayuda a disminuir la dosis de insulina necesaria para la diabetes tipo 1. En pacientes con diabetes, se deben prevenir los cambios glucémicos durante el ejercicio, disminuyendo la dosis de insulina si se va a hacer ejercicio aeróbico o tomando suplemento de hidratos de carbono si se va a hacer ejercicio sin haberlo planeado. También se debe tener en cuenta no aplicar la inyección de insulina en áreas del cuerpo que se vayan a ejercitar, ni hacer ejercicio aeróbico durante 2 horas después de la administración de insulina rápida, debido al riesgo de hipoglucemia.

Asma

Las personas asmáticas pueden experimentar episodios recurrentes de sibilancias, disnea, opresión torácica y tos. Como consecuencia de estos episodios, algunos individuos evitan la actividad física y el ejercicio físico por miedo a desencadenar los síntomas.

El entrenamiento aeróbico mejora la forma física de las personas con asma, sin provocar efectos nocivos sobre el control de la enfermedad, disminuyendo los síntomas y mejorando la calidad de vida. Estos datos refuerzan la justificación de la inclusión de los adultos con asma persistente en los programas de rehabilitación pulmonar.

Durante una sesión de ejercicio aeróbico, hay que tener en cuenta que el ejercicio puede ser un desencadenante importante de síntomas en algunas personas, y producir broncoespasmo inducido por el ejercicio. La mayoría de las veces se produce entre 5 y 10 minutos después del ejercicio, con síntomas como disnea, sibilancias, opresión torácica o tos. Para las personas con broncoespasmo inducido por el ejercicio, las directrices de la Iniciativa Global para el Asma (GINA) recomiendan el tratamiento previo con un agonista β_2 inhalado de acción rápida antes del ejercicio. También es importante realizar un calentamiento gradual y más largo de lo habitual.

Para detectar la bronconstricción inducida por el ejercicio, se debe realizar una prueba de ejercicio cardiopulmonar antes de realizar ejercicio aeróbico.

Además del entrenamiento aeróbico, se recomiendan otras técnicas complementarias, como la técnica respiratoria Buteyko y el reentrenamiento respiratorio dirigido por fisio-terapeutas, buscando un patrón respiratorio lento, superficial y controlado.

En el entrenamiento aeróbico, los pacientes asmáticos deben aplicar sus conocimientos de autocontrol, monitorizando los síntomas y utilizando la medicación de rescate si la precisan.

Hipertensión pulmonar

La hipertensión arterial pulmonar es un síndrome resultante de la restricción del flujo a través de la circulación arterial pulmonar, que conduce a un aumento de la resistencia vascular pulmonar y, en última instancia, a la insuficiencia cardíaca derecha. En la hipertensión arterial pulmonar, se va limitando el aporte de oxígeno a los músculos esqueléticos, lo que deteriora la capacidad funcional de los pacientes.

A las personas con hipertensión pulmonar se les ha aconsejado a menudo limitar su participación en el ejercicio y en actividades extenuantes, debido a la posibilidad de aumentar de forma precipitada las presiones pulmonares, y la posibilidad de fallo cardíaco derecho y muerte súbita. Sin embargo, en estudios recientes se han demostrado beneficios clínicamente importantes del entrenamiento con ejercicio, sin evidencia alguna de progresión de la enfermedad.

Para valorar la capacidad de ejercicio en estos pacientes, está indicada la PM6M, por ser sencilla y barata. Se debe valorar la distancia caminada, el grado de disnea mediante la percepción subjetiva de Borg y el descenso de la saturación arterial de oxígeno. Los resultados de esta prueba son fundamentales para el tratamiento y el seguimiento de los pacientes. Otras exploraciones más sofisticadas, como la prueba de esfuerzo cardiopulmonar, no han demostrado que puedan suplantar a la PM6M en el manejo de estos pacientes.

Para la prescripción de ejercicio aeróbico en pacientes con hipertensión pulmonar, se recomiendan intensidades bajas a moderadas. El ejercicio de alta intensidad o las actividades que involucren maniobras de Valsalva no se recomiendan. Es importante educar a los pacientes en la autovigilancia de los síntomas de síncopes o presíncopes durante el entrenamiento. Los síntomas que se deben evitar en el entrenamiento son: palpitaciones, dolor torácico, mareo o aturdimiento. Se recomienda monitorizar la saturación de oxígeno, la presión arterial y la frecuencia cardíaca del paciente. Las saturaciones se deben mantener por encima del 88 % durante el entrenamiento, y la telemetría puede ser necesaria para pacientes con arritmias conocidas. En algunos estudios se recomienda limitar la frecuencia cardíaca máxima durante el ejercicio a < 120 latidos por minuto, utilizar entrenamiento a intervalos y retrasar el ejercicio de tonificación hasta más adelante en el programa.

Se debe contraindicar el ejercicio aeróbico a los pacientes con antecedente reciente de síncope de esfuerzo.

PUNTOS CLAVE

- Para mejorar la capacidad aeróbica, se deben superar las cargas de la vida diaria ajustando intensidades.
- Se puede trabajar a una intensidad del 60-80 % de la frecuencia cardíaca máxima o con una percepción subjetiva de esfuerzo en la escala Borg de 4-6 sobre 10.
- El ejercicio aeróbico se puede realizar de forma continua o intervática, según la tolerancia. El cicloergómetro y el tapiz rodante son los métodos más utilizados, pero también se puede nadar, bailar, hacer marcha nórdica, etc., según las preferencias del paciente.
- Se recomienda realizar ejercicio aeróbico moderado durante 30 minutos 5 días a la semana, o 20 minutos de ejercicio aeróbico intenso durante 3 días a la semana.
- Si el ejercicio aeróbico se realiza dentro de programas de rehabilitación pulmonar, se recomiendan dos sesiones a la semana supervisadas durante 6-12 semanas.
- La oxigenoterapia, el heliox, la ventilación mecánica no invasiva y las cánulas nasales de alto flujo se deben tener en cuenta a la hora de realizar el entrenamiento aeróbico.
- Para las enfermedades diferentes a la EPOC, se deben tener en cuenta algunas consideraciones especiales según sus características.

BIBLIOGRAFÍA

Agustí A, Celli BR, Criner GJ, et al. Global Initiative for Chronic Obstructive Lung Disease 2023 Report: GOLD Executive Summary. Eur Respir J. 2023;61(4):2300239.

Alison J, McKeough Z, Leung R, et al. Oxygen compared to air during exercise training in COPD with exercise-induced desaturation. Eur Respir J. 2019;53(5):1802429.

Alison JA, McKeough ZJ, Johnston K, et al. Australian and New Zealand Pulmonary Rehabilitation Guidelines. Respirology. 2017;22(4):800-19.

Bolton CE, Bevan-Smith EF, Blakey JD, et al. Committee. British Thoracic Society guideline on pulmonary rehabilitation in adults. Thorax 2013;68:ii1-ii30.

Carson KV, Chandratilleke MG, Picot J, Brinn MP, Esterman AJ, Smith BJ. Physical training for asthma. Cochrane Database Syst Rev 2013;9:CD001116.

Cavalheri V, Vainshelboim B, Evans RA. Special considerations in conditions other than COPD. En: Holland AE, Dal Corso S, Spruit MA (eds). Pulmonary Rehabilitation (ERS Monograph). Sheffield, European Respiratory Society, 2021; p. 145-64.

Cirio S, Piran M, Vitacca M. Effects of heated and humidified highflow gases during high-intensity constant-load exercise on severe COPD patients with ventilator limitation. Respir Med. 2016;118:128-32.

Cosío B, Hernández C, Chiner E, et al. Spanish COPD Guidelines (GesEPOC 2021): Non-pharmacological Treatment Update. 2022;58(4):345-51.

Cox NS, Dal Corso S, Hansen H, McDonald CF, Hill CJ, Zanaboni P, et al. Telerehabilitation for chronic respiratory disease. Cochrane Database Sys tRev 2021;1(1):CD013040.

Cuiping F, Xin L, Qingqing Z. Efficiency of High-flow cannula on pulmonary rehabilitation in COPD patients: A Meta-Analysis. Biomed Res Int. 2020;2:2020:7097243.

Erikssen G, Liestol K, Bjornholt J, Thaulow E, Sandvik L, Erikssen, J. Changes in physical fitness and changes in mortality. Lancet. 1998;352:759-62.

Ekström M, Ahmadi Z, Bornefalk-Hermansson A. Oxygen for breathlessness in patients with chronic obstructive pulmonary disease who do not qualify for home oxygen herapy. Cochrane Database Syst Rev. 2016:11:CD006429.

Gloeckl R, Osadnik C. Alternative training strategies for patients with chronic respiratory disease. En: Holland AE, Dal Corso S, Spruit MA, eds. Pulmonary Rehabilitation (ERS Monograph). Sheffield, European Respiratory Society, 2021; p. 67-82.

Güell MR, Díaz S, Rodríguez G, et al. Rehabilitación respiratoria. Arch Bronconeumo. 2014;50(8):332-44.

Hall JE. Guyton and Hall Textbookof Medical Physiology. 13ª ed. Guyton Physiology. London: WB Saunders, 2005.

Haskell WL, Lee IM, Pate RR, et al. Physical activity and public health: updated recommendation for adults from the American College of Sports Medicine and the American Heart Association. Med Sci Sports Exerc. 2007;39:1423-34.

Hill K, de Brandt J. Exercise prescription for people with stable COPD. En: Holland AE, Dal Corso S, Spruit MA, eds. Pulmonary Rehabilitation (ERS Monograph). Sheffield, European Respiratory Society, 2021;53-66.

Holland A, Cox N, Houchen-Wolloff L, et al. Defining Modern Pulmonary Rehabilitation. An Official American Thoracic Society. Ann Am Thorac Soc. 2021;18(5):12-29.

Lee AL, Hill CJ, Cecins N. The short and longterm effects of exercise training in non-cystic fibrosis bronchiectasis: a randomized controlled trial. Respir Res. 2014;15(1):44.

Louvaris Z, Vogiatzis I. Contrasting the physiological effects of heliox and oxygen during exercise in a patient with advanced COPD. Breathe (Sheff) 2019;15:250-257.

Man WD-C, Jones AW. Exacerbations of COPD. En: Holland AE, Dal Corso S, Spruit MA, eds. Pulmonary Rehabilitation (ERS Monograph). Sheffield. European Respiratory Society, 2021; p. 165-81.

Marco E, Coll-Artés R, Marín M, et al. Recomendaciones sobre programas de rehabilitación pulmonar en pacientes con enfermedad pulmonar obstructiva crónica de la Sociedad de Rehabilitación Cardiorrespiratoria. Rehabilitación. 2016;50(4):233-262.

Morris NR, Hill K, Walsh J, Sabapathy S. Exercise & Sports Science Australia (ESSA) position statement on exercise and chronic obstructive pulmonary disease. J Sci Med Sport. 2021;24:52-9.

Rochester C, Vogiatzis I, Holland A. An Official American Thoracic Society/ European Respiratory Society Policy Statement: Enhacing Implementations, Use, and Delivery or Pulmonary Rehabilitations. Am J Respir Crit Care Med. 2015;192(11):1373-86.

Singh SJ, ZuWallack RL, Garvey C, Spruit MA; American Thoracic Society/ European Respiratory Society Task Force on Pulmonary Rehabilitation. Learn from the past and create the future: the 2013 ATS/ERS statement on pulmonary rehabilitation. Eur Respir J. 2013;42:1169-74.

Spruit MA, Pitta F, Garvey C. ERS Rehabilitation and Chronic Care, and Physiotherapists Scientific Groups; American Association of Cardiovascular and Pulmonary Rehabilitation; ATS Pulmonary Rehabilitation Assembly and the ERS COPD Audit team. Differences in content and organizational aspects of pulmonary rehabilitation programmes. Eur Respir J. 2014;43:1326-37.

Spruit MA, Singh S, Garvey C, et al. An official American thoracic society/European respiratory society statement: Key concepts and advances in pulmonary rehabilitation. Am J Respir Crit Care Med. 2013;188(8):13-64.

Troosters T, Janssens W, Demeyer H, Rabinovich RA. Pulmonary rehabilitation and physical interventions. Eur Respir Rev. 2023;32:2202222.

Watz H, Pitta F, Rochester CL, García-Aymerich J, ZuWallack R, Troosters T. An official European Respiratory Society statement on physical activity in COPD. Eur Respir J. 2014;44:1521-37.

Entrenamiento de la fuerza muscular periférica

18

F. Martín Orive

OBJETIVOS

- Diseñar un programa de ejercicios de fuerza para pacientes respiratorios.
- Identificar las variables más importantes en el entrenamiento de fuerza.
- Conocer ejercicios de fuerza y sus características.

INTRODUCCIÓN

El entrenamiento físico es la piedra angular de la rehabilitación respiratoria e incluye muchos tipos de entrenamiento, como el entrenamiento con ejercicios de medio impacto como caminar, el ejercicio de bajo impacto como el ciclismo y los ejercicios acuáticos, y el entrenamiento de fuerza. El tipo de entrenamiento más adecuado para los pacientes con una enfermedad respiratoria depende de sus necesidades fisiológicas y de sus demandas individuales.

La atrofia muscular y la debilidad son frecuentes en los pacientes con enfermedad respiratoria. El entrenamiento cardiovascular tiene escaso efecto sobre estos dos problemas. El entrenamiento de fuerza, además de mejorar la fuerza muscular, también mejora la calidad de vida y la tolerancia al ejercicio físico en este perfil de pacientes. Los ejercicios con peso libre (p. ej., levantamiento de pesas, mancuernas, *kettlebell*, etc.) o los ejercicios guiados con máquinas son métodos que suelen utilizarse en el entrenamiento de fuerza. Algunos investigadores proponen que el entrenamiento de fuerza con ejercicios multiarticulares (p. ej., *press* de banca o fuerza en banco peso muerto, *press* de hombros, etc.) son los más eficientes para mejorar la fuerza muscular. En las actividades diarias, hay que animar a los pacientes a realizar ejercicios multiarticulares.

Por otro lado, el entrenamiento de fuerza combinado con el entrenamiento de resistencia cardiovascular produce más mejoras en la potencia muscular y la resistencia, y previene el deterioro cognitivo y las comorbilidades asociadas, lo que se considera una estrategia de entrenamiento adecuada para los pacientes con enfermedad respiratoria.

EVALUACIÓN DEL EJERCICIO

La evaluación de los pacientes y de los resultados del programa del entrenamiento de fuerza es un elemento determinante en la rehabilitación respiratoria. Antes de iniciar la prescripción de cualquier tipo de programa de ejercicios y también de programas de ejercicio de fuerza, los fisioterapeutas deben medir la condición física de los pacientes y la tolerancia al ejercicio, así como los síntomas, la resistencia cardiovascular y la fuerza muscular.

Es necesario medir y objetivar los resultados durante cualquier programa de ejercicio, y después de un cierto tiempo de entrenamiento, se debe reevaluar al paciente y la efectividad de ese programa.

La disnea es el síntoma más habitual en los pacientes respiratorios. Antes, durante y después de una sesión de ejercicio de fuerza, es importante identificar y evaluar el síntoma como guía para el entrenamiento. La escala de Borg modificada (0-10) es la más utilizada en clínica, y proporciona una información subjetiva del esfuerzo del paciente.

La fuerza disminuye notablemente en los pacientes con enfermedad respiratoria, especialmente en los pacientes más graves. Es necesario identificar la debilidad muscular antes y después de la prescripción de programas de fuerza muscular para definir las cargas de entrenamiento adecuadas.

La dinamometría de prensión manual se utiliza para evaluar la fuerza de prensión, especialmente en adultos de edad avanzada, como predictor de mortalidad y función física.

La prueba de una repetición máxima (1RM) se define como el peso máximo que se puede levantar una vez que se utiliza una técnica de levantamiento adecuada. Se considera la prueba de referencia para evaluar la fuerza, pero presenta algunos riesgos. La prueba nRM es un método más seguro y bien tolerado por cualquier individuo, y consiste en buscar un número determinado de repeticiones para calcular posteriormente los porcentajes de intensidad de forma indirecta. Es la prueba más utilizada a la hora de prescribir ejercicio de fuerza en los pacientes.

También es importante controlar la respuesta de las variables que pueden sufrir cambios durante el ejercicio, como la presión arterial, la frecuencia cardíaca y la saturación de oxígeno. El fisioterapeuta deberá controlar estas variables antes y después de la sesión de ejercicio de fuerza. Las respuestas normales durante el ejercicio en un paciente respiratorio son: aumento de la frecuencia cardíaca, aumento de la presión arterial y desaturación de oxígeno. Estas respuestas deben revertir durante la pausa entre series. En caso de que se observe algún cambio no esperado en alguna de las variables, deberá detenerse por completo el ejercicio.

ENTRENAMIENTO DE LA FUERZA. GENERALIDADES

La fuerza es una cualidad derivada de las contracciones de sus fibras. Es la capacidad de músculo para contraerse. A nivel estructural, es el número de puentes cruzados de miosina que pueden interactuar con los filamentos de actina.

Los factores básicos que determinan la fuerza tienen un carácter morfológico y fisiológico, que son la construcción de fibras musculares, la sección muscular, la coordinación intramuscular y la motivación. Su manifestación depende de las unidades motoras solicitadas y la frecuencia de impulso sobre estas unidades motoras que, a su vez, están relacionadas con la cantidad de carga y velocidad del movimiento.

La principal característica de un programa de entrenamiento de fuerza es la de reclutar el máximo de unidades neuromusculares, mediante estímulos.

El aspecto explosivo de la fuerza, producto de la fuerza y de la velocidad de movimiento, se conoce como potencia. Más de la mitad de las actividades de la vida diaria están sujetas a potencia muscular, este es el motivo por el que se deberían incluir ejercicios de potencia muscular en los programas de ejercicio.

El entrenamiento de la fuerza muscular forma parte de cualquier programa de ejercicio físico. En líneas generales, los beneficios de un programa de fuerza muscular son el aumento de la fuerza, la masa magra y la densidad ósea.

Más importante que conocer cómo prescribir ejercicio de fuerza es cuándo se debe parar la sesión de entrenamiento. El ejercicio estará contraindicado en el caso de que el paciente manifieste:

- Dolor intenso: si siente dolor durante el entrenamiento, especialmente dolor agudo o punzante, hay que detener el ejercicio inmediatamente. El dolor es una señal de que algo está mal, y continuar podría empeorar la lesión.
- Dolor muscular o articular: si siente dolor en una o varias articulaciones, o dolor muscular local o general. El dolor muscular puede ser un signo de falta de recuperación entre sesiones.
- Fatiga extrema: si se siente extremadamente fatigado o sin fuerzas para continuar, es mejor parar el entrenamiento. La fatiga puede afectar a la técnica y aumentar el riesgo de lesiones.
- Mareos o náuseas: si se experimentan mareos, náuseas o aturdimiento durante el entrenamiento, hay que detenerse de inmediato.

- Signos de sobreentrenamiento: si el paciente nota síntomas como insomnio, irritabilidad, falta de apetito, disminución del rendimiento o dolor muscular persistente, es posible que se esté sobreentrenando. En este caso, es necesario reducir la intensidad o la frecuencia del entrenamiento.

 Cualquier entrenamiento o ejercicio de fuerza estará contraindicado cuando el paciente manifieste: dolor intenso, dolor muscular o articular, fatiga extrema, mareos, náuseas o signos de sobreentrenamiento.

COMPONENTES DE UNA SESIÓN DE EJERCICIO FÍSICO

Cualquier programa de entrenamiento físico consta de diferentes bloques de trabajo. Genéricamente, se puede encontrar:

- Calentamiento: al menos 5-10 minutos de baja o moderada intensidad cardiorrespiratoria o actividades de resistencia muscular.
- Parte principal: al menos 20-60 minutos de ejercicio aeróbicos, fuerza muscular, neuromotor.
- Enfriamiento: al menos 5-10 minutos de baja o moderada intensidad cardiorrespiratoria o actividades de resistencia muscular.
- Flexibilidad: al menos 10 minutos de ejercicios de estiramiento después de la fase de enfriamiento.

Los componentes del entrenamiento de fuerza son aquellas variables que se pueden manipular para dar lugar al tipo de estímulo de entrenamiento más adecuado a cada individuo y la fase de su planificación. Son las piezas o ingredientes del entrenamiento con las que el prescriptor de ejercicios va a poder «jugar» para ir configurando la dosis de entrenamiento necesaria. Todas estas variables pueden combinarse de múltiples maneras con el fin de conseguir determinado efecto de entrenamiento, de forma que su manipulación influirá en el estímulo de entrenamiento, alterando la «huella» dejada por cada sesión de ejercicio y modelando las adaptaciones del organismo.

Entre estas variables o componentes, hay que destacar los siguientes:

- La carga.
- El número de series de ejercicio.
- El número de repeticiones.
- La duración de las pausas o descansos.
- El tipo y el orden de los ejercicios.
- La velocidad de ejecución.

Tradicionalmente, el entrenamiento de fuerza con pesas se organiza en varias series de trabajo realizadas en diferentes ejercicios. En cada serie se realiza un determinado número de repeticiones con cierta carga previamente fijada, y entre estas series se descansa durante un tiempo (normalmente, pocos minutos). Una vez completadas todas las series de un ejercicio, se pasa a realizar el siguiente. En ocasiones se realiza lo que se conoce como «entrenamiento en circuito», donde se realiza una serie en cada ejercicio de los previstos, uno a continuación de otro, antes de pasar a realizar una segunda o tercera serie (vuelta al circuito) por todos los ejercicios.

El diseño de un programa de entrenamiento de fuerza debe ser un proceso individualizado, y ha de establecerse a partir de unos objetivos derivados de las necesidades del paciente.

Para que un programa de entrenamiento de fuerza sea efectivo, debe seguir los siguientes principios generales:

- Especificidad del entrenamiento: solo se adaptarán los músculos entrenados. Por lo tanto, los ejercicios seleccionados deben incidir en aquellos músculos para los que se desea un cambio según los objetivos.
- Principio de adaptaciones específicas a las demandas impuestas: si se prescriben ejercicios a altas repeticiones, los músculos aumentarán su capacidad de vencer una resistencia en el tiempo (fuerza resistencia).
- Progresión de la carga: dado que el cuerpo se adapta ante estímulos, es necesario incrementar los estímulos para poder provocar adaptaciones y mejoras a largo plazo. Si la carga no se aumenta, a expensas del volumen o la intensidad, la progresión estará limitada.
- Variación en el entrenamiento: se deben variar los ejercicios en las diferentes semanas para conseguir estímulo durante todo el programa.
- Periodización: la periorización permite optimizar el entrenamiento y los tiempos de recuperación en los programas de fuerza muscular gracias a la manipulación de las variables de entrenamiento (volumen, intensidad, frecuencia y pausa) con el objetivo de obtener las adaptaciones fisiológicas esperadas.

En los programas de fuerza muscular se pueden utilizar diferentes elementos: peso libre, máquinas, bandas elásticas, etc., y cada uno de ellos tiene características propias. La elección dependerá de la accesibilidad a ese material, a las necesidades del entrenamiento, a los objetivos y a las limitaciones del paciente.

VARIABLES DEL PROGRAMA DE ENTRENAMIENTO

Todo protocolo de entrenamiento está formado por cinco variables:

- Elección de los ejercicios.
- Orden de los ejercicios.
- Intensidad y número de repeticiones.
- Número de series.
- Duración y tiempos de descanso entre series y ejercicios.

La elección de cada una de estas variables define el estímulo durante el ejercicio (respuestas) y las adaptaciones futuras. A partir de las necesidades y los objetivos del paciente, el fisioterapeuta debe ser capaz de crear diferentes tipos de entrenamientos.

Elección de los ejercicios

La elección de los ejercicios estará relacionada con las características biomecánicas de los objetivos establecidos. El número

de ángulos articulares y ejercicios es, al menos, una limitación de los movimientos funcionales del cuerpo. Los músculos no activados no se beneficiarán del entrenamiento de fuerza. Para ayudar a los fisioterapeutas a una elección correcta de los ejercicios, se pueden dividir en diferentes categorías según su función y la implicación muscular.

Los ejercicios se pueden designar como primarios (globales) o secundarios (analíticos). Los ejercicios primarios son aquellos que implican mayores grupos musculares (p. ej., *press* de banca, sentadilla, tirones dorsales). Los ejercicios secundarios son ejercicios que implican, predominantemente, un grupo muscular (p. ej., tríceps en polea, *curl* de bíceps).

También se pueden clasificar los ejercicios como multiarticulares o monoarticulares. Los ejercicios multiarticulares requieren la coordinación de músculos que participan en varias articulaciones (p. ej., peso muerto, sentadillas).

Ejemplos de ejercicios multiarticulares:

- Parte superior del cuerpo:
  - Dominadas: trabajan la espalda, los bíceps y el core.
  - Remo con barra: trabaja la espalda, los bíceps y el core.
  - *Press* de banca: trabaja el pecho, los tríceps y los hombros.
  - *Press* militar: trabaja los hombros, los tríceps y el core.
  - Fondos en paralelas: trabajan el pecho, los tríceps y los hombros.
- Parte inferior del cuerpo:
  - Sentadillas: trabajan las piernas, los glúteos y el core (**Fig. 18-1**).
  - Peso muerto: trabaja las piernas, los glúteos, la espalda y el core.
  - Zancadas: trabajan las piernas, los glúteos y el core.
  - Prensa de piernas: trabaja las piernas.
  - Extensiones de piernas: trabajan las piernas.
- Ejercicios de cuerpo completo (*full body*):
  - Flexiones: trabajan el pecho, los tríceps, los hombros, las piernas y el core.
  - *Burpees*: trabajan todo el cuerpo.
  - *Mountain climbers*: trabajan todo el cuerpo.
  - Plancha: trabaja el core.

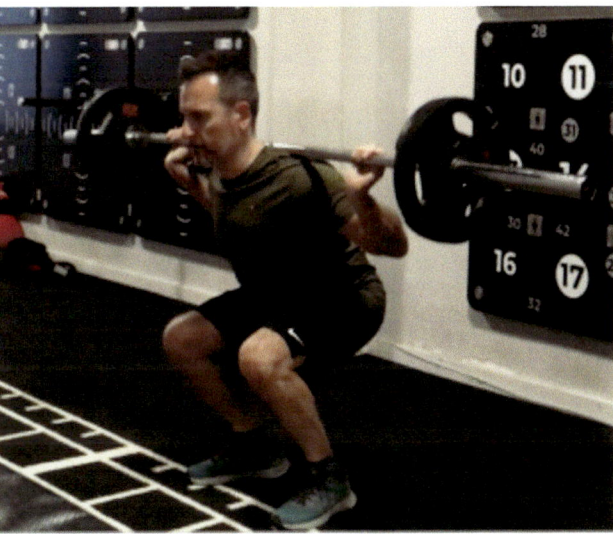

Figura 18-1. Sentadillas.

> **!** Los ejercicios multiarticulares **aumentan** las respuestas hormonales, así como **el estrés metabólico**. Por esta razón, deberían incluirse **en los programas** de fuerza muscular ejercicios que **requieran varias** articulaciones durante su ejecución.

> **💡** Añadir ejercicios bilaterales (ambas extremidades) o unilaterales (una extremidad) determinará un equilibrio en el desarrollo del cuerpo. Por defecto, se utilizarán ejercicios bilaterales salvo que se observen desigualdades estructurales o de fuerza entre las extremidades.

Los ejercicios que aíslan un **grupo muscular** durante el movimiento se denominan **monoarticulares** (p. ej., *curl* de bíceps, extensiones de rodilla). **Los ejercicios** multiarticulares necesitan coordinación intermuscular, **lo que requiere** un período de aprendizaje más largo **de la técnica** de ejecución que en el caso de los ejercicios **monoarticulares,**

Ejemplos de ejercicios mono**articulares:**

- Parte superior del cuerpo:
  - *Curl* de bíceps: trabaja los **bíceps** (**Fig. 18-2**).
  - Extensiones de tríceps: trabajan los **tríceps.**
  - Elevaciones laterales: trabajan los **hombros.**
  - Elevaciones frontales: trabajan los **hombros.**
  - *Press* francés: trabajan los **tríceps.**
- Parte inferior del cuerpo:
  - Extensiones de piernas: trabajan las **piernas.**
  - Flexiones de piernas tumbado: **trabajan las piernas.**
  - Elevaciones de talones de pie: **trabajan los gemelos.**

Orden de los ejercicios

Se recomienda iniciar los programas de entrenamiento con ejercicios que impliquen grandes grupos musculares:

- Parte superior del cuerpo:
  - Dominadas: 4 series de tantas repeticiones como se pueda.
  - *Press* de banca: 4 series de 6-8 repeticiones.
  - Remo con barra: 4 series de 6-8 repeticiones.
- Parte inferior del cuerpo:
  - Sentadillas con barra: 4 series de 6-8 repeticiones.
  - Peso muerto: 4 series de 6-8 repeticiones.

Los ejercicios que implican grandes grupos musculares producen un mayor estímulo neural, metabólico, endocrino y circulatorio. También se podrían incluir en esta recomendación los ejercicios multiarticulares, donde se prioriza la técnica de ejecución al inicio de la sesión. La razón principal de incluir al inicio de los programas de entrenamiento estos ejercicios es porque estos requieren gran cantidad de energía para su ejecución. Una estrategia para gestionar mejor la pérdida de energía es combinar ejercicios del tren inferior y el tren superior, o también ejercicios de empuje con ejercicios de tracción:

- Tirón en polea: 4 series de tantas repeticiones como se pueda.
- Sentadillas con barra: 4 series de 6-8 repeticiones.
- *Press* de banca: 4 series de 6-8 repeticiones (**Fig. 18-3**).
- Peso muerto: 4 series de 6-8 repeticiones.
- Remo con barra: 4 series de 6-8 repeticiones.
- *Press* de hombros: 3 series de 8-12 repeticiones.
- Zancadas: 3 series de 10-12 repeticiones por pierna.

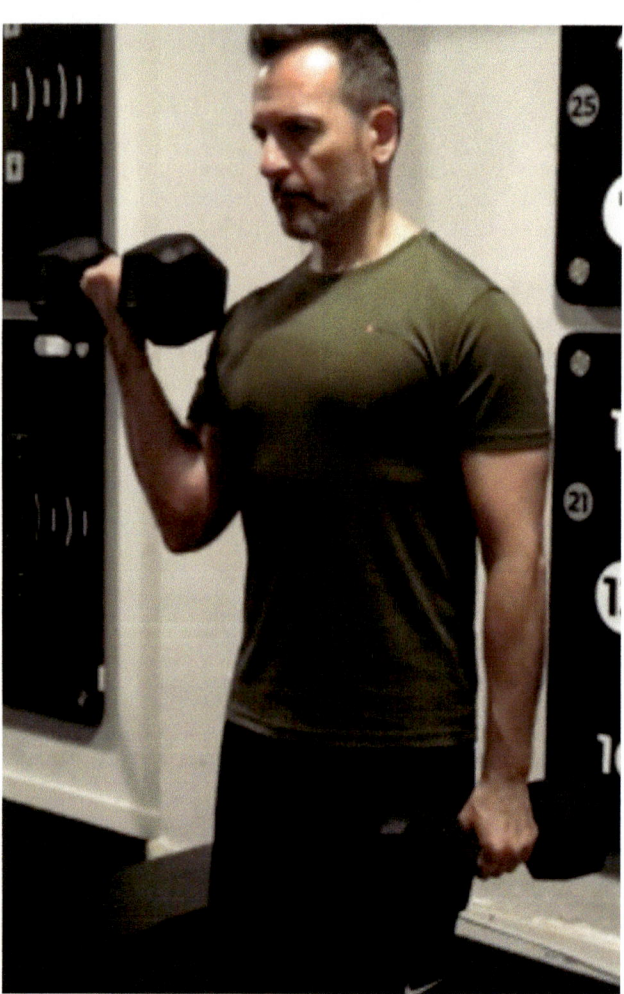

Figura 18-2. *Curl* de bíceps.

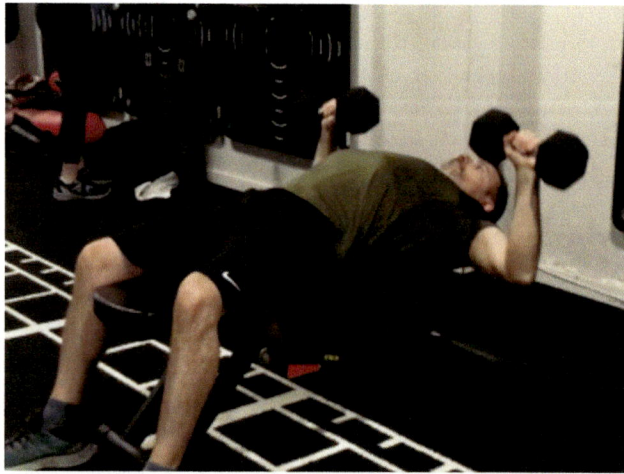

Figura 18-3. *Press* de banca.

Una propuesta de orden de ejercicios podría ser:

1. Grandes grupos musculares antes que pequeños grupos musculares.
2. Ejercicios multiarticulares antes que monoarticulares.
3. Alternar ejercicios de empuje/tracción en el total de la sesión.
4. Alternar ejercicios de tren superior/tren inferior en el total de la sesión.
5. Ejercicios de potencia o de pliometría antes que ejercicios básicos de fuerza.
6. Priorizar los ejercicios destinados a zonas débiles antes que a zonas más fuertes.
7. En caso de diseñar programas con ejercicios que estimulen los mismos grupos musculares, empezar con intensidades altas y disminuir la intensidad a medida que se avanza en la sesión.

La pliometría es un tipo de entrenamiento físico que se basa en realizar ejercicios que combinan un ciclo de estiramiento y acortamiento muscular (contracción muscular) rápido y explosivo. El objetivo principal es mejorar la potencia, la velocidad y la fuerza, especialmente del tren inferior, aunque también se puede aplicar al tren superior.

Carga, intensidad y número de repeticiones

La carga puede expresarse en términos absolutos (el peso en kilogramos utilizado en cada serie) o relativos (mediante el porcentaje que representa ese peso del máximo que el deportista puede levantar en ese ejercicio). Este máximo es lo que se conoce habitualmente como 1RM o fuerza dinámica máxima. Por ejemplo, se podrían hacer ocho repeticiones con una carga de 60 kg (carga absoluta) que supusiera el 70 % 1RM (carga relativa) para un deportista que tuviera una fuerza máxima (1RM) de 85 kg en determinado ejercicio de entrenamiento. Esto se expresaría de la siguiente manera:

La carga es la variable más importante a considerar cuando se diseña un programa de entrenamiento de fuerza, aunque por sí sola no es suficiente; debe ir siempre complementada por los demás componentes o variables de entrenamiento.

Así, por ejemplo, se podría hablar de cargas bajas o ligeras (≤ 40 % 1RM), cargas medias o moderadas (40-70 % 1RM), cargas altas (70-85 % 1RM) y cargas muy altas (≥ 85 % 1RM). Los efectos que sobre el rendimiento y la composición muscular del paciente van a tener el hecho de trabajar con un tipo de cargas u otras pueden llegar a ser muy diferentes. La carga utilizada define el patrón de reclutamiento de unidades motoras, y afecta a la demanda metabólica y a la velocidad del movimiento.

El grado de carga o intensidad aplicado es una de las variables clave en los programas de entrenamiento de la fuerza muscular. La cantidad de intensidad aplicada está relacionada con los cambios observados en las medidas de fuerza, hipertrofia y resistencia muscular.

Otra forma habitual de expresar la intensidad es utilizando el número total de repeticiones realizadas por serie, que normalmente (sobre todo en la bibliografía de origen anglosajón) se suele corresponder con realizar las máximas repeticiones posibles con un determinada carga o peso (nRM). Así, mediante ensayo y error, se intentaría determinar el número máximo de repeticiones (n) que pueden completarse, sin ayuda externa, con un determinado peso submáximo. Aunque expresar la intensidad mediante el número de repeticiones máximas elimina la necesidad de realizar una prueba para determinar la fuerza dinámica máxima de un individuo. Es el método más utilizado. Como un ejemplo: si se elige un ejercicio y se realizan 10 repeticiones, y no se puede realizar una más, se estaría hablando de un 10RM. Otro método indirecto similar es trabajar con rangos de repeticiones como, por ejemplo, 3-5RM. En este caso, se realizarían entre 3 y 5 repeticiones al fallo muscular. Es importante destacar que cuanto mayor sea el número de repeticiones, menos intensidad se genera.

Un método directo es determinar la intensidad para un ejercicio concreto utilizando el porcentaje de la 1RM (70 u 80 % de la 1RM). La 1RM es la capacidad de desplazar una carga una sola repetición. Si la 1RM del paciente es 80 kg en el ejercicio *press* de banca, y se prescriben 3 series al 75 % de su 1RM, deberá realizar las 3 series con 70 kg. Este método requiere evaluar la 1RM de cada ejercicio seleccionado y cada semana, dado que la 1RM varía prácticamente cada día. Por otro lado, es una metodología que genera fatiga y riesgo de lesión, debido a que se desplazan pesos elevados, sobre todo para personas iniciadas en el ejercicio de fuerza. En la **tabla 18-1**, se puede observar la relación entre los porcentajes de la 1RM, las nRM y la escala subjetiva de esfuerzo.

Si se toma como ejemplo el 75 % de la 1RM, se puede ver que el paciente podría realizar entre 9 y 11 repeticiones al fallo muscular, generando un esfuerzo subjetivo de 6 sobre 10. Dicho de otro modo, para un individuo que sea capaz de desplazar una

Tabla 18-1. Relación entre los porcentajes de la 1RM, las nRM y la escala del esfuerzo percibido		
% RM	**Repeticiones posibles (nRM)**	**Esfuerzo percibido**
100	1	10
95	2	9
90	3-4	9
85	5-6	8
80	7-8	7
75	9-11	6
70	11-13	5
65	13-15	4
60	15-18	3

RM: repetición máxima.

carga entre 7 y 8 veces al fallo muscular, esa carga representa para él el 80% de su 1RM y un 6 de esfuerzo subjetivo. Esta tabla ayuda a correlacionar los diferentes métodos sin necesidad de realizar pruebas laboriosas.

En todas las metodologías descritas anteriormente se produce una respuesta fisiológica común. A intensidades altas, se consigue aumentar el número de fibras reclutadas, indicativo de aumento de la fuerza muscular. Este hecho no quiere decir que se deben prescribir entrenamientos de fuerza a altas intensidades para promover el aumento de masa muscular o de fuerza. Más adelante, se ve cómo obtener resultados positivos sin necesidad de manejar cargas o intensidades altas.

 Se consideran intensidades muy altas porcentajes por encima del 90% de la 1RM, intensidades altas entre el 80-90% de la 1RM, intensidades moderadas o medias entre el 60-80% de la 1RM, e intensidades bajas por debajo del 60% de la 1RM.

 Cuando se prescriben programas de fuerza muscular en el ámbito de salud, se acostumbra a utilizar intensidades medias o moderadas principalmente.

Frecuencia

Se habla de frecuencia de entrenamiento cuando se piensa en el número de días por semana que se realiza el programa de fuerza. La frecuencia es otra de las variables que hay que tener en cuenta a la hora de diseñar los programas de fuerza muscular. El número de días por semana va a estar determinado por factores como: objetivos del paciente, capacidades físicas y tipo de sesión de entrenamiento (*full-body* o programas simples). Cuando se diseñan programas de entrenamiento de fuerza para pacientes crónicos, y en este caso enfermos respiratorios, la American College of Sports Medicine (ACSM) propone 2-3 días por semana en sesiones donde se trabajan todos los grupos musculares principales en una sola sesión (*full-body*). En fases avanzadas, podrían ser necesarias más sesiones (3-4 a la semana) para seguir alcanzando objetivos.

Número de series por ejercicio

En su conjunto, el número de series y de repeticiones realizadas determinan lo que se conoce como volumen de entrenamiento. El volumen hace referencia a la cantidad total de trabajo realizado en cada sesión o en cada ciclo de entrenamiento. La mejor forma de expresar el volumen es mediante el número total de repeticiones que se realizan, ya que tiene relación directa con el tiempo bajo tensión o duración del estímulo. Sin embargo, el volumen por sí solo es un dato insuficiente para programar y valorar el entrenamiento, por lo que debe ir asociado a los demás componentes de la carga, en especial a la intensidad, el tipo de ejercicio y la velocidad de ejecución. Además, se ha podido constatar que realizando el máximo volumen de trabajo posible no se consiguen los mejores resultados. Por tanto, es muy importante intentar conocer

el volumen óptimo de trabajo de fuerza para cada individuo a lo largo de las distintas fases o etapas de su programa.

 Como consideración general, en las sesiones de entrenamiento de fuerza se realizarán de 2 a 5 series por ejercicio (lo más habitual es 2 o 3 series). El número de repeticiones oscilará entre 2 y 10 repeticiones por serie (aunque casi siempre se moverá en un rango de 4-8 repeticiones).

Rara vez se realizarán más de 10-12 repeticiones por serie, y esto en ejercicios localizados o complementarios, no principales, de entrenamiento. Por ejemplo, en un ciclo de entrenamiento podría comenzarse realizando 3 series de 8 repeticiones por ejercicio (3 × 8) con una carga del 50% 1RM, para llegar, pasadas 6-8 semanas, a realizar 2 series de 4 repeticiones con una carga del 75% 1RM.

No obstante, el número de series no tiene que ser el mismo en todos los ejercicios del programa diseñado. Como recomendación, en períodos de adaptación, donde el paciente tiene un primer contacto con los ejercicios y experimenta por primera vez las respuestas al ejercicio, o pacientes frágiles o con fatiga elevada, se establecen 1-2 series por ejercicio. Fuera de esta situación se pueden prescribir ejercicios de 3-4 series e incluso más si lo que se busca es elevar el estrés metabólico (fatiga).

Pausa

La pausa es el período de descanso entre series y ejercicios. El tiempo de descanso determina la cantidad de estrés metabólico final. El estrés metabólico está asociado al aumento de la fuerza y de la hipertrofia muscular. Por otro lado, la duración de la pausa puede modificar la intensidad del ejercicio. Por ejemplo, si se establecen pausas cortas (< 1 minuto), se acumulará fatiga y no se podrá mantener la intensidad inicial prescrita debido a la recuperación parcial de trifosfato de adenosina (ATP) y fosfocreatina. Si, por el contrario, las pausas son superiores a 2 minutos, permitirá recuperar prácticamente la totalidad de ATP y fosfocreatina, y mantener la intensidad programada inicialmente. En programas de ejercicios monoarticulares se pueden pautar pausas inferiores a 2 minutos; en cambio, en programas donde predominen los ejercicios multiarticulares es conveniente realizar pausas superiores a 2 minutos, así como en pacientes que inicien programas de fuerza por primera vez o estén desacondicionados. La clave para determinar el período de pausa óptimo es observar al paciente.

 Síntomas como aumento rápido de la presión arterial o de la frecuencia cardíaca, descenso rápido de la saturación de oxígeno, mareo, náuseas o desmayo son claros síntomas de incapacidad para tolerar la carga programada. Cuando estos síntomas aparecen, la sesión debe detenerse y hay que aumentar los períodos de pausa en las siguientes sesiones.

En la **tabla 18-2** se pueden observar las diferentes posibilidades de determinar la pausa.

Tabla 18-2. Distintos tipos de pausa

Período de pausa muy corto	Menos de 1 min
Período de pausa corto	Entre 1-2 min
Período de pausa moderados	Entre 2-3 min
Período de pausa largos	Entre 3-4 min
Período de pausa muy largos	5 min o más

Poniendo un ejemplo, de dos sesiones de entrenamiento de fuerza (**Tabla 18-3**).

En la sesión A, se decide realizar una pausa entre series de 120 segundos. Esto permitirá recuperar gran parte del ATP entre series y entre ejercicios, sin olvidar que la fatiga se irá acumulando a medida que se acumulen ejercicios. Esta pausa permitirá completar las series con fatiga relativa y, como consecuencia, con poco estrés metabólico. En cambio, en la sesión B, se decide realizar una pausa de 40 segundos, sabiendo que con este descanso entre series se recuperarán pequeñas cantidades de ATP. Esto provocará mucha fatiga y, si el individuo no está muy entrenado, no podrá completar la sesión de ejercicio debido a la fatiga acumulada. Esta situación provocará mucho estrés metabólico.

PROGRAMACIÓN DEL EJERCICIO DE FUERZA

La programación es un concepto aplicado al diseño de las sesiones de un programa de ejercicios de fuerza. Hace refe-rencia a la sistemática variación de las variables agudas (volumen e intensidad de la carga) en las diferentes fases de los programas de entrenamiento de fuerza, con el obje-tivo de exponer a los músculos a estímulos diferentes que permitan las adaptaciones deseadas. No existe una fórmula o protocolo predeterminado de cómo programar las sesio-nes, y dependerá directamente de los objetivos establecidos previamente con el paciente. Es una forma de organizar múltiples actividades orientadas a lograr unas metas con-cretas, y por eso no tiene nada en común con la realización del entrenamiento de forma rutinaria o a base de impro-visaciones que no tengan detrás un plan que las justifique. La programación debe asegurar la unidad del proceso de entrenamiento y la flexibilidad de este. La unidad del pro-ceso se cumple cuando se respeta la secuencia de esfuerzos ajustada en función de unos objetivos concretos, y de las necesidades y posibilidades de entrenamiento del paciente. La flexibilidad de la programación debe permitir modificar la carga programada (pesos, velocidades, series, repeticiones, tiempos de trabajo y de recuperación, etc.) en una o varias sesiones de entrenamiento, con el fin de que el esfuerzo realizado se ajuste a lo que se pretende. Es decir, se modifica la carga propuesta para no modificar el esfuerzo real (carga real) programado para el paciente. Lo anterior requiere que el fisioterapeuta cumpla una de sus funciones principales, que es la de observar diariamente la evolución de la forma del paciente, con el fin de realizar los ajustes y correcciones necesarios. El punto de partida de toda programación será el conocimiento de: las necesidades de fuerza del paciente y las condiciones físicas actuales del paciente. Una vez conocidas estas dos premisas, se organizará el entrenamiento. Esto

Tabla 18-3. Sesiones de entrenamiento de fuerza

Sesión A			
Ejercicio	**Series**	**Repeticiones**	**Pausa**
Sentadillas con barra	4 series	6-8	120 s
Press de banca	4 series	6-8	120 s
Remo con barra	4 series	6-8	120 s
Dominadas	3 series	Tantas repeticiones como se pueda	120 s
Press de hombros	3 series	8-12	120 s
Extensiones de tríceps	3 series	10-15	120 s
Flexiones de bíceps	3 series	10-15	120 s
Sesión B			
Sentadillas con barra	4 series	6-8	40 s
Press de banca	4 series	6-8	40 s
Remo con barra	4 series	6-8	40 s
Dominadas	3 series	Tantas repeticiones como se pueda	40 s
Press de hombros	3 series	8-12	40 s
Extensiones de tríceps	3 series	10-15	40 s
Flexiones de bíceps	3 series	10-15	40 s

implica la necesidad de individualizar el entrenamiento. De forma general, los pasos mínimos a seguir antes de iniciar una programación son los siguientes:

- Determinar el número total de ciclos de entrenamiento en la planificación propuesta.
- Seleccionar los ejercicios a utilizar en cada uno de ellos.
- Determinar las intensidades máximas de entrenamiento, entendidas como expresión del esfuerzo programado.
- Estimar el volumen a realizar.

Otro beneficio de la programación de las sesiones de ejercicios es la adherencia al entrenamiento, debido a que disminuye el aburrimiento generado por programas repetitivos.

Dentro de la programación se establecen ciclos. El ciclo de entrenamiento se entiende como un proceso que pasa por una serie de fases de trabajo, con unas características determinadas que se repiten periódicamente, y cuyo objetivo es siempre la mejora del rendimiento físico o de una capacidad concreta.

Las fases son distintos estados sucesivos del proceso de entrenamiento que tienen uno o varios objetivos prioritarios propios.

Un ciclo completo de entrenamiento será aquel en el que aparecen todas las fases posibles de un ciclo. Para una mejor definición del ciclo, se añadirá su duración, normalmente en semanas. La duración de las fases puede ser distinta según la longitud total del ciclo. Cuando las necesidades de fuerza son altas, las características de cada fase quedarán más acentuadas: mayores intensidades y volúmenes, y diferencias entre fases más claramente definidas. Ocurre lo contrario cuando las necesidades de fuerza son bajas.

Se establecerán cuatro fases principales para un ciclo de entrenamiento de fuerza. Cada fase tendrá su objetivo específico, que no difiere sustancialmente del objetivo general del ciclo (mejorar, en última instancia, la fuerza útil):

- **Fase 1**. Adaptación:
  - Objetivo: iniciación al entrenamiento de fuerza.
  - Entrenamiento: priorizar la técnica correcta de la ejecución de los ejercicios. Los volúmenes de entreno (series y repeticiones) y las intensidades (peso) deben ser bajos. Es recomendable prescribir sesiones *full body*.
- **Fase 2**. Mejora de la fuerza:
  - Objetivo: aumentar la fuerza muscular.
  - Entrenamiento: aumentar inicialmente el volumen de entrenamiento, y posteriormente, la intensidad o grado de esfuerzo. Utilizar estrategias que aumenten el estrés metabólico.
- **Fase 3**. Mantenimiento:
  - Objetivo: mantener las adaptaciones conseguidas.
  - Entrenamiento: introducir ejercicios de potencia muscular. Variar volúmenes e intensidades de la carga.

- **Fase 4**. Recuperación:
  - Objetivo: permitir una óptima recuperación de todos los sistemas.
  - Entrenamiento: reducir la frecuencia de las sesiones. Disminuir el número de ejercicios, series y repeticiones. Intensidades bajas, por debajo del 60 % de 1RM.

La duración de un ciclo completo (cuatro fases) no debe ser superior a 12-16 semanas. Lo óptimo podría estar entre 8 y 12 semanas, aunque también son muy eficaces y necesarios ciclos de 4-6 semanas. Los ciclos más cortos pueden servir para mantener, recuperar o, al menos, acercarse a los niveles de manifestación de fuerza y potencia alcanzados recientemente.

Los métodos clásicos de programación se basan en el incremento progresivo de la intensidad en las diferentes fases. En la tabla 18-4 se puede ver un ejemplo de programa convencional de programación lineal de 16 semanas.

La fase 4 comprende 2 semanas de recuperación activa. La carga de trabajo estará definida por un volumen bajo y una intensidad baja, con el objetivo de recuperar las capacidades físicas para el siguiente programa de entrenamiento.

Un ciclo completo de entrenamiento será aquel en el que aparecen las cuatro fases:

- Fase 1. Adaptación.
- Fase 2. Mejora de la fuerza.
- Fase 3. Mantenimiento.
- Fase 4. Recuperación.

Poniendo un ejemplo: en la tabla 18-5 se puede observar la planificación de un programa de ejercicio de fuerza de 12 semanas de duración, donde se encuentran cuatro fases de trabajo bien diferenciadas, con objetivos distintos. A continuación, se detalla cada fase donde se puede apreciar la evolución de las cargas y la modificación de los tiempos de descanso entre series:

- **Fase 1**. Adaptación:
  - Frecuencia: 3 días por semana.
  - Pausa entre series: de 90 segundos o 2 minutos.
    - Sentadillas en prensa: 3 series de 15 repeticiones.
    - Zancadas: 3 series de 10-12 repeticiones por pierna.
    - *Pullover*: 3 series de 15 repeticiones.
    - *Press* de banca: 3 series de 15 repeticiones.
    - Remo con barra: 3 series de 15 repeticiones.
    - *Press* de hombros: 3 series de 15 repeticiones.
    - Plancha: 3 series de 30-60 s.
    - Elevaciones de piernas tumbado boca arriba: 3 series de 10-15 repeticiones.
    - Elevaciones de piernas tumbado boca abajo: 3 series de 10-15 repeticiones.

Tabla 18-4. Ejemplo de programa convencional de programación lineal de 16 semanas			
Fase 1 (4 semanas)	**Fase 2 (4 semanas)**	**Fase 3 (4 semanas)**	**Fase 4 (2 semanas)**
3-5 series × 12-15 repeticiones	4-5 series × 12-15 repeticiones	3-4 seies × 10-12 repeticiones	Recuperación activa

Tabla 18-5. Planificación de un entrenamiento de fuerza de 12 semanas											
Programa de entrenamiento de 12 semanas											
Sesiones	1	2	3	4	5	6	7	8	9	10	11	12
Fase	1			2				3			4	
Objetivo	Adaptación			Mejora de la fuerza				Mantenimiento			Recuperación	
Entrenamiento	Priorizar la técnica correcta de la ejecución de los ejercicios. Los volúmenes de entreno (series y repeticiones) y las intensidades (peso) deben ser bajos. Es recomendable prescribir sesiones *full body*			Aumentar inicialmente el volumen de entrenamiento, y posteriormente, la intensidad o grado de esfuerzo. Utilizar estrategias que aumenten el estrés metabólico				Introducir ejercicios **de potencia** muscular. **Variar volúmenes e intensidades** de la carga			Reducir la frecuencia de las sesiones. Disminuir el número de ejercicios, series y repeticiones Intensidades bajas, por debajo del 60 % de 1RM	

RM: repetición máxima.

- **Fase 2**. Mejora de la fuerza:
  - Frecuencia: 4 días a la semana.
  - Pausa entre series: de 90 segundos o 2 minutos.
    - Día 1:
      - Sentadillas con barra: 4 series de 12-15 repeticiones.
      - *Press* de banca: 4 series de 12-15 repeticiones.
      - Remo con barra: 4 series de 12-15 repeticiones.
      - *Press* de hombros: 4 series de 12-15 repeticiones.
    - Día 2:
      - Peso muerto: 4 series de 12-15 repeticiones.
      - Tirones en polea: 4 series de 12-15 repeticiones
      - *Curl* de bíceps con barra: 3 series de 10-15 repeticiones.
      - Flexiones de bíceps: 3 series de 10-15 repeticiones.
    - Día 3:
      - Zancadas: 3 series de 12-15 repeticiones por pierna.
      - Extensiones de piernas: 3 series de 12-15 repeticiones.
      - Flexiones de piernas tumbado: 3 series de 12-15 repeticiones.
      - Elevaciones de talones de pie: 3 series de 15-20 repeticiones.
- **Fase 3**. Mantenimiento:
  - Frecuencia: 3 días a la semana.
  - Pausa entre series de 1 minuto o 90 segundos.
    - Día 1:
      - Sentadillas con barra: 4 series de 10-12 repeticiones.
      - *Press* de banca: 4 series de 10-12 repeticiones.
      - Remo con mancuernas: 3 series de 10-12 repeticiones.
      - *Press* de hombros: 3 series de 10-12 repeticiones.
    - Día 2:
      - Peso muerto: 4 series de 10-12 repeticiones.

- Tirones en polea: 4 series de 10-12 repeticiones.
- *Curl* de bíceps con barra: 3 series de 8-10 repeticiones.
- Flexiones de bíceps: 3 series de 8-10 repeticiones.
  - Día 3:
    - Zancadas: 3 series de 10-12 repeticiones por pierna.
    - Extensiones de piernas: 3 series de 10-12 repeticiones.
    - Flexiones de piernas tumbado: 3 series de 10-12 repeticiones.
    - Elevaciones de talones de pie: 3 series de 15-20 repeticiones.
- **Fase 4**. Recuperación:
  - Frecuencia: 2 días a la semana.
  - Pausa entre series de 90 segundos o 2 minutos.
    - Sentadillas en prensa: 3 series de 12 repeticiones.
    - *Pullover*: 3 series de 12 repeticiones.
    - *Press* de banca: 3 series de 12 repeticiones.
    - Remo con barra: 3 series de 12 repeticiones.
    - *Press* de hombros: 3 series de 12 repeticiones.
    - Plancha: 3 series de 30-60 segundos.
    - Elevaciones de piernas tumbado boca arriba: 3 series de 10-15 repeticiones.
    - Elevaciones de piernas tumbado boca abajo: 3 series de 10-15 repeticiones.

El desarrollo de programas de entrenamiento de fuerza es un proceso sistemático donde la ciencia y el arte viajan juntos para permitir que el fisioterapeuta se enfrente a las necesidades específicas del paciente. Los programas deben ser revisados y actualizados constantemente. La educación y la motivación del paciente son componentes importantes para conseguir los objetivos planteados a través de programas de fuerza.

PUNTOS CLAVE

- Es necesario medir y objetivar los resultados de cualquier programa de ejercicio durante y después de un cierto tiempo de entrenamiento, se debe reevaluar al paciente y la efectividad de dicho programa.
- El entrenamiento de la fuerza muscular forma parte de cualquier programa de ejercicio físico. En líneas generales, los beneficios de un programa de fuerza muscular son el aumento de la fuerza, la masa magra y la densidad ósea.
- Los componentes del entrenamiento de fuerza son aquellas variables que se pueden manipular para dar lugar al tipo de estímulo de entrenamiento más adecuado a cada individuo y fase de su planificación: calentamiento, parte principal, enfriamiento, flexibilidad.
- Todo protocolo de entrenamiento está formado por cinco variables: elección de los ejercicios, orden de los ejercicios, intensidad y número de repeticiones, número de series, duración, y tiempos de descanso entre series y ejercicios. La elección de cada una de estas variables define el estímulo durante el ejercicio (respuestas) y las adaptaciones futuras.
- Se establecerán cuatro fases principales para diseñar un programa de entrenamiento de fuerza: fase de adaptación, fase de mejora de la fuerza, fase de mantenimiento y fase de recuperación. Cada fase tendrá su objetivo específico, que no difiere sustancialmente del objetivo general del ciclo (mejorar, en última instancia, la fuerza útil).

BIBLIOGRAFÍA

Baker D, Greg W, Carlyon R. Periodization: The Effect on Strength of Manipulating Volume and Intensity. J Strength Cond Res. 1994;8(4):235-42.

Fleck SJ, Kraemer WJ. Designing Resistance Training Programs 3rd Ed Champaign (IL): Human Kinetics, 2004; p. 392.

Garber CE, Blissmer B, Deschenes MR, et al. American College of Sports Medicine position stand. Quantity and quality of exercise for developing and maintaining cardiorespiratory, musculoskeletal, and neuromotor fitness in apparently healthy adults: guidance for prescribing exercise. Med Sci Sports Exerc. 2011;43(7):1334-59.

Kraemer WJ. Exercise Prescription in Weight Training: Manipulating Program Variables. Natl Strength Cond Assoc J. 1983;5(3):58-61.

Simão R, Farinatti P T, Polito MD, Viveiros L, Fleck SJ. Influence of exercise order on the number of repetitions performed and perceived exertion during resistance exercise in women. J Strength Cond Res. 2007;21(1):23-8.

Entrenamiento de la musculatura respiratoria

19

A. I. Mayer Frutos

 OBJETIVOS

- Entender los fundamentos básicos del entrenamiento muscular respiratorio.
- Conocer los últimos avances científicos del entrenamiento muscular respiratorio en diferentes patologías.
- Adquirir los conocimientos básicos para poder establecer, de forma individualizada, un programa de fortalecimiento de la musculatura respiratoria.

INTRODUCCIÓN

El entrenamiento de la musculatura respiratoria (EMR), como parte de un programa de rehabilitación pulmonar o de forma aislada, ha sido investigado desde 1978, por su efecto beneficioso tanto en aquellas enfermedades que cursan con debilidad de la musculatura respiratoria como en sujetos sanos que desean mejorar el rendimiento físico en el ámbito deportivo.

El principal músculo de la inspiración es el diafragma que, junto con los músculos intercostales externos, se contraen y relajan permitiendo la entrada de aire al pulmón en cada respiración. El pectoral mayor, el esternocleidomastoideo, los escalenos y otros músculos del tórax son también protagonistas, como musculatura accesoria en este fin. Cuando estos músculos presentan debilidad, la entrada de aire en el pulmón disminuye.

La espiración es un movimiento pasivo que se produce como resultado del retroceso elástico del pulmón y de la caja torácica hasta el volumen de reposo, conocido como capacidad residual funcional. Durante las maniobras de espiración forzada como la tos, los músculos abdominales (recto abdominal, transverso del abdomen, oblicuos internos y externos) y los intercostales internos se activarán para elevar el diafragma y ayudar al cierre de la caja torácica. Cuando estos músculos presentan debilidad, la tos (mecanismo básico de higiene bronquial) se verá comprometida y, por tanto, también la ventilación del pulmón, por acumulación de secreciones.

Todos estos músculos respiratorios se comportan como cualquier otro músculo esquelético del organismo y, al igual que ellos, pueden presentar cambios estructurales como resultado de las adaptaciones que presentan en situaciones de fatiga permanente. Diversos factores pueden predisponer a la debilidad de estos músculos: largos períodos de inactividad muscular (ventilación mecánica), enfermedades pulmonares restrictivas (obesidad, miopatía, enfermedades neuromusculares, etc.), enfermedades pulmonares obstructivas (asma, bronquitis), tratamientos prolongados con corticoesteroides, malnutrición, problemas homeostáticos, etc.

Los músculos respiratorios, igual que los músculos esqueléticos periféricos, presentan tres tipos de fibras musculares: tipo I, tipo IIA y tipo IIB. Sin embargo, la proporción y la distribución de las fibras musculares del diafragma es diferente de la de otros músculos periféricos, como por ejemplo el cuádriceps. El diafragma presenta un 80 % de fibras oxidativas (tipo I y IIA), es decir, resistentes a la fatiga; sin embargo, el cuádriceps muestra solo el 35-45 % de este tipo de fibras. Por tanto, los músculos respiratorios tienen una mayor tolerancia a la fatiga, mayor flujo sanguíneo, mayor capacidad oxidativa y mayor densidad capilar, lo que se traduce en una mayor adaptación a la necesidad de mantener una contracción intermitente de baja intensidad de forma continuada.

En casos de fatiga muscular, se producirán cambios adaptativos en la estructura muscular respiratoria. Estos cambios pueden ser reversibles o de más lenta evolución, con un correcto entrenamiento de la musculatura respiratoria.

EFECTOS DEL ENTRENAMIENTO EN LA MUSCULATURA RESPIRATORIA

Las adaptaciones provocadas tras un programa correcto de EMR pueden influir en el metabolismo energético de estos músculos, ganando en fuerza y resistencia y, por tanto, en mayor eficiencia. Esto puede dar lugar a una mejor adaptación del sistema cardiovascular y respiratorio, así como a una mejor capacidad para suministrar oxígeno a los músculos periféricos durante el ejercicio, por lo que mejorará, en general, la capacidad de tolerancia al esfuerzo del individuo.

La respuesta del entrenamiento muscular es específica: el entrenamiento de fuerza mejora el número y el volumen de las fibras musculares (hipertrofia), mientras que el entrenamiento de resistencia mejora el número de fibras oxidativas y la densidad capilar.

El entrenamiento de la musculatura respiratoria retrasa la aparición de la fatiga

La fatiga muscular respiratoria consiste en la disminución reversible de la fuerza que el músculo puede desarrollar durante la contracción sostenida o repetida, pudiendo llegar a no poder mantener el nivel de ventilación suficiente, de acuerdo con las necesidades requeridas. Esta situación aparece en situaciones patológicas por falta de contractilidad, por disfunción biomecánica o porque la carga es tan elevada que supera la eficiencia de los músculos, como es el caso de la enfermedad pulmonar obstructiva crónica (EPOC). En las primeras etapas, los músculos inspiratorios intentan adaptarse a estas circunstancias. Por ejemplo, las fibras musculares de tipo II del diafragma cambian a tipo I, que son muy resistentes a la fatiga (Clanton, 2009). Para compensar la disminución de la fuerza, los músculos respiratorios podrán reclutar más unidades motoras, para mantener la ventilación. Esto puede aumentar la demanda de energía, y contribuir aún más a la fatiga. También hay un aumento de los capilares sanguíneos (Doucet, 2004), así como de la capacidad oxidativa (ya que las fibras de tipo I tienen una alta densidad mitocondrial y enzimas que apoyan la vía oxidativa, por lo que aumentará la capacidad de usar oxígeno) (Ottenheijm, 2008). Estos cambios, cuando evolucionan en el tiempo, no podrán ser superados por los mecanismos de adaptación, y el diafragma entrará en disfunción mecánica.

La fatiga muscular también puede aparecer durante el ejercicio intenso y prolongado en el sujeto sano. Tanto en el diafragma como en los intercostales, se ha observado que, a pesar de ser músculos con buena capacidad oxidativa, pueden presentar agotamiento de las reservas de glucógeno después de ejercicios de resistencia aeróbica prolongados, provocando un descenso de la máxima ventilación voluntaria.

Todos estos cambios adaptativos podrán revertirse, en la mayoría de los casos, con un buen programa de entrenamiento que mejore la fuerza y la resistencia de los músculos respiratorios, promoviendo la hipertrofia del diafragma, y aumentando la proporción de fibras tipo I y el tamaño de fibras tipo II en los intercostales externos. Por otro lado, se ha descubierto que el entrenamiento de los músculos respiratorios mejora la cinética de aclaración del lactato y produce un descenso en las sensaciones de percepción de esfuerzo, tanto respiratorio como locomotor.

El entrenamiento de la musculatura respiratoria retrasa la aparición del reflejo metabólico respiratorio

El EMR reduce el reflejo metabólico respiratorio («metaborreflejo») que aparece ante un esfuerzo intenso y mantenido, ya sea en el contexto de una enfermedad respiratoria o en la actividad física del sujeto sano.

Este reflejo está inducido por el estímulo producido por la fatiga de la musculatura respiratoria que, a través de las vías aferentes III y IV, alcanza el nivel supraespinal, y provoca una respuesta simpática de vasoconstricción de la musculatura periférica locomotora con el objetivo fundamental de asegurar el aporte de oxígeno a los músculos respiratorios, lo que garantiza la capacidad de mantener la ventilación pulmonar, una regulación adecuada de los gases en el flujo arterial, y el pH y la homeostasis orgánica general. Esto ocurre especialmente en los estados fisiológicos en los que hay competencia por el gasto cardíaco, como ocurre en el ejercicio a intensidades máximas y submáximas, o en determinadas situaciones patológicas. En sujetos sanos y tras provocar fatiga de los músculos respiratorios, Romer *et al.* estimaron una reducción del 30 % en la fuerza del cuádriceps, lo que significa un descenso significativo del rendimiento físico.

Un protocolo de entrenamiento adecuado de los músculos respiratorios puede mejorar la tolerancia a la fatiga y producir una mayor eficiencia respiratoria, lo que podría retrasar la aparición del reflejo metabólico respiratorio.

El entrenamiento de la musculatura respiratoria reduce la disnea

Múltiples estudios han determinado que la sensación de disnea está estrechamente relacionada con la fuerza y la resistencia de los músculos respiratorios. La mejora en la condición muscular respiratoria repercute positivamente en la aparición de disnea, tanto en el enfermo como en el sujeto sano valorado en los estudios científicos mediante la escala de Borg, la escala modificada del Medical Research Council (mMRC) o el *Baseline Dyspnea Index-Transition Dyspnea Index* (BDI-TDI).

El entrenamiento de la musculatura respiratoria mejora la calidad de vida

La disminución de la disnea, el aumento de la máxima ventilación voluntaria, el efecto sobre la fatiga muscular, etc., tienen un claro efecto en la mejora de la percepción de la calidad de vida. Esto se ha demostrado en numerosos estudios a través de cuestionarios como *St George's Respiratory Questionnaire* (SGRQ) y *COPD Assessment Test* (CAT).

El entrenamiento de la musculatura respiratoria aumenta el rendimiento físico y el equilibrio

En la mayoría de los estudios, a través de la prueba de marcha de 6 minutos (PM6M), se ha podido valorar un aumento del rendimiento físico, tanto en personas sanas como en personas enfermas, después de un programa de EMR.

Las actividades físicas y deportivas con cargas, ya sean bajas o moderadas y constantes, o de menor duración y mayor intensidad, provocan fatiga de los músculos respiratorios. Esta fatiga perjudicará al rendimiento deportivo posterior y tendrá un efecto negativo en la estabilización del tronco para realizar la actividad deportiva. La musculatura respiratoria, además de respirar, se encarga de la estabilización del tronco para que se pueda realizar un movimiento efectivo en el acto deportivo (p. ej., remar, nadar, correr, etc.). La estabilidad del cuerpo se ve afectada cuando los músculos respiratorios están fatigados, por lo que aumenta el riesgo de caer y tropezar. El EMR, además de mejorar el rendimiento a través de una mayor ventilación, también mejora la estabilidad del tronco y reduce el riesgo de caídas. Este hecho es especialmente importante tanto en deportistas como en las personas de edad avanzada. En un ensayo clínico de 78 personas mayores, Ferraro *et al.* (2020) llegaron a la conclusión de que, tras 8 semanas de entrenamiento de la musculatura inspiratoria (EMI), se observaba una mejora en el equilibrio dinámico, al igual que los ejercicios de Otago. Aunque se requieren más estudios con rigurosidad científica, parece que estos hallazgos pueden tener una gran importancia en la prevención y el tratamiento de la fragilidad en las personas mayores.

> El entrenamiento muscular respiratorio mejora la fuerza y la resistencia de los músculos respiratorios, retrasa la aparición de la fatiga, disminuye la disnea y aumenta la tolerancia al esfuerzo, por lo que aumenta el rendimiento físico y mejora la calidad de vida, tanto en personas sanas como en personas enfermas.
> El EMR también tiene un papel importante en el deporte y en la prevención de la fragilidad en personas mayores.

INDICACIONES PARA EL ENTRENAMIENTO DE LA MUSCULATURA RESPIRATORIA

El EMR estará indicado siempre que exista debilidad de la musculatura inspiratoria o espiratoria, y el estado del paciente lo permita. Los valores de normalidad, así como los modos de evaluar esta musculatura, se explican en el **Capítulo 12**, *Valoración de la musculatura respiratoria*.

Diversos factores pueden predisponer a los músculos respiratorios a la fatiga, tanto en procesos patológicos como en ausencia de enfermedad. Cualquier factor que aumente las demandas de energía en la respiración afecta a la capacidad de los músculos respiratorios para realizar una mayor carga de trabajo ventilatorio, que puede acabar en fatiga y disnea. Dos ejemplos habituales son la enfermedad pulmonar restrictiva (fibrosis pulmonar, obesidad, etc.) y la obstructiva (EPOC, asma, etc.), en los que la músculos respiratorios está limitada para realizar grandes cargas de trabajo ventilatorio. Las reservas de energía reducida, la desnutrición, problemas homeostáticos como la acidosis circulante y, por último, el deterioro o la atrofia (períodos largos de inactividad o con ventilación mecánica), la anemia, los estados de gasto cardíaco bajo y la hipoxemia, pueden afectar también a esta musculatura.

Otro factor que aumenta la demanda de energía en la respiración es el ejercicio físico. En los últimos tiempos, el EMR ha alcanzado un gran protagonismo en los deportes de alta competición o simplemente en aquellas personas sanas que quieren mejorar su condición física. Numerosos estudios han demostrado la mejora del rendimiento físico tras un entrenamiento adecuado de la musculatura inspiratoria, tanto en niños como en adultos.

CONTRAINDICACIONES Y LIMITACIONES DEL ENTRENAMIENTO DE LOS MÚSCULOS INSPIRATORIOS

Existen numerosos ensayos clínicos y experimentales que han puesto en evidencia los beneficios del entrenamiento de los EMR en pacientes con enfermedades crónicas respiratorias o extrapulmonares, pero como en cualquier procedimiento terapéutico, también existen determinadas situaciones patológicas que contraindican o dificultan el EMR. Estas son:

- Exacerbación grave en el asma.
- Elevación de la presión y el volumen final diastólico del ventrículo izquierdo.
- Neumotórax.
- Rotura de tímpano o cualquier otra afección grave de oído.
- Grandes bullas pulmonares.

Las limitaciones para el entrenamiento son:

- Dificultad en la comprensión de la correcta realización del ejercicio.
- Intolerancia a la boquilla.
- Falta de abertura bucal.

TIPOS DE ENTRENAMIENTO DE LA MUSCULATURA RESPIRATORIA

Como músculos estriados que son, los músculos respiratorios están sujetos a las mismas leyes fisiológicas que el resto de los músculos esqueléticos en cuanto al entrenamiento muscular se refiere y, según la dosificación del entrenamiento, se pueden entrenar en términos de fuerza y/o de resistencia. La mayoría de los programas de EMR incorporan una combinación de entrenamiento tanto de fuerza como de resistencia.

Los enfoques de entrenamiento de fuerza suelen implicar cargas externas más altas con menos repeticiones, mientras que los enfoques de entrenamiento de resistencia suelen utilizar cargas externas más bajas y más repeticiones.

Debido a consideraciones fisiopatológicas, el entrenamiento de los EMI es mucho más importante que el entrenamiento de los músculos espiratorios, por lo que la musculatura inspiratoria (MI) será la protagonista de este capítulo, al igual que de la gran mayoría de la documentación científica publicada hasta el momento.

Hay tres tipos o categorías de dispositivos para el entrenamiento de la musculatura respiratoria: dispositivos umbral, dispositivos de carga resistiva y dispositivos de hiperpnea isocápnica voluntaria (**Tabla 19-1**).

Dispositivo umbral

El entrenamiento mediante umbral de carga se realiza mediante un pequeño dispositivo manual, que permite que

Tabla 19-1. Tipos o categorías de dispositivos para el entrenamiento de la musculatura respiratoria

Tipo de dispositivo	Tipo de entrenamiento	Sistema de retroalimentación	Almacenamiento de datos	Ejemplos de dispositivos
Dispositivo umbral	Fuerza y resistencia	No	No	POWERbreathe® de POWERbreathe® Orygen dual valve® de Forumed Thereshold® IMT de Phillips Respironics
Dispositivo de carga resistiva mecánico	Fuerza y resistencia	Óptico	No	PFLEX Resistive Trainer® de Respironics
Dispositivo de carga resistiva electrónico	Fuerza y resistencia	Óptico	Sí, según modelo	Respifit S de Biegler Medizin, POWERbreatheKH2® de POWERbreathe, PrO2Fit de PrO2 Health Incorporated
Hiperpnea isocápnica voluntaria	Resistencia	Óptico/acústico	No	SpiroTiger® de Spirotiger respiratory training for champions

pase el flujo de aire a través de él, y cuya resistencia a la inspiración o a la espiración se regula a través de la tensión de un muelle o resorte (**Fig. 19-1**). El dispositivo incorpora una válvula accionada por un resorte, que está diseñada de modo que los músculos respiratorios del paciente deban generar un cierto nivel de presión de entrenamiento antes de que se abra, para permitir el flujo inspiratorio. La resistencia generada es independiente del flujo de aire generado.

Este método permite administrar una carga externa cuantificable, que es independiente de la velocidad del flujo, a través de un dispositivo relativamente económico. La presión máxima a la que se desea entrenar se ajusta según un porcentaje de la presión inspiratoria máxima (PIM) alcanzada en la evaluación de estos músculos. Se recomiendan cargas superiores a 30 cmH$_2$O de la PIM, dependiendo de la patología o de la modalidad de entrenamiento.

Una limitación de este método es que, una vez que se ha alcanzado la presión pautada, se abre la válvula del dispositivo, la resistencia de entrenamiento remite y el paciente no tiene *feedback*.

Existe una amplia variedad en el mercado de estos modelos, cuyo rango de resistencia puede oscilar de 1 cmH$_2$O a 186 cmH$_2$O, según el modelo.

Algunos ejemplos de estos dispositivos son: POWERbreathe® (**Fig. 19-2**), IMT de Phillips Respironics® (**Fig. 19-3**), EMST 75-150® de Aspire Products, etc.

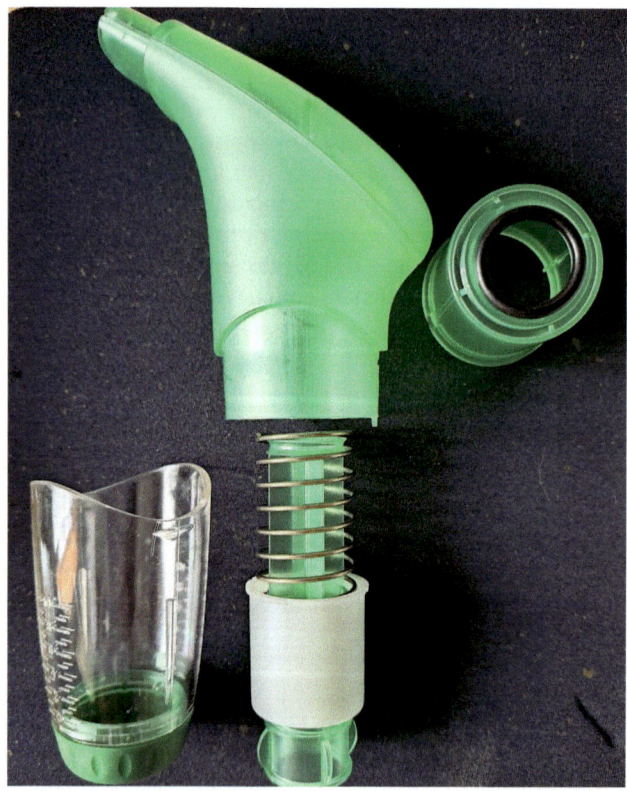

Figura 19-1. Dispositivo umbral.

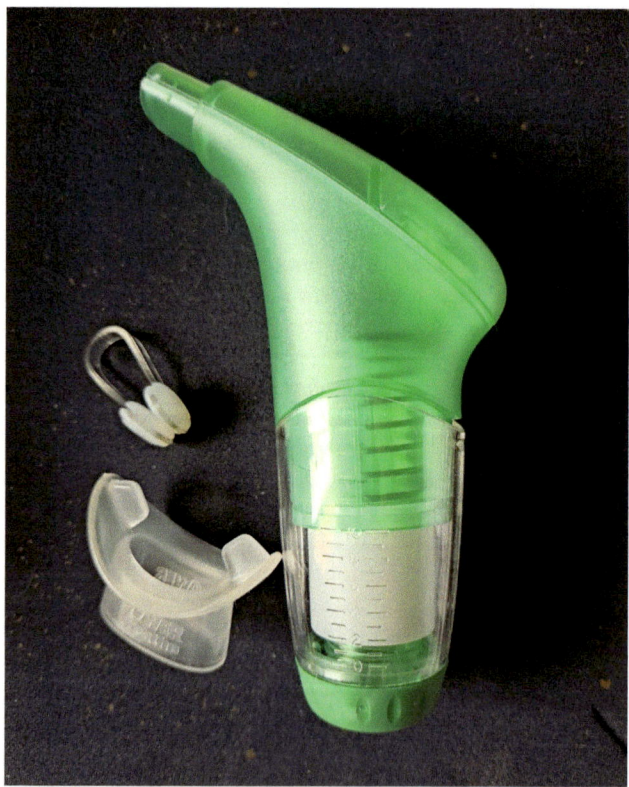

Figura 19-2. Dispositivos POWERbreathe®.

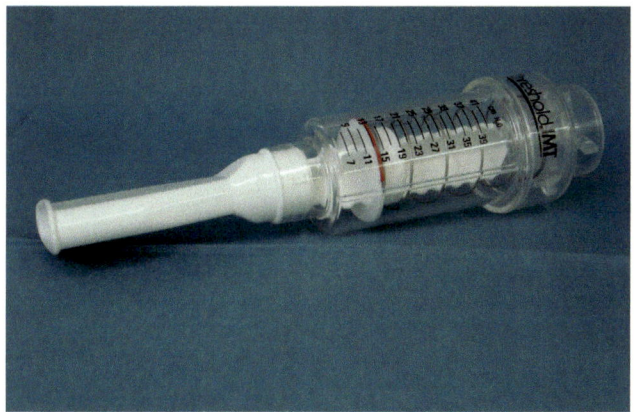

Figura 19-3. Thereshold® IMT de Phillips Respironics.

En la actualidad, los dispositivos umbral son los más utilizados, ya que permiten una mejor dosificación de la carga.

En un estudio realizado por Bustamante *et al.* con una muestra de 33 pacientes con EPOC grave-moderada, no se observaron diferencias significativas entre el uso de dispositivos umbral o de carga resistiva en el EMI.

Dispositivo de carga resistiva

Este método de entrenamiento consiste en la inspiración a través de orificios cada vez más pequeños, con el fin de aumentar la resistencia al flujo de aire. Esto se consigue a través de un pequeño dispositivo que cuenta con orificios de diámetro variable. Un ejemplo de este tipo de dispositivos es el PFLEX Resistive Trainer® (Respironics Health Scan Inc., Cedar Grove, Nueva Jersey) (**Fig. 19-4**).

En este tipo de entrenamiento, se le pide al sujeto que inspire por estos orificios, reduciendo el diámetro a medida que el sujeto va aumentando su tolerancia. El objetivo es aumentar la carga sobre los músculos inspiratorios. El nivel de carga se va incrementando progresivamente, siempre y cuando se garantice que, entre un incremento y otro, la frecuencia respiratoria, el volumen corriente y el tiempo inspiratorio permanezcan constantes. Una de las limitaciones de la carga resistiva al flujo es que los pacientes pueden disminuir el esfuerzo inspiratorio respirando más despacio, por lo que reducirían la resistencia inspiratoria, no consiguiendo el objetivo deseado. Con el fin de minimizar esto, existen recientemente en el mercado dispositivos electrónicos más sofisticados, como es el POWERbreatheKH2® (POWERbreathe International Ltd, Reino Unido), que permiten evaluar y entrenar con el mismo dispositivo, proporcionando una retroalimentación visual durante la maniobra inspiratoria obteniendo datos en tiempo real, para optimizar el entrenamiento. De este modo, se estimula al paciente para mantener el esfuerzo muscular durante todo el tiempo inspiratorio. Estos dispositivos documentan medidas fiables de la PIM, la presión máxima sostenida y la duración inspiratoria. Similar es el PrO$_2$Fit® (PrO$_2$ Health Incorporated, Rhode Island, NE, Estados Unidos), que además utiliza una aplicación de *smartphone* (teléfono móvil inteligente) conectada por *bluetooth*, que proporciona datos como la carga, retroalimentación y datos de cumplimiento de la terapia.

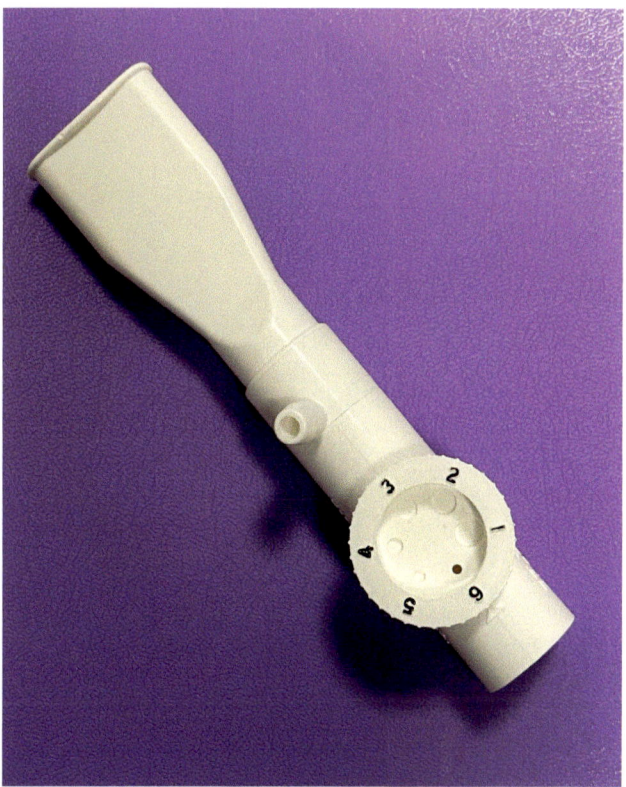

Figura 19-4. Dispositivo de carga resistiva.

Hiperpnea isocápnica voluntaria

Este tipo de entrenamiento está destinado a trabajar la resistencia de los músculos ventilatorios, dado que el tipo de carga al que se someten los músculos es de baja intensidad y larga duración.

La hiperpnea isocápnica voluntaria requiere que el sujeto realice períodos prolongados de hiperpnea, 50-60 respiraciones por minuto con una duración de hasta 15 minutos y un volumen corriente de 2,5-3,5 L, con una frecuencia de dos veces al día, 3-5 veces por semana y durante 4-5 semanas. El indicador clave para determinar el nivel de hiperpnea que debe alcanzar el paciente es el 60-90 % de la capacidad ventilatoria máxima sostenida medida antes del entrenamiento. Este valor se define como el nivel máximo de ventilación que puede mantenerse en condiciones isocápnicas durante 15 minutos.

Este método, aunque probablemente eficaz, se utiliza poco, ya que requiere una estrecha vigilancia para evitar la hipocapnia. Se puede añadir dióxido de carbono suplementario al aire inspirado para mantener las concentraciones de este gas en sangre y en los tejidos (isocapnia), o utilizar un dispositivo basado en el modelo diseñado inicialmente por Scherer, que consiste en un tubo conectado a una bolsa de reinhalación y un puerto lateral para aire fresco que no requiere la suplementación de dióxido de carbono.

Una limitación de este método es que requiere una alta motivación por parte del paciente, ya que es una técnica estimulante.

Un ejemplo de este dispositivo es SpiroTiger® (Spirotiger respiratory training forchampions, Chamonix, France) (**Fig. 19-5**).

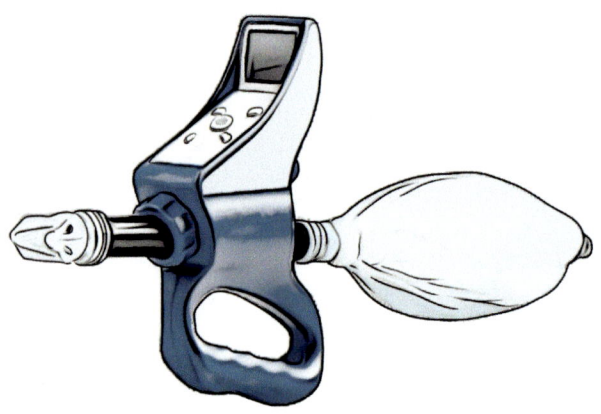

Figura 19-5. Dispositivo SpiroTiger®.

El entrenamiento mediante dispositivo umbral con resistencia ajustable se programa basándose en la PIM. El dispositivo de carga resistiva implica inspirar a través de orificios de diámetro variable, para aumentar la resistencia al flujo de aire, o con dispositivos electrónicos avanzados que ofrecen retroalimentación en tiempo real, para optimizar el entrenamiento.
En los dispositivos umbral y resistivos electrónicos, se recomienda aplicar cargas > 30 % de la PIM.
La hiperpnea isocápnica voluntaria trabaja la resistencia de los músculos respiratorios con hiperpnea del 60 al 90 % de la CVSM, a una frecuencia específica y durante un mínimo de 15 minutos.

TÉCNICA DE ENTRENAMIENTO DE LA MUSCULATURA RESPIRATORIA

Antes de iniciar el EMR, se aconseja que el paciente haya realizado una valoración de la PIM y la fuerza máxima espiratoria (PEM), para determinar la carga adecuada de trabajo.

Sea cual sea el método de entrenamiento elegido, es importante que el sujeto esté correctamente sentado, con la espalda en posición vertical, para que el trabajo de la músculos respiratorios sea óptimo.

Es preferible no realizar este entrenamiento después de una ingesta copiosa de alimentos, ya que la actividad muscular respiratoria podría estar limitada por el proceso posprandial.

Para entrenar la musculatura inspiratoria, se recomienda que el paciente haya sido instruido previamente en la respiración abdominodiafragmática, con el objetivo de que pueda realizar, durante el entrenamiento, una correcta activación del diafragma, y no solo de la musculatura accesoria. Al ejecutar la técnica, es un error habitual la realización de la inspiración resistida con la activación principal de la musculatura del cuello.

Tanto con el dispositivo umbral como con el de carga resistiva, se inicia la inspiración resistida desde la máxima espiración, en la que las fibras del diafragma están en la óptima posición de elongación para realizar tensión.

La inspiración debe ser enérgica, pero asegurando el descenso del diafragma además de la musculatura accesoria del cuello.

Se ha demostrado que una frecuencia respiratoria mayor (30 respiraciones/minuto), aumenta el estímulo de entrenamiento y obtiene un mayor trabajo respiratorio.

Para entrenar la musculatura espiratoria, la maniobra se inicia desde la máxima inspiración, y la espiración, como en la anterior técnica, debe ser enérgica y moderadamente rápida.

La intensidad se debe reajustar cada semana, o cuando se supera la intensidad pautada y ya no supone un esfuerzo. Se recomienda entonces realizar una nueva medición de la musculatura y reajustar la carga.

El número de repeticiones y el protocolo a seguir dependerá del método utilizado, del tipo de paciente y del estado de salud en el que se encuentre. En la actualidad, y según la bibliografía consultada, existe una considerable heterogeneidad relacionada con el tipo de protocolo recomendado en cada caso.

REVISIÓN DE LOS ESTUDIOS PUBLICADOS EN DIFERENTES PATOLOGÍAS

Existe una amplia variabilidad en el entrenamiento de la musculatura respiratoria según las patologías e individuos. Esta se debe a las diferencias en la enfermedad subyacente, la gravedad de la enfermedad, la capacidad física individual y los objetivos del tratamiento. Es importante personalizar el entrenamiento respiratorio para abordar estas diferencias y optimizar los resultados para cada paciente.

Entrenamiento de la musculatura respiratoria en enfermedades neuromusculares

El principal síntoma de las enfermedades neuromusculares es la debilidad muscular, la mayoría de las veces progresiva, de variable evolución (velocidad y gravedad) y que empeora con la edad. Cuando esta debilidad afecta a la musculatura respiratoria, produce una ventilación alveolar inadecuada y no garantiza la higiene correcta de la vía aérea, por lo que aumentará el riesgo de atelectasias, neumonías e insuficiencia respiratoria crónica.

Hasta la fecha, los resultados del EMR han sido variados. En algunos estudios, se ha observado mejoría en la fuerza muscular, mientras que en otros, se han observado mínimos cambios, e incluso otros lo han desaconsejado, debido a la posibilidad de exceder el umbral de fuerza y, por tanto, dañar las fibras musculares, según el tipo de paciente y el estado evolutivo de este.

En la reciente revisión sistemática y metaanálisis de Watson K (2022), se concluye que, considerando las limitaciones de los 37 estudios analizados, donde se entrenaba la musculatura inspiratoria, la espiratoria o ambas, el EMR demuestra beneficios considerables en algunos enfermos neuromusculares en cuanto a la capacidad pulmonar y la fuerza de la musculatura respiratoria. No se demostraron beneficios en el pico de flujo de tos, la disnea o la calidad de vida. Estos resultados deben aceptarse con cautela debido al reducido número de participantes incluidos en estos ensayos y la heterogeneidad de estos.

Los protocolos de estos estudios variaron en cuanto a modo de entrenamiento, tiempo y duración de este. Las intensidades, con dispositivo tipo umbral, variaron entre el 30 y el 60 % de la PIM y la PEM. La duración media del entrenamiento fue de 8 semanas, y en cinco estudios se investigaron períodos más prolongados, de 4 y 6 meses.

Si se observan los trabajos realizados en los enfermos neuromusculares pediátricos, se puede ver que en la revisión sistemática de Bhammar *et al.* (2022), el trabajo de la musculatura respiratoria, ya sea de fuerza o de resistencia, en los niños afectados de distrofia muscular de Duchenne, distrofia muscular de cinturas o atrofia muscular espinal, ofrece beneficios, considerando el efecto de la fatiga de estos músculos bajo estrés, y considerando la morbilidad y la mortalidad de esta población. Además, el entrenamiento pareció tolerarse bien, y no se documentaron efectos adversos.

En general, la mayoría de los estudios parecían enfocarse más al trabajo de resistencia que de fuerza, con intensidades de carga sobre el 30 % de la PIM, duración de entrenamiento de 15 minutos, dos veces al día, durante 4 a 8 semanas. Otros trabajaron más la fuerza, con protocolos de intensidad de 60-70 % de la PIM/PEM, 3 series de 25 inspiraciones o espiraciones, 3 a 5 veces por semana durante 12 semanas.

Entrenamiento de la musculatura respiratoria en el asma

En algunas personas con asma, la afectación de la musculatura inspiratoria se debe al cambio en la forma de la pared torácica, debido a la hiperinsuflación pulmonar permanente que se produce por el cierre prematuro de la vía aérea y a la reducción de la distensibilidad pulmonar. Con el aumento del volumen pulmonar, la geometría de la pared torácica se modifica, acortando los músculos inspiratorios y dejándolos en una posición subóptima en su relación longitud-tensión. Esto reduce la capacidad de generar tensión.

La hipertrofia de la musculatura respiratoria producida por el entrenamiento muscular puede compensar el debilitamiento muscular causado por la hiperinsuflación.

En la reciente revisión sistemática y metaanálisis de Lista-Paz *et al.* (2023), se mostró que el EMR aumentó considerablemente la fuerza y la resistencia de los músculos inspiratorios en los adultos con asma, con repercusión positiva en la necesidad de medicación y en los episodios de disnea, y sin efectos adversos.

Los protocolos de entrenamiento fueron variados. La resistencia osciló entre el 15 y el 80 % de la PIM en algunos estudios. Otros iniciaron la resistencia en el 40-50 % de la PIM. El análisis de subgrupos reveló que cargas inspiratorias > 50 % de la PIM y de duración > 6 semanas fueron beneficiosas para la capacidad del ejercicio.

En niños asmáticos, el EMR también puede mejorar la fuerza de los músculos inspiratorios, así como la percepción de los síntomas según la revisión de Cochrane (Silva IS, 2013) y dos últimos estudios, no incluidos en esta revisión (Lima *et al.,* 2008; Elnaggar, 2020). Los protocolos realizados en estos estudios variaron de 10 a 30 min, con una duración de 3-12 semanas e intensidades del 40 % de la PIM.

Entrenamiento de la musculatura respiratoria en la enfermedad pulmonar obstructiva crónica

En la EPOC, la musculatura respiratoria está expuesta, al igual que en el asma, a una importante carga por la hiperinsuflación y la alta resistencia de las vías aéreas. Por otra parte, los corticoides, la inflamación, la hipoxemia y el estrés oxidativo contribuyen a la disfunción muscular.

La Sociedad Española de Neumología y Cirugía Torácica (SEPAR) recomienda añadir EMI en pacientes con debilidad de los músculos inspiratorios, definida como una presión inspiratoria máxima inferior a 60 cmH$_2$O.

Recientemente, Figueiredo *et al.* (2020) concluyeron, en una revisión sistemática, que el EMI es efectivo para mejorar la fuerza de la musculatura inspiratoria, la capacidad funcional y la función pulmonar en pacientes con EPOC, pero no produce cambios en la disnea ni en la calidad de vida.

Respecto a los protocolos, se observaron mejores resultados con resistencias altas de entrenamiento (60 %-80 %) y de larga duración (6-8 semanas) en cuanto a la mejoría de la capacidad funcional.

De este trabajo, al igual que los de sus predecesores (Gosselink *et al.,* Beaumont *et al.),* se deduce que el EMI puede estar indicado como tratamiento adyuvante en pacientes con EPOC.

Entrenamiento de la musculatura respiratoria en las bronquiectasias

La obstrucción y la hiperinsuflación pulmonar que se producen en las bronquiectasias, llevan a una debilidad de la musculatura inspiratoria y una disminución de la capacidad de ejercicio. El EMI mejora la fuerza y la resistencia de estos músculos, y disminuye la disnea. A esta conclusión llega la revisión sistemática de Martín *et al.* (2020), en la que analizaron varios artículos con gran variedad de intervenciones. En tres de los estudios, con grado de recomendación A, se muestra un protocolo de 8 semanas, con una frecuencia de 3 o 5 días por semana, con una o dos sesiones diarias, cada sesión de 30 min por día o 15 min dos veces al día, con una intensidad del 30 % de la PIM.

Entrenamiento de la musculatura respiratoria en la obesidad

La obesidad puede tener un impacto negativo en la musculatura inspiratoria, al aumentar la carga de trabajo de estos músculos (por el tejido adiposo acumulado tanto en el tórax como en el abdomen), reducir la capacidad pulmonar y provocar cambios en la composición muscular (disminución en la proporción de fibras musculares de tipo I, resistentes a la fatiga, en favor de fibras de tipo II, menos resistentes a la fatiga). Esto puede contribuir a la fatiga de los músculos ventilatorios, con una mayor dificultad para respirar, y a una reducción de la actividad física de las personas obesas.

En recientes estudios, se han demostrado los beneficios del EMI en el estado de la musculatura y en la capacidad de ejercicio. Ferraro *et al.* (2019) realizaron un estudio con una muestra de 59 participantes mayores de 65 años obesos, y llegaron a la conclusión de que, tras un entrenamiento de 8 semanas, el EMI domiciliario no supervisado, dos veces al día, mejoraba la función de los músculos inspiratorios y el equilibrio.

El EMI también tiene un efecto positivo en los niños y adolescentes obesos, y puede ser un complemento importante a medidas dietéticas, cambios en rutinas diarias y un plan personalizado de ejercicio físico. En el reciente estudio de Kaeotawee *et al.* (2022), con una muestra de 60 niños obesos, en el que se compara el entrenamiento con dispositivo umbral frente al inspirómetro de incentivo, se demuestra que, tras el entrenamiento, mejoran significativamente tanto la fuerza de la musculatura inspiratoria como la forma física valorada con la PM6M. El protocolo de entrenamiento en el grupo de intervención fue de 30 respiraciones con resistencia inspiratoria del 40 % de la PIM, dos veces al día durante 8 semanas.

Entrenamiento de la musculatura respiratoria en la fibrosis quística

Las complicaciones cardiopulmonares son la principal causa de muerte en la fibrosis quística. La sobrecarga y la fatiga de la musculatura inspiratoria y espiratoria limitan la ventilación pulmonar y la tos, mecanismo de defensa bronquial recurrente en estos pacientes.

En un ensayo clínico de 30 niños y adolescentes con fibrosis quística, realizado por Ermirza *et al.* (2021), en el que se estudia el efecto del entrenamiento muscular espiratorio a una intensidad del 30 %, se concluye que este entrenamiento mejora el pico de flujo de tos, la fuerza muscular espiratoria, la capacidad de ejercicio y la calidad de vida.

En la anterior revisión sistemática realizada por Stanford (2020), se concluía que no hay suficiente evidencia para afirmar con seguridad que el EMR es beneficioso para las personas con fibrosis quística, debido a la falta de información y de medidas estandarizadas en los estudios analizados. También se muestra que, aunque ninguno encontró cambios significativos en cuanto a la función pulmonar tras el entrenamiento, uno de ellos documentó mejoría en cuanto a la duración del ejercicio, y algunos encontraron mejoras en cuanto a la fuerza de la musculatura respiratoria, a la calidad de vida y a la percepción del ejercicio.

Los protocolos de entrenamiento muscular inspiratorio analizados en estos estudios han sido variables, tanto en frecuencia y duración, como en intensidad: 3 o 2 días por semana, entre el 20 % y el 80 % de la PIM, y entre 10 min y 30 minutos.

Entrenamiento de la musculatura respiratoria en la enfermedad pulmonar intersticial

En la enfermedad pulmonar intersticial, la capacidad de responder a la demanda ventilatoria está perjudicada por la reducción de la distensibilidad pulmonar. En este caso, el sistema respiratorio está forzado a trabajar en una relación presión-volumen que no es ideal. Además, como consecuen-cia, la frecuencia respiratoria aumenta anormalmente para compensar el resultado de una expansión pulmonar restringida, lo que conlleva un aumento del esfuerzo de los músculos respiratorios y del índice de disnea.

Parece que el EMR aporta un efecto positivo en la musculatura respiratoria de este grupo de enfermedades, según muestra la reciente revisión sistemática de Hoffman (2021), aunque existen menos estudios y, por tanto, menos evidencia científica que en otras enfermedades. Esta revisión concluye que el EMR puede mejorar la función de los músculos respiratorios, la calidad de vida, la capacidad de ejercicio y la disnea tras la participación de pacientes con enfermedad pulmonar intersticial en programas que incluyan IMT (*inspiration muscle training*) de manera aislada o en combinación con otras formas de rehabilitación pulmonar. Los protocolos de entrenamiento en los estudios analizados eran todos de alta intensidad y con una duración mínima de 8 semanas, con dispositivo umbral.

También se pudo observar que los efectos positivos del entrenamiento muscular no se mantenían tras 6 semanas de inactividad.

Entrenamiento de la musculatura respiratoria preoperatorio en la cirugía cardíaca y abdominal mayor

El EMR está indicado en todos aquellos pacientes que deben someterse a una intervención quirúrgica de tórax o abdomen, y presentan una debilidad de la musculatura respiratoria. Se ha observado que las alteraciones pulmonares y cardíacas son las dos causas principales de complicaciones tras la intervención quirúrgica de pacientes que se someten a intervenciones de alto riesgo.

Las personas con debilidad de los músculos respiratorios tienen un mayor riesgo de padecer complicaciones posoperatorias. Se cree que esto se debe a la fatiga de los músculos inspiratorios, que provoca el colapso de los alvéolos, asociado a los cambios que se producen en el sistema respiratorio en el período posoperatorio (efectos residuales de la anestesia, el procedimiento quirúrgico en sí y las condiciones de morbilidad previas a la intervención quirúrgica). Es razonable pensar que el incremento de la fuerza y la resistencia de la musculatura inspiratoria preoperatoria puede mejorar la ventilación tras la cirugía. Por ello, el EMR, está asociado a una reducción de la atelectasia posoperatoria, la neumonía y la duración de la estancia hospitalaria, en adultos sometidos a cirugía cardíaca y abdominal mayor, según la revisión de la Cochrane de Katsura M (2015). Ninguno de los estudios analizados en esta revisión documentó efectos indeseables.

Los protocolos de entrenamiento fueron variados, entre cinco y siete veces por semana, al menos 2 semanas antes de la fecha de la cirugía. Cada sesión duró entre 15 y 30 min de IMT, realizados bajo la supervisión de un fisioterapeuta. Los participantes fueron entrenados para usar el dispositivo de carga umbral inspiratorio con una carga del 10 % al 60 %. Dos de los 12 estudios analizados combinaron el EMI con ejercicio físico, y todos ellos realizaban ejercicios de ventilación dirigida e inspirómetro de incentivo además del entrenamiento de la musculatura inspiratoria.

Entrenamiento de la musculatura respiratoria en la insuficiencia cardíaca

La insuficiencia cardíaca provoca una reducción del gasto cardíaco y del flujo sanguíneo a los músculos periféricos y respiratorios. Esto puede conllevar una atrofia de las fibras (principalmente tipo I), y debilidad de los músculos periféricos y respiratorios, siendo esta última un predictor de mortalidad y supervivencia en estos pacientes. Esta debilidad muscular, asociada a disnea, puede provocar fatiga, disminución de la capacidad funcional y aumento de la intolerancia al ejercicio en estos pacientes.

Se han demostrado los beneficios del EMI en los pacientes con insuficiencia cardíaca en recientes revisiones sistemáticas y metaanálisis. Wu *et al.* Afirmaron, tras la revisión de 8 estudios, que el IMT mejora la PIM, la función pulmonar, la tolerancia al ejercicio y la calidad de vida, reduciendo la disnea. Sadek *et al.* revisaron siete estudios que demostraron beneficios en la PIM, la capacidad funcional y la disnea. Azambuja coincidió con los anteriores hallazgos, estableciendo que con entrenamiento intensivo (dos veces al día, 15 minutos y 6 días a la semana), altas resistencias (> 60 %) y duración de tratamiento prolongado (12 semanas), se obtienen mejores resultados.

Tanriverdi Aylin *et al.* compara el protocolo tradicional frente al de alta intensidad (aumento progresivo hasta el 70 %) (7 series diariamente de 2 minutos de trabajo y 1 de descanso, en total 21 minutos, durante 8 semanas de tratamiento) y concluye que el entrenamiento respiratorio de alta intensidad ofrece mejores resultados en cuanto a la función autonómica cardíaca, la fuerza de los músculos inspiratorios y el cuádriceps, la resistencia de los músculos respiratorios, el grosor del diafragma, la capacidad funcional, fragilidad, disnea, fatiga y calidad de vida.

Todos ellos concluyeron que es recomendable asociar el EMI a un programa completo de rehabilitación cardíaca, ya que ofrece más beneficios que el entrenamiento de la musculatura inspiratoria aislada.

Entrenamiento de la musculatura respiratoria en el paciente crítico

El EMR en los pacientes en fase de destete (*weaning*) ventilatorio, mejora tanto la fuerza como la resistencia de la musculatura respiratoria, y es fiable y bien tolerado, según los últimos metaanálisis realizados hasta el momento. La variabilidad y las limitaciones metodológicas de estos estudios no permiten asegurar los efectos positivos en la tasa de extubación, la reducción de los días de estancia en la unidad de cuidados intensivos, la mortalidad o la mejora en la calidad de vida.

El EMR es una práctica sencilla y necesaria para combatir el daño muscular inducido por la ventilación. Este efecto se conoce con el nombre de disfunción diafragmática inducida por el ventilador (VIDD). La mortalidad aumenta con el tiempo del destete. El aumento de fuerza de los músculos respiratorios es un buen predictor de éxito del destete.

Los primeros éxitos del destete utilizando un EMI se describieron a finales de 1980.

Los estudios recomiendan que los pacientes que han permanecido con ventilación mecánica invasiva durante al menos 7 días pueden comenzar el EMI en la fase dependiente del ventilador o cuando se desconectan de la ventilación mecánica. La intensidad puede prescribirse en función de la presión inspiratoria máxima, que se puede medir a través de la traqueotomía o el tubo endotraqueal a través del ventilador, o un medidor de presión respiratoria. El dispositivo más utilizado para el entrenamiento muscular, suele ser el dispositivo umbral extraíble, aunque también hay estudios con el de carga resistiva o incluso con modificaciones en el ventilador (aumento *trigger* inspiratorio). Con el dispositivo umbral se recomiendan entrenamientos de alta intensidad (3-5 series de 5-10 respiraciones a un 30-40 % de PIM), 1-2 veces al día, 5-7 días a la semana, según la tolerancia del paciente. En pacientes que no pueden tolerar cargas altas, se recomienda trabajar a baja carga (15-30 %). No se aconseja el EMI si la presión de soporte > 15 cmH$_2$O, presión espiratoria positiva > 10 cmH$_2$O y presión parcial de oxígeno en la sangre arterial < 60 mmHg.

En el enfermo crítico, el EMR requiere una supervisión por parte del fisioterapeuta, un enfoque multidisciplinar y una buena coordinación entre todos los miembros del equipo, para garantizar la viabilidad del tratamiento.

Entrenamiento de la musculatura respiratoria en el síndrome posCOVID

Algunas personas experimentan síntomas respiratorios persistentes después de enfermar por COVID-19; es el «síndrome pos-COVID», también llamado «COVID-19 prolongado». Debido a la inflamación, la inactividad y a la dificultad para expandir el pulmón fibrótico, la musculatura respiratoria se vuelve incompetente para ventilar correctamente, por lo que se produce fatiga y dificultad respiratoria. Esto hace que el seguimiento médico y la rehabilitación sean esenciales en todo el proceso hasta la resolución de los síntomas.

Según la reciente revisión sistemática y metaanálisis de Chen (2023), el EMI podría mejorar la clínica de los pacientes con COVID-19, por lo que debe recomendarse como una estrategia eficaz de rehabilitación pulmonar. Sin embargo, factores como la duración óptima, la frecuencia o la intensidad apropiada no están aún consensuados, por lo que se necesitan más estudios sobre ello.

 El EMR se recomienda en pacientes con debilidad de la musculatura respiratoria, aunque también puede aportar beneficios considerables en sujetos con musculatura indemne.
La resistencia inicial se adapta a la PIM máxima obtenida y al tipo de paciente. La intensidad de la carga puede variar del 3 al 60 %, aunque los últimos estudios apuntan a que cargas más altas obtienen más beneficios.
Se reevaluará la PIM periódicamente para modificar la resistencia de trabajo.
El EMR puede servir en aquellas poblaciones excluidas de la rehabilitación o en aquellos pacientes incapaces de realizar otro tipo de ejercicio.

PUNTOS CLAVE

- La efectividad del entrenamiento muscular respiratorio se ha demostrado en numerosos estudios científicos.
- El protocolo de reforzamiento de la musculatura respiratoria es variable según el tipo de enfermedad, su gravedad y las necesidades específicas de cada paciente.
- El entrenamiento muscular respiratorio puede realizarse de manera aislada o formar parte de un programa más amplio de rehabilitación pulmonar.
- Los programas de entrenamiento deben ser supervisados y adaptados por fisioterapeutas respiratorios, para satisfacer las necesidades individuales de cada paciente.
- La evidencia científica en este campo sigue evolucionando a medida que se realizan más investigaciones, y se mejoran los protocolos y la calidad metodológica de los estudios.
- Hasta la fecha, la heterogeneidad de los estudios y protocolos no permite establecer una forma idónea de entrenar o qué dispositivo elegir.

BIBLIOGRAFÍA

Aboussouan LS. Mechanisms of exercise limitation and pulmonary rehabilitation for patients with neuromuscular disease. Chron Respir Dis. 2009;6(4):231-49.

Ahmed S, Daniel Martin A, Smith BK. Inspiratory Muscle Training in Patients with Prolonged Mechanical Ventilation: Narrative Review. Cardiopulm Phys Ther J. 2019;30(1):44-50.

Ammous O, Feki W, Lotfi T, et al. Inspiratory muscle training, with or without concomitant pulmonary rehabilitation, for chronic obstructive pulmonary disease (COPD). Cochrane Database Syst Rev. 2023; 1(1) :CD013778.

Arikan H, Yatar İ, Calik-Kutukcu E, et al. A comparison of respiratory and peripheral muscle strength, functional exercise capacity, activities of daily living and physical fitness in patients with cystic fibrosis and healthy subjects. Res Dev Disabil. 2015;45-46:147-56.

Azambuja ACM, de Oliveira LZ, Sbruzzi G. Inspiratory Muscle Training in Patients With Heart Failure: What Is New? Systematic Review and Meta-Analysis. Phys Ther. 2020;100(12):2099-109.

Beaumont M, Forget P, Couturaud F, Reychler G. Effects of inspiratory muscle training in COPD patients: a systematic review and metaanalysis. Clin Respir J. 2018;12(7):2178-88

Bhammar DM, Jones HN, Lang JE. Inspiratory Muscle Rehabilitation Training in Pediatrics: What Is the Evidence? Can Respir J. 2022;2022:5680311.

Bustamante Madariaga V, Gáldiz Iturri JB, Gorostiza Manterola A, Camino Buey J, Talayero Sebastián N, Peña VS. Comparación de 2 métodos de entrenamiento muscular inspiratorio en pacientes con EPOC. Arch Bronconeumol. 2007;43(8):431-8.

Chen Y, Liu X, Tong Z. Can inspiratory muscle training benefit patients with COVID-19? A systematic review and meta-analysis. J Med Virol. 2023;95(8):e28956.

Clanton TL, Levine S. Respiratory muscle fiber remodeling in chronic hyperinflation: dysfunction or adaptation? J Appl Physiol (1985). 2009;107(1): 324-35.

Doucet M, Debigaré R, Joanisse DR, et al. Adaptation of the diaphragm and the vastus lateralis in mild-to-moderate COPD. European Respiratory Journal. 2004;24(6):971-9.

Elnaggar RK. A randomized placebo-controlled study investigating the efficacy of inspiratory muscle training in the treatment of children with bronchial asthma. J Asthma. 2021;58(12):1661-69.

Emirza C, Aslan GK, Kilinc AA, Cokugras H. Effect of expiratory muscle training on peak cough flow in children and adolescents with cystic fibrosis: A randomized controlled trial. Pediatr Pulmonol. 2021;56(5):939-47.

Ferraro FV, Gavin JP, Wainwright T, McConnell A. The effects of 8 weeks of inspiratory muscle training on the balance of healthy older adults: a randomized, double-blind, placebo-controlled study. Physiol Resp. 2019;7(9):e14076.

Ferraro FV, Gavin JP, Wainwright TW, McConnell AK. Comparison of balance changes after inspiratory muscle or Otago exercise training. PLoS One. 2020;24:15(1):e0227379.

Figueiredo PHS, Lima MMO, Costa HS, et al. Effects of the inspiratory muscle training and aerobic training on respiratory and functional parameters, inflammatory biomarkers, redox status and quality of life in hemodialysis patients: A randomized clinical trial. PLoS One. 2018;13(7):e0200727.

Figueiredo RIN, Azambuja AM, Cureau FV, Sbruzzi G. Inspiratory Muscle Training in COPD. Respir Care. 2020;65(8):1189-201.

Formiga M, Dosbaba F, Hartman M, et al. Novel versus traditional inspiratory muscle training regimens as home-based, stand-alone therapies in copd: protocol for a randomized controlled trial. Int J Chron Obstruct Pulmon Dise. 2020;15:2147-55.

Formiga MF, Dosbaba F, Hartman M, et al. Novel versus traditional inspiratory muscle training regimens as home-based, stand-alone therapies in COPD: protocol for a randomized controlled trial. 2020;15:2147-55.

González-Montesinos JL, Vaz Pardal C, Fernández Santos JR, Arnedillo Muñoz A, Costa Sepúlveda JL, Gómez Espinosa de los Monteros R. Efectos del entrenamiento de la musculatura respiratoria sobre el rendimiento. Revisión bibliográfica. Rev Andal Med Deporte. 2012;5(4):163-70.

Gosselink R, De Vos J, van den Heuvel SP, Segers J, Decramer M, Kwakkel G. Impact of inspiratory muscle training in patients with COPD: what is the evidence? Eur Respir J 2011;37(2):416-425.

Hoffman M, Assis MG, Augusto VM, Silveira BMF, Parreira VF. The effects of inspiratory muscle training based on the perceptions of patients with advanced lung disease: a qualitative study. Braz J Phys Ther.2018;22(3):215-21.

Hoffman M. Inspiratory muscle training in interstitial lung disease: a systematic scoping review. J Bras Pneumol. 2021;47(4):e20210089.

Kaeotawee P, Udomittipong K, Nimmannit A, Tovichien P, Palamit A, Charoensitisup P, et al. Effect of Threshold Inspiratory Muscle Training on Functional Fitness and Respiratory Muscle Strength Compared to Incentive Spirometry in Children and Adolescents With Obesity: A Randomized Controlled Trial. Front Pediatr. 2022;10:942076.

Katsura M, Kuriyama A, Takeshima T, Fukuhara S, Furukawa T. Preoperative inspiratory muscle training for postoperative pulmonary complications in adults undergoing cardiac and major abdominal surgery. Cochrane Database Syst Rev. 2015;(10):CD010356

Lima EVNCL, Lima WL, Nobre A, Santos AM, Brito LMO, Costa MRSR. Inspiratory muscle training and respiratory exercises in children with asthma. J Bras de Pneumol. 2008;34(8):552-8.

Lista-Paz A, Bouza Cousillas L, Jácome C, et al. Effect of respiratory muscle training in asthma: A systematic review and meta-analysis. Ann Phys Rehabil Med. 2023;66(3):101691.

Martín-Valero R, Jiménez-Cebrián AM, Moral-Muñoz JA, de la Casa-Almeida M, Rodríguez-Huguet M, Casuso-Holgado MJ. The Efficacy of Therapeutic Respiratory Muscle Training Interventions in People with Bronchiectasis: A Systematic Review and Meta-Analysis. J Clin Med. 15 2020;9(1):231.

Murray JA, Mahler DA. Inspiratory Muscle Training. En: Hodgkin JE, Celli BR, Connors GL. Pulmonary Rehabilitation: Guidelines to Success. 4ª ed. Missouri: Elsevier, 2009; p. 143-153.

Ottenheijm CA, Heunks LM, Dekhuijzen RP. Diaphragm adaptations in patients with COPD. Respiratory Research. 2008;9(1):12.

Pinto S, de Carvalho M. Breathing new life into treatment advances for respiratory failure in amyotrophic lateral sclerosis patients. Neurodegener Dis Manag. 2014;4(1):83-102.

Plowman E, Tabor-Gray L, Rosado K, et al. Impact of expiratory strength training in amyotrophic lateral sclerosis: results of a randomized, sham-controlled trial. Muscle & Nerve. 2019;59(1):40-6.

Preusser BA, Winningham ML, Clanton TL. The effects of high versus low-intensity inspiratory muscle interval training in patients with COPD. Chest. 1994;106(1):110-17.

Romer LM, Polkey MI. Exercise-induced respiratory muscle fatigue: implications for performance. J Appl Physiol. 2008;104(3):879-88.

Sadek Z, Salami A, Joumaa WH, Awada C, Ahmaidi S, Ramadan W. Best mode of inspiratory muscle training in heart failure patients: a systematic review and meta-analysis. Eur J Prev Cardiol. 2018;25:1691-1701.

Salvadego D, Tringali G, De Micheli R, Sartorio A. Respiratory Muscle Interval Training Improves Exercise Capacity in Obese Adolescents during a 3-Week

In-Hospital Multidisciplinary Body Weight Reduction Program. Int J Environ Res Public Health. 2023;20(1):487.

Silva I, Pedrosa R, Azevedo I, et al. Respiratory muscle training in children and adults with neuromuscular disease. Cochrane Database Syst Rev. 2019;9: CD011711.

Silva IS, Fregonezi GAF, Dias FAL, Ribeiro CTD, Guerra RO, Ferreira GMH. Inspiratory muscle training for asthma. Cochrane Database Syst Rev. 2013;9:CD003792.

Stanford G, Ryan H, Solis-Moya A. Respiratory muscle training for cystic fibrosis. Cochrane Database Syst Rev. 2020;12:CD006112.

Tanriverdi A, Savci S, Ozcan Kahraman B. Effects of high intensity interval-based inspiratory muscle training in patients with heart failure: A single-blind randomized controlled trial. Heart Lung. 2023;62:1-8.

Van Hollebeke M, Poddighe D, Gojevic T, Clerckx B, Muller J, Hermans G, et al. Measurement validity of an electronic training device to assess breathing characteristics during inspiratory muscle training in patients with weaning difficulties. PLoSOne. 2021;16(8):e0255431.

Vergara P, Servera E, Giménez M, Pérez M. Entrenamiento específico de los músculos ventilatorios. Rev Iberoam Fisioter Kinesiol. 1998;1(1):32-7.

Watson K, Egerton T, Sheers N, et al. Respiratory muscle training in neuromuscular disease: a systematic review and meta-analysis. Eur Respir Rev. 2022;31(166):220065.

Wu J, Kuang L, Fu L. Effects of inspiratory muscle training in chronic heart failure patients: a systematic review and meta-analysis. Congenit Heart Dis. 2018;13:194-202.

Fisioterapia respiratoria: técnicas manuales

20

A. Vicuña Arregui y A. Portuburu Izaguirre

OBJETIVOS

- Conocer y ampliar conocimientos sobre las diferentes técnicas manuales de fisioterapia respiratoria.
- Identificar las contraindicaciones de esas técnicas y sus posibles efectos secundarios.
- Reflexionar sobre las necesidades del paciente para aplicar la técnica adecuada.
- Instruir sobre la realización de las técnicas manuales de fisioterapia respiratoria.

INTRODUCCIÓN

La American Thoracic Society (ATS) y la European Respiratory Society (ERS) definen la rehabilitación respiratoria (RR) como «una intervención integral basada en una minuciosa evaluación del paciente, seguida de terapias diseñadas a medida, que incluyen, pero no se limitan, al entrenamiento muscular, la educación y los cambios en los hábitos de vida, con el fin de mejorar la condición física y psicológica de las personas con enfermedad respiratoria crónica, y promover la adherencia a conductas para mejorar la salud a largo plazo».

La confusión existente entre los conceptos de RR y fisioterapia respiratoria (FR) es casi una constante en el mundo sanitario.

Los programas de rehabilitación respiratoria contemplan:

- Evaluación del paciente.
- Entrenamiento al esfuerzo.
- Técnicas de fisioterapia respiratoria.
- Educación terapéutica y terapia ocupacional, soporte nutricional, apoyo psicoemocional.

Antes de definir las técnicas manuales de fisioterapia, es necesario explicar algunos conceptos básicos sobre los volúmenes pulmonares y las capacidades pulmonares (**Fig. 20-1**).

Cuando se realiza al paciente una espirometría forzada o una pletismografía, se destacan los siguientes parámetros, que posteriormente habrá que tener en cuenta:

- Volumen corriente o volumen tidal: es el volumen de aire inspirado y espirado en cada respiración normal. En condiciones normales es de 500 mL.
- Volumen de reserva inspiratorio (VRI): volumen máximo de aire que puede ser inspirado tras una inspiración forzada desde la posición terminoinspiratoria de reposo. En condiciones normales es de 1.000 mL.
- Volumen de reserva espiratorio (VRE): volumen espirado tras una espiración forzada desde la posición terminoespiratoria de reposo. En condiciones normales es de 1.000 mL.
- Volumen residual: es el volumen que queda en los pulmones tras una espiración forzada. En condiciones normales es de 500 mL.
- Capacidad inspiratoria: suma de los volúmenes VRI y volumen corriente.
- Capacidad espiratoria (CE): suma de volúmenes de VRE y volumen corriente.
- Capacidad residual funcional (CRF): es la suma de VRE y volumen residual.
- Capacidad vital: volumen máximo de aire espirado desde el punto de inspiración máxima. Es el VRI + volumen corriente + VRE.
- Capacidad pulmonar total (CPT): la suma de la capacidad vital y el volumen residual .

Los mecanismos fisiológicos que facilitan el drenaje de secreciones y evitan las patologías respiratorias son:

- Un sistema de aclaramiento bronquial adecuado: mucosa respiratoria íntegra, proporción adecuada del líquido superficial de la vía aérea (ASL (**Fig. 20-2A**), funcionamiento normofuncionante de los canales iónicos, como el canal de cloro (CFTR) y el canal de sodio (ENaC) (**Fig. 20-2B**).
- Capacidad de toser.

Las alteraciones de los mecanismos fisiológicos provocan alteraciones pulmonares:

- La alteración en las propiedades reológicas del moco puede causar infecciones respiratorias e inflamación en la mucosa de la vía aérea.

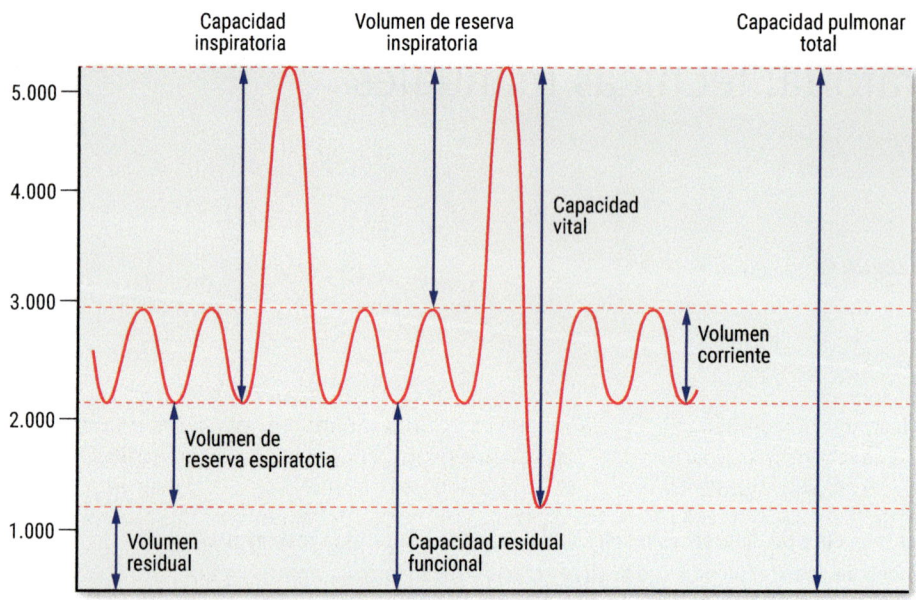

Figura 20-1. Volúmenes pulmonares y capacidades pulmonares.

• El defecto del aclaramiento mucociliar empeorará la obstrucción bronquial.

La fisioterapia respiratoria se define como aquella modalidad de fisioterapia que suplirá los mecanismos fisiológicos alterados, y consiste en valorar, establecer y aplicar los procedimientos y técnicas que, basados en la utilización de agentes físicos y en el

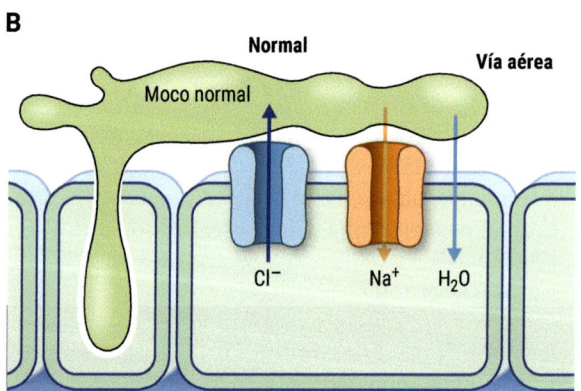

Figura 20-2. Sistema de aclaramiento bronquial adecuado. **A)** Líquido superficial de la vía aérea. **B)** Canal de cloro y sodio normofuncionante. Cl: cloro; H_2O: agua; Na: sodio.

conocimiento de la fisiopatología respiratoria, curan, previenen y estabilizan las afecciones del sistema toracopulmonar.

> ! En cuanto a efectividad, en 2013, la British Thoracic Society (BTS) considera que la fisioterapia respiratoria asociada al entrenamiento es eficaz en la enfermedad pulmonar obstructiva crónica (EPOC) con una alta evidencia científica 1B.
> A pesar de que no existe específicamente una clara evidencia de cada una de las técnicas de fisioterapia respiratoria, las sociedades científicas recomiendan la utilización de estas solas o combinadas entre ellas.

Las técnicas de fisioterapia respiratoria que se van a describir de forma detallada son las siguientes:

• **Corrección del patrón ventilatorio**:
  – Respiración diafragmática/abdominal.
  – Respiración con labios fruncidos.
  – Ventilación dirigida (VD).
  – Control respiratorio.
  – Respiración sumada/fraccionada/de suspiro.
  – Espiración durante el esfuerzo.
• **Reexpansión pulmonar**:
  – Ejercicios de débito inspiratorio controlado (EDIC).
  – Pausa teleinspiratoria y freno labial.
  – Maniobras resistidas inspiratorias (MIR).
• **Técnicas manuales para el manejo de secreciones**:
  – Técnicas tradicionales:
    ▪ Vibraciones.
    ▪ Percusiones o *clapping*.
    ▪ Drenaje postural.
  – Técnicas basadas en la modulación del flujo:
    ▪ Espiraciones lentas:
      ○ Espiración lenta total a glotis abierta en lateralización (ELTGOL).

- ○ Drenaje autógeno.
  - ▪ Espiraciones rápidas:
    - ○ Tos:
      - - Tos asistida.
      - - Tos dirigida.
    - ○ Técnicas de espiración forzada (TEF).
  - – Técnicas combinadas.
    - ▪ Ciclo activo respiratorio (CAR).
    - ▪ Presiones manuales torácicas.
- **Ejercicios de expansión torácica y flexibilización torácica y cintura escapular**:
  - – Ejercicios de expansión torácica.
  - – Flexibilización torácica y cintura escapular.

También es el fisioterapeuta el encargado de acompañar al paciente mediante las distintas técnicas de relajación existentes (técnica de Jacobson, entrenamiento autógeno de Shultz, relajación dinámica de Caycedo, eutonía de Alexander o técnicas orientales y yoga, zen etc.), pero este punto se describe de forma detallada en el **capítulo 35**.

CORRECCIÓN DEL PATRÓN VENTILATORIO

Las indicaciones generales de todas estas técnicas son:

- Mejorar la capacidad pulmonar.
- Disminuir la ansiedad asociada a la disnea a través del control respiratorio.
- Favorecer la higiene bronquial, junto con la realización de las técnicas de manejo de secreciones.
- Tratar, corregir y prevenir el asincronismo ventilatorio.

La reeducación respiratoria puede utilizarse en cualquier patología respiratoria.

Los pacientes que presentan frecuencia respiratoria elevada, volumen corriente disminuido o alteración de los gases arteriales, al realizar la corrección del patrón ventilatorio, mejoran su volumen corriente y, por tanto, son los pacientes que más se benefician de estas técnicas.

Las contraindicaciones son:

- Pacientes con episodios de hemoptisis o riesgo de sangrado.
- Pacientes con inestabilidad hemodinámica.

Las limitaciones son:

- Pacientes en los que la realización de la técnica agrave el broncoespasmo.
- Aumento de dolor no controlado en un contexto de cirugía abdominal o torácica reciente, fracturas costales.
- Fatiga de la musculatura respiratoria que debería ser controlable con las pausas en los ejercicios.
- Falta de colaboración.

Respiración diafragmática/abdominal

El diafragma es el músculo esencial, principal e indispensable de la respiración.

> ❗ El conocimiento de la anatomía del diafragma es importante para una correcta aplicación de la técnica. Este tipo de respiración es la base de las diferentes técnicas de fisioterapia respiratoria.

Los objetivos de la respiración diafragmática son:

- La instauración de un patrón respiratorio con una frecuencia respiratoria menor y un volumen corriente mayor.
- Incidir en el intercambio gaseoso.
- Disminuir el trabajo respiratorio, y mejorar la tolerancia al ejercicio, la disnea y la ansiedad.

Dependiendo de la posición en la que se encuentre el paciente, la mecánica del diafragma variará, modificando la acción de sus fibras y, en consecuencia, la ventilación.

La realización de la técnica (**Fig. 20-3**) empieza en decúbito supino, con las rodillas flexionadas y los pies apoyados en la camilla, para que los músculos abdominales estén relajados. En esta posición, se trabaja principalmente la parte posterior del diafragma.

Después, se va pasando a otras posiciones:

- Decúbito lateral izquierdo y derecho (**Fig. 20-4**), donde el hemidiafragma infralateral será el que más trabaje.
- Cuadrupedia (**Fig. 20-5**), para incidir sobre las fibras anteriores del diafragma.
- Sedestación y bipedestación (**Fig. 20-6**), en el que se facilita el desplazamiento a caudal del diafragma.

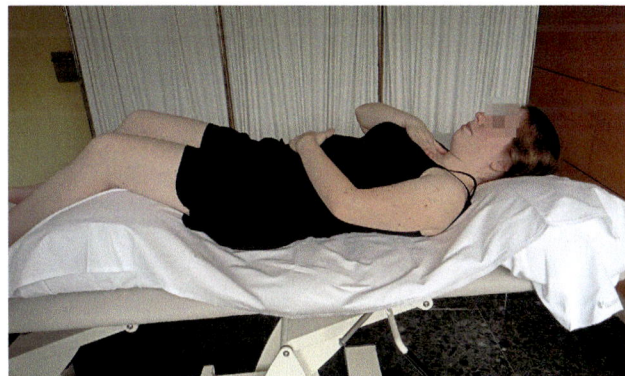

Figura 20-3. Respiración diafragmática/abdominal en decúbito supino.

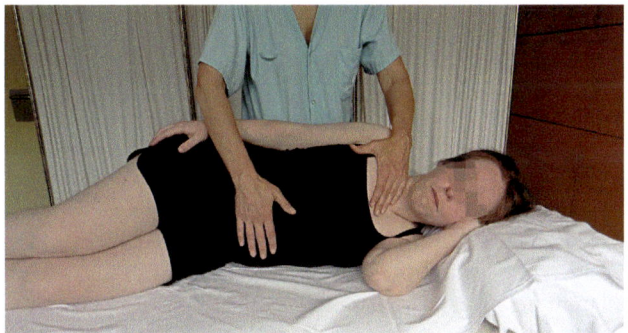

Figura 20-4. Respiración diafragmática/abdominal en decúbito lateral.

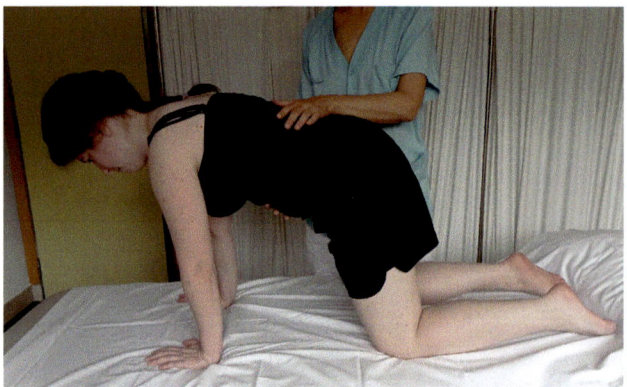

Figura 20-5. Respiración diafragmática/abdominal en cuadrupedia.

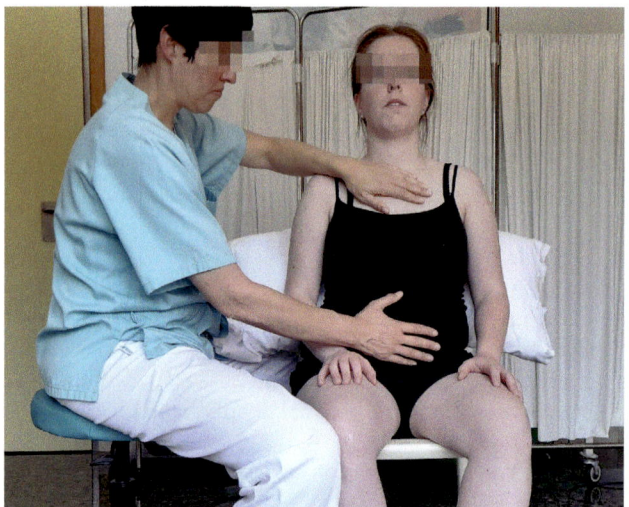

Figura 20-6. Respiración diafragmática/abdominal en sedestación.

> ❗ En pacientes hiperinsuflados y con una respiración paradójica, se recomienda una posición de sedestación con inclinación anterior del tronco de unos 20-40°, para que el diafragma se pueda trabajar con la mayor eficacia.

En cada una de las posiciones, se iniciará el ejercicio con una inspiración nasal lenta y profunda, en toda su capacidad inspiratoria y expandiendo el abdomen hacia fuera, seguida de una espiración con la boca relajada o con labios fruncidos, indicando al paciente que use los músculos abdominales para intentar esconder el abdomen.

Se colocará una mano en el tórax y otra en el abdomen, para controlar que el movimiento sea principalmente en la zona abdominal, y no en la zona torácica. Asimismo, se evitará la contracción de los miembros superiores y la musculatura accesoria.

También se debe controlar que no se realicen movimientos como la protrusión anterior del abdomen o hiperlordosis lumbar, que sustituyan al empuje de las vísceras hacia delante cuando desciende el diafragma.

Hay que saber que se pueden encontrar pacientes obstructivos muy graves y con gran hiperinsuflación que, por las características mecánicas del posicionamiento de su dia-

fragma a caudal ya en el momento espiratorio (presentan un diafragma aplanado, con pérdida de cúpulas hemidiafragmáticas), no sean capaces de realizar esta técnica de forma correcta, o bien esta les cause gran fatiga y un aumento del trabajo de los músculos accesorios, junto con desaturación. En estos pacientes, hay que buscar alternativas o realizar un trabajo espiratorio previamente.

Respiración con labios fruncidos

Este tipo de respiración la adoptan muchas veces los pacientes disneicos de forma espontánea. Al fruncir los labios en la fase espiratoria, se crea una presión positiva en el árbol bronquial desplazando el punto de igual presión (PIP) hacia vías más proximales (menos colapsables), evitando así la aparición precoz de la compresión dinámica de las vías respiratorias más pequeñas e inestables y, en consecuencia, el atrapamiento aéreo.

> ❗ La respiración a labios fruncidos reduce la frecuencia respiratoria, aumenta el volumen corriente y mejora la ventilación alveolar, disminuyendo la presión parcial de dióxido de carbono y aumentando la presión parcial de oxígeno y la saturación de oxígeno en pacientes con EPOC.

La realización de la técnica (**Fig. 20-7**) se inicia con una inspiración nasal lenta y profunda, y posteriormente, se realiza una espiración por la boca con los labios fruncidos de forma lenta y prolongada.

Ventilación dirigida

Como su nombre indica, la ventilación dirigida es una técnica en la que el fisioterapeuta dirige al paciente en su ventilación, siguiendo una serie de ejercicios, con la finalidad de que vaya modificando su patrón respiratorio hacia un patrón abdominodiafragmático.

Se pretenden conseguir tres objetivos:

- Corrección de los movimientos paradójicos y asincronismos ventilatorios.
- Instauración de un patrón ventilatorio de tipo abdominodiafragmático.
- Disminución de la frecuencia respiratoria (10-18 respiraciones/min) y aumento del volumen corriente.

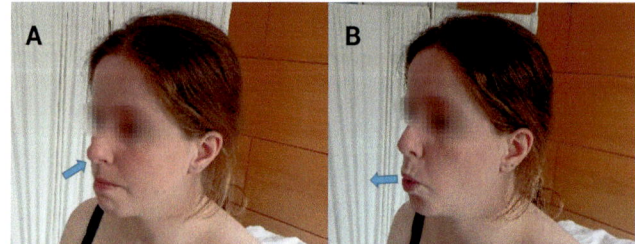

Figura 20-7. Respiración con labios fruncidos. **A)** Inspiración. **B)** Espiración.

La ventilación dirigida aplicada en sesiones aisladas no ha demostrado su eficacia. Sin embargo, sí lo ha demostrado si se realizan sesiones continuas:

- Tras 4-6 semanas de aplicación, se ha conseguido reducir en más de un 90 % los movimientos paradójicos y asincronismos ventilatorios.
- En el seguimiento a cinco años a pacientes con EPOC, se ha determinado que existe una estabilización clínica con reducción de la frecuencia respiratoria y aumento del volumen corriente.
- En la serie anterior, con seguimiento a 10 años, se observó que mantienen la frecuencia respiratoria, presión parcial de dióxido de carbono y volumen corriente en niveles similares a los del quinto año, aunque se alteraban algunos parámetros.

La realización de la técnica consta de las siguientes etapas (**Fig. 20-8**):

- En la primera, se pretende que el paciente sea consciente de su patrón ventilatorio, ofreciéndole nociones básicas de anatomía y fisiología del aparato respiratorio, de la importancia del diafragma con respecto a la capacidad vital, la fisiopatología de su enfermedad y, posteriormente, enseñándole frente al espejo y con el pecho descubierto los movimientos que debe corregir.
- Antes de comenzar con los diferentes ejercicios, se trabaja la respiración abdominodiafragmática con una frecuencia respiratoria de entre 5 y 10 respiraciones/min, según la tolerancia del paciente, para desbloquear el diafragma. Después, en otra etapa que habitualmente tiene una duración más larga, se intenta establecer un ritmo de 10-18 ciclos por minuto. Se deben evitar apneas, y espiraciones forzadas y prolongadas, para no generar un colapso de las vías aéreas.

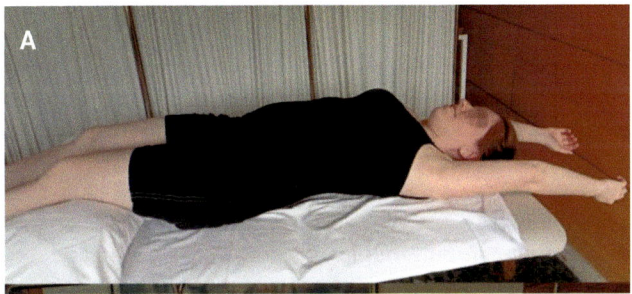
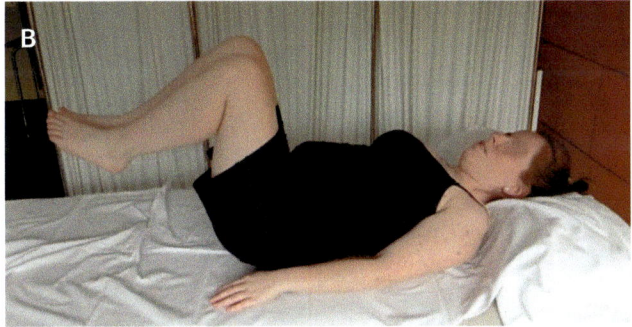

Figura 20-8. Ventilación dirigida. **A)** Expansión costal global. **B)** Potenciación de abdominales.

- La ventilación dirigida se realiza en varios pasos:
  - Respiración abdominodiafragmática en decúbito supino y lateral de ambos lados, a una fisioterapia respiratoria bien tolerada por el paciente y durante 30 min aproximadamente. Cada 10-15 respiraciones, se solicita una espiración más larga con una suave contracción de los músculos abdominales, seguida de una inspiración más profunda. Esta maniobra se llama suspiro.
  - Expansión costal global: se realiza mediante la elevación de los miembros superiores en decúbito supino y la abducción del miembro superior libre en decúbito lateral, haciéndolo coincidir con los suspiros.
  - Potenciación de abdominales: en decúbito supino con las rodillas flexionadas, se realiza una elevación del tronco durante la espiración, evitando apneas. También puede realizarse flexionando los miembros inferiores hacia el tronco.
  - Flexibilización de la caja torácica: en bipedestación, y haciendo coincidir con el suspiro, se realiza la abducción de los miembros superiores durante la inspiración y un abrazo de ambos hemitórax durante la espiración, continuando nuevamente con abducción de los miembros superiores durante la inspiración y volviendo los brazos a lo largo del cuerpo en la espiración.

Además, también hay que contemplar:

- El control del nuevo patrón respiratorio en situaciones habituales (durante una conversación, actividades de la vida diaria, etc.). Se observa y se corrige para que el paciente integre la ventilación dirigida en estas situaciones.
- El control del nuevo patrón respiratorio en ejercicio: primero durante la deambulación, y después subiendo y bajando escaleras. Hay que comenzar a andar y a subir escaleras en tiempo espiratorio, y no relacionar el cambio de paso o escalón con el ritmo respiratorio.

Control respiratorio

Esta técnica (**Fig. 20-9**) se realiza mediante una respiración a volumen corriente, y para ello, se utiliza el tórax inferior con relajación del tórax superior y de la cintura escapular.

Se solicita al paciente que se coloque en sedestación o en decúbito supino incorporado.

Posteriormente, realiza una respiración preferentemente nasal (excepto en caso de presentar obstrucción a este nivel) a volumen corriente.

El fisioterapeuta coloca la mano sobre el abdomen superior para valorar la elevación/descenso de la pared abdominal.

Respiración fraccionada/sumada/de suspiro

Estos ejercicios favorecen el trabajo de la musculatura diafragmática y permiten ejercer un control sobre el ritmo respiratorio. Este tipo de ejercicios ayudan a disminuir el asincronismo ventilatorio en pacientes con patologías obstructivas.

En esta técnica, se solicita al paciente una inspiración dividida en varias fases. El objetivo es conseguir llegar a la capa-

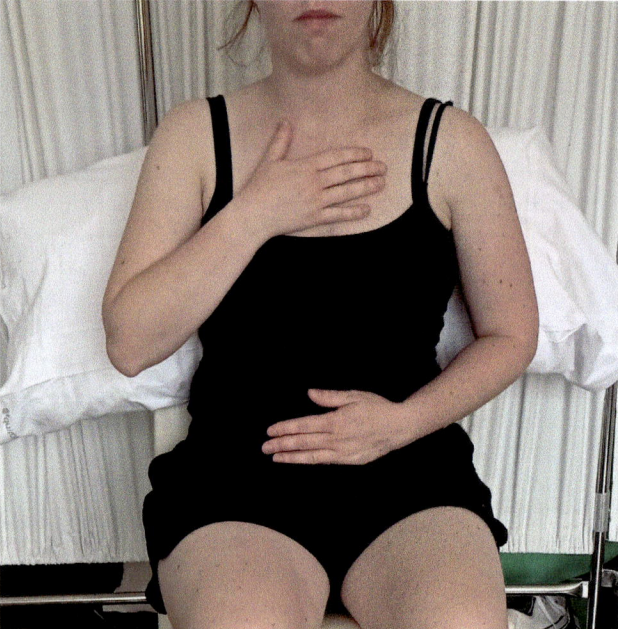

Figura 20-9. Control respiratorio.

cidad pulmonar total a través de la suma de inspiraciones a pequeños volúmenes, realizando pausas de unos 2-3 segundos entre una y otra (**Fig. 20-10**).

Espiración durante el esfuerzo

Se trata de educar al paciente en el control de la respiración, utilizando la espiración en el momento de la realización de esfuerzos (elevar los brazos por encima de la cabeza, agacharse para atarse los cordones, desplazar un objeto pesado, etc.), y evitando la inspiración y/o las apneas. Está enfocado principalmente para las personas con EPOC (**Fig. 20-11**).

REEXPANSIÓN PULMONAR

En este apartado, se engloban técnicas de flujos inspiratorios lentos cuyo objetivo es facilitar la ventilación colateral, el

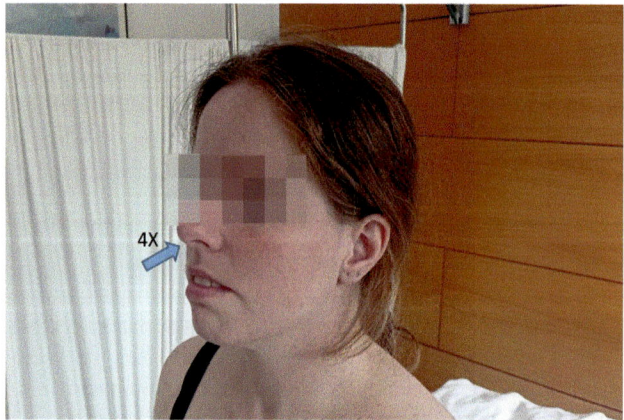

Figura 20-10. Respiración fraccionada. Realizar al menos 4 inspiraciones pequeñas con pausas de 2-3 segundos.

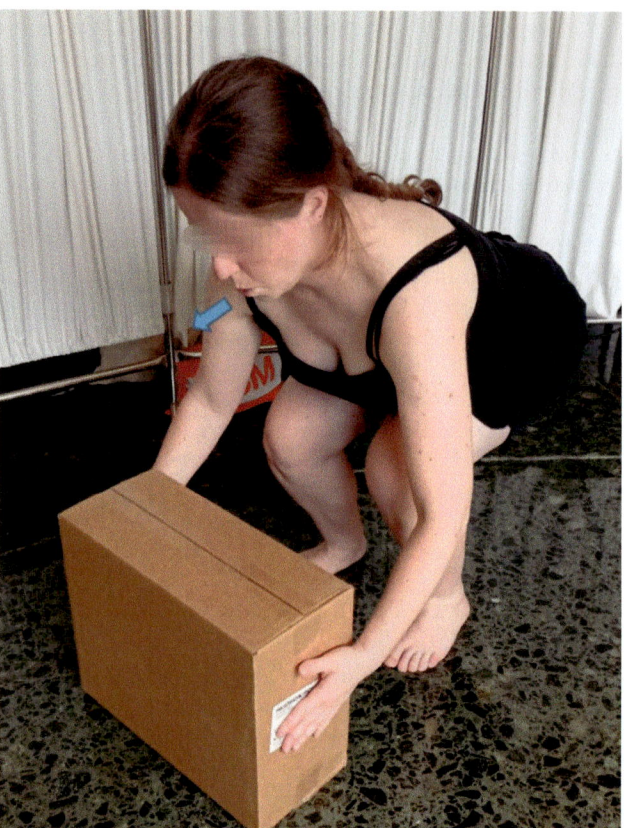

Figura 20-11. Espiración durante el esfuerzo.

reclutamiento alveolar y la permeabilización de la vía aérea más distal. Es necesaria la colaboración activa del paciente. Las técnicas son: el EDIC, la pausa teleinspiratoria y las maniobras inspiratorias resistidas.

Ejercicio de débito inspiratorio controlado

Las indicaciones del EDIC son:

- Procesos que cursan con ocupación de pulmón profundo.

  Las contraindicaciones son:

- Hiperreactividad bronquial.
- Tras una neumonectomía reciente.
- Dolor no controlado.
- Pacientes con inestabilidad hemodinámica.
- Falta de colaboración.

  Para realizar la técnica (**Fig. 20-12**):

- Se coloca el paciente en decúbito contralateral, es decir, con el pulmón que se va a tratar arriba y el miembro superior de ese lado en abducción de 90°.
- El fisioterapeuta se pone detrás del paciente, coloca una mano en la parrilla costal supralateral, en la zona donde se quiere incidir en la expansión. La otra toma se hará con la mano sobre la cresta ilíaca supralateral del paciente.

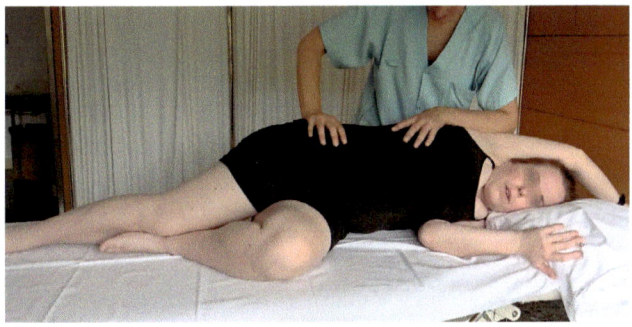

Figura 20-12. Ejercicios de débito inspiratorio controlado.

- Se pide al paciente que realice una inspiración lenta y profunda, a alto volumen pulmonar, mientras el fisioterapeuta asiste el movimiento de apertura de las costillas.
- Puede variar la posición de decúbito lateral en función de la zona que interesa tratar:
  - Si la afección es anterior, el paciente se coloca en decúbito lateral con una ligera rotación posterior del tronco. De esta forma, el paciente inspira y el fisioterapeuta, con sus apoyos manuales, incide en la apertura del espacio anterior.
  - Si la afección es posterior, el paciente se colocará en decúbito lateral con una ligera rotación hacia delante, para incidir en una apertura posterior en la fase inspiratoria.
- A continuación, se pide al paciente que realice una pausa teleinspiratoria de entre 3 y 5 segundos. La espiración puede ser asistida hasta llegar a la expulsión completa del volumen pulmonar, donde se vuelve a la posición inicial.
- La duración de la técnica es de 30-45 minutos para asegurar la llegada del aire a la periferia pulmonar.
- El paciente marcará su ritmo, y realizará varios descansos o ventilaciones a volumen corriente para evitar la hiperventilación.

> **!** Se puede combinar la técnica con el uso del incentivo respiratorio (**Fig. 20-13**), que ayudará a guiar la inspiración, generando flujos lentos y grandes volúmenes inspirados hasta la CPT.

Pausa teleinspiratoria y freno labial

La pausa teleinspiratoria de 3-5 segundos después de una inspiración lenta y profunda ayuda a distribuir el aire entre los alvéolos por medio de las vías colaterales, para prevenir atelec-

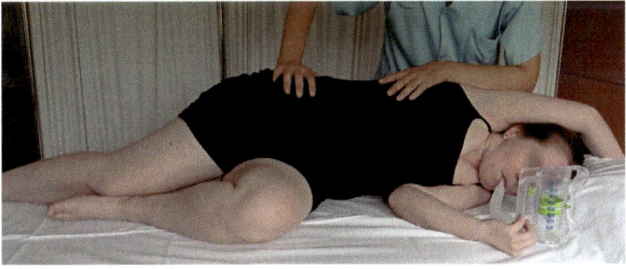

Figura 20-13. Ejercicios de débito espiratorio controlado con incentivo respiratorio.

tasias o bien para reclutar alvéolos ya colapsados, recuperar la función pulmonar y prevenir un patrón respiratorio de tipo restrictivo, por ejemplo, después de una cirugía de resección pulmonar o en procesos de ocupación del pulmón profundo.

A continuación, se pide al paciente que realice una espiración a presión positiva con los labios fruncidos, de forma que se posicione en una zona más cercana al volumen residual, pero con menor riesgo de que las vías lleguen a colapsarse. Así se ayudará, tanto a disminuir la frecuencia respiratoria, como a prevenir la fatiga de la musculatura inspiratoria.

Esta técnica puede realizarse también con un dispositivo de presión espiratoria positiva continua no oscilante.

Maniobras inspiratorias resistidas

En la vía aérea más distal, entre la 18ª y 23ª generación, los flujos aéreos son escasos y existe un compromiso de la luz bronquial en muchas enfermedades respiratorias. Las técnicas espiratorias no llegan a liberar las secreciones a este nivel, y se han propuesto las MIR como una técnica importante para el reclutamiento alveolar, la potenciación de la ventilación colateral y, en consecuencia, el aclaramiento de secreciones a este nivel. La resistencia aplicada a la inspiración provoca una presión pleural más negativa, influyendo sobre la distensibilidad y la elasticidad del pulmón.

Para la realización de la técnica, el paciente se coloca en sedestación o en decúbito lateral con el pulmón a tratar en supralateral. En primer lugar, se le pide que realice una expulsión del aire con labios fruncidos. A continuación, se solicita una inspiración a CPT a través de un dispositivo que genere resistencia. Se realiza una pausa de 4-5 segundos, y se vuelve a espirar.

Las indicaciones son:

- Procesos de ocupación de pulmón profundo.
- Fases avanzadas tras cirugía torácica o abdominal.

Las contraindicaciones son:

- Alteración de la ventilación/perfusión en decúbito lateral.
- Inestabilidad hemodinámica.
- Dolor intenso.
- Hiperreactividad bronquial.
- Neumotórax.
- Perforación del tímpano.
- Alta fatigabilidad o patología neuromuscular.

TÉCNICAS MANUALES PARA EL MANEJO DE SECRECIONES

Uno de los principales objetivos de la fisioterapia respiratoria es el aclaramiento de secreciones de la vía aérea, para reducir las complicaciones que implica su acumulación, frenar así el declive de la función pulmonar y disminuir el número de exacerbaciones. De esta forma, se minimizan los síntomas derivados de la retención de secreciones bronquiales y mejora la calidad de vida del paciente.

Técnicas tradicionales

A continuación se abordarán las diferentes técnicas.

Vibraciones

Las indicaciones son:

- Pacientes con hipersecreción bronquial.
- Pacientes con secreciones muy viscosas y/o purulentas.
- Pacientes con una tos ineficaz.

Las contraindicaciones son:

- Osteoporosis.
- Fractura costal.
- Metástasis con afectación de caja torácica.
- Neumotórax.
- Hemoptisis.
- Pacientes con inestabilidad hemodinámica.

La vibración es una técnica pasiva que consiste en generar unos movimientos oscilatorios en la pared torácica del paciente durante la espiración, por medio de una contracción tetánica de la musculatura de los antebrazos del fisioterapeuta, y añadiendo a su vez una presión al final de la espiración. La finalidad es aumentar el transporte mucociliar, cambiar la viscoelasticidad del moco y drenar las secreciones.

> ⚠ No obstante, la eficacia de la técnica está limitada por varios motivos:
>
> - Primeramente, la dificultad del fisioterapeuta para generar manualmente una frecuencia de 13 Hz, que es la frecuencia aproximada de vibración ciliar en sujetos sanos.
> - Por otra parte, sería necesaria una frecuencia > 30 Hz para producir un cambio en la reología de las secreciones.
> - Además, la propagación de las ondas a través del pulmón es muy variable, debido a las diferentes densidades de las estructuras que lo componen (partes sólidas, líquidas y aire).

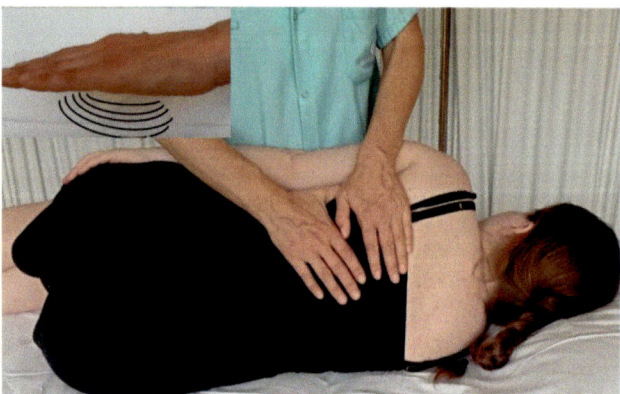

Figura 20-14. Técnica de vibración respiratoria.

Realización de la técnica (**Fig. 20-14**):

- La posición del paciente puede variar; lo importante es adoptar una posición que favorezca la transmisión de la vibración, manteniendo la fisiología respiratoria. Si se realiza en decúbito homolateral, la densidad del pulmón puede ser mayor, favoreciendo así una mayor transmisión de la onda oscilatoria.
- El fisioterapeuta se colocará próximo a la zona donde efectuará la vibración, y actuará perpendicularmente en dirección al hilio pulmonar.
- El paciente, si puede colaborar, debe realizar la espiración con la boca abierta para evitar resistencias al flujo aéreo, y para que el fisioterapeuta pueda tener una mayor percepción de la evolución de la vibración.

Actualmente existen dispositivos mecánicos de diferentes tipos que son capaces de generar vibraciones eficaces en la vía aérea del paciente y que se presentarán en el **capítulo 21**.

Percusiones o clapping

Las indicaciones son: afecciones que vayan acompañadas de un aumento de secreción en las vías respiratorias.

Las contraindicaciones son:

- Neumotórax.
- Enfisema subcutáneo.
- Broncoespasmo.
- Hemoptisis.
- Tuberculosis.
- Procesos neoplásicos pulmonares.
- Heridas torácicas recientes.
- Metástasis óseas de columna vertebral y costillas.
- Coagulopatía.
- Osteomielitis costal.
- Fracturas costales y/o esternales.
- Osteoporosis de columna vertebral y/o costillas.
- Aplastamiento vertebral torácico no consolidado.
- Dolor torácico e inestabilidad cardiovascular y/o hemodinámica.
- Falta de colaboración.

La técnica (**Fig. 20-15**) consiste en realizar un golpeteo sobre la pared torácica del paciente con las manos del fisioterapeuta ahuecadas, de una forma rítmica y enérgica, sin que resulte desagradable para el mismo. Normalmente, se realiza en fase espiratoria, aunque no es imprescindible.

Hay diferentes opiniones para la colocación óptima del paciente:

- Algunos autores describen la técnica como coadyuvante del drenaje postural, por lo que la posición dependerá del segmento pulmonar que se quiera drenar.
- Otros autores indican la idoneidad de colocar al paciente en decúbito lateral homolateral al pulmón que se va a tratar, ya

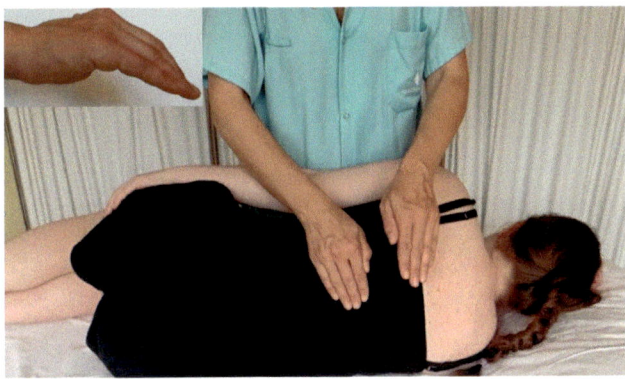

Figura 20-15. Percusiones o *clapping*.

que por la compresión del pulmón se facilita la transmisión de la onda oscilatoria.
- Y otros optan por colocar al paciente en una posición que permita el fácil acceso a la zona a tratar por parte del fisioterapeuta.
- Las precauciones que hay que tener en cuenta:
  - Se debe evitar la estimulación sensitiva y la posible aparición de equimosis, no debe realizarse directamente sobre la piel.
  - Se debe evitar percutir sobre zonas óseas, como la columna vertebral, la escápula, el esternón o las clavículas. También hay que evitar percutir sobre el hígado, los riñones, la zona abdominal y la zona mamaria.

 La evidencia sobre la eficacia de esta técnica realizada manualmente es muy limitada, ya que la frecuencia óptima debería de ser entre 15 y 25 Hz, y manualmente solo se puede alcanzar entre 1 y 8 Hz.

Drenaje postural

Las indicaciones son:

- Enfermedades cavitarias: abscesos con comunicación a vías respiratorias y bronquiectasias de tipo quísticas.
- Procesos de encamamiento prolongados, sobre todo en situaciones en las que existe una abundante hipersecreción bronquial y con poca adhesividad, ubicadas en vías aéreas de gran diámetro.

Las contraindicaciones son:

- Reflujo gastroesofágico.
- Cardiopatías.
- Patología con alteración de ventilación/perfusión (V/Q).
- Incapacidad de adoptar las posiciones.
- Inestabilidad hemodinámica.
- Hipertensión o edema craneal.
- Hemoptisis.
- Pacientes con inestabilidad hemodinámica.

Realización de la técnica (**Fig. 20-16**): el paciente mantiene una o varias posiciones determinadas en las que el bronquio

del segmento pulmonar a drenar queda en posición vertical y, de esta forma, por medio de la acción de la gravedad, se favorece el drenaje de secreciones.

> Esta técnica va acompañada normalmente de otras técnicas, como la vibración o la percusión, para aumentar su efecto.
> Hay un riesgo elevado de desaturación, por lo que se recomienda su monitorización continua.

Los efectos adversos asociados a esta técnica (reflujo gastroesofágico, arritmias ventriculares, aumento de la presión intracraneal o desaturación) han hecho que se modifiquen las posiciones en Trendelenburg a posiciones en las que la cabeza del paciente esté por encima del tronco.

> No obstante, la eficacia de la técnica está limitada por varios motivos:
> - En primer lugar, la posición del bronquio totalmente verticalizada es deducida de la anatomía universal.
> - Por otra parte, al realizarse el ciclo respiratorio, el bronquio cambia su ubicación en el espacio, debido al pequeño movimiento angular que este realiza.
> - Además, la fuerza de adhesión de las secreciones en las vías aéreas medias o pequeñas es mayor que la fuerza de la gravedad.

Así pues, estas tres técnicas anteriormente descritas acostumbran a realizarse de forma simultánea bajo el nombre de fisioterapia clásica, convencional o fisioterapia torácica (*chest physical therapy*), y actualmente su aplicación se limita a pacientes que no pueden realizar otras técnicas autoadministradas, que disponen de terapeuta o cuidador para que se las aplique, y que tienen gran cantidad de secreciones en las vías aéreas de gran calibre.

Técnicas basadas en la modulación del flujo

Se pasa a describir las siguientes técnicas.

Técnicas de bajo flujo (conocidas también como técnicas espiratorias lentas)

Dentro de las espiraciones lentas aplicadas a pacientes adultos, se incluyen la técnica de la ELTGOL y el drenaje autógeno. El objetivo principal de todas ellas es movilizar secreciones de vía aérea media hacia proximal.

Las indicaciones son:

- Pacientes colaboradores, con patología aguda o crónica que curse con retención de secreciones.
- Muy indicada en pacientes con bronquiectasias e hipersecreción.

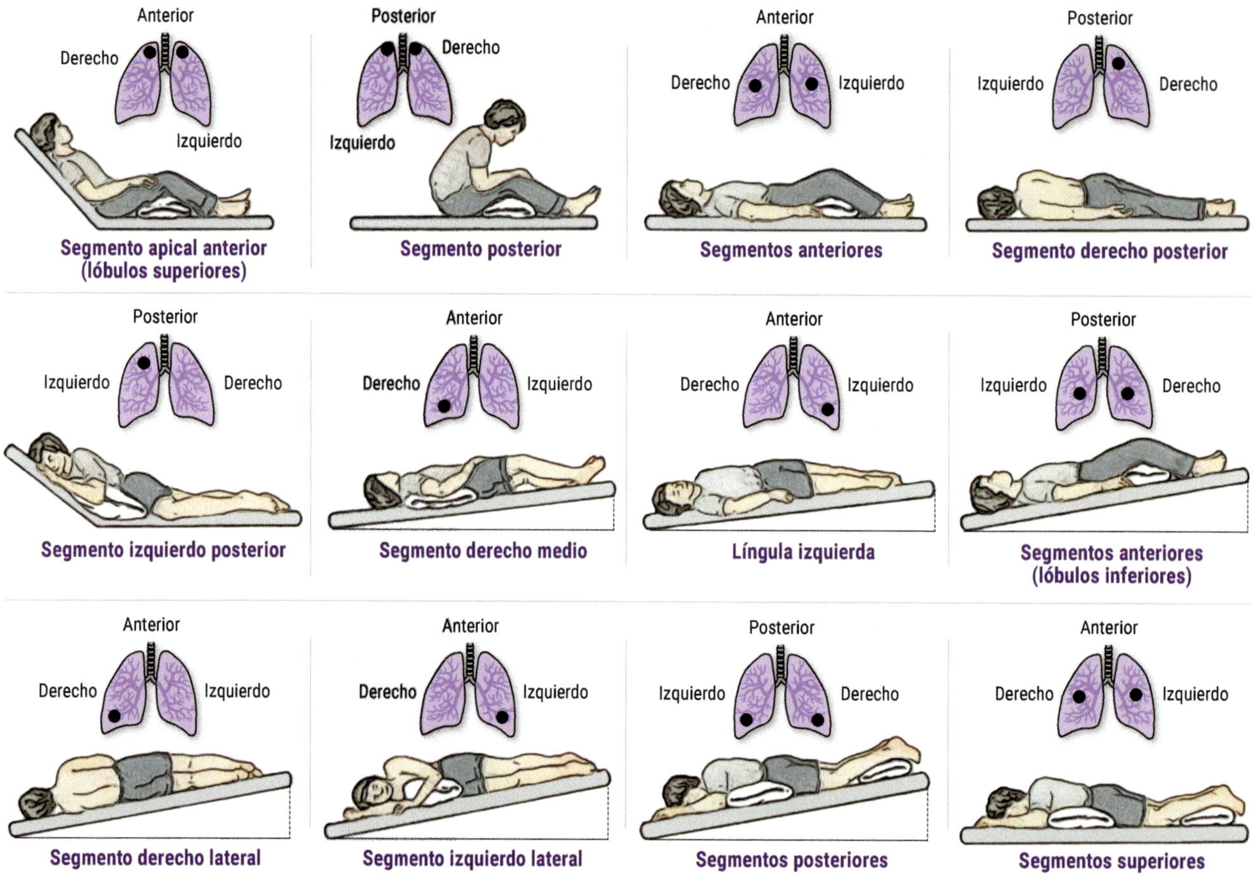

Anterior

Derecho

Izquierdo

Segmento apical anterior (lóbulos superiores)

Posterior

Derecho

Izquierdo

Segmento posterior

Anterior

Derecho — Izquierdo

Segmentos anteriores

Posterior

Izquierdo — Derecho

Segmento derecho posterior

Posterior

Izquierdo — Derecho

Segmento izquierdo posterior

Anterior

Derecho — Izquierdo

Segmento derecho medio

Anterior

Derecho — Izquierdo

Língula izquierda

Posterior

Izquierdo — Derecho

Segmentos anteriores (lóbulos inferiores)

Anterior

Derecho — Izquierdo

Segmento derecho lateral

Anterior

Derecho — Izquierdo

Segmento izquierdo lateral

Posterior

Izquierdo — Derecho

Segmentos posteriores

Anterior

Derecho — Izquierdo

Segmentos superiores

Figura 20-16. Drenaje postural.

Las contraindicaciones son:

- Pacientes con problemas de **ventilación** o perfusión en decúbito lateral (en caso de **la ELTGOL**).
- Hemoptisis.
- Inestabilidad hemodinámica.
- Falta de colaboración.

Espiración lenta total a glotis abierta en lateralización

El objetivo de esta técnica es **mover las secreciones** desde las vías respiratorias medias hacia **vías proximales** del pulmón infralateral.

Realización de la técnica (**Fig. 20-17**):

- El paciente se posiciona en **decúbito lateral** con el pulmón a drenar en infralateral, y **realiza una espiración** lenta a glotis abierta desde el volumen de su capacidad residual funcional (CRF) hasta el volumen residual. El miembro inferior infralateral se coloca **en triple flexión**, y el miembro superior infralateral, en **ligera flexión.**
- El fisioterapeuta, colocado **detrás del paciente**, cruza con el antebrazo caudal el abdomen **del paciente, y realiza** una toma con la mano apoyada entre las **costillas y la cresta** ilíaca inferiores, y la mano craneal sobre la 4ª-5ª costilla del hemitó-

rax superior. De esta forma, el fisioterapeuta puede ayudar realizando una presión con la mano craneal en dirección caudal y medial, y con la toma caudal en dirección craneal en favor de la espiración para asistir la espiración hasta volumen residual del paciente.

- Se solicita al paciente que realice una inspiración lenta y a bajo volumen para asegurar que se encuentra dentro de su CRF para, a continuación, como se ha indicado, pedirle que realice una espiración a glotis abierta hasta el volumen residual.

Esta técnica no se realiza en niños menores de 8-12 años, porque las características del pulmón del niño son diferentes

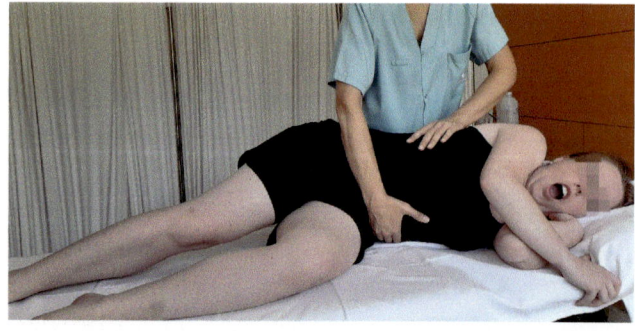

Figura 20-17. Espiración lenta total a glotis abierta en lateralización.

a las del pulmón del adulto. En este caso, se realizaría la espiración lenta prolongada (ELP).

> ❗
> • La duración de la técnica dependerá de lo que el paciente tolere y la cantidad de secreciones movilizadas. Si se realiza un tratamiento durante 30 min, el efecto se prolonga hasta 1 hora después.
> • Si el paciente presenta dificultad para realizar la espiración a glotis abierta, esta se puede facilitar realizándola a través de una boquilla de cartón, para asegurar la apertura de la glotis.

Drenaje autógeno

El objetivo de esta técnica es desplazar las secreciones por el árbol bronquial hasta expulsarlas.

Realización de la técnica (**Figs. 20-18** y **20-19**):

• Suele realizarse en sedestación, aunque también pueden adoptarse otras posiciones, como el decúbito supino.
• El fisioterapeuta se coloca detrás del paciente, con sus manos sobre el tórax, y los codos y brazos a lo largo de la caja torácica, guiándole en la técnica.
• Comienza con una inspiración profunda a capacidad vital y una espiración hasta el volumen residual, de forma que el fisioterapeuta puede evaluar el recorrido de la caja torácica. Tras esta primera respiración, la técnica consta de tres fases:

– En una primera fase, se trabaja a un nivel bajo de volumen pulmonar, trasladando el volumen corriente a la zona de VRE, para generar flujos espiratorios en las vías aéreas más distales posibles y despegar las secreciones.
– En la segunda fase, se trabaja a un nivel medio de volumen pulmonar (entre el VRI y el VRE), con el objetivo de generar flujos en las vías respiratorias medias e ir acumulando las secreciones.
– En la tercera fase, se trabaja a un nivel alto de volumen pulmonar (a nivel del VRI), generando flujos espiratorios en las vías proximales, facilitando así la evacuación de las secreciones.
• En todas las fases, tras cada inspiración, se realiza una pausa teleinspiratoria de 2 a 4 segundos, deteniendo todo movimiento respiratorio, pero con la glotis abierta. La pausa tiene como objetivo evitar el asincronismo alveolar y facilitar el paso de aire a las zonas que se encuentran más obstruidas.
• La espiración se realizará a glotis abierta por la nariz o por la boca. Se puede utilizar algún dispositivo de presión espiratoria positiva oscilante para facilitar el manejo de las secreciones.
• Habitualmente en la segunda o tercera fase, se permite realizar tos en el nivel ventilatorio que se está trabajando, siempre que esta sea productiva. Si esto no sucede, se podría solicitar al paciente una maniobra de espiración forzada para expulsar el esputo.

Tanto los crujidos que se pueden oír por la boca como las vibraciones torácicas que se generan, sirven como *fee-*

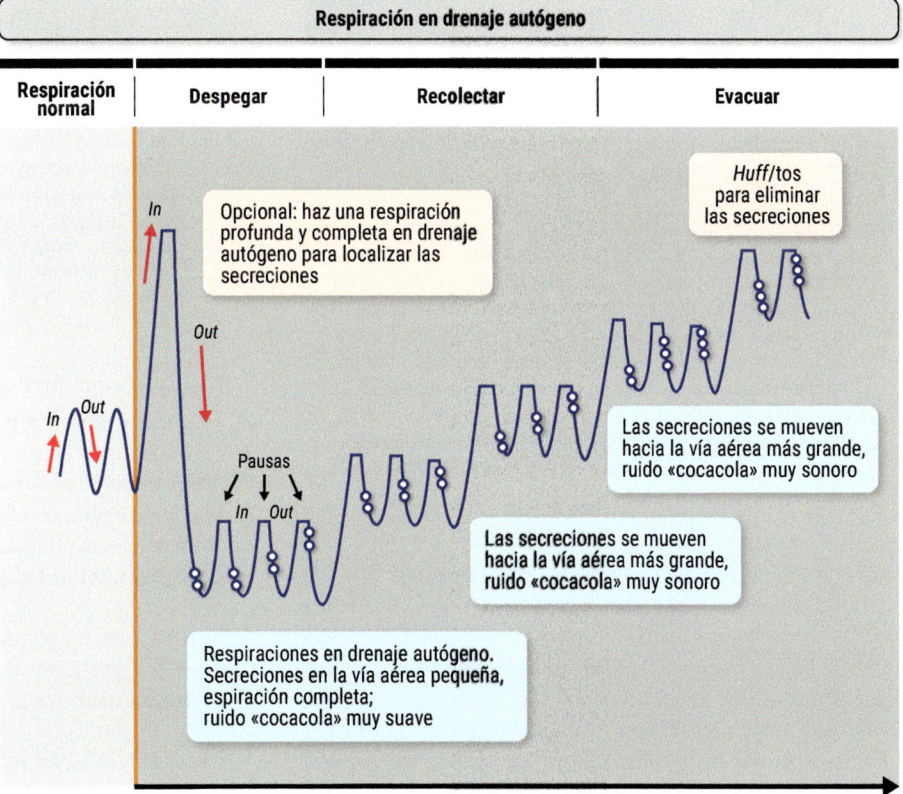

Figura 20-18. Drenaje autógeno.
In: dentro; *Out*: fuera.

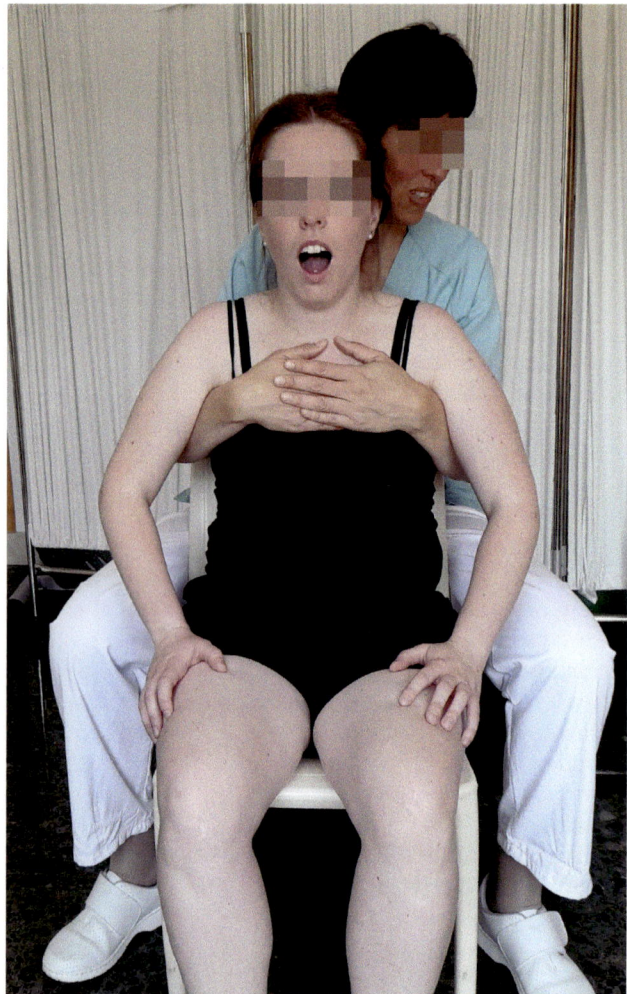

Figura 20-19. Drenaje autógeno.

dback para adaptar el nivel pulmonar en el que se debe trabajar y modular el flujo espiratorio.

> ! El drenaje autógeno es una técnica que, mediante el control de la respiración, pretende conseguir el flujo de aire más eficaz en las vías aéreas para mejorar así la eliminación de secreciones. Se intenta no realizar espiraciones forzadas durante la realización de la técnica, para evitar el cierre prematuro de las vías aéreas por la creación de PIP.
> Una vez instruido en esta técnica, el paciente puede ser autónomo para la realización de la misma.

Técnicas de alto flujo (conocidas también como técnicas espiratorias rápidas)

Dentro de las espiraciones rápidas aplicadas de forma manual a pacientes adultos, se incluyen las técnicas de tos asistida manual, tos dirigida y técnica de espiración forzada (TEF). El objetivo principal de todas ellas es movilizar secreciones de la vía aérea proximal y ayudar a expulsarlas, pero hay que ser cuidadosos en pacientes con tendencia al broncoespasmo y/o inestabilidad en la vía aérea.

TOS

La tos es un mecanismo reflejo de defensa natural del pulmón para eliminar moco y partículas extrañas que hayan entrado en la vía aérea.

La tos consta de tres fases.

- En la fase inspiratoria, el paciente realiza una inspiración profunda a CPT. Para realizarla, se produce una abducción de las cuerdas vocales, y una contracción del diafragma y los músculos accesorios inspiratorios. De esta forma, se aumenta la presión de retracción del pulmón.
- En la fase compresiva, se produce un cierre total de la glotis y una contracción de los músculos abdominales e intercostales internos, provocando un aumento de la presión positiva intratorácica.
- En la fase espiratoria, se produce una apertura súbita de la glotis y, con la fuerza de los músculos espiratorios, el aire se expulsa bruscamente, arrastrando las secreciones localizadas en las vías aéreas de mayor tamaño.

En fisioterapia respiratoria, la maniobra de la tos se utiliza para facilitar la evacuación de secreciones que mediante otras técnicas se han ido movilizando hacia vías más proximales. Para que esta tos sea eficaz, hay que disponer de una musculatura inspiratoria, control bulbar y musculatura espiratoria conservadas.

Se debe evitar las quintas de tos no productivas, ya que pueden provocar broncoespasmo, atrapamiento aéreo, fatiga muscular y sensación de disnea, por lo que es importante enseñar al paciente a distinguir una tos irritativa de una productiva. En accesos de tos irritativa, se recomienda que el paciente inspire rápidamente y profundamente por la nariz, que realice una pausa y espire lentamente por la boca.

> ! La reeducación de la tos es importante en las enfermedades respiratorias crónicas.
> Cuando el paciente presenta una limitación en la fuerza de los músculos respiratorios o de los músculos inervados por la región bulbar, la tos puede volverse ineficaz. Para valorar la eficacia de la tos, se realiza el pico flujo de la tos (PFT) (**Fig. 20-20**).

Los valores del PFT se correlacionan bien con las pruebas de función pulmonar y muscular convencionales, tanto en individuos sanos como en pacientes con enfermedades neuromusculares.

Puede determinarse fácilmente con aparatos portátiles tipo Peak Flow Meter, adaptándolo con una mascarilla naso-bucal.

Una vez obtenido el resultado del PFT:

- Si el PFT es mayor de 270 L/m: la tos es eficaz.
- Si el PFT es menor de 270 L/m: la tos es ineficaz. Se debe valorar la utilización de algún tipo de tos asistida.

Las contraindicaciones son:

- Contusiones torácicas recientes.
- Fracturas costales.

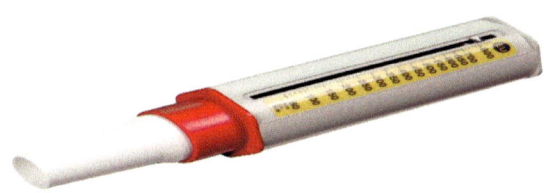

Figura 20-20. Peak Flow Meter.

- Neumotórax no drenado.
- Traumatismos intracraneales.
- Hernia parietal o visceral importante.
- Sección o sutura traqueal.
- Pacientes con inestabilidad hemodinámica.
- Falta de colaboración.

Tos asistida manual

Para la realización de la técnica (**Fig. 20-21**):

- El paciente estará en sedestación o decúbito supino semi-incorporado. Se desaconseja que el paciente esté en decúbito supino o lateral puro.
- El fisioterapeuta, situado detrás del paciente (si está en sedestación) o lateral (si está en decúbito supino), asiste, con una mano en el tórax y la otra en el abdomen, la fase expulsiva de la tos, una vez que el paciente haya empezado a espirar.

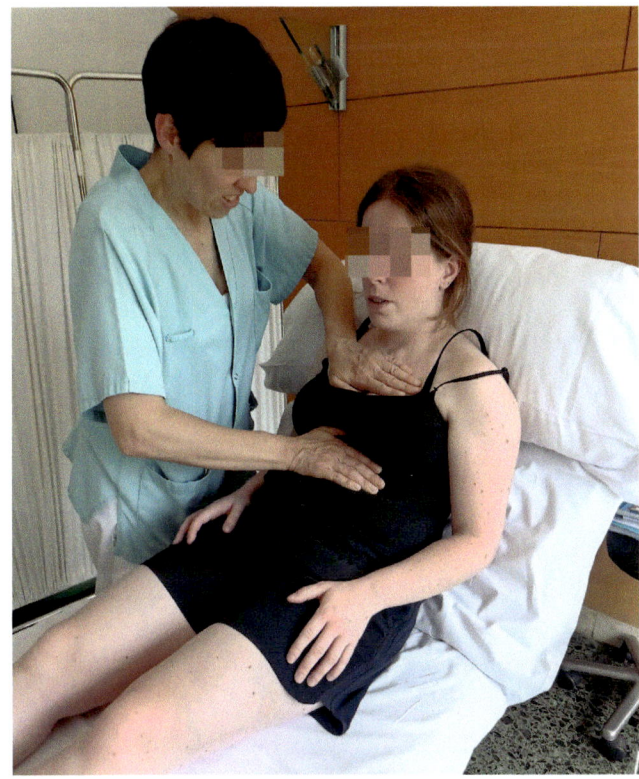

Figura 20-21. Tos asistida manual.

Tos dirigida

Para realizar una tos dirigida, el paciente debe ser competente muscularmente.

Para la realización de la técnica (**Fig. 20-22**):

- El paciente se coloca en sedestación o decúbito supino semiincorporado.
- Se le solicita que realice una inspiración profunda, una pausa con cierre glótico y la contracción enérgica de la musculatura espiratoria para realizar el golpe de tos.
- Se continúa con un control respiratorio abdominodiafragmático para paliar la compresión bronquial que esta haya podido desencadenar.

Técnicas de espiración forzada

La TEF (**Fig. 20-23**) se define como una maniobra de espiración forzada a glotis abierta.

Las indicaciones son: pacientes con secreciones en vías aéreas proximales.

Las contraindicaciones son:

- Pacientes con tendencia al broncoespasmo.
- Hipertensión craneal.
- Pacientes con episodios de hemoptisis o riesgo de sangrado.
- Pacientes con obstrucción grave al flujo aéreo.
- Reflujo gastroesofágico importante.
- Pacientes con inestabilidad hemodinámica.

Las limitaciones son:

- Dolor torácico, cirugía abdominal o torácica reciente, fracturas costales.
- Fatiga de la musculatura respiratoria.
- Falta de colaboración.

El mecanismo fisiológico que justifica las técnicas de alto flujo espiratorio se describe a partir del concepto del PIP. Al realizar una espiración forzada, se produce un punto de igual presión en la vía aérea, que sufre una compresión

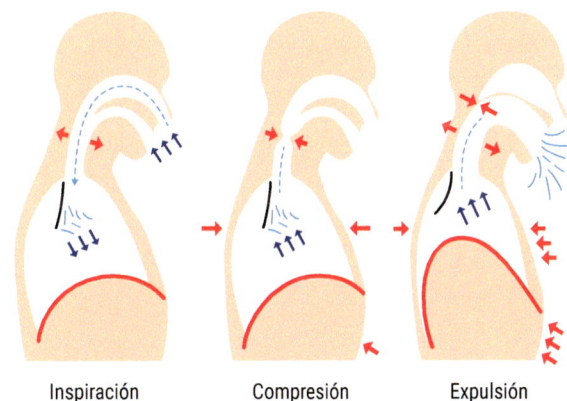

Inspiración   Compresión   Expulsión

Figura 20-22. Tos dirigida.

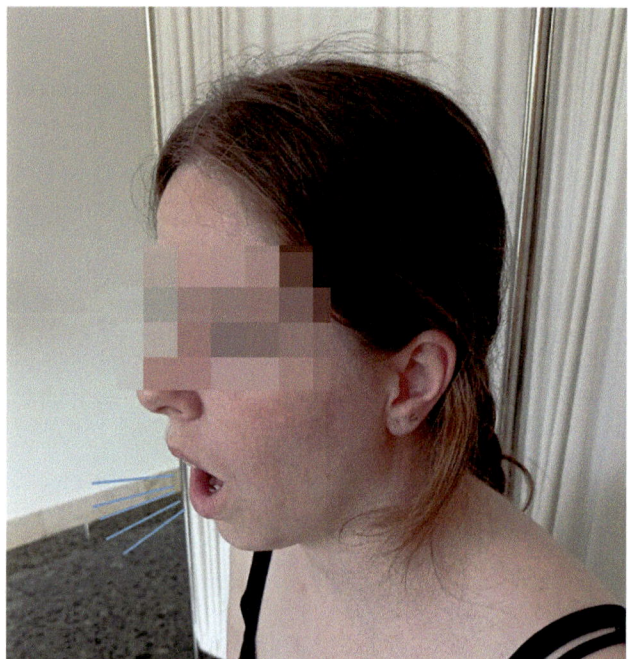

Figura 20-23. Técnicas de espiración forzada (TEF).

dinámica en dirección proximal que crea un aumento del flujo espiratorio local, favoreciendo el desplazamiento de las secreciones bronquiales hacia la boca.

Hay que recordar que en una **espiración basal**, no forzada, la presión de retroceso elástico **del propio pulmón** y de las estructuras torácicas es la única **fuerza necesaria** para conseguir el vaciado pulmonar. Sin embargo, **en una espiración forzada** se añade el componente de presión **ejercida por** la musculatura espiratoria. En este caso, la **presión total que** se ejerce sobre el alvéolo es la suma de la presión **pleural y de** la presión de retroceso elástico, luego:

Presión (P) alveolar = P de **retroceso elástico** + P pleural

La presión pleural se mantiene **durante** todo el tiempo espiratorio, mientras que la **presión de retroceso** elástico genera una compresión sobre **el alvéolo en el** 20 % inicial del tiempo espiratorio. A partir **de aquí, únicamente** actúa la presión pleural, que ejerce **la misma** compresión en el alvéolo y en las vías respiratorias, **aumentando** la resistencia sobre estas.

En la espiración forzada, cuando **la presión** dentro y fuera de la vía aérea se iguala, se **habla de PIP, a** partir del cual, en dirección a la vía aérea cen**tral, aparecerá** la compresión dinámica de la vía aérea.

Si este PIP aparece en zonas **de vía aérea poco** estructuradas, de pequeño calibre, se **podría producir un** colapso de la misma. Un PIP localizado en **una vía de mayor** calibre con una estructura mayoritariamente **cartilaginosa** solo generaría cierta disminución de la luz **bronquial, y esto** favorecerá la interacción gas-líquido y el flujo **turbulento, facilitando** así el arrastre de secreciones en las **vías aéreas de ma**yor diámetro.

El PIP se coloca más dista**lmente, más** periférico, si se trabaja a volúmenes pulmonares **bajos. Como** ya se ha mencionado, como fisioterapeutas **respiratorios** no interesa este

desplazamiento hacia periférico del PIP, ya que esto puede generar el colapso de la vía aérea (**Fig. 20-24**).

En consecuencia, las técnicas de espiración forzada deben utilizarse a volúmenes pulmonares altos para conseguir la limpieza de secreciones localizadas en vías proximales, y están contraindicadas en pacientes con tendencia al broncoespasmo e inestabilidad de la vía aérea.

Técnicas combinadas

A continuación se abordarán dos tipos de técnicas combinadas.

Ciclo activo respiratorio o ciclo activo de técnicas respiratorias

Las excesivas repeticiones del TEF pueden ocasionar un cierre de vías aéreas o una agudización del broncoespasmo, por lo que se modificó la técnica añadiendo ciclos de control respiratorio y respiraciones profundas, y pasó a denominarse ciclo activo respiratorio (CAR).

> ❗ El CAR es una técnica de fisioterapia respiratoria que combina el control respiratorio, respiraciones profundas y la espiración forzada.

En esta técnica, el paciente se coloca en decúbito supino con las rodillas flexionadas, y el fisioterapeuta a un lado del paciente. El CAR se desarrolla en varias fases (**Fig. 20-25**):

- Se inicia con el control respiratorio, en el que se realizan varias respiraciones a volumen corriente.
- Posteriormente, se continúa con inspiraciones profundas dentro del VRI, seguidas de pausa teleinspiratoria. En algunos casos, estas últimas respiraciones se pueden acompañar de percusiones y/o vibraciones en el tiempo espiratorio.

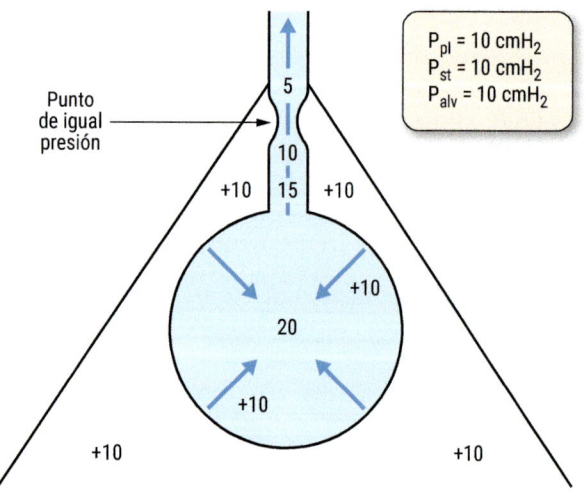

Figura 20-24. Punto de igual presión.
p alv = presión alveolar; Ppl = presión pleural; Pst = presión retroceso elástico.

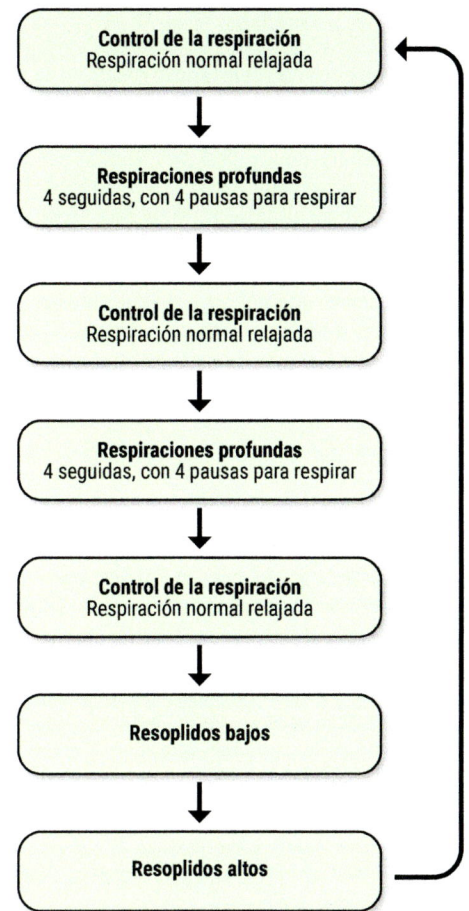

Figura 20-25. Ciclo activo respiratorio.

- Por último, se añade la técnica de espiración forzada a diferentes volúmenes, dependiendo de la ubicación de las secreciones.

Estas fases se repiten y se modifican adaptándose a las necesidades del paciente.

Presiones manuales torácicas

Las presiones manuales torácicas son presiones ejercidas manualmente por el fisioterapeuta sobre una parte del tórax y/o abdomen, con el fin de asistir la espiración del paciente. Este se coloca en una posición cómoda, y el fisioterapeuta ejerce una presión con una mano sobre el tórax, respetando la movilidad costal, y la otra a nivel abdominal en sentido cefálico, para favorecerla movilidad diafragmática o bien para contener la masa abdominal.

EJERCICIOS DE EXPANSIÓN TORÁCICA Y FLEXIBILIZACIÓN TORÁCICA Y CINTURA ESCAPULAR

En este apartado, se explican técnicas de expansión torácica con el fin de mejorar su dinámica y contribuir a la reexpansión pulmonar.

En el paciente con patología respiratoria tampoco hay que olvidar las técnicas con las que se trabajan alteraciones posturales, y restricciones articulares y musculares.

Ejercicios de expansión torácica

Estos ejercicios tienen como objetivo principal mejorar la ventilación y la movilidad de la zona sobre la que se aplican, colaborando al mismo tiempo en la movilización de las secreciones.

Las expansiones toracopulmonares pueden ser localizadas o globales.

Dentro de las localizadas, se distinguen:

- Expansión costal secundada, en la que el fisioterapeuta permite y acompaña el movimiento fisiológico de la parrilla costal.
- Expansión costal contrariada, en la que el terapeuta opone una resistencia en el tiempo inspiratorio, con el objetivo de tonificar la musculatura de la región que se va a tratar. También se puede ejercer una presión con las manos durante la inspiración y, al final de esta, retirarlas de forma repentina para que entre aire rápidamente en los alvéolos periféricos. En la expansión costal contrariada, tanto la posición del paciente y del fisioterapeuta como las tomas varían en función de la región que se va a tratar.

En ambos casos, se solicita una inspiración lenta y máxima, aproximadamente a un 70-80 % de la capacidad vital , tras la cual se realiza una pausa de unos 4 segundos.

La técnica finaliza por igual en las dos variantes, con una espiración lenta y prolongada que el fisioterapeuta acompaña realizando una ligera presión, con lo que se favorece el movimiento articular completo de la caja torácica.

Estas respiraciones se repiten unas 5-6 veces.

En las expansiones costales globales, el trabajo se realiza dentro del VRI:

- Cuando el paciente se coloca en decúbito supino, la inspiración profunda se puede asociar un movimiento de antepulsión de sus extremidades superiores y en la espiración se recupera la posición inicial.
- En la postura de decúbito lateral, en cambio, se añade a la inspiración un movimiento de abducción de la extremidad superior contralateral.

Flexibilización torácica y cintura escapular

El objetivo de estas técnicas es trabajar el recorrido articular a través de técnicas activas o pasivas que el paciente realiza en diferentes posiciones.

En muchos casos, la patología respiratoria se asocia a restricciones de movilidad en diferentes articulaciones, como la articulación glenohumeral, la columna cervical, la costotransversa, la condrocostal, la costovertebral y la escapulotorácica.

PUNTOS CLAVE

- La fisioterapia respiratoria asociada al entrenamiento es eficaz con una alta evidencia científica. A pesar de que no existe una clara evidencia específica de cada una de las técnicas de fisioterapia respiratoria, se recomienda la utilización de estas, solas o combinadas entre ellas. Hay que valorar las contraindicaciones que pueda presentar el paciente, como la tendencia al broncoespasmo, la inestabilidad hemodinámica, la hemoptisis, dolor o fatiga muscular.
- La reeducación respiratoria mediante corrección del patrón ventilatorio, como la respiración diafragmática o respiración a labios fruncidos, puede utilizarse en cualquier patología respiratoria, para corregir los movimientos paradójicos, disminuir la frecuencia respiratoria y aumentar el volumen corriente.

- Los EDIC combinados con el incentivo respiratorio se utilizan en procesos que cursan con ocupación de pulmón profundo; la ELTGOL y el drenaje autógeno son técnicas adecuadas en el paciente adulto para movilizar las secreciones hacia vías aéreas proximales. Una vez en este punto de la vía aérea, se utilizarán técnicas de alto flujo para expectorarlas.
- Las llamadas técnicas convencionales están en desuso, por su poca eficacia en el manejo de secreciones en el paciente colaborador y por su alto número de contraindicaciones.
- La tos es un mecanismo de defensa natural para eliminar el moco, pero en ocasiones se está ante pacientes con tos ineficaz (objetivado por el PFT), en la que se recomienda la tos asistida.

BIBLIOGRAFÍA

Arcas MA, Gálvez DM, León JC, Paniagua SL, Pellicer M. Fisioterapia Respiratoria. Sevilla: MAD, 2006.

Bolton CE, Bevan-Smith EF, Blakey JD, et al. British Thoracic Society guideline on pulmonary rehabilitation in adults. Thorax. 2013;68:ii1-30.

Córdova A, Ferrer K, Muñoz E, Villaverde C. Compendio de fisiología para ciencias de la salud. Madrid: Interamericana McGraw-Hill, 1994.

Cristancho W. Fundamentos de fisioterapia respiratoria y ventilación mecánica. 3ª ed. Bogotá. El Manual Moderno Colombia, 2014.

Giménez M, Servera E, Vergara P. Prevención y Rehabilitación en patología respiratoria crónica. Fisioterapia, entrenamiento y cuidados respiratorios. Buenos Aires: Editorial Médica Panamericana, 2001.

Güell R, De Lucas P. Rehabilitación Respiratoria. Madrid: Medical & Marketing Communications,1999.

Güell MR, Díaz S, Rodríguez G, et al. Rehabilitación respiratoria. Arch Bronconeumol. 2014;50(8):332-44.

Hall JE, Guyton AC. Guyton y Hall, compendio de fisiologíamédica. 14ª ed. Barcelona: Elsevier, 2021.

Holland AE, Dal Corso S, Spruit MA. Pulmonary Rehabilitation. Sheffield: European Respiratory Society, 2021.

Iglesias AR, Soria RE, Blas A, Jaime A, Villarroya E. Artículo monográfico: técnicas de fisioterapia respiratoria en pediatría. RSI. 2021.

Martí JD, Vendrell M. Técnicas manuales e instrumentales para el drenaje de secreciones. Barcelona: Sociedad Española de Neumología y Cirugía Torácica, 2013.

Mejías M. Técnicas de fisioterapia respiratoria en la fibrosis quística. En: Sociedad Española de Rehabilitación Cardio-Respiratoria. Congreso Barcelona, 2010. Madrid: SORECAR, 2010 [consultado el 8 de arzo de 2023].

Miranda G. Técnicas de fisioterapia respiratoria: Evidencia científica. En: Sociedad Española de Rehabilitación Cardio-Respiratoria. Congreso Barcelona, 2008. Madrid: SORECAR, 2010.

Muñoz X, Untoria MD. Asma ocupacional. Barcelona: Sociedad Española de Neumología y Cirugía Torácica, 2009.

Seco J, González V, González ML, López D, Souto S. Sistema Respiratorio. Métodos, fisioterapia clínica y afecciones para fisioterapeutas. Madrid: Médica Panamericana, 2018.

Souto S, González L, López A, Lista A. Guía práctica de fisioterapia respiratoria. La Coruña: Universidad de La Coruña, 2017.

Spruit MA, Singh SJ, Garvey C, et al. An Official American Thoracic Society/ European Respiratory Society Statement: Key Concepts and Advances in Pulmonary Rehabilitation. Am J Respir Crit Care Med. 2013;188(8):e13-64.

Valenza G, González L, Yuste MJ. Manual de fisioterapia respiratoria y cardíaca. Madrid: Síntesis, 2005.

Fisioterapia respiratoria: dispositivos respiratorios

21

R. Torres Castro

OBJETIVOS

- Comprender los tipos de dispositivos mecánicos utilizados en fisioterapia respiratoria.
- Conocer las aplicaciones clínicas de los dispositivos mecánicos en fisioterapia respiratoria.
- Aplicar los principios de la fisioterapia respiratoria al uso de dispositivos mecánicos.

INTRODUCCIÓN

La fisioterapia respiratoria abarca un conjunto de intervenciones terapéuticas diseñadas para prevenir y tratar problemas respiratorios. Implica el uso de diversas técnicas, tanto manuales como instrumentales, con el propósito de ayudar a la movilización y la eliminación de secreciones respiratorias, mejorar la ventilación pulmonar y optimizar el intercambio gaseoso.

Existen técnicas instrumentales cuyo objetivo es disminuir la obstrucción de las vías respiratorias que pueden influir en distintos aspectos, como la expansión pulmonar, la hiperventilación, el transporte mucociliar debido a vibraciones en las vías respiratorias, y el flujo bifásico que implica asistencia instrumental espiratoria con presiones negativas y humidificadores.

Por otro lado, hay otro grupo de técnicas instrumentales, conocidas como técnicas de expansión pulmonar, que se emplean cuando existe una inestabilidad respiratoria que afecta a las vías respiratorias, como alteraciones que pueden provocar el cierre de las vías respiratorias más periféricas y una disminución significativa de la capacidad residual funcional.

Este capítulo se centra en recopilar las técnicas instrumentales más habituales en la fisioterapia respiratoria, que se definen como estrategias terapéuticas que complementan las técnicas no instrumentales. Las únicas técnicas no explicadas son las de entrenamiento de los músculos respiratorios, que se exponen detalladamente en el **capítulo 19** *Entrenamiento de la musculatura respiratoria*.

DISPOSITIVOS DE PRESIÓN POSITIVA ESPIRATORIA

Una de las opciones de terapia de drenaje bronquial más indicada para pacientes con enfermedades respiratorias cró-

nicas o disminución de los volúmenes pulmonares son los dispositivos de terapia de presión espiratoria positiva (PEP).

El funcionamiento de estos dispositivos se basa en que el paciente espira activamente contra un resistor de orificio fijo, generando presiones durante la espiración que generalmente oscilan entre 5 y 20 cmH$_2$O, sin requerir una fuente externa de gas.

> Estos dispositivos cumplen distintos objetivos: conseguir reclutar las zonas más periféricas del pulmón a través de favorecer la ventilación colateral, favorecer la movilización de las secreciones y mantener abiertas las vías respiratorias más distales.

El aumento de la presión que producen a la altura de la boca se transmite a las vías respiratorias, creando una presión posterior que se mantiene en ellas durante la exhalación, lo que previene el cierre prematuro de las vías respiratorias y reduce la retención de aire, permitiendo luchar así contra el atrapamiento aéreo típico en pacientes obstructivos graves. (**Tabla 21-1**).

Existen dos tipos de dispositivos PEP: oscilantes y no oscilantes:

- Dispositivos PEP oscilantes: también se conocen como dispositivos vibratorios, y en ellos, un tipo de PEP combina oscilaciones de flujo de aire a distintas frecuencias (según el dispositivo), con presión positiva en la espiración. Los dispositivos más conocidos son Flutter®, Acapella®, AerobikA®, Shaker® y RC-Cornet®.
- Dispositivos PEP no oscilantes: aumentan la resistencia al flujo de aire espiratorio, y así se previene el cierre de las vías respiratorias y aumenta la ventilación colateral. Ejemplos de este tipo de dispositivo son TheraPEP®, Resistex PEP® y la válvula Threshold PEP®.

Tabla 21-1. Indicaciones y contraindicaciones de la terapia con presión espiratoria positiva

Indicaciones	Contraindicaciones
• Precirugía y poscirugía • Aumentar el volumen pulmonar mediante el aumento de la capacidad residual funcional y el volumen corriente • Reducir la hiperinsuflación o atrapamiento de aire • Mejorar el drenaje bronquial • Maximizar la administración de broncodilatadores en pacientes que reciben terapia de higiene bronquial • Pacientes con limitación al movimiento	• Neumotórax no tratado • Rotura del tímpano, u otra patología conocida o sospechada del oído interno • Presión intracraneal > 20 mmHg • Hemoptisis activa • Traumatismo reciente o cirugía en el cráneo, cara, boca o esófago • Epistaxis

A continuación, se revisará el mecanismo de acción de los más comunes:

- Flutter®: este dispositivo consiste en una boquilla de plástico endurecido en un extremo, una cubierta de plástico perforada en el otro extremo y una válvula en el interior, creada por una bola de acero inoxidable de alta densidad que descansa en un cono circular de plástico (Fig. 21-1). Cuando el paciente espira a través de la boquilla, la bola rueda, y se mueve hacia arriba y hacia abajo, creando un ciclo de apertura y cierre que se repite muchas veces durante cada exhalación. La posición real de la bola durante la exhalación es el resultado de un equilibrio entre la presión del aire espirado, la fuerza de la gravedad sobre la bola y el ángulo de contacto de la bola en el cono. Los ciclos de apertura y cierre producen oscilaciones de presión endobronquial y del flujo de aire espiratorio. La frecuencia de las oscilaciones puede modularse cambiando ligeramente la inclinación del dispositivo Flutter® hacia arriba o hacia abajo desde su posición horizontal. El paciente selecciona la posición que produce la mayor sensación de vibración dentro del tórax. Debido a la estrecha relación entre el óptimo funcionamiento del dispositivo y la posición corporal del paciente, junto con la posición del Flutter®, se recomienda su uso en sedestación.

Se estima que la vibración con el dispositivo Flutter® paralelo al suelo es de aproximadamente 15 Hz, y que variará, según su relación con la horizontalidad, entre 6 Hz y 26 Hz. Este dispositivo genera PEP de 5-19 cmH$_2$O, y requiere un flujo espiratorio de entre 12 y 20 L/min para su uso correcto.

En un ensayo controlado aleatorizado, Gastaldi *et al.* (2015) evaluaron los efectos agudos de un dispositivo Flutter® sobre la resistencia de las vías respiratorias en 15 pacientes con enfermedad pulmonar obstructiva crónica (EPOC). El protocolo consistió en 30 minutos de ejercicios con Flutter®, comparándolo con el grupo control. Los autores concluyeron que el uso de Flutter® puede disminuir la resistencia del sistema respiratorio y la reactancia, así como la limitación del flujo espiratorio en pacientes estables con EPOC y pequeñas cantidades de secreciones.

- Acapella®: existen distintos modelos de Acapella® y, en general, se obtiene oscilaciones de entre 8 y 30 Hz, y PEP de 2-25 cmH$_2$O. Funciona mediante el uso de una palanca contrapesada y un imán (Fig. 21-2). El gas exhalado pasa a través de un cono, que es ocluido, de forma intermitente, por un tapón unido a la palanca, produciendo oscilaciones en el flujo de aire. Un botón ubicado en el extremo distal del dispositivo ajusta la proximidad del imán y el tapón contrapesado, ajustando así la frecuencia, la amplitud y la presión media. Cada versión tiene aproximadamente 17 cm de longitud por 10 cm de profundidad y 10 cm de ancho, por lo que son más grandes que la mayoría de los otros dispositivos PEP oscilantes. Actualmente, se comercializan dos modelos: uno de color verde, para pacientes que pueden mantener al menos 3 segundos de flujo espiratorio > 15 L/min, y otro de color azul, para aquellos pacientes con flujo espiratorio < 15 L/min. La gran ventaja del Acapella® es su capacidad para generar PEP oscilatoria en cualquier posición (p. ej., con el paciente en decúbito supino) y a flujos espiratorios más bajos.

- Quake®: en este dispositivo, oscila una columna de aire tanto en las fases inspiratorias como en las espiratorias de la respiración. No depende de una válvula oscilante como el Flutter® o el Acapella®, ya que utiliza un cilindro giratorio manualmente que encaja dentro de otro cilindro. El flujo de aire solo se produce cuando las ranuras den-

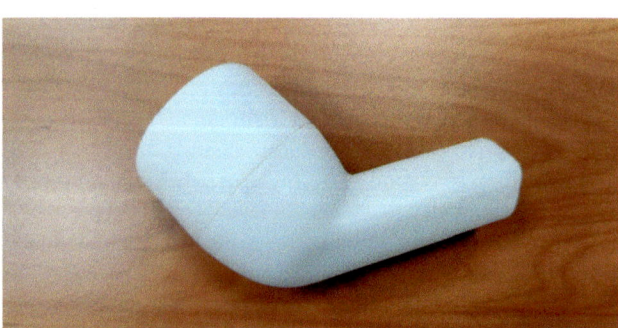

Figura 21-1. Dispositivo Flutter®.

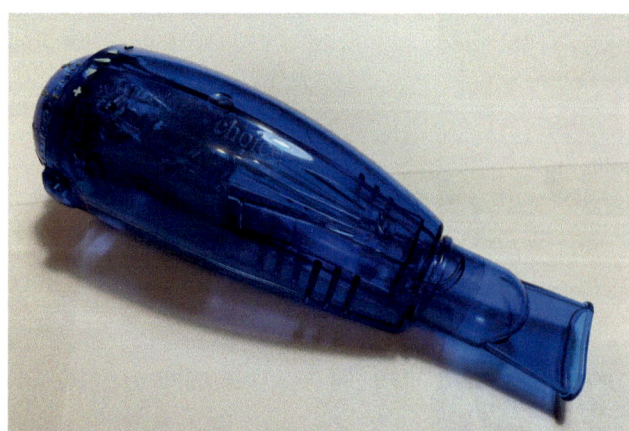

Figura 21-2. Dispositivo Acapella®.

tro de los dos cilindros se alinean. Por tanto, el flujo de aire se interrumpe a intervalos regulares mientras el usuario gira la manivela. La velocidad a la que se gira el dispositivo determinará la frecuencia de la interrupción del flujo (**Fig. 21-3**). Dado que la vibración resultante no está determinada por el flujo que genere el paciente, teóricamente, el Quake® puede ser más útil para pacientes con EPOC que no pueden generar altas tasas de flujo espiratorio máximo. También se trata de un dispositivo que se puede utilizar en distintas posiciones corporales.

- Lungflute®: es un dispositivo que utiliza ondas sonoras para vibrar las secreciones de las vías respiratorias. Tiene una boquilla y una lengüeta reemplazable dentro de un tubo de plástico de 36,8 cm de longitud. A diferencia del Flutter®, que utiliza presión oscilatoria de retroceso, Lungflute® tiene un mecanismo único basado en energía acústica, que puede beneficiar a sujetos con flujos espiratorios bajos que pueden encontrar difícil usar el Flutter®. La espiración debe ser lo suficientemente vigorosa como para hacer oscilar la lengüeta. La oscilación de la lengüeta genera ondas sonoras de 16-22 Hz con una salida de 110-115 dB utilizando 2,5 cmH$_2$O de PEP. Las ondas sonoras se propagan por el árbol traqueobronquial y vibran las secreciones, con lo que mejora el aclaramiento mucociliar. Lungflute® ha demostrado ser tan efectivo como la técnica de ciclo activo respiratorio en la expectoración de esputo en un único estudio breve (3 días) en sujetos ingresados en el hospital con una exacerbación en pacientes con bronquiectasias, pero hasta la fecha no se han publicado estudios a más largo plazo o comparativos.
- RC Cornet®: consiste en un tubo de plástico semicircular. El aire exhalado pasa a través del tubo curvado, que contiene en su interior una manguera flexible, libre de látex. Durante la exhalación, la manguera golpea la parte superior e inferior del tubo de plástico, lo que ocasiona interrupciones intermitentes en el flujo, y provoca oscilaciones y presión espiratoria positiva en las vías respiratorias del paciente. La boquilla tiene ajustes que pueden modificarse para girar el tubo y aumentar el tamaño del resistor espiratorio. Esto puede ajustar la frecuencia, la amplitud y la presión media. El RC Cornet® no depende de la gravedad y puede utilizarse en cualquier posición.

- Aerobika®: es un dispositivo de plástico que tiene un mecanismo de balancín en su interior, que hace que el aire espirado vibre, lo que ayuda a movilizar las secreciones de las vías respiratorias. Tiene unos 11 cm de longitud desde la boquilla hasta la parte trasera del dispositivo, 10,5 cm de profundidad y 3 cm de ancho (**Fig. 21-4**). Hay cinco ajustes de resistencia, seleccionables mediante un dial de palanca montado externamente que se extiende desde la cámara y se encuentra hacia la base del dispositivo, debajo de la boquilla. En un estudio retrospectivo llevado a cabo en Australia en más de 1.300 pacientes con enfermedades crónicas e hipersecreción de moco, más de la mitad usaba dispositivos mecánicos, siendo el Aerobika® el más utilizado (45 %).
- Threshold PEP®: se trata de un dispositivo cilíndrico fabricado en acrílico, con una longitud de 13 cm. Incorpora un resorte conectado a una válvula unidireccional que proporciona una resistencia constante. Esta válvula requiere una cierta presión para abrirse, y se cierra por completo cuando la presión es inferior al valor establecido. En uno de sus extremos, cuenta con una boquilla para que el usuario pueda realizar la espiración. Además, incluye una escala impresa graduada de 5 a 20 cmH$_2$O para establecer la resistencia deseada (**Fig. 21-5**). Para ajustar la resistencia, simplemente se gira la perilla hasta que el borde rojo del indicador quede en la posición deseada.

DISPOSITIVOS OSCILATORIOS DE ALTA FRECUENCIA

Estos dispositivos entregan una oscilación de alta frecuencia, habitualmente sin presión positiva espiratoria, con el objetivo principal de facilitar el manejo de las secreciones. Entre ellos destacan:

- Oscilación de alta frecuencia de la pared torácica: es una técnica de drenaje bronquial en la que se aplican oscilaciones externas en la pared torácica utilizando un chaleco inflable que se posiciona alrededor del tórax. Estos dispositivos producen vibraciones a frecuencias e intensidades variables, ayudando a movilizar las secreciones de las vías respiratorias. La oscilación de alta frecuencia de la pared torácica implica un chaleco inflable que se conecta a un

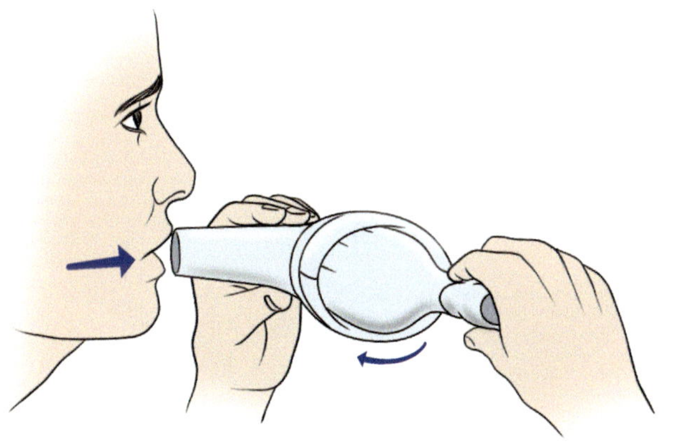

Figura 21-3. Dispositivo Quake®.

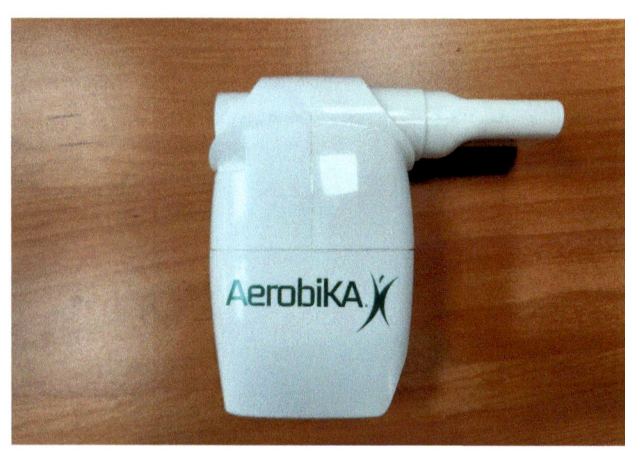

Figura 21-4. Dispositivo Aerobika®.

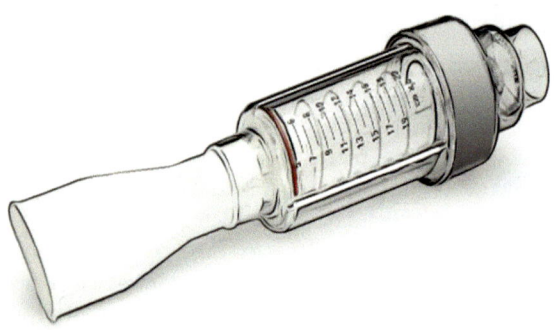

Figura 21-5. Dispositivo Threshold PEP®.

generador de pulsos mediante mangueras que permiten al equipo funcionar a frecuencias variables (habitualmente entre 5 y 25 Hz). El generador envía aire a través de la manguera, lo que hace que el chaleco se infle y desinfle rápidamente (**Fig. 21-6**).

• Ventilación de percusión intratorácica: es un sistema mecánico que proporciona ventilación de alta frecuencia mediante percusiones intrapulmonares que van desde 60 a 400 ciclos por minuto. Su objetivo es reclutar alvéolos colapsados, mejorar la interacción entre el aire y el moco, y movilizar secreciones bronquiales desde las vías aéreas distales hacia las más proximales.

• Vibralung®: es un percutor acústico donde las ondas sonoras se aplican directamente a la vía aérea a frecuencias que cubren el rango de frecuencias resonantes del tracto traqueobronquial humano (5-1.200 Hz). Esto provoca una vibración dentro de las vías respiratorias y en las secreciones directamente, en lugar de indirectamente a través de la pared torácica. Además, de forma excepcional, el Vibralung® incorpora PEP a través de su diseño de boquilla con la inclusión de dos pequeños agujeros para proporcionar resistencia a la espiración.

• Uniko-TPEP® (**Fig. 21-7**): es un dispositivo de presión espiratoria positiva temporal (TPEP). Al inicio de la fase espiratoria del paciente, este dispositivo entrega un flujo pul-

sado (aproximadamente 42 Hz) en sentido contrario al aire exhalado, dando lugar a una presión positiva muy baja de, aproximadamente, 1 cmH_2O. Este flujo pulsado se detiene antes del final de la exhalación, de modo que el final de la fase espiratoria es espontáneo, sin ningún soporte de presión. La interrupción de la resistencia al final de la espiración causa un gradiente de presión, que puede ayudar a reducir la presión dentro de las vías respiratorias, mejorando así la elasticidad de las paredes pulmonares y causando en consecuencia una reducción de la sobredistensión excesiva. La vibración generada por el flujo pulsado se transmite a lo largo del tracto respiratorio, donde su efecto es ayudar a desprender las secreciones de las paredes internas de los pulmones. La forma de la boquilla es tal que el paciente tiene que realizar una espiración activa no forzada. La «espiración a glotis abierta» resultante, además de prolongar la fase espiratoria, produce una aceleración del flujo espiratorio. D'Abrosca *et al.* compararon la terapia PEP con la terapia TPEP (suministrada con el dispositivo Uniko®). Los parámetros fisiológicos de ambos grupos mejoraron significativamente y de forma similar. Un análisis de subgrupos sugirió que la TPEP podría proporcionar un mayor beneficio a los pacientes con enfisema o en terapia con oxígeno, mientras que la terapia PEP sería más beneficiosa para los pacientes en ventilación mecánica. Nicolini *et al.* compararon la respiración con presión positiva intermitente con TPEP, y mostraron que ambas técnicas mejoran significativamente la disnea, la calidad de vida y la función pulmonar en pacientes con EPOC grave, aunque la respiración con presión positiva intermitente parecería ser más efectiva. En otros estudios, también se muestra que los pacientes con EPOC grave tratados con TPEP tienen una menor incidencia de exacerbaciones, ya que la TPEP mejora los parámetros de función respiratoria, mejorando la disnea. En un ensayo multicéntrico aleatorizado, se concluyó que la TPEP mejora los volúmenes pulmonares y acelera la mejora de las dimensiones bronquiales en pacientes con enfermedad pulmonar e hipersecreción.

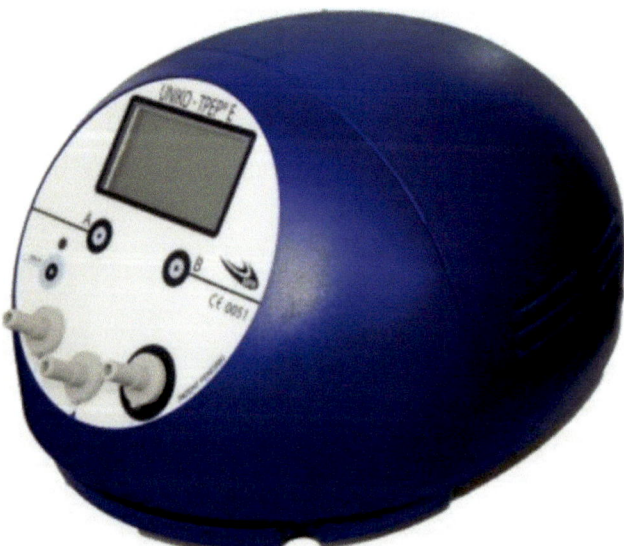

Figura 21-7. Dispositivo TPEP-Uniko®.

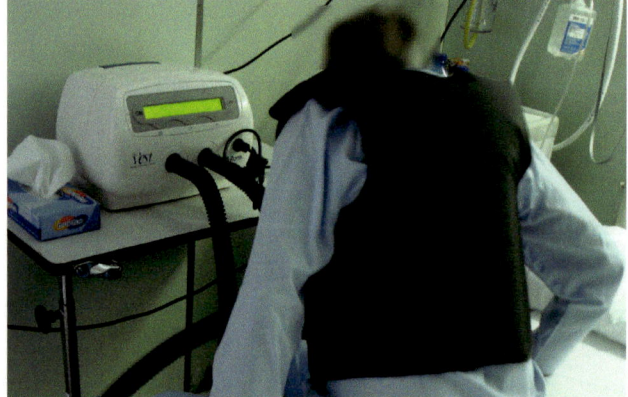

Figura 21-6. Dispositivo de oscilación de alta frecuencia de la pared torácica.

DISPOSITIVOS DE EXPANSIÓN PULMONAR

Como dispositivos de expansión pulmonar, se mencionan los diferentes tipos de inspirómetros de incentivo.

Inspirómetros de incentivo

Son dispositivos cuya función es mantener o aumentar la expansión pulmonar, mediante la inspiración activa y profunda por parte del paciente. Existen distintos tipos de dispositivos de incentivadores, algunos de flujo y otros de flujo y volumen, que proporcionan retroalimentación visual al usuario.

 El objetivo de este tipo de dispositivo es mejorar la función pulmonar mediante el aumento de los volúmenes inspirados y la eficacia de la inspiración, promoviendo una mayor expansión pulmonar y mejorando la distribución de gases inspirados. El propósito de la inspirometría incentivada es fomentar y facilitar respiraciones profundas, lentas y sostenidas.

Imita el suspiro natural y ayuda a los pacientes, proporcionando indicadores visuales cuando se ha alcanzado el flujo o volumen de aire deseado. El uso de este tipo de incentivadores implica una inspiración sostenida y máxima por parte del paciente, que es una respiración lenta y profunda desde la capacidad residual funcional hasta la capacidad pulmonar total, seguida de una pausa respiratoria de al menos cinco segundos, manteniendo el aire inspirado dentro de los pulmones. Esto puede ser útil en diversas situaciones respiratorias, como prevenir complicaciones respiratorias después de cirugías, o en pacientes con debilidad muscular respiratoria o atelectasias (**Tabla 21-2**).

Por lo general, existen dos tipos de inspirómetros de incentivo:

- De flujo: habitualmente, consiste en una boquilla y un tubo corrugado conectado a una cámara dividida en tres compartimentos, que contienen bolas de plástico liviano que se activan a flujos diferentes. El más habitual tiene capacidad de hasta 1.200 mL/s; sin embargo, existen variaciones con menos flujo para personas con menor capacidad pulmonar o disminución de la fuerza de los músculos respiratorios (**Fig. 21-8**). El paciente inhala a través de la boquilla, creando así una presión negativa dentro de los tubos, que hace que se eleven. El número de bolas y el nivel al que se elevan depende de la magnitud del flujo logrado. Con flujos más bajos, la primera bola se eleva a un nivel que depende de la magnitud del flujo. A medida que aumenta el flujo inspiratorio, la segunda bola se eleva, seguida por la tercera bola.
- De volumen (**Fig. 21-9**): es un dispositivo mecánico portátil. Algunos de ellos disponen de una válvula unidireccional, que solo permite la inspiración dentro del dispositivo; habitualmente, ofrecen una capacidad de hasta 4.000-5.000 mL, aunque hay versiones pediátricas que llegan hasta 2.000 o 2.500 mL (**Fig. 21-10**). Consiste en una manguera corrugada y una boquilla que conecta al

Tabla 21-2. Indicaciones y contraindicaciones de los inspirómetros de incentivo

Indicaciones	Contraindicaciones

• Pacientes en riesgo de complicaciones posoperatorias
• Presencia de atelectasia pulmonar
• Condiciones predisponentes a la atelectasia como:
  – Cirugía abdominal o torácica
  – Reposo prolongado en cama
  – Cirugía en pacientes con EPOC
  – Presencia de fajas torácicas o abdominales
  – Control insuficiente del dolor
  – Enfermedad pulmonar restrictiva asociada a un diafragma disfuncional o que involucre musculatura respiratoria
  – Pacientes con una capacidad inspiratoria inferior a 2,5 L
  – Pacientes con enfermedades neuromusculares o lesiones de la médula espinal
	• Pacientes no colaboradores
	• Hiperventilación
	• Fatiga
	• Pacientes incapaces de respirar profundamente de manera efectiva debido al dolor, disfunción diafragmática o analgesia opiácea
	• Pacientes muy sedados o en coma

paciente con una cámara de plástico. Junto a la cámara central del dispositivo, hay un testigo que puede usarse como meta. El profesional puede usar este testigo para establecer un volumen respiratorio objetivo, que puede basarse en la edad, la altura, la patología y/o la condición del paciente. Cuando el paciente inhala a través de la manguera corrugada, el pistón en la cámara se eleva, lo que indica el volumen de desplazamiento a través de un indicador. Hay una cámara más pequeña en el incen-

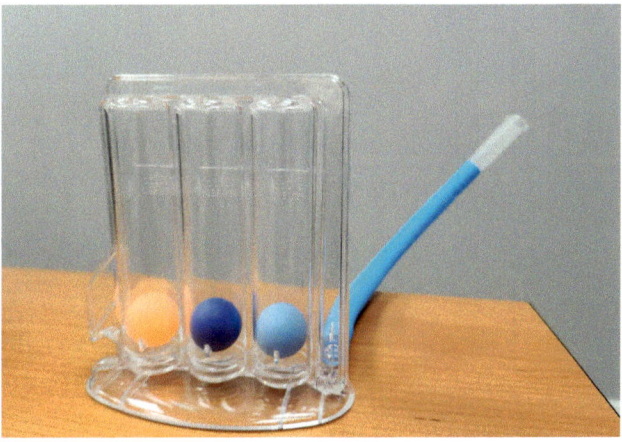

Figura 21-8. Inspirómetro de incentivo de flujo.

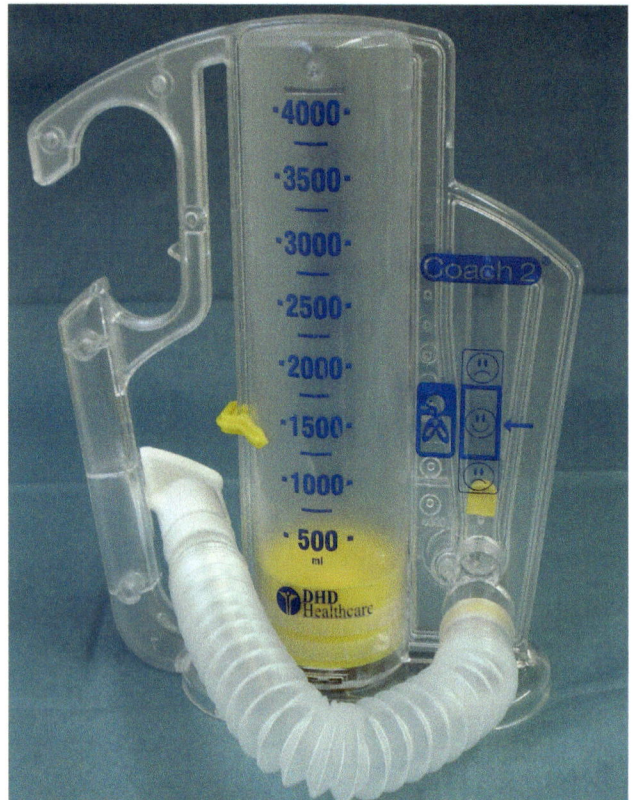

Figura 21-9. Inspirómetro de incentivo de volumen.

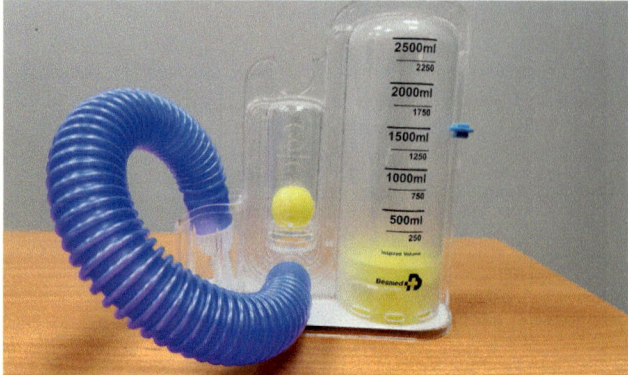

Figura 21-10. Inspirómetro de incentivo de volumen pediátrico.

> ! La evidencia actual indica que el uso de incentivadores inspiratorios volumétricos requiere menos trabajo respiratorio y mejora la función diafragmática, mientras que los dispositivos orientados por flujo causan un aumento en la actividad muscular principalmente del tórax superior.

El uso de estos dispositivos volumétricos ofrece mejores resultados en la función pulmonar que los orientados por flujo.

DISPOSITIVOS DE ASISTENCIA DE LA TOS

Hoy en día, se dispone de una amplia gama de dispositivos que pueden ayudar a mejorar mecánicamente las fases inspiratorias y/o espiratoria de la tos, ya sea de forma totalmente pasiva o con la colaboración del paciente.

Dado que no todos los equipos funcionan de la misma manera, es importante comprender sus principios de funcionamiento para determinar el uso más adecuado en cada paciente y situación (**Fig. 21-11**).

tivador inspiratorio para la retroalimentación del flujo utilizado en cada respiración. La bola en esta cámara se moverá hacia arriba, si el paciente inhala demasiado rápido, y hacia abajo, si respira demasiado lento. Muchos incentivadores inspiratorios tienen una línea en esta cámara para indicar el flujo óptimo.

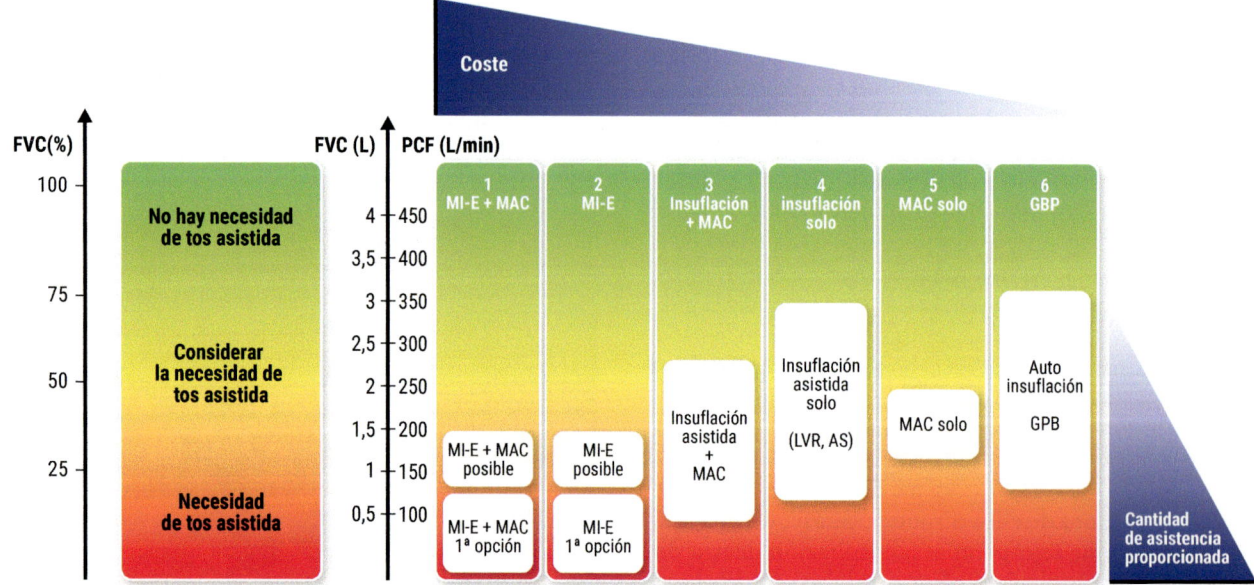

Figura 21-11. Asistencia de la tos según pico flujo de tos.
AS: *air stacking*; FVC: capacidad vital forzada; GBP: respiracion glosofaríngea; LVR: *lung volume recruitment*; MAC: tos asistida manual; MI-E: *Mechanical insuffation-exsuflattion*; PCF: pico flujo de tos.

Dispositivos de insuflación-exsuflación mecánica o asistentes mecánicos a la tos

Son dispositivos mecánicos que proporcionan una inhalación profunda a presión positiva, seguida de una exhalación forzada a presión negativa, imitando así una tos natural. Estos dispositivos generan presión positiva inspiratoria y presión negativa espiratoria (efecto de succión) de al menos +40 a –40 cmH_2O, y la mayoría de ellos alcanzan ya hasta los +70 y –70 cmH_2O. Pueden conectarse al paciente mediante una interfaz bucal o nasobucal, a un tubo de intubación orotraqueal o a una traqueostomía. Existen varios dispositivos que asisten la tos de forma mecánica, entre ellos CoughAssistE-70® (Respironics Corporation, Estados Unidos) (Fig. 21-12), PegasoCough® (Dima, Italia) y NippyClearway® (B&D Electromedical, Inglaterra). Su eficacia ha sido demostrada en diversas investigaciones.

Se ha sugerido que el uso de asistencia mecánica para la tos puede reducir o evitar la necesidad de aspiración de secreciones en pacientes con enfermedades neuromusculares, ya que el flujo de tos que se obtiene es suficiente para eliminarlas, evitando así los efectos adversos de la aspiración repetitiva (succión con sonda) en la mucosa de las vías respiratorias. Debido a su alto coste, estos equipos no están al alcance de todos los profesionales, aunque pueden ser compartidos entre diferentes pacientes, siempre y cuando se mantengan los rigurosos niveles de limpieza y esterilización de los circuitos, que son similares a los aplicados para los equipos de ventilación mecánica. Existen varios protocolos, pero los más utilizados suelen ser de 4-6 ciclos de cinco repeticiones cada uno (Fig. 21-13).

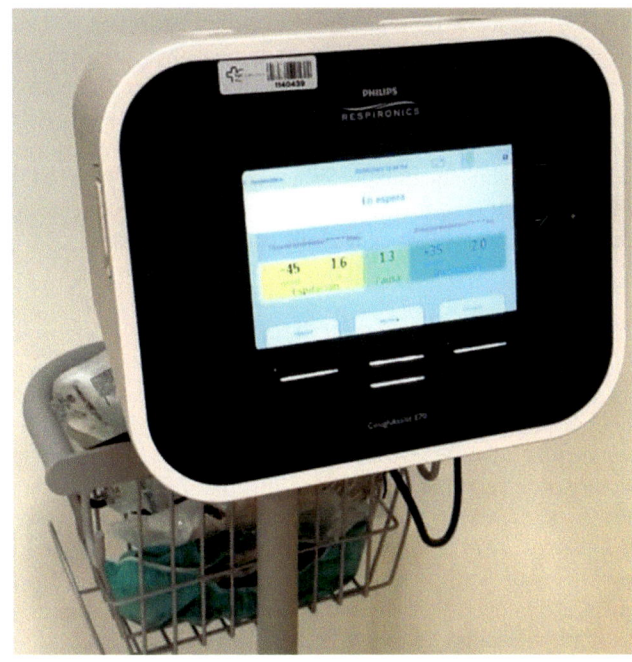

Figura 21-12. Dispositivo de asistencia mecánica de la tos CoughAssist E-70®.

Ventilación mecánica como dispositivo de tos

Consiste en asistir la tos utilizando un respirador mecánico controlado por volumen o un generador de flujo. Siguiendo los mismos principios fisiológicos mencionados anteriormente, se incrementa el volumen inspirado y el flujo espirado para imitar

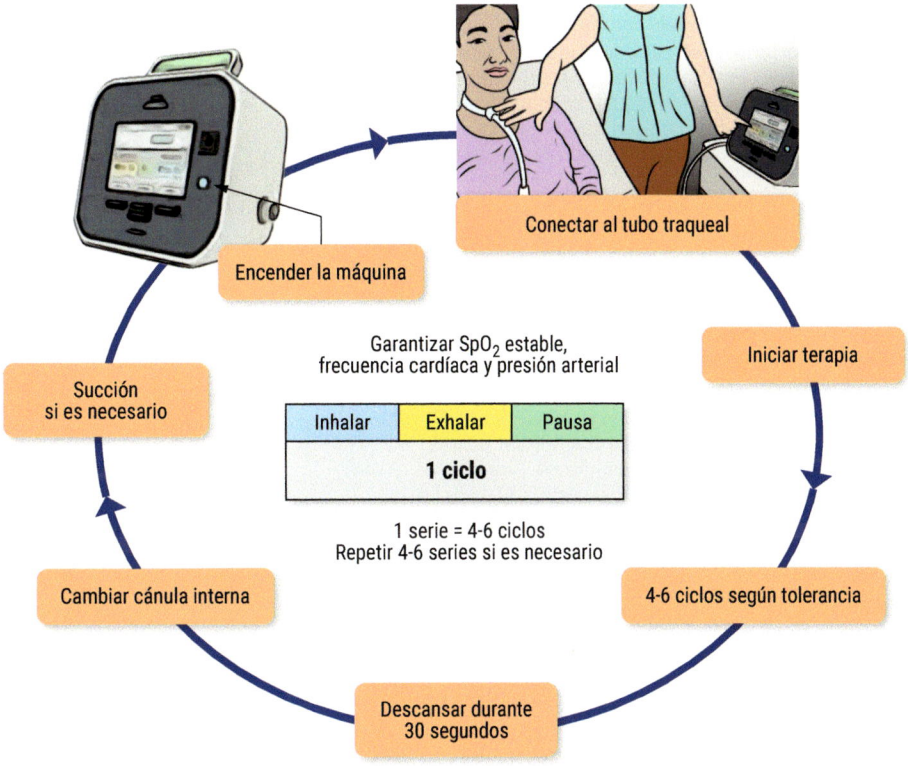

Figura 21-13. Protocolo de asistencia de la tos.
SpO_2: saturación de oxígeno.

los mecanismos de la tos natural. En las últimas décadas, se han desarrollado respiradores mecánicos domiciliarios que incluyen una función de asistencia de la tos integrada en los modos ventilatorios, denominada LIAM® (maniobra de asistencia de inflado pulmonar). Esta función implica insuflar los pulmones con una presión alta, que puede alcanzar hasta los 50 cmH$_2$O, simulando un suspiro. La ventaja de esta técnica es que no se requiere el cierre activo de la glotis para llevarla a cabo.

Estancamiento de aire o *air stacking*

Es una técnica que actúa durante la fase inspiratoria, y que consiste en administrar múltiples insuflaciones de aire a través de una bolsa de reanimación manual (**Fig. 21-14**) con el objetivo de alcanzar la capacidad inspiratoria máxima. Esta técnica aumenta el volumen inspirado y reemplaza los suspiros periódicos, contribuyendo además a mejorar la movilidad torácica y prevenir la aparición de atelectasias. La capacidad inspiratoria máxima es un indicador indirecto de la distensibilidad pulmonar. La técnica clásica se realiza con una bolsa de reanimación manual, una válvula unidireccional, un corrugado de entre 20 y 30 cm, y en caso de que haya fugas de aire, se utiliza una pinza nasal.

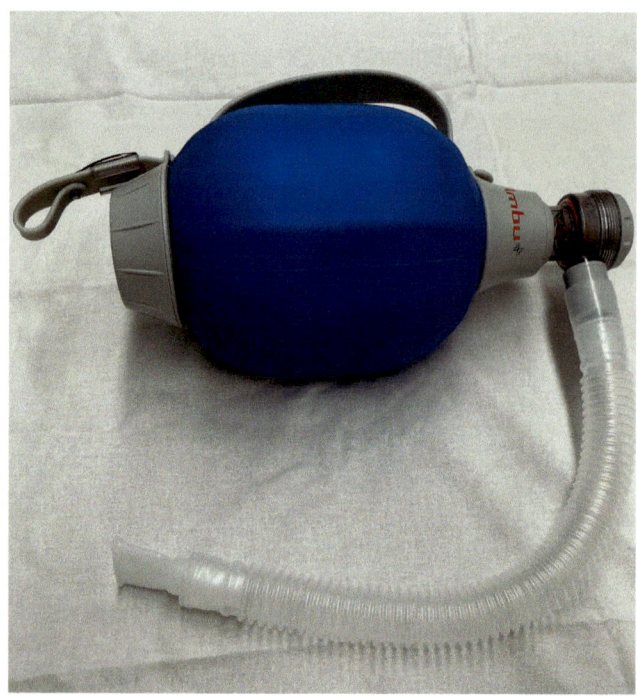

Figura 21-14. Estancamiento de aire o *air stacking*.

PUNTOS CLAVE

- Los dispositivos mecánicos respiratorios son herramientas valiosas que complementan los programas de fisioterapia respiratoria.
- Ofrecen una variedad de beneficios para pacientes con diversas afecciones respiratorias, como la mejora de la ventilación, la facilitación del manejo de las secreciones, el fortalecimiento de los músculos respiratorios y la disminución de síntomas como la disnea.
- Es importante destacar que la elección adecuada del dispositivo debe basarse en el objetivo específico del tratamiento y las necesidades individuales del paciente. Se deben preferir aquellos dispositivos que hayan demostrado utilidad clínica, y que sean seguros y fáciles de usar.

- Los profesionales de la salud son responsables de instruir al paciente en el uso correcto del dispositivo y monitorizar su progreso durante el tratamiento. Los dispositivos requieren controles habituales por parte de los fisioterapeutas respiratorios que los prescribieron, para mantenerlos totalmente adaptados a las necesidades del paciente.
- En resumen, los dispositivos mecánicos son una parte importante de la fisioterapia respiratoria, y pueden ofrecer una mejoría significativa de los síntomas y de la calidad de vida de los pacientes con enfermedades respiratorias.

BIBLIOGRAFÍA

Bach J. Air stacking for cough assistance. Muscle Nerve. 2004;30(5):680-1; author reply 681. .

Cegla UH. Physiotherapy with oscillating PEP systems (RC-Cornet, VRP1) in COPD. Pneumologie. 2000;54(10):440-6.

Chatwin M, Toussaint M, Gonçalves MR, et al. Airway clearance techniques in neuromuscular disorders: A state of the art review. Respir Med. 2018;136:98-110.

Chatwin M, Wakeman RH. Mechanical Insufflation-Exsufflation: Considerations for Improving Clinical Practice. J Clin Med. 2023r;12(7):2626.

Cooper L, Johnston K, Williams M. Physiotherapy-led, community-based airway clearance services for people with chronic lung conditions: a retrospective descriptive evaluation of an existing model of care. BMC Health Serv Res. 2024;24(1):98.

Coppolo DP, Schloss J, Suggett JA, Mitchell JP. Non-Pharmaceutical Techniques for Obstructive Airway Clearance Focusing on the Role of Oscillating Positive Expiratory Pressure (OPEP): A Narrative Review. Pulm Ther. 2022;8(1):1-41.

Fagevik Olsén M, Olofsson P, Frejd P, Lannefors L, Westerdahl E. Technical Aspects of Devices and Equipment for Positive Expiratory Pressure With and Without Oscillation. Respir Care. 2021;66(5):862-77.

Fink JB, Mahlmeister MJ. High-frequency oscillation of the airway and chest wall. Respir Care. 2002;47(7):797-807.

Franklin E, Anjum F. Incentive Spirometer and Inspiratory Muscle Training [Internet]. En: StatPearls. Treasure Island (FL): StatPearls Publishing, 2024.

Marambio-Coloma C, Sandoval-Scanio F, García-Valdés P, et al. Técnicas Instrumentales en Kinesiología Respiratoria: Principios y Orientación para la Práctica Clínica. Kinesiología. 2023;42(2):85-96.

Myers TR. Positive expiratory pressure and oscillatory positive expiratory pressure therapies. Respir Care. 2007 Oct;52(10):1308-26; disc. 1327.

Restrepo RD, Wettstein R, Wittnebel L, Tracy M. Incentive spirometry: 2011. Respir Care. 2011;56(10):1600-4.

Torres-Castro R, Monge G, Vera R, Puppo H, Céspedes J, Vilaró J. Therapeutic strategies to increase the effectiveness of cough. Rev Med Chil. 2014;142(2):238-45.

Van Fleet H, Dunn DK, McNinch NL, Volsko TA. Evaluation of Functional Characteristics of 4 Oscillatory Positive Pressure Devices in a Simulated Cystic Fibrosis Model. Respir Care. 2017;62(4):451-8.

Terapia ocupacional en el paciente respiratorio crónico

22

M. Miñana Álvarez

 OBJETIVOS

- Conocer los principios de la terapia ocupacional en la rehabilitación respiratoria.
- Identificar los problemas ocupacionales que sufren las personas con enfermedades respiratorias.
- Relacionar las alteraciones de los componentes de ejecución en los pacientes con patología respiratoria con la repercusión en el desempeño de sus ocupaciones.
- Enumerar los servicios asistenciales y las intervenciones de terapia ocupacional según los diferentes entornos en los que se encuentran los pacientes con patología respiratoria.
- Definir el perfil de usuarios beneficiarios del tratamiento de terapia ocupacional.
- Valorar y saber desarrollar el proceso de intervención desde terapia ocupacional según las necesidades y las diferentes etapas evolutivas por las que, a menudo, pasan los enfermos con patología respiratoria.

INTRODUCCIÓN

Las enfermedades respiratorias crónicas tienen una gran prevalencia. La enfermedad pulmonar obstructiva crónica (EPOC) representa la segunda causa que más contribuye a los años de vida ajustados por discapacidad a nivel mundial (Vos, 2019). Así, las personas con enfermedades respiratorias crónicas presentan deficiencias físicas, psicológicas y sociales, que comprometen de forma progresiva a su capacidad para realizar actividades de la vida diaria (AVD), impactando directamente en la participación de los roles vitales significativos de la persona (Bury, 1982).

La rehabilitación pulmonar o respiratoria es una intervención integral basada en una minuciosa evaluación de la persona, seguida de terapias diseñadas a medida, que incluyen, de forma no exclusiva, el entrenamiento muscular, la educación y cambios en los hábitos de vida, con el objetivo de mejorar la condición física y psicológica de las personas con enfermedad respiratoria crónica, y promover la adherencia a conductas para mejorar su salud a largo plazo.

La terapia ocupacional es una profesión integrada en los servicios de rehabilitación de unidades de hospitalización de agudos, en centros sociosanitarios y en centros residenciales, así como en los programas de rehabilitación domiciliaria y comunitaria. El objetivo de la terapia ocupacional es posibilitar que las personas con enfermedades respiratorias puedan llevar a cabo sus actividades de la vida diaria, así como aquellas ocupaciones que les son significativas y que afectan a su salud, bienestar, y participación en sus roles y rutinas diarias.

El terapeuta ocupacional (TO) trabaja desde la comprensión de que muchos factores de la persona, de la actividad y del entorno, están influyendo en la participación y el desempeño ocupacional de las personas. Por este motivo, determina los diferentes tipos de intervenciones considerando factores de carácter intrínseco y extrínseco, donde se incluyen aspectos psicosociales, culturales, físicos y ambientales, y utilizan la ocupación como medio para promover la salud y el bienestar.

Según las limitaciones que, de manera progresiva, produce la enfermedad, los objetivos de tratamiento variarán en cada etapa. El rol del TO y las necesidades de la persona serán diferentes según el momento de la enfermedad que se esté tratando, así como el nivel asistencial que se precise para llevar a cabo los diferentes tratamientos.

Existe una clara concordancia entre los objetivos de la rehabilitación respiratoria y el ámbito de práctica de la terapia ocupacional. Por este motivo, el TO es un profesional con las competencias necesarias, que debe ser integrado en los programas de rehabilitación respiratoria. En los programas públicos de rehabilitación respiratoria de terapia ocupacional, la participación del TO parece haber aumentado ligeramente en los últimos 25 años, un aumento que oscila entre un 17 % en Norteamérica y un 92 % en Suecia (Finch, 2022).

VIVIR CON UNA ENFERMEDAD RESPIRATORIA

La mayoría de los estudios publicados actualmente son de pacientes con EPOC, y quedan muy por debajo las publicaciones sobre otras patologías, como la enfermedad pulmonar intersticial difusa entre otras. A pesar de las diferencias entre la patología respiratoria obstructiva y la restrictiva, la disnea es un síntoma común en ambas.

Las personas con enfermedades pulmonares crónicas experimentan fluctuaciones clínicas que describen como «días buenos y malos». Entre las manifestaciones clínicas que presentan, la disnea y la fatiga limitan notablemente el desempeño de las AVD, así como la calidad de vida de estas personas.

Según los datos recogidos por Bendixen *et al.* (2014) en relación con la participación en ocupaciones y con la calidad de vida en pacientes con EPOC, un 90 % de los participantes referían fatiga durante la ejecución de las AVD, tanto básicas como instrumentales, y un 88 % necesitaban ayuda de otra persona para las tareas del hogar. También presentaban una pérdida importante de las actividades de ocio. En el estudio de Martinsen *et al.* (2016), se recogieron 595 problemas ocupacionales documentados por pacientes con EPOC a través de la medida canadiense de rendimiento ocupacional (COPM, *Canadian Occupational Performance Measure*). La mayoría se centraban en las categorías de movilidad, recreación activa y gestión del hogar, atribuido a los componentes personales como falta de energía, fatiga física y mental. En la **figura 22-1** se observa una gráfica de los problemas ocupacionales documentados con mayor frecuencia.

Los pacientes con EPOC tienen una mayor carga metabólica y una mayor percepción de los síntomas en relación con la disnea y la fatiga al realizar las AVD (básicas e instrumentales) que las personas sanas (Vaes, 2019). La fatiga y la disnea

son síntomas multifactoriales que dificultan los recursos de afrontamiento del paciente.

Las personas con EPOC desarrollan limitaciones funcionales, cognitivas, físicas y psicosociales, debido a la fatiga que perciben durante la realización de las diferentes ocupaciones. En el estudio de Theander *et al.* (2004), los pacientes describían la fatiga como agotamiento físico y mental, asociada a falta de energía e incapacidad para realizar actividades físicas y sociales, mientras que la fatiga mental se asociaba a preocupación y síntomas depresivos, lo que aumentaba la inactividad, y se relacionaba con una disminución de la motivación para realizar las actividades. Asimismo, describían que la fatiga aumentaba gradualmente a causa de un evento desencadenante, acentuada con un ingreso hospitalario, actividad física intensa y empeoramiento funcional. También referían fluctuaciones debido a las condiciones climáticas y a los estados mentales, mejorando con cambios positivos en el estado mental.

La disnea es otro síntoma, que se añade a la fatiga, y que tanto la inactividad como el exceso de actividad la causan. La disnea limita la actividad física del paciente y le lleva hacia un estilo de vida sedentario, provocando un conjunto negativo de retroalimentación, ya que la inmovilidad provoca una mayor reducción de la masa muscular y hace que el paciente tenga disnea con niveles de trabajo cada vez menores (Kouijzer, 2018).

Según el estudio de Kessler *et al.* (2011), las actividades que provocaban mayor disnea eran subir y bajar escaleras (83 %), realizar tareas del hogar (57 %), hacer la compra (43 %), y

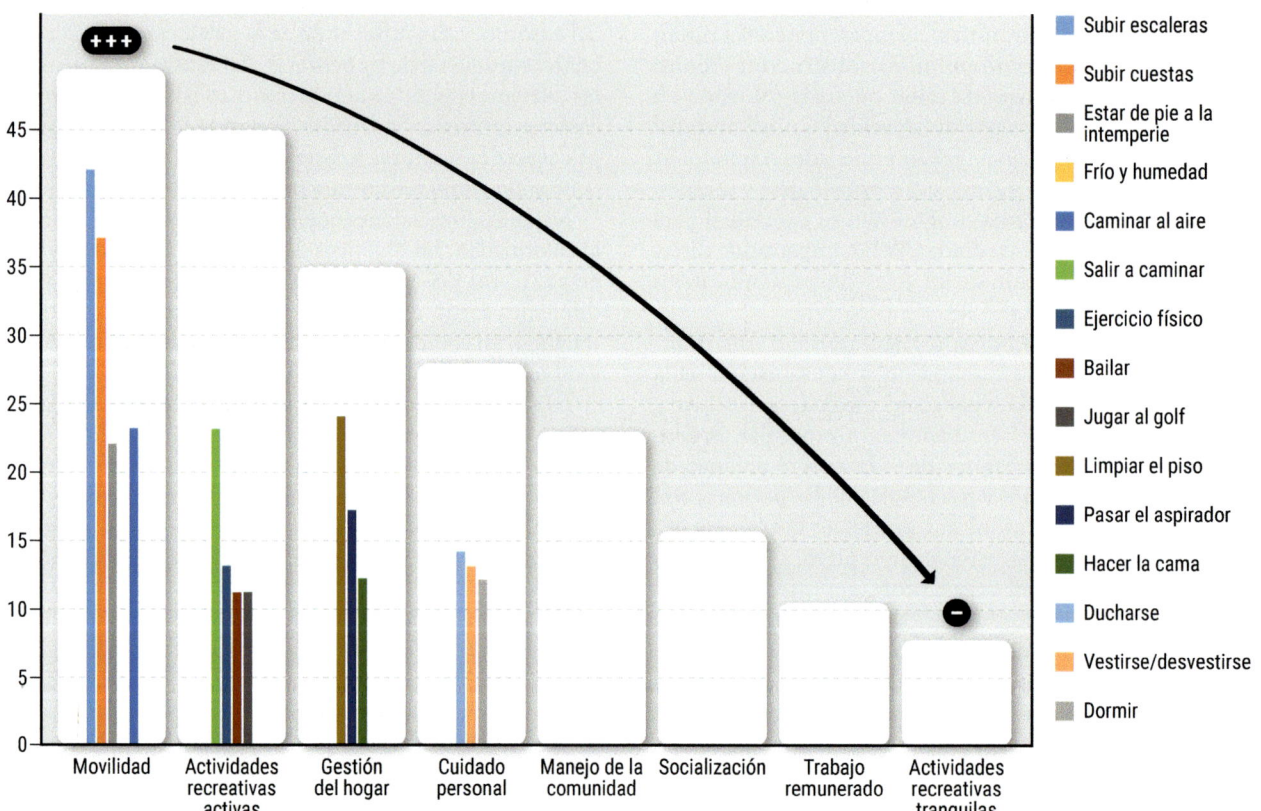

Figura 22-1. Problemas ocupacionales más destacados.

practicar deporte o hobbies (36 %). La disnea era más limitante durante la mañana.

> ! Múltiples factores extrínsecos e intrínsecos afectan al desempeño ocupacional. Un alto porcentaje de pacientes con patología respiratoria refieren limitaciones en las AVD. La fatiga y la disnea son los principales síntomas que limitan el desempeño ocupacional. La ansiedad y la depresión están muy presentes en pacientes con patología respiratoria.

Por otro lado, una de las comorbilidades mentales que se observan con mayor frecuencia en personas con EPOC y otras patologías respiratorias es la ansiedad y la depresión (Paz, 2007).

Las creencias ansiosas y los miedos más documentados por las personas con patologías respiratorias crónicas son la progresión de la enfermedad, el miedo a la disnea y a la actividad física (Reijnders, 2019).

El miedo de los pacientes, sumado a la evitación de las actividades que inducen la disnea, podría conducir a niveles de actividad progresivamente menores. Esto puede hacer que incluso las AVD sean difíciles de completar, se reduzca la calidad de vida, aumente la depresión, la ansiedad y la disnea durante la realización de esas AVD, lo que refuerza las creencias negativas y los miedos. Los pacientes entran en un círculo vicioso de inactividad conocido como desacondicionamiento físico. Por tanto, las creencias, y los miedos a la actividad física y a la disnea pueden explicar, en parte, la evitación de la actividad física y la consiguiente limitación en la participación ocupacional (**Fig. 22-2**).

La depresión y la ansiedad refuerzan el aislamiento social y la inactividad de la persona, provocando un desempeño más discapacitante. La incapacidad para participar en actividades significativas y ocupaciones cotidianas esenciales compromete la calidad de vida, y contribuye al sufrimiento y la carga

mental, y muchas de estas personas ven afectada su identidad. Otros factores que contribuyen al desarrollo de depresión son el hecho de no poder llevar a término la actividad laboral habitual y, como consecuencia, considerar la jubilación anticipada, algo que puede provocar mayor ansiedad por la limitación de los ingresos económicos. Otro factor es la restricción de las actividades de ocio. Todo ello conduce a una disminución de los roles del paciente dentro de la familia y de la comunidad.

Debido a los diversos factores mencionados anteriormente, las personas con EPOC llevan un estilo de vida muy sedentario. Según la revisión sistemática de Hunt *et al.* (2014), las personas con EPOC pasan sentadas aproximadamente 359 minutos de media al día según autoinformes, y de 434 a 763 minutos al día según las mediciones recogidas por dispositivos de actividad. Estos largos períodos de sedentarismo en las personas con EPOC se caracterizan por peores medidas espirométricas de la función pulmonar, mayor número de exacerbaciones en los 12 meses anteriores, menor capacidad de ejercicio y motivación para mantener una vida autónoma, mayor probabilidad de uso de la oxigenoterapia a largo plazo y mayor limitación funcional por la disnea.

Así pues, todos estos problemas deberán tenerse en cuenta a la hora de planificar una intervención con personas con EPOC y otras patologías respiratorias.

TERAPIA OCUPACIONAL EN LOS DIFERENTES SERVICIOS ASISTENCIALES DE REHABILITACIÓN RESPIRATORIA

La terapia ocupacional desempeña un papel fundamental para las personas que sufren una enfermedad respiratoria. En primer lugar, el TO realiza una valoración exhaustiva de la situación en la que se encuentra el paciente. Posteriormente, en función del análisis que arroje la valoración, aplica el tra-

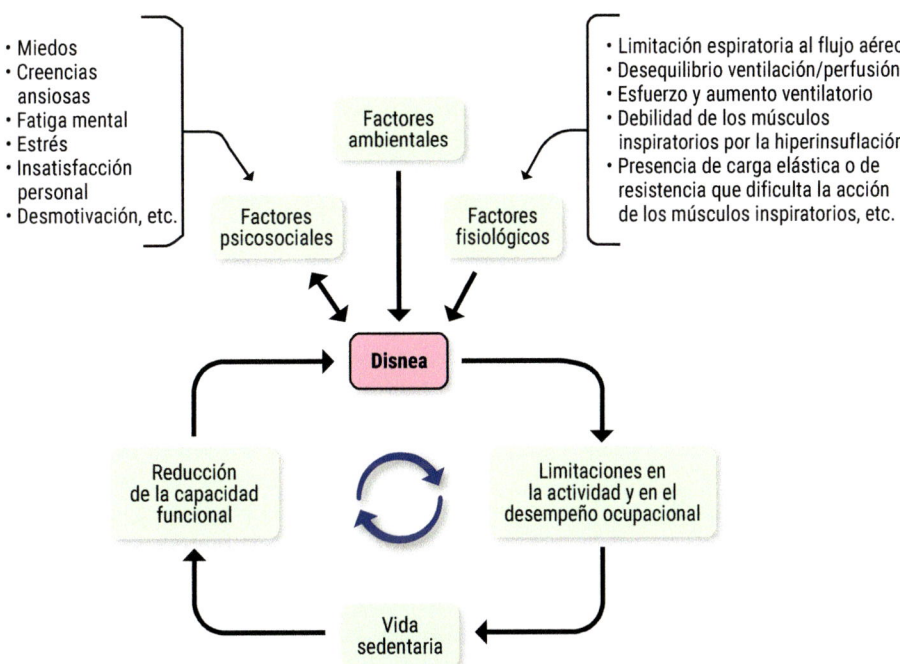

Figura 22-2. Espiral de desacondicionamiento.

tamiento y las técnicas específicas más convenientes. Según la etapa de la enfermedad, las capacidades y limitaciones que presente la persona, y el nivel asistencial en el que se lleve a cabo la intervención, se aplicará el tratamiento óptimo para cada una de ellas.

Unidades de cuidados intensivos

Las personas que están ingresadas en unidades de cuidados intensivos (UCI) presentan enfermedades o problemas de salud que amenazan su vida, y requieren una atención e intervención médica y de enfermería durante las 24 horas del día. Estas personas pueden presentar diferentes complicaciones asociadas, como insuficiencia respiratoria aguda y riesgo de lesión cerebral, entre otras.

Los TO están asumiendo un papel cada vez más activo dentro de estas unidades, incidiendo en la necesidad de estimulación temprana, la restauración de la función y la importancia de que participen, de manera precoz, en el tratamiento preventivo y restaurador de la funcionalidad de las AVD de estas personas. Proporcionan educación al paciente y a los cuidadores, y participan en las evaluaciones para ayudar a determinar las recomendaciones del alta junto con otros profesionales.

En la actualidad, en algunos centros se están empezando a implementar novedosos tratamientos a través de programas que utilizan las tecnologías de estimulación multisensorial. Estos nuevos tratamientos adquieren una gran importancia para tratar de evitar el llamado síndrome pos-UCI. El objetivo es prevenir los síntomas que la privación de estímulos sensoperceptivos y la inmovilidad prolongada provocan en las personas ingresadas en estas unidades.

Hospitales de agudos

En algunas personas, la estancia hospitalaria se prolonga por las complicaciones de la enfermedad y, en consecuencia, estos pacientes pueden presentar un mayor número de dificultades, como problemas crónicos en la función pulmonar, debilidad muscular, deterioro cognitivo, así como ansiedad y depresión. EL TO evalúa y desarrolla objetivos a corto y a largo plazo centrados en las necesidades del paciente, para abordar un reentrenamiento en las AVD, educación que incluya seguridad, técnicas de ahorro energético (TAE), y mejora de las capacidades físicas, cognitivas y emocionales que puedan verse afectadas tras el ingreso hospitalario. El TO también interviene en los recursos que necesita el paciente al alta hospitalaria, junto con el equipo multidisciplinar.

Centros de convalecencia

Dado que, al recibir el alta hospitalaria, algunos pacientes no pueden regresar a su domicilio, pueden ser derivados a centros de convalecencia, donde el objetivo es ofrecer una rehabilitación para paliar las complicaciones del ingreso hospitalario y mejorar las capacidades para que la persona pueda volver a su hogar.

El enfoque principal del TO en estos centros de rehabilitación a corto plazo es mejorar la fuerza, la resistencia y la movilidad para mejorar la participación activa en las AVD, y empoderar al paciente para fomentar su autonomía y la vuelta a su domicilio. Se incluye la educación al paciente y a los familiares en las TAE, con el fin de poder manejar las condiciones de su hogar y comunidad al recibir el alta.

Rehabilitación pulmonar ambulatoria

El TO evalúa las capacidades y el desempeño del individuo para realizar sus ocupaciones de forma satisfactoria, desarrolla un plan de tratamiento individualizado, y colabora con el paciente y con los cuidadores para establecer las metas del tratamiento. Las intervenciones van dirigidas a proporcionar la educación y el entrenamiento necesarios para mejorar una participación significativa de la persona a la hora de llevar a cabo las AVD, las ocupaciones y sus roles vitales, tanto en su entorno más cercano como en la comunidad.

Los pacientes necesitan más de dos sesiones de terapia ocupacional para lograr cambios en el desempeño ocupacional (Martinsen, 2016). Según Hansen (2011), en cinco sesiones ya se pueden observar cambios en el desempeño y en la satisfacción con las ocupaciones de la persona.

Las sesiones se pueden realizar en formato grupal y/o individual. Las intervenciones individuales brindan a la persona la oportunidad de sentirse más libre para compartir experiencias, y el profesional puede proporcionar retroalimentación y apoyo social al paciente. Por otro lado, el formato grupal ofrece la oportunidad de poder compartir con personas que tienen problemas similares, y puede ser beneficioso debido al intercambio de experiencias y al acompañamiento mutuo en el proceso de la enfermedad. Los grupos pequeños, de entre tes y cinco personas, agrupadas según patologías obstructivas o restrictivas, o según el nivel funcional, son una alternativa atractiva, ya que pueden aprender entre ellos. Según el estudio de Wilson (2007), como estrategias de tratamiento, se recomiendan sesiones dirigidas a cambios de comportamiento y autogestión de la enfermedad con demostraciones prácticas, experimentales y ayuda visual, como por ejemplo el uso del pulsioxímetro para ver los resultados de la práctica respecto a la saturación de oxígeno y la frecuencia cardíaca.

Atención domiciliaria

El TO ofrece grandes beneficios a la hora de abordar los tratamientos de las personas afectadas por patología respiratoria que viven en sus casas, o a las que retornan a su hogar tras un ingreso hospitalario. Estos beneficios están orientados hacia la propia persona, pero también para asesorar, y dar soporte a la familia y sus cuidadores. Es importante remarcar que la rehabilitación domiciliaria debe centrarse también en los entornos físicos, sociales y comunitarios.

Las evaluaciones e intervenciones en el hogar son claramente efectivas, ya que permiten una intervención de las

AVD a través de la observación directa en el contexto en el que se sitúa el paciente para desempeñar estas actividades, lo que permite conocer el lugar exacto, el tiempo requerido, el momento del día en el que se realiza, la posición corporal utilizada para desempeñarla, los cambios en la disnea, el ritmo cardíaco y la saturación de oxígeno. De esta manera, el TO puede ofrecer las herramientas más adecuadas a las necesidades del usuario, y proporcionar las adaptaciones de la actividad y del entorno, así como el uso de productos de apoyo (PA) óptimos para mejorar la participación significativa en las AVD, ocupaciones y roles vitales.

En rehabilitación domiciliaria, la valoración y el asesoramiento adecuados de los espacios en los que tiene que moverse y llevar a cabo las diferentes ocupaciones, tanto la persona afectada de patología respiratoria como sus familiares y cuidadores, son cruciales para poder alcanzar el nivel de competencia deseado.

La interrelación que el TO establece entre las necesidades de la persona, las tareas que tiene que llevar a cabo y las demandas del contexto y del entorno domiciliario son la base para un buen éxito de tratamiento.

PERSONAS BENEFICIARIAS DE TRATAMIENTO DE TERAPIA OCUPACIONAL

Cualquier persona con enfermedades respiratorias que vea comprometida su participación o desempeño en las AVD serían posibles candidatos para recibir los servicios de terapia ocupacional.

Por lo general, aquellos pacientes que presentan disnea o fatiga en sus ocupaciones o que, al realizarlas, presentan saturaciones de oxígeno bajas suelen derivarse a terapia ocupacional.

Igualmente, aquellos pacientes que tienen conductas poco saludables, como vida sedentaria, que presentan desequilibrio ocupacional, y/o desacondicionamiento físico y/o emocional con repercusión directa en sus AVD, también son candidatos para beneficiarse de las intervenciones de terapia ocupacional.

En general, no hay contraindicación alguna a la parte educativa de los programas de rehabilitación, o a aquellas intervenciones dirigidas a cualquier cambio de comportamiento para mejorar las condiciones de salud y mejorar la calidad de vida; únicamente, en los casos en que se presente un grave deterioro cognitivo, o la capacidad de aprendizaje se vea afectada y pudiera impedir la efectividad del programa. Otro aspecto importante a tener en cuenta es la motivación para realizar los cambios y la adherencia al tratamiento.

EVALUACIÓN DESDE TERAPIA OCUPACIONAL

Cuando se ven afectadas las actividades significativas de una persona, el TO entra en acción para evaluar las limitaciones y capacidades que se ven comprometidas para desempeñar estas ocupaciones. Para entender las fortalezas y las limitaciones de desempeño del individuo, el TO utilizará sus habilidades de razonamiento clínico para realizar una evaluación exhaustiva. Esta evaluación puede incluir herramientas formales o pruebas

estandarizadas, datos médicos recogidos de la historia clínica, técnicas informales como entrevista y observación directa en el desempeño de actividades, así como información obtenida de los diferentes profesionales.

Desde los modelos propios de terapia ocupacional, se evalúan tres componentes básicos: la persona, la ocupación y el entorno. Por tanto, se valoran todas aquellas habilidades que interfieren en el desempeño ocupacional de la persona, como las habilidades motoras, cognitivas y emocionales. También deberá evaluarse la interacción social, los factores y los patrones de desempeño como valores, roles y rutinas. Además, deberán evaluarse los factores contextuales: ambientales y sociales.

A partir de la síntesis de toda esta información, el TO desarrolla un perfil ocupacional que orienta el plan de tratamiento, teniendo en cuenta que el paciente y sus familiares participan activamente en el desarrollo de las metas y los objetivos que son significativos para el usuario.

Herramientas y escalas utilizadas desde terapia ocupacional

La principal información que el terapeuta recoge para la intervención proviene de una entrevista con el paciente y la familia. La entrevista proporciona toda la información en relación con sus ocupaciones, descripción de los síntomas y cómo estos interfieren en su desempeño. También se obtiene información sobre tareas diarias y actividades que realiza la persona en un día, actividades que producen disnea, entorno físico en el que desarrolla sus ocupaciones, apoyo social, tratamientos que ha recibido, factores psicosociales, intereses, hobbies, aspectos de su personalidad, etc.

Además, se debe realizar una observación directa de la persona mientras realiza las AVD, de modo que el TO pueda obtener información más detallada del patrón respiratorio que utiliza el paciente, las posturas que emplea, la velocidad de ejecución, la aparición de los síntomas durante el desarrollo de las diferentes actividades, etc.

La evaluación también incluye aspectos motores en los que se valora el rango articular, la fuerza, la resistencia y la coordinación, así como aspectos de carácter psicosocial, como alteraciones cognitivas y emocionales, entre las que destacan la ansiedad y la depresión.

Evaluación de las actividades de la vida diaria y desempeño ocupacional

- *Functional Independence Measure* (FIM): es una herramienta que evalúa la autonomía física, psicológica y social. La escala se compone de 18 ítems distribuidos en seis actividades: autocuidado, control de esfínteres, transferencias, ambulación, comunicación y cognición social. Teniendo en cuenta el grado de autonomía de la persona en la actividad, cada ítem se evalúa en una escala de 1 a 7, siendo 1 la asistencia total y 7 completamente independiente (Grau, 2023). Puede ser un instrumento útil que proporciona una evaluación más completa de la discapacidad después de un episodio agudo en un ingreso hospitalario (Pasqua, 2009).

- COPM: es una medida para evaluar la autopercepción de la persona sobre su desempeño en la vida cotidiana. La COMP evalúa en términos de rendimiento y satisfacción, considerando las áreas de autocuidado, productividad y ocio. Se desarrolló como una herramienta para permitir a las personas identificar y priorizar problemas cotidianos que restringen o impactan su desempeño en la vida cotidiana. Se administra a través de una entrevista semiestructurada. La herramienta consta de cinco pasos claves; se pide al paciente que identifique áreas de cada desempeño que son desafiantes, y que califique la importancia de cada área identificada usando una escala de 10 puntos y luego que seleccione cinco de los problemas más importantes para tratarse en la intervención. Posteriormente, se le pide que evalúe su propio nivel de desempeño y satisfacción en cada una de las áreas. El TO calcula la puntuación media entre 1 y 10. Una puntuación baja indica un desempeño deficiente y una menor satisfacción, y una puntuación alta indica un buen desempeño y mayor satisfacción (Grau, 2023).
- Escala de Lawton y Brody: es una escala que evalúa la autonomía de la persona para desempeñar actividades instrumentales de la vida diaria. La escala evalúa ocho actividades: capacidad para usar el teléfono, hacer compras, preparar comidas, cuidado del hogar, lavado de la ropa, uso de medios de transporte, responsabilidad respecto a la medicación, y manejo del dinero y las finanzas. Para cada actividad, se otorga una puntuación de 0, si la persona es dependiente, o de 1, si la persona es independiente. Una puntuación total de 8 indica una independencia total (Grau, 2023).
- *London Chest Activity of Daily Living Scale* (LCADL): es un cuestionario autoadministrado de 15 ítems que permite evaluar la disnea en pacientes con patología respiratoria durante las actividades diarias. La escala está dividida en cuatro componentes: actividades de autocuidado, actividades domésticas, actividad física y actividades de ocio. Los pacientes pueden puntuar desde 0 («No lo haría de todos modos») hasta 5 («Necesito que alguien más haga esto»). La puntuación LCADL se calcula sumando los puntos asignados a cada pregunta, donde la puntuación más alta representa la discapacidad máxima (Vilaró, 2007).

Evaluación de intensidad de ejercicio o actividad

La *Modified BORG Scale for Rating Perceived Dyspnea* (RPD) es la escala modificada para evaluar la disnea asociada al ejercicio o la actividad. Una puntuación de 0 indica ausencia de disnea, y una puntuación de 10 indica dificultad máxima, disnea intensa y que necesita detenerse. Estas puntuaciones se pueden comparar a lo largo del tiempo para evaluar la tolerancia a la actividad y las necesidades en cuanto al ritmo de desempeño (Kendrick, 2000) (**Tabla 22-1**).

Evaluación cognitiva

La *Montreal Cognitive Assessment* (MoCA): es una prueba que evalúa la función cognitiva global y que se utiliza como medida

Tabla 22-1. Escala de disnea de Borg (modificada)	
Puntuación	**Disnea observada**
0	Nada
1	Muy leve
2	Leve
3	Moderada
4	Algo grave
5	Grave
6	Muy grave
7	Muy grave
8	Muy grave
9	Muy, muy grave
10	Máxima

de cribado para detectar deterioro cognitivo. La prueba evalúa las funciones ejecutivas, el procesamiento visuoespacial, la memoria, la atención, la abstracción, la orientación en el tiempo y el espacio, y el lenguaje mediante la repetición, la nominación y la fluencia verbal. La máxima puntuación total es de 30, e indica un buen estado de las funciones cognitivas (Grau, 2023).

INTERVENCIONES DE TERAPIA OCUPACIONAL

A partir de la recogida de toda la información necesaria, el TO establece el perfil ocupacional y orienta el plan de tratamiento conjuntamente con el paciente y familiares. Las intervenciones por parte de TO pueden variar según las limitaciones y necesidades de la persona, evolución de la enfermedad y nivel asistencial que precisa para llevar a cabo el tratamiento. A continuación se explicarán las diferentes intervenciones llevadas a cabo por los terapeutas ocupacionales en pacientes con patología respiratoria.

Estimulación y movilización tempranas

El rol del TO durante la evaluación y el tratamiento de las personas que se encuentran en fases agudas o subagudas de enfermedades respiratorias, y que requieren ingresar en la unidad de cuidados intensivos o que requieren ingresos hospitalarios prolongados es asistir, junto con otros profesionales, en el proceso de activación y movilización psicofísica y ambiental lo antes posible, con el objetivo de contrarrestar los efectos nocivos que la sedación y la inmovilidad conllevan.

Entre las limitaciones y complicaciones que hay que prevenir durante el período de inmovilización, hay que destacar la aparición de síndromes neurocognitivos como delírium, la ansiedad, la desorientación, etc., problemas físicos como miopatía, polineuropatía, rigideces y contracturas musculoesqueléticas y/o capsuloligamentosas, anquilosis, pérdida de masa muscular debida a la debilidad muscular, presencia de úlceras por decúbito, etc., y la comorbilidad asociada.

La movilidad limitada y la falta de estímulos sensopercetuales a que se ve sometida la persona en esos momentos y en esos entornos restrictivos, puede contribuir significativamente a la instauración de las limitaciones y los problemas antes mencionados. Las investigaciones han demostrado que las intervenciones basadas en la estimulación psicofísica precoz optimizan significativamente la buena recuperación y la mejor calidad de vida de las personas ingresadas (Schweickert, 2009).

La estimulación cognitiva, las técnicas de orientación a la realidad, la reminiscencia, y la estimulación basal y la multisensorial son otras de las intervenciones que pueden ser utilizadas para prevenir el síndrome posterior a la unidad de cuidados intensivos de estas personas ingresadas, y mejorar su estado psicofísico. Asimismo, es importante mantener al paciente activo a nivel sensorial, facilitando, siempre que el momento y/o el médico lo permitan, el uso de las ayudas protésicas como las gafas, el audífono, la prótesis dental, etc.

Reentreno de las actividades de la vida diaria

Desde terapia ocupacional se entrenan las AVD básicas, las AVD instrumentales y las AVD avanzadas, con el fin de permitir que la persona disfrute de una máxima autonomía que le permita mantener los roles y las actividades que le son significativos en su entorno y en la comunidad.

Las AVD básicas incluyen: bañarse/ducharse, higiene personal y aseo, vestirse/desvestirse, higiene de baño, alimentarse, actividad sexual y movilidad funcional (deambulación, transferencias, movilidad en la cama, subir y bajar escaleras). Las AVD instrumentales incluyen: gestión del hogar, compras, preparación de comidas y limpieza, conducción y movilidad comunitaria, cuidado de mascotas y animales, gestión de las finanzas, manejo de la medicación y cuidado de otros. También pueden abordarse otras actividades productivas o de ocio, como las actividades recreativas, el empleo, la educación y la participación social o comunitaria, estas hacen referencia a las AVD avanzadas.

A pesar de que en los entornos hospitalarios y centros sociosanitarios es difícil llevar a cabo el reentreno de las AVD, por la privación o limitación para realizarlas, el TO potencia la participación en estas actividades o crea entornos para fomentar el reentreno.

El reentreno de las AVD en pacientes con patologías respiratorias está totalmente vinculado a integrar las TAE. El TO también puede proporcionar recomendaciones para modificar la tarea, ajustando la mecánica corporal para minimizar el trabajo respiratorio, o bien puede sugerir alterar el entorno para reducir esfuerzo y la demanda de la actividad. También se asesora y entrena con el uso de adaptaciones y/o productos de apoyo para maximizar la independencia funcional.

 Se entiende como equilibrio ocupacional a la percepción o experiencia subjetiva que tiene el propio individuo acerca de tener la cantidad adecuada de ocupación, la correcta variación entre estas y la satisfacción con el tiempo dedicado (Peral, 2017).

Además del reentreno de las AVD, la intervención del TO va dirigida a mejorar el desequilibrio ocupacional provocado por múltiples factores, y a fomentar hábitos saludables en el estilo de vida. Las TAE están vinculadas a las rutinas, las actividades y al tiempo que invierte el individuo en las AVD. El TO ayuda a crear rutinas estructuradas en un tiempo adecuado para mejorar el estilo de vida de la persona, y a buscar un equilibrio ocupacional que satisfaga las necesidades de cada usuario. Para ello, se realiza una revisión, junto con el paciente y los familiares, de las actividades diarias y semanales, para detectar la necesidad de establecer cambios de comportamiento y rutinas que mejoren sus condiciones de salud y funcionalidad.

Muchos pacientes con patología respiratoria tienden a adoptar un comportamiento muy sedentario. A través de entrenamientos conductuales, se les ofrecen estrategias para facilitar este cambio de comportamiento, animándoles a participar en un número mayor de AVD significativas y a introducir la actividad física como una actividad más dentro de sus actividades habituales. La actividad física debe estar adaptada a la persona, y es parte activa en la toma de decisiones sobre prescripción ocupacional y en la adquisición de estrategias para aumentar su actividad física.

 Es importante el equilibrio ocupacional entre descanso y actividad que satisfaga las necesidades personales y mejore la calidad de vida.

En el caso de que no hayan sido educados en este ámbito, se les debe asesorar y prescribir la actividad física de una forma individualizada, y teniendo en cuenta la capacidad de ejercicio, la morbilidad y/o discapacidad, el entorno familiar y social, y los factores de comportamiento y culturales de la persona. La actividad física que se recomienda fundamentalmente es caminar o hacer bicicleta estática. Según la American College of Sport Medicine (ACSM), la recomendación general es realizar actividad física moderada de 30 minutos al día durante 5 días a la semana. Se considera actividad moderada si el paciente refiere una sensación de disnea/fatiga entre 4 y 6 puntos según la escala de Borg modificada. En cambio, en pacientes con EPOC grave, se deben prescribir actividades físicas en intervalos cortos de tiempo, según la tolerancia, repartidas durante el día. La resistencia y la intensidad de la actividad física se deben aumentar progresivamente, según la tolerancia de cada individuo. Caminar escuchando música puede ayudar a mejorar la distancia recorrida, y disminuir la disnea y la percepción de esfuerzo.

Del mismo modo, se prescribe la participación en otras ocupaciones como, por ejemplo, actividades de autocuidado, productividad y ocio, indicando al paciente que mientras realice estas actividades aplicando las TAE, no debe superar la puntuación de 3 según la escala de Borg modificada. Entender la diferencia de rendimiento en la actividad física y la realización del resto de AVD es un aspecto que el paciente debe comprender e interiorizar dentro de la autogestión de los comportamientos de estilo de vida saludables, respetando no superar los valores de la escala de Borg para cada una de las actividades.

Técnicas de ahorro energético y simplificación del trabajo

La lógica de las técnicas TAE y la simplificación de trabajo es reducir el gasto de oxígeno innecesario del cuerpo al realizar las actividades, con el objetivo de potenciar la capacidad funcional disminuyendo la disnea y permitiendo una mayor calidad de vida. Es necesario centrarse en las capacidades residuales del individuo y proporcionar herramientas para mejorar su estado funcional minimizando los síntomas angustiantes. Cuanta menos energía gaste en cada actividad, más tareas podrá realizar el paciente a lo largo del día. En pacientes con EPOC se ha demostrado que el consumo y la saturación de oxígeno, la percepción de la disnea, el gasto energético y el consumo energético en estado de reposo eran significativamente menores cuando se aplicaban las TAE (Velloso, 2006, y Wingårdh, 2020). Además, otros autores han demostrado que las TAE simples pueden prevenir la aparición de hiperinsuflación dinámica durante las AVD (Silva, 2015).

> **!** Las TAE son técnicas para ayudar a reducir la disnea y mejorar el desempeño ocupacional.

Son cinco los principios fundamentales que pueden incorporarse a las actividades y rutinas diarias para mejorar el gasto de oxígeno:

- Planificar y organizar la rutina y las tareas diarias:
  - Planificar las AVD alternando entre tareas pesadas y tareas ligeras, y entre tareas en bipedestación y sedestación.
  - Preparar todo lo necesario antes de comenzar la actividad, reuniendo y organizando las herramientas y/o suministros requeridos previamente.
  - Tener un descanso adecuado después de completar una actividad y antes de empezar la siguiente.
  - Dividir las actividades en tareas más pequeñas y extenderlas durante todo el día. Tratar de simplificar las tareas tanto como sea posible.
- Utilizar el equipo adecuado para simplificar las actividades:
  - Uso de utensilios domésticos modernos o electrodomésticos para conservar energía, por ejemplo, uso de antiadherentes en los utensilios de la cocina, abrelatas eléctrico, horno microondas, etc. Es preferible lo eléctrico que lo manual.
  - Uso de productos de apoyo como pinzas de mango largo para reducir la necesidad de agacharse a recoger objetos del suelo, usar esponja de mango largo, asientos de ducha, tabla de bañera, etc.
  - Uso de carros para transportar objetos. Siempre es más eficiente empujar que tirar o levantar.
- Trabajar con el ritmo adecuado:

- Permitir tiempo suficiente para completar una actividad, permanecer relajado, mantener un ritmo de trabajo suave y no apresurarse.
  - Escuchar los mensajes del cuerpo; si siente cansancio, parar para evitar el agotamiento.
- Evitar posturas inapropiadas que puedan afectar a la respiración:
  - Sentarse durante las actividades diarias siempre que sea posible. Tratar de evitar actividades que requieran largos períodos de pie, en cuclillas o agachado.
  - Evitar mover los brazos por encima del nivel de los hombros.
  - Evitar la inclinación de tronco que pueda comprimir el abdomen y dificulte el movimiento diafragmático.
  - Evitar la maniobra de Valsalva (aguantar la respiración).
- Uso de la mecánica corporal correcta:
  - Mantener una postura erguida mientras se realiza una actividad, ya que una postura incómoda consume más energía. Mantener los brazos cerca del cuerpo mientras se llevan objetos, y tomar la carga entre ambos brazos al mismo tiempo.
  - Mantener los codos sobre la mesa o una superficie firme mientras se realiza una actividad, para evitar posiciones que agoten, por ejemplo, durante el afeitado, peinado y pelado de la piel de la patata.
  - Postura adecuada: cuando se está en sedestación, inclinar el cuerpo recto y ligeramente hacia delante para descansar. Relajar los hombros mientras se mantienen ambas manos sobre los muslos y descansar. Mantener los pies cómodamente en el suelo.

Las TAE son simples, pero a la vez requieren una gran adherencia, porque interfieren en los hábitos, actitudes, creencias y comportamientos de cada individuo. Para que se produzca un aprendizaje de las TAE en las AVD, y no un cambio transitorio de comportamiento, es necesario un entreno repetitivo que variará según la persona.

La primera fase del aprendizaje se basa en una toma de conciencia: el paciente no podrá modificar esas conductas si no es consciente de que su estilo de vida, la forma o la estructura en que realiza las actividades no mejoran su estado de salud. Por este motivo, es muy importante la educación que se proporciona a los pacientes y familiares, y la retroalimentación según la observación directa de indicadores, por ejemplo, la saturación de oxígeno con un pulsioxímetro, para mostrar resultados visibles de la eficacia de las TAE mientras se entrenan las diferentes actividades.

El aprendizaje experiencial se basa en la teoría de que la persona aprende dándole sentido a las experiencias que tiene; por tanto, el conocimiento, las habilidades y los atributos se construyen a través de la experiencia y de reflexiones de estas vivencias. Además, las TAE implican priorizar, planificar y organizar tareas, y para ello, se necesitan estrategias de modificación de la actividad, o uso de productos de apoyo y métodos compensadores que también deben aprenderse y/o entrenarse. Normalmente, en personas con EPOC moderada se suelen utilizar estrategias para disminuir la disnea, mientras que en personas con EPOC grave se utilizan estrategias para optimizar tareas.

Técnicas de respiración para el control de la disnea

El TO ofrece educación que incluye estrategias para regular el patrón ventilatorio mientras se realizan las actividades, autoevaluación de la disnea con los esfuerzos y aplicación de técnicas para minimizar el trabajo respiratorio.

Este proceso de autogestión requiere que los pacientes reconozcan el aumento de la disnea en su vida diaria e incorporen un control respiratorio óptimo a los esfuerzos.

Los músculos respiratorios requieren oxígeno para realizar su trabajo. En personas sanas, el coste de oxígeno para respirar es de aproximadamente 1 mL/L de ventilación por minuto, y constituye menos del 5 % del consumo total de oxígeno (Baum, 1989). Con niveles altos de ventilación, el coste de oxígeno de la respiración se vuelve progresivamente mayor, y es lo que sucede en algunas enfermedades respiratorias como la neumonía, la fibrosis pulmonar, el enfisema y los trastornos de la pared torácica. Por tanto, el coste de oxígeno para respirar es mayor en pacientes con enfermedades respiratorias que en pacientes sanos.

En muchas enfermedades respiratorias, existe una alteración entre la ventilación/perfusión. Eso implica un trastorno de la difusión alveolocapilar del oxígeno que, sumado al aumento de los requerimientos de oxígeno por parte de los músculos durante la actividad física o el desempeño de actividades, conllevará un menor aporte de oxígeno a nivel sistémico, lo que equivale a que se produzca una hipoxemia en la persona.

El objetivo del reentrenamiento respiratorio es controlar la frecuencia respiratoria, y utilizar un patrón ventilatorio adecuado para evitar el atrapamiento aéreo, mejorar el uso del diafragma, mejorar la ventilación sin aumentar sustancialmente el coste energético, enseñar técnicas de respiración para sobrellevar la disnea, y ayudar al paciente a ganar confianza en su capacidad para controlar su respiración y promover la relajación.

 La espiración incompleta con anterioridad al inicio de la siguiente respiración causa un atrapamiento de aire progresivo (hiperinsuflación). Esta acumulación de aire aumenta la presión alveolar al final de la espiración (PEEP, *positive end-expiratory pressure*), a la que se denomina auto-PEEP.

El TO educa/entrena al paciente a realizar la espiración a labios fruncidos. Con esta técnica, se intenta alargar la espiración con el fin de evitar un efecto de hiperinsuflación dinámica y la resistencia a la salida del aire, generar un efecto de presión espiratoria positiva, evitando el colapso prematuro de la vía aérea con el objetivo de disminuir la sensación de disnea, efecto de auto-PEEP y desplazamiento del punto de igual presión hacia vías aéreas de mayor calibre.

También se entrena la respiración diafragmática y la respiración pausada. Exhalar al doble de tiempo que inhalar facilita el vaciamiento pulmonar, y se usa junto con técnicas de labios fruncidos y respiración diafragmática. La respiración a labios fruncidos y la respiración diafragmática mejoran el volumen corriente, disminuyen la frecuencia respiratoria, mejoran el reclutamiento alveolar y los valores de gases en sangre, y disminuyen la disnea. Además, la respiración diafragmática disminuye el consumo de oxígeno en comparación con la respiración rápida y superficial.

No obstante, en pacientes con EPOC moderada o grave no se incentivan las ventilaciones abdominodiafragmáticas, ya que estas aumentarían el coste energético al solicitar más trabajo muscular a un diafragma que parte de una posición demasiado caudal y aplanado, por el atrapamiento aéreo del paciente.

Cuando el paciente domina estas técnicas en reposo, comienza la aplicación en las actividades. Además, se entrena la coordinación de los movimientos del cuerpo con la respiración, de forma que se inspira el aire estando parados y se espira mientras se realizan los movimientos en la actividad. En la espiración tranquila, no hay actividad de los músculos espiratorios, ya que esta fase es un fenómeno elástico pasivo y el diafragma se relaja. En el ejercicio, la respuesta ventilatoria supone un aumento de la frecuencia respiratoria, y en la fase de la espiración, además de la restitución de la energía elástica almacenada, hay una participación activa de la musculatura espiratoria. En todo caso, la mayor cantidad de trabajo viene dada por la musculatura inspiratoria, tanto en reposo como en cualquier nivel de intensidad de ejercicio.

Además, muchas personas utilizan la maniobra de Valsalva para realizar actividades habituales, como al esforzarse para una evacuación intestinal, coger un peso, empujar objetos pesados, etc. Esta maniobra consiste en el intento de exhalar aire con la glotis, o con la boca y la nariz cerradas, lo que comporta riesgo de aumento de la presión intrapulmonar, intraabdominal, intracraneal y otras. Por este motivo, es importante enseñar a los pacientes a evitar esta maniobra y utilizar la espiración a labios fruncidos mientras realizan esfuerzos.

 Patrón ventilatorio correcto en los esfuerzos:

- Coordinar la espiración mientras se realizan los movimientos corporales necesarios para la actividad.
- Coordinar la inspiración con el reposo corporal.

Cuando existe un aumento de la necesidad ventilatoria, como en el ejercicio físico o el desempeño de algunas actividades, se reclutan los músculos accesorios y espiratorios. Cuando se altera la coordinación de estos músculos con los músculos motores primarios de la inspiración, puede causar obstrucción de la vía aérea debido a una aceleración desmesurada del aire exhalado, generando una caída de la presión a nivel intraluminal; también puede causar una respiración paradójica o patrón invertido, y acciones musculares ineficientes, y todas estas alteraciones causan desventaja en el trabajo respiratorio.

Así pues, es preferible coordinar el patrón respiratorio con la actividad, y entrenar la mecánica respiratoria correcta durante el movimiento y el esfuerzo al realizar las actividades.

Normalmente, la técnica de labios fruncidos es la técnica más empleada para pacientes con EPOC, con el fin de alargar la espiración y evitar el atrapamiento aéreo. La mayoría de los estudios con pacientes con fibrosis pulmonar idiopática (FPI) también utilizan estas técnicas en el reentreno respiratorio, a pesar de que la fisiopatología de la EPOC y la FPI son muy diferentes. Los pacientes con FPI tienden a desarrollar un grado innecesario de hiperventilación, y para recuperar el control respiratorio, la técnica de labios fruncidos podría ser útil, ya que ayuda a ajustar la frecuencia respiratoria a un nivel más apropiado.

En general, en los pacientes con FPI se hace hincapié en el reentreno de técnicas de control de la respiración y respiración diafragmática para prevenir la taquipnea y la ansiedad, y mejorar la saturación de oxígeno. La respiración rápida y superficial no es tan eficaz para ahorrar trabajo.

Manejo del estrés y técnicas de relajación

Los síntomas que producen estrés y ansiedad son frecuentes en las enfermedades respiratorias. El entrenamiento respiratorio y los métodos para reducir la disnea ayudan a disminuir la ansiedad. Las intervenciones incluyen estrategias para ayudar a priorizar actividades, crear un estilo de vida equilibrado, aumentar la conciencia de cuerpo y mente para mejorar el patrón respiratorio, y realizar actividades con más confianza. Muchos pacientes viven con altos niveles de tensión muscular y no saben cómo se siente un estado relajado, enseñar diferentes técnicas de relajación puede ser muy útil. Algunas de ellas podrían ser: relajación autógena, relajación muscular progresiva, visualización, meditación y respiraciones profundas, entre otras técnicas.

Las actividades basadas en el ocio son estrategias efectivas para reducir el estrés, y preservar la salud y el bienestar. El apoyo social, la disminución de factores estresantes y el estímulo emocional para sustentar el afrontamiento a los esfuerzos son mecanismos principales para llevar a cabo actividades de ocio.

Programa de ejercicio terapéutico de las extremidades

Tanto en fases prolongadas de hospitalización como en la repercusión multisistémica de las enfermedades respiratorias crónicas, con frecuencia queda afectada la fuerza muscular. En las extremidades superiores (EESS), esta consecuencia limita la participación y el desempeño de actividades como peinarse, lavarse los dientes, lavarse el pelo o afeitarse. En muchos pacientes con EPOC, durante las actividades en que están involucradas las EESS, la respiración se vuelve ineficiente, porque los músculos respiratorios accesorios cooperan para mantener estabilizada la cintura escapular y la posición del tronco. Como consecuencia, la sobrecarga funcional del diafragma asociada a la asincronía toracoabdominal desencadena la aparición de disnea prematura y fatiga, provocando una reducción de la resistencia de las EESS.

Costa *et al.* (2011) demostraron, en pacientes con EPOC, que el entrenamiento físico de brazos sin apoyo mejora la capacidad de ejercicio de las EESS, y reduce el coste de la ventilación y el consumo de oxígeno durante la actividad. Los ejercicios sin apoyo de las EESS tienen un menor coste metabólico que los ejercicios resistidos y, además, se corresponden con los movimientos que se ejecutan durante las AVD. Los movimientos de brazos como elevación y movimientos de abducción y aducción deben coordinarse con la espiración, ya que no aumentan la asincronía toracoabdominal en comparación con las condiciones de reposo y otros ejercicios, y aumentan la resistencia de la tarea. Esto podría explicarse

debido a que en la inspiración, si los brazos están bajados, disminuye la doble acción de los músculos accesorios inspiratorios e intensifica las medidas de volumen durante la respiración. El mecanismo de espirar mientras se elevan los brazos también mejora la resistencia de la musculatura implicada en la elevación del brazo.

También es muy importante el reentreno de la musculatura de las extremidades inferiores y de la musculatura respiratoria. El TO utiliza la actividad para mejorar la fuerza muscular y la resistencia de las extremidades inferiores. Otros profesionales, como los fisioterapeutas, hacen mucho hincapié en su recuperación y mejora mediante los programas de rehabilitación con la utilización del cicloergómetro.

Adaptación funcional

El objetivo principal de la adaptación funcional es promover la autonomía y la integración de la persona en su entorno habitual, siempre que sea posible, y por otra parte, facilitar la tarea del cuidador principal. En la valoración, se debe recoger la información necesaria para identificar los problemas y las necesidades con que se encuentra la persona con enfermedad respiratoria para interactuar en su entorno. De este modo, el TO asesorará sobre los cambios necesarios que le permitan la interacción en su propio medio.

La seguridad en el hogar es un factor muy importante a abordar en el tratamiento. La gestión del oxígeno en el hogar puede suponer la adaptación de la vivienda para proporcionar seguridad y capacitar a la persona a conseguir una mayor autonomía en su propio entorno. Las modificaciones ambientales como instalación de barras de apoyo, eliminación de alfombras y mobiliario innecesario, y mejorar la iluminación pueden ser intervenciones necesarias.

Aparte de la supresión de barreras arquitectónicas, también debe considerarse que el entorno se convierta, por una parte, en facilitador para actividades cotidianas, y por otra, en factor de seguridad. Adaptar los utensilios más utilizados en lugares más accesibles ayudará a evitar posiciones contraproducentes, y facilitará la participación y la tolerancia de esas actividades.

Otro aspecto importante es conocer el entorno sociofamiliar del paciente, ya que debe considerarse que las modificaciones que vayan a llevarse a cabo contemplen a todas las personas del domicilio, construyendo un espacio accesible para todos. Conocer las habilidades, actitudes, preocupaciones, intereses, necesidades y expectativas del cuidador principal es importante para poder implicarle en el proceso de adaptación funcional. El éxito recae en que las adaptaciones se mantengan en el entorno real donde el paciente vaya a realizar las actividades, por lo que es importante la colaboración del cuidador principal.

Educación sanitaria a pacientes y familiares

La educación es la base para cualquier proceso de aprendizaje. Integrar a los cuidadores en la rehabilitación respiratoria es claramente beneficioso para la comprensión, el manejo y el afrontamiento de la enfermedad. La educación pretende capacitar al paciente en la autogestión de su enfermedad. Temas como decisiones al final de la vida, sexualidad y actividades de ocio, como viajar y realizar actividades deportivas, entre otras, aún no están bien integrados en los programas de rehabilitación (Yohannes, 2004).

Según el momento evolutivo, y el nivel asistencial o comunitario en el que se encuentre la persona llevando a cabo el proceso rehabilitador, el tratamiento de terapia ocupacional proporcionará diferentes enfoques de intervención (curativo, compensador, preventivo, etc.).

Las necesidades de cambio requeridas por el entorno físico, social y comunitario, así como el asesoramiento, uso y aprendizaje de los diferentes productos de apoyo y de estimulación psicofísica, implica unos conocimientos amplios del terapeuta ocupacional en las diferentes etapas evolutivas por las que van pasando las personas afectadas de patología respiratoria.

Para garantizar los resultados aprendidos en los diferentes recursos sanitarios donde se ha llevado a cabo la rehabilitación, es importante que tanto el enfermo como el cuidador puedan transferir los aprendizajes a su vida cotidiana. Si no se aceptan los cambios de hábitos por parte del paciente o los cuidadores, la intervención no tendrá éxito. Por ejemplo, es importante que se mantengan las adaptaciones y/o productos de apoyo recomendados por el profesional para facilitar el desempeño de las AVD. También es importante buscar recursos comunitarios, como gimnasio, o utilizar el mobiliario urbano, como los «gimnasios exteriores», para mantener un nivel de actividad óptimo, y centros cívicos donde poder participar en actividades de ocio con el objetivo de lograr una integración comunitaria y sociabilización, siempre y cuando la etapa de la enfermedad lo permita.

Final de la vida

Las personas con enfermedades avanzadas continúan esforzándose por participar en actividades. El hecho de seguir realizando actividades se experimenta como un estado de bienestar y mejor calidad de vida.

La participación en actividades sociales y productivas confiere beneficios personales de igual manera que el ejercicio en relación con la mortalidad. La importancia de conocer qué actividades son importantes para la persona y brindar apoyo para que las puedan realizar también es un objetivo de la terapia ocupacional.

Las intervenciones dirigidas a optimizar la función al final de la vida pueden implicar mayor confianza y participación, aliviando el sufrimiento y mejorando la calidad de vida. Otras intervenciones son las TAE, el manejo de la disnea, la optimización de las actividades y las técnicas de relajación.

PUNTOS CLAVE

- El TO desempeña diversos roles y tareas dentro de los programas de rehabilitación respiratoria desde una perspectiva holística.
- Las principales intervenciones de terapia ocupacional para pacientes con enfermedades respiratorias abarcan evaluaciones y tratamientos especializados, dirigidos a reducir la disnea cuando las personas llevan a cabo sus ocupaciones.
- Mediante las TAE, el terapeuta ocupacional enseña al paciente estrategias compensadoras, biomecánicas y de modificación de conducta, a través del control respiratorio, la simplificación de las actividades, el control postural y el cambio de hábitos en el quehacer diario.
- Los beneficios de las intervenciones de terapia ocupacional han obtenido resultados positivos en los pacientes con patología respiratoria, ya que mejoran el desempeño de las AVD, mejoran el estado funcional, aumentan la calidad de vida, incrementan el conocimiento y la capacidad para realizar técnicas respiratorias y disminuir la disnea.
- La repetición de la actividad genera nuevos aprendizajes para que sean transferidos a las actividades rutinarias y significativas de los pacientes.

- La adaptación funcional de la vivienda y de los utensilios que emplean las personas para poder llevar a cabo sus ocupaciones, así como los productos de apoyo que puedan brindarles una mayor autonomía y movilidad, desempeñan un papel fundamental, para que las personas afectadas de patología respiratoria puedan mejorar y aumentar su calidad de vida en los diferentes entornos domiciliarios y comunitarios.
- Las personas que están en una etapa avanzada de la enfermedad también se benefician de los tratamientos especializados de TO para pacientes crónicos y de final de vida. Tanto ellos como sus familias y cuidadores pueden acceder a una diversidad de programas y asesoramientos que les facilitarán el manejo de las diferentes situaciones derivadas de la enfermedad. El fin último siempre es conseguir la mejor calidad de vida posible.
- Es importante tener en cuenta la aceptación de la enfermedad por parte del paciente y los cuidadores, así como la capacidad de aprendizaje y la motivación para llevar a cabo una buena autogestión de la enfermedad.

BIBLIOGRAFÍA

Alam MDJ. Occupational therapy in respiratory medicine: Global challenge in the 21st century. Int J Respir Med. 2016;1(1):2-5.

American Occupational Therapy Association. Occupational therapy practice framework: Domain and process (3rd ed.). Am J Occup Ther. 2014;68 (Supp l. 1):1-47.

Baum GL, Wolinsky E. Textbook of pulmonary diseases. 4ª ed. Boston: Little Brown, 1989; p. 182.

Bendixen HJ, Ejlersen Waehrens E, Wilcke JT. Self-reported qualityof ADL task performance among patients with COPD exacerbations. Scand J Occup Ther. 2014;21(4):313-20.

Bury M. Chronic illness as biographical disruption. Sociol. Health Illness Jul. 1982;4(2):167-82.

Costa D, Cancelliero KM, Ike D, Laranjeira TL, Pantoni CB, Borghi-Silva A. Strategy for respiratory exercise pattern associated with upper limb movements in COPD patients. Clinics (Sao Paulo). 2011;66(2): 299-305.

Costigan FA, Baptiste S. Occupational therapy in the ICU: a scoping review of 221 documents. Crit. Care Med. 2019; 47(12):1014-21.

Deidre D, White KM. Occupational therapy interventions for breathlessness at the end of life. Curr Opin Support Palliat Care. 2012;6(2):138-43.

Dolmage TE, Janaudis-Ferreira T, Hill K, Price S, Brooks D, Goldstein RS. Arm Elevation and Coordinated Breathing Strategies in Patients With COPD. Chest. 2013;144(1):128-35.

Donaire-González D, Gimeno-Santos E, Balcells E, et al. Physical activity in COPD patients: patterns and bouts. Eur Respir J. 2013;42:933-1002.

Finch L, Frankel D, Gallant B, et al. Occupational therapy in pulmonary rehabilitation programs: A scoping review. Respiratory Medicine. 2022;199:106881.

Giacomini M, DeJean D, Simeonov D, Smith A. Experiences of living and dying with COPD: A systematic review and synthesis of the qualitative empirical literature. Ontario HealthTechnol Assess Ser. 2012;12(13):1-47.

Grau J, González L, Zando I. Instruments de valoración de teràpia ocupacional: guia para la pràctica professional e investigación. Escola Universitària d'Infermeria i Teràpia Ocupacional de Terrassa, 2023.

Hansen FB. Activity training and self-perception of performance of activities of daily living for persons with chronic obstructive pulmonary disease (COPD). Ergoterapeuten. 2011;3:38-46.

Ho C, Maa SH, Shyu YI, Lai YT, Hung TC, Chen HC. Effectiveness of paced walking to music at home for patients with COPD. COPD. 2012;9:447-57.

Hunt T, Madigan S, Williams MT, Olds TS. Use of time in peoplewithchronic obstructive pulmonary disease-- a systematic review. Int J Chron Obstruct Pulmon Dis. 2014;9:1377-88.

Kendrick KR, Baxi SC, Smith RM. Usefulness of the modified 0-10 Borg scale in assessing the degree of dyspnea in patients with COPD and asthma. J Emerg Nur. 2000;26(3):216-22.

Kenn K, Gloeckl R, Behr J. Pulmonary Rehabilitation in Patients with Idiopathic Pulmonary Fibrosis -A Review. Respiration 2013;86:89-99.

Kerr A, Ballinger C. Living with chronic lung disease: an occupational perspective. J Occup Sci. 2010;17(1):34-39.

Kessler R, Partridge MR, Miravitlles M, Cazzola M, Vogelmeier C, Leynaud D. et al. Symptom variability in patients with severe COPD: A pan-European cross-sectional study. Eur Respir J. 2011;37:264-72.

Kouijzer M, Brusse-Keizer M, Bode C. COPD-related fatigue: Impact on daily life and treatment opportunities from the patient's perspective. Respir Med. 2018;141:47-51.

Martinsen U, Bentzen H, Holter MK, et al. The effect of occupational therapy in patients with chronic obstructive pulmonary disease: A randomized controlled trial. Scand J Occup Ther. 2016:24:89-97.

Norweg AM, Whiteson J, Malgady R, Mola A, Rey M. (2005). The effectiveness of different combinations of pulmonary rehabilitation program components: a randomized controlled trial. Chest. 2005;128(2):663-72.

Migliore A. Management of dyspnea guidelines for practice for adults with chronic obstructive pulmonary disease. Occup Ther Healthcare. 2004;18:1-20.

Nelson ME, Rejeski WJ, Blair SN, et al. Physical activity and public health in older adults: recommendation from the American College of Sports Medicine and the American Heart Association. Med Sci Sports Exerc. 2007;39: 1435-45.

Pasqua F, Biscione GL, Crigna G, et al. Clinic Use of functional independence measure in rehabilitation of inpatients with respiratory failure. Respir Med. 2009;103:471-6.

Paz H, Montes M, López JM, Celli BR. La rehabilitación pulmonar mejora la depresión, la ansiedad, la disnea y el estado de salud en pacientes con EPOC. Am J Phys Med Rehabil. 2007;86:30-6.

Reijnders T, Schuler M, Wittmann M, et al. The impact of disease-specific fears on outcome measures of pulmonary rehabilitation in patients with COPD. Respir Med. 2019;146:87-95.

Silva CS, Nogueira FR, Porto EF, et al. Dynamic hyperinflation during activities of daily living in COPD patients. Chron Respir Dis. 2015;12(3):189-96.

Schweickert WD, Pohlman MC, Pohlman AS, et al. Early physical and occupational therapy in mechanically ventilated, critically ill patients: a randomized controlled trial. Lancet (London, England). 2009;373(9678):1874-82.

Theander K, Unosson M. Fatigue in patients with chronic obstructive pulmonary disease. J Adv Nurs. 2004;45(2):172-7.

Vaes AW, Delbressine JM, Mesquita R, Goertz YM, Jansen DJ, Nakken N. Impact of pulmonary rehabilitation on activities of daily living in patients with chronic obstructive pulmonary disease. J Appl Physiol. 2019;126(3):607-15.

Velloso M, Jardim JR. Functionality of patients with chronic obstructive pulmonary disease: energy conservation techniques. J Bras Pneumol. 2006;32(6):580-6.

Velloso M, Jardim JR. Study of energy expenditure during activities of daily living using and not using body position recommended by energy conservation techniques in patients with COPD. Chest. 2006;130(1):126-32.

Vilaró J, Gimeno E, Sánchez Férez N, et al. Actividad de la vida diaria en la enfermedad pulmonar obstructiva crónica: validación de la versión en español y análisis comparativo de 2 cuestionarios. Med Clin (Barc). 2007;129(9): 326-32.

Vos T, Lim S, Abbafati C, Abbas K, et al., Global burden of 369 diseases and injuries in 204 countries and territories, 1990-2019: a systematic analysis for the Global Burden of Disease Study 2019. Lancet. 2020;396(10258):1204-22.

Wilson JS, O'Neill B, Reilly J, MacMahon J, Bradley JM. Education in pulmonary rehabilitation: the patient's perspective. Arch. Phys. Med. Rehabil. 2007;88:1704-9.

Wingårdh ASL, Göransson C, Larsson S, Slinde F, Vanfleteren L. Effectiveness of Energy Conservation Techniques in Patients with COPD, Respiration. 2020;99(5):409-16.

Yohannes AM, Connolly MJ. Pulmonary rehabilitation programmes in the UK: a national representative survey. Clin. Rehabil. 2004;18(4):444-9.

Otros componentes del programa: educación sanitaria, soporte nutricional y psicología

23

I. Sayago Reza y S. Mera Cordero

OBJETIVOS

- Conocer las medidas de prevención para mejorar la salud respiratoria de los pacientes.
- Identificar los problemas nutricionales y psicológicos de los pacientes.
- Ampliar el conocimiento sobre las terapias nutricionales y psicológicas.
- Reflexionar sobre la importancia de una educación personalizada en las enfermedades respiratorias crónicas.
- Instruir sobre los distintos dispositivos de inhalación, oxigenoterapia, aparatos de ventilación mecánica no invasiva e incentivos respiratorios.

INTRODUCCIÓN

En 2014, la Sociedad Española de Neumología Torácica (SEPAR) publicó la normativa sobre rehabilitación respiratoria, en la que se incluye, además del entrenamiento aeróbico, la fisioterapia respiratoria, la educación, el soporte nutricional, la terapia ocupacional y la intervención psicosocial.

Además, la actualización 2022 de la Guía Española de la EPOC (GesEPOC) de 2021 señala la importancia tanto del tratamiento farmacológico como del tratamiento no farmacológico para el paciente con enfermedad pulmonar obstructiva crónica (EPOC), y en ella se incluyen también esas terapias.

> En 2013, la European Respiratory Society (ERS) indica que los otros componentes de la rehabilitación respiratoria (RR) son: facilitar la deshabituación tabáquica, optimizar el tratamiento farmacológico, enseñar el manejo de las exacerbaciones y el manejo de la disnea aguda, incrementar la actividad física, mejorar la composición corporal, promocionar la salud mental, planificar los cuidados avanzados y el final de la vida, y establecer redes de apoyo social. Todo ello se engloba dentro de la educación, que debe considerarse una de las piedras angulares en los programas de rehabilitación respiratoria.

También hay que tener en cuenta que son intervenciones altamente eficaces.

En 2013, la American Thoracic Society (ATS) y la British Thoracic Society (BTS), y en 2014 la SEPAR, después de una evaluación de la medicina basada en la evidencia, concluyen que los programas de rehabilitación pulmonar deben incluir los componentes mencionados (**Tabla 23-1**).

Pero los estudios han ido en aumento, y en el año 2021 la ERS publicó un monográfico sobre la rehabilitación, en el que recomienda la inclusión de la educación y las demás terapias

Tabla 23-1. Niveles de evidencia de los componentes del programa de rehabilitación respiratoria

Componentes	Nivel de evidencia
Entrenamiento muscular	1A
Fisioterapia respiratoria	1B
Educación	1B
Intervención nutricional	2C
Terapia ocupacional	2D
Soporte psicosocial	2C

como componente básico del programa, que complementa el entrenamiento físico, con una evidencia 1A.

En este capítulo, se abordará lo siguiente:

- Educación.
- Soporte nutricional.
- Soporte psicológico.

No se abordará la terapia ocupacional, porque esta se ha detallado ya en el **capítulo 22** *Terapia ocupacional en el paciente respiratorio crónico*.

EDUCACIÓN

Según la Organización Mundial de la Salud (OMS), los objetivos de la educación son:

- Fomentar la salud a través de la información y la educación: alfabetización en salud.

- Capacitar al individuo para **conseguir** y **mantener** la salud por su propio medio: fomentar el **autocontrol**, el autocuidado (cuidado personal) y la **autonomía.**
- Hacer de la salud patrimonio de la colectividad.
- Capacitar al individuo para **tomar decisiones** concernientes a su salud.
- Responsabilizar al individuo sobre el mantenimiento de su propia salud.
- Empoderar en salud.
- Fomentar la utilización adecuada del sistema de salud.
- Modificar comportamientos perjudiciales.

El objetivo principal es conseguir que los pacientes, sus familias y sus cuidadores conozcan y acepten la enfermedad, y se impliquen en su manejo, logrando avances en el tema del autocuidado y de la autogestión, ambos definidos por la SEPAR en el año 2014.

El autocuidado son las aptitudes y habilidades necesarias para realizar un cumplimiento terapéutico correcto, guiar un cambio de conducta de salud y dar apoyo emocional a los pacientes, a fin de controlar su enfermedad y vivir con la mayor autonomía funcional posible.

Por otra parte, la autogestión se centra en el tratamiento farmacológico, a fin de que el paciente y sus cuidadores conozcan cómo manejar los fármacos en la rutina diaria y en las situaciones en que aparecen signos de alarma.

Todo ello conlleva:

- Promocionar el cambio de comportamiento adaptativo, basado en el esfuerzo de un beneficio obtenido a corto plazo.
- Conseguir un cambio cognitivo, basado en el condicionamiento del comportamiento mediante las ideas o creencias sobre la enfermedad.

> ! Para que las intervenciones tengan éxito en este contexto, es importante determinar los objetivos de autocuidado y autogestión, con interacciones iterativas centradas en el paciente, especialmente para aquellos con niveles bajos de alfabetización, deterioro cognitivo y alta carga de morbilidad.

La motivación de los pacientes, la confianza, las habilidades y las necesidades difieren y evolucionan con el tiempo, por lo que las herramientas deben adaptarse a las circunstancias y las necesidades individuales.

En la **tabla 23-2** se describen los principios de aprendizaje, junto con diferentes ejemplos en la RR.

MODELOS DE TERAPIA EDUCACIONAL

Los métodos en educación pueden ser:

- Unidireccionales: no permiten intercambio de ideas entre el emisor y el receptor.
- Bidireccionales: permiten intercambio de ideas entre emisor y receptor (charla, entrevista, consulta, dinámicas de grupo, debates). La entrevista es la técnica de elección según la OMS, para realizar educación sanitaria individual.
- Directos: emisor y receptor en contacto. En general, son métodos bidireccionales, ya que al existir contacto existe también la posibilidad de intercambiar ideas (clase, charla, entrevista, debate grupal). Para conseguir cambios de actitudes, la educación grupal está considerada como la técnica más eficaz, ya que se consigue que los propios afectados se enseñen y se convenzan.

Tabla 23-2. Resumen de objetivos y acciones de la terapia ocupacional		
Objetivos	**Acciones**	**Ejemplos**
Autonomía y autogestión	Participar en el proceso de análisis y la toma de decisiones, y estar activamente involucrado	Identificación de metas al inicio de la evaluación que son de relevancia para el paciente
Cambio de comportamiento adaptativo	Ver el motivo para aprender, y entender cómo el aprendizaje se aplica a ellos mismos y su salud	Conocimiento de los signos y síntomas clínicos que indiquen una reagudización, para que puedan realizar un plan de acción para reducir el riesgo de ingreso hospitalario
Disposición de aprendizaje	Es necesario señalar los beneficios de lo que se va a aprender, y se prepara para aprender cosas que serán útiles frente a situaciones de la vida real	Identificación de los síntomas del paciente para saber manejarlos
Experiencia como recurso para aprender	Incorporar sus experiencias dentro del plan de acción	Promoción de la discusión entre participantes de estrategias que han ayudado a aliviar síntomas, basados en su experiencia
Orientación hacia el aprendizaje	Quieren aprender lo que les ayudará a realizar tareas o tratar con problemas a los que se enfrentan todos los días	Establecer una planificación de sus actividades de la vida diaria, incluyendo la actividad física
Motivación	Las motivaciones son intrínsecas, como el deseo de una mejor salud y mejor calidad de vida	Identificación de los objetivos del paciente para la aceptación del programa

- Indirectos: el emisor y el receptor no están en contacto. Como ejemplos: prensa, anuncios, carteles, trípticos, televisión, radio, métodos publicitarios y propagandísticos en general. Suelen ser métodos unidireccionales, aunque puede haber excepciones, como la radio con posibilidad de llamadas, web con foro de consultas, etc. Sus limitaciones: son menos eficaces, no consiguen cambios de actitudes arraigadas y no son individualizados. Como ventajas: logran mayor alcance y son más económicos.

También se pueden clasificar en: presenciales y digitales.

Presenciales. Históricamente, entre el 25 y el 50 % del tiempo total se ha dedicado a la educación clásica, en la que el grupo de pacientes reciben esa educación a través de conferencias pasivas impartidas por un educador, acompañado de ayudas audiovisuales y folletos para los pacientes.

Posteriormente, se incluye material educativo, y existe participación e interacción entre el educador y los pacientes, incentivando la autorreflexión y la retroalimentación constructiva. Además, se pueden incluir casos clínicos, demostraciones prácticas, e invitar a compartir ideas y experiencias vividas entre los pacientes. Un ejemplo sería proporcionar ese material al paciente para que lo preparara en la siguiente sesión.

Una posibilidad es que los pacientes respondan a preguntas de opción múltiple de forma anónima utilizando tecnología interactiva, como *clickers,* o a través de *software* gratuito en línea usando dispositivos móviles, con respuestas que se discuten posteriormente con los participantes para mejorar la comprensión.

Otra opción sería dentro de un foro de un grupo grande, donde se lee un texto durante 2 minutos y, posteriormente, se brinda a los pacientes la posibilidad de reflexionar y comentar lo que han aprendido con el resto durante la sesión.

También las conversaciones improvisadas por parte de los pacientes ayudan a reconocer los problemas individuales de cada uno de ellos.

Digitales. Para potenciar esta educación, también se pueden usar las tecnologías actuales:

- Educación **a través de las** instalaciones telefónicas o de teleconferencia (basadas en telerrehabilitación): primero se elige un **tema de salud,** y luego, cada semana, el educador mantiene una conversación sobre el tema, aplicando técnicas para reforzar las habilidades de autogestión.
- Conexiones **en línea, como** las redes sociales, las aulas en línea y los **foros de discusión:** existe la opción de incorporar tecnología **dentro de este** entorno (usando DVD, *podcasts* y recursos de Internet).

> ❗ El éxito **puede depender** del acceso del paciente y de la comodidad con **estos** modos de aprendizaje. Pueden fomentar **una mayor par**ticipación del paciente, el autocuidado **y menos interven**ciones costosas, ya que pueden ayudar a **detectar** las exacerbaciones de manera temprana, con un **tratam**iento más oportuno y reducción de **la necesidad de** hospitalización, sobre todo en personas **con limitacion**es físicas y que requieren una evaluación **frecuente del** estado de salud.

Estos son **aplicables duran**te el programa, así como después de su **finalización, a** través de programas de mantenimiento **supervisados,** programas basados en la web y ejercicio en **casa.**

CONTENIDO O COMPOSICIÓN DEL PROGRAMA DE TERAPIA EDUCACIONAL

Se debe hacer **una mención a la** práctica de enfermería según el modelo de Virginia **Henderson,** donde los elementos nucleares son las 14 **necesidades bási**cas, ordenadas basándose en la jerarquía de **necesidades de** Maslow (**Fig. 23-1**):

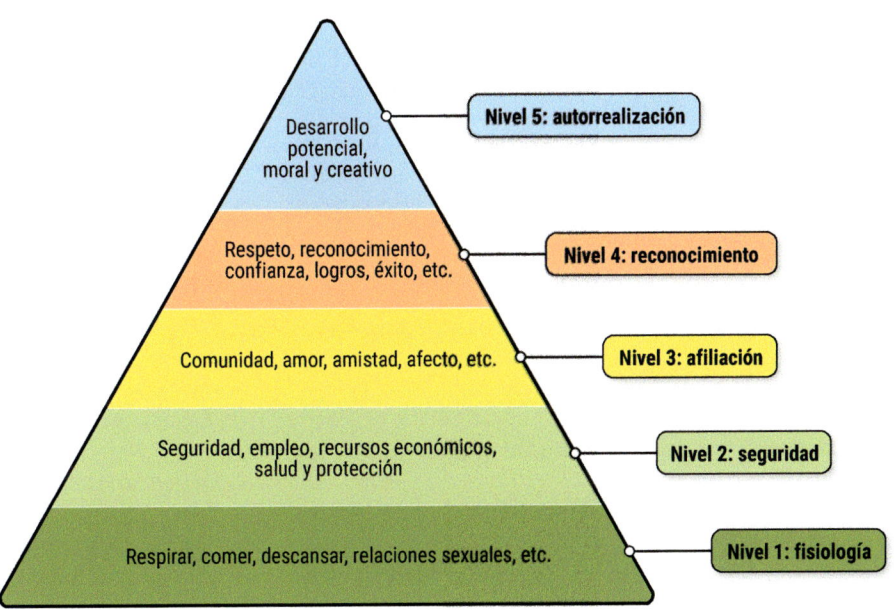

Figura 23-1. Pirámide de Maslow.

(Pirámide)
- Desarrollo potencial, moral y creativo — **Nivel 5: autorrealización**
- Respeto, reconocimiento, confianza, logros, éxito, etc. — **Nivel 4: reconocimiento**
- Comunidad, amor, amistad, afecto, etc. — **Nivel 3: afiliación**
- Seguridad, empleo, recursos económicos, salud y protección — **Nivel 2: seguridad**
- Respirar, comer, descansar, relaciones sexuales, etc. — **Nivel 1: fisiología**

1. Oxigenación.
2. Nutrición e hidratación.
3. Eliminación de los productos de desecho.
4. Moverse y mantener una postura adecuada.
5. Sueño y descanso.
6. Vestirse y desvestirse. Usar prendas adecuadas.
7. Termorregulación.
8. Mantener la higiene personal.
9. Evitar los peligros del entorno y evitar dañar a los demás.
10. Comunicarse con otros: expresar emociones, necesidades, miedos u opiniones.
11. Vivir según sus valores y creencias.
12. Trabajar y sentirse realizado.
13. Participar en actividades recreativas.
14. Aprender, descubrir y satisfacer la curiosidad.

En sí, Virginia Henderson establece que el grado de salud/enfermedad viene definido por el grado de independencia para cubrirlas.

Los conceptos claves del modelo de Henderson son:

- Independencia: nivel óptimo de desarrollo del potencial del individuo que es capaz de cubrir sus necesidades.
- Autonomía: capacidad física e intelectual del individuo que le permite satisfacer sus necesidades básicas de salud por sí mismo.
- Dependencia: causa u origen probable de un problema, ya sea por falta de conocimientos, de fuerza física o psíquica, o por falta de voluntad.

De este modo, si se analiza, en la educación se busca esa independencia y autonomía por parte del paciente/familia para cubrir las necesidades que requieren una ayuda externa/sistema sanitario, para poder ser ellos los que sepan gestionarlas, de tal forma que siempre exista el apoyo a medida que vayan surgiendo las dificultades a lo largo del proceso de aprendizaje.

Por ello, es importante que el personal de RR conozca y comprenda la fisiopatología y las intervenciones terapéuticas adecuadas que puede precisar dicho programa para cada una de las distintas enfermedades. Los programas de educación incluidos en la RR están diseñados principalmente para pacientes con EPOC y asma, aunque pueden aplicarse a otras enfermedades respiratorias crónicas.

El contenido es común, pero adquiere matices distintos dependiendo de los medios disponibles para impartir la educación y, sobre todo, de las circunstancias y las necesidades de cada paciente.

En general, los programas educacionales deben contemplar la formación y la capacitación de los pacientes en conocimientos y habilidades sobre los siguientes aspectos:

- La anatomía y la fisiología básicas del pulmón y la respiración.
- Las características de la enfermedad y el manejo de los síntomas.
- Los hábitos de vida saludables (alimentación, ejercicio, actividades, vacunas).
- Los factores de riesgo como la exposición al tabaco u otros contaminantes ambientales.

- El tratamiento médico requerido en cada momento de la enfermedad (terapia inhalada, antibióticos, oxígeno, ventilación, etc.), tanto sus beneficios como sus efectos secundarios, manejando las estrategias necesarias para afianzar y mantener la adherencia.
- Los síntomas de alarma, para poder prevenir y tratar de forma precoz las exacerbaciones con planes de acción individualizados y entregados por escrito.
- El conocimiento de las técnicas de ahorro de energía.
- El tratamiento de las posibles comorbilidades.
- El conocimiento de los recursos de la comunidad y los medios de contacto con el personal asistencial.
- La atención y la orientación en la toma de decisiones al final de la vida: en este punto, hay que destacar que solo un 25 % de los pacientes que acuden a RR tienen voluntades anticipadas registradas, y el 19 % lo habrían hablado con su médico. Además, solo un tercio de los programas de RR ofrecen educación y conocimiento de las voluntades anticipadas.

Los talleres educativos suelen empezar la tercera semana de inicio del programa de rehabilitación con una duración de 1 hora cada uno. Los talleres que se realizan son:

1. Conocimiento de la enfermedad.
2. Conocimiento del tratamiento.
3. Terapia ocupacional y estrategias de ahorro energético.

En este capítulo, se tratará la información sobre el conocimiento de la enfermedad y el tratamiento.

Conocimiento de la enfermedad

A continuación se explicarán los diferentes bloques a tratar en este proceso.

Anatomía

En esta primera sesión, es necesario explicar con palabras sencillas y comprensibles tanto la anatomía como la fisiología del sistema respiratorio. Para ello, se pueden utilizar diapositivas o videos.

Dentro de la anatomía, es importante recalcar la función de la nariz como mecanismo de filtro, humidificador y calentamiento del aire que se respira.

Del mismo modo, hay que describir bien la estructura del árbol bronquial, el parénquima pulmonar, y el intercambio entre el oxígeno y el gas carbónico, para que entiendan mejor la importancia del tratamiento inhalador, y el tratamiento antiinflamatorio y con antibióticos.

Y dentro de los músculos respiratorios, no hay que olvidar mencionar el diafragma, el músculo más importante para controlar la respiración, que se utiliza, además, en las técnicas de fisioterapia respiratoria (**Fig. 23-2**).

Definición de la enfermedad

En primer lugar, se pregunta a los pacientes cuál es la enfermedad que padecen sin miedo a equivocarse. Posteriormente, se les explica con más detalle esa patología, incluyendo los

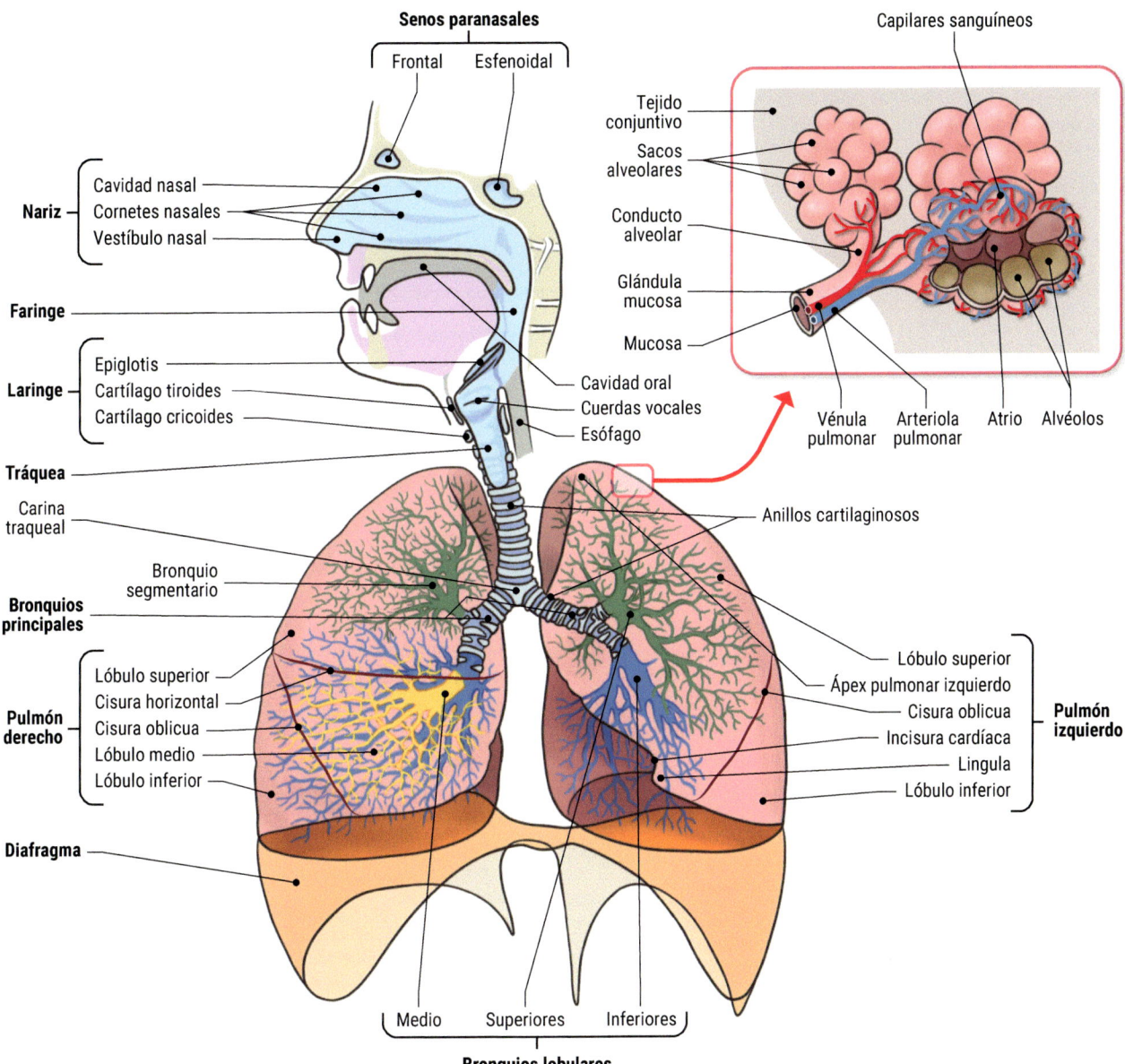

Figura 23-2. Diseños para explicar la anatomía y la fisiología del sistema respiratorio.

síntomas principales que provoca, y se propicia una conversación abierta para aclarar las dudas.

En la **tabla 23-3**, se describen las principales patologías mediante definiciones sencillas, sin olvidar la infección por COVID-19 y el síndrome pos-COVID-19.

La infección por COVID-19 es la enfermedad causada por el coronavirus conocido como enfermedad asociada al coronavirus de tipo 2 causante del síndrome respiratorio agudo severo. Cuando se habla de síndrome pos-COVID-19, se alude a la persistencia de los síntomas durante más de 3 meses. Estos síntomas no son únicamente de tipo respiratorio, ya que se trata de una afectación multisistémica (**Fig. 23-3**).

Síntomas generales

Se recuerdan los síntomas generales de las diferentes patologías respiratorias, como la disnea o ahogo, la tos (matutina en la EPOC y nocturna en el asma), la expectoración (que puede ser de color blanquecino, amarilla, verdosa, etc.), las sibilancias o pitidos, y las rinitis.

Se invita a los pacientes a que comuniquen cuáles de estos síntomas padecen y los correlacionen con su enfermedad.

Reconocimiento de síntomas y signos de alerta

Esta sección es muy importante, ya que el paciente debe saber cómo actuar ante determinados signos de alarma. Los más graves son la fatiga extrema y brusca, y la cianosis, y exigen la visita a urgencias si no desaparecen rápidamente con el tratamiento agudo prescrito (normalmente, inhaladores con un broncodilatador de acción rápida).

Muchos de los pacientes, sobre todos los graves, prefieren no acudir al centro de salud o a urgencias por miedo a quedarse hospitalizados. Se les debe explicar la importancia de

Tabla 23-3. Enfermedades respiratorias principales y su definición

Enfermedad respiratorias principales	Definición
Enfermedad pulmonar obstructiva crónica	Obstrucción parcialmente reversible de los bronquios, producida en la mayoría de los casos por el tabaco. Ocasiona un estrechamiento de los bronquios con dificultad para el paso de aire a través de ellos
Enfisema	Destrucción de los alvéolos que provoca alteración del intercambio entre el oxígeno y el anhídrido carbónico
Asma	Obstrucción reversible causada principalmente por alergias
Bronquiectasias	Dilatación de los bronquios, «sacos» donde se acumulan los microorganismos que producen infecciones
Enfermedades intersticiales	Inflamación que se produce en el espacio entre los alvéolos y los capilares, el llamado intersticio
Insuficiencia respiratoria crónica	Todas las enfermedades pueden causar una falta de oxígeno en sangre de forma permanente, por lo que se debe administrar oxígeno

prevenir las reagudizaciones, precisamente para evitar esos ingresos hospitalarios.

> ! En nuestro programa existe un lema: «Siempre actuar... No esperar».

Diagnóstico

De manera sencilla, se explica a los pacientes las pruebas complementarias neumológicas que se utilizan habitualmente (**Tabla 23-4**).

Conocimiento del tratamiento

En esta segunda sesión, se continuará usando un lenguaje sencillo y breve, para mantener la confianza ya establecida en la primera sesión.

Medidas generales de prevención

Existen factores desencadenantes o agravantes de las enfermedades respiratorias que padecen los pacientes, y por ello, es de gran importancia explicar las siguientes medidas de prevención:

- Dejar de fumar: el tabaco es la principal causa de enfermedades pulmonares. Durante el programa, se insiste en la importancia de dejar de fumar, y se les ofrece las distintas posibilidades que existen en la actualidad. Es aconsejable disponer de una unidad de deshabituación tabáquica dentro de este programa o conectada con él.
- Evitar las bebidas alcohólicas: el alcohol es una adición que está muy arraigada dentro de la cultura española, por lo que se deben explicar sus efectos nocivos y las distintas posibilidades terapéuticas para dejar de beber.
- Vacuna contra la gripe, contra el neumococo y contra COVID-19: se explican las diferentes vacunas y la importancia de estar con toda la vacunación completa, para evitar infecciones pulmonares.

Tabla 23-4. Pruebas neumológicas principales

		Definición
Anatómicas	Radiografías	Sirve para visualizar el corazón, los pulmones y las costillas, entre otros, y valorar si existen alteraciones importantes
	Escáner o tomografía computarizada	Sirve para ver todas las estructuras pulmonares y cardíacas de forma más detallada
	Tomografía por emisión de positrones	Es un tipo de tomografía computarizada de todo el organismo, donde se visualizan infecciones u otras enfermedades
Fisiológicas	Gasometría arterial	Mide el oxígeno y el anhídrido carbónico de forma directa en la sangre arterial
	Espirometría	Sirve para evaluar la función pulmonar, midiendo la cantidad y la velocidad de la salida de aire
	Peak flow o flujo máximo	Es un método más sencillo para medir la función pulmonar a domicilio y en caso de empeoramiento, sobre todo en asmáticos
	Prueba de marcha de 6 min (PM6M)	Mide el oxígeno, la frecuencia cardíaca y la presión arterial con el esfuerzo, caminando durante 6 min
	Pruebas de esfuerzo	Mide el oxígeno, la frecuencia cardíaca y la presión arterial con el esfuerzo máximo posible
	Electrocardiograma y ecocardiograma	Sirve para visualizar alteraciones cardíacas

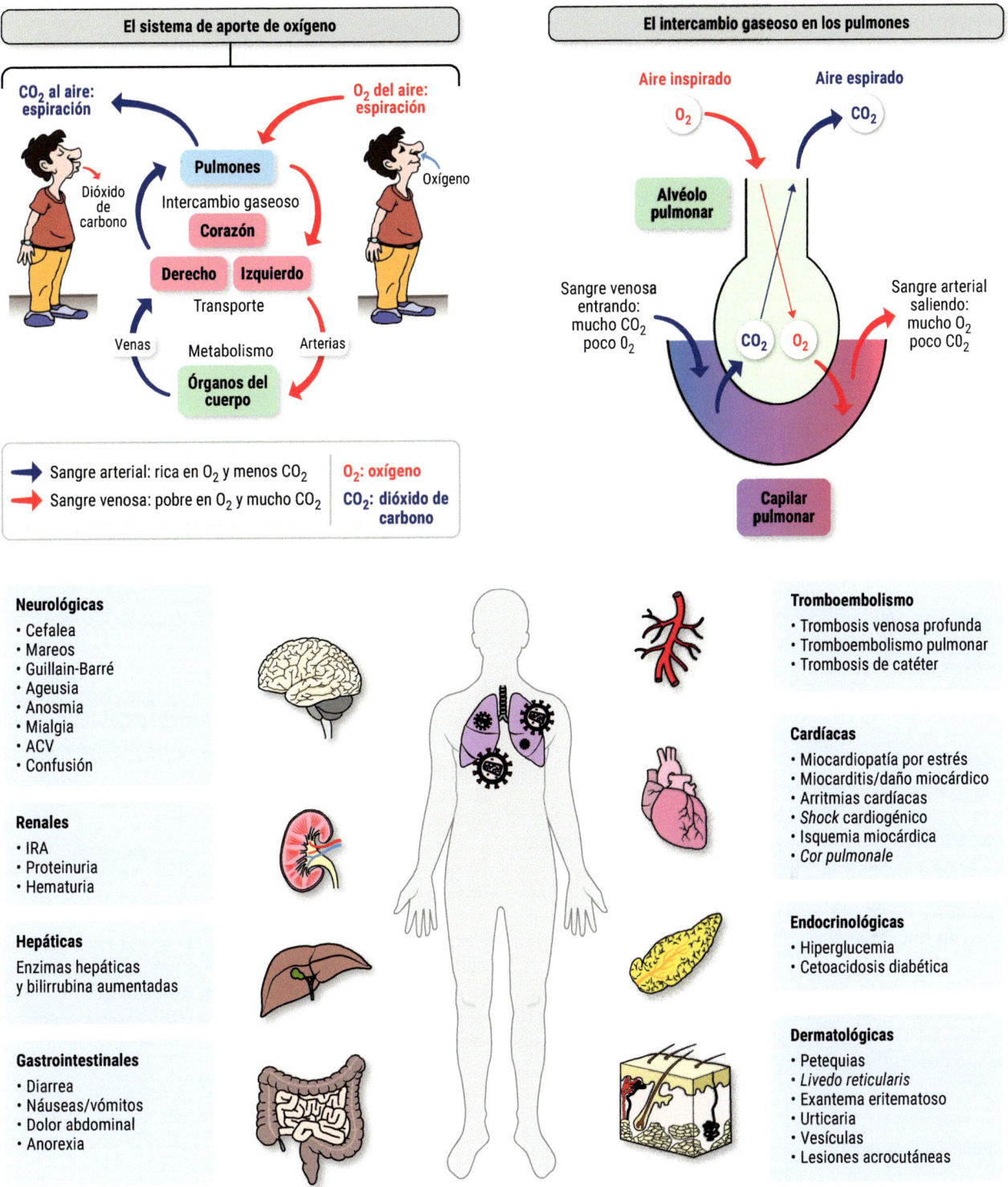

Figura 23-3. Afectación multisistémica del síndrome pos-COVID-19.
ACV: accidente cerebrovascular; IRA: insuficiencia renal aguda.

- Mantener un peso adecuado: es tan perjudicial tener obesidad como bajo peso, por lo que se incluirá una sesión sobre la dieta saludable.
- A los pacientes asmáticos o con enfermedad pulmonar intersticial difusa (EPID) secundaria a sustancias irritantes, se les explicará, entre otras, las siguientes medidas:
  - Evitar la exposición a los alérgenos y no tener animales domésticos en el hogar.
  - Evitar fármacos que puedan provocar asma o reagudización de su EIPD, como ácido acetilsalicílico, antiinflamatorios no esteroideos, amiodarona.
  - Evitar la exposición a sustancias irritantes, como el amianto, dependiendo la patología que padezcan.

Todas estas medidas de prevención están descritas con más detalle en el **capítulo 8**.

Tratamiento oral

Es fundamental explicar los distintos tratamientos que se usan en la práctica diaria en las patologías pulmonares:

- Antibióticos: cuando existe una infección causada por bacterias o como prevención para evitar infecciones.
- Corticoides: disminuyen la inflamación. Esto puede reducir los síntomas de las afecciones inflamatorias, como el asma.
- Antihistamínicos: bloquean la histamina, que es una sustancia que produce síntomas y que el sistema inmunitario libera durante una reacción alérgica.
- Diuréticos: eliminan la sal (sodio) y el agua del cuerpo.

 Respecto a la medicación, hay que recalcar que es imprescindible tomar el tratamiento a la misma hora y en la dosis prescrita; no se debe iniciar ni interrumpir un tratamiento sin consultarlo con el médico.

Incentivos respiratorios

En este taller se recuerdan los distintos dispositivos respiratorios (**Fig. 23-4**) que ha aprendido a utilizar con el fisioterapeuta, aconsejándole utilizarlo al menos una vez al día durante 10-15 minutos, e intensificar la realización de la fisioterapia entre dos y tres veces al día en caso de que exista infección respiratoria.

Inhaladores y nebulizadores

Para los pacientes con EPOC o con asma, el tratamiento farmacológico de elección es la terapia inhalada, pero su eficacia está relacionada con el buen manejo de esta.

En esta sección, se repasará tanto la indicación como la técnica de los distintos sistemas de inhalación, y se hará hincapié en suprimir la corticofobia en el tratamiento inhalatorio.

Normas fundamentales

En el uso de los inhaladores, es importante mantener el horario y el orden.

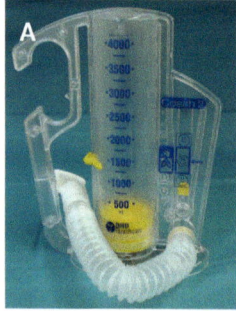 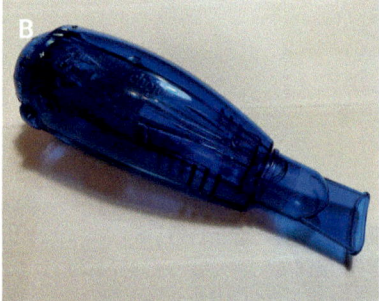

Figura 23-4. Dispositivos respiratorios. **A)** Inspirómetro incentivo volumétrico. **B)** Dispositivo de presión espiratoria positiva oscilatorio tipo Acapella®.

Orden en el uso de los inhaladores:

1º Broncodilatador anticolinérgico.
2º Broncodilatadores adrenérgico β₂.
   Se potencian uno con el otro y abren los bronquios.
3º Antiinflamatorio.
   Hay que esperar aproximadamente 1 min entre cada dosis de inhalaciones.

A continuación:
- Nebulizador de mucolítico o hiperosmolar: facilita la movilización de las secreciones bronquiales.
- Drenaje de secreciones mediante las técnicas indicadas por el fisioterapeuta respiratorio.
- Nebulizador de antibiótico: se administra en último lugar, una vez que los bronquios estén lo más desobstruidos posible, para que el antibiótico haga su efecto máximo.
- No hay que olvidar enjuagarse la boca después.

Algunos broncodilatadores (sobre todo los de acción rápida) pueden causar taquicardia o palpitaciones, nerviosismo y sequedad de boca, efectos que normalmente son transitorios, pero que si persisten, deben consultar al médico.

Sistemas de inhalación

En relación con los distintos tipos de sistema, hay que valorar las ventajas y los inconvenientes de cada dispositivo, además de las preferencias de cada paciente, para elegir el más adaptado al mismo.

En este apartado, se describen las características de cada sistema (**Tabla 23-5**).

Técnica de inhalación

Posteriormente, se invita al paciente a mostrar, en un ambiente afable, cómo realiza sus inhaladores habituales, corrigiendo los puntos no realizados de la terapia inhalada.

Los pasos para realizar una buena técnica son los siguientes:

- Cartucho presurizado:
  - Destapar el cartucho y situarlo en posición vertical.
  - Sujetar el cartucho entre los dedos índice y pulgar, con el índice arriba y el pulgar en la parte inferior, y agitarlo.
  - Efectuar una espiración lenta y profunda.
  - Colocar la boquilla del cartucho totalmente en la boca, cerrándola a su alrededor.
  - Inspirar lentamente por la boca. La lengua debe estar en el suelo de la boca, no interfiriendo la salida del medicamento.
  - Una vez iniciada la inspiración, hay que presionar el cartucho (una sola vez), y seguir inspirando lenta y profundamente hasta llenar totalmente los pulmones. Es importante que la pulsación se efectúe después de haber iniciado la inspiración.
  - Retirar el cartucho de la boca.
  - Aguantar la respiración unos 10 segundos.

Tabla 23-5. Ventajas e inconvenientes del sistema de inhalación

Sistemas de inhalación	Ventajas	Inconvenientes
Cartucho presurizado	• Tamaño reducido que facilita el transporte	• Hay que agitar el cartucho antes de cada inhalación • Es necesario una coordinación (excepto si se realiza con cámara) • No dispone de control de dosis
Polvo seco	• Tamaño reducido que facilita el transporte • No precisa coordinación • Tiene indicador de dosis • Tiene el mayor depósito pulmonar	• Precisa flujos inspiratorios generados por el paciente, lo que dificulta la inhalación, sobre todo, si tienen una obstrucción severa • La espiración en la boquilla puede provocar dispersión de la dosis para inhalar
Nebulización	• No requieren ninguna técnica, recomendable en niños, ancianos o críticos • Es útil si deben administrarse concentraciones altas o combinados	• Acción lenta • Escaso control de dosis • Pueden provocar broncoespasmo o aumento de infecciones

– Enjuagar la boca con agua, bicarbonato o colutorio bucal.
• Cartucho presurizado con cámara:
  – Destapar el cartucho y situarlo en posición vertical.
  – Sujetar el cartucho entre los dedos índice y pulgar, con el índice arriba y el pulgar en la parte inferior, y agitarlo.
  – Acoplar el cartucho a la cámara (si la cámara tiene tapón, quitarlo).
  – Efectuar una espiración lenta y profunda.
  – Ajustar los labios a la cámara.
  – Disparar una sola vez.
  – Coger aire lentamente hasta llenar los pulmones (como alternativa, respirar dos o tres veces lentamente por la boca).
  – Retirar el dispositivo de la boca.
  – Aguantar la respiración durante unos 10 segundos.
  – Enjuagar la boca con agua, bicarbonato o colutorio bucal.
• Polvo seco:
  – Destapar el inhalador.
  – Precargar el dispositivo:
  – Unidosis o monodosis: abrir el blíster hacia arriba, sacar la cápsula e introducirla en el dispositivo, y clicar varias veces.
  – Multidosis: según el dispositivo, se activa abriendo la tapa, apretando o girando dos veces.
  – Efectuar una espiración lenta y profunda.
  – Colocar la boquilla del dispositivo totalmente en la boca, cerrándola a su alrededor.
  – Inspirar profundamente y enérgicamente.
  – Retirar el dispositivo de la boca.
  – Aguantar la respiración durante unos 10 segundos.
  – Enjuagar la boca con agua, bicarbonato o locutorio bucal.
• Nebulizador:
  – Preparar el nebulizador, la mascarilla, la alargadera, el medicamento y el suero fisiológico.
  – Introducir el medicamento con el suero fisiológico en la cazoleta.
  – Conectar el aparato a la corriente eléctrica y pulsar el botón de encendido.
  – Comenzar la nebulización, que durará 10-30 minutos.
  – Una vez terminada, desconectar la conexión eléctrica y desmontar el material, para limpiarlo.
  – Enjuagar la boca con agua.

Mantenimiento de los dispositivos de inhalación

Para su buen funcionamiento, es fundamental realizar un buen mantenimiento de los dispositivos.

• Cartucho presurizado:
  – El cartucho debe mantenerse en el envoltorio de plástico limpio, lavándolo con agua y jabón, tantas veces como sea necesario, procurando que no entre agua en el orificio de la válvula.
  – La cámara de inhalación también debe lavarse con agua y jabón, dejándola secar sin frotar. Es necesario cambiar las cámaras cada 6 meses.
• Polvo seco: se limpia con un trapo seco, evitando la humedad.
• Nebulizador:
  – Limpiar bien con agua y jabón el reservorio después de cada nebulización.
  – Limpiar con agua y jabón de compresor una vez a la semana.
  – Cambiar la mascarilla cada 3-6 meses.
  – Si son permanentes, hervir cada 30 usos.
• Oxigenoterapia, ventilación mecánica no invasiva (presión positiva continua en la vía aérea y presión positiva de dos niveles en la vía aérea) domiciliaria: cuando los pacientes disponen de estas terapias respiratorias domiciliarias, se debe dar una pequeña explicación sobre los distintos aparatos, señalando las ventajas y los inconvenientes de cada fuente, y la conveniencia de usar uno u otro dependiendo de la situación de cada paciente.

Oxigenoterapia

Los tipos de administración, las interfaces y la humidificación de la oxigenoterapia domiciliaria se eligen según las necesidades clínicas del paciente, el grado de hipoxemia y su capacidad para utilizar los dispositivos de manera efectiva. A continuación, abordaremos cada uno de estos aspectos de manera detallada.

• Tipos de administración:
  – Bombonas o cilindros de alta presión de oxígeno (**Fig. 23-5**):

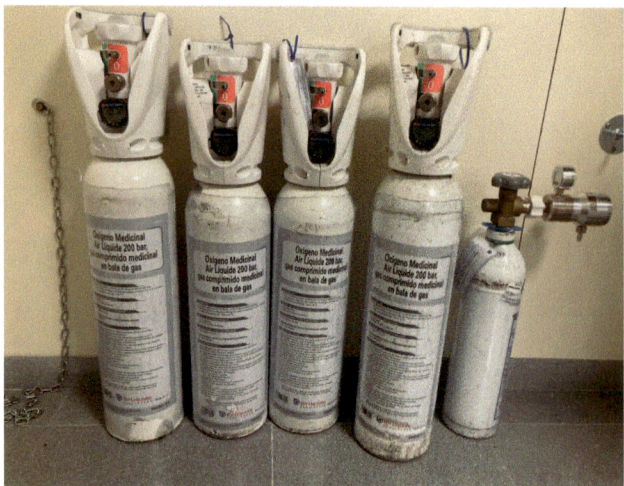

Figura 23-5. Bombonas de oxígeno.

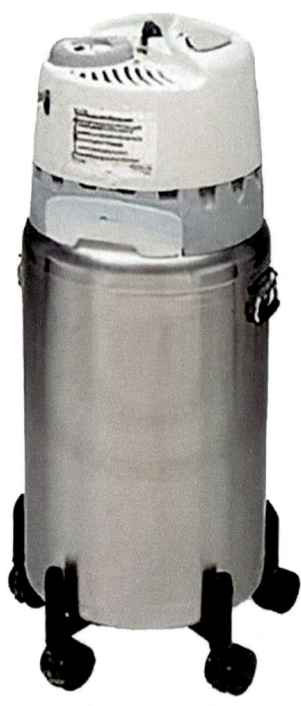

Figura 23-7. Oxígeno líquido.

conservan el oxígeno de forma gaseosa a una presión de 200 bares. Los hay de distintos tamaños: 400, 1.000, 2.000 y 10.000 L. Precisan recambios frecuentes en función del flujo prescrito y del tamaño del cilindro. Se entregará una bombona en casa por si se va la corriente, como bombona auxiliar.

– Concentrador de oxígeno (**Fig. 23-6**): es un aparato con ruedas de 20-30 kg que funciona con la corriente eléctrica. Es un sistema que extrae el oxígeno del aire ambiente, separándolo del nitrógeno mediante filtros moleculares. Dispone de alarmas y contador de horas. Se utiliza sobre todo para bajos flujos (1-3 L/min). Como inconvenientes, destacan el ruido y la dependencia del suministro eléctrico de emergencia. Es el más económico.

– Oxígeno líquido (**Fig. 23-7**): el oxígeno puede almacenarse en estado líquido a muy baja temperatura (–180 °C). Se almacena en nodrizas de 40 kg de peso con ruedas, con capacidad de suministro (5-7 días), y se transfiere a pequeños tanques o mochilas (4 kg)

con autonomía de 4-8 horas, según el flujo que precise el paciente. Suministran oxígeno con un flujo continuo, tanto en la inspiración como en la espiración, y permiten la autonomía del paciente. Es la fuente de oxígeno más cara, ya que el proceso de licuación es caro y la red de distribución es compleja.

– Concentrador portátil (**Fig. 23-8**): es un aparato de 4 kg, que suministra oxígeno cuando el paciente inspira. Puede recargarse en cualquier enchufe y en el automóvil. Permite la autonomía del paciente.

• Interfases de administración:

– Gafas nasales: suministran flujos de oxígeno bajos. Permiten comer y beber, y es lo que se suele utilizar en el domicilio. El problema es que no se conoce con exactitud la concentración de oxígeno que se administra, y se puede producir sequedad y erosiones de la mucosa nasal.

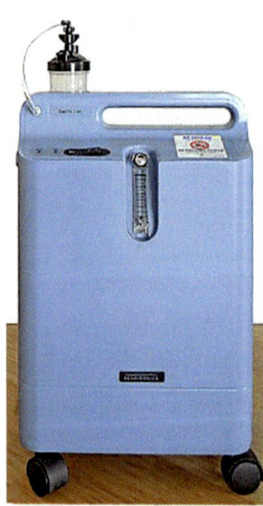

Figura 23-6. Concentrador de oxígeno.

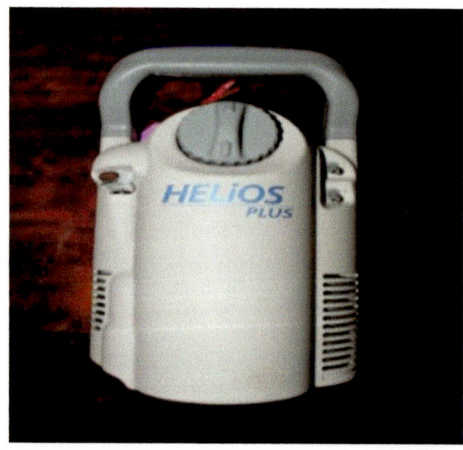

Figura 23-8. Concentrador portátil.

- Mascarilla Venturi: suministra flujos de oxígeno más elevados y se usa en el hospital, ya que se conoce la concentración de oxígeno y se administra con seguridad. El inconveniente es que puede producir lesiones cutáneas, irritación conjuntival y claustrofobia.
  - Catéter transtraqueal: es un tubo flexible que se introduce en la tráquea, tras una pequeña intervención quirúrgica (**Fig. 23-9**).
- Sistema de humidificación: se utiliza cuando hay sequedad de las mucosas. El inconveniente es que aumenta el riesgo de contaminación bacteriana.

A continuación, se describirán las principales precauciones que deben tenerse en cuenta durante el uso de oxigenoterapia para garantizar su seguridad y efectividad. Precauciones de la oxigenoterapia:

- El oxígeno activa la combustión de materias inflamables, por lo que las precauciones que se deben tomar son:
  - No fumar cuando se está utilizando el oxígeno.
  - Evitar colocarlo cerca de una fuente de calor, a más de 2 m del dispositivo de oxígeno.
- No manipular los aparatos, mantener el aparato y sus accesorios en buen estado y en vertical.
- No poner material graso, como vaselina, cerca del oxígeno.
- No utilizar disolventes ni aerosoles.
- Las alargaderas deben ser como máximo de 17 m y sin empalmes.
- Mantener los orificios nasales limpios y evitar erosiones nasales.
- En caso del concentrador: colocarlo a más de 15 cm de una pared o mueble, esperar 5-10 minutos desde la puesta en marcha hasta su uso, desconectar cuando no se utiliza, colocar una alfombra debajo y, para dormir, transportarlo en otra habitación, para evitar el ruido.
- En caso del oxígeno líquido: no tocar la zona helada; en caso de fuga, evitar estar delante; en caso de contacto con los ojos, lavarlo con agua abundante; si está en contacto con la piel, no frotar, quitar la ropa y dar calor moderado.
- Para cargar la mochila de oxígeno líquido: no alejarse del depósito; si hay fugas, adoptar las mismas precauciones que con el oxígeno líquido.

Es también importante seguir un adecuado protocolo de mantenimiento de los dispositivos de oxigenoterapia para asegurar su correcto funcionamiento y prolongar su vida útil. A continuación, se abordarán los aspectos clave del mantenimiento de la oxigenoterapia domiciliaria.
Mantenimiento de la oxigenoterapia:

- Las gafas nasales, las mascarillas nasales y el vaso lavador se deben limpiar con agua caliente y jabón, sin secar posteriormente, una vez al día.
- Se debe vigilar si hay fugas en el tubo de conducción, introduciéndolo en un recipiente de agua (excepto los orificios nasales); si hay burbujas, se deben sustituir por unas nuevas.
- Cambiar las gafas nasales o las mascarillas nasales al menos una vez al mes.

Ventilación mecánica no invasiva domiciliaria

Algunos de los pacientes que disponen como tratamiento el oxígeno, tienen también ventilación mecánica no invasiva. Se tratarán aquí estos aparatos, que se comunican a la red eléctrica con una conexión, y tienen una mascarilla o unas gafas nasales, que genera una presión o un volumen de aire, para mantener la vía aérea abierta, facilitando el intercambio entre el oxígeno y el gas carbónico.

Los que más se usan son los de presión:

- Presión positiva continua en la vía respiratoria: es un aparato que proporciona una presión positiva continua de aire tanto en la inspiración como en la espiración, lo que hace que se mantenga abierta la vía respiratoria superior, evitando que se produzcan apneas y ronquidos. Normalmente, se usan mascarillas nasales, pero en algunas ocasiones se pueden utilizar mascarillas faciales o gafas nasales. Su indicación principal es para pacientes con síndrome de apnea obstructiva del sueño.
- Presión positiva con dos niveles de presión: es un aparato que proporciona una presión positiva durante la inspiración y una presión positiva más baja durante la espiración, lo que hace que se mantengan los bronquios abiertos, favoreciendo que penetre bien el oxígeno y se expulse el gas carbónico. En fase aguda, en el hospital, se utilizan las mascarillas faciales, mientras que en el domicilio se usan mascarillas nasales y nasobucales, aunque también en algunas ocasiones se pueden utilizar mascarillas faciales. Su indicación principal es para pacientes con insuficiencia respiratoria crónica hipoxémica hipercápnica.

A continuación, se abordarán las precauciones que deben considerarse al utilizar la ventilación domiciliaria.

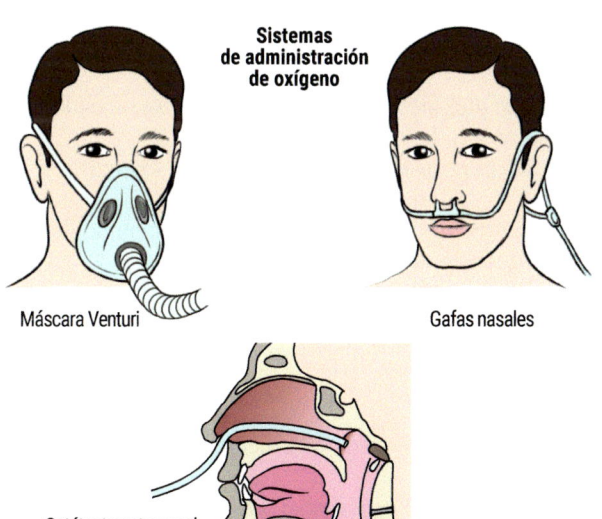

Sistemas de administración de oxígeno

Máscara Venturi

Gafas nasales

Catéter transtraqueal

Figura 23-9. Tipos de administración de oxígeno.

Precauciones de la ventilación mecánica no invasiva domiciliaria:

- No hay que manipular los aparatos, y se deben mantener el aparato y sus accesorios en buen estado.
- Los orificios nasales se mantendrán limpios, y se evitará la aparición de erosiones nasales y úlceras cutáneas por presión.
- Se deben mantener las mucosas bucales limpias, realizando una buena higiene bucal.
- Si se utiliza oxigenoterapia en la ventilación mecánica no invasiva (VMNI), hay que seguir las indicaciones descritas anteriormente en el **capítulo 5** *Conceptos básicos de oxigenoterapia y ventilación mecánica no invasiva*.

En cuanto al mantenimiento de la ventilación mecánica no invasiva domiciliaria, es fundamental seguir los siguientes procedimientos.

Mantenimiento de la VMNI domiciliaria:

- Limpiar todos los días la zona de la mascarilla en contacto con la cara con un paño humedecido en agua.
- Lavar la mascarilla, el arnés y la mentonera (si dispone de ella) con agua fría jabonosa una vez a la semana, y dejarlo que se sequen bien al aire, sin exposición a fuentes de calor directas.
- Lavar el filtro de entrada de aire (antipolvo), situado en la parte posterior o lateral del equipo, con agua tibia jabonosa una vez por semana, y dejarlo secar bien antes de volver a colocarlo.
- Limpiar la carcasa del equipo con un paño humedecido en agua semanalmente.
- Limpiar semanalmente la parte exterior del circuito con un trapo humedecido.
- Si se utiliza oxigenoterapia en la VMNI, hay que seguir las indicaciones descritas anteriormente en el **capítulo 5** .

Existen otros tipos de ventilación mecánica invasiva mediante una traqueotomía, y se detalla con más profundidad la oxigenoterapia en el **capítulo 5**.

! **Recomendaciones generales:**

- Tanto la cantidad de oxígeno como la forma de administración serán las indicadas en el hospital, debiendo consultar el paciente cualquier modificación con el médico que habitualmente le controla.
- Debe mantenerse con oxígeno el mayor tiempo posible, pero nunca menos de 15 horas.
- La administración de oxígeno es imprescindible: durante el sueño, después de las comidas, al realizar esfuerzos, y en caso de ansiedad o agitación psíquica.
- Los períodos en que se interrumpe la administración de oxígeno no deben sobrepasar los 90-120 minutos.
- En caso de la ventilación mecánica no invasiva, se debe seguir el horario prescrito por el médico.

SOPORTE NUTRICIONAL

El soporte nutricional juega un papel crucial en los programas de rehabilitación, contribuyendo a mejorar el estado general del paciente y optimizar los resultados del tratamiento.

Introducción

Los principios fundamentales son sustancias a partir de las cuales el organismo obtiene la energía necesaria para vivir y formar sus estructuras. Los principios fundamentales son: proteínas, lípidos o grasas, y carbohidratos o glúcidos.

Según su función, se clasifican en:

- Plásticos, formadores o estructurales: proteínas.
- Energéticos: glúcidos y grasas. Aportan energía de forma inmediata (glúcidos) o formando parte de las reservas energéticas (grasas).
- Reguladores: vitaminas y minerales. Intervienen y regulan numerosas reacciones metabólicas. No aportan valor energético o calórico a la dieta.

En este capítulo, resulta importante hacer una breve introducción sobre ellos.

Proteínas

Su digestión se inicia en el estómago, por acción de la pepsina, y su absorción se produce en el yeyuno y el íleon.

El valor biológico está determinado por la presencia en la cadena peptídica de todos los aminoácidos esenciales.

Un aminoácido esencial es aquel que no puede ser sintetizado por el organismo y, por tanto, debe ingerirse en la dieta. Existen 8/9 aminoácidos esenciales: fenilalanina, isoleucina, lisina, treonina, valina, leucina, metionina, triptófano e histidina.

Las proteínas también se pueden dividir en:

- Proteínas completas o de alto valor biológico: son de origen animal, y en su composición presentan todos los aminoácidos esenciales: no tienen un aminoácido limitante.
- Proteínas incompletas o de bajo valor biológico: son de origen vegetal, y presentan algún aminoácido esencial limitante (aminoácido no contenido en su composición).

Las funciones de las proteínas son:

- Plástica: piel, fibras musculares, membranas celulares.
- Reguladoras: hormonas, enzimas.
- De defensa: los anticuerpos (inmunoglobulinas son proteínas.
- Transportadora: albúmina, lipoproteínas, hemoglobina.
- De equilibrio oncótico /hidrostático.
- Coagulación: fibrinógeno, fibrina.
- Energética: aunque no es su función inicial, las proteínas pueden «quemarse» para obtener trifosfato de adenosina.

La recomendación para una dieta equilibrada es:

- 12-15 % de la ingesta diaria: 0,8 g/kg/día.
- 5-2 g/kg/día (adolescencia, embarazo y lactancia).

---

1 g de proteína aporta 4 kcal.

Grasa/lípidos

Desde el punto de vista químico, las grasas/lípidos son ésteres de ácido y alcohol: ácido graso + glicerol.

Su función principal es energética, si bien tienen otras como aislante térmico, protección de vísceras, transporte de vitaminas liposolubles y formación de membranas biológicas.

La recomendación para una dieta equilibrada es del 25-35 % de la dieta:

- 10-12 % monoinsaturadas: aceite de oliva, frutos secos, aguacate, etc. Puede aumentarse su consumo disminuyendo el resto de grasas.
- 5-10 % poliinsaturadas: semillas (ricas en omega-6) y pescados azules (ricos en omega-3).
- < 10 % saturadas: grasas animales, comida procesada.

---

1 g de grasa aporta 9 kcal.

Hidratos de carbono

Los hidratos de carbono tienen función energética y, excepcionalmente, plástica.

Recomendación en una dieta equilibrada:

- 50 % de absorción lenta (cereales, arroz, legumbres).
- 10 % de absorción rápida.

---

1 g de hidratos de carbono aporta 4 kcal.

Antes de iniciar una intervención nutricional en el programa, se debe realizar una evaluación de esta, con el fin de identificar diagnósticos nutricionales, como riesgo o presencia de desnutrición, sarcopenia y/u obesidad, que coexisten habitualmente en los pacientes con enfermedad respiratoria crónica.

Evaluación nutricional

En la evaluación nutricional, hay que destacar:

- Medidas antropométricas.
- Pliegue cutáneo.
- Con calibre en brazo no dominante.
- Estima la cantidad de tejido graso.
- Tricipital, bicipital, subescapular y suprailíaco.
- Circunferencia del brazo (perímetro braquial).
- Indicador indirecto de reservas de proteínas.
- Valora la cantidad de tejido muscular.
- Circunferencia de la cintura.
- Indicador de riesgo cardiovascular.
- Relación cintura/cadera: obesidad ginoide/androide.
- Índice de masa corporal (IMC) o índice de Quetelet.
- Relaciona peso y talla. IMC = Peso en kg/Altura en m².

Normopeso: IMC de 18,5 y 24,9.

A continuación, se detallarán los principales parámetros nutricionales que se podrían evaluar para asegurar un adecuado soporte nutricional.

- Nitrógeno ureico en sangre (BUN, *blood urea nitrogen*):
  - BUN = Nitrógeno ingerido – nitrógeno eliminado.
  - Es un indicador de cambios proteicos: permite valorar el recambio proteico (destrucción/formación muscular).
  - Si el BUN es negativo, indica pérdida de masa muscular (sepsis, quemaduras, etc.).
  - Si el BUN es positivo, indica ganancia de masa muscular (anabolismo: gestación, crecimiento).
  - La situación de «normalidad» indica equilibrio: BUN cercano a 0.
- Proteínas viscerales:
  - Albúmina (valor nutricional de 3,5-5 g/dL), prealbúmina (valor nutricional de 18-28 mg/dL), transferrina (valor nutricional de 250-350 mg/dL).
- Su déficit se asocia a procesos de desnutrición/malnutrición. Índice creatinina/altura:
  - Relaciona la excreción urinaria de creatinina (producto metabólico de las proteínas) con la altura del individuo.
  - Proporciona una estimación de la reserva proteica del individuo.
  - Valor nutricional > 95 %. Valores inferiores son indicativos de desnutrición/malnutrición.

En 2014, se describieron dos tipos nutricionales de EPOC.

Desnutrición y caquexia

La ingesta deficiente de alimentos a menudo conduce a una pérdida de peso y masa muscular, que provoca una disminución de la actividad física y mental y, en consecuencia, de la calidad de vida. Un IMC < 21 kg/m² se asocia a un aumento de la mortalidad.

En pacientes con EPOC (y se puede extrapolar al resto de las enfermedades pulmonares crónicas), la desnutrición provoca una afectación muscular tanto respiratoria como esquelética, y por otro lado, un efecto negativo sobre la evolución de la enfermedad. Así:

- En la musculatura respiratoria, existe una alteración del diafragma, que es el músculo determinante para el control respiratorio.
- En la musculatura periférica, produce un deterioro de la tolerancia al esfuerzo.
- En la función respiratoria, existe una correlación entre la alteración funcional respiratoria (volumen espiratorio forzado en el primer segundo) y la desnutrición y una disminución de la respuesta ventilatoria de oxígeno y dióxido de carbono.
- En el parénquima pulmonar, provoca lesiones enfisematosas.
- En cuanto a la inmunología, aumenta la susceptibilidad a la infección.
- Produce hiperreactividad bronquial.

Las causas de desnutrición de la EPOC son:

- Disminución de la ingesta.
- Aumento del consumo energético.

- Malabsorción intestinal.
- Repuesta inflamatoria sistémica.

> ! Los objetivos de las intervenciones nutricionales en la enfermedad respiratoria crónica son:
>
> - Mantener o mejorar el nivel nutricional.
> - Mantener o mejorar la masa muscular.
> - Mejorar la autoeficacia y la imagen corporal.
> - Adquisición de habilidades de autogestión en materia de nutrición.

Estas intervenciones son:

- Dietas enriquecidas.
- La intervención nutricional **individual debe** adaptarse a comorbilidades como diabetes **mellitus, enfermedad** cardiovascular u osteoporosis.
- El tratamiento combinado (**nutricional y ejercicio**) pueden conseguir un incremento **de peso, aumento** de la masa magra y fuerza de los músculos **respiratorios**, y mejoría de la tolerancia al esfuerzo.
- Se prescriben comidas enriquecidas con proteínas y energía, con la necesidad de alimentos intermedios, garantizando al menos el 70 % de los requisitos totales.
- Si la ingesta nutricional es **del 50-70 %**, la dieta debe complementarse con suplementos nutricionales orales.
- Si la ingesta es inferior al 50 %, se administrará una alimentación enteral o por sonda nasogástrica.
- En relación con la dieta rica en proteínas, se debe prescribir un promedio de 25-30 g diarios.

- La sarcopenia y la fragilidad física se describen con más detalle en el **capítulo 15**.

Exceso de peso y obesidad

Los pacientes con obesidad tienen mayor riesgo de presentar arteroesclerosis y acumulación grasa en vísceras, lo que conlleva un aumento de comorbilidades como cardiopatía isquémica y diabetes, y un aumento de la mortalidad.

La evaluación de exceso de peso y la obesidad se mide mediante el IMC (**Tabla 23-6**).

Se prescriben dietas hipocalóricas asociadas a un entrenamiento aeróbico con bicicleta ergométrica, ya que toleran mejores esfuerzos con peso no soportado (pedalear) que con peso soportado (tapiz).

Además de una dieta adaptada a cada paciente, durante la sesión sobre la terapia nutricional se explica la pirámide de la alimentación saludable (**Fig. 23-10**) para conseguir unos buenos hábitos de vida.

> ! Hay que destacar unas recomendaciones generales:
>
> - Realizar comidas en pequeñas cantidades y varias veces al día (4-6/día).
> - Evitar alimentos que precisen una masticación prolongada y con fuerza.
> - Aumentar el oxígeno, si es necesario, durante las comidas, para evitar el aumento de la disnea.

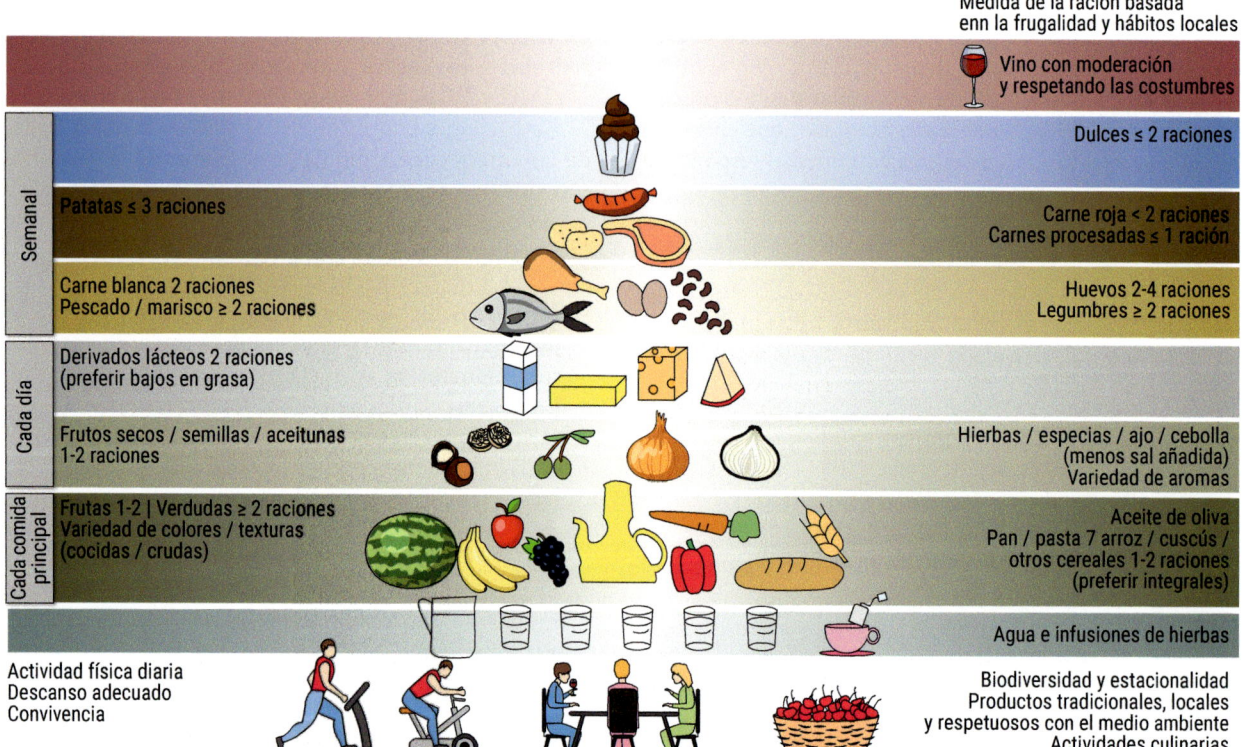

Figura 23-10. Pirámide de alimentación saludable. SENC: Sociedad Española de Nutrición Comunitaria.

Tabla 23-6. Grados de exceso de peso según el índice de masa corporal (IMC)

Grados de exceso de peso	IMC
Sobrepeso grado I	25-26,9
Sobrepeso grado I	27-29,9
Obesidad de tipo I	30-34,9

SOPORTE PSICOSOCIAL

En el contexto de la RR, hay que diferenciar las intervenciones psicológicas de apoyo del tratamiento que se realizará dentro del programa del tratamiento especializado de enfermedades mentales y/o abuso de sustancias, que debe iniciarse en unidades de atención psiquiátrica o de salud mental.

Objetivo

El objetivo principal de estas intervenciones va dirigido a la atención integral, tanto social como psicológica, del paciente. Para ello, es necesario:

- Valorar de forma individual su situación.
- Conseguir que el individuo asuma su enfermedad.
- Adquirir la máxima independencia y autoestima dentro de sus limitaciones.
- Recibir buena ayuda del entorno.
- Para conseguir la autoestima, los componentes son: autoconcepto, autoimagen, autoconocimiento y autorrespeto.

Características

El soporte psicosocial en los programas de rehabilitación respiratoria aborda diversos aspectos que se detallan a continuación.

- Ansiedad y depresión: hasta un 40 % de los pacientes con EPOC presentan depresión y ansiedad, y una prevalencia de trastornos de pánico 10 veces mayor que la población general. También, las mujeres tienen mayor riesgo de presentar sintomatología depresiva y ansiosa, así como los pacientes con nivel socioeconómico bajo.
  Los pacientes con síntomas graves y con exacerbación reciente presentan más síntomas de depresión y ansiedad.
- Efectos neurocognitivos: los pacientes con EPOC grave debido a la hipoxemia sufren deficiencias en la función cerebral, como la función de abstracción y flexibilidad, atención, procesos oculomotores complejos y procesos verbales. Todo ello provoca una disminución de las habilidades, y una alteración de las actividades de la vida diaria y, por tanto, un empeoramiento de la calidad de vida.
- Sexualidad: la sexualidad es una parte importante de la vida y, sin embargo, muchos de los profesionales solo se centran en aspectos orgánicos y olvidan abordar este tema.

La presencia de estrés, ansiedad, depresión, miedo, pérdida de autoestima y pérdida del autocontrol conduce a una disminución del deseo sexual.

La falta de información sobre los cambios fisiológicos propios de la edad, como el enlentecimiento para obtener una erección en los hombres o los cambios en la mucosa vaginal con pérdida de elasticidad en las mujeres, y los efectos secundarios del tratamiento de la EPOC (teofilinas, simpaticomiméticos, corticoides) aumentan el miedo a establecer relaciones sexuales.

Clínica

Desde el punto de vista clínico, destaca disnea intensa:

- Evitación de la actividad física: la relación entre la ansiedad, el pánico y la disnea es un círculo que se denomina ciclo de miedo-disnea o círculo vicioso de la disnea (**Fig. 23-11**).
- Tendencia al aislamiento: la disminución de las actividades de la vida diaria, como el manejo del cuidado personal, la higiene, el vestido, la comida, el sueño y la movilidad, provoca aislamiento social y dificultad para la reincorporación laboral.

Evaluación

Para realizar una buena evaluación de los problemas psicosociales, existen diferentes escalas:

- Ansiedad y depresión:
  - Escala hospitalaria de ansiedad y depresión (HADS) (**Tabla 23-7**).
  - Escala de depresión y ansiedad de Golberg (**Tabla 23-8**).
  - Escala de ansiedad de Hamilton (**Tabla 23-9**).
  - Solo para la depresión, se puede utilizar el *Minnesota Multiphasic Personality Inventory* (MMPI).
  - Solo para la ansiedad, se puede usar el *Spielberg's State Anxiety Inventory* (STAI).
  También se puede usar la escala *Primary Care Evaluation of Mental Disorders* (PRIME-MD).
- Psicosocial: los cuestionarios que se pueden utilizar son:
  - *Social Readjustement Rating Scale* (SRRS).
  - *Psychosocial Adjustment to Illnes Scale Self Report* (PAIS-SR): valora el impacto social en la limitación crónica al flujo aéreo.
  - Cuestionario autoadministrado *Pulmonary Functional Status Scale* (PFSS): valora el estado funcional global

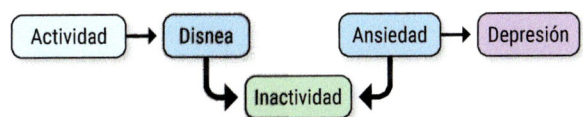

Figura 23-11. Círculo vicioso de la disnea.

y la afectación psicosocial debida a la afectación pulmonar.

Tratamiento

El tratamiento de los aspectos psicosociales en los programas de rehabilitación respiratoria incluye una serie de intervenciones clave que se describen a continuación.

- Tratamiento no farmacológico: las terapias psicológicas acompañadas de entrenamiento aeróbico son más eficaces que la terapia psicológica sola.
  Dentro de los programas de RR, sería conveniente disponer de un psicólogo, pero en la mayoría de los equipos solo se

puede contactar con este profesional en casos determinados. Por ello, los profesionales de cada programa deberán conocer las diferentes técnicas de terapia psicológica, que se describen a continuación:
- Técnicas de relajación: ayudan a controlar los síntomas, ya que favorecen el autocontrol de la hiperventilación y la disnea.
- Técnicas de respiración: realizar la espiración con labios fruncidos; en algunos casos, la respiración abdominodiafragmática también puede ayudar a controlar los síntomas de estrés.
- Técnicas de ahorro de energía: encaminadas a cambiar hábitos de vida y a adquirir destrezas en el control de las crisis.
- Reconocimiento de las situaciones estresantes (ya que consumen energía y hacen que los músculos abdomi-

---

Tabla 23-7. Escala hospitalaria de ansiedad y depresión

Los médicos conocen la importancia de los factores emocionales en la mayoría de enfermedades. Si el médico sabe cuál es el estado emocional del paciente puede prestarle entonces mejor ayuda.
Este cuestionario ha sido confeccionado para ayudar a que su médico sepa cómo se siente usted afectiva y emocionalmente. No es preciso que preste atención a los números que aparecen a la izquierda. Lea cada pregunta y subraye la respuesta que usted considere que coincide con su propio estado emocional en la última semana. No es necesario que piense mucho tiempo cada respuesta; en este cuestionario las respuestas espontáneas tienen más valor que las que se piensan mucho.

A.1. Me siento tenso/a o nervioso/a:
   3. Casi todo el día
   2. Gran parte del día
   1. De vez en cuando
   0. Nunca

D.1. Sigo disfrutando de las cosas como siempre:
   0. Ciertamente, igual que antes
   1. No tanto como antes
   2. Solamente un poco
   3. Ya no disfruto con nada

A.2. Siento una especie de temor como si algo malo fuera a suceder:
   3. Sí, y muy intenso
   2. Sí, pero no muy intenso
   1. Sí, pero no me preocupa
   0. No siento nada de eso

D.2. Soy capaz de reírme y ver el lado gracioso de las cosas:
   0. Igual que siempre
   1. Actualmente, algo menos
   2. Actualmente, mucho menos
   3. Actualmente, en absoluto

A.3. Tengo la cabeza llena de preocupaciones:
   3. Casi todo el día
   2. Gran parte del día
   1. De vez en cuando
   0. Nunca

D.3. Me siento alegre:
   3. Nunca
   2. Muy pocas veces
   1. En algunas ocasiones
   0. Gran parte del día

A.4. Soy capaz de permanecer sentado/a tranquilo/a y relajado/a:
   0. Siempre
   1. A menudo
   2. Raras veces
   3. Nunca

D.4. Me siento lento/a y torpe:
   3. Gran parte del día
   2. A menudo
   1. A veces
   0. Nunca

A.5. Experimento una desagradable sensación de «nervios y hormigueos» en el estómago:
   0. Nunca
   1. Solo en algunas ocasiones
   2. A menudo
   3. Muy a menudo

D.5. He perdido el interés por mi aspecto personal:
   3. Completamente
   2. No me cuido como debería hacerlo
   1. Es posible que no me cuide como debiera
   0. Me cuido como siempre lo he hecho

A.6. Me siento inquieto/a, como si no pudiera parar de moverme:
   3. Realmente mucho
   2. Bastante
   1. No mucho
   0. En absoluto

D.6. Espero las cosas con ilusión:
   0. Como siempre
   1. Algo menos que antes
   2. Mucho menos que antes
   3. En absoluto

A.7. Experimento de repente sensaciones de gran angustia o temor:
   3. Muy a menudo
   2. Con cierta frecuencia
   1. Raramente
   0. Nunca

D.7. Soy capaz de disfrutar con un buen libro o con un buen programa de radio o televisión:
   0. A menudo
   1. Algunas veces
   2. Pocas veces
   3. Casi nunca

Tabla 23-8. Escala de depresión y ansiedad de Golberg (EADG) hospitalaria

EADG	Versión adaptada	Original
Nombre	Escala de ansiedad y depresión de Goldberg	Escala de ansiedad y depresión de Goldberg, creada en 1988 a partir de una versión modificada de la *Psychiatric Assessment Schedule* (PAS)
Autor	Montón C *et al*	Goldberg D *et al*
Referencia	Montón C, 1993	Goldberg D, 1988

Es una escala utilizada para detectar la ansiedad y depresión. Cada una de las subescalas se estructura en 4 ítems iniciales para determinar si es o no probable que exista un trastorno mental, y un segundo grupo de 5 ítems que se formulan solo si se obtienen respuestas positivas a las preguntas iniciales (2 o más en la subescala de ansiedad, 1 o más en la subescala de depresión). Los puntos de corte son igual o mayor a 4 para la escala de ansiedad, e igual o mayor a 2 para la de depresión. Existe una clara mejora de la sensibilidad al aumentar la gravedad del trastorno psicopatológico, obteniendo puntuaciones más altas que pueden proporcionar una medida dimensional de la gravedad de cada trastorno por separado. La elevación de los puntos de corte igual o mayor a 5 e igual o mayor a 3 mejora la especificidad y la capacidad discriminante de las escalas, con una ligera disminución de la sensibilidad.

Tabla 23-9. Escala de ansiedad de Hamilton

HARS	Versión adaptada	Original
Nombre	Escala de Ansiedad de Hamilton	Hamilton Anxiety Scale
Autor	Lobo A, *et al*	Hamilton M, *et al*
Referencia	Lobo A, 2002	Hamilton M, 1959

Esta escala evalúa la severidad de la ansiedad de una forma global en pacientes que reúnan criterios de ansiedad o depresión. Además, este instrumento es útil para monitorizar la respuesta al tratamiento. Está compuesto por 14 ítems, siendo 13 referentes a signos y síntomas ansiosos y el último que valora el comportamiento del paciente durante la entrevista. Debe cumplimentarse por el terapeuta tras una entrevista, que no debe durar más allá de 30 minutos. Se indica para cada ítem una serie de signos y síntomas que pudieran servir de ayuda en su valoración, aunque no existen puntos de anclaje específicos. En cada caso debe tenerse en cuenta tanto la intensidad como la frecuencia del mismo. El entrevistador puntúa de 0 a 4 puntos cada ítem, valorando tanto la intensidad como la frecuencia del mismo. La puntuación total es la suma de las de cada uno de los ítems. El rango va de 0 a 56 puntos. Se pueden obtener, además, dos puntuaciones que corresponden a ansiedad, psíquica (ítems 1, 2, 3, 4, 5, 6 y 14) y a ansiedad somática (ítems 7, 8, 9, 10, 11, 12 y 13). No existen puntos de corte para distinguir población con y sin ansiedad y el resultado debe interpretarse como una cuantificación de la intensidad, resultando especialmente útil sus variaciones a través del tiempo o tras recibir tratamiento.

nales se tensen) y aprendizaje de técnicas para su auto-control.
- Abordaje del problema sexual:
  - Asesoramiento sobre diferentes técnicas sexuales: masturbación, sexo oral.
  - Posición de las relaciones sexuales: decúbito lateral o sentados cara a cara, cama de agua.
  - No después de las comidas.
  - Habitación con ventilación y temperatura adecuadas.
  - Realizar ejercicios de fisioterapia antes del acto sexual.
  - Consejos individualizados sobre la utilización de fármacos u oxigenoterapia, que se han descrito anteriormente.
- Tratamiento farmacológico: en los pacientes con enfermedades pulmonares crónicas en etapa avanzada, la depresión y la ansiedad se controla bien con terapia psicológica y tratamiento farmacológico.

Estos tratamientos deben ser instaurados y controlados por un especialista, pero la labor del profesional es vigilar si presentan efectos secundarios.

Hay que tener en cuenta que tienen un período de latencia de 4-6 semanas.

Existen dos tipos de fármacos:
- Antidepresivos: fluoxetina, paroxetina o sertralina, como tratamiento de elección (**Tabla 23-10**). Los efectos secundarios son inquietud, erupción en la piel, picor, pensamientos suicidas o de autolesión (raro).
- Benzodiazepinas (**Tabla 23-11**): lorazepam, alprazolam, clonazepam o diazepam; son de segunda línea por los efectos respiratorios.

Los efectos secundarios son: somnolencia, mareos, debilidad y dependencia física. También deprimen el sistema nervioso central y el sistema respiratorio.

Tabla 23-10. Dosis de tratamiento antidepresivo

Antidepresivos	Dosis inicial	Dosis máxima
Fluoxetina	1 comprimido (20 mg)/día	3 comprimidos (60 mg)/día
Paroxetina	1 comprimido (20 mg)/día	3 comprimidos (60 mg)/día
Sertralina	1 comprimido (50 mg)/día	4 comprimidos (200 mg)/día

Tabla 23-11. Dosis de benzodiazepinas

Benzodiazepinas	Dosis inicial	Dosis máxima
Lorazepam	• Insomnio: 1 mg/día • Ansiedad: 0,5 mg/días divididos en varias tomas	• Insomnio: 4 mg/día • Ansiedad: 3 mg/días divididos en varias tomas
Alprazolam	0,25 mg a 0,5 mg tres veces al día	10 mg/día
Clonazepam	1 mg a 1,5 mg tres veces al día	20 mg/día
Diazepam	5 mg/día	10 mg/día

PUNTOS CLAVE

• La educación es una de las piedras angulares dentro de la atención integral del paciente.

• Para ello, se pueden utilizar modelos presenciales o digitales, cuya eficacia depende del acceso del paciente y la comodidad con estos modos de aprendizaje, pero siempre en un ambiente plácido y favorable que fomente una mayor participación del paciente.

• En esos programas, se utiliza un lenguaje sencillo y breve, y se repasa la anatomía, la fisiología de su enfermedad, junto con los síntomas de alarma y los métodos diagnósticos para adquirir el autocuidado y la autogestión, principales objetivos de la educación.

• Se recuerdan las medidas de prevención, así como las técnicas de inhalación, nebulización, oxigenoterapia y ventilación mecánica no invasiva, para mejorar la salud respiratoria de los pacientes.

• Para realizar una educación personalizada, se deben identificar los problemas nutricionales y psicosociales, incluyendo el abordaje sexual, para aplicar el tratamiento, tanto farmacológico como no farmacológico, adecuado a los pacientes.

• Por todo ello, es importante que los profesionales también conozcan de forma exhaustiva y detallada todos los métodos de diagnóstico y tratamiento que se explican en dicho capítulo.

• Y no olvidar el lema: «Siempre actuar...No esperar».

BIBLIOGRAFÍA

Bolton CE, Bevan-Smith EF, Blakey JD, Crowe P, Elkin SL, Garrod R, et al. British Thoracic Society guideline on pulmonary rehabilitation in adults. Thorax. 2013;68 Suppl 2(Suppl 2): ii1-30.

Cosío BG, Hernández C, Chiner E, et al. Actualización 2021 de la Guía Española de la EPOC (GesEPOC). Tratamiento no farmacológico. Arch Bronconeumo. 2022;58(4):345-51.

Goldberg D, Bridges K, Duncan-Jones P, et al. Detecting anxiety and depression in general medical settings. Br Med J 1988;97:897-99.

Güell MR, Díaz S. Normativa SEPAR Rehabilitación respiratoria. Arch Bronconeumo. 2014;50:332-44.

Hamilton M. The assessment of anxiety states by rating. Br J Med Psychiat. 1959;32:50-5.

Hill K, Vogiatzis I, Burtin C. The importance of components of pulmonary rehabilitation, other than exercise training, in COPD. Eur Respir Rev. 2013;22:405-13.

Holmes TH, Rahe RH. The Social Readjustment Rating Scale. J Psychosom Res. 1967;(11-2):213-8.

Lobo A, Chamorro L, Luque A, et al. Validación de las versiones en español de la Montgomery-Asberg Depression Rating Scale y la Hamilton Anxiety Rating Scale para la evaluación de la depresión y de la ansiedad. Med. Clin (Barc). 2002;118(13):439-9

López F, Pineda M. Ansiedad y Depresión en la EPOC. Rev Clinic Exp. 2007;207(Supl 1):53-7.

Martijn A, Spruit, Sally J. An Official American Thoracic Society/European Respiratory Society Statement: Key Concepts and Advances in Pulmonary Rehabilitation. ATS/ERS Task Force on Pulmonary Rehabilitation. Am J Respir Crit Care Med. 2013;188(8):e13-64.

Martijn AE. ERS monograph. Pulmonary rehabilitation. La nature des soins infirmiers. Éditions du Renouveau pédagogique Incorporated, 1994.

Migliore A. Management of Dyspnea Guidelines for Practice for Adults with Chronic Obstructive Pulmonary Disease. Occup Ther Health Care. 2004;18-3:1-20.

Montón C, Pérez-Echevarría MJ, Campos R, et al. Escalas de ansiedad y depresión de Goldberg: una guía de entrevista eficaz para la detección del malestar psíquico. Aten Primaria. 1993;12:345-9,

Rodríguez C, Lozano S. Guía para pacientes con Oxigenoterapia. SEPAR Pacientes 2014.

Rodríguez JM, Rodríguez P. Guía para pacientes con CPAP. SEPAR Pacientes 2014.

Sociedad Española de Nutrición Comunitaria. La nueva pirámide de Alimentación saludable 2015. SENC, 2015.

Programas específicos de la rehabilitación respiratoria

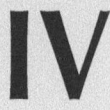

Particularidades del programa de rehabilitación respiratoria en el paciente con enfermedad pulmonar obstructiva crónica

24

L. Moro Pascual

OBJETIVOS

- Conocer los datos epidemiológicos, fisiopatológicos y clínicos más relevantes de la enfermedad pulmonar obstructiva crónica (EPOC).
- Evaluar las limitaciones al ejercicio en estos pacientes.
- Seleccionar las herramientas terapéuticas más idóneas de forma individualizada.
- Contrastar las recomendaciones de varias guías en la prescripción de ejercicio.
- Ser capaz de diseñar un programa de rehabilitación pulmonar.

INTRODUCCIÓN

Si bien en los **capítulos 17-23** el lector encontrará desarrollados en profundidad los distintos componentes terapéuticos de un programa de rehabilitación respiratoria (RR), este capítulo se centrará en las particularidades del paciente con enfermedad pulmonar obstructiva crónica (EPOC). Conviene situar epidemiológicamente la enfermedad, realizar un breve recuerdo fisiopatológico de esta y enumerar las distintas herramientas terapéuticas para su manejo.

A lo largo del capítulo, se han tratado de incluir las recomendaciones basadas en la evidencia. La metodología utilizada para elaborar la recomendación se puede consultar en cada publicación en concreto.

Las enfermedades pulmonares obstructivas, la presentación diagnóstica más frecuente para la remisión a RR, se caracterizan por la limitación al flujo de aire espiratorio en las pruebas de función respiratoria (PFR) e incluyen la EPOC, las bronquiectasias, la fibrosis quística y el asma.

 La obstrucción al flujo aéreo se define por la espirometría cuando el cociente entre el volumen espiratorio forzado en el primer segundo (FEV1) y la capacidad vital forzada (FVC) tras broncodilatación es menor de 0,7.

La limitación al flujo de aire espiratorio se debe a una disminución del diámetro de la luz bronquial debido a la obstrucción por el moco, la inflamación y el edema de las paredes bronquiales, o bien al colapso espiratorio dinámico debido a la pérdida de la estructura de soporte. La EPOC es una enfermedad grave con manifestaciones sistémicas y comorbilidades asociadas. La obstrucción al flujo aéreo será crónica, y poco o nada reversible.

La Guía Española de la EPOC (GesEPOC) se ha actualizado recientemente y, como principal novedad, aporta una nueva estratificación del riesgo con una modificación de la clasificación de los fenotipos (solo pertinentes para los pacientes de alto riesgo). En la edición anterior de la guía, los fenotipos de alto riesgo de EPOC eran: enfisema, bronquitis crónica y solapamiento del asma con EPOC. En la actualidad, se han modificado porque, en la práctica clínica, el enfisema y la bronquitis crónica no difieren en cuanto al tratamiento de primera línea, mientras que el citado solapamiento desaparece de la guía, pasando a considerarse el asma como una comorbilidad más de la EPOC, al igual, por ejemplo, que la apnea del sueño. En la nueva guía, el alto riesgo se divide en dos tipos: pacientes que no sufren exacerbaciones, pero que son de alto riesgo por su función pulmonar o por sus síntomas, y pacientes que sí tienen agudizaciones, dentro de los cuales se distinguirán los eosinofílicos y los no eosinofílicos.

La bronquitis crónica es un diagnóstico «clínico» basado en el aumento del volumen de la producción diaria de moco durante al menos 3 meses al año y durante 2 años consecutivos, que se elimina con la tos, y se caracteriza por exacerbaciones agudas, a menudo infecciosas, y remisiones relativamente inactivas.

El enfisema es un diagnóstico «anatomopatológico», basado en signos de destrucción de las vías respiratorias distales al bronquíolo terminal, los septos alveolares, en una tomografía computarizada de alta resolución o en una biopsia de pulmón.

 La bronquitis crónica es una entidad independiente, que puede asociarse al desarrollo de la obstrucción fija al flujo aéreo, aunque también existe en pacientes con espirometría normal.

EPIDEMIOLOGÍA

La EPOC, la forma más frecuente de enfermedad pulmonar y la cuarta causa principal de mortalidad en España, se atribuye principalmente al tabaquismo.

En España, el 22,1 % de la población mayor de 15 años son fumadores diarios, y un 2,3 % es fumador ocasional. Aunque la situación haya mejorado en los últimos años, se estima que 8,6 millones de españoles fuman a diario y 921.000 ocasionalmente. Alrededor del 80 % de las muertes por EPOC se deben al hábito tabáquico.

Sin embargo, aproximadamente el 25 % de los adultos con EPOC nunca han fumado, y la exposición en el lugar de trabajo contribuye probablemente en gran medida a su enfermedad. En todo el mundo, otros contribuyentes importantes son los hornos de combustión de combustibles fósiles (para la calefacción y la cocina) y la contaminación ambiental.

La prevalencia de EPOC en España es de 33,9 casos por cada 1.000 habitantes mayores de 40 años, siendo el doble la afectación de hombres y produciéndose un aumento con la edad hasta alcanzar el punto más alto en el grupo etario de 80-84 años. El infradiagnóstico se valora en un 74,7 %, y el infratratamiento, en un 43,5 %.

DIAGNÓSTICO

Entre los síntomas típicos de enfermedad pulmonar se encuentra, principalmente, el empeoramiento de la disnea al realizar un esfuerzo progresivamente menos intenso, así como la tos con o sin esputo, la debilidad muscular progresiva y la astenia. El declive funcional se manifiesta en limitaciones en las actividades de la vida diaria (AVD), y dificultad progresiva al subir escaleras o andar, con trastornos del equilibrio y caídas. El inicio de la EPOC puede parecer precipitado, a pesar de que es el resultado acumulativo de décadas de progresión. A menudo, los pacientes acuden «tarde» con EPOC, debido a una progresiva acomodación y restricción del estilo de vida para evitar los síntomas. Por ello, suele existir aislamiento social y depresión. El menor acceso a atención primaria para evitar los contagios de COVID-19 ha supuesto que se realicen menos espirometrías, lo que dificulta aún más el diagnóstico precoz de la EPOC.

 Una característica importante de la EPOC es su infra-diagnóstico.

El origen de la disnea puede ser multifactorial, y es importante descartar otras causas significativas, como la enfermedad cardíaca. La ansiedad y el deterioro cognitivo también son frecuentes. Hay que señalar que algunos pacientes que presentan alteraciones espirométricas sin afectación radiológica, compatibles con trastornos pulmonares crónicos «tempranos», estarán asintomáticos. Sin embargo, el tratamiento no debe retrasarse hasta que aparezcan los síntomas, ya que, instaurado de forma rápida, puede influir en el curso de la enfermedad y preservar la función.

 Ante la sospecha diagnóstica, se empleará la espirometría como prueba de confirmación. La gravedad de la obstrucción al flujo aéreo (medida con el FEV1 tras broncodilatación) permite la clasificación de la enfermedad en grados.

OPCIONES TERAPÉUTICAS

El tratamiento de la EPOC implica un abordaje integral que incluye el tratamiento médico óptimo, la oxigenoterapia y la RR. Se deben conocer previamente las prescripciones farmacológicas y con oxígeno, para poder optimizar el plan de RR.

Si existe un deterioro pulmonar avanzado, pueden considerarse otras modalidades terapéuticas, como la ventilación mecánica no invasiva domiciliaria (pacientes con EPOC estables, con hipercapnia crónica y antecedentes de exacerbaciones acidóticas previas), por sus beneficios en el pronóstico. Pueden ser útiles las opciones quirúrgicas en casos seleccionados, como las bullectomías, las técnicas de reducción de volumen (quirúrgicas o endoscópicas) y el trasplante pulmonar.

Tratamiento farmacológico

El tratamiento médico general empieza con la realización y la confirmación del diagnóstico correcto. Una anamnesis y una exploración física detalladas, combinadas con pruebas radiológicas y PFR, ayudarán a realizar un diagnóstico preciso y a establecer la gravedad de la enfermedad. La esperanza de vida en la EPOC está muy correlacionada con la FVC. El FEV1 es el mejor factor predictivo: con un FEV1 inferior a 750 mL, el 30 % de los pacientes mueren en el plazo de 1 año y el 50 % mueren en el plazo de 3 años.

La supervivencia también se ve afectada negativamente por el consumo continuo del tabaco, la falta de vacunación frente a la gripe y la neumonía, el estado nutricional deficiente y la movilidad limitada.

 Se debe aconsejar la vacunación antigripal y antineumocócica a todas las personas con EPOC. El uso conjunto de ambas vacunas puede tener un efecto sinérgico y reducir las formas más graves de neumonía.

También se ha observado que la puntuación elevada de la disnea, aunque más subjetiva, se correlaciona con una supervivencia peor, al igual que las características de la cardiopatía pulmonar y una enfermedad más extensa en la tomografía computarizada torácica.

Es esencial conocer ampliamente el espectro de medicamentos disponibles, y conocer la anatomía y la fisiología del sistema pulmonar ayuda a guiar el tratamiento farmacológico. Entre los broncodilatadores, se encuentran los anticolinérgicos cuaternarios de acción corta o larga, o combinados, inhalados o nebulizados, y los agonistas adrenérgicos β_2 de acción corta o larga. Los corticoesteroides intravenosos, orales o inhalados (solos o combinados con broncodilatadores) disminuyen la respuesta inflamatoria bronquial. Los estabilizadores de los mastocitos y los antileucotrienos revierten la respuesta inflamatoria alérgica. Las metilxantinas (teofilina) son fármacos algo controvertidos. Parece que actúan produciendo una mejora de la función de los músculos inspiratorios, y se desconoce si esto sucede por acción directa sobre los músculos o por disminución del atrapamiento aéreo. Los inhibidores de la fosfodiesterasa 4 provocan, al inhibir esta enzima, un aumento de las concentraciones de monofosfato de adenosina cíclico, reduciendo la respuesta inflamatoria. El tratamiento antibiótico de las exacerbaciones infecciosas debe guiarse por los resultados del cultivo de esputo y el antibiograma. El uso prolongado de antibióticos profilácticos del tipo macrólido (azitromicina y eritromicina) mantenidos a largo plazo (1 año) ha demostrado tener impacto en la reducción de las exacerbaciones (evidencia A). Los mucolíticos (*N*-acetilcisteína) y los expectorantes (guaifenesina) ayudan a diluir y eliminar las secreciones mucosas persistentes. La infusión intravenosa de α_1-antitripsina puede ser beneficiosa en las personas con un enfisema secundario a su deficiencia. Se remite al lector al **capítulo 6** *Estratificación y tratamiento farmacológico de la enfermedad pulmonar obstructiva crónica* para profundizar en ello.

> ❗ El equipo de rehabilitación respiratoria desempeña un papel fundamental en el cumplimiento del tratamiento farmacológico, así como de la técnica correcta y el momento adecuado de uso del régimen médico del paciente. La técnica y el cumplimiento deficientes se asocian al aumento de las exacerbaciones de la EPOC.

Dado que la EPOC se desarrolla tras un largo tiempo de exposición al humo del tabaco, se tratará de pacientes añosos, que frecuentemente padecen importantes comorbilidades. Hay que destacar la afectación osteomuscular y la osteoporosis (alcanza una prevalencia del 60 % en los pacientes enfisematosos), de la que se enumeran los principales factores de riesgo en la **tabla 24-1**. Serán pacientes hiponutridos, desacondicionados, con riesgo elevado de caídas y subsiguientes fracturas. La hipercifosis por fracturas vertebrales será frecuente, y estas, aunque infradiagnosticadas, mantienen relación con la gravedad de la enfermedad y, a su vez, deterioran la función pulmonar (se estima que, con cada fractura, se reduce un 9 % la FVC).

Tabla 24-1. Factores de riesgo de osteoporosis en la EPOC

Generales	Específicos
• Edad avanzada	• Inflamación sistémica
• Tabaquismo	• Disfunción pulmonar
• Índice de masa corporal bajo	• Hipoxia e hipercapnia
• Inactividad física	• Pérdida de masa muscular
	• Exacerbaciones
	• Glucocorticoides
	• Hipovitaminosis D

EPOC: enfermedad pulmonar obstructiva crónica.

> ❗ En las radiografías de tórax solicitadas en las exacerbaciones de la EPOC, a menudo pasan desapercibidas fracturas vertebrales de etiología osteoporótica.
> Las fracturas costales pueden desencadenar exacerbaciones por dificultad para la expectoración a causa del dolor y la hipoventilación.

Serán fundamentales las modificaciones del estilo de vida, entre ellas la deshabituación tabáquica, una dieta rica en calcio y el ejercicio. Aunque se carece de evidencia específica sobre la mejora de la masa ósea del paciente con EPOC lograda por el ejercicio, esta sí existe en mujeres posmenopáusicas, con incrementos significativos de la densidad mineral ósea.

Dentro del tratamiento farmacológico, serán de elección los bisfosfonatos, junto con la suplementación de calcio y vitamina D. Asimismo, en un metaanálisis reciente de cuatro ensayos controlados, se demuestra que la suplementación con vitamina D reduce las exacerbaciones moderadas-graves en pacientes con EPOC en aquellos casos con niveles de vitamina D < 25 nmol/L. Según estos datos, se propone evaluar de forma sistemática los niveles de vitamina D en pacientes con EPOC y fenotipo agudizador, y pautar un tratamiento sustitutivo para mantener unos niveles > 25 nmol/L.

Oxigenoterapia

Las concentraciones de oxígeno del paciente pueden ser normales en reposo, pero disminuyen con el esfuerzo: el seguimiento de las saturaciones de oxígeno con la pulsioximetría domiciliaria/comunitaria ayuda a determinar la necesidad del uso de oxígeno portátil con la actividad. Se propone prescribir oxigenoterapia suplementaria en aquellos con desaturaciones inferiores al 88 % en la prueba de marcha, y disnea durante o tras el esfuerzo, evaluando de forma individualizada sus beneficios. El análisis de la evidencia muestra que la oxigenoterapia durante el ejercicio o las AVD se asocia a un efecto favorable en la reducción de la disnea, aunque basado en estudios de escasa calidad metodológica. No se observan efectos significativos en la mortalidad, en la reducción de hospitalizaciones o exacerbaciones, ni en la calidad de vida.

La oxigenoterapia continua domiciliaria aumenta la supervivencia en los pacientes con EPOC e insuficiencia respiratoria. Dicha oxigenoterapia se indica en aquellos pacientes con hipoxemia moderada, definida como presión parcial de oxígeno en la sangre arterial ≤ 55 mmHg a nivel del mar y respirando aire ambiente. La hipertensión pulmonar que padecen algunos de estos pacientes se asocia a hipoxia y a insuficiencia cardíaca derecha. La suplementación apropiada de oxígeno (> 15 h/día) en pacientes con EPOC puede prevenir o revertir la hipertensión pulmonar y es parte del tratamiento del *cor pulmonale*. No hay un sistema de suministro de oxígeno ideal universal. Los pros y los contras deben considerarse en el contexto de cada paciente concreto. Se remite al lector al **capítulo 5** para profundizar en los distintos dispositivos.

Rehabilitación respiratoria

A continuación, se abordarán las particularidades de la rehabilitación respiratoria en el EPOC.

Consideraciones generales

La RR es el enfoque integral para optimizar la condición física y el bienestar psicológico de los pacientes limitados por neumopatías crónicas, tratando de promover la adherencia a largo plazo a comportamientos que mejoran la salud. Las directrices sobre RR de la GesEPOC están alineadas con los consensos entre la American Thoracic Society (ATS) y la European Respiratory Society (ERS), que han situado la RR como parte central del cuidado integral del paciente con EPOC. Hay un nivel de evidencia 1 en mejoras en la capacidad de ejercicio, la disnea y la calidad de vida, y en un menor uso de recursos sanitarios.

 En la RR interviene un equipo multidisciplinar, y comprende el entrenamiento aeróbico y de fuerza, así como la fisioterapia respiratoria, la terapia ocupacional, la nutrición, el soporte psicosocial y la educación sanitaria.

La mayor parte de la evidencia que respalda el beneficio de la RR proviene de estudios de pacientes con EPOC.

Para enfermedades respiratorias diferentes a la EPOC, no existen declaraciones formales respecto a la selección de pacientes, pero es común considerarla para pacientes sintomáticos cuya calidad de vida se ve comprometida por su enfermedad.

Prerrequisitos

La etiología remitida con más frecuencia a un programa de RR es la EPOC. Antes de participar en un programa, el equipo de rehabilitación realizará la valoración exhaustiva del paciente, atendiendo a la presencia de comorbilidades (especialmente, enfermedades cardíacas, osteomusculares y neurológicas), y problemas cognitivos, lingüísticos y psicosociales, que podrían suponer un obstáculo para su participación. Para que un paciente sea apropiado para la RR, debe mostrar una disminución de la capacidad para el ejercicio funcional como resultado de la enfermedad pulmonar (**Tabla 24-2**) y poder participar con seguridad en un programa de entrenamiento de resistencia cardiorrespiratoria progresivo. Los pacientes deben tener su enfermedad estabilizada, estar orientados hacia el proceso y los objetivos del programa de RR, estar motivados e, idealmente, en deshabituación tabáquica. Completada la evaluación médica con optimización del tratamiento broncodilatador y la oxigenoterapia, será necesario valorar la disnea (escalas unidimensionales o multidimensionales), valorar la función muscular, tanto de la musculatura esquelética (dinamometría) como de la respiratoria (presiones respiratorias máximas medidas en boca), y una prueba de capacidad de ejercicio, ya sea máxima o funcional, que definirá las limitaciones fisiológicas específicas para el ejercicio en el paciente, garantizando la seguridad, ayudando a la prescripción, y pro-

Tabla 24-2. Efectos de las alteraciones fisiológicas de la EPOC sobre la capacidad de ejercicio cardiopulmonar

Anomalía fisiológica	Intercambio de gases
• Deterioro de la fase espiratoria de la respiración • Reducción de la ventilación alveolar	• VO$_2$máx. bajo • Bajo umbral anaeróbico • Pulso rápido con ejercicio escaso • Alcance de frecuencia cardíaca submáxima • Retención de CO$_2$ que aumenta con el ejercicio

CO$_2$: dióxido de carbono; VO$_2$máx: consumo máximo de oxígeno.

porcionando una línea de partida para monitorizar el progreso y la eficacia del programa. Se remite al lector al **capítulo 10** para profundizar en las pruebas de ejercicio cardiopulmonar.

El ejercicio aeróbico es el componente esencial de cualquier programa de RR para superar la fatiga derivada de la falta de acondicionamiento fisiológico que acompaña a la EPOC. Sin embargo, en las neumopatías crónicas más avanzadas, la necesidad de rehabilitación puede ser más básica, con la inclusión de ejercicios de amplitud de rangos de movimiento, de fortalecimiento global, entrenamiento de transferencias, equilibrio, postura y marcha, para que el paciente esté «listo» para la RR. La fragilidad afecta aproximadamente a una cuarta parte de los pacientes con EPOC, y es un predictor de la no finalización del programa de RR. Sin embargo, en un estudio de 816 pacientes con EPOC estable, de los cuales 212 (26 %) cumplían con los criterios de fragilidad, se observó que aquellos que completaron la RR experimentaron una reducción de la disnea, mejoraron el rendimiento del ejercicio y el nivel de actividad física, y el 61 % ya no cumplía con los criterios de fragilidad. Por tanto, la fragilidad no es necesariamente una contraindicación. Del mismo modo, la hipercapnia crónica debida a una EPOC avanzada tampoco lo es, ya que se ha demostrado un beneficio en estos pacientes.

Objetivos

La disnea de esfuerzo, como síntoma cardinal de la EPOC, contribuye significativamente a la discapacidad física y al deterioro funcional. La reducción de la capacidad de ejercicio en el paciente con EPOC es multifactorial, incluyendo: desacondicionamiento físico (acidosis láctica prematura) con disfunción muscular, limitación ventilatoria, ineficacia ventilatoria (hiperinsuflación dinámica), anomalías en el intercambio gaseoso, disfunción vascular pulmonar y cardíaca, posibles limitaciones cardiovasculares o las propias limitaciones sintomáticas (disnea, ansiedad).

Durante un programa de entrenamiento aeróbico progresivo, se producen adaptaciones en los sistemas cardiovascular y neuromuscular, lo que, a su vez, reduce el esfuerzo al que se somete el sistema pulmonar durante el ejercicio. Después de un programa de RR, la eficiencia del suministro de oxígeno (gasto cardíaco) y de la extracción muscular de oxígeno (diferencia arteriovenosa de oxígeno), combinado con el aumento de la actividad oxidativa mitocondrial, disminuye las concentraciones de lactato en sangre en cualquier nivel de ejercicio extenuante. La disminución del lactato en sangre reduce la producción de dióxido de carbono y la necesidad de ventilación (o la sensación de disnea) para una determinada carga de trabajo. La supervisión y el ajuste de la intensidad y la duración de la sesión deben hacerse de acuerdo con la percepción del esfuerzo y las respuestas fisiológicas del paciente. La progresión en la intensidad y la duración del ejercicio en las sesiones subsiguientes debe reflejar el progreso funcional del paciente y su tolerancia al programa. Aunque los pacientes tienden a optar por intensidades de actividad que minimizan la fatiga muscular y la disnea, es la habilidad, el apoyo y el estímulo del profesional de RR lo que les permite ir gradualmente más allá de ese nivel de comodidad hasta una intensidad de ejercicio que promueva el cambio fisiológico.

Deben prescribirse ejercicios domiciliarios durante el programa de rehabilitación, y debe animarse a los pacientes a completarlos diariamente. Antes de finalizar el programa de RR supervisado, se debe educar a los pacientes en la necesidad continua de practicar ejercicio de por vida, para evitar perder sus efectos positivos. Lo ideal sería implementar las estrategias conductuales en la fase final del programa, cuando los pacientes tienen mayor capacidad de ejercicio y menos sintomatología, puesto que ya han pasado la fase de adaptación al entrenamiento físico. Al finalizar el programa de RR, debe repetirse la prueba de esfuerzo para cuantificar las ganancias fisiológicas y funcionales, y recalibrar la intensidad del entrenamiento de ejercicio para el programa en curso controlado por el propio paciente. Se deben plantear estrategias adaptadas a la vida cotidiana, pactadas con el propio paciente, que incluyan objetivos específicos, idealmente por escrito, que sean medibles y viables.

Prescripción de ejercicio

Ante la falta de una sola estrategia de prescripción de ejercicio óptima para el paciente con EPOC, el equipo de rehabilitación debe estar familiarizado con las recomendaciones de las principales guías clínicas como ayuda en la toma de decisiones. Todas ellas incluyen, como componente fundamental, el entrenamiento aeróbico. El entrenamiento de la fuerza y los ejercicios de flexibilidad (amplitud articular) también contribuyen a las mejoras funcionales en los pacientes con EPOC. Se deberá valorar si se añade el entrenamiento de la musculatura respiratoria en pacientes con debilidad de la musculatura ventilatoria.

La prescripción individualizada incluye la aplicación de los dominios del marco FITT: frecuencia, intensidad, tiempo y tipo, ajustado a la capacidad del paciente, limitaciones por la enfermedad y los objetivos terapéuticos buscados. En cuanto a los entrenamientos cardiorrespiratorio, de fuerza y flexibilidad, en las **tablas 24-3**, **24-4** y **24-5**, se contrastan las recomendaciones disponibles de cuatro importantes organismos internacionales: el American College of Sports Medicine (ACSM), la American Thoracic Society (ATS)/European Respiratory Society (ERS) y la American Association of Cardiovascular and Pulmonary Rehabilitation (AACVPR).

 Componentes del entrenamiento:

- Aeróbico.
- Fuerza.
- Flexibilidad.
- Entrenamiento musculatura respiratoria.

Tabla 24-3. Directrices de entrenamiento aeróbico en el paciente con EPOC

Entrenamiento aeróbico	ACSM	ATS/ERS	ACCVPR
Modalidad	Caminata y/o ciclismo	Ciclismo o caminata (suelo o cinta)	Caminata (cinta, suelo, empleando como soporte para caminar el andador o la silla de ruedas), ciclismo, escaleras, ergometría del brazo, ejercicios de elevación del brazo con/sin pesas, remo, ejercicios acuáticos, natación, danza aeróbica modificada, ejercicio aeróbico en sedestación
Frecuencia	De 3 a 5 veces por semana (mínimo)	De 3 a 5 veces por semana	De 3 a 5 veces por semana
Intensidad	• Intensidad ligera: 30-40 % • Alta intensidad: 60-80 % • Criterio alternativo: calificación de disnea 4-6/10 en la escala de Borg	> 60 % de tasa de trabajo máxima	Alta intensidad (60-80 % tasa de trabajo máxima)
Duración	No hay recomendación específica para la duración total de la sesión. Se basan en la gravedad de la EPOC	De 20 a 60 min por sesión	De 20 a 60 min por sesión durante 4-12 semanas
Progresión	Individualizada sobre la base del estado de salud y la aptitud física	Valorar los síntomas: 12-14/20 (escala de Borg) o 4-6/10 (escala de Borg modificada)	Las opciones incluyen monitorizar el nivel de esfuerzo percibido, la escala de disnea o el nivel MET predeterminado

ACCVPR: American Association of Cardiovascular and Pulmonary Rehabilitation; ACSM: American College of Sports Medicine; EPOC: enfermedad pulmonar obstructiva crónica; ERS: European Respiratory Society; MET: equivalente metabólico.

Tabla 24-4. Directrices de entrenamiento de fuerza en el paciente con EPOC

Entrenamiento de fuerza	ACSM	ATS/ERS	ACCVPR
Modalidad	• Enfatizar las actividades funcionales (subir escaleras) • Pesos libres, máquinas con pesas apiladas o resistencia neumática, bandas elásticas	Levantamiento repetitivo de cargas relativamente pesadas	Levantamiento de pesas: en manos o lastres en tobillos, peso libre, máquinas, resistencia elástica, usando el peso corporal (escaleras, sentadillas)
Frecuencia	≥ 2 días/semana	De 2 a 3 veces por semana	No se indica
Intensidad inicial	• Intensidad ligera: 40-50% 1-RM • Intensidad moderada: 60-70% 1RM	60-70% 1RM o 100% de 8-12 RM	• Comenzar con pesos más bajos y más repeticiones para aumentar la resistencia muscular • Sobre la base individual, se pueden indicar pesos más altos y menos repeticiones para promover el desarrollo de la fuerza
Duración	1-4 series, 8-10 ejercicios, 10-15 repeticiones para mejorar la fuerza de resistencia y muscular	No se indica	No se indica
Progresión	Progresión gradual aumentando resistencia y/o repeticiones y/o frecuencia	Aumentar el peso, número de repeticiones por serie, número de series por sesión o reducir los descansos cuando las personas pueden realizar de 1 a 2 repeticiones sobre el número deseado en dos sesiones consecutivas	Monitorizar el nivel de esfuerzo percibido más fatiga muscular/articular y dolor

ACCVPR: American Association of Cardiovascular and Pulmonary Rehabilitation; ACSM: American College of Sports Medicine; EPOC: enfermedad pulmonar obstructiva crónica; ERS: European Respiratory Society; RM: repetición máxima.

Tabla 24-5. Directrices de entrenamiento de flexibilidad en el paciente con EPOC

Flexibilidad	ACSM	ATS/ERS	ACCVPR
Modalidad	Cualquier actividad física que mantenga o aumente la flexibilidad utilizando movimientos lentos que implican estiramientos sostenidos para cada grupo muscular principal	Estiramiento de grupos musculares principales	Entrenamiento de equilibrio y estiramientos para aumentar el rango de movimiento (p. ej., yoga modificado para estiramientos de todo el cuerpo con respiración coordinada)
Intensidad inicial	Estirar hasta el punto de sentir leve tirantez o incomodidad	No se indica	No se indica
Duración	10-30 s de estiramiento estático; mantenerlo durante 30-60 s puede aumentar el beneficio en pacientes mayores	No se indica	No se indica
Progresión	30-60 s de estiramiento total para cada ejercicio 2-4 repeticiones	No se indica	No se indica
Frecuencia	≥ 2 días/semana	2-3 veces por semana	No se indica

ACCVPR: American Association of Cardiovascular and Pulmonary Rehabilitation; ACSM: American College of Sports Medicine; EPOC: enfermedad pulmonar obstructiva crónica; ERS: European Respiratory Society.

Aeróbico

La intensidad y la duración deben considerarse conjuntamente, puesto que dictan el gasto total de energía de una sesión de ejercicio.

La saturación de oxígeno, medida por pulsioximetría durante la realización de ejercicio, debe permanecer igual o superior al 88%, con el uso de oxigenoterapia si fuera necesario grado de recomendación ([GR] 1C).

El calentamiento preparatorio (5-10 min) y el enfriamiento final (3-10 min), como transiciones graduales al ejercicio o al estado previo, deben integrarse en la sesión.

Frecuencia: 3-5 días/semana.

Intensidad: es difícil definir la carga inicial en el paciente con EPOC por las distintas posibles limitaciones al ejercicio, así como el efecto de algunos fármacos. Los objetivos de intensidad basados en porcentajes de la frecuencia cardiaca máxima estimada o frecuencia cardíaca de reserva pueden resultar dificultosos. La frecuencia cardíaca de reposo suele estar elevada en los grados avanzados de la EPOC. Las pruebas de esfuerzo máximas permiten conocer el consumo de oxígeno y la tasa de trabajo que, junto con escalas de valoración de síntomas (esfuerzo percibido [representando la fatiga de la musculatura periférica], disnea [representando la falta de aire]) recogidas durante la misma, permiten obtener las intensidades de tratamiento más apropiadas. Ante una prueba submáxima, como la prueba de marcha de 6 minutos (PM6M), la frecuencia cardíaca debe correlacionarse con las escalas de valoración de los síntomas. A medida que se progresa en el entrenamiento, la tasa de trabajo aumentará, mientras se permanece en el mismo nivel de puntuación de sintomatología.

Los objetivos de 4-6/10 (escala de Borg modificada) o 12-14/20 (escala de Borg) parecen razonables; 60-80 % de la tasa trabajo pico en carga continua o > 70-90 % en carga interválica intermitente.

> **!** Los cuatro organismos internacionales coinciden en que, en la EPOC moderada-grave, el entrenamiento interválico debe considerarse inicialmente hasta que el paciente pueda tolerar el ejercicio prolongado con carga continua.

Tiempo: objetivo inicial de 30 min (rango de 20-60 minutos). Progresión a 60-90 minutos, según la tolerancia. Ninguna de las guías realiza recomendaciones específicas y claras acerca de la progresión del entrenamiento aeróbico a lo largo del programa. Estas serían pautas generales para ancianos sanos que pueden aplicarse: aumentar la duración en 5-10 minutos cada 1-2 semanas durante las primeras 4-6 semanas. A partir de entonces, efectuar un aumento gradual de la duración, la frecuencia y/o la intensidad.

Tipo (modo): cinta rodante o bicicleta (modalidades de extremidades inferiores). Entrenar los músculos de la marcha es un componente obligatorio de la RR en los pacientes con EPOC (GR 1A). En general, los programas de ejercicios de RR deben incluir el entrenamiento de resistencia de los grupos musculares más grandes. La marcha en cinta suele tolerarse bien, es eficaz para el acondicionamiento fisiológico y se traduce en una mejora funcional en el mundo «real». Caminar por un pasillo con la ayuda de un terapeuta es aceptable en aquellos pacientes demasiado limitados para tolerar con seguridad la cinta rodante.

La bicicleta tiene un menor impacto en el sistema osteomuscular, por ejemplo, en pacientes obesos o con otras comorbilidades como la enfermedad arterial periférica.

También pueden incorporarse máquinas de movimiento circular para la pierna y el brazo, de escalera, de remo y de ejercicio elíptico.

> **💡** Parece razonable considerar 3-5 sesiones por semana de, al menos, 20 minutos de duración si el paciente es capaz, alcanzando > 60 % de la tasa de trabajo máxima (alta intensidad).
> La ACSM determina que el entrenamiento podrá ser de baja o alta intensidad, y con una duración variable según la gravedad de la EPOC.

No se ha demostrado la superioridad del entrenamiento continuo o del interválico. Se prefiere el continuo por su mayor sencillez, y se reserva el interválico para los pacientes más sintomáticos que no toleran el ejercicio continuo y deban alternar períodos de reposo durante las sesiones.

Las modalidades de extremidades superiores cobran su importancia en la reducción del coste ventilatorio, la mejoría de fuerza y rendimiento durante las tareas cotidianas de brazos sin apoyo, por lo que deberían incluirse (GR 1A). La ATS/ERS y la AACVPR realizan recomendaciones específicas para el entrenamiento de los miembros superiores, mientras que la ACSM no.

La ATS/ERS aboga por ejercicios tanto aeróbicos (p. ej., ergometría de brazos) como de fuerza (pesas libres y bandas elásticas). No se indica específicamente la frecuencia, la intensidad o la duración, pero señalan que serían consistentes con las recomendaciones anteriores para las extremidades inferiores.

La AACVPR habla de realizar un entrenamiento de miembros superiores «basado en la tarea» de los músculos involucrados en actividades funcionales.

Fuerza

En el paciente con EPOC, por el círculo vicioso de la inactividad física, será habitual la disfunción muscular esquelética con déficits de fuerza, y/o resistencia de músculos periféricos y respiratorios. También contribuyen a esta disfunción las miopatías por el uso de glucocorticoides o por la propia inflamación sistémica, el estrés oxidativo o anomalías gasométricas. Según los estudios, la pérdida de fuerza será proporcional a la pérdida de masa muscular, y tendrá un claro predominio en los miembros inferiores.

La ACSM y la ATS/ERS no incluyen recomendaciones específicas para el entrenamiento de fuerza o de flexibilidad en pacientes con EPOC, pero se reflejarán las recomendaciones de prescripción para población anciana sana. En pacientes con osteoporosis, la ACCVPR indica precaución con la flexión/rotación de la columna y la carga de gran peso. En pacientes con EPOC e hipertensión pulmonar, aboga por entrenamiento de escasa carga acompasado con la respiración (esfuerzo en fase espiratoria).

Frecuencia: 2-3 días a la semana, no consecutivos.

Intensidad: 60-70 % de una repetición máxima o una carga que permita realizar 10-15 repeticiones. Para evitar la realización del procedimiento una repetición máxima, muy dependiente del esfuerzo y que requiere una producción de fuerza máxima, algunos autores proponen el uso de escalas de esfuerzo percibido, con gradaciones de 5-6/10, para intensidad moderada, y de 7-8/10, para intensidad alta.

Tiempo: sesión completa de entrenamiento aeróbico y de fuerza de 40-90 minutos.

Series de 8-12 repeticiones de unos 8-10 ejercicios que involucren a los principales grupos musculares, intercalados, con 2-3 min de descanso entre series.

No existen recomendaciones específicas en la progresión del entrenamiento de fuerza a lo largo del programa.

Tipo (modo): sería adecuado cualquier modo de trabajar la fuerza que pueda irse graduando, que sea seguro de emplear y motive al paciente. Uso de máquinas de resistencia variable o de peso hidráulico, peso libre, resistencia elástica o el empleo del propio peso corporal. Empleando técnicas adecuadas para cada ejercicio, se completará todo el rango de movimiento y empleará la técnica de respiración adecuada. Se podrá ejercitar cada grupo muscular principal utilizando ejercicios de una sola articulación o de múltiples articulaciones. Debido a que los ejercicios isométricos aumentan las presiones intratorácicas, deben evitarse en los pacientes con EPOC. Las sentadillas tampoco serán lo más apropiado para estos pacientes; las alternativas serán levantarse de una silla repetidamente sin peso, para posteriormente hacerlo cargando pesos de forma progresiva.

Flexibilidad

Su objetivo será mantener la flexibilidad necesaria (que se va reduciendo con la edad) en la vida diaria y para la práctica de actividad física regular.

Frecuencia: mínimo de 2-3 días a la semana. Lo ideal sería de 5 a 7 días a la semana.

Intensidad: estiramiento miotendinoso hasta encontrar la tensión al final del rango de movimiento, sin superar el umbral del dolor.

Duración: 15-30 segundos por ejercicio, 2-4 series. Como mínimo un total de 10 min/día.

Tipo (modo): cualquier actividad que mantenga o incremente los rangos articulares empleando movimientos lentos que involucren a todos los grupos musculares principales (tórax, hombros, espalda superior e inferior, abdomen, caderas y piernas). Grupos musculares específicos para garantizar una buena postura y una mecánica corporal correcta, y minimizar las lesiones articulares y musculares.

El entrenamiento en flexibilidad es prioritario para la ACSM y la AACVPR, mientras que la ATS/ERS opina que no hay una evidencia específica de su beneficio. Sin embargo, reconocen que se trata de un componente que se incluye normalmente en los programas de RR.

Coadyuvantes

Varias modalidades complementarias podrían reducir la disnea extrema y la fatiga de los músculos periféricos que impiden a los pacientes con una EPOC grave realizar ejercicio aeróbico o de fuerza con mayores intensidades. La presión positiva continua en las vías respiratorias y otras modalidades de ventilación con presión positiva no invasiva durante el ejercicio podrían reducir la percepción de la disnea. Se considera que quitar parte del trabajo de la ventilación a los músculos respiratorios y reducir la presión intrínseca positiva al final de la espiración son dos mecanismos por los que estas técnicas alivian la disnea. La ventilación con presión positiva no invasiva nocturna en pacientes seleccionados puede mejorar su capacidad para hacer ejercicio durante el día.

La electroestimulación neuromuscular de la musculatura periférica es una técnica segura y bien tolerada debido a sus bajas demandas metabólicas y ventilatorias. Los dispositivos generan impulsos bifásicos con frecuencias de 10-50 Hz e intensidades de 20-100 mA. Empleados de 2 a 7 días a la semana, en sesiones de 20-120 minutos de duración, incluso en domicilio durante las exacerbaciones, han demostrado mejorar significativamente la función muscular, la tolerancia al ejercicio y la disnea durante las AVD. Esta modalidad de tratamiento podría ser de utilidad en pacientes que presentan una gran sintomatología e intolerancia al entrenamiento físico. No obstante, se requieren más estudios sobre las mejoras fisiológicas y clínicas asociadas a la estimulación eléctrica neuromuscular.

Entrenamiento de la musculatura respiratoria

En el paciente con EPOC puede existir un desequilibrio entre las exigencias a las que están sometidos los músculos respiratorios y la posibilidad de respuesta. Esto puede deberse a una menor capacidad de respuesta neuromuscular por la limitación crónica al flujo aéreo y el desacondicionamiento, o bien a un aumento de la demanda ventilatoria durante el ejercicio o en el curso de una agudización, lo que lleva a una situación de fatiga muscular ventilatoria.

Pese a que la evidencia no apoya el uso sistemático del entrenamiento de los músculos respiratorios como componente esencial de los programas de rehabilitación pulmonar (1B), sí estará indicado en aquellos pacientes sintomáticos en los que se confirme una debilidad reversible de los mismos con el objetivo de aumentar su fuerza y resistencia.

Al ser la EPOC una enfermedad sistémica, los músculos respiratorios se caracterizarán por complejas alteraciones mecánicas y metabólicas (asociadas a la inflamación, hipoxia, hipercapnia y privación energética). En el paciente con EPOC, el diafragma se aplana y la longitud de sus fibras disminuye, lo que genera una disminución de la fuerza de contracción total generada. En patrones ventilatorios muy rápidos, su perfusión también será menor.

El entrenamiento de la musculatura inspiratoria es el indicado con más frecuencia. Un posible esquema iniciaría el entrenamiento a un 30-40 % de la presión inspiratoria máxima en series consecutivas de 10 repeticiones con períodos de descanso de 2-3 minutos. Se propone la realización de cinco series, dos veces al día. Se recomienda un reajuste de carga semanal.

El entrenamiento de los músculos espiratorios también ha demostrado inducir beneficios funcionales significativos en capacidad de ejercicio, disminución de la disnea y mejoría en los indicadores de calidad de vida relacionada con la salud (CVRS).

En la práctica clínica, la ventilación con resistencia es el procedimiento más empleado. Los dispositivos más usados serán los de cargas resistivas (P-Flex®) y los dispositivos umbral (PowerBreathe®, válvula Orygen Dual®, entre otros). Se recomienda el uso de sistemas umbrales dado que exigen al paciente un flujo mínimo de apertura, considerándose que la presión objetivo (*target*) puede controlarse induciendo un efecto de entrenamiento óptimo.

Se remite al lector a los **capítulos 12** y **19** para profundizar en este tema.

Resultados del ejercicio en la EPOC

Los programas se ven respaldados por la evidencia, con mejoras en la disnea, capacidad de ejercicio y la CVRS (GR 1A).

La ATS y la ERS marcan la directriz de incluir a todos los pacientes con EPOC en un programa de RR como parte del tratamiento. No obstante, la evidencia científica es mayor en los pacientes con EPOC moderada-grave (ahora considerados de alto riesgo en GesEPOC). Teniendo en cuenta la gravedad de la discapacidad respiratoria, se han realizado numerosos estudios sobre los efectos del reacondicionamiento mediante ejercicio en los pacientes con EPOC moderada (**Tabla 24-6**).

La RR puede iniciarse ya durante el ingreso o dentro del mes siguiente al alta hospitalaria, ya que ha demostrado ser una intervención segura. Si bien durante una agudización las limitaciones ventilatorias pueden limitar el ejercicio aeróbico, el entrenamiento muscular de fuerza se tolerará mejor. Se observan cifras altas de reingreso en los 30 días siguientes al alta por una exacerbación. Dado que la disminución de reingresos y el incremento de la supervivencia de los pacientes exacerbadores únicamente es significativa para programas de RR iniciados tras un máximo de 4 semanas del alta hospitalaria, la remisión debería ser lo más precoz posible.

En los pacientes con EPOC se ha demostrado que el entrenamiento cardiorrespiratorio mejora la capacidad aeróbica máxima o limitada por los síntomas, la distancia de marcha cronometrada y la calidad de vida. En un metaanálisis de 38 ensayos controlados aleatorizados, se concluyó que la RR fue más eficaz que la atención estándar con respecto a la distancia en la PM6M, superando el umbral de significación clínica de 30 m (diferencia de medias 43,93 m, intervalo de confianza del 95 %: 32,64 a 55,21; participantes: 1.879). Asimismo, se observaron mejoras estadísticamente significativas en todos los dominios del cuestionario respiratorio de St. George (CRSG).

El entrenamiento de las extremidades inferiores a una mayor intensidad optimiza las mejorías fisiológicas (GR 1B) pese a que, tanto a baja como a alta intensidad, producen beneficios clínicos en los pacientes con EPOC (GR 1A). El entrenamiento a intervalos, que incorpora breves episodios de ejercicio aeróbico de alta intensidad, cuando se tolera, se ha mostrado superior al ejercicio de menor intensidad en situación estable.

La adición del componente de entrenamiento de fuerza al programa de RR proporciona beneficios adicionales, como el aumento de la fuerza y la masa muscular (GR 1A).

Los programas de RR domiciliaria con mínima supervisión han mostrado una eficacia superponible a la rehabilitación pulmonar convencional realizada en el hospital, reduciendo ambos el número de reingresos por la EPOC.

En cuanto a la duración óptima de los programas, no hay directrices claras. Se recomienda un mínimo de 8 semanas para lograr un efecto sustancial. La ATS/ERS establece que los programas más largos producen mayores ganancias y mantenimiento de beneficios; además, aquellos pacientes con una EPOC más avanzada podrían requerir períodos más largos de participación si se desea obtener resultados significativos.

De 6 a 12 semanas de RR producen beneficios en varios resultados, pero estos beneficios disminuyen gradualmente a lo largo de 12-18 meses (GR 1A). Algunos beneficios, como la CVRS, siguen estando por encima de los controles a los 12-18 meses (GR 1C). La RR debe destacar la importancia del ejercicio para que se traduzca en un aumento de la actividad física a largo plazo. Se sabe que la actividad física no muestra una relación lineal con la capacidad de ejercicio, por lo que debe considerarse una dimensión independiente al plantear una estrategia dentro de un programa de RR.

Otros componentes del programa de rehabilitación respiratoria

Fisioterapia respiratoria indicada en enfermedad pulmonar obstructiva crónica

Seguidamente, se abordarán otros componentes relevantes del programa de RR en el manejo del paciente con EPOC. Dado que se han desarrollado ampliamente en capítulos previos (v. **Caps 20 y 21**), tan solo se apuntan aquí los objetivos pretendidos y se proporciona una breve enumeración de las técnicas más aplicables en la EPOC. Los objetivos principales de la fisioterapia serán: mejorar la ventilación pulmonar, el intercambio de gases y el aclaramiento mucociliar, desensibilizar la disnea y mejorar la calidad de vida. Un buen conocimiento de las PFR, así como de la mecánica y el trabajo respiratorios en los estados normal y patológico, ayuda a su planificación, dando cabida solo a las técnicas sustentadas por la fisiología.

Tabla 24-6. Mejoras tras reacondicionamiento mediante ejercicio en EPOC moderada	
Flexibilidad	**ACCVPR**
Entrenamiento de los músculos inspiratorios	• Aumento de la presión inspiratoria máxima medida en boca • Aumento de la resistencia de la musculatura inspiratoria
Rehabilitación respiratoria (con o sin entrenamiento de los músculos inspiratorios)	• Aumento de la carga de trabajo máxima • Mejores resultados en las actividades de la vida diaria • Mejores resultados en la ansiedad y la depresión • Aumento de la distancia de marcha de 6 o 12 minutos
Rehabilitación respiratoria (ergometría en bicicleta, 70 W)	Disminución del volumen minuto de 2,5 L/min por disminución del lactato en sangre de 1 mEq/L (normal: disminución del volumen minuto de 7,2 L/min por disminución del lactato en sangre de 1 mEq/L)

ACCVPR: American Association of Cardiovascular and Pulmonary Rehabilitation; EPOC: enfermedad pulmonar obstructiva crónica.

Los pacientes con EPOC adoptan un patrón ventilatorio costal superior, superficial, con aumento de la frecuencia y uso de la musculatura accesoria. La descoordinación toracoabdominal cursa, además, con hiperinsuflación y aumento de volumen residual.

Una relación normal entre el tiempo inspiratorio y espiratorio es de 1:2. Los patrones de respiración alterados en la EPOC son una ventilación rápida y poco profunda con una espiración inadecuada: la proporción cambia a 1:1, debido a un tiempo espiratorio más corto. El atrapamiento de aire, debido al colapso dinámico de las vías respiratorias, contribuye a que no se respiren volúmenes normales, dando lugar a un intercambio anómalo de gases: un volumen significativo de aire inspirado oscila en el «espacio muerto» respiratorio.

Esto, junto con la excursión diafragmática anómala de un diafragma descendido y con aplanamiento de su cúpula (cuya contracción será menos eficiente), contribuye a un aumento del trabajo respiratorio. Aunque los pacientes a menudo no son conscientes de sus patrones de ventilación alterados, experimentan dificultad respiratoria y falta de aire (disnea).

En esta situación, los músculos inspiratorios, particularmente el diafragma, están acortados, alterándose la relación longitud/tensión. A pesar de producirse cierta adaptación a ese acortamiento, el volumen inspiratorio debe aumentarse (hiperinsuflación dinámica), lo que pone en juego la acción de los músculos accesorios inspiratorios fijando la cintura escapular. Es posible que esta acción aumente el volumen, pero incrementando el consumo de oxígeno.

Los ejercicios guiados elevan el patrón respiratorio a un nivel de conciencia que, cuando se combina con técnicas de relajación, facilita el reentrenamiento de ese patrón. Las técnicas de reeducación del patrón ventilatorio para las personas con EPOC son: la respiración con los labios pinzados (es la forma más sencilla y fisiológica de conseguir una presión espiratoria positiva), la espiración durante el esfuerzo, la respiración fraccionada o de suspiro, y el control respiratorio en decúbito lateral elevado, en posiciones de ligera flexión de cabeza y cuello, o en sedestación con inclinación anterior (20-40 °), todas ellas, posiciones en las que disminuye el trabajo de los músculos accesorios y se optimiza la acción del diafragma.

Aunque la respiración diafragmática se enseña ampliamente, existe controversia. Algunos autores proponen que aumenta el trabajo respiratorio y la disnea, comparada con el patrón natural de respiración en el paciente con EPOC, mientras que otros abogan por su instrucción al paciente por encontrar mejoras en función pulmonar, ventilación, frecuencia respiratoria y gases arteriales.

> ❗ La evidencia no sustenta el uso generalizado de la fisioterapia respiratoria a todo paciente con EPOC.

En aquellos pacientes hipersecretores o con tos ineficaz, la eliminación de las secreciones irá encaminada a reducir el trabajo respiratorio, mejorar el intercambio de gases, y limitar la infección y las atelectasias. A medida que la EPOC progresa, la vía aérea es inestable y el riesgo de cierre dinámico elevado, por lo que la tos y las variaciones de flujo aéreo basadas en espiraciones forzadas serían ineficaces. Habrá que prescribir variaciones de flujo lentas que retrasen la aparición precoz del cierre dinámico y permitan la progresión de las secreciones a vías aéreas no colapsables (presencia de soporte cartilaginoso), donde sí se podría aplicar un flujo rápido para su expulsión. Dentro de las técnicas de aclaramiento mucociliar se destacarán las clasificadas mediante el mecanismo de acción en el que se basan: el posicionamiento (espiración lenta total con glotis abierta en infralateral, donde el hemidiafragma situado en infralateral tendrá mayor movilidad), la variación de flujo aéreo laminar a turbulento (drenaje autógeno: consigue limpiar el pulmón desde las vías aéreas más distales, hasta las más proximales, y tiene como objetivo alcanzar un débito espiratorio lo más alto posible a diferentes niveles bronquiales sin necesidad de una espiración forzada), el reclutamiento alveolar y la ventilación colateral a través de la presión espiratoria positiva (PEP) (TheraPep®, PEP mask® y Threshold® espiratorio) o la oscilación de la pared bronquial (Flutter®, la Acappella® y el RC Cornet®). Además de los dispositivos PEP que actúan como frenos mecánicos instrumentales oscilantes y no oscilantes para modular el flujo espiratorio, existen dispositivos externos de oscilación-compresión a alta frecuencia (Vest®, SmartVest®), la ventilación percusiva intrapulmonar (Percussionaire®) y sistemas mecánicos de insuflación-exuflación (Cough-assist®). Este dispositivo debe utilizarse con precaución y es fundamental destacar su contraindicación en los pacientes con un enfisema bulloso, o con antecedentes de neumotórax o neumomediastino en un pasado reciente. En el paciente colaborador y entrenado, se debe tener en cuenta la priorización de técnicas activas tendiendo a fomentar el autotratamiento.

Educación para la salud

La educación constituye un componente esencial de los programas, con el objetivo principal de ayudar al paciente y a sus cuidadores a asumir más responsabilidad en el autocuidado.

> Con los programas educativos, se mejora el conocimiento que el paciente tiene de su enfermedad y se favorece el desarrollo de habilidades de forma proactiva.

Los programas estructurados de educación terapéutica deben iniciarse en el momento del diagnóstico y hasta el final de la vida, y deberían formar parte de los programas de RR (GR 1B).

Los temas más apropiados incluirían: deshabituación tabáquica, información básica sobre la enfermedad, enfoque general y aspectos específicos del tratamiento médico, habilidades de autogestión, prevención y tratamiento de las exacerbaciones, voluntades anticipadas y toma de decisiones terapéuticas efectivas en los estadios finales. Los programas se adaptarán a las necesidades del paciente y tendrán en cuenta sus comorbilidades.

Terapia ocupacional

El objetivo principal de la terapia ocupacional es proporcionar la máxima funcionalidad e independencia a los pacientes con limitaciones en las actividades de la vida diaria (v. **Cap. 22**). La terapia ocupacional emplea la propia actividad como medio de tratamiento, para alcanzar una plena incorporación y un desarrollo satisfactorio del paciente en la sociedad. En los pacientes con EPOC deben aplicarse aquellas medidas que permitan un ahorro energético en la realización de las actividades, así como adecuar el entorno del paciente, y asesorar en la utilización de adaptaciones y/o productos de apoyo. Una medida sencilla como la sincronización de la respiración con los movimientos, realizando los esfuerzos durante la espiración y evitando apneas, ayudará a reducir la disnea.

Soporte nutricional

La evaluación y el asesoramiento nutricional, será esencial en los pacientes. Debiera realizarse una valoración del estado nutricional, como importante factor de riesgo modificable, en todos los pacientes con EPOC. Se ha resumido bien la relación entre las pautas dietéticas, el consumo de nutrientes y el estado de peso en las enfermedades pulmonares obstructivas.

El bajo peso y la malnutrición (índice de masa corporal < 18,5 kg/m^2) es un rasgo tratable frecuente en los pacientes con EPOC (25-35 % de los casos) que repercute negativamente en los sistemas respiratorio, osteomuscular e inmunitario (v. **Cap. 15**). Esto conduce a una mayor pérdida de la función pulmonar (menor volumen espiratorio forzado en el primer segundo [FEV1]), mayor deterioro del tejido pulmonar con un mayor porcentaje de enfisema, disminución de la capacidad de ejercicio y aumento de la mortalidad.

Por otra parte, la obesidad (índice de masa corporal > 30 kg/m^2) puede limitar la capacidad de ejercicio, producir restricción respiratoria y agravar la disnea. No obstante, su impacto en el pronóstico de la enfermedad es menor que la malnutrición.

Las pautas dietéticas que mejoran las enfermedades respiratorias comprenden un menor consumo de alimentos procesados, y un mayor consumo de cereales integrales, frutas y verduras que conllevará el consumo de múltiples nutrientes antioxidantes, entre ellos la vitamina C, la vitamina E, los carotenoides y los flavonoides. Los estudios de intervención con antioxidantes individuales no han indicado la adopción generalizada de los suplementos.

En la EPOC moderada a grave, la frecuente pérdida de peso es probablemente el resultado de la resistencia a la insulina, las elevadas concentraciones de catecolaminas y la dislipidemia. La pérdida de masa grasa se debe generalmente al desequilibrio energético, mientras que la pérdida de masa magra es el resultado del catabolismo de sustratos y proteínas.

El gasto energético diario total de los pacientes con EPOC, independientemente de su peso, no es diferente al de las personas sanas, pero el consumo insuficiente de alimentos y calorías es la causa de malnutrición. La pérdida involuntaria de peso se aborda mejor de forma preventiva.

La terapia de suplementación nutricional con suplementos orales diarios en pacientes con EPOC con carencias nutricionales aumenta el peso corporal, la masa muscular magra, la presión inspiratoria máxima, la fuerza y la carga de trabajo máxima. Los síntomas respiratorios también mejoran. Sin embargo, el tratamiento con glucocorticoides orales puede atenuar esta respuesta. Se potencia el aumento de peso cuando el consumo total de energía es 1,3 veces mayor que el gasto energético en reposo.

> **!** Al contrario de lo que dictaría la intuición, dosis más pequeñas (125 mL) de un suplemento dietético promueven mayores mejoras en el aumento de peso: las dosis mayores aumentan la hinchazón y la saciedad temprana, lo que afecta al movimiento diafragmático y contribuye a saltarse las comidas.

Deben ofrecerse sugerencias prácticas para ir de compras, preparar los alimentos, y comer en pequeñas cantidades y con mayor frecuencia. Cuando la astenia, la disnea, la deglución o la falta de apetito interfieren en la alimentación, se recomienda la derivación al servicio de endocrinología y nutrición.

Apoyo psicosocial

Identificar comorbilidades como la depresión y la ansiedad será prioritario, dado que son trastornos que se asocian con mucha frecuencia a la EPOC. El paciente manifiesta angustia asociada a su disnea y a las limitaciones, a menudo drásticas, en sus actividades funcionales. La presencia de depresión y/o ansiedad se ha relacionado con un aumento de mortalidad, una menor adherencia a los tratamientos respiratorios y un mayor consumo de recursos sanitarios, por mayor riesgo de agudizaciones y duración de la estancia hospitalaria, con una disminución de la calidad de vida y del estado funcional. Entre las opciones terapéuticas están las intervenciones psicológicas: terapias de relajación, terapia cognitivo conductual y de autocontrol, e intervenciones farmacológicas, como medicamentos antidepresivos y ansiolíticos (hay que tener en cuenta sus indicaciones según la edad, los efectos adversos y las interacciones farmacológicas). La RR mejora la ansiedad y la depresión, pero las cifras de finalización de los programas se ven afectadas negativamente por su presencia. Se sabe que los factores psicosociales, las propias percepciones de los pacientes y sus habilidades de afrontamiento de la enfermedad (con la aceptación de los cambios producidos en su estado físico y funcional) contribuyen a la adherencia y al mantenimiento a largo plazo de los efectos de la RR.

ÁREAS DE MEJORA Y DIRECCIONES FUTURAS

La ATS y la ERS también han desarrollado una normativa con el objetivo de mejorar la implementación de la RR, ya que, aunque la evidencia actual sigue respaldando la RP como parte del tratamiento integral del paciente con EPOC, el acceso a los programas y la derivación por parte de los profesionales aún no están bien establecidos.

Las directrices actuales recomiendan una remisión temprana a programas de RR ambulatoria después de la hospitalización por una exacerbación de la EPOC. Sin embargo, los datos recientes indican que los índices de participación son muy bajos. La AACVPR, la ATS y la ERS están trabajando para su implementación, abordando este desequilibrio entre la necesidad y la utilización de la RR. Las principales iniciativas son la educación de los pacientes con enfermedades pulmonares, así como de los profesionales sanitarios que los atienden, sobre el valor de la RR.

A medida que mejoran las cifras de remisión, se están desarrollando métodos novedosos de RR que utilizan la telemedicina y la supervisión de los pacientes a distancia en los programas de RR en el hogar y en la comunidad (v. **Caps 35** y **36**).

Los programas de RR domiciliaria con mínima supervisión han mostrado una eficacia superponible a la RR convencional realizada en el hospital. Se ha demostrado que tanto los programas tradicionales de RR como los programas de RR de telemedicina reducen los reingresos por la EPOC.

El conocimiento sobre los efectos del uso de la tecnología para el entrenamiento físico, la educación terapéutica, la gestión de la enfermedad y la actividad física en el contexto de la RR aún es limitado. No obstante, la telerrehabilitación podría ser una modalidad de tratamiento, ya que los resultados no difieren de los programas de rehabilitación convencional.

> **!** Se abre por tanto, con la supervisión a distancia, una prometedora vía de abordaje para estar más cerca de proporcionar atención a todos los que podrían beneficiarse de ella. Lo fundamental es que prevalezca el enfoque integrador y el tratamiento personalizado de cada paciente.

La crisis sanitaria por la pandemia COVID-19 plantea el reto de acometer un cambio en el modelo asistencial actual, potenciando la teleasistencia, sin olvidar que la EPOC es una enfermedad asociada a la edad, cuyos pacientes no poseen un conocimiento para la mayoría de las tecnologías actuales de comunicación.

Es por ello que este nuevo modelo asistencial no debe plantearse como sustituto del acto médico presencial, y siempre deberá fundamentarse en el criterio clínico para establecer en qué pacientes y situaciones es adecuado proponer esta modalidad de intervención, teniendo en cuenta que la relación personal es un elemento clave en la atención médica.

PUNTOS CLAVE

- La mayor parte de la evidencia que respalda el beneficio de la RR proviene de estudios de pacientes con EPOC.
- El entrenamiento cardiorrespiratorio será el pilar fundamental de un programa de RR.
- Los efectos beneficiosos del ejercicio ocurren sobre todo mediante adaptaciones de los sistemas musculoesquelético y cardiovascular, lo que, a su vez, reduce el esfuerzo al que se somete el sistema pulmonar durante el ejercicio.
- Existe un importante desequilibrio entre la necesidad y la utilización de la RR en el paciente con EPOC.

BIBLIOGRAFÍA

Ambrosino N, Strambi S. New strategies to improve exercise tolerance in chronic obstructive pulmonary disease. Eur Respir J. 2004;24:313-322.

American College of Sports Medicine. ACSM's Resource Manual for Guidelines for Exercise Testing and Prescription. 7ª th ed. Baltimore, MD: Lippincott Williams & Wilkins, 2013.

Cosío B. Spanish COPD Guidelines (GesEPOC) 2021: Non-pharmacological Treatment Update. Arch. Bronconeumol. 2022;58(4):345-51.

Cox NS, Dal Corso S, Hansen H, et al. Telerehabilitation for chronic respiratory disease. Cochrane Database Syst Rev. 2021: CD013040.

Galdiz JB, Gómez A, Rodríguez D, et al. Telerehabilitation programme as a maintenance strategy for COPD patients: A 12-month randomized clinical trial. Arch Bronconeumol. 2021;57:195-204.

Garuti G, Cilione C, Dell Orso D, et al. Impact of comprehensive pulmonary rehabilitation on anxiety and depression in hospitalized COPD patients. Monaldi Arch Chest Dis. 2003;59(1):56-61.

Garvey C, Bayles MP, Hamm LF, et al. Pulmonary Rehabilitation Exercise Prescription in Chronic Obstructive Pulmonary Disease: Review of Selected Guidelines. J Cardiopulm Rehabil Prev. 2016;36:75-83.

Gosselink RA, Wagenaar RC, Rijswijk H, Sargeant AJ, Decramer ML. Diaphragmatic breathing reduces efficiency of breathing in patients with chronic obstructive pulmonary disease. Am J Respir Crit Care Med. 1995;151(4):1136-42.

Hansen H. Supervised pulmonary telerehabilitation versus pulmonary rehabilitation in severe COPD: A randomized multicentre trial. Thorax. 2020;75:413-21.

Holland AE, Cox NS, Houchen-Wolloff L, et al. Defining Modern Pulmonary Rehabilitation. An Official American Thoracic Society Workshop Report. Ann Am Thorac Soc. 2021;18:e12-29.

Holland AE. Home-based rehabilitation for COPD using minimal resources: A randomized, controlled equivalence trial. Thorax. 2017;72:57-65.

Inoue D, Watanabe R, Okazaki R. COPD and osteoporosis: links, risks, and treatment challenges. Int J Chron Obstruct Pulmon Dis. 2016;11:637-648.

Lindenauer PK. Association between initiation of pulmonary rehabilitation after hospitalizationfor COPD and 1-year survival among Medicare beneficiaries. JAMA. 2020;323:1813-23.

Lindenauer PK. Rehabilitation in COPD with mild symptoms: A systematic review with metaanalyses. Int J COPD. 2015;10:791-801.

Machado A, Matos Silva P, Afreixo V, Caneiras C, Burtin C, Marques A. Design of pulmonary rehabilitation programmes during acute exacerbations of COPD: A systematic review and network meta-analysis. Eur Respir Rev. 2020;29:1-13.

Marco E, Coll-Artés R, Marín M, et al. Recomendaciones sobre programas de rehabilitación pulmonar en pacientes con enfermedad pulmonar obstructiva crónica de la Sociedad de Rehabilitación Cardiorrespiratoria. Rehabilitación 2016;50(4):233-62.

Maddocks M, Kon SSC, Canavan JL, et al. Physical frailty and pulmonary rehabilitation in COPD: a prospective cohort study. Thorax. 2016;71: 988-95.

Mccarthy B, Casey D, Devane D, Murphy K, Murphy E, Lacasse Y. Pulmonary rehabilitation for chronic obstructive pulmonary disease. Cochrane Database Syst Rev. 2015: CD003793.

Miravitlles M. Spanish COPD Guidelines (GesEPOC) 2021: Updated pharmacological treatment of stable COPD. Arch. Bronconeumol. 2022;58(1): 69-81.

Pumar IM. Anxiety and depression: important psychological comorbidities of COPD. J Thorac Dis. 2014;6(11):1615-31.

Puhan MA. Pulmonary rehabilitation following exacerbations of chronic obstructive pulmonary disease. Cochrane Database Syst Rev. 2016: CD005305.

Rugbjerg M. Effectiveness of pulmonary rehabilitation in COPD with mild symptoms: A systematic review with metaanalyses. Int J COPD. 2015;10:791-801.

Singh S. One step at a time lifestyle physical activity interventions. Ann Am Thorac Soc. 2016;13:586-7.

Sohanpal R, Steed L, Mars T, Taylor SJC. Understanding patient participation behaviour in studies of COPD support programmes such as pulmonary rehabilitation and self-management: A qualitative synthesis with application of theory. Npj Prim Care Respir Med. 2015;25.

Vermeeren MA, Creutzberg EC, Schols AMWJ, et al. Prevalence of nutritional depletion in a large out-patient population of patients with COPD. Respir Med. 2006;100: 1349-55.

Yamaguti WP, Claudino RC, Neto AP, et al. Diaphragmatic breathing training program improves abdominal motion during natural breathing in patients with chronic obstructive pulmonary disease: a randomized controlled trial. Arch Phys Med Rehabil. 2012;93(4):571-7.

Papel de la rehabilitación respiratoria en las unidades de cuidados respiratorios intermedios

25

B. Planas Pascual, S. T. Spiliopoulou y V. Fernández Piñar

 OBJETIVOS

- Conocer las unidades de cuidados respiratorios intermedios y su función en el bloque hospitalario.
- Identificar la importancia de la rehabilitación en las unidades de cuidados respiratorios intermedios (UCRI).
- Diferenciar y conocer los tipos de vía aérea artificial que se pueden encontrar en los pacientes en las UCRI y conocer su manejo.
- Reconocer los tipos de soporte respiratorio utilizados para el cuidado de los pacientes ingresados.
- Valorar la adecuación del soporte respiratorio para la situación clínica de cada paciente.
- Adquirir conocimientos sobre la relevancia de la movilización precoz y su impacto en la evolución del paciente.

INTRODUCCIÓN

Las UCRI son unidades hospitalarias especializadas que brindan un nivel de atención entre cuidados intensivos y atención general en la hospitalización convencional. La UCRI proporciona seguimiento y apoyo, invasivos y no invasivos, a pacientes que corren riesgo de sufrir deterioro clínico e insuficiencia orgánica. Existen diversas especialidades UCRI para adultos, si bien las especialidades más habituales incluyen:

- Medicina general.
- Neumología.
- Cardiología y cirugía cardíaca.
- Cirugía general.
- Obstetricia.

La proporción entre personal hospitalario y pacientes en las UCRI es mayor, lo que permite una mayor monitorización y mejor tratamiento del paciente de alto riesgo. El trabajo en equipo multidisciplinar es esencial en un entorno de UCRI, donde el objetivo común es mejorar el estado clínico del paciente y lograr su recuperación. Un equipo multidisciplinar de UCRI puede incluir el equipo médico y de enfermería, fisioterapeutas, logopedas, nutricionistas, farmacéuticos, psicólogos y terapeutas ocupacionales. Se conoce poco el papel del terapeuta ocupacional en las unidades de críticos y semicríticos, y está poco implantado en los hospitales españoles, pero tiene una función muy importante dentro del equipo multidisciplinar y acelera el proceso de recuperación de los pacientes. En este mismo libro, se destina un capítulo al tratamiento de terapia ocupacional en el paciente respiratorio (v. **Cap. 22** *Terapia ocupacional en el paciente respiratorio crónico*).

Por último, en las UCRI a menudo se utiliza el concepto fundamental del «techo terapéutico», término que hace referencia al nivel más alto de intervención que un equipo médico considera apropiado, teniendo en cuenta la situación clínica, los deseos, los valores y las creencias del paciente y de su familia. Es decir, se establece cuál será la máxima intervención que se va a realizar si el paciente empeora clínicamente.

Cuando un paciente es dado de alta de la unidad de cuidados intensivos (UCI) y pasa a la UCRI, es importante documentar claramente si deben recibir medidas de reanimación y si pueden volver a ser admitidos en la UCI, ya que esto puede cambiar durante su hospitalización. Esto significa que en las UCRI pueden tratarse pacientes cuyas necesidades de atención no superan lo que la unidad de por sí puede proporcionar, y que el paciente no se va a transferir a otra unidad. Un ejemplo habitual de intervención máxima a realizar en pacientes con enfermedades respiratorias avanzadas es la ventilación no invasiva.

Por tanto, es responsabilidad del equipo médico, que incluye al fisioterapeuta respiratorio, respetar y actuar de acuerdo con el límite de atención acordado y dentro de los deseos del paciente.

FISIOTERAPIA EN LAS UNIDADES DE CUIDADOS RESPIRATORIOS INTERMEDIOS

El papel del fisioterapeuta respiratorio en la UCRI se puede separar en dos áreas clave: rehabilitación respiratoria y movilización precoz.

> ! La fisioterapia respiratoria ocupa un papel esencial en el manejo de pacientes con enfermedades respiratorias agudas o crónicas. Los objetivos son:
>
> - Restaurar la salud respiratoria eliminando las secreciones pulmonares.
> - Reducir el trabajo respiratorio.
> - Mejorar los volúmenes pulmonares.
> - Prevenir complicaciones respiratorias.
>
> La movilización precoz en las UCRI es esencial para:
>
> - Prevenir o mejorar la debilidad muscular adquirida en cuidados intensivos.
> - Mantener el movimiento articular.
> - Mejorar la funcionalidad del paciente.
> - Prevenir la aparición de complicaciones asociadas a la inmovilización prolongada.

Según la razón por la que se ingrese al paciente, deberá recibir un tratamiento individualizado y orientado a objetivos específicos para favorecer su recuperación, así como para reducir su estancia hospitalaria.

TÉCNICAS DE FISIOTERAPIA RESPIRATORIA

En las UCRI, se utiliza una amplia gama de técnicas de fisioterapia respiratoria, la mayoría de las cuales se analizan en capítulos anteriores de este curso. Los objetivos de la fisioterapia respiratoria incluyen favorecer la eliminación de secreciones para mantener las vías respiratorias permeables, asistencias a la tos y mejorar los volúmenes pulmonares. A menudo, se utilizan técnicas de compresión de gases (modulación de flujos) para movilizar secreciones proximales o distales, por ejemplo, técnicas manuales de drenaje de bajo flujo (lento) y técnicas de alto flujo (rápido). Las técnicas de drenaje de bajo flujo, como la espiración lenta total con glotis abierta en decúbito lateral, implican una espiración controlada a flujo bajo, y en este caso se realiza a glotis abierta, pero a menudo se realizan maniobras junto con una espiración con labios fruncidos o dispositivos de presión espiratoria positiva. Su objetivo principal es movilizar las secreciones distales hacia proximal sin fatigar al paciente grave. Sin embargo, las técnicas de flujo bajo, como la espiración lenta total con glotis abierta en decúbito lateral y el drenaje autógeno, pueden ser difíciles de realizar, debido a que puede ser necesaria una posición en sedestación o de decúbito lateral, lo que puede no ser factible en un paciente crítico. Por tanto, puede resultar complicado adaptar y aplicar esta técnica al entorno UCRI.

A medida que las secreciones comienzan a desplazarse proximalmente, el fisioterapeuta puede optar por utilizar técnicas de alto flujo como la aceleración de flujo espiratorio (AFE), la técnica de espiración forzada o la tos. La AFE es una técnica que acelera el flujo espiratorio, que el paciente puede realizar activamente si tiene la fuerza suficiente o puede ser asistido manualmente por el fisioterapeuta.

La mejora y el mantenimiento de los volúmenes pulmonares también forman parte de los tratamientos de fisioterapia respiratoria. Los ejercicios de respiración abdominodiafragmática y costales permiten reclutar volúmenes pulmonares basales, y prevenir complicaciones respiratorias como atelectasias o la necesidad de oxigenoterapia. Sin embargo, una técnica específica como la de ejercicio de débito inspiratorio controlado (EDIC), que requiere colocar al paciente en decúbito lateral para ventilar el pulmón supralateral, puede no ser una opción para algunos pacientes en UCRI, entre ellos los pacientes con dispositivos como drenajes torácicos, drenajes mediastínicos, drenajes posquirúrgicos, etc.

Las técnicas de asistencia de tos se utilizan a menudo en las UCRI, donde muchas veces los pacientes que han sido trasladados desde la UCI presentan debilidad adquirida en cuidados intensivos, lo que también puede impedir la eficacia de la tos. Además, los pacientes en UCRI que presentan antecedentes de enfermedades neuromusculares, como esclerosis lateral amiotrófica o síndrome Guillain Barré, también pueden requerir tratamientos de asistencia a la tos. En estas situaciones, una tos débil puede provocar más complicaciones respiratorias, como la retención de esputo, infecciones, neumonías, aumento del trabajo respiratorio y necesidades de oxígeno suplementario. La tos asistida manual es una opción de tratamiento en pacientes que muestran un pico de flujo durante la tos de 160 a 240 L/min. Se trata de asistencia manual por parte del fisioterapeuta, colocando sus manos sobre los músculos abdominales y facilitando su contracción durante la fase de expulsión de la tos. La técnica también se puede realizar entre dos terapeutas o con el uso de una toalla.

Además, los dispositivos de insuflación y exsuflación mecánica se utilizan en situaciones en las que las medidas de pico de flujo durante la tos disminuyen por debajo de 160 L/min. Estos pacientes presentan un alto riesgo de retención de esputo, y la tos manual asistida ya no es adecuada para ellos. La insuflación y exsuflación mecánica actúa durante las dos fases clave de la tos: la fase preparatoria inspiratoria y la fase de expulsión. El dispositivo proporciona una presión positiva en un tiempo predeterminado para aumentar la inspiración, y cambia rápidamente a una presión negativa que imita la fase de expulsión de la tos. Esta técnica también puede combinarse con la tos asistida manual o aspiración de secreciones, si es necesario. Tiene el objetivo de facilitar la expulsión de las secreciones, ayudando a mejorar la tos en pacientes con una tos débil, ineficaz o inefectiva a causa de la debilidad de la musculatura respiratoria. Ayuda a alcanzar un pico de tos mayor, y logra movilizar las secreciones hacia la vía aérea superior. Se ha observado que estos dispositivos son igualmente seguros al usarse en vía aérea artificial, ya sea tubo orotraqueal o cánula de traqueotomía. En las unidades de semicríticos puede estar indicado en: pacientes con enfermedad neuromuscular o que ya utilicen el dispositivo en el domicilio, pacientes con debilidad muscular adquirida en la UCI en quienes esté disminuida la fuerza de la musculatura respiratoria, pacientes extubados recientemente con dificultad para la gestión de las secreciones, pacientes con evidencia de retención de secreciones que no se ha podido manejar de otra forma, pacientes en los que se haya podido medir el pico de flujo durante la tos y sea inferior a 160 L/min y en pacientes con ausencia de tos (parálisis de cuerdas vocales, lesiones neurológicas, etc.).

Los parámetros a utilizar variarán según se use mediante mascarilla nasobucal, por vía bucal o mediante vía aérea artificial. Se ha observado que una cánula de traqueostomia, al tener un diámetro interno reducido, limita el pico de flujo espiratorio que se puede producir. Cuanto más pequeño es el diámetro interno, mayores presiones se requerirán para conseguir un flujo efectivo.

Son contraindicaciones absolutas para su utilización: la inestabilidad hemodinámica evidenciada con presión arterial media < 60 mmHg o > 100 mmHg, o frecuencia cardíaca < 50 lpm o > 130 lpm, neumotórax no drenado, presión intracraneal inestable, broncoespasmo grave, neumonectomía reciente (< 3 semanas), fístula broncoesofágica y tuberculosis pulmonar activa. Como contraindicaciones relativas, se encuentran: paciente con bullas enfisematosas (valorar riesgo-beneficio), fístula broncopleural, y pacientes postraumáticos con inestabilidad espinal o múltiples fracturas costales.

Antes de iniciar el procedimiento, se deben valorar todos los aspectos de seguridad del paciente, por ejemplo, comprobar el soporte respiratorio que necesita el paciente y la fracción inspiratoria de O_2 (FiO_2) necesaria. En algunos casos, se deberá hiperoxigenar previamente al paciente o valorar incluir oxígeno en el circuito de terapia. También hay que tener en cuenta la posibilidad de colaboración del paciente, y explicarle la técnica para que se pueda adaptar bien a la terapia y no luche contra ella. Hay que observar la adaptación del paciente y respetar la fatiga durante el ciclo, dejando un período de descanso entre ellos. Un ciclo consiste habitualmente entre 4 y 6 repeticiones de insuflación seguida de exuflación rápida, con una breve pausa antes de la siguiente insuflación. Se deben realizar los ciclos necesarios para conseguir el aclaramiento mucociliar, pero siempre observando las constantes del paciente y la aparición de posibles contraindicaciones, mencionadas anteriormente, para seguir la técnica.

MANEJO DE LA VÍA AÉREA

Los fisioterapeutas utilizan regularmente evaluaciones de las vías aéreas en su práctica diaria. Lo más habitual es la evaluación de la eficacia de la tos, para determinar la capacidad del paciente para proteger su propia vía aérea o si precisa de una asistencia externa. Uno de los objetivos principales de la fisioterapia respiratoria es mantener una vía aérea permeable, ya sea distal o proximal. En situaciones determinadas, los pacientes pueden requerir una vía aérea artificial temporal o permanente para facilitar la eliminación de las secreciones, algunas de las cuales se analizarán a continuación.

Vías aéreas orofaríngeas

Una vía aérea orofaríngea (o de Guedel) es un complemento de la vía aérea que se utiliza para mantener o abrir la vía aérea superior (VAS), evitando que la lengua cubra la epiglotis. En determinadas situaciones, los músculos de la mandíbula se relajan y hacen que la lengua caiga hacia atrás, obstruyendo la VAS. El tubo o cánula de Guedel se utiliza principalmente en situaciones en las que el paciente presenta un nivel de conciencia reducido, o para limpiar esa vía. Su función es servir como una guía para las sondas de aspiración que se emplean para despejar la VAS. Es importante destacar que el tamaño de cada Guedel puede variar según las necesidades anatómicas de cada paciente y, por tanto, se debe medir individualmente para asegurar un ajuste adecuado, desde la punta de la boca hasta la punta de la mandíbula.

Es relevante señalar que el uso del Guedel está contraindicado en pacientes conscientes que conservan su reflejo nauseoso, así como en situaciones en las que la VAS se encuentra obstruida por un objeto extraño.

Vías aéreas nasofaríngeas

Las vías aéreas nasofaríngeas son una opción alternativa para mantener la permeabilidad de las vías respiratorias. Están compuestas por tubos huecos de plástico o goma blanda que se introducen en la vía aérea nasofaríngea, y alcanzan la parte posterior de la garganta. Estas vías pueden utilizarse como una vía aérea artificial en pacientes que están parcialmente conscientes y no toleran un Guedel, así como en aquellos con un reflejo nauseoso muy activo.

Es importante destacar que existen contraindicaciones absolutas para el uso de vías aéreas nasofaríngeas, entre ellas las fracturas en la base del cráneo, las lesiones en el rostro y la epistaxis. En pacientes con trastornos de la coagulación, el uso de estas vías se considera una contraindicación relativa, lo que significa que se debe evaluar cuidadosamente si son apropiadas en cada situación clínica.

Traqueostomía

Las traqueostomías son vías aéreas artificiales que se utilizan con frecuencia en las UCI. Para facilitar la respiración, se crea una abertura en la cara anterior de la tráquea, unos centímetros por debajo del cartílago cricoides. Se pueden realizar de manera quirúrgica, en quirófano, o de forma percutánea, a pie de cama, mediante un proceso de dilatación. No existen diferencias significativas en cuanto a la mortalidad entre los dos procedimientos.

> **!** Las indicaciones para una traqueostomía son:
>
> - Obstrucción aguda de la VAS en la que la intubación endotraqueal no es posible.
> - Traumatismo laríngeo.
> - Ventilación mecánica prolongada.
> - Enfermedad neuromuscular que requiera ventilación mecánica permanente.
> - Cirugía de cabeza y cuello.
> - Incapacidad para mantener una VAS permeable.

Las traqueostomías son los procedimientos que se realizan con mayor frecuencia en pacientes de la UCI, y aproximadamente dos tercios se realizan como resultado de una ventilación mecánica prolongada. El momento para efectuar una traqueostomía no está claramente definido, aunque se realiza, generalmente, dentro de los 10 a 14 días posteriores a la ventilación mecánica.

Los beneficios de las traqueostomías sobre la intubación endotraqueal son:

- Mejor calidad de vida.
- Menor uso de sedación.
- Mayor comodidad.
- Manejo más fácil de las secreciones mediante aspiración.
- Menor riesgo de desplazamiento de la vía aérea artificial.
- Transferencias y movilizaciones más seguras.

En cuanto a sus inconvenientes, hay que señalar que la fonación y la deglución se alteran significativamente en presencia de una traqueostomía. Esto se debe al hecho de que existe un paso de aire limitado a las cuerdas vocales, que normalmente permitiría el habla. Durante la deglución, la presencia de una traqueostomía puede provocar: atrofia por desuso de los músculos laríngeos (dificultando el movimiento de ascenso durante la deglución, p. ej.), reducción de la coordinación del cierre de la glotis, alteración del reflejo de la tos y reducción de la presión de aire subglótica. Además, los estudios muestran una mortalidad del 37 % al año en pacientes de la UCI con traqueostomía. Por tanto, la retirada de la traqueostomía en casos reversibles es una prioridad importante para evitar mayores complicaciones, y restaurar la capacidad del paciente para respirar, tragar y hablar de forma independiente.

El proceso de destete o *weaning* de la traqueostomía requiere un esfuerzo de equipo multidisciplinar que incluye equipos médicos, personal de enfermería, logopedas y fisioterapeutas. Los fisioterapeutas respiratorios tienen un papel clave en la evaluación de la eficacia de la tos, que asegura la permeabilidad correcta de las vías respiratorias. Debido al tiempo prolongado que el paciente pasa con un tubo de traqueostomía y el balón inflado, la incidencia de atrofia muscular y desensibilización de la VAS es alta, por lo que los mecanismos normales como toser, hablar y tragar pueden requerir rehabilitación. El tipo de cánula de traqueostomía y sus características ayudan a fijar objetivos de rehabilitación, y orientan el proceso de destete. Existe una variedad de tipos de cánula de traqueostomía y la elección de ella depende de los requisitos del paciente.

Las características y los tipos de cánulas de traqueostomía son:

- Diámetro interior y exterior: pueden variar entre fabricantes.
- Longitud: es aproximadamente proporcional al tamaño del individuo. Por ejemplo, un tubo anillado tiene mayor longitud y mayor estabilidad, lo que es ideal para pacientes con un diámetro de cuello mayor.
- Cánula simple o doble: se recomienda una traqueostomía con doble cánula para promover un uso más seguro, ya que la cánula interna se puede retirar rápidamente en caso de una obstrucción.
- Con balón o sin balón.
- Fenestradas o no fenestradas.
- Válvulas fonatorias y tapones.

Las traqueostomías con balón se utilizan habitualmente durante la ventilación mecánica para evitar la fuga de aire durante el uso de esta. También tienen una función importante a la hora de proteger al paciente de la broncoaspiración de contenidos orofaríngeos, como alimentos y saliva, reduciendo el riesgo de neumonía. El manejo correcto del balón requiere una evaluación frecuente de su calidad y su presión de inflado, que debe mantenerse entre 20 y 30 cmH_2O, para evitar lesiones en la pared traqueal con un inflado excesivo y evitar la aspiración del contenido orofaríngeo con un inflado insuficiente. En el proceso de decanulación de la traqueostomía, se utilizan pruebas de desinflado del balón para evaluar la permeabilidad de la VAS, la calidad de la voz, y la eficacia de toser y deglutir. La capacidad de controlar con éxito las secreciones orales es una parte importante de esta prueba, debido al hecho de que el tiempo que se pasa con el balón inflado puede provocar atrofia muscular y desensibilización de la VAS.

Las cánulas fenestradas también se pueden considerar para pacientes a quienes se les retira la ventilación, ya que facilitan el habla y reducen el trabajo respiratorio en comparación con las no fenestradas. Una complicación común del tubo fenestrado incluye la formación de tejido de granulación supraestomal, que puede afectar a la permeabilidad de la vía aérea y requiere extirpación quirúrgica para restaurar el flujo de aire normal.

Las válvulas fonatorias son válvulas unidireccionales que se pueden utilizar con un tubo fenestrado para promover la fonación. La válvula ayuda a restablecer la presión de la vía aérea, recuperar la sensibilidad de la VAS y mejorar así la tos, la deglución y el habla. Además, cuando se utiliza una traqueostomía fenestrada, existe la opción de tapar el tubo para dirigir el flujo de aire solo hacia la nariz y la boca. Esto permite el máximo paso de aire a la VAS, y es una parte clave del proceso de la decanulación. Durante esta fase, el fisioterapeuta respiratorio tiene un papel importante en la evaluación de la capacidad del paciente para eliminar las secreciones pulmonares a través de la boca con una tos efectiva. Las técnicas para movilizar las secreciones distales proximalmente utilizando técnicas de bajo flujo (dispositivo de presión espiratoria positiva, compresiones torácicas, drenaje autógeno modificado) y técnicas de alto flujo (AFE, tiempo de espiración forzada, tos) se consideran clave durante esta fase. Para mejorar la fuerza de la tos, se pueden utilizar técnicas de tos asistida manual, así como dispositivos de tos asistida mecánica (insuflación y exsuflación).

Si bien las pautas varían entre hospitales, tolerar con éxito una traqueostomía cerrada entre 4 horas y 2 días se considerará un criterio positivo para decanular la traqueostomía.

ASPIRACIÓN DE SECRECIONES

La aspiración de secreciones pulmonares se emplea para prevenir la obstrucción y acumulación de secreciones en las vías respiratorias cuando un paciente no puede expulsarlas eficazmente. Las indicaciones para este procedimiento incluyen la presencia de secreciones en las vías respiratorias superiores detectadas por auscultación, desaturación de oxígeno y aumento del esfuerzo respiratorio. También se debe aspirar cualquier secreción visible en los tubos de traqueostomía.

Durante la aspiración, se recomienda aplicar una presión negativa de 80-150 mmHg, ya que presiones más altas pueden ocasionar lesiones innecesarias en los tejidos. El tamaño de la sonda de aspiración debe ser adecuado, sin exceder la mitad del diámetro interno de la traqueostomía, y la aspiración no debe prolongarse durante más de 15 segundos. En alguna publicación científica se respalda la administración de oxígeno antes del procedimiento. Se aconseja seguir una técnica aséptica.

> **!** El material necesario para realizar la técnica incluye:
>
> - Unidad de succión al vacío.
> - Fuente de oxígeno.
> - Equipo de monitorización (signos vitales).
> - Fonendoscopio.
> - Equipo de protección personal: guantes, bata, guante esterilizado, gafas.
> - Catéter de aspiración estéril.

Las complicaciones que aparecen como resultado de la aspiración incluyen: traumatismo de la mucosa, sangrado, desaturación, hipoxemia, broncoespasmo, infección, inestabilidad cardiovascular, aumento de la presión intracraneal y tos excesiva. Por tanto, la maniobra de la aspiración debe realizarse con cuidado y solo si es necesario, según la indicación clínica.

SOPORTE RESPIRATORIO EN LAS UNIDADES DE CUIDADOS RESPIRATORIOS INTERMEDIOS

La necesidad de soporte respiratorio específico y complejo es uno de los criterios para la inclusión de algunos pacientes en las unidades de cuidados respiratorios intermedios, por lo que conocer qué tipo de soporte y cuándo se debe emplear es esencial para todo profesional que trabaje en estas unidades.

Oxigenoterapia de alto flujo

La oxigenoterapia de alto flujo (OAF) es un método de uso creciente para la administración de oxigenoterapia a flujos elevados en pacientes con insuficiencia respiratoria aguda (IRA) hipoxémica que necesitan requerimientos altos de oxígeno y donde la oxigenoterapia convencional es insuficiente.

El sistema OAF utiliza una mezcla de aire y oxígeno humidificado y calentado a través de un humidificador activo (**Fig. 25-1**). Permite controlar el flujo administrado, siendo el máximo 60 L/min, y conocer la FiO_2 desde el 21 al 100 %. La temperatura también se puede ajustar entre 30 y 37 °C.

El hecho de administrar esta mezcla de gases controlando la temperatura y la humificación consigue generar la gran diferencia respecto a la oxigenoterapia convencional. El paciente con insuficiencia respiratoria puede generar un flujo inspiratorio elevado, muy superior a los 15 L/min que permite administrar la oxigenoterapia convencional, teniendo en cuenta que el flujo en reposo está en torno a los 30-40 L/min. Esto hace que el oxígeno administrado a bajos flujos en este tipo de pacientes se diluya con el aire ambiente del entorno, disminuyendo la FiO_2 que finalmente llega a los alvéolos para el intercambio de gases. La OAF disminuye este efecto aumentando el flujo administrado, adaptándolo a las necesidades del paciente, pudiendo ajustarlo según la carga de trabajo respiratorio en cada momento.

Según este efecto descrito, los flujos recomendados en cualquier tipo de paciente adulto serían superiores a 30 L/min (que equivale al reposo) y la terapia ideal consistiría en intentar ajustar el flujo al pico de flujo inspiratorio del paciente en ese momento.

Su uso es cada vez más amplio tanto en las UCI como en las unidades de cuidados intermedios, sean unidades respiratorias, posquirúrgicas, cardíacas, etc., ya que se han obser-

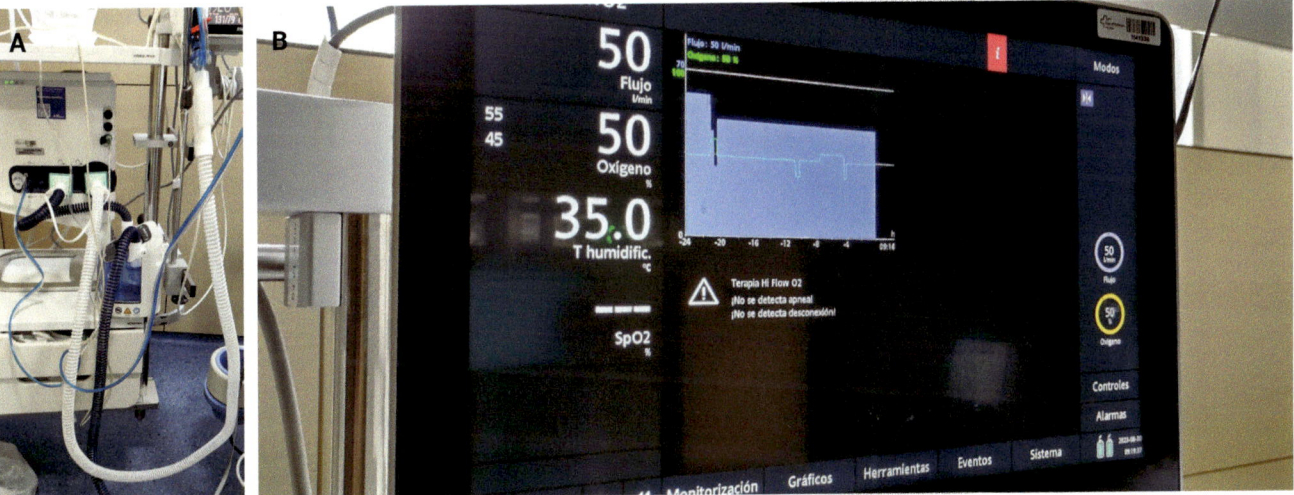

Figura 25-1. Respirador mecánico asistido. **A)** Se observa el humidificador activo de cascada utilizado para el sistema de oxigenoterapia de alto flujo (OAF). **B)** Se muestra la pantalla del respirador que muestra el flujo y la fracción inspiratoria de oxígeno del modo OAF. No todos los respiradores tienen la modalidad OAF integrada; en algunas unidades se utilizan los AIRVO®, torres preparadas para administrar la terapia.

vado efectos positivos en una gran variedad de patologías que derivan en una IRA.

La OAF se puede utilizar en diferentes tipos de patologías que deriven en una insuficiencia respiratoria aguda hipoxémica no hipercápnica.

> ! El uso de OAF está indicado en pacientes que:
>
> - Cursen con una insuficiencia respiratoria aguda hipoxémica no hipercápnica.
> - Tengan signos iniciales de síndrome de distrés respiratorio agudo.
> - Estén en fase de destete prolongado de ventilación mecánica invasiva con traqueostomía.
> - Hayan sido destetados de ventilacion mecánica invasiva (VMI) y estén en fase de recuperación posterior.
> - Presenten exacerbaciones de enfermedades respiratorias crónicas, especialmente que cursan con hipersecreción mucosa.
> - Tengan síndrome de apnea o hipoapnea del sueño, o hipoventilación relacionada con el sueño aparte del motivo de ingreso.
> - Estén en situación de techo terapéutico y se hayan desestimado las medidas invasivas.

Los beneficios que se han definido sobre esta forma de administración de oxígeno respecto a las formas de administración convencionales son:

- Menor efecto del espacio muerto orofaríngeo: el flujo elevado de aire que entra a través de la nariz o la vía aérea artificial genera un lavado de dióxido de carbono (CO_2) de estas vías respiratorias altas, incrementando la FiO_2 del aire administrado. Este efecto es mayor cuando el flujo se administra a través de la nariz y cuanto mayor sea el flujo.
- Efecto de presión positiva espiratoria (PEEP): se genera debido a la resistencia que opone la respiración del paciente contra un flujo elevado continuo en la vía aérea. Este efecto depende del tipo de respiración del paciente, ya que se ha observado una disminución importante en respiradores bucales, y también del flujo administrado, pues aumenta cuanto mayor es el flujo. Sigue existiendo una diversidad de opiniones sobre el alcance de este efecto, pero se estima que por cada 100 L/min se produce una presión positiva al final de la espiración de 12 cmH_2O en condiciones óptimas.
- Mejora del patrón respiratorio, a causa de la disminución de las resistencias en la vía aérea y el reclutamiento alveolar producido también por la PEEP.
- Disminuye la frecuencia respiratoria, debido al mayor lavado de CO_2 que se produce.
- Mayor valor en la medida de presión parcial de oxígeno arterial por fracción inspirada de oxígeno (proporción PaO_2/FiO_2). Esta medida informa de la capacidad de oxigenación a nivel pulmonar.
- Reducción de la *driving pressure* (volumen corriente respecto a la compliancia pulmonar): esta mejora se traducirá en un menor esfuerzo inspiratorio y una menor probabilidad de distrés respiratorio.

- Mayor tolerancia y confort gracias a la administración a temperatura y humidificación adecuadas a la vía aérea, lo que reduce la irritación de la mucosa. También se diferencia de la oxigenoterapia convencional de alto flujo en que con este sistema el paciente puede hablar y comer de manera fácil y sin retirar la terapia.
- Facilitación de la expulsión de moco y prevención de atelectasias a causa de la humidificación y la PEEP originadas en la vía aérea.
- Efecto hemodinámico: se ha descrito un efecto sobre el colapso inspiratorio de la vena cava inferior. Este se reduce significativamente cuanto más elevado es el flujo administrado, lo que es un efecto beneficioso en pacientes con edema agudo de pulmón de origen cardiogénico y que no toleren la ventilación mecánica no invasiva (VMNI).

Existen dos interfaces principales:

- Cánulas nasales: permite el uso a través de dos cánulas nasales, una para cada narina. Existen diferentes tamaños para adaptarlo a cada paciente correctamente, incluso para pacientes pediátricos y neonatos.
- Adaptador a vía aérea artificial: conector redondo que permite administrar la terapia a través de una cánula de traqueostomía o de un tubo endotraqueal.

Ventilación mecánica no invasiva

La VMNI es una herramienta de soporte ventilatorio a través de una interfaz no invasiva para el paciente, habitualmente una mascarilla nasobucal. Su objetivo es asegurar la ventilación alveolar en aquellos pacientes que hayan perdido la capacidad para ello por sus circunstancias clínicas, pero sin llegar a requerir una intubación orotraqueal para asegurar la ventilación.

Es una herramienta habitual en pacientes respiratorios crónicos, sobre todo en pacientes neuromusculares crónicos, y lleva años en uso en unidades de neumología. Aun así, por sus importantes ventajas, su uso se ha ido extendiendo a otras unidades, como las de cuidados intensivos e intermedios, donde, habitualmente, la necesidad de mayor soporte respiratorio es un criterio de ingreso.

La VMNI proporciona un modo espontáneo de soporte ventilatorio, lo que significa que el paciente es el que activa cada respiración a través de un *trigger* o disparador en el circuito. El paciente, por tanto, debe ser capaz de mantener el impulso respiratorio. Una frecuencia respiratoria muy baja por cualquier motivo, siempre que se haya revisado la sensibilidad del disparador, puede indicar la necesidad de marcar un modo asistido-controlado. Aun así, la no adaptación del paciente a la ventilación no invasiva, ya sea por alteración del nivel de conciencia, agitación o empeoramiento clínico, debe ser un indicador para valorar la necesidad de intubación.

La interfaz es el dispositivo que une la tubuladura del respirador con la cara del paciente: boca-nariz. Existen diferentes interfases que se pueden utilizar con la VMNI, aunque la más habitual es la mascarilla nasobucal. Otras opciones son las mascarillas faciales, que abarcan todo el rostro, las mascarillas nasales, que solo se adaptan a la nariz, o los cascos (conocido como *helmet* en lengua anglosajona), que es un recubrimiento en plástico flexible que cubre la cabeza por completo, se ajusta al cuello y se hincha cuando se conecta al respirador.

Un aspecto clave de las interfases es que sean del tamaño adecuado para la cara del paciente. Una talla inadecuada hará que aumenten las fugas a través de la interfaz, y que no se consiga que el paciente se adapte correctamente a la VMNI. Cada interfaz se debe ajustar bien con las correas elásticas, ajustando de ambos lados a la vez para evitar inclinaciones.

> **!** Cómo elegir la mejor interfaz:
>
> - Mascarilla nasobucal: es la primera elección en pacientes con IRA, por la mejor adaptación a causa de la taquipnea y la probable respiración bucal que comporta.
> - Mascarilla facial: en caso de uso prolongado, ya que evita en mayor medida la producción de escaras a nivel facial.
> - Mascarillas nasales: reservadas para pacientes crónicos acostumbrados a la VMNI y que son capaces de controlar la respiración para que sea únicamente nasal. La presión generada en la vía aérea con la ventilación acostumbra a provocar apertura de la boca en la respiración, por lo que no se aconseja su uso en el ámbito hospitalario.
> - Helmet: se utiliza en casos de fracturas faciales que impiden la colocación de otras mascarillas, o en casos de claustrofobia, donde el paciente no tolera otra opción.

Dependiendo del tipo de respirador utilizado para administrar esta terapia, se usará una tubuladura simple con fuga en el codo de la mascarilla (codo transparente o blanco) o una doble tubuladura con mascarilla sin fuga (codo azul) (**Fig. 25-2**). Para administrar correctamente la VMNI, es de vital importancia colocar todos los dispositivos en la posición correcta. Para que el paciente se ajuste bien a la terapia, es importante controlar las fugas. Una interfaz mal ajustada provocará la aparición de fugas que disminuirán la eficacia de la administración de un flujo de aire correcto al paciente.

Además, se debe tener en cuenta la humidificación del circuito, aun cuando se administre por tandas cortas, ya que puede afectar al bienestar de la mucosa nasal. La humidificación ideal por excelencia es la humidificación activa con cascada, ya que evita añadir espacio muerto al circuito y mejora la adaptación del paciente a la terapia. En su defecto, se pueden utilizar los intercambiadores de calor y humedad, o los filtros intercambiadores de calor y humedad, teniendo en cuenta que pueden afectar a la ventilación del paciente y al intercambio de gases, disminuyendo así la eficacia de la VMNI. Este efecto será más notable en aquellos pacientes con mayor retención de CO_2.

La VMNI se utiliza en diversas ocasiones en los pacientes atendidos en las unidades de cuidados intermedios. Existen diferentes situaciones en las que puede ser de ayuda su uso para evitar la intubación orotraqueal o en pacientes que, por sus comorbilidades, no sean candidatos a medidas invasivas. La principal indicación de uso es la alteración en la gasometría del valor de presión parcial de dióxido de carbono, que indica que la ventila-

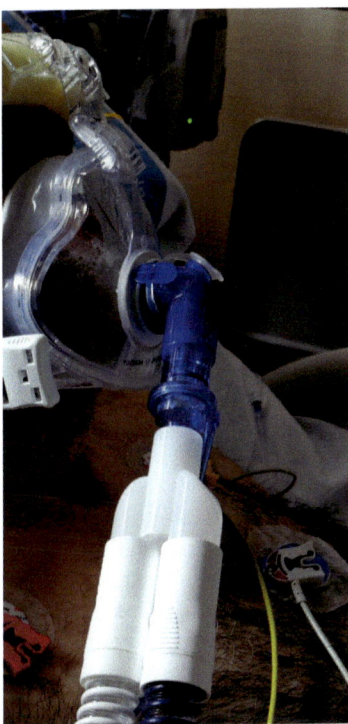

Figura 25-1. Mascarilla de ventilación mecánica no invasiva nasobucal, con el codo azul (sin fuga) conectado a un sensor de flujo y a una doble tubuladura para administrar la terapia.

ción del paciente es ineficaz para el intercambio de gases, con o sin alteración de PaO_2. Otras indicaciones pueden ser clínicas y ayudan a detectar los pacientes candidatos a recibir esta terapia: presencia de disnea moderada-grave, frecuencia respiratoria por encima de 24 respiraciones/min, presencia de tiraje de la musculatura respiratoria o respiración paradójica.

Antes de iniciar la VMNI, se debe comprobar que no existen contraindicaciones que indican que la terapia no será efectiva en esos pacientes: inestabilidad hemodinámica, isquemia cardíaca, arritmias, obstrucción de vía aérea superior, lesiones faciales o disminución del nivel de conciencia, que impidan la colocación de la interfaz de forma correcta o segura. Otras contraindicaciones pueden ser relativas y con necesidad de valorar su contraindicación en cada caso, como cirugías esofágicas, gástricas o maxilofaciales recientes, sangrados digestivos altos o de vía respiratoria, y agitación o falta de colaboración del paciente.

> **!** Las situaciones en que se puede encontrar una presión parcial de dióxido de carbono elevada en una UCRI pueden ser:
>
> - Exacerbación en enfermedad pulmonar obstructiva crónica (EPOC).
> - Edema agudo de pulmón.
> - Distrés respiratorio agudo de diversa etiología.
> - Debilidad de la musculatura respiratoria (ya sea por enfermedad neuromuscular, episodio agudo de síndrome miasténico o ingreso prolongado en UCI con VMI).
> - Patrón de hipoventilación por obesidad (en un paciente ingresado por alguna otra causa, donde la hipoventilación se exacerba por inmovilidad y encamamiento).

La mayor evidencia de la eficacia de la VMNI se observa en los casos de exacerbaciones en EPOC y en edema agudo de pulmón, y predomina en la situación en que el edema es de origen cardiogénico. Las guías actuales no aportan suficiente evidencia para el uso de VMNI en casos de insuficiencia respiratoria hipoxémica, ya que se asocia mayor mortalidad y se recomienda valorar su uso individualmente. El uso de VMNI en pacientes con insuficiencia respiratoria tras la extubación de VMI es el caso que más fracaso registra. El fracaso de la VMNI se debe observar como una posibilidad, y se debe reevaluar la eficacia cada pocas horas a través del confort del paciente, la frecuencia respiratoria, la relación PaO_2/FiO_2, la frecuencia cardíaca y el nivel de conciencia, entre otros factores.

En casos de IRA la VMNI puede evitar la necesidad de ventilación invasiva, pero se debe evitar el retraso en la intubación orotraqueal cuando la clínica se agrave, ya que puede comportar mayor mortalidad posteriormente.

Ya se ha mencionado que habitualmente la VMNI supone un modo espontáneo para el paciente. Según el tipo y la marca del respirador utilizado, se podrá configurar una modalidad u otra. Habitualmente, el modo más común es el *spontaneous/timed* (ST) en todos los respiradores; si el paciente no llega a alcanzar la frecuencia respiratoria mínima determinada, el respirador iniciará una respiración, pero mientras el paciente mantenga un patrón respiratorio adecuado, se mantendrá la frecuencia marcada por el paciente. En los ventiladores de las UCRI, habitualmente se configura un modo de presión de soporte sobre una PEEP. De este modo, la presión de soporte es la presión por encima de la PEEP que se administra al paciente en la inspiración. En otro tipo de respiradores con modalidad de presión positiva continua con dos niveles de presión, se pautará una presión inspiratoria y una presión positiva durante la espiración (EPAP). La EPAP actuará como la PEEP, y la diferencia entre la presión inspiratoria y la EPAP será equivalente a la presión de soporte. Estos respiradores de presión positiva continua con dos niveles de presión, al estar diseñados para la VMNI, tienen la ventaja de poder compensar las fugas existentes a causa de la interfaz.

En ambos casos, el respirador administra una presión inspiratoria durante la fase inspiratoria y una presión espiratoria durante la fase espiratoria. Al ser una modalidad no invasiva, el dispositivo presenta un disparador o *trigger*, que el paciente necesita activar con su esfuerzo inspiratorio para desencadenar el ciclo respiratorio. Este disparador se puede ajustar a las necesidades del paciente, y hacerlo más sensible o menos según se necesite para la máxima adaptación. Existe también el ciclado, que condicionará el tiempo inspiratorio, ya que determina cuándo se inicia la espiración. Se puede ajustar para permitir una inspiración más larga o limitar a una inspiración más corta. Todos estos ajustes dependen de la causa que ha conllevado al uso de VMNI y de la clínica del paciente en cada momento, siendo prioritario que se proporcionen unos volúmenes respiratorios adecuados para mantener una ventilación correcta a nivel gasométrico y un confort óptimo del paciente.

Con la VMNI, también se puede optar por la modalidad (CPAP), donde se administra una presión positiva continua. Simulará las máquinas de CPAP domiciliarias. Habitualmente, no existe un modo CPAP en los respiradores hospitalarios. Se debe seleccionar el modo ST, establecer una PEEP y dejar la presión de soporte a 0. Se puede emplear esta modalidad, aunque el sistema de tubuladuras de los respiradores utilizados para VMI puede suponer mucha resistencia para que el paciente respire confortablemente. Lo ideal será programar una presión soporte baja que compense esta resistencia y dar prioridad al ajuste de la PEEP que será la que tenga importancia si se desea una modalidad CPAP.

Para iniciar la VMNI en un paciente, primero se debe comprobar que el paciente está consciente y reactivo y que puede colaborar para adaptarse a la VMNI. También hay que asegurarse de que no cumple contraindicación alguna que desestime la VMNI. Se debe buscar la interfaz de talla y formato adecuados, midiendo previamente a la colocación. Se ha de informar al paciente del procedimiento a realizar, y resolver las dudas que surjan. A continuación, se ajustan unos parámetros básicos iniciales, preferiblemente bajos para la mejor adaptación del paciente, y se asegura que el flujo de oxígeno funciona, ajustando a una FiO_2 adecuada. Primero se inicia la ventilación, y posteriormente se coloca la mascarilla sobre la boca y la nariz del paciente, aún sin ajustar las correas. Una vez que el paciente pueda respirar correctamente con la mascarilla puesta, se pueden ajustar los parámetros para conseguir unos valores aceptables de volumen corriente/kilogramo, saturación de oxígeno y buena sincronía de los ciclos respiratorios. Tras conseguirlo, se puede ajustar la mascarilla, evitando fugas, pero sin apretar en exceso para evitar la aparición de escaras o malestar.

La rehabilitación respiratoria también es importante en aquellos pacientes con VMNI ya sea continua o alterna con otro sistema de oxigenación. Puede ser interesante realizar la fisioterapia con el paciente en VMNI para evitar la fatiga excesiva. En la parte respiratoria, interesará el mayor volumen corriente que el paciente puede conseguir con esa presión de soporte, y puede ayudar a realizar un drenaje manual de secreciones más efectivo.

Fase de destete del soporte respiratorio

El destete del soporte ventilatorio consiste en el proceso gradual de transición entre el uso de cualquier soporte (sea invasivo o no invasivo) a la respiración espontánea del paciente. Se refiere por tanto a desprenderse del soporte a medida que la causa principal que propició el inicio de la terapia se ha ido solucionando. Este término, por tanto, también puede hacer referencia a desprenderse de oxigenoterapia, tanto de alto como de bajo flujo, e incluso se puede usar para aquella persona que deja de necesitar cierta terapia farmacológica en infusión continua como vasopresores o inotrópicos.

Las unidades de cuidados intermedios, como se ha mencionado anteriormente, suelen acoger a pacientes que han completado el destete de la ventilación mecánica invasiva y están en fase de recuperación o que su patología les ha producido el requerimiento de soporte respiratorio, requiriendo OAF o VMNI en la mayoría de los casos.

En algunas unidades extranjeras, existen las unidades de destete ventilatorio de pacientes en destete prolongado: aquellos pacientes que han requerido una traqueostomía y que van realizando períodos de desconexión de la VMI pero que aún la necesitan, es decir, no se ha completado la desconexión de la ventilación mecánica invasiva. En España estas unidades todavía están en proceso de aparición y no son comunes.

En este proceso de destete, influye en gran manera la figura de la rehabilitación respiratoria para valorar el estado del paciente, y establecer objetivos y un plan de tratamiento para poder mejorar el estado del sistema respiratorio. Los objetivos de la rehabilitación respiratoria en el proceso de destete incluyen:

- Asegurar una vía aérea permeable: realizar tratamientos para drenar y eliminar secreciones bronquiales (p. ej., drenaje manual, compresiones torácicas, uso de insuflación y exsuflación mecánica y aspiración de secreciones).
- Establecer una tos efectiva: observar la capacidad del paciente para subir secreciones hasta el tubo orotraqueal, o utilizar dispositivos como la insuflación y exsuflación mecánica.
- Fortalecer la musculatura respiratoria: realizar pruebas de respiración espontánea, trabajar con menos soporte ventilatorio, entrenamiento mediante dispositivos externos para entrenar la musculatura respiratoria.
- Trabajar la musculatura global y la movilización precoz: iniciar el entrenamiento físico precoz para mejorar la fuerza y poder realizar un destete con éxito.

Destete de oxigenoterapia de alto flujo

Es el proceso progresivo de disminuir las necesidades de flujo y FiO_2 del OAF hasta que se puede cambiar a un modo de oxigenoterapia convencional de bajo flujo.

El destete se basa en ir disminuyendo tanto el flujo, hasta conseguir valores de 25-30 L/min en adultos, como la FiO_2, incluso pudiendo conseguir FiO_2 de 0,21, que simula el aire ambiente. Algunos pacientes serán más dependientes del flujo que del oxígeno, como los pacientes con EPOC. Los valores que permiten cambiar a una oxigenoterapia convencional serán aquellos cuando el paciente tolere 30 L/min y una FiO_2 entre 21-30 %, ya que es el rango que consiguen aportar las cánulas nasales convencionales. Para flujos y FiO_2 superiores, se debería utilizar una humidificación activa, como la que aporta la cascada del sistema OAF, para evitar la lesión de la mucosa respiratoria.

En adultos no se recomienda bajar de los 25-30 L/min ya que por debajo de estos flujos no se garantiza que se le esté administrando correctamente la oxigenoterapia al paciente. En casos pediátricos los flujos adecuados son más bajos.

Para poder retirar definitivamente la OAF en el paciente, es conveniente realizar una prueba de esfuerzo adaptada a la situación y capacidades de este, para comprobar que no existe desaturación por debajo de 90 % con los parámetros de OAF mínimos. Se debe valorar la saturación tanto durante el esfuerzo como durante la fase de recuperación, y observar si la saturación vuelve al valor basal antes de iniciar la prueba sin necesidad de modificar la FiO_2. Es importante que el paciente pueda realizar actividades como levantarse de la cama, realizar transferencias, caminar, asearse o comer con facilidad, y sin cambios importantes en la saturación de oxígeno para poder cambiar de forma segura a oxigenoterapia convencional.

En algunos pacientes, pese a cumplir los requisitos para el destete, es conveniente mantener la OAF a causa de factores como la PEEP que aporta (pacientes hipercápnicos), o en pacientes hipersecretores en los que la falta de humidificación puede suponer un problema para el drenaje de secreciones y la permeabilización de la vía aérea. Se puede mantener hasta que estos problemas estén solucionados o se puedan manejar de otra forma.

Destete de ventilación mecánica no invasiva

El destete de la ventilación mecánica no invasiva dependerá del motivo por el que se indicó inicialmente. En casos como el edema agudo de pulmón y la hipercapnia, se podrá retirar cuando estos problemas estén solucionados, es decir, cuando el edema haya disminuido en los controles radiográficos y la presión parcial de dióxido de carbono (PCO_2) se haya normalizado.

Habitualmente, la VMNI no se usa de forma continua en las unidades de críticos, sino que se suelen realizar tandas de tratamiento de algunas horas (más o menos dependiendo de la causa), y combinar con oxigenoterapia de alto flujo o convencional. Esto se debe también al confort del paciente, ya que para administrarla el paciente debe estar consciente, y puede resultar muy agobiante si se prolonga en el tiempo. Los pacientes con afectaciones respiratorias crónicas (p. ej., EPOC) en quienes se pueda anticipar la aparición de hipoxemias o hipercapnias graves después de la extubación, son candidatos para considerar la VMNI inmediatamente después de la extubación de forma preventiva. En algunos estudios, se muestra que esta acción preventiva puede reducir la incidencia de la reintubación, la mortalidad y la estancia hospitalaria. Aun así, en estos últimos casos es importante determinar cuándo ha fallado la extubación, si el paciente es muy dependiente de la VMNI, para volver a intubar. La demora en la reconexión a VMI puede suponer un aumento de la mortalidad de estos pacientes. También se puede prolongar su uso en pacientes con techo terapéutico en los que la VMNI es la máxima terapia posible.

El destete se puede realizar de forma progresiva reduciendo las horas que el paciente pasa conectado al día, o se puede retirar de forma definitiva cuando los parámetros gasométricos (presión parcial de dióxido de carbono, presión parcial de dióxido de carbono y pH) se normalicen y se puedan mantener estables con otro tipo de soporte, como OAF u oxigenoterapia convencional.

MOVILIZACIÓN PRECOZ EN LAS UNIDADES DE CUIDADOS INTERMEDIOS: MEJORANDO LA RECUPERACIÓN DE LOS PACIENTES

La movilización precoz (MP) es un proceso fundamental que implica iniciar la rehabilitación y la movilización de pacientes gravemente enfermos en las UCI lo más pronto posible tras su ingreso y que se continúa en las UCRI. En el pasado, era habitual que los pacientes en la UCI permanecieran en reposo en la cama, con la creencia de que esto era esencial para su recuperación. Sin embargo, investigaciones recientes han evidenciado que este enfoque puede conllevar complicaciones significativas, como disfunción muscular (fatiga y debilidad), pérdida de masa ósea y prolongación de la estancia en la UCI.

El propósito de la MP es combatir estos efectos adversos y acelerar la recuperación del paciente.

> ❗ Entre los beneficios destacados de la MP en la UCI se encuentran:
>
> • Prevención de la debilidad muscular.
> • Mejora de la función pulmonar.
> • Reducción del riesgo de trombosis venosa profunda (TVP).
> • Mejora del estado emocional.

Prevención de la debilidad muscular

Los pacientes ingresados en la UCRI pueden experimentar una pérdida de masa y fuerza musculares debido a la inmovilidad prolongada y la falta de actividad muscular, resultado de procesos catabólicos acelerados. La MP es una intervención esencial para mitigar este fenómeno.

La MP implica activar grupos musculares específicos mediante ejercicios terapéuticos adaptados a la condición clínica de cada paciente. Estos ejercicios están diseñados para estimular la contracción muscular y prevenir la atrofia. Para evaluar el grado de debilidad muscular del paciente se utiliza la escala de evaluación del grado de cooperación motora (MRC-SS, *Medical Research Council Sum-Score*).

Las intervenciones de rehabilitación mediante tratamiento de fisioterapia y terapia ocupacional no solo detienen la pérdida de masa muscular, sino que también fomentan la preservación de la fuerza y la función muscular, lo que, a su vez, facilita la recuperación funcional del paciente. La implementación de estrategias de MP en las UCI se basa en la premisa de que la función muscular es esencial para actividades cotidianas básicas, como levantarse de la cama, caminar y realizar el autocuidado.

Mejora de la función pulmonar

La función pulmonar es un elemento clave para el mantenimiento de la oxigenación y la eliminación de CO_2 del cuerpo. Sin embargo, en el entorno de UCI, los pacientes pueden experimentar deterioro de la función pulmonar debido a varias razones, incluyendo el proceso inflamatorio subyacente, la anestesia, la cirugía o enfermedades pulmonares preexistentes.

La MP desempeña un papel fundamental en la mejora de la función pulmonar. Al levantar y movilizar a los pacientes de la cama, se logra una expansión más completa de los pulmones. Esta expansión facilita la ventilación alveolar y previene la atelectasia, una afección en la que los alvéolos pulmonares se colapsan debido a la falta de ventilación.

Además, la MP puede contribuir a la eliminación de secreciones pulmonares. Los pacientes en las UCI o UCRI a menudo experimentan una disminución de la capacidad para toser y eliminar secreciones debido a la debilidad muscular y la inmovilidad. Los ejercicios de movilización y cambios de posición ayudan a movilizar las secreciones, reduciendo el riesgo de infecciones pulmonares, como la neumonía.

En conjunto, estas medidas son esenciales para garantizar una oxigenación adecuada y una función pulmonar óptima, lo que es especialmente importante en pacientes críticamente enfermos que pueden estar en riesgo de sufrir insuficiencia respiratoria.

Reducción del riesgo de trombosis venosa profunda

La trombosis venosa profunda (TVP) es una complicación grave, que se caracteriza por la formación de coágulos sanguíneos en las venas profundas, típicamente en las extremidades inferiores. La inmovilidad prolongada es un factor de riesgo bien documentado para el desarrollo de TVP. Esto se debe a que la falta de movimiento impide el retorno venoso eficaz y puede favorecer la estasis sanguínea, lo que, a su vez, aumenta la coagulación de la sangre.

La MP se ha establecido como una medida preventiva fundamental para reducir el riesgo de TVP. Durante la movilización, los músculos de las extremidades inferiores se contraen y relajan de manera rítmica, actuando como bombas musculares que ayudan a impulsar la sangre venosa de vuelta hacia el corazón. Esto mejora significativamente el flujo sanguíneo venoso y reduce la posibilidad de coagulación intravascular.

Además de la estimulación de la circulación sanguínea, se pueden implementar otras estrategias preventivas, como el uso de medias de compresión graduada y la administración de anticoagulantes según la evaluación del riesgo individual de cada paciente. Sin embargo, la MP sigue siendo una intervención para la prevención de TVP en el entorno de la UCI y UCRI debido a su efecto directo en la circulación venosa.

Mejora del estado emocional

La estancia en la UCRI puede ser un período extremadamente estresante y traumático para los pacientes, con posibles efectos en la salud mental. La inmovilidad prolongada, la exposición a procedimientos médicos invasivos, la separación de los seres queridos y la incertidumbre sobre el pronóstico pueden contribuir al desarrollo de trastornos del estado mental, como el delirio y la ansiedad.

La MP ofrece beneficios significativos para la salud mental de los pacientes. La actividad física activa la liberación de endorfinas, neurotransmisores que tienen efectos positivos en el estado de ánimo y la sensación de bienestar. Esta liberación de endorfinas puede contrarrestar en parte el estrés y la ansiedad que los pacientes pueden experimentar durante su estancia en la unidad.

Además, la MP puede romper la monotonía de la hospitalización en cama, y ofrecer una sensación de logro y progreso a los pacientes, lo que puede ser fundamental para mantener una actitud positiva y una sensación de control sobre su recuperación. La interacción regular con el fisioterapeuta o el personal que da apoyo durante la movilización también proporciona un apoyo emocional valioso, lo que puede ayudar a aliviar el sentimiento de aislamiento y soledad.

Implementación de la movilización precoz

La implementación de la MP implica una aproximación multidisciplinar muy coordinada. Este proceso se basa en un análisis detallado de la condición del paciente, y la lleva a cabo un equipo de profesionales de la salud que incluye médicos, enfermeras, fisioterapeutas, terapeutas ocupacionales, técnicos en cuidados auxiliares de enfermería y celadores. Aquí se describen los aspectos más relevantes de la implementación de la MP:

- Evaluación de la capacidad del paciente: en primer lugar, se realiza una evaluación exhaustiva de la capacidad física del paciente. Esto implica determinar su fuerza muscular (mediante la escala MRC-SS), resistencia y movilidad, junto con una evaluación de su capacidad cardiopulmonar. Esta información es fundamental para determinar si el paciente es apto para la MP y para personalizar un plan de movilización adecuado.
- Educación del personal: todos los miembros del equipo de la UCRI deben recibir formación especializada en las mejores prácticas de MP. Esta educación incluye la comprensión de los riesgos y beneficios de la MP, y la identificación de los pacientes apropiados para esta intervención.
- Coordinación interdisciplinar: la MP implica una colaboración estrecha entre los diferentes profesionales de la salud. La comunicación efectiva es esencial para coordinar y ejecutar de manera segura las sesiones de movilización. Esto asegura que todas las decisiones se tomen basándose en la información más actualizada y compartida.
- Establecimiento de metas de movilización: se establecen objetivos claros para la movilización de cada paciente. Estas metas se adaptan a la condición clínica y a los objetivos de recuperación individuales de cada paciente. Por ejemplo, se pueden establecer objetivos para lograr que un paciente se siente en el borde de la cama, realice ejercicios de movilización pasiva o incluso camine.
- Monitoreo continuo: durante la MP, se realiza una monitorización rigurosa del paciente. Esto incluye la evaluación de signos vitales, la respuesta del paciente, la aparición de fatiga y cualquier señal de malestar. La información obtenida guía las decisiones en tiempo real y permite ajustes al plan de movilización según sea necesario.
- Seguridad del paciente: la seguridad del paciente es una prioridad absoluta en la MP. Se toman precauciones meticulosas para prevenir caídas y lesiones. Esto es especialmente relevante en pacientes con debilidad, desequilibrio o restricciones en la movilización.
- Documentación detallada: se lleva un registro minucioso de cada sesión de movilización, lo que incluye detalles sobre la cantidad y el tipo de ejercicios realizados, la tolerancia del paciente, la respuesta fisiológica y cualquier cambio en la situación clínica. La documentación precisa es esencial para evaluar la progresión de la movilización y para la toma de decisiones clínicas futuras.

- Educación del paciente y la familia: se informa y se educa al paciente y a su familia sobre los beneficios y riesgos de la MP. También se les instruye sobre cómo pueden participar de manera segura en el proceso. Esta colaboración activa puede motivar al paciente y mejorar su adherencia al plan de movilización.
- Superar barreras físicas: las UCI y las UCRI pueden tener limitaciones de espacio y recursos. Se deben identificar estas limitaciones y encontrar soluciones prácticas, como el uso de dispositivos de asistencia o la reorganización del entorno, para facilitar la MP.
- Funcionalidad al alta: se efectúa una evaluación continua de los resultados de la MP. Esto implica la medición de la mejora en la fuerza y la función muscular, la reducción de complicaciones respiratorias y circulatorias, y la satisfacción del paciente. Estos datos permiten ajustar y mejorar continuamente el enfoque del tratamiento fisioterapéutico.
- Integración en el plan de atención: la MP se integra como una parte fundamental del plan de atención global del paciente ingresado en la UCRI.

Barreras a la movilización precoz

En el contexto de la MP, es importante abordar los obstáculos que pueden limitar su implementación efectiva. Estos obstáculos son:

- Estado clínico del paciente: la gravedad de la situación clínica del paciente puede ser un obstáculo significativo. En algunos casos, los pacientes pueden estar tan gravemente enfermos que la MP es médicamente contraproducente o potencialmente peligrosa.
- Recursos limitados: la implementación efectiva de la MP requiere recursos considerables, que incluyen personal capacitado y equipamiento adecuado. La disponibilidad limitada de terapeutas físicos y ocupacionales, así como la competencia del personal en el manejo de la movilización, pueden ser obstáculos clave. Además, la falta de dispositivos de asistencia, como grúas de elevación, puede dificultar la movilización de pacientes con limitaciones físicas graves.
- Falta de capacitación: la MP implica una comprensión profunda de la fisiología del paciente y de las técnicas de movilización seguras. La falta de capacitación adecuada del personal de la UCI o la UCRI puede ser un obstáculo importante. Los profesionales de la salud deben estar bien entrenados en la evaluación de la capacidad del paciente, la selección de ejercicios apropiados, y la identificación de signos de fatiga o malestar durante la movilización.
- Resistencia cultural: en algunas instituciones, existe una cultura arraigada de reposo en cama para los pacientes críticos o semicríticos. Este enfoque tradicional puede ser difícil de cambiar debido a la resistencia cultural y a la falta de conciencia sobre los beneficios de la MP. Superar esta resistencia requiere una sólida evidencia científica, educación continua del personal y un cambio en la mentalidad institucional.

Es fundamental que los equipos de atención sanitaria en las UCRI reconozcan estos obstáculos y trabajen de manera colaborativa para superarlos. Esto implica una evaluación cuidadosa de la aptitud de cada paciente para la MP, la asignación adecuada de recursos, la capacitación continua del personal y la promoción de una cultura que valore los beneficios clínicos de esta estrategia. La superación de estos obstáculos es esencial para garantizar que la MP se convierta en una práctica estándar en las UCI y UCRI, beneficiando así la recuperación de los pacientes críticamente enfermos.

Los resultados derivados de la aplicación de la MP en el entorno de las UCI y/o UCRI son muy alentadores y se basan en la evidencia científica. En pacientes hospitalizados, la MP ofrece varios beneficios, incluyendo una reducción en la estancia hospitalaria, mejoras en la función física, una disminución en la incidencia de complicaciones médicas y una mejora en la calidad de vida después de la hospitalización. Estos resultados positivos se deben a una recuperación más rápida y efectiva, lo que reduce la necesidad de cuidados intensivos prolongados y promueve una mejor rehabilitación.

PUNTOS CLAVE

- Las UCRI admiten pacientes con características específicas donde el cuidado respiratorio es más especializado. La rehabilitación en estos pacientes es clave para su proceso de recuperación. Existe un trabajo multidisciplinar muy importante, donde la rehabilitación respiratoria interviene en la valoración y la recuperación de las capacidades respiratorias y físicas.
- En la fisioterapia respiratoria en las UCRI, tendrá una importancia especial el drenaje de secreciones en pacientes que pueden haber perdido la capacidad de toser. Ganan importancia la asistencia manual y/o mecánica a la tos, y la aspiración de secreciones para mantener las vías respiratorias libres (anatómicas o artificiales).

- La rehabilitación interviene en el proceso de destete del soporte respiratorio. La valoración de las necesidades específicas de cada paciente y el planteamiento de objetivos de tratamiento podrá favorecer el destete precoz y la decanulación de la cánula de traqueostomía.
- El encamamiento es habitual en las UCRI debido a la mayor dificultad para la movilización de estos pacientes. Los programas de movilización precoz tratan de prevenir complicaciones asociadas a la inmovilidad y colaboran en la recuperación funcional rápida de los pacientes.

BIBLIOGRAFÍA

Atanelov Z, Aina T, Amin B, et al. Nasopharyngeal airway [Internet]. Treasure Island: StatPearls Publishing, 2023.

Baptistella AR, Sarmento FJ, da Silva KR, et al. Predictive factors of weaning from mechanical ventilation and extubation outcome: A systematic review. J Crit Care. 2018;48:56-62.

Blakeman T, Scott B, Yoder M, Capellari E, Strickland SL. AARC Clinical Practice Guidelines: Artificial Airway Suctioning. Respiratory Care. 2022;67(2):258-71.

Capell EL, Tipping CJ, Hodgson CL. Barriers to implementing expert safety recommendations for early mobilisation in intensive care unit during mechanical ventilation: A prospective observational study. Australian Critical Care. 2019;32(3):185-90.

Castro D, Freeman L. Oropharyngeal airway [Internet] Treasure Island:StatPearls Publishing, 2023.

Cheung N, Napolitano L. Tracheostomy: Epidemiology, Indications, Timing, Technique, and Outcomes. Respiratory Care. 2014;59(6);895-919.

Dubb R, Nydahl P, Hermes C, et al. Barriers and Strategies for Early Mobilization of Patients in Intensive Care Units. Annals ATS. 2016;13(5):724-30.

Frat JP, Thille AW, Mercat A, et al. High-flow oxygen through nasal cannula in acute hypoxemic respiratory failure. N Engl J Med. 2015;372(23):2185-96.

Heunks L, Schultz MJ. ERS practical handbook of invasive mechanical ventilation. Sheffield, Inglaterra: European Respiratory Society, 2019.

Hosokawa K, Nishimura M, Egi M, Vincent J-L. Timing of tracheostomy in ICU patients: a systematic review of randomized controlled trials. Crit Care. 2015;19:424.

Kacmarek RM, Stoller JK, Heuer AJ. Egan's fundamentals of respiratory care. 12a ed. San Luis, MO: Mosby, 2020.

Martín-González F, González-Robledo J, Sánchez-Hernández F, Moreno-García MN, Barreda-Mellado I. Efectividad y predictores de fracaso de la ventilación mecánica no invasiva en la insuficiencia respiratoria aguda. Med Intensiva. 2016;40(1):9-17.

Mehta C, Mehta Y. Percutaneous tracheostomy. Ann Card Anaesth. 2017; 20(S):19-25.

Menges D, Seiler B, Tomonaga Y, Schwenkglenks M, Puhan MA, Yebyo HG. Systematic early versus late mobilization or standard early mobilization in mechanically ventilated adult ICU patients: systematic review and meta-analysis. Crit Care. 2021;6;25:16.

Namin A, Kinealy B, Harding B, Alnijoumi MM, Dooley LM. Tracheostomy outcomes in the medical intensive care unit. Mo Med. 2021;118(2):168-72.

Palazzo S. Soni B. Pressure changes during tracheal suctioning–a laboratory study. Anaesthesia. 2013; 68(6):576-84.

Pasrija D, Hall C. Airway suctioning [Internet] Treasure Island: StatPearls Publishing, 2023.

Pham T, Heunks L, Bellani G, et al. Weaning from mechanical ventilation in intensive care units across 50 countries (WEAN SAFE): a multicentre, prospective, observational cohort study. Lancet Respir Med [Internet]. 2023;11(5):465-76.

Roca O, Hernández G, Díaz-Lobato S, et al. Current evidence for the effectiveness of heated and humidified high flow nasal cannula supportive therapy in adult patients with respiratory failure. Crit Care. 2016;20(1):109.

Ruiz A, Artacho Jurado R, Caballero Güeto B, et al. Predictors of success of high-flow nasal cannula in the treatment of acute hypoxemic respiratory failure. Medicina Intensiva (English Edition). 2021;45(2):80-7.

Walzl N, Jameson J, Kinsella J, Lowe DJ. Ceilings of treatment: a qualitative study in the emergency department. BMC Emergency Medicine. 2019;19(9).

Wang Y, Lang J, Haines K, Skinner EH, Haines TP. Physical rehabilitation in the ICU: a systematic review and meta-analysis. Critical Care Medicine. 2022;50(3):375-88.

Programa de rehabilitación respiratoria en el paciente neuromuscular

26

M. R. Urbez Mir

OBJETIVOS

- Conocer la patología neuromuscular que puede llegar a la consulta de rehabilitación respiratoria.
- Aprender a realizar la valoración y la exploración respiratorias del paciente neuromuscular.
- Comprender las distintas opciones terapéuticas.
- Saber adaptar los distintos dispositivos mecánicos encaminados al manejo de secreciones para su prescripción correcta.
- Ser capaces de reconocer las posibles situaciones críticas que se pueden encontrar ante un paciente neuromuscular.

INTRODUCCIÓN

Existen diversas enfermedades neurológicas que afectan a la función respiratoria. Esta repercusión variará según la enfermedad concreta, el estado de esta, la edad del paciente y la existencia de comorbilidades.

En concreto, las enfermedades neuromusculares constituyen un grupo heterogéneo de enfermedades que afectan a varios componentes de la unidad motora, incluyendo el grupo de motoneuronas situadas en el asta anterior de la médula espinal, el axón de estas neuronas o lo que constituye el nervio periférico y, las fibras musculares inervadas por los mismos. También se incluyen las alteraciones musculares o miopatías, y las neuropatías.

Hay diversas formas de clasificarlas. La forma clásica, según la clasificación neuroanatómica, se describe en la **tabla 26-1**, pero básicamente se distinguen según:

- El componente de la unidad motora primariamente comprometida: enfermedades de la motoneurona, enfermedades del nervio periférico, enfermedades de la unión neuromuscular y enfermedades del músculo.
- Su etiología: hereditarias o adquiridas.
- Curso evolutivo: agudas o crónicas.

Actualmente, se tiende a seguir la clasificación basada en la biología molecular. Es algo complejo y en constante revisión, porque cada vez se conocen nuevas etiologías a este nivel, y esta clasificación se seguirá más adelante para realizar un breve recuerdo.

En estas enfermedades, los problemas respiratorios son la principal causa de morbimortalidad de los pacientes. La evolución respiratoria marca el pronóstico y tiene una repercusión importante en la calidad de vida del paciente. Por ello,

resulta fundamental la valoración y el seguimiento por los especialistas de medicina física y rehabilitación, en concreto, desde el punto de vista de la rehabilitación respiratoria.

Tabla 26-1. Enfermedades neuromusculares según la neuroanatomía

Localización	Enfermedad
Células del asta anterior	- Atrofia muscular espinal o amiotrofia espinal - Esclerosis lateral amiotrófica - Síndrome pospoliomielitis - Toxinas* (litio)
Nervio	- Enfermedad de Charcot-Marie-Tooth - Síndrome de Guillain-Barré - Polineuropatía crónica inflamatoria desmielinizante - Porfiria*
Unión neuromuscular	- Miastenia grave - Deficiencia de maltasa ácida - Toxinas* (botulismo) - Fármacos* (p. ej., corticoesteroides, inhibidores de anticolinesterasa)
Médula espinal	Esclerosis múltiple
Músculo	- Distrofia muscular congénita - Distrofia miotónica - Distrofia muscular de cinturas - Distrofia muscular de Duchenne - Polimiositis - Dermatomiositis - Miopatía por cuerpos de inclusión - Miopatía del enfermo crítico* - Hipopotasemia* - Rabdomiólisis*

*Otros cuadros no clasificados como enfermedad neuromuscular, pero que pueden dar clínica similar.

Clásicamente, diferentes especialistas implicados en la valoración y el seguimiento del paciente neurológico les derivan a consultas de rehabilitación por aspectos motores, pero se olvidan los aspectos respiratorios. Cuando esto se tiene en cuenta, se tiende a remitir en etapas avanzadas de la enfermedad, cuando el paciente presenta ya fallo respiratorio o imposibilidad de manejo de las secreciones.

En este capítulo, se mostrará la importancia que tiene la valoración de estos pacientes en etapas iniciales de la enfermedad desde el ámbito de la rehabilitación respiratoria.

En algunas enfermedades concretas, como la esclerosis lateral amiotrófica (ELA), deberían remitirse a valoración por rehabilitación respiratoria desde el momento del diagnóstico, sin esperar a la aparición de síntomas. Si se actúa de esta forma, se podrán prevenir muchas situaciones graves desde un entorno de tranquilidad y seguridad, acompañar al paciente optimizando al máximo su situación respiratoria durante todo el proceso, y enseñando a familiares y cuidadores el manejo óptimo. Con ello, se mejorará la calidad de vida del paciente, y de los cuidadores principales. En el caso de enfermedades neuromusculares de inicio en edad pediátrica, también es de vital importancia remitir a la consulta de rehabilitación de forma precoz, ya que un enfoque adecuado permitirá un desarrolló toracopulmonar óptimo, previniendo así la aparición de un fallo restrictivo precoz.

El daño neurológico provocado en cada patología concreta provoca discapacidad en diferentes componentes implicados en la respiración normal. Estos componentes incluyen el ciclo de contracción-relajación de los músculos respiratorios adecuados, la estabilidad de las vías aéreas, la elasticidad normal del parénquima pulmonar y de las estructuras que componen la caja torácica, y el control central adecuado de los cambios de equilibrio ácido-base y del estado de oxigenación.

Se considera que, en principio, se trata de pacientes con pulmones sanos, pero en caso de presentar patología respiratoria propia del parénquima pulmonar, habrá que tenerla en cuenta para adaptar la actuación en cada momento.

La exposición de este capítulo se basará fundamentalmente en la situación del paciente con pulmones sanos. Durante el mismo, no se profundizará en otros componentes fundamentales de un programa de rehabilitación respiratoria, como el entrenamiento aeróbico y de fuerza.

> ❗ No es necesario disponer de una unidad de rehabilitación respiratoria. Si existe, facilita el proceso, por supuesto, pero si no, conocer cómo explorar a los pacientes y cómo tratarlos en estos aspectos ayudará a prevenir daños, se frenará el declive respiratorio y se mejorará definitivamente su calidad de vida.

OBJETIVOS

Los objetivos principales en rehabilitación respiratoria son mejorar la capacidad de esfuerzo y la calidad de vida, y reducir las estancias hospitalarias y la dependencia de ayudas externas invasivas. En las enfermedades neurológicas, además, será fundamental minimizar la caída de la capacidad vital, prevenir y tratar las alteraciones en el manejo de las secreciones, y el mantenimiento de la compliancia (distensibilidad) torácica y pulmonar, preservando en lo posible también la capacidad de ejercicio.

MECÁNICA DE LA RESPIRACIÓN

Aunque se ha tratado en capítulos anteriores, se realizará aquí un repaso de algunos aspectos puntuales necesarios para una mejor comprensión.

Durante la respiración normal y en situación de reposo, la inspiración es un proceso activo y la espiración es un proceso pasivo. Los músculos inspiratorios van a producir una alteración sobre la caja torácica y el pulmón, cambiando sus diámetros; posteriormente, en la fase espiratoria en que se relajan estos músculos, las propiedades elásticas del sistema devuelven las estructuras a su posición de equilibrio. Durante la respiración, el volumen de la caja torácica va a cambiar según tres diámetros: el anteroposterior, el transverso y el vertical.

Inspiración

Los principales músculos inspiratorios son: el diafragma, los intercostales externos y los músculos accesorios.

En condiciones normales, los músculos accesorios no actúan durante la respiración en reposo, sino que la musculatura accesoria es reclutada cuando se incrementan las demandas ventilatorias; son los músculos escalenos (que elevan las dos primeras costillas) y los esternocleidomastoideos. Ambos elevan el vértice del tórax, mientras la cabeza se fija por los músculos extensores. También son músculos accesorios los pectorales mayor y menor, el serrato anterior y las fibras costales del dorsal ancho, cuando se fijan los brazos en abducción.

Existen otros músculos que pueden considerarse también musculatura accesoria: el paladar blando, controlado por el núcleo ambiguo, que interviene en la respiración a labios fruncidos, imposible de realizar en la parálisis del paladar. Los músculos dilatadores faríngeos, que contrarrestan el efecto de succión provocado por la acción de los músculos inspiratorios; este grupo lo constituyen el geniogloso, el geniohioideo, el esternohioideo, el esternotiroideo y el tirohioideo. Por tanto, es necesaria una buena coordinación entre los músculos de la pared torácica y los de vías respiratorias superiores.

Espiración

Los músculos espiratorios más importantes son los de la pared abdominal; comprenden los rectos del abdomen, los oblicuos mayores y menores, y el transverso del abdomen. Al contraerse, aumenta la presión intraabdominal y el diafragma se eleva dentro del tórax, reduciendo su volumen. Estos músculos se contraen de forma enérgica durante la tos. También son espiratorios los intercostales internos; su acción se opone a los intercostales externos, de forma que, al acortarse, las costillas son desplazadas hacia abajo, hacia atrás y hacia dentro, reduciendo los diámetros anteroposteriores y laterales. Estos músculos también se contraen durante el esfuerzo, endureciendo los espacios intercostales e impidiendo que se abulten hacia fuera.

Mecanismo de la tos

A continuación, se describe el mecanismo de la tos.

La tos se puede desencadenar por estímulo de diversos receptores, que llegan al bulbo raquídeo, y de ahí se estimula la musculatura implicada. Hay cuatro fases:

- Fase inspiratoria:
  - Contracción de la musculatura inspiratoria brusca e intensa: debe existir una adecuada compliancia toracopulmonar (afectada en enfermedades obstructivas crónicas y patología intersticial) y una fuerza muscular adecuada (afectada en las neuromiopatías).
  - Cierre glótico (0,2 segundos): no será posible en la afectación de la musculatura bulbar.
- Fase de compresión:
  - Contracción de la musculatura espiratoria: depende de una correcta compliancia toracopulmonar y de una fuerza muscular adecuada; está afectada en la fatiga muscular, y en la patología pleural o parietal.
  - Apertura de la glotis: falla en la patología con afectación de la musculatura bulbar.
- Fase espiratoria: contracción de la musculatura espiratoria. Se necesita fuerza muscular, elasticidad y luz bronquiales adecuadas. Esto último se ve afectado por la disminución de la retracción elástica en el enfisema, por aumento de esta retracción en la fibrosis, o por la hiperreactividad bronquial en el asma o en la fase aguda de la lesión medular.
- Relajación: (0,8 segundos).

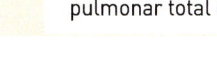 Se considera que se está dentro de la normalidad cuando la tos movilice un volumen del 85-90 % de la capacidad pulmonar total o tenga un flujo de 360-1.000 L/min.

Musculatura bulbar

Se considera musculatura bulbar al grupo de músculos de cabeza y cuello que están implicados en la masticación, la deglución y el habla, así como en la protección de la vía aérea durante la deglución principalmente.

La inervación corresponde a nervios craneales: glosofaríngeo, vago, hipogloso y espinal accesorio:

- Nervio glosofaríngeo: es el responsable de la acción del músculo estilofaríngeo, eleva la laringe y la faringe, y dilata la faringe durante la deglución.
- Nervio vago: el nervio laríngeo superior inerva los músculos constrictores de la faringe y el cricotiroideo, que tensa y elonga las cuerdas vocales; el nervio laríngeo recurrente inerva todos los músculos de la laringe salvo el cricotiroideo.

- Nervio hipogloso: inerva los músculos intrínsecos y extrínsecos de la lengua. Hay que destacar que inerva el músculo genogloso: ante la aplicación de presión negativa en la vía aérea en sujetos sanos, su activación refleja mantiene abiertas las vías respiratorias altas. También inerva los músculos infrahioideos.
- Nervio espinal o accesorio: inerva los músculos esternocleidomastoideo y trapecio.

FISIOPATOLOGÍA

Desde el punto de vista respiratorio, el paciente neurológico se enfrenta a diversas situaciones, que variarán según su enfermedad y a lo largo de esta. Se debe conocer la situación del paciente en cada fase, de forma que se tengan en cuenta las distintas estrategias terapéuticas.

Pérdida de fuerza de la musculatura inspiratoria

Es responsable de la reducción de la capacidad vital y de la aparición de hipercapnia. Según la evolución, los pacientes pierden la capacidad de realizar inspiraciones profundas.

En condiciones de reposo, la respiración consiste en una sucesión de volúmenes corrientes variantes, con suspiros o inspiraciones profundas intercaladas. Estas hiperinsuflaciones periódicas previenen el cierre de unidades alveolares y la acumulación de tapones de moco a la entrada de estas unidades. Aparte, evitan el acortamiento de estructuras torácicas, y el daño a las propiedades mecánicas del pulmón y la caja torácica. Sin estos suspiros, aparte del riesgo de colapso alveolar, con alteración de la relación ventilación/perfusión, aparece rigidez progresiva de todas las estructuras de la caja torácica. Con ello, se entra en un círculo vicioso, y se necesita mayor esfuerzo para poder realizar una expansión torácica adecuada, conduciendo a estos pacientes a patrones de respiración superficial.

Por otro lado, la pérdida de volumen pulmonar conlleva un descenso de la producción de surfactante pulmonar, lo que complica el mantenimiento de la compliancia pulmonar.

Además, esta alteración se hará evidente durante el sueño. En la fase de movimiento ocular rápido, se produce una reducción del tono de los músculos accesorios de la respiración, de forma que el diafragma es el que soporta todo el trabajo respiratorio, y es en esta fase donde suceden los episodios de hipoventilación. De forma progresiva, irá apareciendo desaturación con retención de dióxido de carbono (CO_2) nocturna. El grado de hipoventilación nocturna se correlaciona con la debilidad diafragmática.

Dada la reserva ventilatoria funcional con que se cuenta, el fallo respiratorio no aparecerá hasta que la fuerza de los músculos respiratorios descienda al 20-30 % de los valores de normalidad.

 Si se falla en generar volúmenes inspiratorios suficientes, tampoco se podrá generar arrastre eficaz de las secreciones.

Pérdida de fuerza de la musculatura espiratoria

La musculatura espiratoria es la más afectada, y la principal responsable de la eliminación de secreciones, al generar flujos espiratorios de arrastre. Pero, como se mencionó anteriormente, aparte de la fuerza adecuada de los músculos espiratorios, si no existe un volumen de partida adecuado, conseguido por los músculos inspiratorios, no se obtendrá el flujo suficiente para arrastrar las secreciones.

Afectación de la musculatura bulbar

Para conseguir una tos eficaz, se necesita un cierre glótico adecuado y coordinado con la acción de los músculos inspiratorios y espiratorios. Al final de la inspiración máxima, tiene que haber un cierre glótico, para permitir compresión por acción de los músculos espiratorios e incremento de presión, seguido de apertura glótica coordinada, con resultado de flujos espiratorios potentes que arrastren secreciones. Cuando se produce fallo a este nivel, se reducen estos flujos. Según la afectación, además, se puede provocar colapso de la vía respiratoria tanto en inspiración como en espiración. En estos casos, se asocia una alteración de la deglución, con más riesgo de aspiraciones.

Deformidad de la caja torácica

Los pacientes con ciertas enfermedades neuromusculares, como las distrofias, la poliomielitis o la espina bífida, pueden tener un componente de cifoescoliosis por diversas causas. Esta situación empeora la restricción pulmonar y la repercusión respiratoria, aparte de alterar las propiedades biomecánicas de las estructuras torácicas, lo que conlleva un mayor compromiso respiratorio.

Alteración del control respiratorio

Puede existir fallo de control respiratorio central, y los pacientes desarrollan hipercapnia nocturna, con reducción de las respuestas ventilatorias diarias. En algunos cuadros, se afecta el control cardiovagal, y el sistema nervioso simpático y parasimpático. Esto es clave en situaciones como la lesión medular.

Por sí mismas, estas alteraciones pueden provocar una reducción de la capacidad de ejercicio, alteración en las vías respiratorias superiores y un incremento de infecciones respiratorias.

 En principio, se trata de pacientes con pulmones sanos. En caso de presentar patología pulmonar, habrá que tenerla en cuenta para adaptar la actuación en cada momento.

VALORACIÓN RESPIRATORIA

Para poder determinar un tratamiento de rehabilitación respiratoria adecuado, se necesita previamente una valoración completa. Se realizará la historia clínica, con anamnesis y exploración respiratoria. Se determinará el estado de la musculatura respiratoria, la saturación de oxígeno, el CO_2 espirado en pacientes neuromusculares, los volúmenes pulmonares, las presiones inspiratoria y espiratoria máximas (PIM y PEM), la capacidad de toser, el estado de la musculatura bulbar y la calidad de vida. A continuación, se repasan los conceptos básicos.

Gasometría

Los volúmenes pulmonares y los patrones respiratorios básicos se explican en capítulos anteriores, por lo que aquí se repasarán los patrones gasométricos que orientan al tipo de fallo respiratorio.

Gasometría basal

En la **tabla 26-2**, se presentan los posibles patrones que aparecen en el fallo respiratorio.

En el caso de pacientes neuromusculares, se estaría, con mayor probabilidad, en un fallo respiratorio tipo 2. En esos casos, hay que ser más cautos en la administración de oxígeno. Clásicamente, se hablaba de evitar administrar oxígeno por el riesgo de deprimir más el centro respiratorio y empeorar la hipercapnia. El mecanismo es más complejo que eso. En cualquier caso, en esa situación, se trata de administrar la mínima cantidad de oxígeno para obtener la saturación de oxígeno objetivo.

Capnografía

Es la medida del CO_2 espirado. Se trata de una medida indirecta de la presión parcial de dióxido de carbono , se registra la absorción por parte del CO_2 de un rayo infrarrojo. El valor de normalidad es de 38 mmHg, y oscila entre 36 y 44 mmHg.

Tabla 26-2. Patrones gasométricos en el fallo respiratorio				
	pH	PaO₂	PaCO₂	Bicarbonato
Fallo tipo 1	Normal/alto	Bajo	Normal/bajo	Normal
Fallo agudo tipo 2	Normal/bajo	Bajo	Alto	Normal/subiendo
Fallo agudo en paciente crónico	Normal/bajo	Bajo	Alto	Elevado

PaCO₂: presión parcial de dióxido de carbono; PaO₂: presión parcial de oxígeno en la sangre arterial.

Valoración de la musculatura respiratoria

La valoración de la musculatura respiratoria (v. **Cap. 12**) puede realizarse de forma sencilla midiendo las presiones inspiratorias y espiratorias máximas. Con estas presiones, se mide la fuerza de los músculos respiratorios cuando el paciente inspira y espira con fuerza desde el volumen residual (PIM) o desde capacidad pulmonar total (PEM) mediante una pieza bucal unida a un manómetro.

Aunque existe una gran variabilidad en sus valores, hay amplias series que determinan los parámetros de normalidad en la población, y también algunas fórmulas para conocer los valores normales según edad, sexo y peso. Clásicamente, se han usado las de Black y Hyatt; posteriormente, las de Morales. En la **tabla 26-3** se muestra la fórmula de Black y Hyatt, que resulta más sencilla para el uso en la práctica clínica diaria.

La PIM consiste en realizar una inspiración máxima con la glotis cerrada desde el punto de máximo acortamiento de la musculatura, es decir, desde el volumen residual. En algunos estudios se demuestra que no hay diferencias significativas al realizar la maniobra desde la capacidad residual funcional. Tiene una buena correlación con la presión transdiafragmática. La PEM se mide tras una inspiración máxima desde la capacidad pulmonar total. Dado que requiere una buena colaboración y control de la musculatura orofacial, en los pacientes con enfermedad neuromuscular avanzada puede ser difícil de realizar. En estos casos, se realizará una medición de presiones a nivel nasal (presión nasal en una inspiración máxima. En programas de entrenamiento de la musculatura respiratoria, se ha demostrado que se mejora la fuerza, lo que se refleja en una reducción de la disnea y una mejora de la capacidad de ejercicio.

Valoración de la capacidad de toser

En los pacientes con afecciones neuromusculares, o en aquellos en quienes se sospeche una debilidad de la musculatura espiratoria, resulta fundamental definir si tienen una tos eficaz. Para ello, resulta de extraordinaria facilidad y fiabilidad la medida del pico de flujo durante la tos (PFT), estudiado ampliamente por el Dr. Bach, y que consiste en colocar una mascarilla tipo ambú acoplada a la boquilla de un medidor de pico de flujo, de forma que el paciente tosa dentro de la mascarilla. Se realizará la medida con el paciente sentado y tumbado. Hay que recordar que el flujo mínimo necesario para el arrastre de secreciones es de 160 L/min o de 2,7 L/s. Cuando se está ante un paciente con descenso del pico de

flujo a ese nivel, habrá que medir nuevamente el pico de flujo durante la tos desde la capacidad de insuflación máxima.

El valor de normalidad en la población adulta es de más de 360 L/min. Por los estudios de Bach se sabe también que flujos por debajo de 270 L/min en reagudizaciones o en infección respiratoria no serán capaces de movilizar secreciones. Estos valores marcan cuando es el momento de usar determinadas técnicas de fisioterapia y cuando hay que indicar ayudas mecánicas para la tos.

Valoración de la musculatura bulbar

Es necesario conocer el estado de la musculatura bulbar para poder valorar la técnica más eficaz en el momento para mover secreciones y la influencia que puede tener en la adaptación de dispositivos mecánicos para mover secreciones.

Existen diversos métodos para explorar la función bulbar: escala de disartria de Frenchay, test de dicción, análisis de inteligibilidad, videofluoroscopia, fibroscopia, etc.). Por sencillez en la consulta, se sugieren las siguientes exploraciones.

Diferencia entre el pico flujo espiratorio forzado comparado con el PFT. Un pico de flujo mayor que un pico de flujo durante la tos se relaciona con un fallo de la musculatura bulbar.

Capacidad de insuflación máxima. La capacidad de insuflación máxima es el volumen máximo de aire que se puede mantener con la glotis cerrada. Depende de la compliancia pulmonar, y de la fuerza de los músculos orofaríngeos y laríngeos. Para tener picos de flujo durante la tos asistida manualmente que prevengan la acumulación de moco, atelectasias y neumonías durante las infecciones respiratorias, se precisa una capacidad de insuflación máxima (CIM) de 500-1.000 mL (**Fig. 26-1**).

Para efectuar este registro, se realiza una serie de insuflaciones con ambú (reanimador manual), pidiendo al paciente que retenga el aire, y luego se registra nuevamente el pico de flujo. Si el paciente tiene una buena función bulbar, con esta

Tabla 26-3. Cálculo de parámetros de normalidad de PIM y PEM según Black y Hyatt		
	Mujeres	**Hombres**
PIM	104-(0,51 × edad)	143-(0,55 × edad)
PEM	170-(0,53 × edad)	268-(1,03 × edad)

PEM: presión espiratoria máxima; PIM: presión inspiratoria máxima.

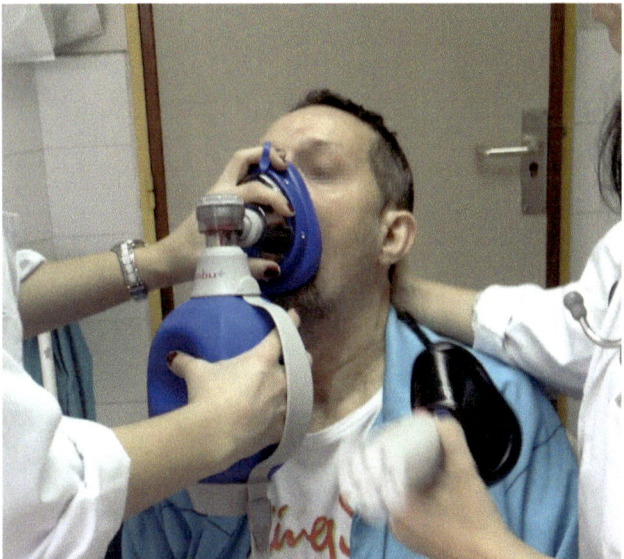

Figura 26-1. Capacidad de insuflación máxima.

maniobra se incrementará el pico de flujo, y cuanto menor sea la diferencia entre CIM y capacidad vital, mayor será la afectación bulbar. Según resulte esa relación de pico de flujo y capacidad vital con la medida realizada desde la CIM, indicará si el fallo es del cierre glótico o es por inestabilidad de la pared faríngea.

En pacientes con una buena función bulbar, con la práctica se puede conseguir una CIM superior a la capacidad vital utilizando también la respiración glosofaríngea, lo que ayuda a evitar complicaciones y traqueostomías, incluso en pacientes con capacidad vital muy baja que requieren ventilación no invasiva continua.

Subescala bulbar de la escala de Norris. Normalmente conocida como «Norris» en el entorno profesional (Tabla 26-4), se trata de una escala desarrollada para la valoración en pacientes con ELA, pero se puede usar como orientación en otros pacientes neurológicos en los que se sospeche afectación bulbar.

El valor normal es de 39. Valores por debajo de 29 indican disfunción de la musculatura bulbar, y valores por encima de 19 permiten adaptar el asistente de tos con seguridad con flujos altos. Los valores por debajo de 19 tienen riesgo de colapso en la fase inspiratoria y más en la espiratoria, siendo más adecuado usar flujos bajos, e introducir tos asistida manualmente. Valores por debajo de 10 indicarían que sería el momento de considerar la traqueostomía, según la bibliografía, pero siempre dependiendo de la decisión del paciente.

> ❗ Sorprendentemente por la variación en la evolución, cuando existe afectación bulbar, los pacientes con un valor en la escala de Norris muy bajo pueden estar en una fase más espástica y tolerar presiones mayores sin que se produzca colapso de la vía respiratoria.

Valoración de la capacidad de esfuerzo

Existen diversos métodos para determinar la capacidad de ejercicio, algunos más complejos y que precisan de alta tecnología, y otros que no requieren grandes medios, más sencillos de realizar. Todos han demostrado su fiabilidad, de forma que se puede realizar una correcta valoración de la capacidad de ejercicio sea cual sea el entorno. No se va a profundizar en ello, ya que se ha mencionado en el capítulo 10, sino solo recordar que en pacientes con afecciones neuromusculares puede resultar de utilidad la prueba de marcha de 6 minutos (PM6M), y prueba cronometrada de levantarse y caminar (TUG, *Timed Up and Go*), que ha demostrado ya su utilidad en la valoración de pacientes con ELA y en la distrofia de cinturas, por ejemplo.

La dinamometría puede ser un buen instrumento de valoración de la fuerza en el paciente neuromuscular, complementando la clásica de balance muscular del Medical Research Council. Con ella, se evitará provocar excesiva fatiga, como puede ocurrir si se realiza la medida de una repetición máxima (1 RM) en un paciente con una afección neuromuscular.

TRATAMIENTO

Las terapias utilizadas en rehabilitación no deben aplicarse de forma indiscriminada, dado que no son inocuas: entre otras alteraciones, pueden producir elevación de la frecuencia cardíaca, de la presión arterial y de la presión intracraneal, e incluso favorecer la formación de atelectasias. Asimismo, la aplicación intempestiva de ciertas maniobras y técnicas puede favorecer el cierre y colapso de la vía respiratoria.

Debe realizarse una rigurosa evaluación de cada caso concreto, valorando la posibilidad de obtener o no beneficios, marcándose unos objetivos específicos, de forma que se aplique la terapia más indicada en cada caso. Siempre hay que tener en cuenta las contraindicaciones y las precauciones de cada técnica en particular, y conocer las preferencias del paciente tras una información correcta de su situación.

> ❗ El objetivo del tratamiento será optimizar el aclaramiento mucociliar con el mínimo esfuerzo muscular, trabajar sobre la compliancia toracopulmonar, preservar o frenar la caída de la capacidad vital, y optimizar los flujos espiratorios necesarios para el arrastre de secreciones.

Tabla 26-4. Escala de Norris

	Incapaz 0	Moderada 1	Limitación 2	Normal 3
Soplar				
Silbar				
Inflar las mejillas				
Movimiento mandibular				
Chascar la lengua				
Protruir la lengua				
Lengua contra mejilla				
Lengua al paladar				
Tos				

	Grave 0	Presente 1	Leve 2	Ausente 3
Hipersialorrea				
Nasalización				
Habla ininteligible				

	Líquido 0	Picada 1	Tierna 2	Normal 3
Deglución de comida				

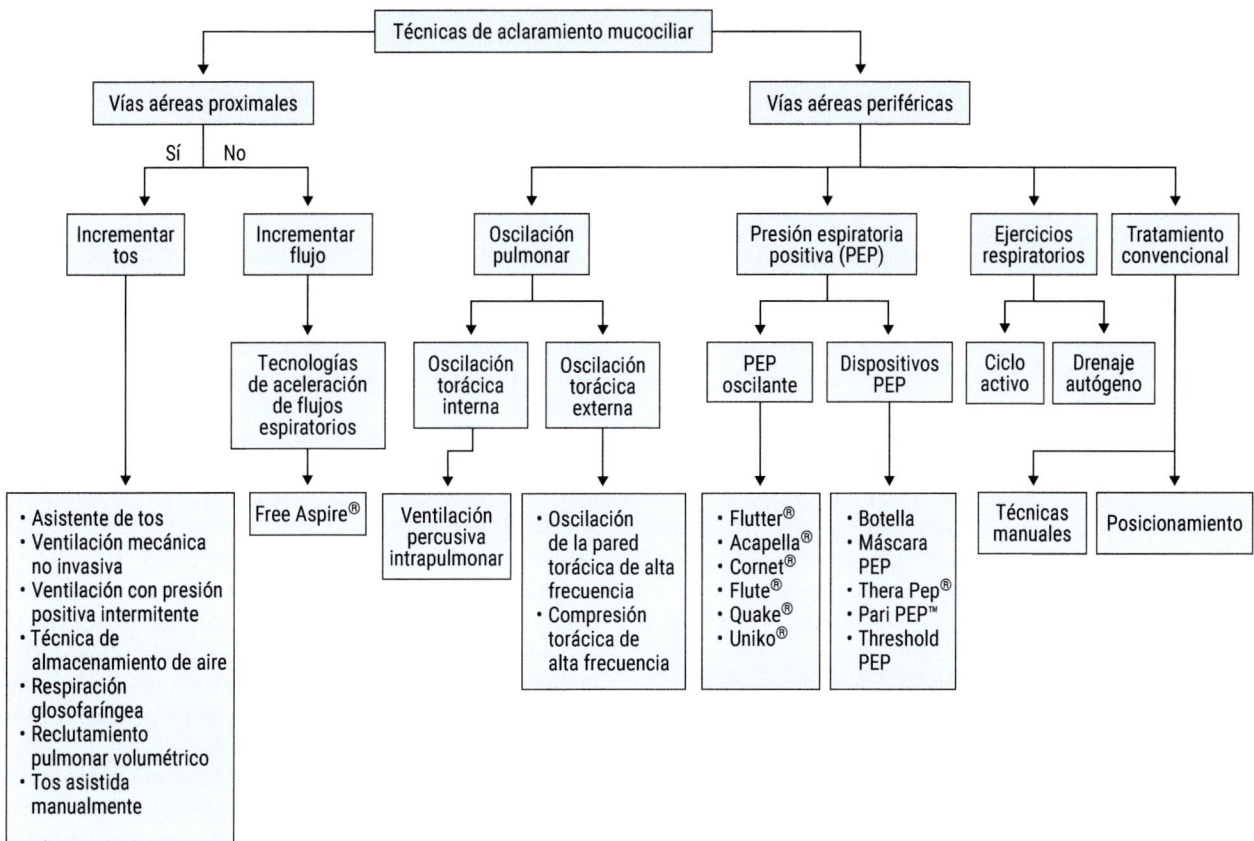

Figura 26-2. Técnicas de aclaramiento mucociliar.

En los pacientes pediátricos, el mantenimiento de los volúmenes pulmonares es básico para el desarrollo pulmonar y torácico, por lo que se tendrá en cuenta en estos casos para la decisión terapéutica.

Como orientación, se muestra el resumen de técnicas de aclaramiento mucociliar en la **figura 26-2**. Se deben diferenciar las técnicas que movilizan las secreciones de vías proximales de las que lo hacen de las vías periféricas, ya que es muy importante a la hora de diseñar los tratamientos.

Educación y fisioterapia respiratoria

Debido al riesgo de infección respiratoria en los pacientes con afecciones neuromusculares, es fundamental la enseñanza de fisioterapia respiratoria, sobre todo en estadios iniciales, y debe formar parte de la acción preventiva y de educación del paciente y cuidadores.

En fases iniciales, cuando la musculatura respiratoria aún está preservada, es fundamental la enseñanza de ejercicios respiratorios dirigidos.

En los casos de patologías neuromusculares en los que se prevé una progresión de la afectación muscular, el fisioterapeuta respiratorio tratará de optimizar el patrón respiratorio del paciente y de las técnicas de aclaramiento mucociliar, buscando siempre el máximo resultado y facilitación con el menor esfuerzo muscular posible. Trabajando técnicas de reclutamiento alveolar se consigue movilizar secreciones a vías altas con menos esfuerzo y fatiga muscular, y una maniobra o dos de tos finales serán efectivas, sin necesidad de más.

> ! Siempre se realizará educación y enseñanza en técnicas de fisioterapia respiratoria para que el paciente pueda llevarlas a cabo por sí solo. Se formará en las distintas técnicas a familiares y cuidadores para cuando la enfermedad vaya progresando (v. **Caps. 20** y **21**).

Además de los ejercicios respiratorios y las técnicas de aclaramiento en fases iniciales, es útil en los pacientes con afecciones neuromusculares:

• El entrenamiento en técnicas de almacenamiento de aire combinadas con técnicas de protección de la vía respiratoria (Hawking, espiración forzada, etc..). En fases iniciales preserva la caída de la capacidad vital y los picos de flujo.
• Tos asistida manualmente: desde el principio, se enseñará a la familia y/o los cuidadores a realizar esta maniobra. Con ella, se consiguen flujos espiratorios capaces de movilizar secreciones, incluso en casos con disfunción bulbar. A medida que evoluciona la enfermedad, incluso con afectación bulbar grave que limite otras técnicas como el asistente de tos, la combinación de insuflación seguida de esta técnica es capaz de movilizar secreciones. También es una maniobra fundamental en caso de atragantamiento.

Se realiza en pacientes con alteración del flujo espiratorio; en concreto, a partir de un pico de flujo < 300 L/min. Tras realizar una inspiración profunda, se efectúa una compresión torácica y abdominal similar a la maniobra de Heimlich. Puede proporcionar picos de flujo de tos de 300 a 400 L/min.

> **!** En cuanto a las técnicas de espiración forzada en lugar de tos, en algunos casos de fallo de cierre glótico, se consiguen flujos espiratorios óptimos con espiraciones forzadas a glotis abierta, frente al fracaso de maniobras de tos, puede coordinarse la musculatura bulbar durante la maniobra, sin relajarse, quedando cerrada la vía superior y provocando caída de los flujos espiratorios.

Entrenamiento de los músculos respiratorios

Aunque se precisen más estudios para demostrar su evidencia, diversos estudios han mostrado que el entrenamiento de músculos inspiratorios en pacientes neuromusculares y en la atrofia muscular espinal (AME) tipo II puede frenar la caída de la capacidad vital e incrementar la supervivencia, sobre todo si se inicia al comienzo de la enfermedad. Se recomienda que la PIM sea superior a 25 cmH$_2$O.

Los dispositivos más utilizados y que disponen de mayor evidencia son los de apertura tipo umbral (entre ellos, válvula cargada por resorte). Hay que superar una presión respiratoria para permitir el flujo a través del dispositivo. La intensidad de trabajo se decide en relación con el registro de la PIM. Estudios realizados en pacientes con enfermedad de Duchenne muestran indicios de que el efecto pueda depender de la dosis. En algunas publicaciones se refiere que podría haber efectos adversos, si bien no hay certeza de ello.

En la consulta se puede realizar adaptación y pautas de entrenamiento de los músculos inspiratorios de forma sistemática. Se deben seguir unas pautas claras de indicación y de intensidad del entrenamiento, y siempre que el paciente sea capaz de realizar una maniobra de PIM de más de 20 cmH$_2$O. Se recomienda utilizar un dispositivo de entrenamiento de apertura umbral. No existe hasta el momento un consenso sobre el protocolo de entrenamiento en el paciente neuromuscular. Parece que el mejor tolerado por los pacientes (se debe evitar la fatiga) sería empezar con una intensidad de trabajo del 40 % de la PIM, 15 minutos dos veces al día (tandas de 3 ciclos entrenando/4-5 ciclos de descanso). Según la percepción de esfuerzo del paciente, se plantea un incremento de carga (5 %) a las dos semanas (si la puntuación en la escala de Borg es 9/20 o 5/10).

En cuanto al entrenamiento de músculos espiratorios, la evidencia es menor, aunque en algunos estudios se sugiere que podría ser de ayuda reduciendo las aspiraciones en pacientes neurológicos, pero hasta el momento no se ha observado que modifiquen otros aspectos de la afectación respiratoria.

Técnicas de inspiración asistida (insuflaciones)

Las insuflaciones son necesarias para preservar la elasticidad de la caja torácica y los pulmones, para el desarrollo pulmonar y torácico en pacientes pediátricos, para el reclutamiento alveolar que, por sí mismo, facilita el aclaramiento mucociliar y la subida de secreciones a vías altas, y para tener un volumen inspiratorio suficiente para poder conseguir flujo espiratorio adecuado. El incremento de los volúmenes inspiratorios a través de ayudas inspiratorias se asocia a incrementos del pico de flujo, que favorecerá la movilización de las secreciones.

Estas técnicas pueden realizarse mediante una única inspiración seguida de la espiración, capaz de ayudar a alcanzar la capacidad de insuflación pulmonar, aunque haya fallo de musculatura bulbar, o mediante técnicas de almacenamiento de aire, por sucesión de varias inspiraciones antes de la espiración.

Se puede trabajar con insuflaciones de diversas formas.

Respiración glosofaríngea

Es una técnica fundamental en pacientes con enfermedad neuromuscular que tengan una buena función bulbar.

Mejora el volumen de voz y el ritmo del habla, permitiendo al paciente gritar, ayuda a prevenir microatelectasias, permite realizar inspiraciones más profundas antes de toser, y mejora o mantiene la distensibilidad pulmonar.

Se trata de una técnica de respiración con presión positiva inspiratoria que usa la musculatura de la boca y la faringe para propulsar pequeños volúmenes de aire a los pulmones. Lo hace el paciente sin ayudas externas. Se trata de un método no invasivo de apoyo a la ventilación, y puede usarse en caso de fallo del respirador. El paciente realiza una inspiración profunda, y utiliza un efecto de pistón de la lengua y la musculatura faríngea para introducir bolos de aire a los pulmones. La apertura y el cierre rítmicos de las cuerdas vocales se hacen con cada bolo. Cada respiración conlleva unos 6-9 bolos de aire, cada uno de los cuales lleva 30-150 mL. Requiere fuerza de una musculatura orofaríngea intacta, y el paciente no debe estar traqueostomizado. Otros usos de la respiración glosofaríngea son: permite al paciente respirar sin soporte mecánico de cuatro a más horas con pulmones sanos (si el pulmón está afectado, solo pueden aguantar minutos).

Esta técnica también puede usarse con seguridad en lesionados medulares cervicales, con bajo riesgo de cambios hemodinámicos, aunque puede aparecer síncope. Esta es una técnica que puede mejorar la función respiratoria y dar cierta independencia de dispositivos al paciente.

Insuflaciones con reanimador manual

Consiste en aplicar diversas insuflaciones con reanimador manual a la vía respiratoria del paciente. Ha sido la técnica clásicamente más usada y extendida hasta que se ha facilitado el acceso a otros dispositivos, como el asistente de tos. Sigue siendo una excelente herramienta en pacientes pediátricos, en pacientes con afectación bulbar, en los que rechazan las ayudas mecánicas o en los que no tienen acceso a estas.

Se debe usar el tamaño adecuado para el paciente. En la edad pediátrica, los dispositivos pueden tener volúmenes de

220-360 mL o de 650 mL; para los adultos, alrededor de 1.500 mL. Pueden realizarse insuflaciones seguidas como técnica de almacenamiento de aire o única insuflación. Para facilitar en pacientes con afectación bulbar que no pueden retener el aire, puede usarse un dispositivo con válvula unidireccional que no permite la exhalación. Esta técnica ha mostrado ser capaz de incrementar el pico de flujo y la capacidad inspiratoria compartimentada, demostrando su utilidad en la distensibilidad torácica. Las insuflaciones con reanimador manual son tan efectivas como las aplicadas con ventilador a la hora de generar flujos espiratorios en tos asistida manualmente.

Ventiladores ciclados por volumen

Pueden programarse hiperinsuflaciones intercaladas. Son tan efectivos como con reanimador manual.

Maniobra asistida de insuflación pulmonar (LIAM®)

Disponible en algunos modelos de respirador, produce una insuflación controlada por presión, pautándose un determinado tiempo de insuflación. Tiene un tiempo de presión meseta (*plateau*) al finalizar la fase de presurización. Es tan efectivo como la respiración con presión positiva intermitente (IPPB, *intermittent positive pressure breathing*) para alcanzar la capacidad óptima de insuflación pulmonar.

Dispositivo de respiración con presión positiva intermitente

Existen distintos dispositivos en el mercado (IPPB óptima y exclusiva, las distintas series Alpha®, el más reciente el Alpha 301®). Son dispositivos de presión inspiratoria con flujo continuo (**Fig. 26-3**).

Se trata de una maniobra controlada por flujo, que finaliza cuando se alcanza una determinada presión en las vías respiratorias. Se pauta el flujo y la presión objetivo a la que dejará de insuflar. Es fundamental el ajuste correcto de la presión máxima en las vías respiratorias para no generar barotraumatismo. Presiones objetivo de más de 35 cmH$_2$O no consiguen más volumen pulmonar y sí incrementan el riesgo de barotraumatismo, por lo que se usarán valores inferiores como regla general. Es capaz de mejorar la ventilación y el reclutamiento al facilitar la distribución homogénea del aire a nivel pulmonar, aumentar la capacidad vital, y duplicar picos de flujos en enfermedades neuromusculares.

Se realiza una o dos veces al día, durante 10 min, como pauta general. Parece que una insuflación submáxima (alrededor de 27 cmH$_2$O) es la más efectiva para generar el pico de flujo óptimo durante la tos, aunque el paciente tenga ya afectada la compliancia torácica y pulmonar.

El dispositivo puede aplicarse por tubo bucal, a través de traqueostomía o mediante tubo endotraqueal. Por esta vía artificial, es capaz de generar mayores volúmenes de insuflación que el asistente de tos, siendo más indicado el IPPB en determinados casos que se precisen mayores volúmenes inspiratorios. Puede ser útil en apoyo a la extubación.

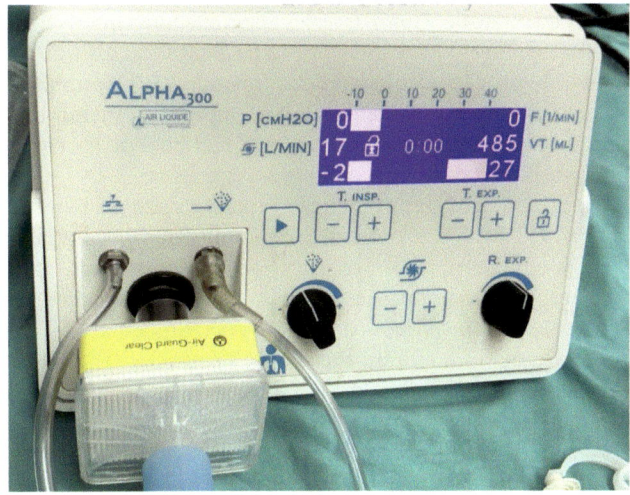

Figura 26-3. Dispositivos de presión inspiratoria con flujo continuo.

Algunos de los dispositivos permiten ajustar la resistencia del desencadenante (*trigger*) inspiratorio (la fuerza inspiratoria que es necesario realizar para que el dispositivo empiece a funcionar), de forma que permiten en parte también un entrenamiento de la musculatura inspiratoria.

Recientemente, se dispone además de modelos que aúnan IPPB con asistente de tos (NippyClearway 2®, Eove E70®), aunque difieren en cuanto a no ciclar hasta una presión determinada, sino que hay que programar el tiempo, por lo que no se consigue exactamente el mismo efecto.

Fase insufladora del asistente de tos

Esta técnica es capaz de mejorar la capacidad inspiratoria y el reclutamiento. Se simula un IPPB, aunque sin conseguir el mismo grado de insuflación, al tener que determinarse el tiempo de esta. Es útil en pacientes con disfunción de la musculatura bulbar que no toleren ya presiones negativas, y permite expandir los pulmones manteniendo la compliancia pulmonar y el reclutamiento, y previniendo las atelectasias. Realizando una adaptación de los parámetros para simular una IPPB, se puede alargar el tiempo de uso del asistente de tos en pacientes con afectación bulbar grave.

Ayuda mecánica a la tos: asistente de tos

Básicamente, consiste en aplicar una insuflación profunda a presión positiva seguida, de forma inmediata, por una exuflación a presión negativa. Ese cambio rápido simula los flujos generados en una tos normal. Sirve tanto para movilizar secreciones de vías intermedias y altas (no periféricas) como para mantener la distensibilidad torácica.

Para ello, existen actualmente diversos dispositivos, algunos más sencillos y con menos opciones, pero cada vez se dispone de dispositivos con más prestaciones. Los dispositivos actuales, en lugar de permitir solo flujo alto/bajo, tienen más prestaciones, se pueden independizar presiones positivas y negativas en casi todos los modelos, algunos disponen de *trigger* inspiratorio y los más recientes ya cuentan con diversos niveles de *trigger*, que es muy útil en pacientes con disfunción bulbar o con gran debilidad de la musculatura inspiratoria. Las actualizaciones más recientes han empezado a incluir una presión positiva al final de la espiración al final de los ciclos que ayuda a mantener abierta la vía respiratoria.

Se dispone de algunos modelos que combinan asistente de tos con IPPB, algunos con ventilación mecánica no invasiva y otros con ventilación percusiva intrapulmonar real, (con freno espiratorio por presión positiva continua intermitente).

Los tiempos inspiratorios publicados varían de 2 a 4 segundos, y los tiempos espiratorios de 1 a 3 segundos. El tiempo de pausa más fisiológico es de 1 segundo, pero hay pacientes que pueden requerir tiempos más largos por dificultad en la relajación glótica; ahí sería de utilidad el *trigger*.

> **!** Algo importante, que genera error en la adaptación de estos dispositivos y que, con frecuencia, se observa en dispositivos que llegan adaptados de otros centros es que: los tiempos de insuflación mayores se correlacionan con flujos espiratorios mayores.

Por ello, en general siempre se tenderá a tener tiempos inspiratorios algo superiores a los espiratorios, o iguales como mucho, y no al contrario.

Según las recomendaciones del fabricante, y siguiendo la fisiología, no se recomienda superar los 7 segundos en un ciclo completo, ya que tiempos superiores agotan al paciente, y disminuye la adherencia al tratamiento.

Desde el trabajo realizado en 1991 por Newth, se estableció como presiones seguras y efectivas las presiones de +/- 40 cmH$_2$O, tendiéndose a generalizar. Incluso en algunas publicaciones se hace referencia a que, si el paciente no soporta estas presiones por incomodidad o por disfunción bulbar, se suspenda el tratamiento con asistente de tos. Sin embargo, conociendo trabajos que muestran mejores picos de flujos con presiones bajas, incluso de +/- 20 cmH$_2$O, y otros casos que precisan presiones altas, de hasta 70 cmH$_2$O (fallo de extubación), se insiste en que hay que individualizar y titular de forma independiente a cada paciente, y así se podrá alargar el tiempo de uso del asistente de tos. En los casos en los que se administre a través de un tubo endotraqueal o un tubo traqueal (**Figs. 26-4**), puede requerir incrementar presiones sobre la presión basal, más cuanto más estrecho sea el tubo, o que sea molesto y requiera reducir presiones.

Se recomienda realizar tratamiento de 2-3 veces al día de forma basal, con 2-3 series de 3-5 ciclos, descansando entre series. Se incrementará el uso según presente secreciones o desaturación, por lo que la prescripción se pautará de forma individualizada.

De forma general, se recomienda separarlo de la ingesta para evitar provocar vómito con riesgo de broncoaspiración. En determinados casos, se finalizará con insuflación, pero en otros no, dependiendo de la situación y de las secreciones que presente el paciente: si existen secreciones excesivas, no hay que finalizar insuflando (para no reintroducir las secreciones), sino usando un aspirador de secreciones.

Actualmente, no hay evidencia que apoye el uso de la vibración. Puede favorecer la inestabilidad en las vías altas y la

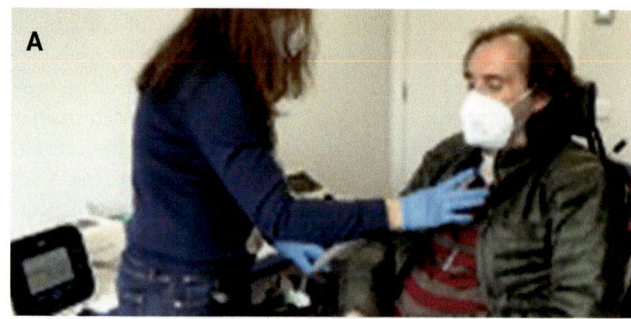
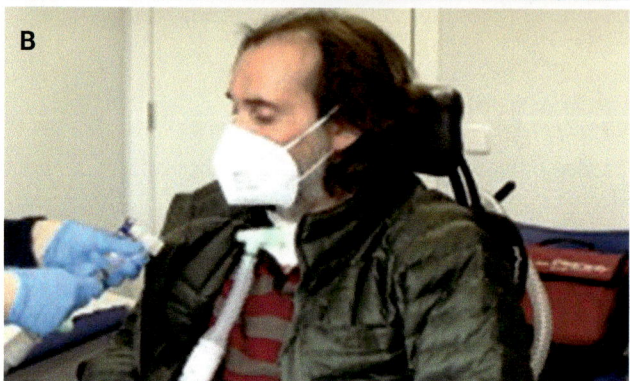

Figura 26-4. Asistente de tos administrado a través de una cánula de traqueostomia (**A** y **B**).

pérdida de flujo efectivo, y se ha observado que no disminuye el riesgo de infección respiratoria.

En la consulta, se observará la aparición de situaciones de riesgo, como cierre glótico por inestabilidad o por fatiga, y con ello se determinará el ritmo, los ciclos y las series que necesita el paciente en ese momento. Hay que recordar que en pacientes con afectación bulbar, puede haber riesgo de colapso de la vía respiratoria, tanto en presión positiva como en negativa.

Si es necesario, se realizarán unas sesiones con el fisioterapeuta respiratorio para familiarizar, corregir y optimizar la aplicación por familiares y/o cuidadores.

Si se realiza una exploración completa del paciente y se adapta el dispositivo de forma individualizada, no suele haber complicaciones. Es cierto que se han descrito complicaciones como la aparición de neumotórax bilateral tras el uso del dispositivo, pero puede estar relacionado con una mala indicación del mismo, al aplicarlo en pacientes no neuromusculares con afectación de parénquima pulmonar por otras enfermedades respiratorias.

Por ahora no hay evidencia a favor ni en contra de su uso, pero la experiencia en la práctica habitual indica que es un dispositivo útil en presencia de tos ineficaz, aunque no en todos los casos es la técnica más adecuada.

Tecnologías de aceleración de flujos espiratorios

Son dispositivos que tratan de acelerar el flujo espiratorio por efecto Venturi.

El dispositivo solo se activa durante la fase espiratoria, y la activación es proporcional a la corriente de aire espirada, según el ritmo natural de la función respiratoria del paciente.

Es un dispositivo que no genera presión negativa, de forma que no hay riesgo de colapso, y no es invasivo, generando una aceleración del flujo del 10 % aproximadamente.

El sistema no requiere tener tos eficaz, por lo que es útil en pacientes con flujos de tos bajos, en pacientes con enfermedades neuromusculares y en pacientes pediátricos.

Se ha estudiado en pacientes con AME tipo I, mostrando ser un tratamiento seguro y eficaz, y también se ha estudiado en pacientes con parálisis cerebral, demostrando su utilidad para reducir las exacerbaciones respiratorias.

Actualmente, se dispone tan solo de un dispositivo comercializado (Free Aspire®).

Movilización de secreciones periféricas: ventilación percusiva intrapulmonar

La ventilación percusiva intrapulmonar es una técnica instrumental para la limpieza de secreciones, siendo una de las técnicas más efectivas de depuración bronquial (**Figs. 26-5** y **26-6**).

Consiste en la administración de un flujo continuo a través de un dispositivo convertidor de flujo-presión (Phasitron®), que interrumpe este paso, asociado a un nebulizador.

Como resultado, se administran sucesivos volúmenes corrientes a la vía respiratoria del paciente, tanto durante su inspiración como durante su espiración, pudiendo pautarse una presión y una frecuencia de percusión determinadas según el objetivo que se pretenda.

Se adaptará de forma individual en cada paciente, según la patología de base, la alteración respiratoria, la situación clínica y la edad. Las presiones varían de 1 a 3,5 bares, la frecuencia de percusión de 75 a 500 percusiones por minuto (1,2 a 6,1 Hz). En cuanto a la relación del tiempo inspiratorio y el espiratorio de una percusión, no existen parámetros que aporten cambio en el resultado de tratamiento.

Su objetivo es movilizar secreciones bronquiales de las vías distales y medias. La duración de la sesión de tratamiento puede ser desde 10-15 minutos (recomendación del fabricante) hasta 40 minutos, según las series.

Los efectos teóricos son: movilización de secreciones periféricas (bronquios y pulmones) por la vibración y el flujo continuo, reclutamiento de alvéolos pulmonares con resolución de las atelectasias, mejora del intercambio gaseoso por el alto flujo suministrado a las vías aéreas del paciente (hasta 40 L/min) y por el movimiento alveolar, aumentando el contacto entre moléculas de oxígeno y membranas alveolocapilares, y mejorando la compliancia toracopulmonar.

Puede administrarse mediante mascarilla facial o pipeta bucal, y en pacientes en ventilación mecánica que precisen movilización de secreciones. En esos casos, debe adaptarse el respirador a los volúmenes extra que administra la VPI.

La indicación será cualquier acumulación de secreciones, tanto en patología restrictiva como obstructiva. Es contraindicación absoluta el neumotórax sin drenaje. Son contraindicaciones relativas: síndrome de Lyell, hemoptisis grave, trastornos de la coagulación y tratamiento anticoagulante (según el nivel de anticoagulación).

Es útil en pacientes hipersecretores o con formación de secreciones espesas, por lo que solo estará indicado en algunos

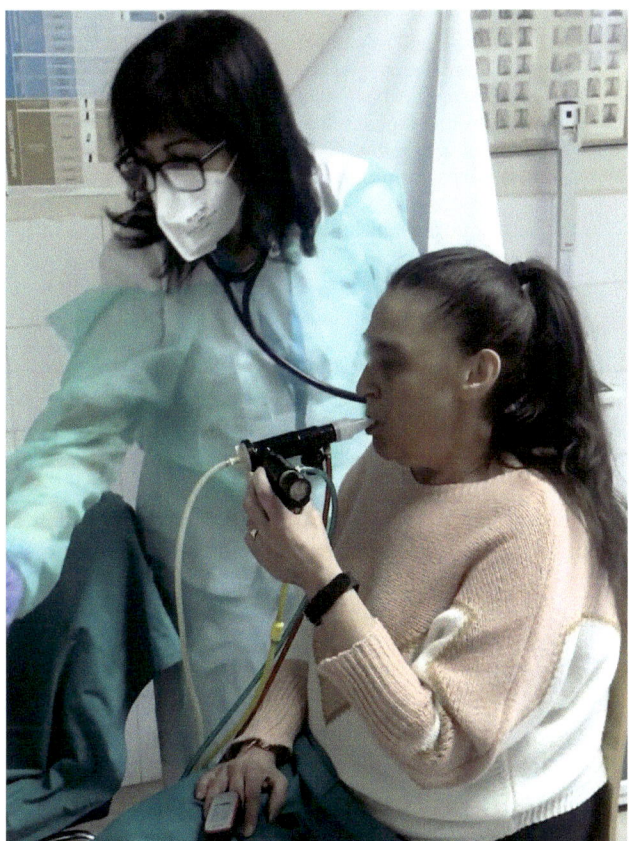

Figura 26-5. Ventilación percusiva intrapulmonar.

casos en el paciente neuromuscular, para evitar las secreciones y los tapones de moco que no puede evitar el asistente de tos por sí mismo.

En estudios aleatorizados, ha mostrado reducir días de tratamiento antibiótico y hospitalización en pacientes neuromusculares. También ha demostrado ser más eficaz en mejorar la movilización de secreciones periféricas frente a la oscilación externa.

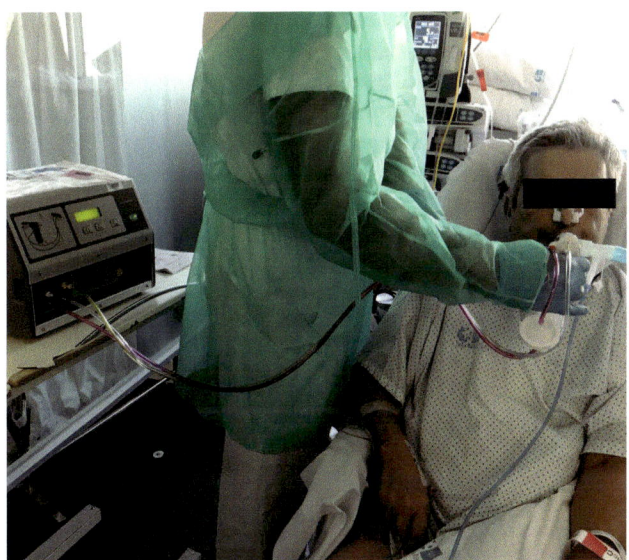

Figura 26-6. Ventilación percusiva intrapulmonar.

Tanto el asistente de tos como el resto de dispositivos mecánicos (al igual que la ventilación mecánica), deben adaptarse de forma individualizada por el médico responsable del proceso, y ha de realizarse una exploración adecuada del paciente para poder llegar a la pauta correcta minimizando daños y riesgos. Es un tratamiento, y como tal debe tener una prescripción de parámetros individualizada realizada por un facultativo.

Entrenamiento de la musculatura periférica

El entrenamiento de la musculatura periférica es una parte fundamental de los tratamientos de rehabilitación respiratoria, y se describe en el **capítulo 18**.

Hay que recordar la importancia que tiene en los pacientes neuromusculares. Se deberá ser extremadamente cuidadoso en la adaptación de este tipo de entrenamiento para no provocar más daño, pero no hay que descartarlo. Hay que plantearse, de forma individualizada, incluir el entrenamiento de la musculatura periférica en el paciente neuromuscular dentro del programa de rehabilitación respiratoria.

PRINCIPALES ENFERMEDADES NEUROMUSCULARES

No se pueden detallar las peculiaridades de la repercusión respiratoria en cada enfermedad, por lo que, a continuación, se destacan los aspectos más importantes de las principales enfermedades que se ven con más frecuencia en consulta de rehabilitación respiratoria de enfermedad neuromuscular.

En las enfermedades congénitas o de aparición en la edad pediátrica, hay que recordar que existen una serie de diferencias y cambios durante el desarrollo de las vías respiratorias entre el paciente pediátrico y el paciente adulto que se deben conocer y evaluar, y que ayudarán a la hora de determinar el tratamiento óptimo para los pacientes. De esta forma, se evitarán complicaciones y daño pulmonar por pautar o realizar maniobras inadecuadas. Los pacientes pediátricos tienen peor reclutamiento alveolar, una vía superior más inestable y fácilmente compresible porque tiene menos cartílago, con una pared bronquial de músculo liso con una mayor respuesta contráctil, entre otras cosas. Por tanto, tienen más riesgo de sufrir colapso pulmonar y de vías altas, algo que hay que tener en cuenta en la valoración y en los tratamientos.

Enfermedad de la motoneurona

A continuación, se abordan las diferentes enfermedades de motoneurona que presentan afectación respiratoria.

Esclerosis lateral amiotrófica

Dentro de la ELA, se distingue principalmente la ELA esporádica, que puede ser de inicio espinal o bulbar, la ELA familiar y las variantes geográficas. En esta enfermedad, se afectan principalmente las motoneuronas de la corteza cerebral y del tronco encefálico (motoneurona superior), pero también se puede afectar la segunda motoneurona.

En la ELA familiar, el defecto genético más frecuente es en el gen *C9orf72* (40 % de los casos). En relación con factores genéticos, también se estudia la ELA asociada a demencia frontotemporal y la relacionada con la enfermedad de Parkinson.

En estos pacientes, el fallo respiratorio aparece a los 2-5 años del diagnóstico, y el inicio se detecta con cambios en la PIM y la PEM. En el seguimiento, es básico conocer la capacidad vital, pues se produce una pérdida de capacidad vital de alrededor de 1 L por año, y es un indicador pronóstico de ventilación no invasiva.

Va a ser fundamental la valoración de la musculatura bulbar. Algunos pacientes debutarán con debilidad bulbar, y otros la presentarán a lo largo de la enfermedad, por lo que será importante su valoración a lo largo de la enfermedad para ir reajustando el tratamiento.

Atrofia muscular progresiva

Es una enfermedad progresiva que afecta a la motoneurona inferior. Algunos expertos la consideran una forma de ELA. Parece que tiene una supervivencia algo mayor que esta, y en su evolución en etapas finales puede afectarse la motoneurona superior. Los pacientes no presentan espasticidad, la debilidad es de predominio proximal al inicio y es menos grave. Se acompaña de fasciculaciones, atrofia y, en ocasiones, calambres.

Parálisis bulbar progresiva

Es una enfermedad progresiva que afecta a las motoneuronas superiores e inferiores de los músculos inervados por los nervios craneales de tronco encefálico inferior. En principio, los síntomas afectan exclusivamente a la musculatura bulbar.

Esclerosis lateral primaria

Es una enfermedad degenerativa que afecta de forma aislada a la primera motoneurona. Se caracteriza por una progresión más lenta que la ELA, sin pérdida de peso y sin afectación de segunda motoneurona en los primeros cuatro años de enfermedad. Los síntomas suelen iniciarse en los miembros inferiores de forma simétrica, con aparición de hiperreflexia y espasticidad, lentitud de movimientos y descoordinación.

Síndrome de flail arm

Se caracteriza por una debilidad progresiva de motoneuronas inferiores, que afecta principalmente a los miembros superiores a nivel proximal y suele ser simétrica, se extiende progresivamente al resto del brazo y a la mano. Este cuadro produce limitación de la expansión torácica y fatiga por el propio peso de las extremidades y limitación de uso de la musculatura respiratoria accesoria.

Amiotrofias espinales o atrofias musculares espinales

Las AME se caracterizan por una pérdida de neuronas del asta anterior de la médula espinal. Se han identificado más de 70 mutaciones responsables de la enfermedad, y en el 95 % de los casos las mutaciones suprimen el exón 7 en ambas copias del gen *SMN1*.

Tipo I o enfermedad de Werdnig-Hoffmann

De inicio antes de los 6 meses de edad, produce debilidad muy intensa y simétrica de los músculos proximales y del tronco, extendiéndose a las extremidades. También aparece parálisis de la musculatura intercostal. Su evolución es grave, aunque los nuevos tratamientos han cambiado drásticamente la supervivencia.

Tipo II

De inicio después de los 6 meses de edad, son niños que clásicamente podían sentarse, pero no adquirían la marcha. Presentan debilidad simétrica y pueden afectarse los músculos intercostales inferiores.

Tipo III o enfermedad de Kugelberg-Welander

De inicio al final de la infancia o principio de la adolescencia. Su evolución es lenta.

Tipo IV o atrofia espinal del adulto

De inicio en la edad adulta, cursa con atrofia y parálisis distal de los miembros inferiores, y puede causar dificultad respiratoria.

Otras variantes son: atrofia muscular bulboespinal crónica (enfermedad de Kennedy), atrofia muscular bulbar (Fazio-Londe), amiotrofia espinal distal, atrofia muscular espinal escapuloperoneal, atrofia muscular facioescapulohumeral, atrofia muscular espinal monomiélica (Hirayama).

Enfermedades del nervio: neuropatías hereditarias sensitivomotoras (enfermedad de Charcot-Marie-Tooth)

Son un grupo muy frecuente de enfermedades genéticas. La más conocida y clásica CMT1A, desmielinizante, supone el 70 % de los casos y se hereda de forma autosómica dominante, si bien tiene una gran heterogenicidad genética y una expresividad variable. Existe la forma desmielinizante, la axonal y la intermedia. Se manifiesta desde la infancia, y los pacientes presentan atrofia distal en los miembros superiores e inferiores. Esta enfermedad tiene una evolución lentamente progresiva, variable y la afectación respiratoria es la menos frecuente.

Afectación muscular

Se describen las patologías tributarias de rehabilitación respiratoria que cursan con afectación muscular.

Distrofias musculares

Afectan predominantemente al músculo estriado y se deben a un defecto de alguna de las proteínas que forman parte de la fibra muscular.

Distrofinopatías

Anomalías moleculares de la distrofina, que mantiene la estructura de la fibra muscular. Se transmiten ligadas al cromosoma X, la transmiten las mujeres y clínicamente afecta a los hombres.

Distrofia muscular de Duchenne

Debilidad progresiva de la cintura pélvica en la infancia (2 o 3 años de edad). Alrededor del 73 % de los pacientes fallecen por retención de CO_2 por la hipoventilación alveolar. Estos pacientes, al igual que otros pacientes neuromusculares con inicio de la enfermedad en edad pediátrica, desarrollan una escoliosis progresiva, que limita la expansión torácica e interfiere más con la respiración. La capacidad vital oscila entre 1.100-2.800 mL entre los 10 y los 15 años. Independientemente de la deformidad torácica, la capacidad vital se pierde a un ritmo de 200 a 250 mL/ año.

Cuando se incorpora el entrenamiento muscular, ya sea periférico o respiratorio, en todos los pacientes neurológicos hay que tener un buen control nutricional previo. Pero en el caso de la distrofia muscular de Duchenne hay que ser más estrictos: en las reagudizaciones respiratorias puede producirse hipopotasemia e hipofosfatemia, con un mayor empeoramiento de la función de la musculatura respiratoria.

Distrofia muscular de Becker

Afección con síntomas parecidos a la anterior, pero de menos intensidad y aparición más tardía, con esperanza de vida mayor y menos afectación respiratoria.

Distrofias musculares congénitas

Se produce una alteración de las proteínas musculares, y se manifiestan desde el nacimiento o los primeros meses de vida. Presentan hipotonía, debilidad de los músculos de los miembros y del tronco. Entre ellas, destacan la distrofia por déficit de merosina, la distrofia muscular de Fukuyama (suele ser de evolución letal durante la infancia), el síndrome de Walker-Warburg.

Distrofia muscular de Emery-Dreifuss

Distrofia progresiva de herencia autosómica dominante. Se manifiesta entre la 1ª y 2ª década de vida, cursa con debilidad humero-peroneal, retracciones de bíceps, Aquiles y músculos cervicales posteriores. Presenta afectación cardíaca. Progresión lenta.

Distrofia muscular de cinturas

La distrofia muscular de cinturas es un grupo heterogéneo tanto clínico como molecular.

Distrofia muscular facioescapulohumeral

Es una de las más frecuentes, con herencia autosómica dominante. Presenta debilidad de los músculos de la cara y la cintura escapular, evolución lenta, con una esperanza de vida normal pese a ser muy discapacitante.

Otras: distrofia oculofaríngea (que cursa con disfagia), miopatía de Bethlem, distrofia de Ulrich (forma grave de la anterior, con mayor afectación respiratoria), sarcoglicanopatías.

Miopatías

A continuación, se nombran los diferentes tipos de miopatías.

Distales

Grupo de miopatías con herencia autosómica dominante o recesiva. En ellas, se afecta la musculatura distal de los miembros inferiores, y son progresivas, pero con ritmo moderado de evolución. Entre ellas se encuentran: la tipo Welander, la tipo Markerbery-Griggs, la tipo Miyoshi y la tipo Nonaka.

Miopatías congénitas

Agrupan diversas enfermedades con patrón de herencia variable, y en ellas se produce un defecto del desarrollo del músculo. Se diagnostican poco después del nacimiento.

En este grupo se encuentran la miopatía nemalínica, con hipotonía generalizada y difusa, con deformidades ortopédicas e insuficiencia respiratoria y la miopatía central *core*. Debilidad en hombros y pelvis, no es progresiva, con discapacidad moderada.

Otras: centronuclear, miotubular (insuficiencia respiratoria importante) y la miopatía con *minicores* (puede cursar con deformidad torácica).

Distrofia miotónica de Steinert

Es la distrofia muscular más frecuente, de herencia autosómica dominante. Se produce el fenómeno de anticipación, los síntomas suelen aparecer de forma más precoz y suelen ser más graves en generaciones sucesivas. Presentan debilidad en músculos faciales, bulbares, distales de extremidades con rigidez miotónica, es habitual la presencia de alteraciones cardíacas. Tiene una evolución variable.

Enfermedades musculares inflamatorias

Son enfermedades adquiridas de causa inmunológica.

Polimiositis y dermatomiositis

Pueden aparecer en la infancia o en la edad adulta. Los pacientes presentan mialgias y debilidad de los músculos predominantemente proximales. Responden bien a los inmunosupresores.

Miositis por cuerpos de inclusión

De comienzo insidioso en edad adulta, los pacientes presentan debilidad muscular y amiotrofia proximal de los miembros inferiores, generalmente de forma simétrica y en los músculos bulbares.

Entre ellas se encuentran: déficit de carnitina, enfermedad de McArdle o enfermedad de Pompe, que es la que con más frecuencia presenta repercusión respiratoria.

Miopatías metabólicas

Son enfermedades genéticamente determinadas, en las que falla la forma de obtener energía por la fibra muscular. Entre ellas, destacan la miopatía mitocondrial (suele asociarse ptosis palpebral y disfagia), las lipidosis musculares y la glucogenosis musculares.

Enfermedades de la unión neuromuscular

Entre ellas, se encuentran las siguientes.

Miastenia grave

Enfermedad de causa inmunológica producida por presencia de anticuerpos contra componentes de la membrana postsináptica de la unión neuromuscular. La aparición de debilidad muscular es de intensidad y duración variable y puede afectar a cualquier grupo muscular, incluyendo los respiratorios.

Síndrome de Eaton-Lambert

Es una enfermedad debida a la acción de anticuerpos contra componentes de la membrana presináptica de la unión neuromuscular. En un porcentaje elevado de ocasiones, se trata de una enfermedad paraneoplásica, por lo que se debe descartar la presencia de un cáncer oculto.

Síndromes miasténicos congénitos

Son enfermedades genéticamente determinadas, que aparecen desde el nacimiento. Se caracterizan por la presencia de fatiga anormal debida a una debilidad muscular localizada o generalizada.

Algunas formas responden de forma parcial al tratamiento con anticolinesterásicos. Existe una forma adulta de posible comienzo tardío (el síndrome del canal lento).

Médula. Esclerosis múltiple

Aunque no se tipifica como enfermedad neuromuscular, no se puede dejar de nombrar, ya que en algunos casos, en su evolución se comporta como tal. Dada la variación de localización y extensión, puede existir mucha variación en la repercusión respiratoria. Los problemas pueden derivar de la afectación de la musculatura bulbar, la debilidad de los músculos respiratorios o de la alteración del control central. En esta enfermedad, además, la aparición de espasticidad también puede tener repercusión, provocando aún más reducción de los volúmenes pulmonares y rigidez del parénquima pulmonar.

Según la clínica, estos pacientes se beneficiarían de un programa completo de rehabilitación pulmonar que pueda incluir ejercicios respiratorios, entrenamiento de músculos respiratorios y entrenamiento muscular, disminuyendo la fatiga que presentan.

URGENCIAS Y SITUACIONES DE RIESGO EN CONSULTA DE REHABILITACIÓN RESPIRATORIA CON PACIENTE NEUROLÓGICO

Tanto en la consulta de rehabilitación respiratoria, en el proceso de exploración del paciente y durante la adaptación de ayudas mecánicas, como en la sala de fisioterapia durante los tratamientos, pueden presentarse situaciones de riesgo. En principio, si se realiza toda la exploración y adaptación de dispositivos de forma progresiva, con calma, informando al paciente de cada paso, y observando la reacción de este a todos los niveles, y se evitan maniobras intempestivas en los tratamientos, es infrecuente que aparezcan.

No obstante, como pueden suceder, se recomienda siempre que, tanto en consulta como en la sala de tratamiento, se disponga como mínimo de: toma de oxígeno, punto de vacío para aspirado de secreciones (con todo listo para poder aspirar en caso de necesitarlo), reanimador manual, cánulas de Guedel y asistente de tos.

Las urgencias suelen centrarse en casos con afectación de musculatura bulbar con incremento de la acumulación de secre- ciones. La situación más frecuente es la de un paciente con secreciones aumentadas que no maneja, en el que se añade un cierre glótico por espasmo o por colapso por hipotonía, con compromiso de vía aérea urgente. Este riesgo es mayor en pacientes con hipotonía cervical añadida.

La afectación bulbar puede ocurrir en dos formas:

- Afectación de la motoneurona superior: causa síntomas supranucleares, conocidos como parálisis seudobulbar. En estos casos, aparece espasticidad de la musculatura bulbar, con reflejos exaltados y, por tanto, con posibilidad de espasmo. Esto produce contracción rápida e intensa, con cierre glótico, y puede conllevar una obstrucción completa de la vía respiratoria. Aparte de la propia evolución de la enfermedad, en los casos de afectación de la motoneurona superior, el laringoespasmo puede estar favorecido por la coexistencia de reflujo gastroesofágico y por manipulación de la vía superior.
- Afectación de la motoneurona inferior: en este caso, aparece la parálisis bulbar, que es flácida, con atrofia muscular y fasciculaciones linguales. En estos pacientes, existe inestabilidad de la vía aérea con la aplicación de dispositivos ventilatorios, como es el asistente de tos. En presión negativa del asistente de tos, se crea inestabilidad por disminución, entre otros, de la activación refleja del músculo geniogloso, que mantiene abiertas las vías respiratorias altas ante la aplicación de una presión negativa. Y con presiones positivas, se puede provocar un desplazamiento posterior lingual.

La afectación de la musculatura paravertebral con inestabilidad de control cefálico puede complicar la situación. En ocasiones, la simple desalineación cervical puede cerrar la vía superior, conduciendo en minutos al fallo respiratorio pese a estar con ventilación mecánica no invasiva.

PUNTOS CLAVE

- La valoración de los pacientes neuromusculares tiene unas características diferenciales que se deben conocer.
- Hay que entrenarse en realizar estas exploraciones con seguridad.
- Como prescriptor de tratamiento, el médico rehabilitador debe entrenarse e implicarse en la adaptación individualizada de dispositivos mecánicos, indicando los parámetros, y así marcar la diferencia en el tratamiento.

- No hay que regirse por fórmulas automáticas de tratamiento, sino individualizar cada caso y cada tratamiento.
- En la atención a estos pacientes, se deben conocer las posibles situaciones de urgencia que pueden presentar los pacientes con afecciones neuromusculares, y saber actuar ante ellas.

BIBLIOGRAFÍA

Bach J. Air stacking for cough assistance. Muscle Nerve. 2004;30(5):680-1.

Barach AL, Beck GJ, Bickerman HA, Seanor HE. Mechanical coughing: studies on physical methods of producing high velocity flow rates during the expiratory cycle. Trans Assoc Am Physicians. 1951;64:360-3

Bertelli L, Nardo GD, Cazzato S, Ricci G, Pession A. Free-Aspire: A new device for the management of airways clearance in patient with ineffective cough. Pediatr Rep. 2017;9(3):7270

Black LF, Hyatt RE. Maximal respiratory pressures: normal values and relationship to age and sex. Am Rev Respir Dis. 1969;99(5):696-702.

Bourdin G, Guérin C, Leray V, et al. Comparison of Alpha 200 and Cough Assist as intermittent positive pressure breathing devices: a bench study. Respir Care. 2012;57(7):1129-36.

Bye PT, Ellis ER, Issa FG, Donnelly PM, Sullivan CE. Respiratory failure and sleep in neuromuscular disease. Thorax. 1990;45(4):241-7.

Chatwin M, Toussaint M, Gonçalves MR, et al. Airway clearance techniques in neuromuscular disorders: A state of the art review. Respir Med. 2018;136: 98-110.

Cleary S, Misiaszek JE, Wheeler S, Kalra S, Genuis SK, Johnston WS. Lung volume recruitment improves volitional airway clearance in amyotrophic lateral sclerosis. Muscle Nerve. 2021;64(6):676-82.

Couratier P, Torny F, Lacoste M. Echelles fonctionnelles de la sclérose latérale amyotrophique [Functional rating scales for amyotrophic lateral sclerosis]. Rev Neurol (Paris). 2006;162(4):502-7.

Dohna-Schwake C, Ragette R, Teschler H, Voit T, Mellies U. IPPB-assisted coughing in neuromuscular disorders. Pediatr Pulmonol. 2006;41(6):551-7.

Finsterer J, Stöllberger C. Emergencies in motoneuron disease. Intern Emerg Med. 2017 Aug;12(5):641-650.

Guérin C, Bourdin G, Leray V, et al. Performance of the cough assist insufflation-exsufflation device in the presence of an endotracheal tube or tracheostomy tube: a bench study. Respir Care. 2011;56(8):1108-14.

Hoffman LA. Ineffective airway clearance related to neuromuscular dysfunction. Nurs Clin North Am. 1987;22(1):151-66.

Kang SW, Bach JR. Maximum insufflation capacity: vital capacity and cough flows in neuromuscular disease. Am J Phys Med Rehabil. 2000;79(3):222-7.

Kühnlein P, Gdynia HJ, Sperfeld AD, et al. Diagnosis and treatment of bulbar symptoms in amyotrophic lateral sclerosis. Nat Clin Pract Neurol. 2008;4(7):366-74.

LoMauro A, Banfi P, D'Angelo MG, Aliverti A. Glossopharyngeal breathing can allow a lung expansion greater than inspiratory capacity in muscular dystrophy. Eur Respir J. 2019;29;54(2):1801938.

Mellies U, Goebel C. Optimum insufflation capacity and peak cough flow in neuromuscular disorders. Ann Am Thorac Soc. 2014;11(10):1560-8.

Morales P, Sanchís J, Cordero PJ, Díez JL. Presiones respiratorias estáticas máximas en adultos. Valores de referencia de una población caucasiana mediterránea [Maximum static respiratory pressures in adults. The reference values for a Mediterranean Caucasian population]. Arch Bronconeumol. 1997;33(5):213-9.

Nicolini A, Grecchi B, Ferrari-Bravo M, Barlascini C. Safety and effectiveness of the high-frequency chest wall oscillation vs intrapulmonary percussive ventilation in patients with severe COPD. Int J Chron Obstruct Pulmon Dis. 2018;13:617-25.

Nygren-Bonnier M, Werner J, Biguet G, Johansson S. 'Instead of popping pills, perhaps you should add frog breathing': experiences of glossopharyngeal insufflation/breathing for people with cervical spinal cord injury. Disabil Rehabil. 2018;40(14):1639-45.

Pinto S, de Carvalho M. Can inspiratory muscle training increase survival in early-affected amyotrophic lateral sclerosis patients? Amyotroph Lateral Scler Frontotemporal Degener. 2013;14(2):124-6.

Reychler G, Debier E, Contal O, Audag N. Intrapulmonary Percussive Ventilation as an Airway Clearance Technique in Subjects With Chronic Obstructive Airway Diseases. Respir Care. 2018;63(5):620-31.

Rose L, Adhikari NK, Poon J, Leasa D, McKim DA; CANuVENT Group. Cough Augmentation Techniques in the Critically Ill: A Canadian National Survey. Respir Care. 2016;61(10):1360-8.

Sancho J, Burés E, Ferrer S, Lahosa C, Signes-Costa J, Servera E. Mechanical Insufflation-Exsufflation With Oscillations in Amyotrophic Lateral Sclerosis With Home Ventilation via Tracheostomy. Respir Care. 2020. 2020;65(5):596-602.

Sivasothy P, Brown L, Smith IE, Shneerson JM. Effect of manually assisted cough and mechanical insufflation on cough flow of normal subjects, patients with chronic obstructive pulmonary disease (COPD), and patients with respiratory muscle weakness. Thorax. 2001;56(6):438-44.

Topin N, Matecki S, Le Bris S, et al. Dose-dependent effect of individualized respirator muscle training in children with Duchenne muscular dystrophy. Neuromuscular Disorders. 2002;12:576-83.

Toussaint M, Pernet K, Steens M, Haan J, Sheers N. Cough Augmentation in Subjects With Duchenne Muscular Dystrophy: Comparison of Air Stacking via a Resuscitator Bag Versus Mechanical Ventilation. Respir Care. 2016;61(1):61-7

Wang Z, Wang Z, Fang Q, Li H, Zhang L, Liu X. Effect of Expiratory Muscle Strength Training on Swallowing and Cough Functions in Patients with Neurological Diseases: A Meta-analysis. Am J Phys Med Rehabil. 2019;98(12):1060-66.

Yasokawa N, Tanaka H, Kurose K, Abe M, Oga T. Mechanical insufflation-exsufflation-related bilateral pneumothorax. Respir Med Case Rep. 2020;29:101017.

Manejo respiratorio del paciente lesionado medular

27

G. Miranda Calderín

OBJETIVOS

- Conocer las características generales de un paciente con lesión medular.
- Valorar la importancia de las complicaciones respiratorias en el primer año tras la lesión.
- Aprender el abordaje actual del lesionado medular en la unidad de cuidados intensivos (UCI).
- Analizar las consecuencias de los distintos niveles de afectación medular.
- Entender el patrón espirométrico del lesionado medular alto.
- Enumerar los objetivos de la rehabilitación respiratoria en el lesionado medular agudo.
- Comprender las principales técnicas de fisioterapia respiratoria, tanto manuales como instrumentales en el lesionado medular y su aplicación.
- Abordar otras terapias menos utilizadas en el manejo respiratorio del lesionado medular.

INTRODUCCIÓN

Según el Dr. Bach, no ha habido grandes cambios en los últimos 40 años en el manejo respiratorio de los pacientes con lesiones cervicales altas. La mayoría de los pacientes precisan intubación y una posterior traqueostomía. El entrenamiento de la musculatura respiratoria consigue mejorar la fuerza y la resistencia muscular mientras el paciente realice el entrenamiento. En la **tabla 27-1** se muestran algunos de los cambios que se han experimentado en el manejo respiratorio de la lesión medular.

EPIDEMIOLOGÍA DE LA LESIÓN MEDULAR

La lesión medular es más frecuente en el hombre que en la mujer (relación 3:1).

Tabla 27-1. Cambios experimentados en el manejo respiratorio de la lesión medular

- La generalización de la ventilación mecánica no invasiva: presión positiva de dos niveles en la vía respiratoria y volumétricos
- Detección del síndrome de apnea-hipopnea del sueño
- Detección precoz de la disfagia para evitar las neumonías por broncoaspiración y para asegurar una nutrición adecuada
- El entrenamiento de la musculatura inspiratoria/espiratoria
- Otras terapias: la estimulación eléctrica funcional, la estimulación directa de la médula con impulsos eléctricos o el marcapasos diafragmático para prevenir la atrofia diafragmática

 En los últimos años, se ha asistido a un cambio en el perfil de los pacientes, con un aumento progresivo de la edad y la mayor presencia de causas médicas frente a las traumáticas de décadas anteriores.

La caída casual ha desbancado al accidente de tráfico como principal causa de lesión medular. Este cambio de perfil tiene consecuencias en las campañas de prevención de la lesión medular, que deben dirigirse también a la prevención de las caídas en personas mayores.

El estudio de Bárbara *et al.,* de la unidad de lesionados medulares de Canarias (2001-2015), puede hacerse extensible a datos de España. La incidencia de la lesión medular traumática fue de 9,3 pacientes/millón de habitantes/año. El 80 % de los pacientes fueron hombres, y esta diferencia de género es atribuible a la menor participación de las mujeres en actividades de riesgo. En el período estudiado, la edad media de los pacientes aumentó, pasando de 38 años, en el período 2000-2005, a 48 años, en el período 2011-2015. En las lesiones traumáticas, las causas fueron: caída 50,9 %, accidentes de tráfico 36,5 %, accidentes acuáticos (zambullida, surf, etc..) 8,9 %, otros 10,7 %. Por segmentos de edad, la caída fue la causa principal en los mayores de 65 años y el accidente de tráfico entre los de 18-24 años. El tipo de lesión más frecuente hallado en este estudio fueron las lesiones cervicales incompletas. La mayoría de los pacientes (76 %) sufrieron una fractura vertebral, y el segmento cervical C4-6 fue el más afectado, precisando cirugía en la mayoría de los casos (91 %). En algunos países, las heridas por arma blanca o de guerra son una causa importante de lesión medular.

CONSECUENCIAS DE LA LESIÓN MEDULAR

Los efectos inmediatos de una lesión medular incluyen la pérdida de movimiento y sensibilidad por debajo del nivel de la lesión. Además, se puede producir un *shock* neurogénico, una parálisis flácida de vejiga e intestino con retención urinaria, y la instauración de un íleo paralítico, además de la afectación de todos los sistemas por debajo del nivel lesional. También se produce, en su fase inicial, *shock* espinal, caracterizado por la pérdida de la actividad refleja y flacidez infralesional. Este período suele durar días o semanas. Una vez superada esta fase, aparecerá la espasticidad.

El examen neurológico se realiza de acuerdo con los estándares internacionales para la clasificación neurológica de la lesión medular espinal. Este sistema describe el nivel y la extensión de la lesión basándose en una exploración sistemática de las funciones sensitiva y motora. Además de tener valor pronóstico, esta exploración mediante la escala de la American Spinal Injury Association (ASIA) sirve para la monitorización de la evolución neurológica. Así, se debe realizar esta exploración al ingreso, a las 72 horas, al mes, al alta y siempre que se sospeche un deterioro neurológico. En la **tabla 27-2** se presenta la clasificación de la escala ASIA.

Se establecen las siguientes definiciones:

- Tetraplejia: pérdida de función motora y/o sensitiva en los segmentos cervicales de la médula espinal por daño de los elementos neurales dentro del canal espinal. Origina trastorno de la función en brazos, tronco, piernas y órganos pélvicos.
- Paraplejia: pérdida de función motora y/o sensitiva en los segmentos torácico, lumbar o sacro de la médula espinal por daño de los elementos neurales dentro del canal espi-

nal. Origina trastorno de la función en tronco, piernas y órganos pélvicos.
- Grupos musculares «llave»: diez grupos musculares que se valoran como parte del examen medular espinal estandarizado:
  - Flexores del codo, extensores de la muñeca, extensores del codo, flexores de los dedos, abducción del quinto dedo.
  - Flexores de la cadera, extensores de la rodilla, dorsiflexores del tobillo, extensor del primer dedo, flexores plantares.
- Nivel motor: el grupo muscular llave más caudal cuyo balance muscular es 3/5 o más, siempre y cuando el balance muscular de los músculos llave por encima sea 5/5.
- Índice motor: suma de las puntuaciones musculares de cada músculo llave: 50 puntos en cada hemicuerpo y 100 en total.

Los factores predictores del fallo ventilatorio y de la necesidad de traqueostomía van muy ligados a la exploración sistemática, siguiendo las normas de la clasificación ASIA: grado ASIA, puntuación motora de la ASIA, altura de la señal patológica en la resonancia magnética y la presencia de lesiones asociadas (fracturas costales, contusión pulmonar, etc.) (**Fig. 27-1**).

ABORDAJE INICIAL DEL LESIONADO MEDULAR EN LA UNIDAD DE CUIDADOS INTENSIVOS

El manejo del paciente con lesión medular aguda ha experimentado en los últimos años un abordaje más específico en

Tabla 27-2. Clasificación de la escala de discapacidad de la American Spinal Injury Association (ASIA) de la lesión medular	
Clasificación	**Descripción**
A	Completa: no se conserva la función motora ni sensitiva por debajo del nivel de lesión, incluidos los segmentos sacros S4-S5
B	Incompleta: se conserva la función sensitiva, pero no la motora, por debajo del nivel neurológico
C	Incompleta: se conserva la función motora por debajo del nivel neurológico; sin embargo, más de la mitad de los músculos clave por debajo del nivel neurológico tienen un grado muscular menor de 3 (es decir, sin fuerza suficiente para mover contra la gravedad)
D	Incompleta: se conserva la función motora por debajo del nivel neurológico y, al menos, la mitad de los músculos clave por debajo del nivel neurológico tienen un grado muscular de 3 o más (es decir, puede mover las articulaciones contra la gravedad)
E	Normal: las funciones motoras y sensitivas son normales

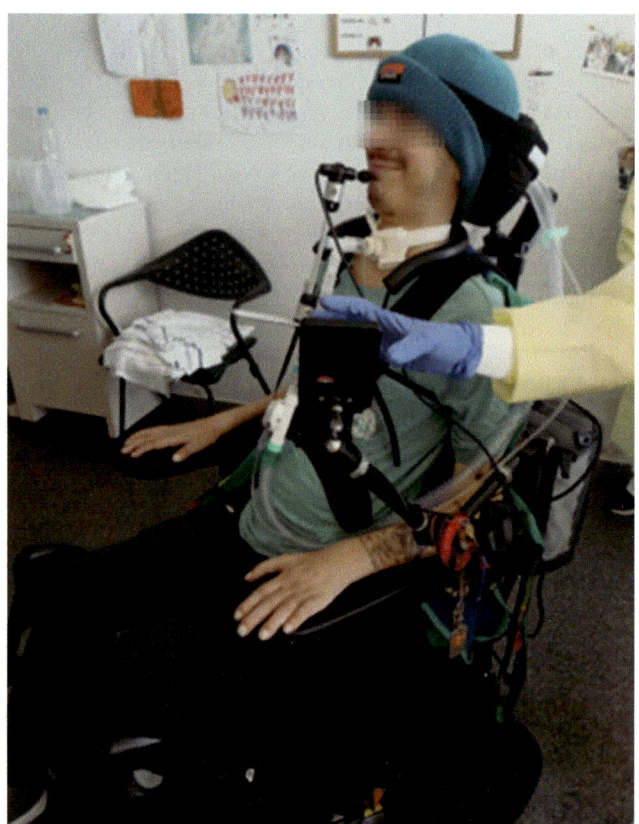

Figura 27-1. Lesionado medular alto (nivel C2), portador de traqueostomía y dependiente de un respirador volumétrico. Maneja la silla eléctrica con un mando mentoniano.

la UCI, con una monitorización respiratoria estrecha para una intubación selectiva precoz, con una identificación y un tratamiento correctos del *shock* neurogénico, contribuyendo estas medidas a disminuir el daño medular secundario.

> ❗ En la actualidad, el uso de esteroides no es un estándar en el tratamiento neuroprotector, siendo el control hemodinámico y la descompresión quirúrgica precoz los pilares fundamentales.

La atrofia diafragmática inducida por el respirador aparece muy precozmente en las primeras 18 horas de ventilación. Por este motivo, se intenta en la UCI usar menos sedación, menos relajación y, desde el momento en que sea posible, pasar a modalidades asistidas de uso del respirador, donde el paciente tenga que usar su musculatura para respirar.

Traqueostomía

La traqueostomía se realiza de manera más precoz y en la modalidad percutánea, alrededor del 7º-10º día tras la lesión (**Fig. 27-2**) en todas las patologías en las que se prevea un destete (*weaning*) dificultoso (lesión medular alta, traumatismo craneoencefálico, etc.). Los beneficios que se esperan tras la traqueostomía son: mejoría en los parámetros ventilatorios (disminución del espacio muerto, menos nivel de presión, reducción resistencias), reducción en la cantidad de sedación y analgesia, facilitación del destete y menos daños laríngeos secundarios al tubo orotraqueal. Las complicaciones son escasas (10-20 %), y las principales son: sangrado mediastínico, absceso perivertebral o paravertebral, mediastínico, celulitis del estoma, traqueítis, infección de la herida quirúrgica de la artrodesis cervical, fístulas traqueosesofágicas. Además, pueden producirse: estenosis traqueal, granulomas endotraqueales, granuloma glótico, traqueomalacia, luxación aritenoidea, afectación de cuerdas vocales, lesiones tiroideas, lesiones nerviosas. También puede producirse enfisema y la salida del tubo de traqueostomía.

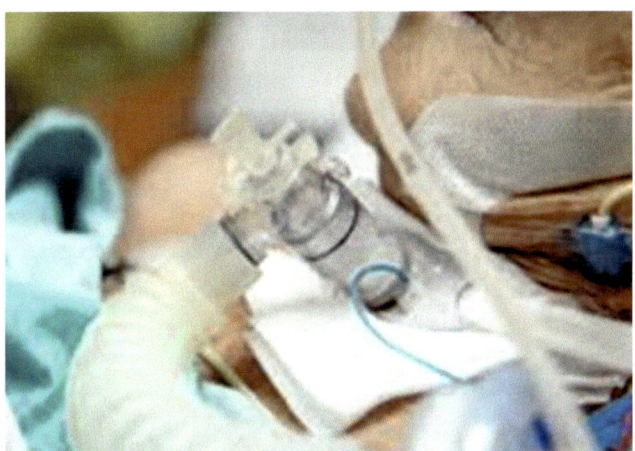

Figura 27-2. La traqueostomía precoz en un lesionado medular en los primeros 7-10 días de la lesión aguda disminuye las complicaciones.

No obstante, los distintos estudios muestran resultados diversos. Según Galeiras *et al.,* la traqueostomía precoz no influye en la infección de la herida quirúrgica (que habitualmente es una herida en la región anterior del cuello), pero tampoco en la estancia media en la UCI y en el hospital, ni en los días de sedación, nutrición oral o mortalidad. En el último metaanálisis de Talha Musbashir, se observa cómo la traqueostomía precoz puede tener efectos reductores sobre la mortalidad, la presencia de neumonía, la estancia hospitalaria o la duración de la ventilación mecánica, pero este autor expresa en las conclusiones de su estudio que se precisan más estudios para consolidar el uso de este procedimiento.

La modalidad preferida para el destete del ventilador es el tubo en T, con incrementos progresivos de tiempo, seguidos de conexiones al respirador, para evitar el agotamiento del paciente. Los volúmenes con los que se maneja el respirador oscilan entre 10 y 20 mL/kg/min.

Disfagia

La detección precoz de la disfagia es fundamental para prevenir las broncoaspiraciones y para asegurar una nutrición adecuada, evitando así la pérdida de peso y de masa magra. La incidencia en tetrapléjicos (30-50 %) es alta. La presencia de traqueostomía, la edad y la existencia de cirugía anterior cervical son los principales condicionantes para su aparición.

Momento de la cirugía

En relación con el momento de la cirugía, existe un debate intenso. La compresión medular prolongada después de una lesión medular traumática exacerba la lesión secundaria, y se aboga por una descompresión precoz (< 8 horas, < 24 horas), con el objetivo de disminuir la lesión secundaria, la estancia en la UCI y la estancia hospitalaria. También es preciso valorar el posible riesgo de deterioro neurológico y complicaciones derivadas de la cirugía urgente. Actualmente, se intenta realizar un tratamiento quirúrgico precoz (descompresión por vía anterior y fusión instrumentada) según la viabilidad y la disponibilidad de los equipos quirúrgicos expertos en cada centro hospitalario. En el estudio de Stacis, el 19,8 % de los pacientes sometidos a cirugía precoz mejoraron al menos dos grados en la escala ASIA frente al 8,8 % de los que se intervinieron más tardíamente. En el estudio de Jug *et al.* son partidarios de la cirugía precoz (< 8 horas).

CONOCIMIENTOS BÁSICOS SOBRE LA DINÁMICA RESPIRATORIA EN EL LESIONADO MEDULAR AGUDO

La lesión medular cervical o torácica afecta a los nervios espinales que inervan los músculos respiratorios. El diafragma, músculo principal de la inspiración, recibe su inervación del tercer, cuarto y quinto segmentos espinales cervicales. En la **tabla 27-3** se muestra un esquema de la inervación de la musculatura respiratoria.

Tabla 27-3. Esquema de la inervación de la musculatura respiratoria

	Músculos		Inervación
Inspiratorios	Diafragama		C3-5
	Intercostales		T1-11
	Escalenos	Anterior	C3-C4
		Medio	C5-6
		Posterior	C6-8
Inspiratorios accesorios	Esternocleidomastoideo		C2-4 y nervio accesorio (XI)
	Trapecio		C1-4 y nervio accesorio (XI)
Espiratorios	Recto abdominal		T6-T12
	Transverso del abdomen		T2-L1
	Oblicuo interno y externo		T6-L1
	Pectoral mayor		C5-T1

C: cervical; L: lumbar; T: torácico.

Características de la lesión según su nivel

Las características respiratorias en los pacientes con lesión medular varían según el nivel y la extensión de la lesión, lo que influye significativamente en la función respiratoria y la necesidad de soporte ventilatorio.

- Las lesiones por encima de C5 producen parálisis del diafragma, músculos intercostales y músculos abdominales, por lo que sin soporte respiratorio son incompatibles con la vida, y se necesita intubación en prácticamente el 100 % de los casos. En lesiones cervicales altas incompletas (C2-C4) o lesiones inferiores (C5-T5), puede que sea posible la ventilación espontánea. Sin embargo, la función respiratoria está sustancialmente comprometida y el fracaso en la ventilación puede ocurrir por fatiga al tercer o cuarto día de la lesión.
- Las lesiones medulares dorsales provocan debilidad en la musculatura abdominal e intercostal, disminuyendo la capacidad tusígena y de eliminación de las secreciones. Hay que tener en cuenta que la espiración es un acto pasivo, pero se requiere el uso de la musculatura abdominal cuando la espiración es forzada, como durante el ejercicio, la tos o en la expulsión de secreciones.
- Las lesiones medulares dorsales bajas hasta las lesiones del cono presentan pocas complicaciones respiratorias.

Momento de aparición del fallo ventilatorio

Los pacientes con una lesión medular aguda alta suelen presentar un fallo respiratorio que sucede dentro de los 3 primeros días, con la aparición de respiración paradójica e insufi-

ciencia respiratoria. Esta se caracteriza por un hundimiento de las costillas inferiores y una protrusión de la musculatura abdominal en la inspiración (la contracción diafragmática aplana el diafragma y tira hacia dentro de la parte inferior de la caja torácica y, debido a la hipotonía de la musculatura abdominal, hace que protruya esta en la inspiración). Según Claxton *et al.,* el 90 % de los pacientes con lesión medular aguda que precisaron ventilación mecánica lo hicieron en los 3 primeros días tras la lesión. Este hecho se atribuye al agotamiento progresivo del diafragma y de la musculatura accesoria, acabando en la claudicación muscular. Se aconseja el ingreso en la UCI en lesionados medulares por encima de C5 ante la previsión de fallo ventilatorio y necesidad de intubación. A los pacientes con lesión medular más bajas con comorbilidades (traumatismo torácico, enfermedad pulmonar obstructiva crónica [EPOC], cardiopatía), también se aconseja que ingresen en la UCI.

Principales complicaciones respiratorias

Las complicaciones respiratorias son la primera causa de muerte en el primer año, siendo la atelectasia y la neumonía las más frecuentes. También pueden suceder: edema agudo pulmonar, tromboembolismo pulmonar e insuficiencia respiratoria. En la lesión medular crónica, las complicaciones respiratorias son la segunda causa de muerte tras la cardiopatía isquémica.

Los factores que influyen en la aparición de complicaciones respiratorias se reflejan en la tabla 27-4. A continuación, se describirán brevemente las complicaciones más frecuentes:

- Atelectasias: se originan por la falta de ventilación en zonas del pulmón, ocasionada por la acumulación de secreciones y la incapacidad para realizar una tos efectiva. Es la complicación respiratoria más frecuente en la fase aguda, y puede condicionar una neumonía y fallo ventilatorio. En ocasiones, se precisa una broncoscopia para poder extraer las secreciones.
- Neumonía: es un proceso inflamatorio intrapulmonar por una infección. Es frecuente que la ventilación mecánica produzca una neumonía. En otras ocasiones, la broncoaspiración repetida es la causa de la neumonía.
- Edema pulmonar: el edema pulmonar neurogénico es una complicación de la lesión medular, que ocurre tanto en la

Tabla 27-4. Factores que influyen en la aparición de complicaciones respiratorias

Nivel lesional:
- C1-C4: 84 %
- C5-C8: 60 %

Puntuación en la escala de la American Spinal Injury Association (ASIA)

Edad

Obesidad

Enfermedad pulmonar obstructiva crónica, asma, cardiopatías

Traumatismo torácico

fase aguda como en la crónica, y es de difícil manejo terapéutico. Se debe a una combinación de factores vasculares a nivel pulmonar y sistémico, y a una alteración del sistema linfático. Se produce vasoconstrición pulmonar, reducción de la complianza (distensibilidad) vascular pulmonar y disminución de la permeabilidad capilar pulmonar, lo que comporta menor ventilación alveolar, vasoconstricción del sistema linfático y vasoconstricción sistémica, y esto conduce a una sobrecarga del ventrículo izquierdo y un aumento de las resistencias periféricas.

- Asociadas al traumatismo torácico: los traumatismos de alta energía pueden provocar fracturas costales, hemoneumotórax, contusión pulmonar y derrame pleural.
- Tromboembolismo pulmonar (TEP): el riesgo de TEP está aumentado desde el tercer día hasta las 3 semanas del traumatismo. La profilaxis de la trombosis venosa profunda con heparinas de bajo peso molecular es fundamental para su prevención, y suele realizarse durante los 3 primeros meses. También son útiles el uso preventivo de medias elásticas y los sistemas de compresión intermitente en los miembros inferiores. El tratamiento del TEP se realiza con la administración de heparinas de bajo peso molecular y, posteriormente, se continúa con anticoagulación oral. En pacientes con TEP hemodinámicamente inestables, se aconseja la trombolísis directa con catéter con el activador del plasminógeno tisular recombinante para lograr una lisis rápida del coágulo.
- Fallo respiratorio: cuando el paciente presenta una presión parcial de dióxido de carbono < 50 mmHg y/o presión parcial de oxígeno en la sangre arterial ≤ 50 mmHg en aire ambiente precisará soporte ventilatorio. El riesgo de sufrir fallo respiratorio se relaciona con el nivel de la lesión medular: el 40 % en niveles C1-C4, el 23 % en niveles C5-C8 y el 9,9 % en niveles torácicos.

En el estudio de Jeferson *et al.,* realizado en Suecia, se objetivó que las complicaciones respiratorias iniciales condicionan la supervivencia a largo plazo de un paciente con una lesión medular crónica. En una cohorte de pacientes con un seguimiento de 8 años, se objetivó que las complicaciones respiratorias alargan la estancia y aumentan el riesgo relativo de mortalidad en 2,1. Es lógico pensar que si un paciente tiene una neumonía asociada al respirador o atelectasias repetidas, o una úlcera por presión, la estancia hospitalaria total se verá alargada.

Uso de faja abdominal en sedestación

En la posición de sedestación, se recomienda inicialmente el uso de una faja abdominal, pues ayuda a mantener la presión abdominal y mejora la posición diafragmática, además de prevenir la hipotensión postural (**Fig. 27-3**).

Apnea del sueño

La presencia de apnea del sueño en el tetrapléjico es alta (> 50 %), y su detección es fundamental para mejorar la calidad del sueño y la hipersomnia diurna, y para prevenir los trastornos cardiovasculares que se asocian a esta. El uso de presión positiva continua en la vía respiratoria nocturna y la pérdida de peso contribuyen a mejorar los síntomas.

Presencia de secreciones espesas y broncoespasmo

En los pacientes con lesiones por encima de T6 existe una disfunción autónoma (vegetativa), con un aumento del tono vagal (mediado por la acetilcolina), que condiciona la hipertrofia de las glándulas submucosas del epitelio respiratorio, con la formación de moco espeso y viscoso muy difícil de extraer (*tenacious viscous secretions*). También existe una prueba broncodilatadora positiva, con una respuesta broncodilatadora positiva en más del 50 % de los pacientes (**Fig. 27-4**). Esto justifica el uso de fármacos anticolinérgicos como el bromuro de ipratropio o el tiotropio, y agonistas β_2 como el salbutamol o el salmeterol. Este aumento del tono vagal no persiste en el tiempo, y prueba de ello es que la mayoría de los tetrapléjicos no usan anticolinérgicos tras la fase aguda. Sí lo harán aquellos que tenían un diagnóstico previo de asma o EPOC. En ocasiones, este moco espeso produce tapones mucosos que obstruyen completamente la vía aérea, generando atelectasias que, si no responden al tratamiento convencional (fisioterapia, mucolíticos, broncodilatadores, ventilación mecánica, etc.), precisarán la realización de una broncoscopia.

PATRÓN ESPIROMÉTRICO RESTRICTIVO

El patrón espirométrico de una lesión medular crónica suele ser restrictivo, con descenso de todos los volúmenes, con disminución de la capacidad pulmonar total, la capacidad vital forzada (FVC), la capacidad residual funcional y el volumen de reserva espiratorio, pero con aumento del volumen residual, que traduce el atrapamiento de aire en los alvéolos por pérdida de la fuerza de la musculatura espiratoria (musculatura abdominal). La disminución de la capacidad pulmonar total, la FVC

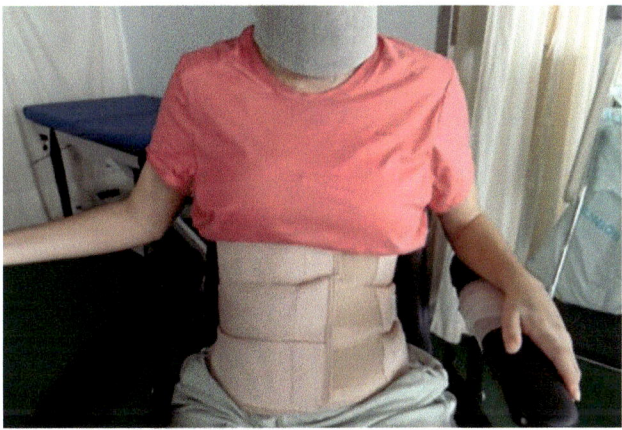

Figura 27-3. Paciente de 27 años con lesión medular C6 de la American Spinal Injury Association (ASIA) A, que lleva una faja abdominal que le ayuda a mantener la presión abdominal y a mejorar la posición diafragmática, favoreciendo una mejor ventilación y aumentando la fuerza para toser. Además, ayuda a prevenir la hipotensión postural, junto con las medias de compresión en las extremidades inferiores.

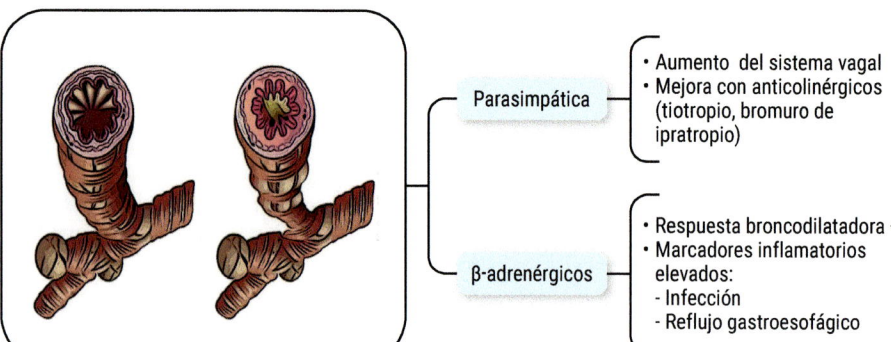

Parasimpática
- Aumento del sistema vagal
- Mejora con anticolinérgicos (tiotropio, bromuro de ipratropio)

β-adrenérgicos
- Respuesta broncodilatadora +
- Marcadores inflamatorios elevados:
  - Infección
  - Reflujo gastroesofágico

Figura 27-4. En los pacientes tetrapléjicos existe un aumento del tono vagal y una respuesta broncodilatadora positiva.

y el volumen de reserva espiratorio se atribuye a la debilidad de la musculatura inspiratoria (**Fig. 27-5**). Lógicamente, si el paciente presentaba un patrón previo obstructivo, como en el caso de los pacientes con EPOC, el patrón resultante será de tipo mixto.

La disminución de los flujos es más acusada que la de los volúmenes, porque influyen los músculos espiratorios en la espirometría. El volumen espiratorio forzado en el primer segundo y la FVC están por debajo de la normalidad hasta el nivel T6-8, igualándose luego con la población sana.

De forma característica, existe una respuesta reducida de la frecuencia respiratoria a la hipercapnia, no ocurriendo igual en otras enfermedades neuromusculares. La respuesta es un 75 % menor en pacientes tetrapléjicos que en personas sanas.

> ! Los volúmenes pulmonares y los parámetros espirométricos mejoran a partir de la 8ª semana tras la lesión, lo que se atribuye, en parte, al desarrollo de espasticidad en la musculatura intercostal y abdominal, y esto estabiliza la caja torácica, situando al diafragma en una posición mejor.
> Los volúmenes pulmonares se modifican con la postura, mejoran en decúbito supino y empeoran en sedestación, pues al haber hipotonía de la musculatura abdominal, la posición del diafragma no es la adecuada.

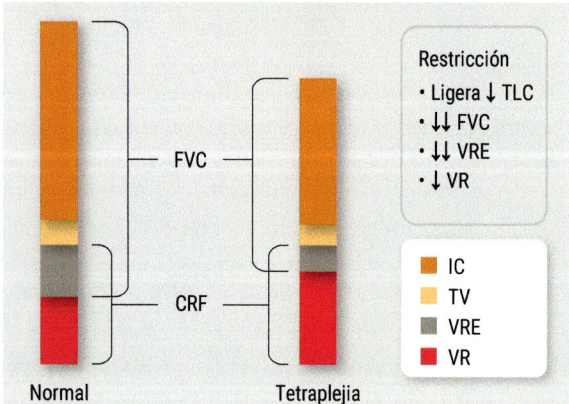

Restricción
- Ligera ↓ TLC
- ↓↓ FVC
- ↓↓ VRE
- ↓ VR

- IC
- TV
- VRE
- VR

Normal

Tetraplejia

Figura 27-5. Patrón espirométrico restrictivo del lesionado medular crónico.
CRF: capacidad residual funcional; CVF: capacidad vital forzada; TLC: capacidad pulmonar total; VR: volumen residual; VRE: volumen de reserva espiratorio.

Este hecho se debe a que en la inspiración la cúpula diafragmática se aplana, descendiendo el tendón central diafragmático a una posición inadecuada (alteración longitud/tensión diafragmática), por la falta de tono abdominal, produciéndose la característica respiración paradójica, con ensanchamiento abdominal y disminución del diámetro torácico inferior, al tirar el diafragma de las costillas inferiores, sin la oposición de músculos abdominales e intercostales. Este tipo de respiración paradójica mejora con la progresión de la lesión de flácida a espástica. Por tanto, es mejor no realizar el *weaning* o destete del ventilador en sedestación.

OBJETIVOS DE LA REHABILITACIÓN RESPIRATORIA EN EL PACIENTE CON LESIÓN MEDULAR AGUDA

Los objetivos de la rehabilitación respiratoria en el paciente con lesión medular aguda son:

- Prevenir o evitar la hipoxia (oxigenar).
- Mantener una ventilación alveolar adecuada.
- Prevenir y tratar las atelectasias.
- Minimizar los riesgos de aspiración.

Existen tres aspectos fundamentales: la humidificación del aire o del oxígeno que se suministra al paciente, realizar la aspiración de las secreciones que el paciente no pueda expulsar y la movilización precoz, sentándose lo antes posible. Existen otras medidas opcionales y con menos evidencia científica, como: el drenaje postural y las percusiones, las presiones abdominotorácicas espiratorias, hiperinsuflar con un ambú, el *cough assist* o ayuda para la tos, la ventilación con percusión intrapulmonar (Percussionaire®) o la instilación con suero fisiológico o mucolíticos antes de aspirar las secreciones. El uso de camas cinéticas puede ayudar a la movilización de las secreciones y a prevenir las úlceras por presión (**Fig. 27-6**).

PRINCIPALES TÉCNICAS DE FISIOTERAPIA RESPIRATORIA

Nadie duda de la utilidad de las diferentes técnicas de fisioterapia respiratoria, y deben saber utilizarlas todos los profesionales implicados en el manejo de la LM.

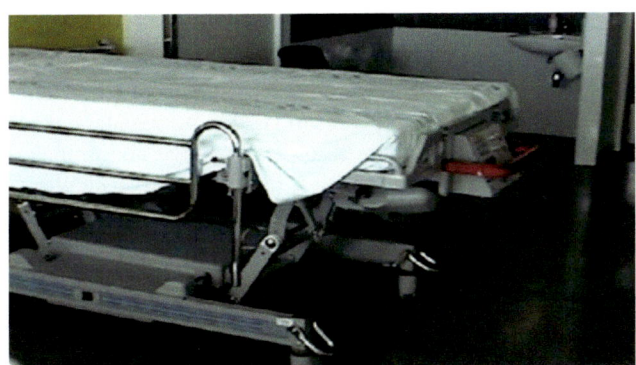

Figura 27-6. La cama cinética permite adoptar decúbitos laterales programados, y también elevaciones o descensos del cabezal.

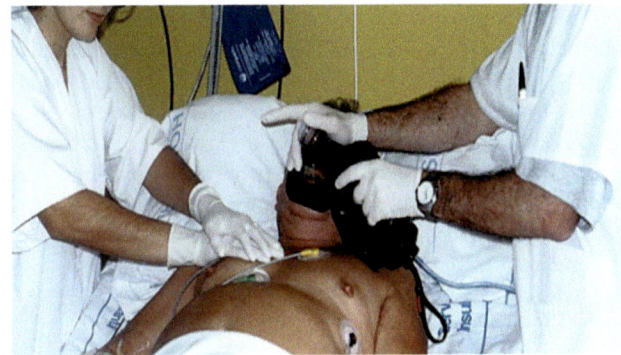

Figura 27-7. La hiperinsuflación con ambú es una técnica básica en el manejo de los lesionados medulares.

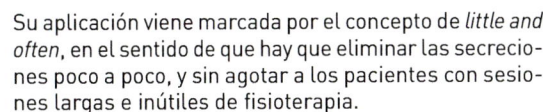 Su aplicación viene marcada por el concepto de *little and often*, en el sentido de que hay que eliminar las secreciones poco a poco, y sin agotar a los pacientes con sesiones largas e inútiles de fisioterapia.

Es mejor hacer dos o tres intervenciones de fisioterapia en un turno que concentrarlas en una sola. Asimismo, es mejor tratar al paciente tras el uso de los broncodilatadores y con el estómago vacío, para prevenir la broncoaspiración. Es muy eficaz aplicar las técnicas de fisioterapia a primera hora de la mañana, antes del desayuno, pues se recoge gran parte de las secreciones que se han producido por la noche. Tras el baño del paciente, se puede volver a conseguir expulsar más secreciones que se han movilizado, gracias a los efectos que se producen con los cambios de postura.

Manejo postural

Como norma general, la movilización del paciente favorece la expulsión de las secreciones: son recomendables los cambios posturales, el uso de camas cinéticas, la sedestación, el plano inclinado o los ejercicios en el gimnasio.

El manejo postural puede favorecer el drenaje de determinados segmentos pulmonares, y se pueden utilizar en algunos momentos, siendo muy eficaz la posición en Trendelenburg durante cortos períodos en pacientes tetrapléjicos para conseguir que las secreciones lleguen a la boca. Hay que recordar que esta posición no es recomendable en caso de reflujo gastroesofágico ni en pacientes con hipertensión intracraneal.

Insuflación pulmonar con Ambu® (*airway mask bag unit*) o reanimador manual o bolsa autoinflable

La insuflación pulmonar con Ambu® o respirador, al menos tres veces al día, mantiene la elasticidad pulmonar y puede prevenir las atelectasias. Su uso en pacientes ventilados precisa la desconexión del respirador. Se precisa gran destreza con el Ambu®, puesto que hay que mantener la presión positiva al final de la espiración que el paciente tiene en su modo de ventilación (**Fig. 27-7**). Esta técnica es muy utilizada en

pacientes con otras enfermedades neuromusculares como la esclerosis lateral amiotrófica, la enfermedad de Duchene, la atrofia muscular espinal, etc., y los familiares aprenden muy bien a utilizarla, con pocas complicaciones (neumotórax, meteorismo abdominal). Suele acompañarse de una tos asistida con presiones manuales abdominotorácicas al iniciar la tos. No debe realizarse después de las comidas. En los pacientes obesos es ineficaz.

La *Cuad cough* o tos asistida

La *Cuad cough* o tos asistida en tiempo espiratorio a dos o cuatro manos aumenta el pico de flujo de tos. Se trata de asistir la tos con presiones abdominotorácicas espiratorias, facilitándose el desprendimiento de las secreciones y su posterior expectoración al aumentar los flujos espiratorios. Puede tener algunas complicaciones, como la broncoaspiración y el meteorismo, y deben evitarse si hay un filtro de vena cava, o si coexiste un traumatismo abdominal o torácico. Es la medida que aumenta más el pico de flujo de tos. En pacientes obesos no es muy eficaz (**Fig. 27-8**). A la tos asistida se le puede asociar la vibroterapia que ejercen las manos del profesional sanitario.

Otras técnicas instrumentales

Otras técnicas instrumentales que se pueden utilizar son los dispositivos de presión espiratoria positiva con (Fluter®, Acapella®) o sin oscilación (Thera-Pep®) para el manejo de las secreciones en pacientes con buena colaboración e hipersecretores.

Los dispositivos que favorecen la expansión torácica, como el incentivador volumétrico, en general se consideran una

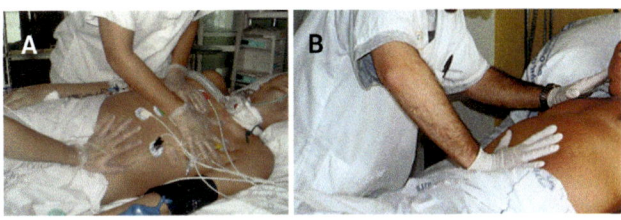

Figura 27-8. *Cuad cough* o tos asistida. **A)** Se realizan compresiones en tiempo espiratorio de la pared torácica y **B)** abdominal para aumentar los picos de flujo de tos.

técnica segura, aunque hay poca evidencia que respalde su beneficio. Se utilizan en pacientes con riesgo de desarrollar atelectasias, sobre todo en pacientes posquirúrgicos. El incentivador volumétrico guía y fomenta la realización de estos ejercicios respiratorios, y ayuda a la expansión pulmonar. No parece presentar ventajas aparentes a los ejercicios respiratorios simples, pero proporcionan información para la evaluación del progreso de la capacidad pulmonar. No hay evidencia sobre su utilidad en la lesión medular, pero su uso está extendido.

Insuflaciones-exsuflaciones mecánicas

Las insuflaciones-exsuflaciones mecánicas (**Fig. 27-9**) realizadas con un dispositivo como el Cough Assist, facilitan mucho la extracción de secreciones en los pacientes neuromusculares. El dispositivo consta de un generador de volúmenes de aire con la característica de que puede dar presión positiva o negativa, y una tubuladura que acaba en una mascarilla que cierra el circuito al acoplarse a la cara del paciente. Se utilizan presiones positivas (+30-50 cm H_2O) seguidas de presiones negativas (– 30-50 cmH_2O), 5-6 ciclos hasta que se consigan

llevar las secreciones a la boca o al traqueostoma. Esta técnica aumenta los flujos espiratorios forzados, puede usarse hasta cada 10 minutos en reagudizaciones, y los pacientes la prefieren frente a la aspiración con sondas. Sus principales efectos secundarios son los borborismos, las molestias abdominales, bradicardia y episodios vagales. Este dispositivo facilita el manejo en la planta de hospitalización de los pacientes, y su uso debe ser compartido con los fisioterapeutas, enfermeros y el personal médico. Puede usarse con parámetros fijos programados o hacerlo de manera manual (en este modo, se fijan las presiones y los tiempos son manuales), mediante el uso de un sistema que gradúa los tiempos inspiratorios y espiratorios. Cuando el paciente tiene un pico de flujo de tos inferior a 270 L/min, ya se considera que tiene una tos inefectiva.

Otros dispositivos

Existen otros dispositivos que son capaces de generar ventilación intermitente por percusión de alta frecuencia (100-300 segundos), y permiten la administración de medicación nebulizada o simplemente suero fisiológico. Puede conectarse en el respirador o usarse de manera independiente. Consigue nebulizar 1 mL/min. Ayuda en el reclutamiento de alvéolos y mejora el aclaramiento mucociliar. Después de su aplicación, es preciso usar otras técnicas de fisioterapia para poder expulsar las secreciones que se han movilizado. Existen experiencias en neonatos, quemados y distrés respiratorio, y menos en pacientes con LM.

Los chalecos de inflado intermitente o ventilación por presión abdominal intermitente (**Fig. 27-10**) siguen teniendo su papel en pacientes que precisan ventilación mecánica no invasiva y toleran mal las interfases oronasales. Pueden ahorrar

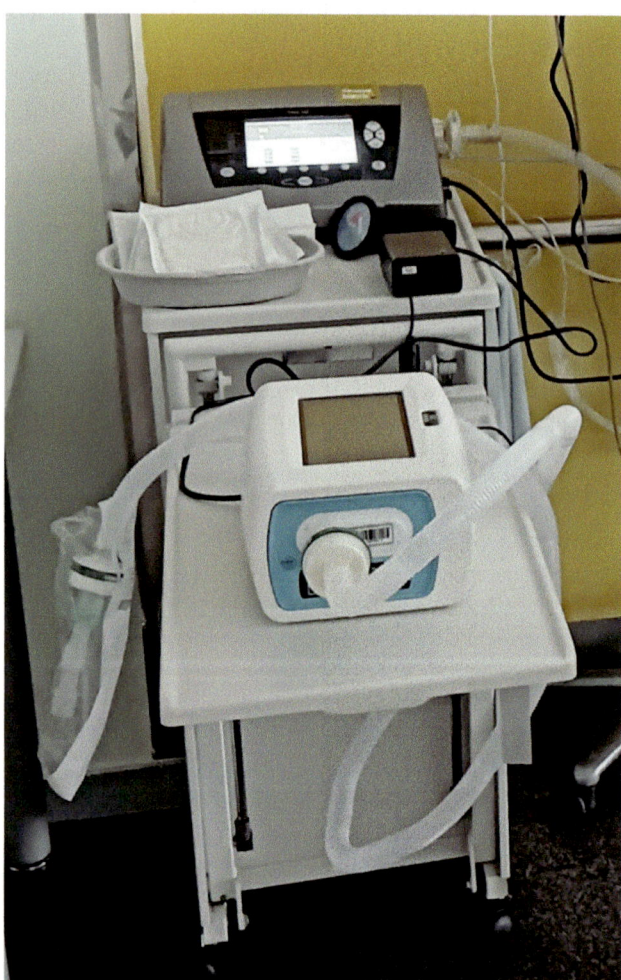

Figura 27-9. Asistente de la tos o **Cough Assist. Se** aprecia el dispositivo, las tubuladuras y el filtro antibacteriano. Al fondo, se aprecia un ventilador tipo volumétrico.

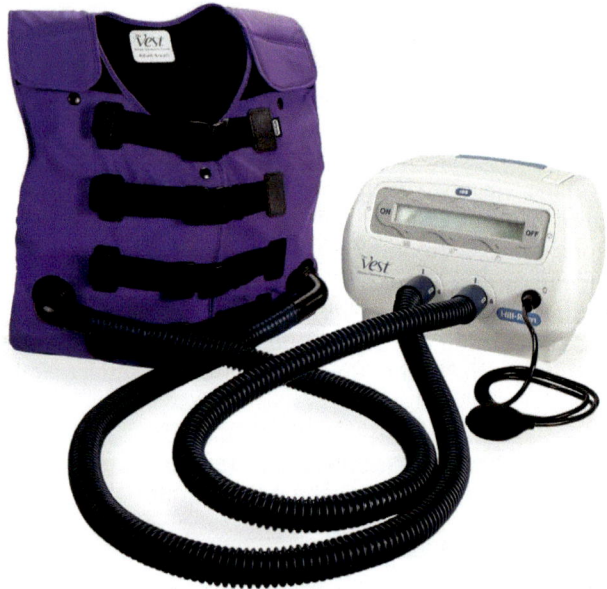

Figura 27-10. Los chalecos de inflado intermitente o ventilación por presión abdominal intermitente, siguen teniendo su papel en pacientes neuromusculares que precisan ventilación mecánica no invasiva y toleran mal las interfases oro nasales, pudiendo ahorrar horas de respirador.

horas de ventilación no invasiva convencional durante el día. Son útiles en muchas enfermedades neuromusculares, atrofia muscular espinal, Duchene y en algunos lesión medular crónicos.

MUCOLÍTICOS Y BRONCODILATADORES

Las secreciones de los pacientes lesionados medulares altos suelen ser espesas y difíciles de expulsar. La hidratación más allá de la euvolemia no está demostrada, por lo que es fundamental tener una estrategia para poder expulsarlas. Una de ellas es el uso de mucolíticos y broncodilatadores. Los primeros tienen una evidencia sobre todo en la fibrosis quística, siendo su uso más controvertido en el resto de patologías, aunque se utilizan diariamente en la práctica clínica. El más utilizado es la *N*-acetilcisteína, que actúa rompiendo los puentes disulfuro de la mucina de las secreciones y tiene el inconveniente de su olor sulfuroso desagradable.

Otros mucolíticos ejercen una acción osmótica atrayendo agua del intersticio y fluidificando el moco, como el suero salino al 3-7 %. Provocan tos y broncoespasmo, por lo que al menos las primeras veces que se usen debe administrarse antes un aerosol de salbutamol. Para mejorar su tolerancia, ya que son irritantes para la mucosa bronquial por su elevada salinidad, hay formulaciones que añaden ácido hialurónico. La mayor experiencia se tiene en la fibrosis quística y en la bronquiolitis. El manitol es otro agente hiperosmolar administrado en forma de aerosol, tiene un efecto parecido al suero salino, y también induce broncoespasmo.

Fuera de su uso en la fibrosis quística, la evidencia de los mucolíticos es controvertida. Los mucolíticos orales (*N*-acetilcisteína, guafinesina, etc.) tienen poca evidencia.

Ya se ha mencionado anteriormente la existencia de un tono vagal aumentado, que era el que condicionaba el moco espeso y abundante, motivo por lo que se usan de manera habitual agentes anticolinérgicos como el bromuro de ipratropio.

El bromuro de ipratropio se tolera bien, tiene pocos efectos secundarios (efectos atropínicos), tiene acción broncodiltadora y, en tratamientos prolongados, reduce la secreción mucosa. Su efecto se prolonga 4-6 horas, y puede administrarse con un cartucho presurizado, con una cámara espaciadora si se precisa, y en forma de nube aerosolizada con suero fisiológico. En tratamientos crónicos, se prefiere el uso de otros agentes anticolinérgicos con vida media más larga como el tiotropio, el aclidinio o el glucopirronio.

También se usan en la fase aguda, los adrenérgicos β_2 como el salbutamol, en forma aerosolizada, junto al suero fisiológico. También está disponible en forma de cartucho presurizado, que se puede administrar directamente en la tubuladura del respirador, con cámaras espaciadoras o en la boca del enfermo, si es capaz de realizar la maniobra de sellado labial correctamente y la posterior pausa inspiratoria de 5-10 segundos, para que el principio activo se deposite correctamente en los alvéolos.

ENTRENAMIENTO DE LA MUSCULATURA RESPIRATORIA

La debilidad de la musculatura respiratoria tras la lesión medular afecta a la fisiología pulmonar y sobre todo a la capacidad para realizar una tos eficaz.

La fuerza de la musculatura inspiratoria es el mejor predictor para el desarrollo de neumonía en tetrapléjicos.

Tras 6 semanas de entrenamiento de la musculatura inspiratoria, Boswell *et al.* obtuvieron mejorías en la fuerza del diafragma, en la presión inspiratoria máxima (PIM), la presión espiratoria máxima (PEM), el volumen corriente y la máxima ventilación voluntaria. El metaanálisis de Wang *et al.* llega a las mismas conclusiones, alertando de la disparidad de metodología y del escaso tamaño muestral de los estudios analizados. Sin embargo, los resultados no son concluyentes en cuanto a la mejoría de la capacidad funcional y a la reducción de las complicaciones pulmonares. Según Bach, «el pronóstico a largo plazo no se modifica, pero el entrenamiento *per se* no es nocivo. La fuerza ganada con el entrenamiento específico disminuye rápidamente al cesar el entrenamiento».

Se han comercializado dispositivos únicos para el entrenamiento de la musculatura inspiratoria o espiratoria, o dispositivos combinados con doble válvula en los que se puede entrenar de forma conjunta la inspiración y la espiración. Se diferencian dos tipos de dispositivos, de carga umbral o de carga resistiva, siendo los primeros los más habituales (**Fig. 27-11**).

Se utilizan dispositivos específicos como el Threshold®, el POWERbreath® o similares. Para calcular la intensidad del entrenamiento, es preciso medir basalmente la PIM, la PEM, o bien usar valores de referencia de normalidad. El entrenamiento más utilizado consiste en la realización de inspiraciones o espiraciones resistidas con los dispositivos, al menos 15 minutos por la mañana y por la tarde, a una intensidad inicial del 30 % del valor de la PIM o la PEM obtenidas. Se puede ir aumentando la resistencia gradualmente cada semana o, simplemente, cuando al paciente le parezca fácil una intensidad, debe aumentarla. Otra posibilidad es ir haciendo mediciones periódicas de la PIM /PEM e ir incrementando la resistencia en un rango entre el 30-60 % de los valores de PIM y PEM obtenidos. Dependiendo de cada paciente, interesará entrenar la musculatura inspiratoria o la espiratoria, según los hallazgos en la medición de las presio-

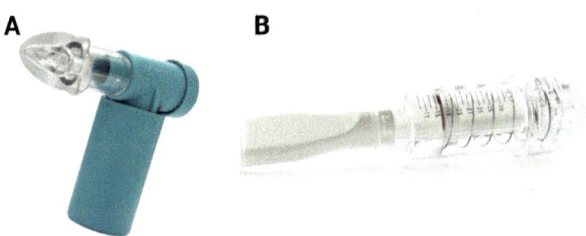

Figura 27-11. Diferentes dispositivos para entrenar la musculatura inspiratoria y espiratoria. **A)** POWERbreath®. **B)** Entrenador de la musculatura inspiratoria de Philips Respironics Threshold® IMT.

nes. Este entrenamiento no debe realizarse si el paciente está reagudizado. A pesar de sus beneficios, la adherencia a este tratamiento es escasa.

PAPEL DE LA ECOGRAFÍA DIAFRAGMÁTICA

La ecografía (ECO) permite visualizar la integridad diafragmática, su grosor en contracción y relajación, y su movilidad. En algunas publicaciones, la ECO diafragmática puede ser un predictor del éxito del *weaning* o la dependencia del respirador. No hay estudios prospectivos sobre la utilidad de estas mediciones. En el caso de la EPOC, tras el entrenamiento al esfuerzo de la musculatura inspiratoria, el grosor del diafragma y del cuádriceps se correlacionan con la prueba de marcha de 6 minutos (PM6M). Por tanto, aún no se sabe cuál es el papel de la ECO en los pacientes con lesión medular, más allá del habitual uso en la localización y extracción de un derrame pleural.

NEUROPLASTICIDAD

El número de trabajos científicos se ha incrementado de manera exponencial en los últimos años, y han aparecido trabajos sobre la hipoxia intermitente, la estimulación diafragmática, el entrenamiento motor con repeticiones automatizadas (Lokomat, etc.), y los ejercicios de resistencia y fuerza pulmonar.

> ❗ La aplicación de la electroestimulación funcional (FES) en la pared abdominal mejora los picos de flujo de tos al aumentar la fuerza de la pared abdominal y, en algunos sujetos, mejora la calidad de vida y disminuye las complicaciones respiratorias.

La FES puede aplicarse sobre la piel con unos electrodos cutáneos, a nivel medular o en ramas nerviosas concretas. Estos últimos requieren un proceso quirúrgico para su implantación, por lo que los sistemas cutáneos son menos invasivos y más simples de configurar e implementar. Estos dispositivos emiten impulsos que activan las ramas nerviosas intramusculares y las fibras musculares, lo que genera fuertes contracciones musculares.

> ❗ El marcapasos diafragmático se puede utilizar en pacientes con lesiones medulares por encima de C3, en donde se consigan contracciones diafragmáticas efectivas en la prueba inicial.

La técnica se ha simplificado mucho, y precisa una minilaparatomía endoscópica para la colocación de los electrodos en el diafragma y la tunelización posterior de los cables hasta el generador externo de los impulsos eléctricos. Tiene la ventaja de que puede liberar al paciente de horas de respirador.

Un nuevo concepto se está introduciendo en el manejo de pacientes tetrapléjicos altos, y es la consideración del uso de la estimulación diafragmática de manera precoz para evitar la atrofia muscular diafragmática que produce la ventilación mecánica. Sería pues una medida más de reentrenamiento de la fuerza muscular del diafragma. Existen trabajos prometedores, pero exige un coste inicial elevado, una intervención quirúrgica y se precisan más estudios que avalen la propuesta. Si pasado el período crítico inicial el paciente ya no necesita la estimulación diafragmática, se pueden retirar los cables del marcapasos. Parece que la estimulación diafragmática puede ejercer cierto efecto de neuroplasticidad.

 PUNTOS CLAVE

- Las complicaciones respiratorias son la primera causa de muerte en el primer año de lesión medular, y condicionan el aumento en la estancia media.
- Los pacientes tetrapléjicos suelen claudicar al tercer-cuarto día de la lesión, por lo que se aconseja su monitorización estrecha y su ingreso en la UCI.
- En la actualidad, el uso de esteroides no es un estándar en el tratamiento neuroprotector, siendo el control hemodinámico y la descompresión quirúrgica precoz los pilares fundamentales.
- El manejo inicial incluye la cirugía de estabilización precoz y la realización de la traqueostomía precoz en aquellos pacientes que se prevea un destete del respirador prolongado.
- El lesionado medular alto suele tener un patrón respiratorio restrictivo.
- En las fases iniciales, se genera un moco espeso y viscoso por el predominio del tono vagal.

- En la fase aguda, los pacientes tetrapléjicos respiran mejor en decúbito supino, pues el diafragma tiene más facilidad de movimiento.
- En la posición de sedestación, se recomienda inicialmente el uso de una faja abdominal, pues ayuda a mantener la presión abdominal y mejora la posición diafragmática, además de prevenir la hipotensión postural.
- La fisioterapia convencional junto con el Cough Assist, los broncodilatadores y los mucolíticos siguen siendo la parte crucial del manejo respiratorio.
- Algunos pacientes precisan soporte ventilatorio solo nocturno.
- El entrenamiento de la musculatura respiratoria es una técnica útil, aunque con poca adherencia.
- Otros métodos, aún no generalizados, como el uso de la FES en la musculatura abdominal o el marcapasos diafragmático en la fase aguda, tendrán que demostrar su utilidad.

BIBLIOGRAFÍA

Bach JR, Burke L, Chiou M. Conventional Respiratory Management of Spinal Cord Injury. Phys Med Rehabil Clin N Am. 2020;31(3):379-95.

Bárbara-Bataller E, Méndez-Suárez JL, Alemán-Sánchez C, Sánchez-Enríquez J, Sosa-Enríquez M. Change in the profile of traumatic spinal cord injury over 15 years in Spain. Scand J Trauma Resusc Emerg Med. 2018;26(1):27.

Ben-Dov I, Zlobinski R, Segel MJ, Gaides M, Shulimzon T, Zeilig G. Ventilatory response to hypercapnia in C5-8 chronic tetraplegia: the effect of posture. Arch Phys Med Rehabil. 2009;90:1414.

Boswell-Ruys CL, Lewis CRH, Wijeysuriya NS, et al. Impact of respiratory muscle training on respiratory muscle strength, respiratory function and quality of life in individuals with tetraplegia: a randomised clinical trial. Thorax. 2020 Mar;75(3):279-88.

Branson R. Secretion Management in the Mechanically Ventilated Patient. Respir Care 2007;52(10):1328-47.

Claxton AR, Wong DT, Chung F, Fehkings MG. Predictors of hospital mortality and mechanical ventilation in patients with cervical spinal cord injury. Can J Anaesth. 1998;45:144-9.

Cavka K, Fuller DD, Tonuzi G, Fox EJ. Diaphragm Pacing and a Model for Respiratory Rehabilitation After Spinal Cord Injury. J Neurol Phys Ther. 2021;45(3):235-242.

Fehlings MG, Vaccaro A, Wilson JR, et al. Early versus Delayed Decompression for Traumatic Cervical Spinal Cord Injury: Results of the Surgical Timing in Acute Spinal Cord Injury Study (STASCIS). PLoS One. 2012;7(2): e32037.

Galeiras Vázquez R, Rascado Sedes P, Mourelo Fariña M, Montoto Marqués A, Ferreiro Velasco ME. Respiratory management in the patient with spinal cord injury. Biomed Res Int. 2013:2013:168757.

Huang YH, Ou CY. Magnetic resonance imaging predictors for respiratory failure after cervical spinal cord injury. Clinical Neurology and Neurosurgery, 2014;126:30-4.

Jong H. Effects of air stacking on pulmonary function and Peak flow on cervical spinal cord injury. J Phys Ther Sci. 2015;27:1951-2.

Josefson C, Rekand T, Lundgren-Nilsson Å, Sunnerhagen KS. Respiratory complications during initial rehabilitation and survival following spinal cord injury in Sweden: a retrospective study. Spinal Cord. 2021;59(6):659-64.

Jug M, Kejžar N, Vesel M, et al. Neurological Recovery after Traumatic Cervical Spinal Cord Injury Is Superior if Surgical Decompression and Instrumented Fusion Are Performed within 8 Hours versus 8 to 24 Hours after Injury: A Single Center Experience. J Neurotrauma. 2015 Sep 15;32(18):1385-92.

Kirshblum S, Johnston MV, Brown J, O'Connor KC, Jarosz P. Predictors of dysphagia after spinal cord injury. Archives of physical medicine and rehabilitation. 1999;80(9):1101-5.

McCaughey EJ, Butler J E, McBain RA, et al. Abdominal functional electrical stimulation to augment respiratory function in spinal cord injury. Top Spinal Cord Inj Rehabil. 2019;25(2):105-11.

Musbashir T, Arif AA, BSc, et al. Early Versus Late Tracheostomy in Patients With Acute Traumatic Spinal Cord Injury: A Systematic Review and Meta-analysis. Anesth-Analg. 2021;132(2):384-94.

Rubin BK. Aerosol Medications for Treatment of Mucus Clearance Disorders. Respir Care. 2015;60(6):825-32.

Rupp R, Biering-Sørensen F, Burns SP, et al. International Standards for Neurological Classification of Spinal Cord Injury: Revised 2019. Top Spinal Cord Inj Rehabil. 2021;27(2):1-22.

Schilero GJ, Radulovic M, Wecht JM, Spungen AM, Bauman WA, Lesser M. (2014). A center's experience: pulmonary function in spinal cord injury. Lung. 2014;192:339-346.

Steep EL, Brown R, Tun CG, Gagnon DR, Jain NB, Garshick E. Determinants of Lung Volumes in Chronic Spinal Cord Injury. Arch Phys Med Rehabil. 2008;89:1499-1506

Vázquez Martínez JL. Ecografía de la función diafragmática. Protoc Diagn Ter Pediatr. 2021;1:409-16.

Vinit S, Lane MA. Respiratory Training and Plasticity After Cervical Spinal Cord Injury. Front Cell Neurosci. 2021;15:700821.

Volpi V, Volpato E, Compalati E, et al. Is Intermittent Abdominal Pressure Ventilation Still Relevant? A Multicenter Retrospective Pilot Study. J Clin Med. 2023;12(7):2453.

Wong SL, Shem K, Crew J. Specialized respiratory management for acute cervical spinal cord injury: a retrospective analysis. Top Spinal Cord Inj Rehabil. 2012 Fall;18(4):283-90.

Wang X, Zhang N, Xu Y. Effects of Respiratory Muscle Training on Pulmonary Function in Individuals with Spinal Cord Injury: An Updated Meta-analysis. Biomed Res Int. 2020:7530498.

Programa de rehabilitación respiratoria en el paciente con bronquiectasias

28

N. Beristain Iñarra

 OBJETIVOS

- Conocer la fisiopatología de las bronquiectasias.
- Ser capaces de evaluar a los pacientes afectados de bronquiectasias.
- Adquirir herramientas para el tratamiento respiratorio del paciente con bronquiectasias.
- Diseñar un programa de rehabilitación respiratoria apropiado para los pacientes con bronquiectasias.

INTRODUCCIÓN

Las bronquiectasias (BQ) son una enfermedad bronquial inflamatoria crónica, caracterizada por un síndrome clínico de tos y expectoración crónica, agudizaciones infecciosas y, radiológicamente, por una dilatación anómala e irreversible de la luz bronquial.

A lo largo de este capítulo se van a abordar las BQ no debidas a fibrosis quísitica. Se trata de la tercera enfermedad inflamatoria crónica de la vía aérea, después del asma y de la enfermedad pulmonar obstructiva crónica (EPOC), y presenta una estrecha relación con ambas enfermedades. Como se explicará más adelante, el diagnóstico de las bronquiectasias se basa en la historia clínica y en pruebas de imagen, y los objetivos del tratamiento son prevenir las exacerbaciones, reducir los síntomas, mejorar la calidad de vida y detener la progresión de la enfermedad.

DEFINICIÓN

Las bronquiectasias no debidas a fibrosis quísitica (a partir de ahora, BQ) se definen como una enfermedad bronquial inflamatoria crónica con una dilatación anormal e irreversible de los bronquios.

El tejido elástico y muscular de estos se puede destruir debido a la inflamación aguda o crónica y por la presencia de infecciones. Este daño dificulta el drenaje de secreciones bronquiales, que pueden causar una obstrucción de las vías respiratoria en grado leve o moderado.

Según la morfología de la dilatación bronquial, las BQ se pueden clasificar en cilíndricas (bronquios dilatados y cilíndricos), varicosas (bronquios irregulares, con presencia de zonas de dilatación y constricción), y saculares o quísticas (bronquios dilatados que forman quistes).

EPIDEMIOLOGÍA

La prevalencia real de las BQ se desconoce, y varía según la población y el área geográfica. Se estima que se sitúa entre 42 y 566 casos/100.000 habitantes, y es mayor en mujeres no fumadoras de cualquier edad y en personas mayores de 65 años.

El impacto de las campañas de vacunación y el desarrollo de nuevos antibióticos han modificado la epidemiología y la etiología de las BQ en las últimas décadas.

Se trata de una enfermedad con un impacto económico elevado, dado que la presencia de exacerbaciones hace que los pacientes requieran más tandas de antibióticos, más visitas a los servicios de urgencias y más ingresos hospitalarios. Los gastos directos del tratamiento de los pacientes que presentan BQ se deben a la suma de los gastos de las exploraciones complementarias, y del tratamiento farmacológico y no farmacológico, así como de los derivados de las exacerbaciones. Por otro lado, los costes indirectos son aquellos derivados de los días de baja laboral del paciente y/o el cuidador.

FISIOPATOLOGÍA

Las BQ son el resultado final de enfermedades o de distintas agresiones. Sea cual sea la etiología que las causa, las BQ presentan una fisiopatología común, cuya gravedad dependerá, en gran medida, de la causa que las produce y la posibilidad de tratarla para frenar la evolución de la alteración pulmonar.

La fisiopatología de las BQ se explica mediante una de las primeras hipótesis propuesta por Cole *et al.* para explicar el proceso de inflamación en los pacientes con BQ (**Fig. 28-1**).

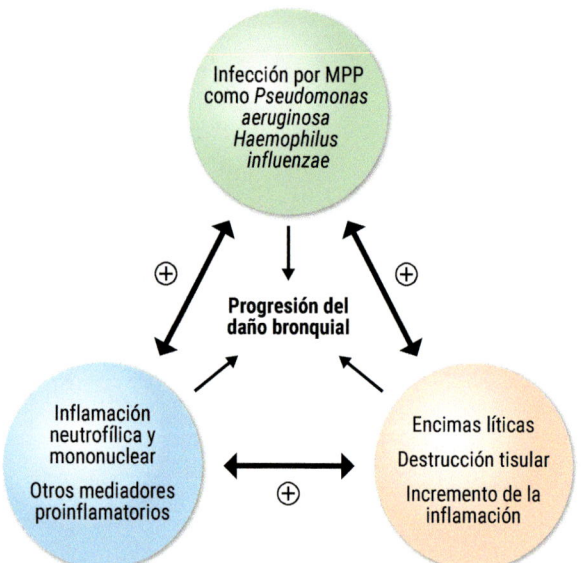

Figura 28-1. Fisiopatología de las bronquiectasias. Círculo vicioso propuesto por Cole P *et al.*
Adaptada de Cole P, *Bronchiectasis*, 1995.
MPP: microorganismos potencialmente patógenos.

> **!** Se propone que un evento inicial (una infección, una alteración de la motilidad ciliar o una alteración de la composición del moco) compromete el aclaramiento mucociliar, que es el mecanismo de defensa de primera línea. La alteración del sistema mucociliar impediría la correcta eliminación de las secreciones, y facilitaría el crecimiento bacteriano y la inflamación bronquial. Este hecho haría que la mucosidad y las bacterias permanecesen en el árbol bronquial, dañando el epitelio bronquial. La inflamación crónica producida causaría mayor dificultad para el aclaramiento mucociliar, facilitando a la vez las infecciones recurrentes y el daño estructural, con aparición de BQ que predisponen a nuevas infecciones, cerrándose así el círculo vicioso.

Posteriormente, se ha ido desarrollando la hipótesis planteada por Cole *et al.,* con nuevos hallazgos y la presencia de nuevas moléculas implicadas en el proceso inflamatorio. La inflamación de la vía aérea presenta un perfil neutrofílico que favorece el proceso inflamatorio, dado que permite la adherencia bacteriana al epitelio respiratorio, pero también existen otras células causantes de la inflamación bronquial (células integrantes de la respuesta inmunitaria). Los neutrófilos liberan mediadores (citocinas inflamatorias, elastasas y metaloproteinasas de matriz) que destruyen la elastina bronquial y otras estructuras del sistema respiratorio, provocando la dilatación de los bronquios. Asimismo, hay que tener en cuenta la posible disfunción del sistema inmunológico en el círculo vicioso del proceso inflamatorio. La inflamación neutrofílica excesiva se ha relacionado con una mayor frecuencia de exacerbaciones y una rápida disminución de la función pulmonar a través de la degradación de la elastina de las vías respiratorias, entre otros mecanismos. A nivel local, las secreciones presentan un aumento de neutrófilos, elastasa y factor de necrosis tumoral, entre otros. El acúmulo neutrofílico es el responsable de la purulencia del esputo;

cuanto más verdosa es la expectoración, mayor cantidad de células inflamatorias contiene.

La actividad de la elastasa de los neutrófilos desempeña un papel en la patogenia y la progresión de las BQ. Una elastasa excesiva en las vías respiratorias inflamadas hace que disminuya la frecuencia de los latidos ciliares, y estimula la secreción de mucina. En las BQ, la más predominante es la mucina 5B. En algunos estudios, se han relacionado los niveles más altos de mucina en las vías respiratorias y la mucina 5AC con una mayor gravedad de la enfermedad, aunque se necesitan más investigaciones para confirmar esta relación.

Cuando existe un exceso de mucinas secretadas, se produce una deshidratación de la capa de moco, y se genera un desequilibrio osmótico entre la capa de moco y la capa periciliar. En consecuencia, se ralentiza el latido ciliar y se facilita la adhesión de la capa de moco al epitelio de las vías respiratorias. Este hecho hace que se reduzca el transporte de moco y que este se acumule, fenómeno que contribuye a la patogenia de las BQ.

Un porcentaje de pacientes afectados de BQ también pueden presentar inflamación sistémica en fase estable, hecho que se ha relacionado con formas más graves de la enfermedad. A nivel sistémico, se puede encontrar una elevación de los marcadores inflamatorios, como la velocidad de sedimentación globular o la proteína C-reactiva.

Concepto de hiperconcentración mucosa

Un espectro de enfermedades pulmonares que afectan a las vías respiratorias del pulmón, entre las que se incluyen las BQ, pueden caracterizarse a grandes rasgos como parte de un síndrome de enfermedad mucoobstructiva. Los síntomas asociados a este síndrome suelen ser: tos, producción de esputo, dificultad respiratoria y exacerbaciones marcadas por un empeoramiento de los síntomas de la enfermedad. La patogenia de este síndrome incluye la acumulación de moco intraluminal, especialmente en las vías respiratorias pequeñas, inflamación y remodelación epitelial de las vías respiratorias, y se observa una obstrucción del flujo aéreo. Estas alteraciones se manifiestan de forma más temprana y gravemente como reducciones en los flujos de las vías respiratorias pequeñas (p. ej., flujo espiratorio forzado del 25-75 %), seguidas posteriormente de reducciones del volumen espiratorio forzado en el primer segundo y de la relación entre este y la capacidad vital forzada.

ETIOLOGÍA

Las BQ pueden producirse por distintas causas, tanto pulmonares como sistémicas (**Tabla 28-1**). Son el resultado final de otras entidades, por lo que en ocasiones es difícil establecer la posible relación de causalidad. Las formas postinfecciosas son las más frecuentes, aunque su incidencia ha disminuido en algunas zonas gracias a la mejoría de las condiciones socioeconómicas, los programas de vacunación, la disponibilidad de antibióticos eficaces para el tratamiento

Tabla 28-1. Etiología de las bronquiectasias

Post infección	Bacterias: neumonía necrotizante	
	Microbacterias: tuberculosis, microbacterias no turberculosas	
	Virus: (adenovirus, sarampión), hongos	
Obstrucción bronquial	Intrínseca: estenosis cicatricial, broncolitiasis, cuerpo extraño, tumor	
	Extrínseca: adenopatías, tumor, aneurisma	
Inmunodeficiencias	Primarias	• Déficits de Ac (agammaglobulinemia, inmunodeficiencia común variable, déficit de activación de deaminasa citidina inducida, déficit de Ac con inmunoglobulinas normales, etc.) • Inmunodeficiencias combinadas (déficit de TAP, etc.) • Otras (síndrome Wiskott-Aldrich, síndrome de hiperinmunoglobulinemia E, disfunción de los neutrófilos, etc.)
	Secundarias: quimioterapia, trasplante, neoplasias hematológicas, VIH	
Alteración de la escalera mucociliar	Fibrosis quística	
	Discinesia ciliar primaria	
	Síndrome de Young	
Neumonitis inflamatoria	Aspiración, reflujo gastroesofágico	
	Inhalación de tóxicos (drogas, gases), condritis	
Anormalidad del árbol traqueobronquial	Traqueobroncomegalia (síndrome de Mounier-Kuhn)	
	Defectos del cartílago (síndrome de Williams-Campbell)	
	Secuestro pulmonar	
	Traqueobroncomalacia	
	Bronquio traqueal	
Asociadas a otras enfermedades	Enfermedades sistémicas: artritis reumatoide, lupus eritematoso sistémico, síndrome de Sjögren, síndrome de Marfan, policondritis recidivante, espondilitis anquilosante, sarcoidosis	
	Enfermedad inlamatoria intestinal: colitis ulcerosa, enfermedad de Crohn	
	Otras enfermedades respiratorias: asma, EPOC, síndrome de Swyer-James	
	Déficit de α_1-antitripsina, síndrome de las uñas amarillas	
Aspergilosis o micosis broncopulmonar alérgica		
Panbronquiolitis difusa		
Etiología no conocida		

Adaptada de Martínez-García MA *et al*, 2018.
Ac: anticuerpos; EPOC: enfermedad pulmonar obstructiva crónica; VIH: virus de inmunodeficiencia humana.

de las infecciones respiratorias, y el mejor control y tratamiento de la tuberculosis. Por otro lado, ha aumentado la frecuencia de otras etiologías como el asma, la EPOC y algunas enfermedades sistémicas.

Se consideran BQ de origen desconocido (o idiopáticas) aquellas en las que no se conoce su causa a pesar de realizarse un estudio etiológico. Por otro lado, en los últimos años existe un aumento del diagnóstico de BQ, especialmente en los extremos de edad. Las etiologías que predominan en los pacientes menores de 5 años son las inmunodeficiencias, las malformaciones congénitas y la discinesia ciliar primaria, mientras que en los mayores de 75 años predominan las BQ de causa infecciosa.

EXACERBACIONES

Las exacerbaciones son objetivos clave para el tratamiento de los pacientes con BQ, y se asocian a un aumento de la inflamación en las vías respiratorias y a nivel sistémico, que contribuye al daño pulmonar progresivo.

 Las exacerbaciones presentan un impacto negativo en la calidad de vida de los pacientes y se han relacionado con un peor pronóstico de la enfermedad.

Por otro lado, se ha observado que las exacerbaciones más graves y frecuentes se asocian a una peor calidad de vida, síntomas diarios, disminución de la función pulmonar y mayor mortalidad. Por este motivo, actualmente la mayoría de las intervenciones terapéuticas están dirigidas a reducir el número de exacerbaciones. A pesar de las estrategias terapéuticas actuales, los registros europeos muestran que aproximadamente el 50 % de los pacientes afectados de BQ presentan dos o más exacerbaciones al año, y que un tercio de los pacientes requieren al menos una hospitalización al año.

La patogenia de la sintomatología y las exacerbaciones se basa en el concepto del ciclo vicioso (**Fig. 28-2**), que incluye la infección bronquial crónica, la inflamación, la alteración en el aclaramiento mucociliar y el daño pulmonar estructural. Por este motivo, el tratamiento se focaliza en la prevención o la supresión de la infección bronquial aguda y crónica, en mejorar el aclaramiento mucociliar y en reducir el impacto de la enfermedad pulmonar estructural.

La infección crónica de las vías respiratorias, con mayor frecuencia por *Haemophilus influenzae* y *Pseudomonas aeruginosa,* y con menor frecuencia por *Moraxella catarrhalis, Staphylococcus aureus* y *Enterobacteriaceae,* estimula y mantiene la inflamación pulmonar. El aislamiento persistente de estos microorganismos en el esputo o en el lavado broncoalveolar se asocia a una mayor frecuencia de exacerbaciones, peor calidad de vida y aumento de la mortalidad. Una revisión sistemática identificó que la infección por *P. aeruginosa* se asocia a un aumento de tres veces el riesgo de mortalidad, un aumento de

casi siete veces el riesgo de ingreso hospitalario y un promedio de una exacerbación adicional por paciente por año.

DIAGNÓSTICO

Ante la sospecha de BQ, se recomienda realizar las siguientes exploraciones complementarias (v. **Cap. 7**) para ayudar a identificar la etiología:

- Tomografía computarizada (TC) de tórax de alta resolución (prueba de referencia o estándar de oro).
- Cultivo de esputo (bacterias, micobacterias, hongos).
- Funcionalismo pulmonar (espirometría y prueba broncodilatadora, volúmenes, difusión).
- Analítica (hemograma, velocidad de sedimentación globular, proteína C-reactiva, proteinograma, inmunoglobulinas).

En la **figura 28-3** se describe el algoritmo diagnóstico planteado por Martínez-García MA *et al.* Los resultados de estas exploraciones complementarias pueden ser diagnósticos de algunas etiologías, como malformaciones congénitas, traqueobroncomegalia, *situs inversus,* obstrucción bronquial, secuestro pulmonar, bronquio traqueal, o bien pueden ser sospechosas de otras, como el déficit de α_1-antitripsina, aspergilosis broncopulmonar alérgica, micobacterias no tuberculosas

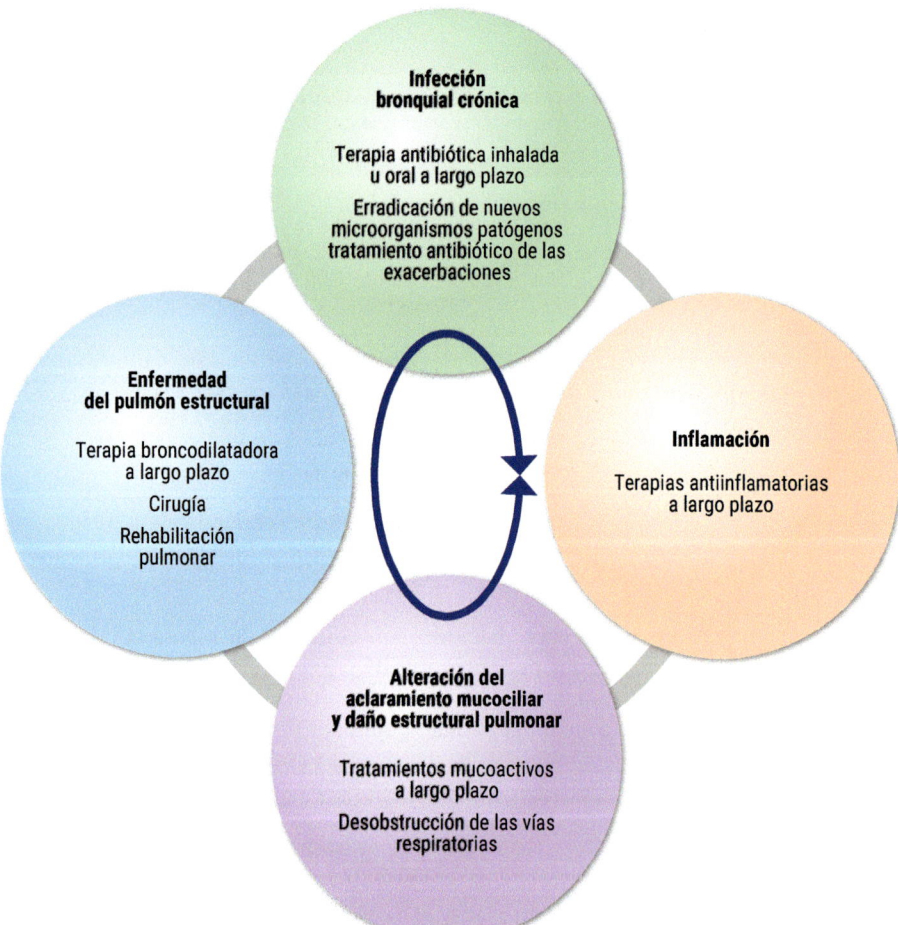

Figura 28-2. Concepto de círculo vicioso de las bronquiectasias. Según el esquema de ciclo vicioso presentado en la guía de manejo del adulto con bronquiectasia de la European Respiratory Society (ERS) se muestran las recomendaciones terapéuticas. Adaptada de Polverino E *et al,* 2017.

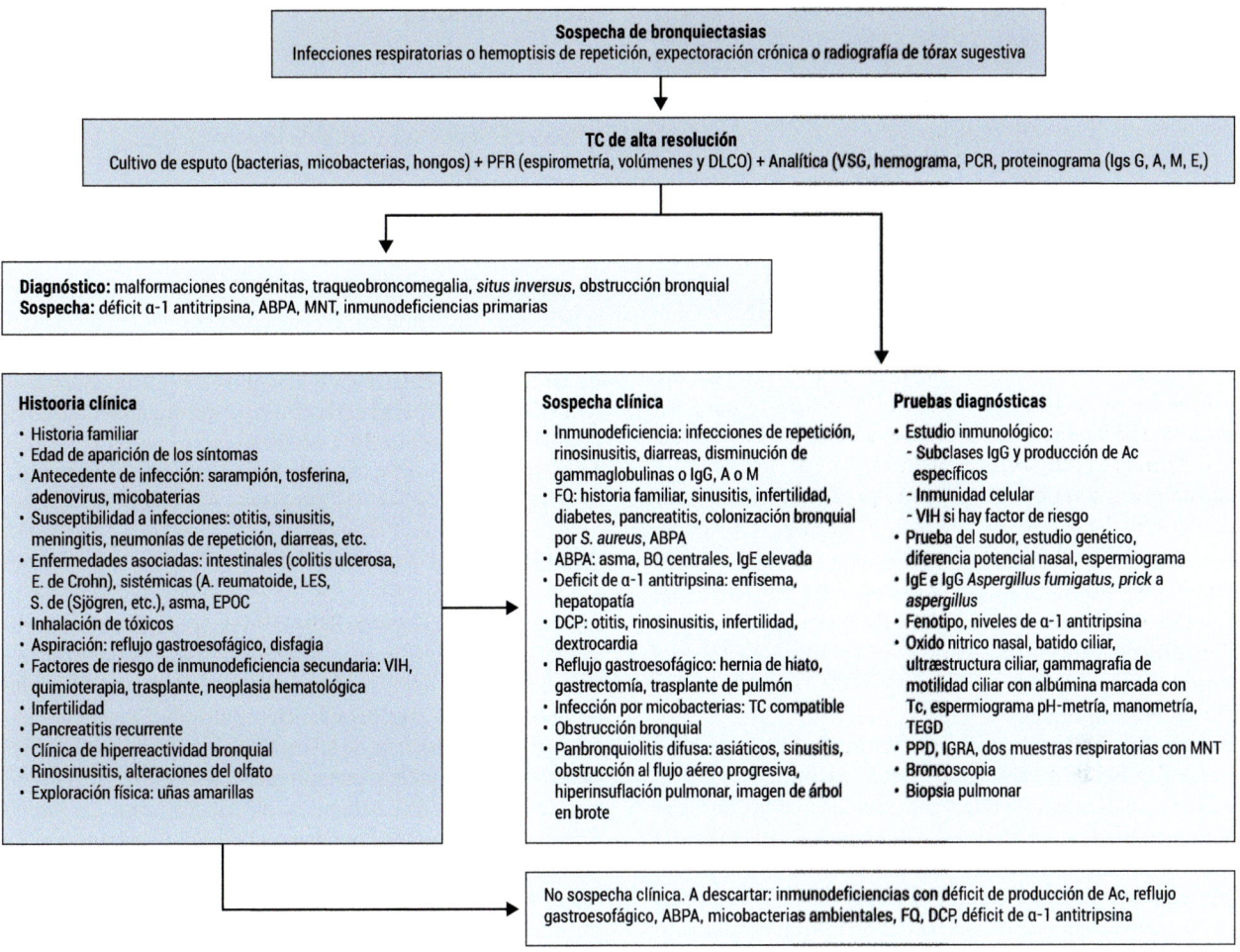

Figura 28-3. Algoritmo diagnóstico para identificar las posibles causas específicas de bronquiectasias.
Adaptada de Martínez-García MA *et al*, 2018.
A.: artritis; ABPA: aspergilosis broncopulmunar alérgica; Ac: anticuerpos; BQ: bronquiectasias; DCP: discinesia ciliar primaria; DLCO: difusión pulmonar de monóxido de carbono; E: enfermedad; EPOC: enfermedad pulmonar obstructiva crónica; FQ: fibrosis quística; IGRA: ensayos de liberación de interferón gamma (*interferon gamma release assay*); Ig: inmunoglobulinas; LES: lupus eritematoso sistémico; PCR: proteína C-reactiva; MNT: micobacterias no tuberculosas; PFR: pruebas funcionales respiratorias; PPD: prueba cutánea de derivado proteico purificado; S.: síndrome; S: *Staphylococcus*; Tc: Tecnecio; TC: tomografía computarizada; TEGD: tránsito esofago-gastroduodenal; VIH: virus de la inmunodeficiencia humana; VSG: velocidad de sedimentación globular.

o inmunodeficiencias primarias. La European Respiratory Society (ERS) recomienda realizar de forma sistemática el estudio para descartar aspergilosis broncopulmonar alérgica, ya que su diagnóstico puede cambiar el manejo de las BQ.

EVALUACIÓN DEL PACIENTE CON BRONQUIECTASIAS

Los pacientes con BQ presentan gran diversidad de sintomatología. A continuación, se detallará cómo evaluar al paciente con BQ.

Anamnesis

La historia clínica del paciente deberá incluir los síntomas más frecuentes de la BQ:

• Tos: se ha de interrogar al paciente sobre la duración, la intensidad y las características de la tos (**Tabla 28-2**). La

Tabla 28-2. Clasificación de la tos

Según su duración	• Tos aguda < 4 semanas • Tos subaguda 4-8 semanas • Tos crónica > 4 semanas (puede ser específica o inespecífica)
Según su producción	• Tos seca (ausencia de secreciones) • Tos húmeda (presencia de secreciones)

Puede ser productiva (con expectoración) o no productiva (sin expectoración)

tos puede ser seca o húmeda, y productiva o no productiva según si existe expectoración o no. Según la intensidad, la tos se puede clasificar en leve (un momento del día), moderada (intermedia) o grave (durante todo el día).
• Expectoración: la expectoración (**Tabla 28-3**) es uno de los síntomas más frecuentes en los pacientes con BQ y de importancia en la planificación del programa de rehabilitación, por lo que hay que conocer en qué momento del día se

Tabla 28-3. Características de la coloración de la expectoración	
Color	**Causa o localizaión**
Verde	Infección aguda
Amarillo/blanco purulento	Infección: neumonía o bronquitis
Marrón/marfil amarronado	Infección de larga evolución: bronquitis crónica
Rojo ladrillo gelatinoso	Infección por *Klebsiella*
Rosáceo	Edema agudo de pulmón/ algunas medicaciones
Hemóptico/rojo intenso	Procedente de vía aérea superior o de vía aérea inferior de gran calibre

produce y qué actividades la provocan (ejercicio físico, fisioterapia respiratoria), así como el volumen diario que expectora el paciente (cucharas de café, soperas o vaso), la densidad del esputo (fluida o espesa) y la coloración del esputo. El esputo de los pacientes con BQ está hiperconcentrado (deshidratado).

- Hemoptisis: se debe conocer su cantidad y su frecuencia. La hemoptisis de diversa cuantía es una complicación frecuente en pacientes con BQ, ya que sus arterias bronquiales suelen ser tortuosas e hipertróficas. La hemoptisis se asocia con frecuencia a infecciones respiratorias, o incluso puede iniciarse tras un intenso golpe de tos o ejercicio brusco.
- Disnea: para valorar la disnea, se deben utilizar escalas validadas, entre las cuales la más utilizada es la escala de disnea modificada del Medical Research Council (mMRC).
- Dolor torácico: los pacientes pueden manifestar dolor torácico, por lo que será importante interrogar al paciente sobre el tipo de dolor, su localización y su irradiación.
- Síntomas constitucionales, como astenia, pérdida de peso y anorexia.
- Existen otros síntomas clínicos que pueden manifestarse debido a la enfermedad originaria de las BQ y que aportan información sobre la etiología de estas. Entre los más frecuentes se pueden destacar: a) síntomas de la vía aérea superior, como obstrucción nasal, rinorrea, epistaxis, cefalea, anosmia, otitis (fibrosis quística, síndrome de Young, asma, síndrome de cilio inmóvil, etc.); b) síntomas digestivos, como reflujo gastroesofágico, diarrea, esteatorrea, rectorragia (enfermedad celíaca, colitis ulcerosa, hernia de hiato, enfermedad de Crohn, fibrosis quísitica, déficit de α_1- antitripsina, inmunodeficiencias, etc.); c) síntomas articulares, como artralgia o mialgias (conectivopatías); y (d) síntomas oculares, como ojos secos (síndrome de Sjögren).

> ! Durante la anamnesis, será muy importante que se interrogue al paciente acerca de las exacerbaciones respiratorias: número, tiempo hasta la primera exacerbación, tiempo transcurrido entre exacerbaciones y gravedad (necesidad de antibióticos, corticoterapia, visitas a urgencias e ingresos hospitalarios) durante el año previo a la visita o durante las visitas de seguimiento.

Exploración física

En la auscultación respiratoria, se pueden detectar crepitantes gruesos. La presencia de acropaquías no es frecuente, y pueden aparecer en fases avanzadas de la enfermedad.

Funcionalismo respiratorio

La obstrucción al flujo aéreo no reversible es el patrón ventilatorio más frecuente en los pacientes con BQ. La capacidad vital forzada puede estar en rango de normalidad o reducida. En las formas de enfermedad más grave, se puede observar una reducción de la capacidad de difusión pulmonar del monóxido de carbono. Entre un 30 y un 69 % de los pacientes con BQ pueden presentar un patrón de hiperreactividad bronquial.

Calidad de vida

Los pacientes afectados de BQ sufren un impacto negativo en su calidad de vida, que se relaciona con la edad, la infección bronquial crónica por *P. aeruginosa*, el grado de disnea, el número de agudizaciones, una peor función pulmonar, un mayor daño estructural, la presencia de hiperreactividad bronquial, broncorrea crónica, insuficiencia respiratoria, y síntomas de depresión y ansiedad. Existen cuestionarios específicos, como el *Quality of Life-Bronchiectasis* y el *Bronchiectasis Health Questionnaire*. Para valorar el impacto de la tos en estos pacientes, se puede utilizar el *Leicester Cough Questionnaire*. Otros cuestionarios que se pueden emplear son el *St George's Respiratory Questionnaire* o el *Chronic Respiratory Disease Questionnaire*.

Pruebas de imagen

Entre las principales pruebas de imagen utilizadas se encuentran:

- Radiografía de tórax: presenta una escasa sensibilidad y especificidad para el diagnóstico de BQ, pero puede ayudar a descartar complicaciones como neumonías, neumotórax o atelectasias.
- TC de tórax de alta resolución: es la técnica de elección tanto para el diagnóstico de la enfermedad como para valorar la morfología, la extensión y la progresión de esta.

Microbiología

Se deben revisar los cultivos de esputo del paciente candidato a rehabilitación.

> La presencia de infección por *P. aeruginosa* se asocia a un incremento de mortalidad y de hospitalización, mayor frecuencia de exacerbaciones, disminución de la función pulmonar, mayores volúmenes de esputo, enfermedad avanzada en la TC de tórax de alta resolución y una peor calidad de vida.

Gravedad de la enfermedad

Con los datos obtenidos previamente, se puede realizar la estratificación de la gravedad del paciente afectado de BQ. La identificación de los pacientes de alto riesgo puede ser de utilidad para las decisiones sobre el manejo clínico de los pacientes, como sería la frecuencia de seguimiento, así como el uso de terapia crónica con antibiótico.

A continuación, se presentan tres puntuaciones (*scores*) de gravedad:

- FACED, acrónimo de: FEV1, edad (*age*), extensión, colonización crónica y disnea: se trata de una herramienta de evaluación de la gravedad validada en el paciente afectado de BQ. Es una herramienta de fácil utilidad e interpretación, donde se incluyen ítems clínicos, funcionales, radiológicos y microbiológicos de la enfermedad. La puntuación FACED (**Tabla 28-4**) está formada por cinco variables dicotomizadas. Según la puntuación obtenida, la gravedad se clasificará en leve (entre 0 y 2 puntos), moderada (entre 3 y 4 puntos) y severa (entre 5 y 7 puntos).
- E-FACED (exacerbaciones con ingreso hospitalario en el año previo-FACED): se trata de un buen predictor de mortalidad, y presenta una buena capacidad pronóstica del número y la gravedad de las agudizaciones. Se recomienda realizar la puntuación (**Tabla 28-5**) de forma anual, para poder valorar la progresión clínica de la enfermedad. Según la puntuación obtenida, se podrá calcular la gravedad: leve (entre 0 y 3 puntos), moderada (entre 4 y 6 puntos) y severa (entre 7 y 9 puntos).
- *Bronchiectasis Severity Index* (BSI): se trata de un fuerte predictor de morbilidad y mortalidad, que predice la morbimortalidad al año y a los 4 años en pacientes con BQ. Esta herramienta también es un buen predictor de ingresos hospitalarios, exacerbaciones y calidad de vida. Existe una calculadora *online* para poder calcular el BSI (disponible en: http://www.bronchiectasisseverity.com/), pero también se puede calcular de forma manual, obteniendo un máximo de 26 puntos (**Tabla 28-6**). Según la puntuación obtenida, se podrá calcular la gravedad: leve-BSI bajo (entre 0 y 4 puntos), moderada-BSI intermedio (entre 5 y 8 puntos) y severa-BSI elevado (≥ 9 puntos).

Tabla 28-5. Puntuación (*score*) E-FACED

Variables	Puntuación
Exacerbaciones con ingreso hospitalario (año previo)	No = 0 puntos Al menos 1 = 2 puntos
F: FEV1	⩾ 50 % = 0 puntos < 50 % = 2 puntos
A: *Age* (edad)	< 70 años = 0 puntos ⩾ 70 años = 2 puntos
C: Colonización crónica	No *Pseudomonas* = 0 puntos Presencia de *Pseudomonas* = 1 punto
E: Extensión	1-2 lóbulos afectados = 0 puntos > 2 lóbulos afectados = 1 punto
D: Disnea	mMRC 0-2 = 0 puntos mMRC 3-4 = 1 punto

FEV1: volumen espiratorio forzado en el primer segundo; mMRC: escala de disnea modificada del Medical Research Council.

Evaluación de la musculatura periférica y respiratoria

Una característica clínica de los pacientes con BQ es que pueden presentar disfunción de la musculatura periférica y/o respiratoria, con una disminución de la capacidad funcional y una reducción de la actividad física. Por este motivo, es

Tabla 28-6. *Bronchiectasis Severity Index* (BSI)

Variables	Puntuación
Edad	< 50 años = 0 puntos 50-69 años = 2 puntos 70-79 años = 4 puntos > 80 años = 6 puntos
IMC	< 18,5 = 2 puntos ⩾ 18,5 = 0 puntos
FEV1	< 80 % = 0 puntos 50-80 % = 1 punto 30-49 % = 2 puntos < 30 % = 3 puntos
Exacerbaciones con ingreso hospitalario (año previo)	Sí = 5 puntos No = 0 puntos
Exacerbaciones en el último año	0-2 = 0 puntos ⩾ 3 = 2 puntos
Disnea	MRC 1-3 = 0 puntos MRC 4 = 2 puntos MRC 5 = 3 puntos
Colonización crónica por *Pseudomonas aeruginosa*	No = 0 puntos Sí = 3 puntos
Colonización crónica por otros microorganismos	No = 0 puntos Sí = 1 punto
Extensión radiológica (más de tres lóbulos afectados)	No = 0 puntos Sí = 1 punto

FEV1: volumen espiratorio forzado en el primer segundo; IMC: índice de masa corporal: MRC: escala del Medical Research Council.

Tabla 28-4. Puntuación (*score*) FACED

Variables	Puntuación
F: FEV1	⩾ 50 % = 0 puntos < 50 % = 2 puntos
A: *Age* (edad)	< 70 años = 0 puntos ⩾ 70 años = 2 puntos
C: Colonización crónica	No *Pseudomonas* = 0 puntos Presencia de *Pseudomonas* = 1 punto
E: Extensión	1-2 lóbulos afectados = 0 puntos > 2 lóbulos afectados = 1 punto
D: Disnea	mMRC 0-2 = 0 puntos mMRC 3-4 = 1 punto

FEV1: volumen espiratorio forzado en el primer segundo; mMRC: escala de disnea modificada del Medical Research Council.

importante evaluar la fuerza de la musculatura periférica y respiratoria, así como la capacidad de ejercicio.

Para la evaluación de la fuerza de la musculatura respiratoria (v. **Cap. 12** *Evaluación de la musculatura respiratoria*), se puede utilizar la medición de la fuerza de los músculos respiratorios mediante la medición de la presión inspiratoria máxima y la presión espiratoria máxima, medidas en boca. Para la evaluación de la fuerza de la musculatura periférica (v. **Cap. 11** *Evaluación de la musculatura periférica*), se recomienda realizar una dinamometría isométrica de cuádriceps y la medición de la fuerza de prensión de las manos.

Capacidad de ejercicio

Otro punto fundamental en los pacientes con BQ es la evaluación de la capacidad al ejercicio. En los pacientes con BQ que presenten una limitación al esfuerzo, tiene interés realizar una prueba de ejercicio funcional, como la prueba de marcha de 6 minutos (PM6M) o la prueba de la caminata de carga progresiva (*Incremental Shuttle Test)* para poder valorar las limitaciones fisiológicas, y así poder prescribir de forma individualizada el programa de ejercicio, si es necesario (v. **Cap. 10** *Evaluación de la capacidad de ejercicio*).

TRATAMIENTO

El tratamiento de los pacientes afectados de BQ tiene como objetivos principales controlar y mejorar la sintomatología, mejorar la calidad de vida del paciente, reducir la incidencia de exacerbaciones agudas y prevenir la progresión de la enfermedad. A continuación, se abordan los distintos tratamientos disponibles.

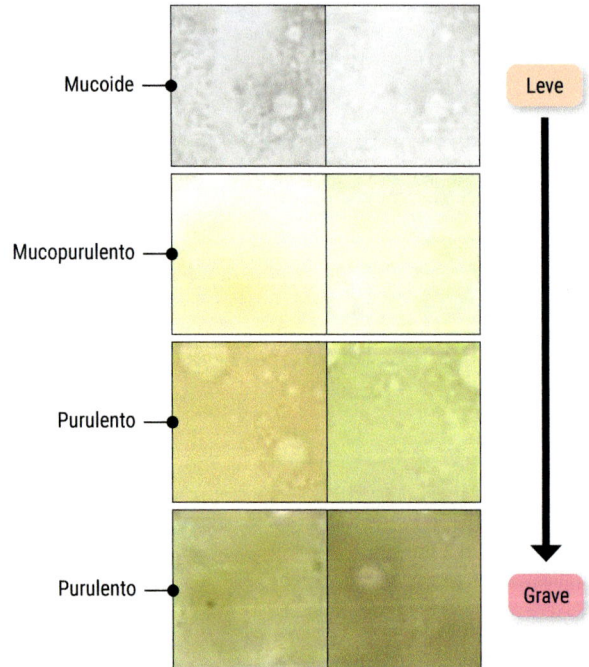

Figura 28-4. Tabla de colores de esputo desarrollada por Murray *et al.*

Rehabilitación respiratoria y actividad física

Los objetivos de los programas de rehabilitación respiratoria (RR) basados en ejercicio son mejorar la tolerancia al ejercicio y mejorar la calidad de vida de los pacientes. En una reciente revisión Cochrane, se concluye que, tras un programa de rehabilitación basado en ejercicio en pacientes con BQ en fase estable, existe una mejora en la capacidad de ejercicio y en la calidad de vida, sin efectos sobre la calidad de vida relacionada con la tos ni síntomas psicológicos. En un estudio con una intervención de programa de ejercicio supervisado durante 8 semanas, junto con una revisión de las técnicas de aclaramiento o la práctica clínica habitual, se observó una disminución de la frecuencia de exacerbación, así como del tiempo hasta la primera exacerbación durante un seguimiento de 1 año. La mayoría de los estudios se han realizado en pacientes en fase estable, por lo que se sugiere que los programas de RR se recomiendan en aquellos pacientes en fase estable con disnea de esfuerzo y disminución de la capacidad funcional. El papel de los programas de RR en pacientes con exacerbación aguda no está claro.

Los programas de RR incluyen ejercicio aeróbico a intensidades moderadas-altas y entrenamiento de fuerza (iniciando al 60-80 % de una repetición máxima) con carga progresiva durante 6-8 semanas. Estos programas no difieren de los establecidos en otras patologías respiratorias crónicas como sería la EPOC. Se recomienda una duración entre 6 y 8 semanas. Dentro de los programas también se puede incluir educación sanitaria, empoderar al paciente en el automanejo de la enfermedad, técnicas de aclaramiento mucociliar y entrenamiento de la musculatura respiratoria. La ubicación de los programas de RR en pacientes afectados de BQ es similar a las otras patologías tributarias de RR, programas ambulatorios en ámbito hospitalario o en la comunidad, domiciliarios o telerrehabilitación.

Entrenamiento de la musculatura respiratoria

En un estudio que comparó programa de RR con entrenamiento de la musculatura inspiratoria y un entrenamiento simulado sin resistencia (sham) con entrenamiento la musculatura inspiratoria sham-IMT no se observaron diferencias en el volumen de esputo en 24 horas o en la capacidad de ejercicio. En una reciente revisión, se concluye que existe una mejoría de la fuerza de la musculatura respiratoria tras una intervención de entrenamiento de esta realizada con dispositivo de apertura umbral en pacientes con debilidad de la musculatura respiratoria. El entrenamiento de la musculatura respiratoria se recomienda en aquellos pacientes sintomáticos y en los que se demuestra la existencia de debilidad de la musculatura inspiratoria. Se recomienda iniciar trabajo al 30 % de la presión inspiratoria máxima y aumentar la intensidad progresivamente hasta alcanzar el 60 %.

Fisioterapia respiratoria. Técnicas manuales para el manejo de secreciones

El aclaramiento mucociliar se ve afectado en los pacientes con BQ, que presentan tos productiva, hipersecreción o dificultad en la expectoración. Por otro lado, el aclaramiento se ve afectado por la deshidratación de las vías respiratorias, así como por el exceso de moco y la viscosidad de este. El objetivo del tratamiento será prevenir la estasis de moco y el taponamiento asociado, la obstrucción del flujo aéreo y el daño pulmonar progresivo. La fisioterapia respiratoria puede mejorar la eliminación de moco, reduciendo la inflamación pulmonar y el riesgo de infección respiratoria.

Durante la realización de una respiración en condiciones normales, se genera una tensión entre la fase inspiratoria y la espiratoria (flujo de aire y gradiente de presión) que es importante para la regulación de la hidratación de las vías respiratorias. Por otro lado, existe un mecanismo para permitir que el aire se mueva detrás de la obstrucción y ventile las regiones distalmente, y en segundo lugar, se modula el flujo de aire espiratorio para impulsar las secreciones proximalmente hacia las vías respiratorias. Existen estudios con modelos de flujo *in vitro* que sugieren dos condiciones para lograr mejorar la limpieza de las vías respiratorias: la velocidad de flujo espiratorio máximo debe ser mayor que la velocidad de flujo inspiratorio (diferencia de velocidad > 10 %) para que el moco se mueva proximalmente; y es necesaria una velocidad de flujo espiratorio máximo de 30 a 60 L/min para romper las adherencias generadas entre la capa de moco y el epitelio de las vías respiratorias. Ambos mecanismos son esenciales para conseguir mejorar la eliminación de la mucosidad. Otro mecanismo que puede mejorar la eliminación del moco es lograr un volumen de aire suficiente por detrás de las áreas pulmonares obstruidas por la acumulación de moco. Existen tres estrategias: a) inspiraciones lentas y profundas, para generar fuerza de tracción y, de esta forma, mantener abiertas o reexpandir las vías aéreas más pequeñas; b) contención de la respiración al final de la inspiración, buscando reducir asincronías entre las zonas pulmonares que presenten diferencias de resistencia o distensibilidad; y c) promover ventilación colateral en las regiones pulmonares adyacentes. Estas estrategias se basan en el efecto *pendelluft* (movimiento pendular), que permite que el aire circule hacia las zonas pulmonares más obstruidas por la acumulación de moco.

La justificación del uso de las técnicas manuales de drenaje de secreciones, también conocido como técnicas de aclaramiento de la vía aérea se basa en mejorar las propiedades biofísicas y de la superficie del moco, para mejorar la eliminación de marcadores inflamatorios y modular la carga de patógenos en las vías respiratorias. El objetivo a largo plazo de las técnicas de DS es reducir el daño estructural de las vías respiratorias al detener el ciclo de colonización bacteriana y posterior inflamación, reduciendo así el número de exacerbaciones pulmonares y hospitalizaciones, y mejorando la calidad de vida de los pacientes.

Los pacientes que presenten una tos productiva crónica, sobreinfecciones respiratorias recurrentes o dificultad para la gestión autónoma de las secreciones, pueden beneficiarse de realizar un DS regular dos veces al día. Se trata de una intervención habitualmente bien aceptada por los pacientes. La elección de la técnica se basará en las preferencias del paciente, la habilidad para su realización, las posibles comorbilidades y su interferencia en la vida diaria.

Las técnicas de DS se pueden clasificar, según su mecanismo de acción (**Fig. 28-5**), en técnicas manuales tradi-

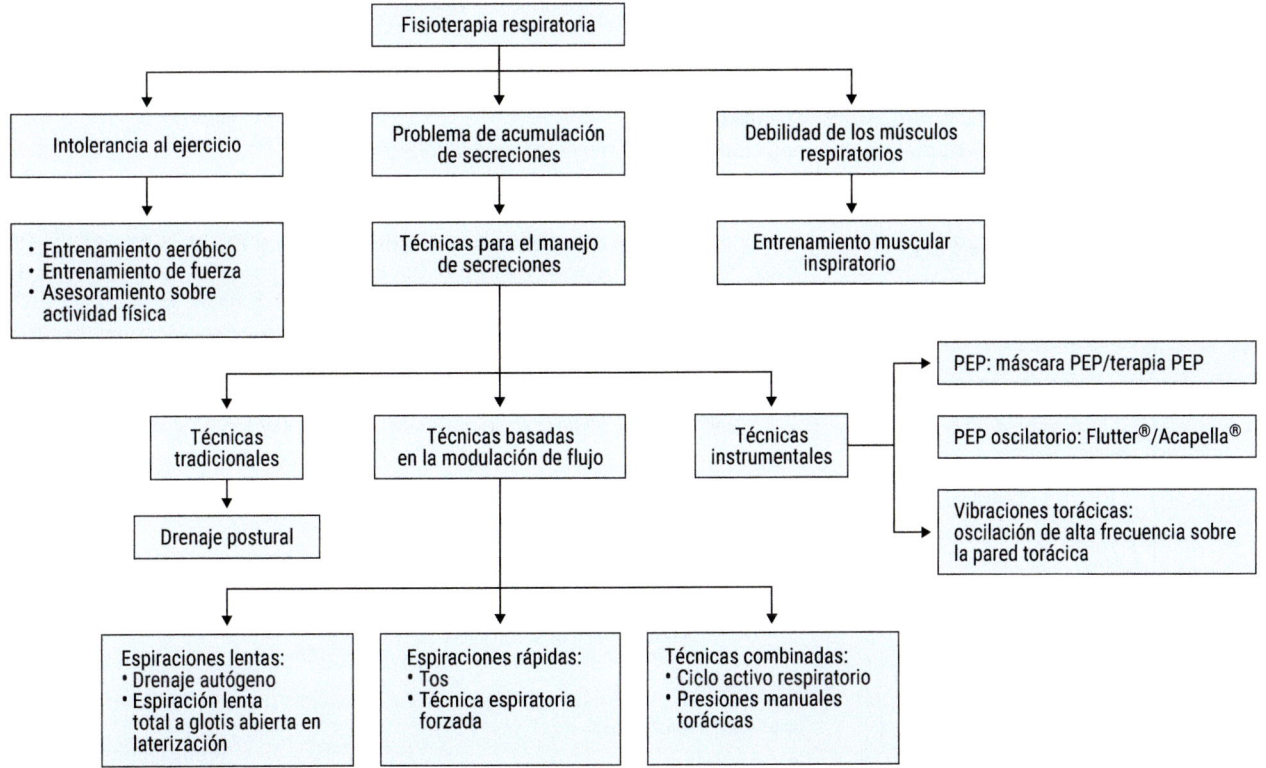

Figura 28-5. Intervenciones de fisioterapia respiratoria.
PEP: presión espiratoria positiva.

cionales basadas en el posicionamiento (drenaje postural) o en la modificación del flujo espiratorio (espiraciones lentas; drenaje autógeno/espiración lenta total a glotis abierta en laterización, espiraciones rápidas; tos/técnicas de espiración forzada [TEF], técnicas combinadas; ciclo activo respiratorio/presiones manuales torácicas) y técnicas instrumentales, que modifican el flujo y los volúmenes espiratorios, o producen oscilaciones en la pared torácica para aumentar la eliminación de moco (presión espiratoria positiva (PEP); máscara PEP/PEP temporal, PEP oscilatoria; Flutter®/Acapella® y vibraciones torácicas; oscilación de alta frecuencia de la pared torácica). El principal efecto de las técnicas de DS es un aumento del volumen de esputo y una reducción del impacto de la tos en la calidad de vida del paciente. Existen datos aún preliminares, que muestran una reducción de la obstrucción de las vías respiratorias periféricas, disminución de células inflamatorias en el esputo y una mejor capacidad de ejercicio después de la realización de las técnicas de DS.

A continuación, se describen algunas técnicas (v. **Cap. 20** *Fisioterapia respiratoria: técnicas manuales*).

Drenaje autógeno

El drenaje autógeno (DA) es una técnica manual basada en la modulación de flujo. El mecanismo de acción de esta técnica se basa en que el volumen pulmonar global se reduce al respirar, movilizando un bajo volumen y desplazándolo progresivamente hacia el volumen de reserva espiratorio (VRE). Al realizar espiraciones prolongadas y glotis abierta, se consigue, en principio, mantener la vía aérea abierta y evitar colapsos dinámicos, a pesar de utilizar una espiración activa. De esta forma, se aumenta el flujo espiratorio en pacientes con EPOC, y por otro lado, menor VRE, volumen residual, capacidad funcional residual, menor resistencia y volumen de cierre en pacientes con EPOC. En los estudios realizados en pacientes con BQ, se ha demostrado que el drenaje autógeno tiene eficacia.

A continuación, se explica la modulación del flujo y el nivel de respiración en el drenaje autógeno (**Fig. 28-6**):

- Primera fase: se inicia con una respiración a bajo volumen, desplazando el volumen corriente o *tidal* a nivel del VRE, con el objetivo de desprender el moco periférico.
- Segunda fase: la respiración controlada a nivel del volumen corriente acumula las secreciones movilizadas. Durante esta fase, la respiración comienza en el VRE y progresa secuencialmente a un volumen de reserva inspiratorio (VRI), movilizando volúmenes medios.
- Tercera fase: esta es la fase de evacuación, empezando con inspiraciones a volumen de reserva inspiratorio y finalizando con tos o TEF. En esta fase, los flujos espiratorios son más rápidos.

Ciclo activo respiratorio

El CAR es una técnica manual combinada que aporta control ventilatorio, movilización y drenaje de secreciones pulmonares desde la periferia pulmonar sin incrementar la obstrucción al flujo aéreo. Está indicada en aquellos pacientes que presenten secreciones en la vía aérea, y se puede aplicar desde las secreciones más distales, movilizando y desplazando hacia el exterior e incluso aplicando este control ventilatorio. El paciente debe colocarse en sedestación, relajado o inclinado (no en decúbito supino). Se le solicitará que realice unos minutos de respiración abdominodiafragmática (control ventilatorio) y, posteriormente, 3-4 inspiraciones profundas activas con una espiración pasiva relajada (ejercicios de expansión torácica). A continuación, el paciente realizará una respiración diafragmática relajada (control de la respiración). En ese momento, si se observan estas secreciones presentes en las vías aéreas, se realizarán 2-3 maniobras de 2-3 TEF (técnica de exhalación forzada), comenzando a bajo volumen y seguido de 2-3 TEF a mayor volumen, seguido de un control de la respiración relajada. Se recomienda repetir este ciclo ventilatorio entre 2 y 4 veces.

Técnicas instrumentales

A continuación, se van a describir las técnicas instrumentales más utilizadas en el manejo de las BQ.

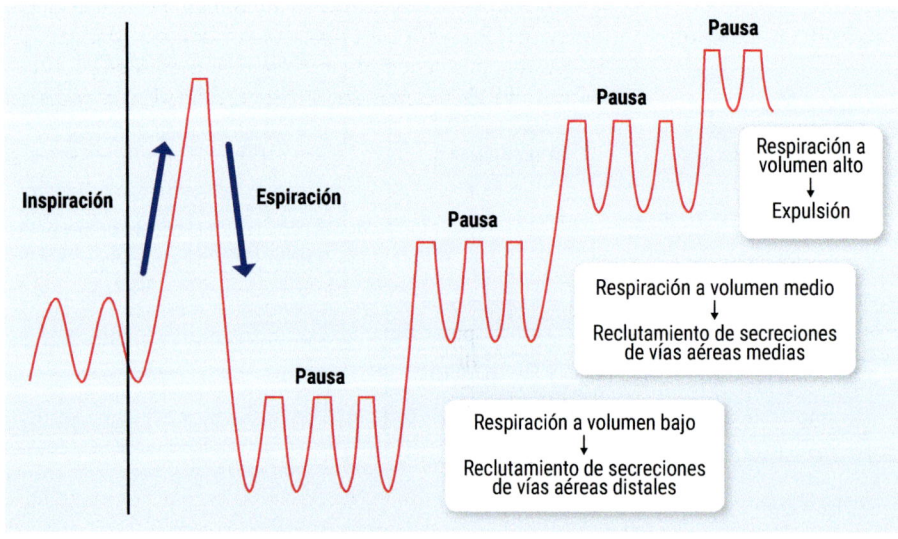

Figura 28-6. Modulación del flujo y nivel de respiración en el drenaje autógeno.
Adaptada de Chevallier J *et al*, 2016.

Presión espiratoria positiva

La PEP tiene como objetivo incrementar el volumen pulmonar, reducir la hiperinsuflación y mejorar el aclaramiento mucociliar acelerando intermitentemente el flujo espiratorio. Por otro lado, se favorece la transportabilidad de secreciones (vías aéreas medias/distales). En algunos estudios *in vitro* se ha observado que esta oscilación es difícil que se pueda trasladar a las vías aéreas medias y distales. En las vías aéreas proximales sí que es evidente la utilidad de esta oscilación. Estos objetivos se consiguen respirando contra una resistencia espiratoria, generando una presión positiva en el interior de las vías aéreas (presión intrapulmonar). El valor de la presión será mayor dependiendo de resistencia generada por el dispositivo. Se generan oscilaciones intrabronquiales (propiedades reológicas del moco) favoreciendo el drenaje bronquial.

Presión espiratoria positiva oscilante (Acapella®)

Se trata de un dispositivo ovalado, con una boquilla al final. El dispositivo funciona mediante una capa de contrapeso equipada con un imán que obstruye la válvula espiratoria. El paciente necesita generar una presión positiva durante la espiración; cuando llega a una presión suficiente, la placa de contrapeso se abre, pero se vuelve a cerrar. Este mecanismo producido de forma repetitiva provoca una presión positiva y una oscilación del flujo oscilatorio. Es importante recordar al paciente que debe mantener la rigidez de las mejillas para mantener la vibración. Se puede repetir entre 3-4 veces seguida de una maniobra de espiración forzada (una TEF o una tos) para favorecer el drenaje de secreciones una vez que estas se encuentran en la vía proximal. El tratamiento deberá tener una duración de 10 a 20 minutos. El uso de PEP oscilante incrementa el volumen que se llega a expectorar, y podría llegar a reducir el número de exacerbaciones.

En una revisión Cochrane, donde se comparó técnicas de manejo de secreciones frente a ausencia de tratamiento, se observó que las técnicas estaban asociadas a una mejora en la eliminación de secreciones a corto plazo y en la calidad de vida, sin un claro efecto sobre la tasa de exacerbaciones. No existe evidencia suficiente sobre la frecuencia y el número de sesiones de DS, y tampoco existe evidencia sobre la superioridad de una técnica sobre otra.

💡 Estas técnicas están contraindicadas en situaciones de inestabilidad, hemoptisis, broncoespasmo, hipertensión intracraneal, neumotórax o cirugía ocular reciente.

❗ Las últimas guías publicadas por la ERS recomiendan que los pacientes con tos productiva crónica o dificultad en el manejo de secreciones sean instruidos en DS por un fisioterapeuta respiratorio, para que sean realizadas por el paciente una o dos veces al día (recomendación débil, calidad de evidencia baja).
Por otro lado, se recomienda que los pacientes con BQ y disminución de la capacidad de ejercicio se incluyan en programas de RR y realicen ejercicio físico de forma regular (recomendación fuerte, calidad de evidencia alta).

Terapia mucoactiva

El objetivo de los agentes mucoactivos es mejorar el aclaramiento mucociliar, facilitar la expectoración, reduciendo la viscosidad de las secreciones, y mejorar la hidratación del esputo. Los agentes mucoactivos, se pueden clasificar en distintos grupos principales según su mecanismo de acción:

- Mucolíticos: son fármacos que disminuyen la viscosidad de la mucosa, favoreciendo una eliminación del moco más fácil. Son ejemplos la *N*-acetilcisteína (podría utilizarse en caso de que el paciente tuviera EPOC concomitante), la erdosteína y la desoxirribonucleasa. La evidencia actual es insuficiente para recomendar su uso de forma sistemática en los pacientes con BQ (recomendación fuerte; calidad de evidencia baja).
- Expectorantes: se trata de fármacos que mejoran la capacidad para expulsar las secreciones de las vías respiratorias. Su mecanismo de acción se basa en favorecer el incremento del volumen de agua en el epitelio de la vía respiratoria. Uno de los más estudiados es la guaifenesina (contiene yodo), pero presenta efectos tóxicos sobre el epitelio, por lo que no se utiliza en la práctica clínica habitual.
- Hiperosmolares: aumentan la hidratación o el contenido de líquido de las secreciones, favoreciendo la depuración de las vías respiratorias. Algunos ejemplos son la solución salina hipertónica y el manitol. Las sustancias hipertónicas se recomiendan en pacientes con BQ y expectoración > 10 mL/día o con ≥ 2 agudizaciones al año a pesar de tener un tratamiento de base óptimo (recomendación fuerte; calidad de evidencia moderada).
- Mucocinéticos: estos fármacos aumentan el aclaramiento mucociliar actuando sobre los cilios. También se denominan promotores del aclaramiento de la tos. Algunos ejemplos son los broncodilatadores y los tensoactivos.
- Mucorreguladores: son fármacos que regulan la secreción mucosa o interfieren en la red ácido desoxirribonucleico/factina. Son ejemplos la carbocisteína y los agentes anticolinérgicos.

Según la evidencia actual, ninguno de los agentes mucoactivos redujo de forma significativa el número de exacerbaciones. Por otro lado, la tasa de exacerbaciones fue mayor en el grupo de desoxirribonucleasa humana recombinante, comparada con placebo, por lo que su uso no se recomienda en pacientes adultos con BQ (recomendación fuerte; calidad de la evidencia moderada).

Se recomienda realizar una prescripción de terapia mucoactiva junto con el DS, teniendo en cuenta el mecanismo de acción de los fármacos mucoactivos y su sincronización con el DS.

Por ejemplo, el suelo salino hipertónico tiene un efecto a corto plazo/inmediato, por lo que el DS debe realizarse inmediatamente después de la inhalación de suelo salino hipertónico.

La bromhexina junto con un antibiótico podría mejorar el drenaje de secreciones en pacientes que se encuentren en una exacerbación, y en los pacientes estables podría ser de utilidad en mayores de 55 años si presentan expectoración diaria > 30 mL.

La indicación del tratamiento se debe de basar en el mecanismo de acción de los agentes mocoactivos, la sintomatología del paciente (se debe considerar: hipersecreción, viscosidad del moco, exacerbaciones y calidad de vida del paciente), el funcionalismo pulmonar basal y, algo muy importante, las preferencias del paciente.

En resumen, se recomienda terapia mucoactiva de forma prolongada (≥ 3 meses) en pacientes adultos afectados de BQ que presenten una dificultad en el manejo de las secreciones, baja calidad de vida y en quienes las técnicas de DS no sean efectivas (recomendación débil; calidad de evidencia baja).

Aerosolterapia

Se trata de una modalidad de tratamiento que se basa en la administración de sustancias en forma de aerosol por vía inhalatoria. La ventaja de esta intervención es que el aerosol se deposita directamente en el tracto respiratorio, logrando una mayor cantidad de la sustancia aerosolizada, así como la aparición de menos efectos secundarios (respecto a la vía sistémica). Se recomienda realizar la aerosolterapia con broncodilatadores previamente a la sesión de fisioterapia, y si es un antibiótico inhalado, se recomienda realizar al finalizar la sesión de fisioterapia.

Tratamiento nutricional

Dentro de los programas de RR, hay que destacar la valoración y el tratamiento nutricional. Los pacientes con BQ presentan riesgo de desnutrición (sobre todo, con afectación de la masa magra), dado que presentan mayores requerimientos energéticos (por el aumento del trabajo respiratorio y la inflamación crónica) y que puede producirse una restricción dietética por anorexia (sobre todo en los episodios de exacerbación). Se ha observado que el índice de masa corporal (IMC) (< 20 kg/m²) es un marcador independiente de supervivencia en BQ, y que la desnutrición de masa magra está asociada a complicaciones y a una mayor mortalidad.

La valoración nutricional (v. **Cap. 15** *Evaluación de la sarcopenia, fragilidad, malnutrición y osteoporosis*) debe formar parte de la evaluación integral de los pacientes con BQ. Esta valoración tiene suma importancia en aquellos pacientes que presenten una enfermedad evolucionada, así como durante los episodios de agudizaciones. Se recomiendan suplementos orales en pacientes con un IMC < 20 kg/m² o en aquellos con un IMC > 20 kg/m² que pierdan peso de forma aguda (sobre todo, en ingresos hospitalarios o en exacerbaciones). La efectividad de los tratamientos nutricionales es mayor si se combina con un programa de ejercicio.

Tratamiento quirúrgico

La justificación del tratamiento quirúrgico en los pacientes adultos con BQ se basa en romper el círculo vicioso de las BQ, eliminando la parte del pulmón afectada (que ya no es funcional), previniendo la contaminación en zonas subyacentes. El tratamiento quirúrgico está indicado en situaciones muy concretas: BQ localizadas con problemas de manejo clínico (a pesar de un tratamiento médico adecuado y siempre que se descarten las enfermedades subyacentes que pueden favorecen su aparición; y pacientes con complicaciones graves secundarias, como las complicaciones infecciosas o hemoptisis masiva, que no respondan al tratamiento médico o a la embolización bronquial.

Tratamiento de las complicaciones y trasplante pulmonar

El tratamiento de las complicaciones que puedan presentar los pacientes con BQ (atelectasias, hemoptisis, insuficiencia respiratoria, etc.,) así como los criterios para plantear un trasplante pulmonar, son las mismas que se establecen en otras patologías respiratorias crónicas.

PUNTOS CLAVE

- Las BQ son una enfermedad bronquial inflamatoria crónica, caracterizada por un síndrome clínico de tos y expectoración crónica acompañado de agudizaciones infecciosas y, radiológicamente, por una dilatación anómala e irreversible de la luz bronquial.
- Se trata de una enfermedad con un elevado impacto económico.
- Las exacerbaciones presentan un impacto negativo en la calidad de vida de los pacientes, y se han relacionado con un peor pronóstico de la enfermedad.
- Se debe realizar una evaluación exhaustiva e individualizada de los pacientes, desde la valoración de síntomas como la tos y expectoración, el impacto de las exacerbaciones y la gravedad de la enfermedad hasta la evaluación de la fuerza muscular y la capacidad funcional.

- El tratamiento tiene como objetivos controlar y mejorar la sintomatología, mejorar la calidad de vida del paciente, reducir la incidencia de exacerbaciones agudas y prevenir la progresión de la enfermedad.
- Los programas de rehabilitación respiratoria basados en el ejercicio mejoran la capacidad funcional y algunos aspectos de la calidad de vida de los pacientes con BQ. Se recomienda incluir a los pacientes en fase estable con disnea de esfuerzo y disminución de la capacidad funcional.
- Aquellos pacientes que presenten una tos productiva crónica, sobreinfecciones respiratorias recurrentes o dificultad para la gestión autónoma de las secreciones pueden beneficiarse de técnicas de aclaramiento de la vía aérea.

BIBLIOGRAFÍA

Cavalheri V, Vainshelboim B, Evans RA, Farias da Fontoura F, Lee AL. Special considerations in conditions other than COPD. En: Holland AE, Dal Corso S, Spruit MA (editores). Pulmonary Rehabilitation. ERS monograph. ERS, 2021.

Chalmers JD, Goeminne P, Aliberti S, et al. The bronchiectasis severity index. An international derivation and validation study. Am J Respir Crit Care Med. 2014;189:576-85.

Gramegna A, Amati F, Terranova L, et al. Neutrophil elastase in bronchiectasis. Respir Res. 2017;18:211-23.

Güell Rous MR, Díaz Lobato S, Rodríguez Trigo G, et al. Sociedad Española de Neumología y Cirugía Torácica (SEPAR). Normativa SEPAR: Rehabilitación respiratoria. Arch Bronconeumol. 2014;50(8):332-44.

Herrero-Cortina B, Lee AL, Oliveira A, et al. European Respiratory Society statement on airway clearance techniques in adults with bronchiectasis. Eur Respir J. 2023;62(1):2202053.

Hill DB, Button B, Rubinstein M, Boucher RC. Physiology and pathophysiology of human airway mucus. Physiol Rev. 2022;102(4):1757-836.

Kellet F, Robert NM. Nebulised 7 % hypertonic saline improves lung function and quality of life in bronchiectasis. Respir Med. 2011;105:1831-5.

Kelly C, Grundy S, Lynes D, Evans DJW, Gudur S, Milan SJ, et al. Self-management for bronchiectasis. Cochrane Database Syst Rev. 2018;2:CD012528.

Kim CS, Rodríguez CR, Eldridge MA, Sackner MA. Criteria for mucus transport in the airways by two-phase gas-liquid flow mechanism. J Appl Physiol. 1986;60:901-7.

Lee AL, Hill CJ, Cecins N, et al. The short and long term effects of exercise training in non-cystic fibrosis bronchiectasis – a randomized controlled trial. Respir Med. 2014;15:44-53.

Lee AL, Burge AT, Holland AE. Airway clearance techniques for bronchiectasis. Cochrane Database Syst Rev. 2015;1:CD008351.

Lee AL, Hill CJ, McDonald CF, Holland AE. Pulmonary rehabilitation in individuals with non-cystic fibrosis bronchiectasis: a systematic review. Arch Phys Med Rehabil. 2017;98:774-782.e1.

Lee AL, Gordon CS, Osadnik CR. Exercise training for bronchiectasis. Cochrane Database Syst Rev. 2021;4(4):CD013110.

Lee AL. Physiotherapy management of bronchiectasis in adults. J Physiother 2023;69(1):7-14.

Linssen R, Ma J, Bem R, Rubin B. Rational use of mucoactive medications to treat pediatric airway disease. Pediatric Respir Rev. 2020;36:8-14.

Maltais F, Decramer M, Casaburi R, et al. An official American Thoracic Society/European Respiratory Society statement: update on limb muscle dysfunction in chronic obstructive pulmonary disease. Am J Respir Crit Care Med. 2014;189(9):e15-62.

Martín-Valero R, Jiménez-Cebrián AM, Moral-Muñoz JA, de la Casa-Almeida M, Rodríguez-Huguet M, Casuso-Holgado MJ. The Efficacy of Therapeutic Respiratory Muscle Training Interventions in People with Bronchiectasis: A Systematic Review and Meta-Analysis. J Clin Med. 2020;9:231.

Martínez-García MA, de Gracia J, Vendrell Relat M, et al. Multidimensional approach to non-cystic fibrosis bronchiectasis. The FACED score. Eur Respir J. 2014;43:1357-67.

Martínez-García MA, Athanazio RA, Girón R, et al. Predicting high risk of exacerbations in bronchiectasis: The E-FACED score. Int J Chron Obstruct Pulmon Dis. 2017;12:275-84.

Martínez-García MÁ, Máiz L, Olveira C, Girón RM, et al. Normativa sobre el tratamiento de las bronquiectasias en el adulto. Arch Bronconeumol. 2018;54(2):88-98.

McIlwaine M, Bradley J, Elborn JS, Moran F. Personalising airway clearance in chronic lung disease. Eur RespirRev. 2017; 26(143):160086.

Murray MP, Pentland JL, Turnbull K, MacQuarrie S, Hill AT. Sputum colour: a useful clinical tool in non-cystic fibrosis bronchiectasis. Eur Respir J. 2009;34(2):361-4.

O'Donnell AE, Barker AF, Ilowite JS, Fick RB. Treatment of idiopathic bronchiectasis with aerosolized recombinant human DNase I. Chest. 1998;113:1329-34.

Olveira Fuster C, Acosta Bazaga E, Espíldora Hernández F, Padilla Galo A. Valoración y tratamiento del paciente con bronquiectasias no FQ. En: Soto Campos JG (coord). Manual de diagnóstico y terapéutica en Neumología. 2ª ed. 2015.

Polverino E, Goeminne PC, McDonnell MJ, et al. European Respiratory Society guidelines for the management of adult bronchiectasis. Eur Respir J. 2017;50(3):1700629.

Ramsey KA, Chen ACH, Radicioni G, et al. Airway mucus hyperconcentration in non-cystic fibrosis bronchiectasis. Am J Respir Crit Care Med. 2020;201:661-70.

Vendrell M, de Gracia J, Olveira C, et al. Diagnóstico y tratamiento de las bronquiectasias. Arch Bronconeumol 2008;44:629-40.

Wilkinson M, Sugumar K, Milan SJ, Hart A, Crockett A, Crossingham I. Mucolytics for bronchiectasis. Cochrane Database Syst Rev. 2014;5:CD001289.

Wouters EF, Posthuma R, Koopman M, et al. An update on pulmonary rehabilitation techniques for patients with chronic obstructive pulmonary disease. Expert Rev Respir Med. 2020;14(2):149-61.

Otros programas de rehabilitación respiratoria: enfermedades intersticiales pulmonares/ hipertensión arterial pulmonar

29

C. d´Ors Vilardebó e I. Vázquez Arce

OBJETIVOS

- Conocer la etiología y la clínica típicas de las enfermedades pulmonares intersticiales difusas (EPID).
- Aprender el algoritmo diagnóstico para la clasificación de las enfermedades intersticiales pulmonares.
- Interpretar los marcadores evolutivos y de mal pronóstico de las EPID.
- Ser capaces de identificar la aparición de hipertensión pulmonar (HP) y evaluar su gravedad mediante datos clínicos y diagnósticos.
- Diseñar programas de rehabilitación respiratoria seguros y apropiados para cada paciente con EPID y/o HP.

ENFERMEDAD INTERSTICIAL PULMONAR

En su guía de consenso, la American Thoracic Society (ATS) y la European Respiratory Society (ERS) se refieren a este grupo de enfermedades con la nomenclatura genérica de neumonías intersticiales o neumonías intersticiales idiopáticas), y las describen como un grupo de entidades clínico-anatomopatológicas con suficiente diversidad entre ellas como para ser consideradas enfermedades independientes, aunque comparten una serie de características comunes: manifestaciones clínicas, patrones radiológicos, rasgos espirométricos comunes y un sustrato anatomopatológico con afectación del intersticio pulmonar.

La denominación de neumonía intersticial puede no resultar exacta, dado que a menudo no solo se comprometen las estructuras alveolointersticiales, sino que se puede afectar también la pequeña vía aérea y los vasos pulmonares, por lo que la terminología más aceptada es enfermedad parenquimatosa o EPID. Este concepto hace referencia a un amplio y heterogéneo grupo de más de 200 enfermedades pulmonares caracterizadas por la alteración de la estructura alveolar e intersticial, que provoca una fibrosis del tejido pulmonar y que impide, por tanto, un intercambio gaseoso adecuado. También es habitual el empleo del término fibrosis pulmonar, que resulta inexacto, pero que enfatiza el hecho de que las enfermedades intersticiales difusas pueden evolucionar hacia ese estado patológico.

> ! Las EPID son un grupo de más de 200 enfermedades respiratorias, a menudo consideradas independientes por su heterogeneidad clínica y terminológica, pero con suficientes elementos comunes como para constituir una entidad por sí misma.

Las EPID son una entidad frecuente en las consultas de neumología y rehabilitación respiratoria. Debido a la enorme variabilidad fenotípica que presentan y a la ausencia de criterios diagnósticos unificados, resulta difícil determinar con exactitud los datos de incidencia y prevalencia. A nivel global, se estima que la incidencia oscila entre 1 y 31,5 casos por cada 100.000 habitantes, y se acepta que el número de pacientes con diagnóstico de EPID ha aumentado en los últimos años. En España, la incidencia es de 7,6 casos por cada 100.000 habitantes, siendo el tipo más frecuente la fibrosis pulmonar idiopática (38,6 %), seguida por la sarcoidosis (14,9 %), las asociadas a enfermedades autoinmunitarias sistémicas (10 %) y las neumonitis por hipersensibilidad (6,6 %).

Fisiopatología

La causa de la EPID suele desconocerse y solo en un tercio de los casos la etiología es identificable, como consecuencia de tóxicos como el tabaco (sobre todo, en pacientes con historia de consumo acumulado mayor de 20 paquetes/año), o exposición ambiental o laboral a polvos orgánicos o minerales, siendo los más frecuentes la sílice, el amianto, el carbón, el berilio y los metales pesados. Se ha demostrado también que la enfermedad intersticial está vinculada a la exposición a radiaciones ionizantes o radioterapia, y se han relacionado más de 350 fármacos como causantes o desencadenantes de esta patología. En los casos concretos de la neumonía intersticial descamativa o la bronquiolitis respiratoria asociada a EPID, el humo del tabaco es un factor etiológico importante.

Existen otros factores de tipo endógeno, como la enfermedad por reflujo gastroesofágico, que podría causar microaspiraciones que acaben derivando en fenómenos fibróticos a nivel pulmonar, o las enfermedades autoinmunitarias, cuya única manifestación puede ser la alteración de los marcadores serológicos.

En los últimos años, se ha propuesto la existencia de una cierta predisposición genética para que factores externos desencadenen el inicio del proceso fibrosante. Existen formas familiares de fibrosis pulmonar, que representan menos de un 5 % de los casos, y que resultan prácticamente indistinguibles, desde un punto de vista clínico e histológico, de las formas esporádicas de la enfermedad, mucho más frecuentes.

No se conoce el mecanismo patogénico exacto que subyace en la enfermedad pulmonar intersticial. En algunos casos, existe un proceso inmunitario que inicia una reacción inflamatoria que, posteriormente, derivará hacia la fibrosis; esto es lo que sucede en las fibrosis secundarias a neumonías. Por el contrario, en el caso de la fibrosis pulmonar idiopática, la inflamación constituye un fenómeno secundario, y en la actualidad se considera una enfermedad puramente fibrogénica, originada por la proliferación anómala de células mesenquimales, la hiperproducción y el depósito de colágeno, y la distorsión de la arquitectura pulmonar, apareciendo focos de fibrosis que se extienden desde la pleura hasta el parénquima subyacente sin encontrarse el componente inflamatorio de otras EPID.

En cualquier caso, una vez iniciado el proceso fibrosante en el epitelio, comienza un deterioro progresivo que afecta a la membrana basal, reclutándose fibroblastos que se diferenciarán en miofibroblastos. Estas células secretan colágeno, que se acumula desencadenando el fenómeno fibrótico, alterando de este modo la arquitectura alveolar y derivando en un colapso con pérdida de surfactante. La ausencia de fenómenos inflamatorios en las fases iniciales de la enfermedad y la escasa eficacia de los tratamientos antiinflamatorios, basados tradicionalmente en el uso de los corticoesteroides e inmunosupresores, parecen avalar las hipótesis puramente fibrogénicas.

 Las EPID se pueden originar tras fenómenos inflamatorios, pero muchos tipos se deben a procesos fibrosantes primarios sin un origen inflamatorio.

Las enfermedades intersticiales presentan una evolución progresiva cuyo pronóstico es muy variable, dependiendo del tipo histopatológico. En la fibrosis pulmonar idiopática (FPI), se ha descrito una supervivencia media de 2-5 años, aunque en la actualidad un 20-25 % de los pacientes presentan una supervivencia superior a los 10 años. La aparición de los nuevos tratamientos antifibróticos y un menor uso de agentes inmunosupresores agresivos se ha relacionado con una menor mortalidad.

Se han identificado algunos factores predictores de peor supervivencia en pacientes con EPID, algunos de los cuales se describirán de forma detallada más adelante (Tabla 29-1), pero en líneas generales son los siguientes:

- Edad avanzada.
- Sexo masculino.
- Capacidad vital forzada (FVC) baja o disminución significativa de esta en el seguimiento.

Tabla 29-1. Factores predictores de supervivencia

Factores pronósticos al diagnóstico	Factores pronósticos en el seguimiento
Grado de disnea elevado	Aumento del grado de disnea
DLCO < 40 %	• Descenso de DLCO ⩾ 15 % • Descenso FVC ⩾ 10 %
Saturación < 88 % durante PM6M	• Aneurisma abdominal • Disección aórtica
Fenómeno fibrótico más extendido en la TCAR	Extensión de la fibrosis en la TCAR
Hipertensión pulmonar	Empeoramiento de la hipertensión pulmonar

DLCO: capacidad de difusión pulmonar de monóxido de carbono; FVC: capacidad vital forzada; PM6M: prueba de marcha de 6 minutos; TCAR: tomografía computarizada de alta resolución.

- Difusión pulmonar de monóxido de carbono (DLCO, *diffusing capacity of lung for carbon*) baja o disminución significativa de esta en el seguimiento.
- Grado elevado de disnea o progresión de esta durante el seguimiento.
- Hipoxemia.
- Saturación < 88 % durante la prueba de marcha de 6 minutos (PM6M).
- Escasa distancia recorrida en la PM6M o disminución significativa del recorrido durante el seguimiento.
- Reducción del índice de masa corporal durante el seguimiento.
- Gran extensión del fenómeno fibrótico en la tomografía computarizada de alta resolución (TCAR).

Terminología y clasificación

La enorme heterogeneidad de las EPID ha dado origen a una gran variabilidad terminológica y cierta confusión en cuanto a los criterios diagnósticos de este grupo de enfermedades. La aparición de la TCAR y la llegada de los nuevos tratamientos antifibróticos han puesto de manifiesto la importancia de contar con herramientas para lograr una clasificación y un diagnóstico adecuados. Por ello, la mayor parte de sociedades científicas internacionales de relevancia han buscado el consenso sobre distintos sistemas de clasificación. En la actualidad, las clasificaciones más aceptadas son las que atienden a criterios histológicos o fisiopatológicos (Tabla 29-2) y las basadas en criterios clínicos-radiológicos (Tabla 29-3).

Atendiendo a la clasificación vigente de la ATS, las enfermedades intersticiales pulmonares se dividen en cuatro grandes grupos (Fig. 29-1):

- Neumonías intersticiales con una causa conocida o relacionada, como las secundarias a fármacos o factores ambientales.
- Neumonías intersticiales idiopáticas:
  - FPI.
  - Enfermedades intersticiales fibrosantes diferentes de la FPI, donde se incluirán las siguientes:

Tabla 29-2. Patrones histológicos

Neumonía intersticial usual

Neumonía intersticial no específica

Neumonía organizada

Daño difuso alveolar

Bronquiolitis asociada a enfermedad pulmonar

Neumonía descamativa

Neumonía intersticial linfoide

Tabla 29-3. Patrones clinicorradiológicos

Fibrosis pulmonar idiopática/alveolitis fibrosante criptogenética

Neumonía intersticial no específica

Neumonía organizada criptogenética

Neumonía intersticial aguda

Bronquiolitis asociada a enfermedad pulmonar

Neumonía descamativa

Neumonía intersticial linfoide

- Neumonía intersticial no específica.
- Neumonía intersticial aguda.
- Neumonía intersticial descamativa.
- Neumonía organizada criptogenética.
- Bronquiolitis asociada a la enfermedad pulmonar intersticial.
- Neumonía intersticial linfoide.
- Fibroelastosis pleuroparenquimatosa idiopática.
- Otros tipos de neumonías idiopáticas de difícil clasificación.
- EPID con histología granulomatosa definida, como la afectación pulmonar asociada, sarcoidosis.
- Otras formas como la proteinosis alveolar, la linfangioleiomiomatosis, la histiocitosis de células de Langerhans o las vasculitis.

Clínica y exploración

Las manifestaciones clínicas de las enfermedades intersticiales son inespecíficas y su aparición es insidiosa, lo que contribuye a la demora diagnóstica que suele acompañar a esta entidad. Habitualmente, se manifiestan a partir de la cuarta o la quinta década de la vida, con la disnea como síntoma más común, de inicio leve y que va aumentando de intensidad progresivamente. La disnea puede acompañarse de tos mínimamente productiva, más evidente con los esfuerzos, así como de una pérdida progresiva de la capacidad de ejercicio. En ocasiones, estos pacientes refieren dolor torácico de características pleuríticas o sensación de llenado pulmonar incompleto, y no es infrecuente que presenten hemoptisis.

 Por sus manifestaciones clínicas inespecíficas y su aparición insidiosa, tradicionalmente existe un retardo diagnóstico en las EPID.

Es posible que, en fases más avanzadas, se desarrollen complicaciones que pueden modificar el curso de la enfermedad, como la exacerbación aguda, el síndrome combinado enfisema-fibrosis, el síndrome de apnea-hipopnea del sueño, los procesos tromboembólicos o la HP, cuyo desarrollo condiciona un peor pronóstico y un aumento de la mortalidad. Por último, conviene reseñar que los pacientes con enfermedad intersticial tienen un riesgo mayor de desarrollar carcinoma broncogénico en la periferia de las áreas fibróticas, siendo el tipo más frecuente el carcinoma epidermoide, seguido del adenocarcinoma.

En lo que respecta a la exploración física, la EPID tampoco presenta hallazgos singulares que permitan diferenciarla de otras enfermedades respiratorias; siendo los signos más comunes la palidez, cianosis o acropaquias en fases más avanzadas. La presencia de crepitantes tipo velcro en ambas bases pulmonares constituye el hallazgo auscultatorio más consistente, y es posible apreciar signos propios de la hipertensión pulmonar en los pacientes que la desarrollen, con *cor pulmonale* y hallazgos sugerentes de insuficiencia cardíaca.

Dada esta inespecificidad de los síntomas que provoca, el diagnóstico de las EPID debe realizarse combinando criterios

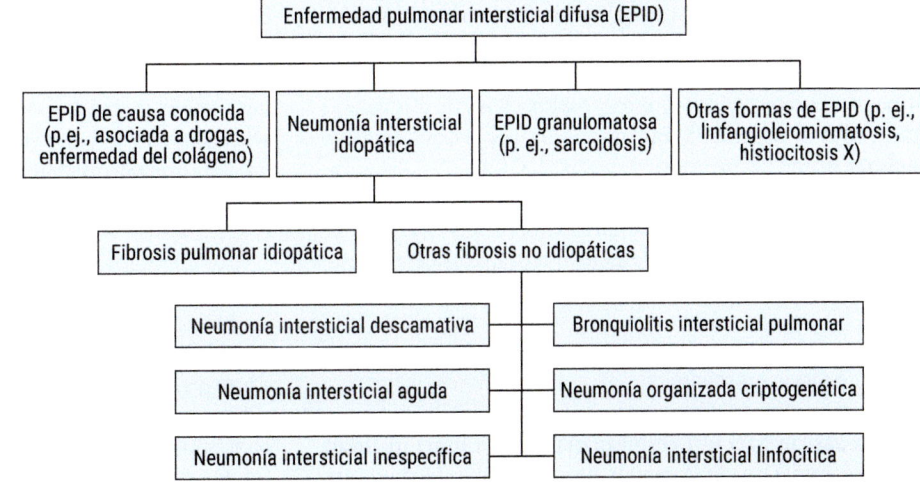

Figura 29-1. Consenso de la *American Thoracic Society/European Respiratory Society* (ATS/ERS) para la clasificación de las neumonías intersticiales.

clínicos, radiológicos y espirométricos, junto con técnicas broncoscópicas o la biopsia en casos necesarios. Se considera que la presencia de disnea de esfuerzo progresiva en pacientes adultos, sobre todo si se acompaña de tos, crepitantes bibasales y acropaquias, puede ser suficiente para establecer la sospecha de enfermedad intersticial pulmonar, más aún si se desarrolla en hombres a partir de la sexta década de la vida y con antecedente de tabaquismo, por lo que será necesario iniciar un estudio que permita llegar al diagnóstico de esta entidad.

> ! Para el diagnóstico de las EPID, se deben combinar criterios clínicos, radiológicos y espirométricos, junto con una histología compatible que confirme el fenómeno fibrótico.

Diagnóstico

El proceso de diagnóstico de la enfermedad pulmonar intersticial se inicia con una anamnesis exhaustiva, exploración clínica, pruebas de función respiratoria y radiografía de tórax. Debe ser multidisciplinar y dinámico, y requiere la colaboración de neumólogos, radiólogos y anatomopatólogos para lograr un diagnóstico exacto y evitar demoras innecesarias. La inespecificidad de los síntomas iniciales y la realización de pruebas complementarias hacen que el diagnóstico suela demorarse entre 6 meses y 2 años desde el inicio de la sintomatología.

Anamnesis

La historia clínica debe recoger datos sobre la edad y el sexo del paciente, información sobre los antecedentes familiares, ya que existen casos de fibrosis pulmonar familiar que se transmite con un patrón de herencia autosómica dominante y suele manifestarse en edades más tempranas que otros tipos de enfermedad intersticial. El tabaquismo se considera un factor ligado al desarrollo de fibrosis pulmonar idiopática, así como la exposición a polvos inorgánicos. Será preciso, por tanto, interrogar sobre la exposición a tóxicos pulmonares en cualquier ámbito, incluido el laboral. La presencia de enfermedad por reflujo gastroesofágico se ha relacionado clásicamente con la aparición de EPID, así como las enfermedades autoinmunitarias o del tejido conectivo. Es preciso interrogar al paciente sobre las patologías previas o recientes a nivel pulmonar y extrapulmonar, con especial atención a las neumonías y cuadros infecciosos, estando más relacionados con la EPID los de origen vírico. Por último, no se debe olvidar interrogar sobre el uso de fármacos o la radioterapia, recogiendo información sobre la dosis recibida y la duración de los mismos.

Si tras la historia clínica y la exploración existe una sospecha de EPID, deberá ampliarse el estudio. Para ello, el primer paso será la realización de una espirometría, con determinación de volúmenes y DLCO.

Pruebas de función respiratoria

Las pruebas de función respiratoria son de gran utilidad para el diagnóstico de la mayor parte de las enfermedades respiratorias. Si bien al inicio de la EPID no suele presentar alteraciones, a lo largo de la evolución irán apareciendo modificaciones en los parámetros que permitirán establecer un diagnóstico, así como determinar el pronóstico en cada caso.

En la EPID, la espirometría muestra un patrón restrictivo con disminución de la FVC, la capacidad residual funcional, el volumen residual y, por tanto, de la capacidad pulmonar total (CPT). El índice de Tiffenau o cociente entre volumen espiratorio forzado en el primer segundo y la FVC irá aumentando en relación con la pérdida de la capacidad vital. En estos pacientes, la FVC suele ir descendiendo a un ritmo de unos 200 mL por año, y un descenso de la FVC ≥ 10 % en 6 meses se considera un indicador de mal pronóstico.

La difusión medida mediante la DLCO se considera la variable más sensible para la detección precoz de esta enfermedad, y permite monitorizar la evolución de la fibrosis pulmonar. La DLCO permite establecer como enfermedad grave o avanzada la presencia de valores < 40 % de los de referencia. Igualmente, una reducción del 15 % de los valores de DLCO en 6 meses se correlaciona con mal pronóstico y mayor mortalidad, mientras que en algunos estudios se ha mostrado que una caída de esos valores en torno al 5-10 % también se relaciona con un peor pronóstico. En cuanto a la pletismografía, la caída de la CPT por debajo del 80 % también es sugerente de trastorno ventilatorio restrictivo de este origen, aunque la variación de este parámetro no resulta de utilidad para medir la progresión de la enfermedad (**Tabla 29-4**).

En algunos casos de EPID es posible hallar un patrón obstructivo en las pruebas funcionales, sobre todo si se presenta en pacientes con enfermedad pulmonar obstructiva crónica (EPOC), sarcoidosis, histiocitosis de células de Langerhans o linfangioleiomiomatosis. En los casos con síndrome combinado enfisema-fibrosis, los volúmenes pulmonares suelen estar conservados, y presentan mayor afectación de la DLCO que en los casos aislados de EPID.

> La FVC, la CPT, la DLCO y el resultado de la PM6M son los marcadores evolutivos y pronósticos más importantes en la EPID.

Pruebas de imagen

Cuando la anamnesis, la exploración y la espirometría permitan establecer una sospecha de enfermedad intersticial difusa, se deben realizar pruebas de imagen, como la radiografía o la TCAR, que permitirán confirmar el diagnóstico e identificar el tipo de EPID del que se trata de forma bastante precisa (**Fig. 29-2**).

Los principales hallazgos radiológicos que definen las EPID son la panalización, la imagen en vidrio deslustrado, las bronquiectasias o bronquioloectasias por tracción, y el patrón reticular. El proceso de remodelado que conduce a la fibrosis pulmonar está ligado a las bronquiectasias de tracción y los fenómenos de panalización, de forma que ambos constituyen un continuo y la separación de dichas fases puede ser engañosa.

Tabla 29-4. Correlación entre valores de pruebas funcionales respiratorias y gravedad de la EPID

	FVC	CPT	DLCO
Leve	< 80 %	70-79 %	60-79 %
Moderada	< 60 %	60-69 %	40-59 %
Grave		< 49 %	< 40 %
Mal pronóstico	Descenso ≥ 10 % en 6 meses		Descenso ≥ 15 % en 6 meses

CPT: capacidad pulmonar total; DLCO: capacidad de difusión de monóxido de carbono; EPID: enfermedad pulmonar intersticial difusa; FVC: capacidad vital forzada.

Según la aparición y/o la disposición de esos hallazgos, se podrán establecer cuatro patrones radiológicos (**Tabla 29-5**):

- Patrón de neumonía intersticial usual (NIU).
- NIU probable.
- Patrón indeterminado.
- Hallazgos no sugestivos de NIU.

En los casos de hallazgos no sugerentes de NIU, es recomendable la búsqueda de otros diagnósticos alternativos. Además de estos patrones característicos, existen otros hallazgos radiológicos que orientan a un patrón alveolar, en procesos menos frecuentes, como sucede con la neumonía intersticial aguda, la neumonía intersticial no específica, la proteinosis alveolar, la neumonía intersticial descamativa, la neumonía organizada criptogénica, la neumonía intersticial linfoide, las neumonitis por hipersensibilidad y las eosinofilias pulmonares. Por último, en la fibroelastosis pleuroparenquimatosa idiopática existe típicamente un engrosamiento pleural apical que va extendiéndose hacia el parénquima adyacente.

Diagnóstico histológico

La variabilidad de la EPID en cuanto a su origen y características ha dificultado la identificación de las diferentes

Tabla 29-5. Patrones radiológicos en EPID

	Shock hipovolémico
NIU clara	Panalización y bronquiectasias por tracción +/- áreas en vidrio deslustrado
NIU probable	Hallazgos de NIU sin panalización
Indeterminado	Fenómenos de fibrosis sin signos de NIU clara ni probable
No sugestivo de NIU	Fenómenos fibrosantes incompatibles con NIU

EPID: enfermedad pulmonar intersticial difusa; NIU: neumonía intersticial usual.

entidades de forma precisa. En la actualidad, existe un gran interés en la identificación de biomarcadores moleculares que permitan predecir la progresión de la enfermedad e identificar los pacientes más susceptibles de mejoría con tratamiento o que precisen un trasplante pulmonar urgente. Sin embargo, por el momento no se ha hallado ningún biomarcador capaz de predecir, por ejemplo, la respuesta a los fármacos antifibróticos.

No obstante, se dispone de diversas técnicas y pruebas capaces de identificar el origen celular histológico de cada caso de EPID. Los hallazgos histopatológicos relacionados con más frecuencia con la enfermedad intersticial son la fibrosis densa parcheada con distorsión de la arquitectura pulmonar (con predilección por el parénquima subpleural y paraseptal), focos de fibroblastosis y ausencia de hallazgos que sugieran otro diagnóstico.

Para la obtención de la muestra, se pueden realizar diferentes técnicas:

- El lavado broncoalveolar constituye el primer escalón para el diagnóstico histológico de los pacientes con EPID. Se utiliza un fibroscopio simple, por el que se instilan y, posteriormente, se aspiran unas gotas de suero fisiológico para obtener material celular del tracto respiratorio inferior.
- Toma de biopsia transbronquial, introduciendo una pequeña pinza a través del fibroscopio, con el fin de obtener muestras de parénquima pulmonar para su análisis histológico.
- La ecobroncoscopia lineal se realiza con control ecográfico y permite la punción guiada de adenopatías hiliares y mediastínicas.

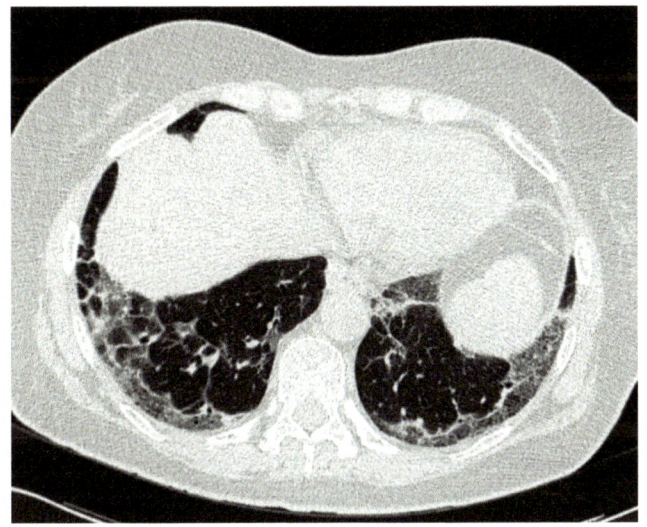

Figura 29-2. Enfermedad pulmonar intersticial difusa.

- En los últimos años, una de las técnicas que más se han empleado para el diagnóstico de EPID es la criobiopsia transbronquial, un procedimiento similar a la BTB que emplea una criosonda con temperaturas cercanas a los –90 °C para seccionar fragmentos de tejido pulmonar. La criobiopsia transbronquial exige mayores requerimientos técnicos que las otras técnicas endoscópicas, aunque sigue siendo un procedimiento ambulatorio. La guía clínica más reciente sugiere que la criobiopsia transbronquial puede ser una alternativa aceptable a la biopsia pulmonar quirúrgica para el diagnóstico, siempre y cuando sea realizada por personal entrenado para minimizar las imprecisiones diagnósticas y garantizar un valor predictivo óptimo.
- Por último, la biopsia pulmonar quirúrgica, que puede realizarse tanto con técnicas de cirugía mínimamente invasiva como por toracotomía. Dado que se trata de un procedimiento más complejo y no exento de complicaciones, esta opción se reserva para los casos en que no se haya logrado establecer un diagnóstico con todo lo anterior, y debe prescribirla un comité multidisciplinar.

El algoritmo más reciente de la ATS (**Fig. 29-3**) indica que el diagnóstico de las EPID comienza con una evaluación clínica que incluye historia, exploración física, radiografía de tórax y pruebas funcionales pulmonares. Con los datos obtenidos en esta información, los pacientes pueden dividirse en dos grupos: casos que no cumplen criterios de neumonía intersticial idiopática y casos que sí cumplen estos criterios. A los pacientes de este último grupo deberá realizarse una TCAR. Como resultado de ello, se catalogarán en cuatro grupos diferentes:

- Pacientes con rasgos típicos que conduzcan a un diagnóstico claro de FPI o NIU.
- Pacientes con rasgos clínicos o radiológicos atípicos de FPI.
- Pacientes con rasgos que conduzcan a otros tipos de EPID, como histiocitosis de células de Langherhans.
- Pacientes con sospecha clínica de otros tipos de EPID.

Según el protocolo, los pacientes sin un diagnóstico claro tras este proceso diagnóstico pueden estudiarse por medio de un BAL o biopsia transbronquial. Si estos estudios no arrojan resultados esclarecedores o no es posible la realización de estas técnicas, será necesario confirmar el diagnóstico con una criobiopsia o una biopsia pulmonar quirúrgica. En la **figura 29-3** se recogen las principales recomendaciones a este respecto.

 En la actualidad, existen múltiples opciones para el estudio histológico de los pacientes con EPID, por lo que la biopsia quirúrgica estará reservada a los casos de difícil diagnóstico.

Evaluación clínica funcional

El papel de la rehabilitación respiratoria (RR) en los pacientes con EPID comienza con la identificación de los déficits que van apareciendo como consecuencia de la enfermedad. Por ello, la intervención debe empezar con una evaluación exhaustiva en la que se establezcan los objetivos del tratamiento.

Es preciso cuantificar la disnea por medio de escalas, siendo la más común la escala modificada de disnea del Medical Research Council (mMRC), así como valorar la calidad de vida con cuestionarios validados para la fibrosis pulmonar como el *St. George's Respiratory Questionnaire-I* (SGRQ-I) o el *King's Brief Interstitial Disease* (K-BILD). Además, se pueden emplear cuestionarios de depresión, ansiedad e impacto psicológico para completar el estudio de los pacientes que lo requieran.

Tras la medición de los valores antropométricos y del índice de masa corporal, será preciso valorar la fuerza muscular periférica, algo que se realiza habitualmente tanto con escalas clínicas en los miembros inferiores como con la medición de la fuerza de prensión manual o *handgrip* con dinamometría de mano. La musculatura respiratoria puede valorarse también en consulta mediante la determinación de las presiones inspi-

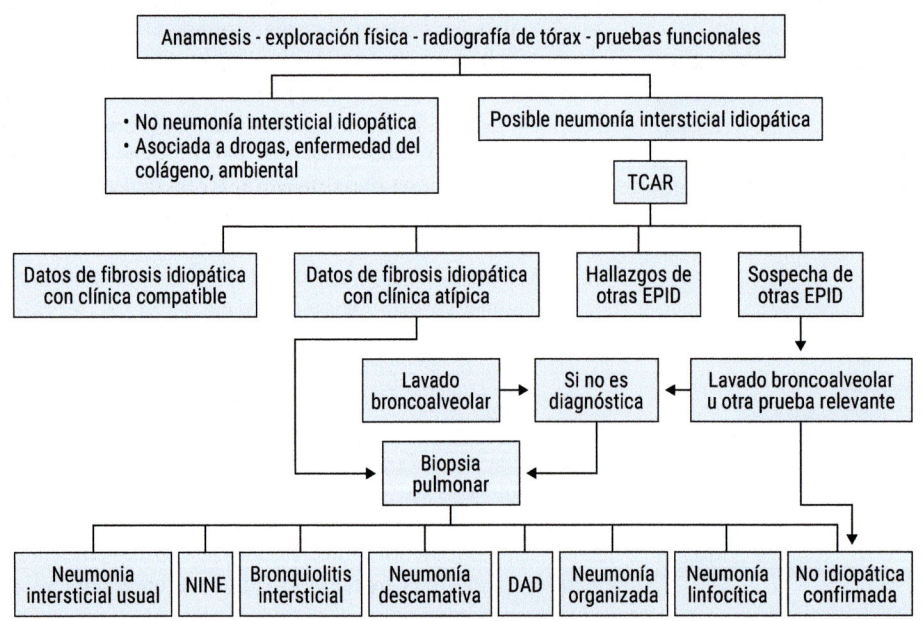

Figura 29-3. Algoritmo diagnóstico de la *American Thoracic Society/European Respiratory Society* (ATS/ERS) para la EPID. DAD: daño alveolar difuso (*Diffuse Alveolar Damage*); EPID: enfermedad pulmonar interstidcial difusa; NINE: neumonía intersticial no específica; TCAR: tomografía computarizada de alta resolución.

ratoria máxima (PIMáx) y espiratoria máxima si se sospecha que puedan haberse visto alteradas.

Otro punto fundamental en la evaluación del paciente afectado de EPID es la valoración de la tolerancia al ejercicio con pruebas como la PM6M u otras pruebas de esfuerzo. El grado de desaturación durante y/o después de la prueba y la distancia recorrida son indicadores con valor pronóstico. La caída en el recorrido de 50 m respecto a los valores previos o un recorrido total menor de 250 m son datos sugerentes de pronóstico negativo.

Se recomienda que la valoración en consulta se realice con una frecuencia de 3-6 meses, recogiendo los datos sobre la situación clínica (disnea, tolerancia al ejercicio, tos), la exploración física, la espirometría, la DLCO y la PM6M, que habrá que repetir cada 6 meses aproximadamente.

En la **tabla 29-1**, se recogen los criterios clínicos, espirométricos y radiológicos que van a orientar sobre la gravedad inicial o una progresión de la enfermedad.

En una segunda fase, el médico rehabilitador diseñará y aplicará programas individualizados a cada paciente. Estos programas constan de intervenciones conductuales y educacionales asociadas al entrenamiento físico, de forma que se promueva la adherencia a largo plazo a dichos tratamientos.

Tratamiento

El tratamiento de la EPID comienza con el cese de la exposición a los agentes que hayan podido intervenir en su desarrollo. La observación estrecha de los pacientes con enfermedad leve permitirá establecer la necesidad de iniciar terapias más completas.

La primera línea del tratamiento farmacológico se ha basado tradicionalmente en el uso de glucocorticoesteroides, si bien la dosis óptima y la duración del tratamiento han sido muy variables. Generalmente, se suele empezar con dosis altas de prednisona, realizando un descenso paulatino durante los meses siguientes hasta que se logra llegar a una dosis de mantenimiento de 5-10 mg/día, pudiendo administrarse también a días alternos. En casos graves que requieran hospitalización, se prescribe el uso de bolos intravenosos de metilprednisolona.

En los pacientes con formas de presentación más graves o con respuesta o tolerancia inadecuada a los glucocorticoesteroides, se suelen prescribir fármacos inmunosupresores, como la azatioprina o el micofenolato. Para los pacientes con una evolución refractaria a lo anterior, sobre todo en los casos con un sustrato autoinmunitario, se recomienda el uso de ciclofosfamida o rituximab.

Últimamente, la Food and Drug Administration (FDA) y la European Medicines Agency (EMA) han aprobado el uso de fármacos antifibróticos, (pirfenidona y nintedanib), que han supuesto un importante avance, al lograr reducir la progresión de la enfermedad. La pirfenidona es un fármaco con propiedades antiinflamatorias y antifibróticas, capaz de inhibir la síntesis de factores fibrogénicos, impidiendo la proliferación de fibroblastos y la formación de colágeno. Su acción se relaciona con una mayor supervivencia sin progresión de la enfermedad, mejoría de la disnea y de la capacidad de ejercicio (PM6M) y una reducción del deterioro de la FVC, con una mortalidad menor a las 52 semanas. Sin embargo, presenta varias interacciones farmacológicas que pueden limitar su uso y, como efectos adversos relevantes, se ha relacionado con sintomatología gastrointestinal (sobre todo diarrea) y fotosensibilidad.

En cuanto al nintedanib, ejerce su acción impidiendo la actividad de algunos factores de crecimiento relacionados con el fenómeno fibrosante. Se ha mostrado eficaz frenando el deterioro de la FVC, reduciendo el número de exacerbaciones y mejorando la calidad de vida. Su efecto en el aumento de supervivencia se ha podido demostrar solo de forma empírica, por lo que es preciso ahondar en la investigación para dilucidar qué pacientes se beneficiarán más de este tipo de tratamiento. El perfil de efectos adversos del nintedanib es similar al de la pirfenidona.

Rehabilitación respiratoria

La característica fundamental de los pacientes afectos de EPID es la disnea asociada a la intolerancia al ejercicio. Secundariamente, los pacientes presentan hipoxia inducida por la actividad física, y se inicia un proceso de deterioro de la musculatura periférica que se relaciona directamente con la disminución de la calidad de vida y una menor supervivencia. El papel del desacondicionamiento físico en la EPID es similar al de otras patologías respiratorias, determinando una menor actividad física para evitar la disnea y la fatiga que esta provoca. De forma sobreañadida, los diferentes tratamientos farmacológicos empleados en los pacientes con EPID, basados en el uso de glucocorticoesteroides e inmunosupresores, terminan por agravar el deterioro muscular y la intolerancia al ejercicio. Por otro lado, se recomienda que se realice una optimización farmacológica previamente al programa de RR, ya que esta medida permitirá maximizar los efectos beneficiosos de la rehabilitación.

Las investigaciones realizadas hasta la actualidad han demostrado la eficacia a corto plazo de los programas de rehabilitación, mejorando la disnea, la capacidad funcional medida por la PM6M y la calidad de vida. A pesar de que los resultados de los programas de RR no se han validado de forma tan rotunda ni duradera como en patologías como la EPOC, sí que han mostrado ejercer un impacto positivo en la evolución de esta enfermedad en los primeros 6 meses y, tratándose de una enfermedad que puede evolucionar de manera rápida, se considera que la implementación de programas de rehabilitación puede ser beneficiosa en los pacientes con EPID. Por este motivo, la última guía de la ATS (2023) realiza una recomendación sólida hacia la RR en adultos con enfermedad intersticial pulmonar, con un nivel de evidencia moderado.

El programa de RR de los pacientes con EPID debe empezar por la educación al paciente. Su objetivo es ofrecer a los enfermos y a sus familias conocimientos y habilidades de utilidad para el manejo y el tratamiento de su enfermedad, ya que su implicación en el proceso de tratamiento resulta esencial para lograr el máximo beneficio. El apoyo psicológico y psicosocial es un aspecto clave para el manejo de esta patología, así como la orientación nutricional.

La inclusión de los pacientes con EPID en programas de RR ha demostrado ser eficaz en el aumento de la distancia recorrida en la PM6M, en la mejoría de la calidad vida, y en un mejor resultado global en los parámetros de trabajo máximo y umbral anaeróbico. El beneficio de estos programas no depende del tipo de EPID ni existen estudios que muestren una mayor eficacia de un programa sobre otro, y tampoco existen datos concluyentes sobre el beneficio de estos programas en pacientes con EPID avanzada con desaturación importante al esfuerzo.

El entrenamiento físico tiene por objetivo mejorar la condición física de los pacientes, de forma que la mejora de la función muscular revierta en una mayor tolerancia al ejercicio, con menor disnea, a pesar de no inducir cambios a nivel pulmonar.

Los programas de RR se basan en una combinación de ejercicio aeróbico y ejercicios de fuerza. Para el entrenamiento aeróbico, se suelen utilizar programas basados en caminar, o en el uso de bicicleta estática o cicloergómetro, generalmente de 3-5 sesiones por semana, con una intensidad creciente según la tolerancia del paciente. La valoración individualizada de cada paciente permitirá indicar de forma segura y adecuada la intervención, determinando la necesidad de oxígeno y las limitaciones o comorbilidades que cada paciente presente. Suele proponerse un nivel de intensidad moderado-alto (trabajando por encima del 60 % de la frecuencia cardíaca máxima o percepción de 4-6 en la escala de Borg modificada) y una duración habitual de 20 a 60 minutos. De forma general, se considera más apropiado el trabajo en bicicleta que caminar, ya que induce menor desaturación y los pacientes con patología respiratoria y/o disnea importante lo tolerarán mejor.

Diversos estudios han mostrado que no existe evidencia significativa sobre los resultados del entrenamiento continuo frente al interválico, pero este segundo tipo es mejor tolerado por los pacientes con gran disnea y fatiga, por lo que puede estar indicado para los pacientes con EPID. La principal limitación de este tipo de entrenamiento es que suele requerir el uso de cicloergómetros en programas supervisados, siendo más difíciles de cumplimentar en el domicilio.

En cuanto al entrenamiento de fuerza, se basa en la realización de ejercicios con pesas de carga relativamente importante, y se ha mostrado más eficaz que el trabajo aeróbico para lograr una buena masa muscular. Es un entrenamiento bien tolerado por estos pacientes y produce menos disnea que otros tipos de entrenamiento. La American College of Sports Medicine (ACSM) recomienda realizar 1-3 series de 8-12 repeticiones, al menos 2-3 días por semana. Las cargas recomendadas deben ser inicialmente del 60-70 % de una repetición máxima.

El entrenamiento específico de los miembros superiores es, además, importante porque una gran parte de las actividades diarias (el aseo, el vestido o las tareas del hogar) requieren la utilización de los brazos, por lo que el entrenamiento muscular de bíceps, tríceps, deltoides, dorsal ancho y pectorales va a revertir en una mayor eficiencia del movimiento y un ahorro de energía relacionado con menor disnea. Con la misma finalidad se pueden asociar estiramientos, ejercicios de flexibilidad y la corrección postural.

> ❗ No existe evidencia a favor de ningún programa de RR respecto a otro, pero el entrenamiento interválico en cicloergómetro en programas largos parece tener mejor efecto para los pacientes con EPID por su mejor tolerancia.

El uso de estimulación eléctrica neuromuscular es una alternativa en los pacientes muy sintomáticos con déficit muscular, ya que logra el entrenamiento de grupos musculares sin provocar disnea, pero no es una práctica habitual en los programas para pacientes con EPID, quedando generalmente reservado para casos concretos con déficit muscular severo y situación clínica que impida realizar otro tipo de ejercicios.

Los programas de RR se completan con técnicas de fisioterapia respiratoria, ya que la realización de ejercicios respiratorios y el uso de dispositivos de incentivación respiratoria se han relacionado con una mejor expansión torácica y un patrón ventilatorio más eficiente en los pacientes con EPID, particularmente con el entrenamiento de la musculatura inspiratoria. Los pacientes con debilidad de la musculatura respiratoria pueden beneficiarse del uso de dispositivos tipo *Threshold*® con una carga inicial de al menos el 30 % de la PIMáx. Los diversos estudios realizados muestran una mejora significativa de la fuerza inspiratoria con este tipo de entrenamiento, logrando una reducción considerable de la disnea y una mejora de la capacidad del ejercicio medida con la PM6M, incluso en casos con pequeñas ganancias del valor de PIMáx.

Respecto a la duración de los programas, parece haberse encontrado un mayor efecto de los programas de larga duración que en los que se realicen en tandas cortas. En la mayor parte de los estudios disponibles en la bibliografía, los programas se extienden entre 8 y 12 semanas.

Por último, los pacientes con EPID se pueden beneficiar de la terapia ocupacional, ya que el entrenamiento en técnicas de ahorro de energía puede optimizar su capacidad funcional, sobre todo en los pacientes con grados elevados de disnea (v. **Cap. 22** *Terapia ocupacional en el paciente respiratorio crónico*).

Trasplante pulmonar

En los casos de enfermedad avanzada, los pacientes con EPID pueden ser candidatos a trasplante pulmonar, y esta medida es la única realmente curativa para esta enfermedad, capaz de retornar a los pacientes a una mejor calidad de vida. La selección de estos pacientes se realizará basándose en el seguimiento estrecho de su evolución y deberá estar indicada por un comité multidisciplinar.

HIPERTENSIÓN PULMONAR

La HP se define como una presión media elevada en la arteria pulmonar. En la última actualización, se considera patológica la presión mayor de 20 mmHg en reposo, y su etiología puede ser idiopática o asociarse a numerosas enfermedades, tanto cardíacas como respiratorias. El aumento de presión causa un remodelado vascular con proliferación e hipertrofia de la musculatura lisa del endotelio, que va ocluyendo la luz de los vasos, contribuyendo al aumento de la resistencia vascular pulmonar (RVP) y la presión en la arteria pulmonar, en un circuito diseñado para un alto flujo, pero de baja presión. La sobrecarga que esto supone sobre el ventrículo derecho conduce finalmente a su claudicación.

Es importante realizar un diagnóstico precoz, para identificar la etiología y administrar el tratamiento adecuado, pero a menudo se retrasa por la inespecificidad de la sintomatología, manifestada generalmente como disnea de esfuerzo y fatiga en pacientes con otras enfermedades que distorsionan la clínica. Su aparición conlleva limitación de la capacidad física y afectación de la calidad de vida, con un pronóstico poco favorable, ya que no es raro que evolucione hasta un cuadro grave de afectación ventricular derecha. Esta limitación física viene determinada por varios factores: una respuesta anómala de los vasos pulmonares al ejercicio, un desacondicionamiento muscular por afectación inflamatoria de la musculatura periférica similar a la que presentan los pacientes con EPOC, y una disfunción cardíaca como respuesta a las demandas de esta musculatura periférica, asociada además a una disminución del gasto cardíaco y una alteración de la presión arterial.

 El aumento o la aparición de nueva disnea y fatiga en pacientes con otras enfermedades, obliga a descartar el desarrollo de una HP asociada.

CLÍNICA

Los pacientes presentan disnea de esfuerzo y fatiga por un aumento inadecuado del gasto cardíaco durante el ejercicio, asociado a la progresión del fallo ventricular derecho, que inicialmente es capaz de compensar el aumento de la RVP mediante la hipertrofia.

Con el deterioro cardíaco progresivo, pueden aparecer angina de pecho y síncope al ejercicio. La angina de pecho suele deberse a la hipoperfusión subendocárdica causada por el aumento de la pared cardíaca y la demanda de oxígeno del miocardio, y en algunas ocasiones, puede existir compresión de la arteria coronaria izquierda por una arteria pulmonar aumentada de tamaño.

El síncope de esfuerzo es poco frecuente, y se produce cuando el aumento del gasto cardíaco es insuficiente o existe una activación de mecanorreceptores en el ventrículo derecho, con bradicardia refleja. De forma menos frecuente, los pacientes con HP pueden presentar tos, hemoptisis y ronquera por compresión del nervio recurrente laríngeo izquierdo por la arteria pulmonar dilatada, con parálisis de cuerdas vocales. Los cuadros muy evolucionados presentan fallo congestivo del ventrículo derecho, con edemas, ascitis y hepatomegalia. Pueden asociarse también síntomas de depresión, ansiedad, aislamiento social y aparición de osteoporosis.

 La disnea y la intolerancia al ejercicio son síntomas comunes, que pueden acompañarse de síncope o presíncope por baja gasto cardíaco durante el esfuerzo.

Diagnóstico

En los pacientes con antecedentes sugestivos que inician o presentan un aumento significativo de su disnea de esfuerzo o síntomas de congestión cardíaca, debe realizarse una ecocardiografía transtorácica para descartar datos sugestivos de desarrollo de HP. Esta prueba no cruenta permite efectuar una estimación de la presión sistólica de la arteria pulmonar, detectar datos indirectos de HP, tamaño y función del ventrículo derecho, así como descartar cardiopatías congénitas. No sirve como diagnóstico, pero orienta hacia su probabilidad, y a la necesidad de realizar más pruebas, sobre todo en pacientes con patologías de riesgo. Otros datos indirectos, como la dilatación de la aurícula derecha, un eje derecho y crecimiento del ventrículo derecho, se pueden apreciar en el electrocardiograma (ECG) y la radiografía de tórax. Realizar unas pruebas de función respiratoria con volúmenes, prueba de DLCO y gasometría arterial pueden orientar sobre la capacidad de esfuerzo y la necesidad de oxígeno suplementario.

La ecocardiografía no permite establecer el diagnóstico de HP, pero sí puede orientarlo en pacientes con factores predisponentes que inician o presentan un aumento significativo de su disnea de esfuerzo o signos de insuficiencia cardíaca congestiva (ICC).

La confirmación del diagnóstico y establecer la gravedad del proceso y el tratamiento más adecuado son tareas que las suelen realizar las unidades específicas de HP, donde se efectúan otras pruebas diagnósticas, como gammagrafía de ventilación/perfusión, cateterismo derecho, TCAR (**Fig. 29-4**), angiografía por tomografía computarizada, y serologías. La valoración sanguínea de la fracción aminoterminal del propéptido natriurético cerebral (NT-proBNP) como precursor del péptido natriurético cerebral (BNP), se considera útil en el diagnóstico. Habitualmente disminuidos en el tejido mio-

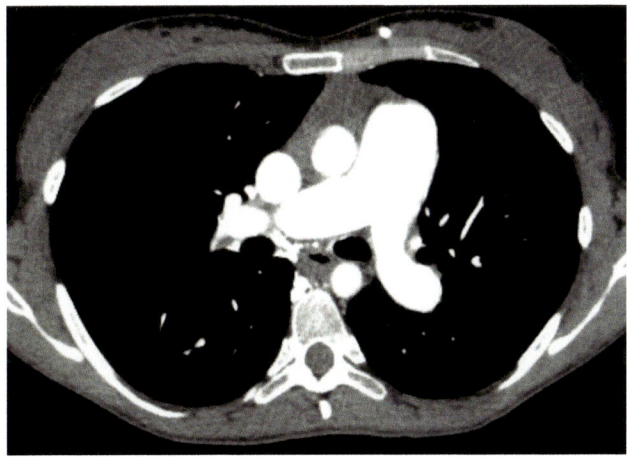

Figura 29-4. Hipertensión pulmonar.

cárdico de ambos ventrículos funcionantes, su aumento puede indicar disfunción cardíaca.

El cateterismo cardíaco derecho permite obtener una serie de parámetros como la presión arterial pulmonar sistólica, diastólica y media), la presión capilar pulmonar (PCP) medida por enclavamiento distal de catéter, las RVP medidas en unidades Wood (UW) y el gradiente transpulmonar diastólico (GTPd).

Dependiendo de estos parámetros hemodinámicos, se habla de afectación precapilar, poscapilar aislada y combinada. Los procesos con HP precapilar presentan una presión arterial media elevada, pero con una presión capilar normal (PCP ≤ 15 mmHg) y unas resistencias vasculares pulmonares normales (RVP < 2 UW) o elevadas (> 2 UW), según la etiología. En la HP de origen en el lado izquierdo del corazón, la resistencia es poscapilar, y presenta una presión en capilares elevada (PCP > 15 mmHg), pero con un gradiente transpulmonar diastólico dentro de la normalidad (GTPd < 7 mmHg). En estos cuadros de HP cardíaca, existe también una forma combinada, poscapilar y precapilar, que asocia al aumento de la PCP la del GTPd (GTPd ≥ 7 mmHg):

- HP precapilar:
  – PAPm elevada.
  – RVP normales o elevadas.
  – GTPd normal.
- HP postcapilar:
  – PAPm elevada.
  – PCP elevada.
  – GTPd normal.
- HP combinada:
  – PAPm elevada.
  – PCP elevada.
  – GTPd elevado.

Se aceptan cinco grupos de enfermedades que pueden provocar HP, y que comparten clínica u opciones terapéuticas (Tabla 29-6): el grupo 1 abarca los cuadros de hipertensión arterial pulmonar, tanto idiopática como la asociada a enfermedad del tejido conectivo (sobre todo con la esclerosis sistémica, que asocia HP más grave); en el grupo 2, la HP deriva de una cardiopatía izquierda (valvulopatía mitral, aórtica, insuficiencia cardiaca congestiva) y el tratamiento es el propio de la enfermedad, puesto que no se ha mostrado ningún tratamiento eficaz en estos casos. El grupo 3 mantiene relación con la hipoxia y las alteraciones pulmonares crónicas, por lo que resulta de mayor interés en la RR. La HP asociada a la patología respiratoria suele ser leve-moderada, y abarca la HP secundaria a EPOC, la enfermedad pulmonar intersticial, la patología con patrón mixto obstructivo-restrictivo y las alteraciones respiratorias del sueño. Hay que señalar que la apnea puede mejorar con el tratamiento con presión positiva continua, y que en la EPOC algunos de los fármacos de uso común para la HP, como el sildenafilo y la prostaciclina, al inhibirse la vasoconstricción pulmonar hipóxica, pueden empeorar el intercambio gaseoso.

En el grupo 4, se identifica una obstrucción a nivel de la arteria pulmonar, como sucede en los casos secundarios a tromboembolismo crónico con elevada frecuencia, dado que

Tabla 29-6. Clasificación etiológica de la European Society of Cardiology (ESC) y la European Respiratory Society (ERS), 2022
Grupo 1. Hipertensión pulmonar (HP) arterial:
1.1 Idiopática
1.2 Hereditaria
1.3 Asociada a drogas y toxinas
1.4 Asociada a:
1.4.1 Conectivopatias
1.4.2 Infección por virus de la inmunodeficiencia humana
1.4.3 Hipertensión portal
1.4.4 Enfermedades cardíacas congénitas
1.4.5 Esquistosomiasis
1.5 HP con afectación venosa/capilar
1.6 HP persistente del recién nacido
Grupo 2. HP asociada a enfermedad cardíaca izquierda:
2.1 Fallo cardíaco:
2.1.1 Con fracción de eyección preservada
2.1.2 Con fracción de eyección reducida
2.2 Enfermedad valvular
2.3 Afecciones cardiovasculares congénitas/adquiridas con HP poscapilar
Grupo 3. HP asociada a enfermedades pulmonares y/o hipoxia:
3.1 Enfermedad pulmonar obstructiva o enfisema
3.2 Enfermedad pulmonar restrictiva
3.3 Enfermedad pulmonar con patrón mixto restrictivo/obstructivo
3.4 Síndromes de hipoventilación
3.5 Hipoxia sin enfermedad pulmonar
3.6 Trastornos del desarrollo pulmonar
Grupo 4. HP asociada a obstrucciones de la arteria pulmonar:
4.1 HP tromboembólica crónica
4.2 Otras obstrucciones de la arteria pulmonar
Grupo 5. HP con mecanismos poco claros y/o multifactoriales:
5.1 Trastornos hematológicos
5.2 Trastornos sistémicos
5.3 Trastornos metabólicos
5.4 Insuficiencia renal crónica con o sin hemodiálisis
5.5 Microangiopatía trombótica tumoral pulmonar
5.6 Mediastinitis fibrosante

hasta el 9 % de los pacientes que han presentado un tromboembolismo pulmonar agudo desarrollarán HP. El resto de patología mal identificada se considera como del grupo 5.

Cada patología presenta un determinado perfil de HP.

 Una pronta identificación de una HP puede permitir un abordaje precoz de esta, evitando el deterioro progresivo del ventrículo derecho.

Valoración clínica funcional

De modo específico, en los pacientes con HP diagnosticada, es necesario establecer su clase funcional, según determina la Organización Mundial de la Salud (OMS), basándose en la situación clínica, la capacidad de esfuerzo medida generalmente con la PM6M y el control de la función cardíaca mediante la medición de NT-proBNP.

Esta valoración se complementará con una prueba de consumo de oxígeno. Con estos datos, se clasifica a los pacientes como de riesgo bajo, intermedio-bajo, intermedio-alto o alto.

La identificación de la gravedad de los pacientes con HP se basa en:

- Clase funcional (OMS).
- Capacidad de esfuerzo medido con la PM6M.
- Valores de NT-proBNP.

Es aconsejable la realización de un cuestionario de calidad de vida para objetivar los cambios en este aspecto, habitualmente el *Short Form Health Survey Questionnaire* (SF-36).

Tratamiento

El tratamiento se basa en medidas generales, tratamiento de apoyo y tratamiento farmacológico específico, con el objetivo de que el paciente se mantenga en la clase funcional II (OMS-II), ya que de ello depende su pronóstico y su mortalidad a corto plazo (al año < 5 %), mortalidad que se eleva con el riesgo (con riesgo moderado, en clase funcional III, al 5-10 %).

Como medidas generales, se recomienda realizar ejercicio físico moderado, evitar cirugías o realizarlas con anestesia epidural cuando sea posible, al igual que la gestación, por la elevada morbimortalidad que conlleva. El ejercicio mejora la función endotelial por aumento de la óxido nítricosintetasa, y reduce el estrés oxidativo, al menos en parte, incluso en los casos de enfermedad cardíaca avanzada.

El tratamiento farmacológico debe ajustarse al tipo y a la patología causante. En los casos de cardiopatía o de enfermedad respiratoria de base, ha de realizarse sobre la enfermedad responsable, ya que no existe evidencia de beneficio con el tratamiento para la HP en estos casos. Dado que en los casos más graves se utiliza no solo tratamiento oral sino también intravenoso en perfusión, se suelen asociar anticoagulantes orales como tratamiento de apoyo (por la elevada prevalencia tanto de lesiones trombóticas vasculares como del propio catéter de infusión intravenoso), lo que hay que tener en cuenta minimizando el riesgo de caída. Igualmente, se asocian diuréticos para disminuir la precarga del ventrículo derecho sin disminuir el gasto cardíaco, y cuando existe ferropenia se aconseja la reposición férrica para evitar la pérdida de capacidad funcional con el ejercicio e incluso la mayor mortalidad.

No existen estudios sobre la oxigenoterapia a largo plazo en pacientes con HP, aunque presenta un efecto beneficioso al reducir la resistencia vascular. En pacientes con EPOC se aconseja su uso si existe insuficiencia respiratoria basal (presión parcial de oxígeno < 60 mmHg) o desaturación durante el ejercicio.

Tratamiento general

- Medidas globales: ejercicio físico.
- Tratamiento farmacológico: vasodilatadores orales-intravenosos.
- Tratamiento de apoyo: diuréticos y anticoagulantes orales.
- Oxigenoterapia.

Rehabilitación respiratoria

El programa de entrenamiento resulta útil para disminuir la fatiga y mejorar la capacidad de ejercicio. De carácter individualizado, se recomienda para pacientes en estadio funcional II-III de la OMS, estables, con la terapia farmacológica específica y sin cambios en los 3 meses anteriores (incluyendo aumento de disnea, fatiga o peso).

Tanto por la patología de base que suelen presentar como por la HP en sí misma, se recomienda su realización con supervisión y en centros con experiencia en RR y en este tipo de pacientes, realizando control de la PA antes y después del ejercicio (en el umbral láctico, máximo esfuerzo, debe mantener una presión arterial sistólica [PAS] de 120 mmHg) y con telemetría si se sospecha la aparición de arritmia desencadenada por el ejercicio.

Estos programas de entrenamiento se toleran bien y contribuyen a mejorar la calidad de vida, comprobándose una mejoría en la PM6M y en la clase funcional, así como en el consumo de oxígeno, la carga y la frecuencia cardíaca en el umbral anaeróbico. Este efecto viene determinado por el mejor consumo a nivel muscular al mejorar la atrofia, la eficiencia ventilatoria y la disminución de los mediadores inflamatorios. A nivel muscular, se produce un aumento de capilares y de la actividad enzimática oxidativa, especialmente de las fibras musculares lentas de tipo I. Ehlken (2016) correlacionaba la mejoría de la presión pulmonar, la resistencia vascular y el índice cardíaco, tanto en reposo como en ejercicio, con el efecto que el entrenamiento ejerce también sobre la función del ventrículo derecho.

Para establecer los parámetros de trabajo para cada paciente, es importante conocer los criterios que determinan la gravedad que, como ya se ha comentado, están basados en una PM6M y una ergoespirometría previas (volumen de consumo de oxígeno pico y % predicho; ventilación minuto, pendiente de ventilación minuto/volumen de dióxido de carbono y consumo de oxígeno, así como la carga y el equivalente respiratorio de dióxido de carbono en el umbral anaeróbico).

Se tratarán pues:

- Pacientes de riesgo bajo, en clase funcional I-II, estables, sin signos de insuficiencia cardíaca congestivo y sin síncopes, capaces de caminar > 440 m en la PM6M, con consumo de oxígeno > 15 mL/min/kg (> 65 % del predicho) y pendiente < 36.
- Pacientes con riesgo moderado, en clase funcional III, estables o con empeoramiento muy lento, sin signos de congestivo, y sin síncopes o muy ocasionales, capaces de caminar entre 165-440 m en la PM6M, consumo entre 11-15 mL/min/kg (35-65 % del predicho) con pendiente 36-44,9.

Para estos pacientes, se propone realizar un programa externo de tres sesiones/semana, durante 8-10 semanas que implica 24-30 sesiones de ejercicio supervisado, de 1 h de duración, monitorizando la saturación de oxígeno, la frecuencia cardíaca y la presión arterial, limitado por la sensación de esfuerzo medida con la escala de Borg.

Se realiza un entrenamiento aeróbico, de intensidad ligera o moderada (Borg modificado 4-5/10). Además de esta percepción de disnea, la intensidad está determinada por la frecuencia cardíaca obtenida durante el pico de trabajo, trabajando al 60-80 % de la frecuencia cardíaca máxima (siempre < 120-130 lpm) y manteniendo la saturación > 85 %. El límite es el umbral anaerobio, y el objetivo, la carga obtenida en dicho umbral.

El ejercicio físico intenso no se aconseja, porque puede aumentar la PAPm. Para evitar síntomas, como síncope o presíncope, también se desaconsejan las maniobras de Valsalva, o que impliquen simultáneamente a los miembros superiores e inferiores.

El programa de rehabilitación constará así de los siguientes elementos:

• Practicar 30 minutos de entrenamiento en bicicleta estática o tapiz rodante, con baja carga, al 70-80 % de la frecuencia cardíaca de reserva. Parece tolerarse mejor de inicio el ejercicio continuo, para evitar los cambios bruscos en la hemodinámica pulmonar y prevenir los síncopes, para realizar un interválico suave (20 W durante 30 segundos y 35 W durante 60 segundos), que puede aumentar hasta los 50 W cuando aumente la tolerancia.
• Practicar 30 minutos de ejercicio muscular suave, bien coordinado con la respiración, para no efectuar maniobras de Valsalva (con bajas resistencias de 0,5-1,5 kg, en dos series de 10 repeticiones), escalones, sentadillas y ejercicios respiratorios. Se trabaja principalmente la resistencia, ya que no está claro el efecto de la potenciación.
• Practicar 30 minutos para ejercicio flexibilizante de raquis, de caja torácica y cinturas, ejercicios de equilibrio para prevención de caídas y ejercicios respiratorios (entrenamiento de la musculatura respiratoria, coordinación abdominodiafragmática y técnicas para eliminar secreciones sin aumento de presión), útiles por la tendencia de estos pacientes a presentar infecciones respiratorias y neumonías. Puede asociarse yoga.
• Practicar 60 minutos de caminata, al menos cinco veces por semana, que puede aprovecharse para realizar un apoyo psicológico en los casos en que sea necesario.

Se suplementará con oxígeno si se precisa para mantener la saturación por encima del 90 %, cuando sea posible, o al menos siempre en cifras mayores el 85 %.

Gerhardt *et al.* proponen la utilización de la plataforma vibratoria como modo de ejercicio, ya que la vibración rápida produce contracciones reflejas que combinan ejercicio estático y dinámico. Tras cuatro semanas de entrenamiento, mejoraba la PM6M, la fuerza muscular y los resultados de las pruebas cardiopulmonares, junto con la calidad de vida.

El ejercicio se interrumpirá si el paciente presenta mareo, aumento de disnea, dolor de pecho, hipotensión/hipertensión, bradicardia/taquicardia, palpitaciones o náuseas, con sudoración o palidez como presíncope, durante su realización o en las primeras 24 horas tras su realización.

La recomendación al paciente es continuar con ejercicio domiciliario, inicialmente 1 día/semana hasta cinco veces por semana, según las pautas aprendidas para mantener la seguridad.

> **!** Es posible realizar ejercicio de modo seguro, incluso en pacientes en estadio funcional III si mantienen estabilidad clínica.
> La rehabilitación realizada en unidades especializadas mejora la calidad de vida al disminuir la fatiga y mejorar la capacidad de ejercicio.

No existen datos acerca del tiempo que persiste la mejoría o su influencia sobre la supervivencia, porque los estudios suelen ser de escasa calidad metodológica. El entrenamiento no se ha asociado a efectos secundarios adversos importantes. Y en vista del pequeño número de efectos adversos, una revisión reciente recomienda la combinación de programas de entrenamiento hospitalario y domiciliario bajo supervisión, siendo necesario realizar estudios sobre la utilidad a largo plazo de estos programas.

Por último, ante el fracaso de las medidas más conservadoras, el trasplante pulmonar puede constituir un tratamiento efectivo y con buenos resultados en este tipo de pacientes.

PUNTOS CLAVE

• La EPID altera la estructura alveolar e intersticial con fibrosis del tejido, que impide un adecuado intercambio gaseoso.
• La etiología se desconoce. Puede existir predisposición genética, asociarse a enfermedades autoinmunitarias, reflujo o radioterapia, y lo más frecuente, en relación con fármacos y tóxicos como el tabaco o exposición a polvo (sílice, amianto, carbón, berilio y metales pesados).
• Los pacientes con EPID presentan una clínica insidiosa de disnea, tos y pérdida progresiva de la capacidad de ejercicio, con hipoxia inducida por este. Se auscultan crepitantes tipo velcro en las bases.
• La espirometría muestra patrón restrictivo: disminución de la FVC, la capacidad residual funcional, el volumen residual y la CPT. La DLCO es útil en la detección precoz, la valoración de la gravedad y la evolución.

• Los tratamientos antifibróticos y la reducción de agentes inmunosupresores agresivos están logrando una ralentización de los procesos, con supervivencia superior a los 10 años (20-25 % de los pacientes), siendo el trasplante finalmente el tratamiento requerido en la mayoría de los casos.
• Los programas de rehabilitación mejoran la capacidad funcional, la disnea y la calidad de vida, el pico de trabajo y el umbral anaeróbico. Combinan ejercicio aeróbico y potenciación de la musculatura periférica e inspiratoria.
• Ante un aumento de la disnea de esfuerzo con fatiga, se debe valorar el posible desarrollo de hipertensión pulmonar HP asociada, que requiere control y tratamiento específicos.
• Si existe HP, se requiere una prueba de consumo de oxígeno que establezca el umbral anaeróbico, para orientar el programa de ejercicio físico que puede realizarse con seguridad incluso en pacientes en estadio III.

BIBLIOGRAFÍA

Agarwal AK, Huda N. Interstitial Pulmonary Fibrosis. En: StatPearls [Internet]. Treasure Island (FL): StatPearls Publishing, 2023.

American Thoracic Society; European Respiratory Society. American Thoracic Society/European Respiratory Society International Multidisciplinary Consensus Classification of the Idiopathic Interstitial Pneumonias. This joint statement of the American Thoracic Society (ATS), and the European Respiratory Society (ERS) was adopted by the ATS board of directors, June 2001 and by the ERS Executive Committee, June 2001. Am J Respir Crit Care Med. 2002;165(2):277-304.

Flaherty KR. Treatment and prognosis of nonspecific interstitial pneumonia. [Internet]. Up oDate [consulta el 4 de diciembre de 2024]. Disponible en: https://www.uptodate.com/contents/treatment-and-prognosis-of-nonspecific-interstitial-pneumonia

Chang Dong, Yanxia Li. Entrenamiento de rehabilitación con ejercicio en pacientes con hipertensión pulmonar: una revisión. Heart. Lung Circ. 2022; 31(10):1341-48.

Drummond FR, Leite LB, de Miranda DC, et al. Skeletal muscle dysfunctions in pulmonary arterial hypertension: Effects of aerobic exercise training. Front Physiol. 2023;14:1-6.

Ehlken N, Lichtblau M, Klose H, WeidenhammerJ, Fischer C, Nechwatal R. Exercise training improves peak oxygen consumption and haemodynamics in patients with severe pulmonary arterial hypertension and inoperable chronic thrombo-embolic pulmonary hypertension: a prospective, randomized, controlled trial. European Heart Journal. 2016;37:35-44.

Franklin E, Anjum F. Incentive Spirometer and Inspiratory Muscle Training. En: StatPearls [Internet]. Treasure Island (FL): StatPearls Publishing, 2023.

Gerhardt F, Dumitrescu D, Gärtner C, et al. Oscillatory whole-body vibration improves exercise capacity and physical performance in pulmonary arterial hypertension: a randomized clinical study. Heart. 2017;103:592-8.

Godoy Mayoral R, Molina Cano A, Callejas González FJ, García Castillo S, Ortega Cerrato A. Fibrosis pulmonar idiopática: diagnóstico precoz. Ed. Fundación Biotyc, 2019.

Gómez Mariscal E, Catalán Martín P. Hipertensión pulmonar. En: Manual de diagnóstico y terapéutica médica. 9ª ed. Hospital Universitario 12 de Octubre. 2020

González-Saiz L, Fiuza-Luces C, Sanchís-Gomar F, et al. Benefits of skeletal-muscle exercise training in pulmonary arterial hypertension: The WHOLEi + 12 trial. Int J Cardiol. 2017;231:277-83.

Guidelines for diagnosis and management of Idiopathic Pulmonary Fibrosis. American Thoracic Society, 2019.

Güell Rous MR. Rehabilitación respiratoria. Arch Bronconeumol. 2014;50(8): 332-44.

Kaul B, Cottin V, Collard HR, Valenzuela C. Variability in Global Prevalence of Interstitial Lung Disease. Front Med (Lausanne). 2021. 8:751181.

King Jr TE. Clinical manifestations and diagnosis of idiopathic pulmonary fibrosis. Up To Date 2023.

King Jr TE. Treatment of idiopathic pulmonary fibrosis. UpDate. 2023.

Mereles D, Ehlken N, Kreuscher S, et al. Exercise and respiratory training improve exercise capacity and quality of life in patients with severe chronic pulmonary hypertension. Circulation. 2006;114:1482-89.

Morris NR, Kermeen FD, Holland AE. Exercise-based rehabilitation programmes for pulmonary hypertension. Cochrane Database Syst Rev. 2017;1:CD011285.

Raghu G, Remy-Jardin M, Richeldi L, et al. Idiopathic Pulmonary Fibrosis (an Update) and Progressive Pulmonary Fibrosis in Adults: An Official ATS/ERS/JRS/ALAT Clinical Practice Guideline. Am J Respir Crit Care Med. 2022;205(9):e18-47.

Raghu G, Montesis S. Pathogeneis of idiopathic pulmonary fibrosis. UpToDate, 2023.

Raghu G, Remy-Jardin M, Myers JF, et al. Diagnosis of idiopathic pulmonary fibrosis: an official ATS/ERS/JRS/ALAT clinical practice guideline. Am J Respir Crit Care Med. 2018;198:e44-68.

Rochester CL, Alison JA, Carlin B, et al. Pulmonary Rehabilitation for Adults with Chronic Respiratory Disease. An Official American Thoracic Society Clinical Practice Guideline. Am J Respir Crit Care Med. 2023;208:e7-26.

Rodríguez Portal JA. Enfermedades intersticiales difusas del pulmón. Guía Neumosur.

Rubin LJ, Hopkins W. Características clínicas y diagnóstico de la hipertensión pulmonar de etiología poco clara en adultos. UpToDate, 2023.

Shah Gupta R, Koteci A, Morgan A, George PM, Quint JK. Incidence and prevalence of interstitial lung diseases worldwide: a systematic literature review. BMJ Open Resp Res. 2023;10:e001291.

Soto Campos JG. Manual de diagnóstico y terapéutica en neumología. 3ª ed. Neumosur, 2016.

Spruit MA, Singh SJ, Garvey C, et al. An Official American Thoracic Society/European Respiratory Society Statement: Key concepts and advances in pulmonary rehabilitation. Am J Respir Crit Care Med. 2013;188(8):13-64.

Task force for the diagnosis and treatment of pulmonary hypertension of the European Society of Cardiology (ESC) and the European Respiratory Society (ERS). 2022 ESC/ERS Guidelines for the diagnosis and treatment of pulmonary hypertension. Europ Heart J. 2022;43:3618-731.

Weinstein AA, Chin L MK, Keyser RE, et al. Effect of aerobic exercise training on fatigue and physical activity in patients with pulmonary arterial hypertension. Respir Med. 2013;107(5):778-84.

Rehabilitación respiratoria en el asma

A. Gómez Garrido y M. Sabaté López

OBJETIVOS

- Repasar la sintomatología más habitual en el paciente con asma.
- Comprender la fisiopatología básica del paciente asmático y su relación con los diferentes fenotipos inflamatorios.
- Conocer el manejo habitual del paciente con asma.
- Estudiar los diferentes componentes y las particularidades de los programas de rehabilitación del paciente asmático.
- Aprender la evaluación básica del paciente derivado a un programa de rehabilitación.
- Diferenciar otras circunstancias especiales que interaccionan en el asma.
- Reconocer y manejar la miopatía por corticoesteroides del paciente con asma.

INTRODUCCIÓN

El asma es una de las enfermedades crónicas más prevalentes del mundo. Se trata de una enfermedad inflamatoria crónica caracterizada por limitación del flujo del aire y síntomas respiratorios variables (tos, sibilancias, opresión torácica y dificultad respiratoria), y en muchos casos se acompaña de limitación de la capacidad de ejercicio.

El asma representa un serio problema de salud pública, ya que es la mayor causa de discapacidad y de uso de recursos sanitaros. En muchas ocasiones, el paciente requiere atención urgente por reagudización de su sintomatología e incluso puede llegar a necesitar un ingreso hospitalario, que a veces requiere el ingreso en una unidad de críticos.

La sintomatología de los pacientes asmáticos es muy variable. Los síntomas pueden cambiar en el tiempo, tanto en lo que respecta a la cantidad y al tipo, como a la intensidad de los mismos. Incluso, en algunos casos esta sintomatología puede volverse persistente.

Algunas enfermedades respiratorias crónicas, entre las que se encuentra el asma, suelen asociarse a un patrón ventilatorio disfuncional. Por otro lado, muchos de los pacientes asmáticos se quejan de tener una mala percepción de calidad de vida, ya que sus actividades diarias se ven limitadas por el empeoramiento de la sintomatología respiratoria. También se puede encontrar que algunos pacientes desarrollen disfunción muscular, tanto periférica como respiratoria.

Debido a que se considera una enfermedad crónica, los objetivos terapéuticos principales de los pacientes asmáticos se centran en el control de los síntomas, en la reducción del riesgo futuro y en mejorar la calidad de vida.

De acuerdo con el modelo de atención a la cronicidad, se debe manejar a los pacientes asmáticos con programas integrales e interdisciplinares, en donde la educación, los ejercicios respiratorios y el entrenamiento físico se consideran terapias adyuvantes al tratamiento farmacológico. Estos deben realizarse por personal sanitario experto, como fisioterapeutas formados en la disciplina, y deben respetar la pauta farmacológica.

El tratamiento farmacológico incluye el uso de corticoesteroides y/o broncodilatadores, orales o inhalatorios, así como de otros fármacos más novedosos en el control del asma. Por otro lado, el tratamiento no farmacológico está adquiriendo cada vez mayor importancia en el manejo del paciente asmático.

Así pues, la rehabilitación respiratoria (RR) desempeña un papel esencial en el tratamiento no farmacológico de los pacientes con asma.

En diversos estudios, se ha demostrado que la RR tiene un efecto beneficioso en los pacientes con asma en cualquier etapa de la enfermedad. La RR ayuda a mejorar la capacidad de ejercicio, a facilitar el control de los síntomas y a mejorar la percepción de calidad de vida del paciente. Además, reduce las sibilancias, la inflamación bronquial, la ansiedad y la depresión asociada.

FISIOPATOLOGÍA DEL ASMA

La patogenia del asma se caracteriza por inflamación crónica de toda la vía aérea e hipersecreción bronquial, que está presente incluso cuando los síntomas son episódicos (Fig. 30-1).

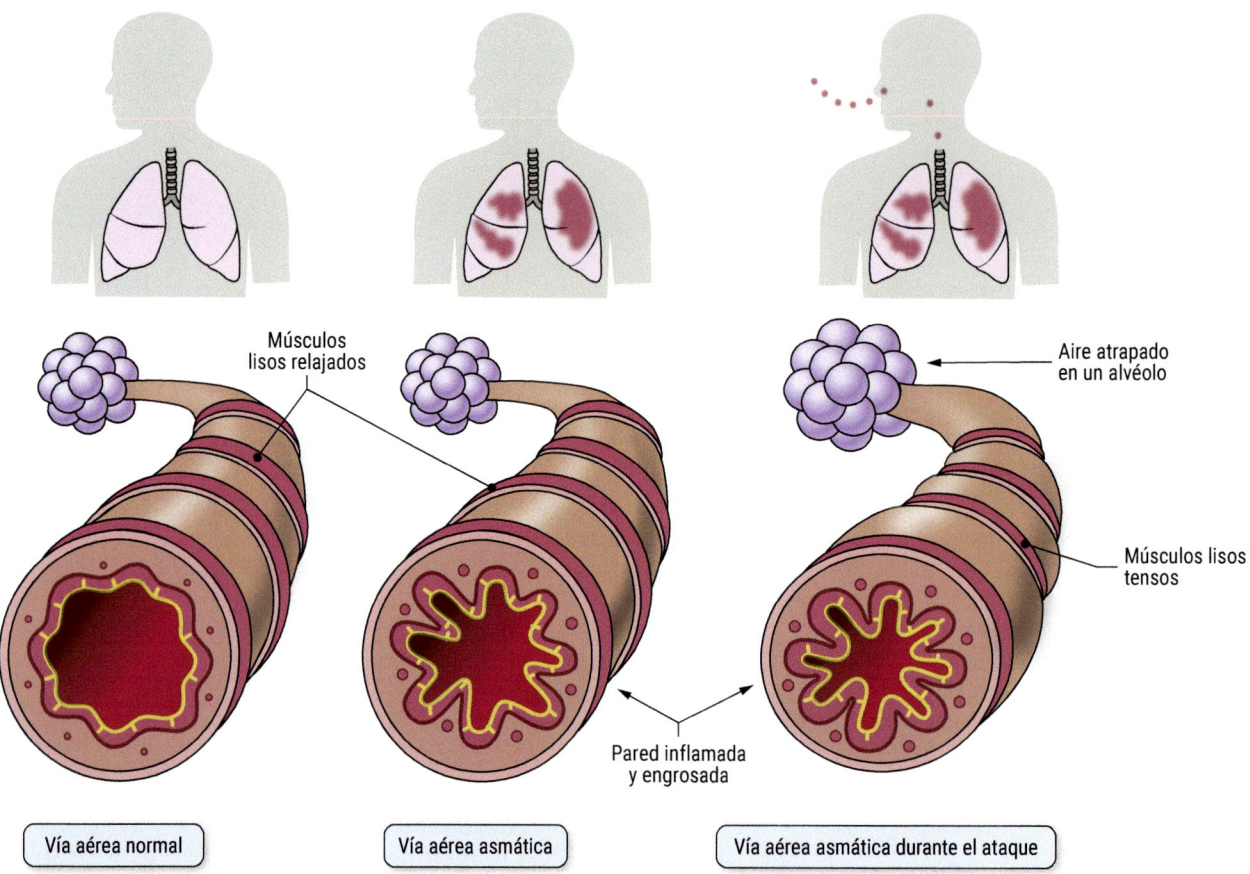

Figura 30-1. ¿Cómo constriñe el broncoespamo en las vías respiratorias? En las imágenes se compara una vía área anormal con una asmática y una vía aérea asmática durante una crisis asmática.

> **!** El asma es una enfermedad heterogénea caracterizada por una inflamación crónica de la vía aérea, que se manifiesta con síntomas respiratorios como sibilancias, disnea, sensación de opresión torácica y tos. Estos síntomas son variables, tanto en el tiempo como en su intensidad. Además, causa una limitación obstructiva variable o reversible de los flujos espiratorios.

El epitelio inicia la respuesta a sustancias inhaladas secretando citocinas, como la linfopoyetina estroma tímica, la interleucina-33 (IL-33) y la IL-25, que son necesarias para la activación del sistema inmunitario innato tipo 2. Una vez que se activan estas células linfoides innatas tipo 2, secretan citocinas proinflamatorias tipo 2 (IL-4, IL-5 y la IL-13), cuyo papel es el inicio y el mantenimiento de la respuesta T2. Por otro lado, existen unas células dendríticas que hacen que se desarrollen los linfocitos T colaboradores tipo 2 (Th2 *T-helper 2*), que secretan citocinas tipo 2. Estudios recientes han visto que hay pacientes que no desarrollan la inflamación Th2, y existen otras citocinas (IL-17 e interferón gamma) que participan en el asma Th2.

De esta explicación de la patogenia del asma nace su clasificación actual, que se basa en los fenotipos clínicos inflamatorios, y se distinguen los siguientes fenotipos:

- Asma T2: alérgico y/o eosinófilico, donde se encuentran el asma alérgica eosinófilica mediada por T2 y el asma no alérgico eosinófilico mediada por las células inflamatorias innatas T2.
- Asma no T2: no eosinófilico (neutrófilico).

Los pacientes asmáticos pueden presentar una remodelación de las vías respiratorias que acaba provocando una pérdida progresiva de la función pulmonar. La obstrucción de la vía respiratoria se debe a la contracción del músculo liso bronquial, el edema de la vía respiratoria, la hipersecreción de moco y los cambios estructurales que se producen en la vía respiratoria.

> **!** La hipersecreción de moco se produce por el aumento del número de células caliciformes en el epitelio y por el aumento de las glándulas submucosas. Esto puede producir tapones de moco, lo que se asocia a la gravedad del asma.

Por lo que, el estrechamiento de la vía aérea (que puede producirse por diferentes desencadenantes) es el final común de los cambios fisiopatológicos del asma y el causante de la sintomatología. Esta limitación del flujo aéreo suele ser reversible e incluso puede permanecer sin síntomas.

Los episodios más graves de exacerbación del asma se producen por estrechamientos de la vía aérea producidos principalmente por infecciones víricas de la vía aérea superior o por exposición alergénica.

Otra característica importante del asma es la variación o fluctuación de los síntomas y de la función pulmonar a lo largo del tiempo.

 En el asma existe una inflamación crónica de toda la vía aérea e hipersecreción bronquial.
Presenta una hiperrespuesta bronquial que conduce a los episodios repetidos de los síntomas.
Puede existir remodelación de las vías respiratorias, lo que llega a ocasionar un empeoramiento progresivo de la función pulmonar.
La limitación del flujo aéreo suele ser reversible.
El asma tiene una sintomatología variante y fluctuante en el tiempo.
Se considera que es un síndrome que puede tener diferentes fenotipos con manifestaciones clínicas similares, pero con etiologías diferentes.

MANEJO DEL PACIENTE ASMÁTICO

El diagnóstico de asma se debe tener en cuenta ante la presencia de síntomas y signos clínicos de sospecha, como las sibilancias, la disnea o dificultad respiratoria, la tos y la opresión torácica. Estos síntomas son variables en el tiempo y en su intensidad, de predominio nocturno o de madrugada, y pueden desencadenarse por diferentes agentes (infecciones víricas, humo del tabaco, alérgenos, ejercicio, etc.). También se deben considerar los antecedentes familiares y personales de atopia, y los cambios según la estación del año.

 Los síntomas guía del paciente asmático son: las sibilancias, la disnea o dificultad respiratoria, la tos y la opresión torácica.
Suelen aparecer varios síntomas o signos a la vez.
El signo clínico más característico del paciente asmático es la sibilancia.
Ninguno de estos síntomas es específico del asma.

Cuando se sospecha que se está ante un paciente asmático, se debe realizar una anamnesis dirigida. Existe una serie de preguntas claves como: «¿Ha tenido alguna vez pitos en el pecho? ¿Ha tenido tos, sobre todo por la noche? ¿Ha tenido pitos o tos en diferentes situaciones (tabaco, alérgenos, estaciones del año)? ¿Ha tenido pitos o tos o dificultad respiratoria con el ejercicio moderado o intenso? ¿Ha presentado resfriados que le duran más de 10 días o le bajan al pecho? ¿Ha utilizado medicación inhalada que le mejora los síntomas? ¿Tiene alergia? ¿Tiene antecedentes familiares de asma o alergia?».

En la exploración física, se suele encontrar sibilancias en la auscultación; también podría observarse obstrucción nasal en la rinoscopia anterior, y dermatitis o eccema. Si se sospecha asma, se debe realizar un diagnóstico diferencial con otras enfermedades respiratorias, siendo la enfermedad pulmonar obstructiva crónica (EPOC) la más relevante.

Para poder establecer el diagnóstico de asma, se debe realizar una prueba de función pulmonar (espirometría), y que esta demuestre de forma objetiva una alteración compatible (obstrucción del flujo aéreo, reversibilidad, variabilidad y e hiperrespuesta bronquial).

 La espirometría con una prueba broncodilatadora es la prueba de elección para realizar el diagnóstico (**Fig. 30-2**).

El tratamiento del asma debe ser un plan global y consensuado entre paciente, familia y médico, para conseguir el mayor grado de control de la enfermedad y el menor riesgo de exacerbación. Se recomienda un ajuste cíclico del tratamiento en función de la evaluación periódica del estado de control del paciente.

El asma se clasifica según la gravedad y las necesidades de tratamiento para conseguir el control de la sintomatología o controlar las exacerbaciones. Así, se clasifica en:

- Intermitente: primer escalón terapéutico.
- Persistente:
  - Leve: segundo escalón terapéutico.
  - Moderada: tercer y cuarto escalones terapéuticos.
  - Grave: cuarto y quinto escalones terapéuticos.

En este capítulo, no se profundizará en el tratamiento farmacológico del asma (se recomienda revisar la Guía Española para el Manejo del Asma ([GEMA] 5.3). Existen seis escalones terapéuticos en los que el tratamiento se va incrementando de forma progresiva hasta encontrar el tratamiento necesario para tener un buen control del asma. La piedra angular del tratamiento son los corticoesteroides inhalados y, a medida que se va progresando de escalón, se van combinando con diferentes opciones hasta llegar el sexto escalón. En dicho escalón se puede considerar el uso de fármacos biológicos (anticuerpos monoclonales).

A continuación, se proporciona un esbozo del tratamiento farmacológico del asma:

- Los fármacos utilizados para tratar el asma se clasifican en fármacos de mantenimiento o control, y fármacos de alivio o rescate.
- Existen seis escalones terapéuticos en el tratamiento de mantenimiento del asma.
- La administración de fármacos por vía inhalatoria es la recomendada.
- En el escalón 1 se puede emplear budesonida/formoterol o beclometasona/formoterol a demanda.
- En el asma persistente leve (escalón 2), el tratamiento de elección son los glucocorticoides inhalados (GCI) en dosis baja de forma diaria.
- Los antileucotrienos se pueden usar como alternativa a los GCI en aquellos pacientes en los que no se pueden utilizar los corticoides.

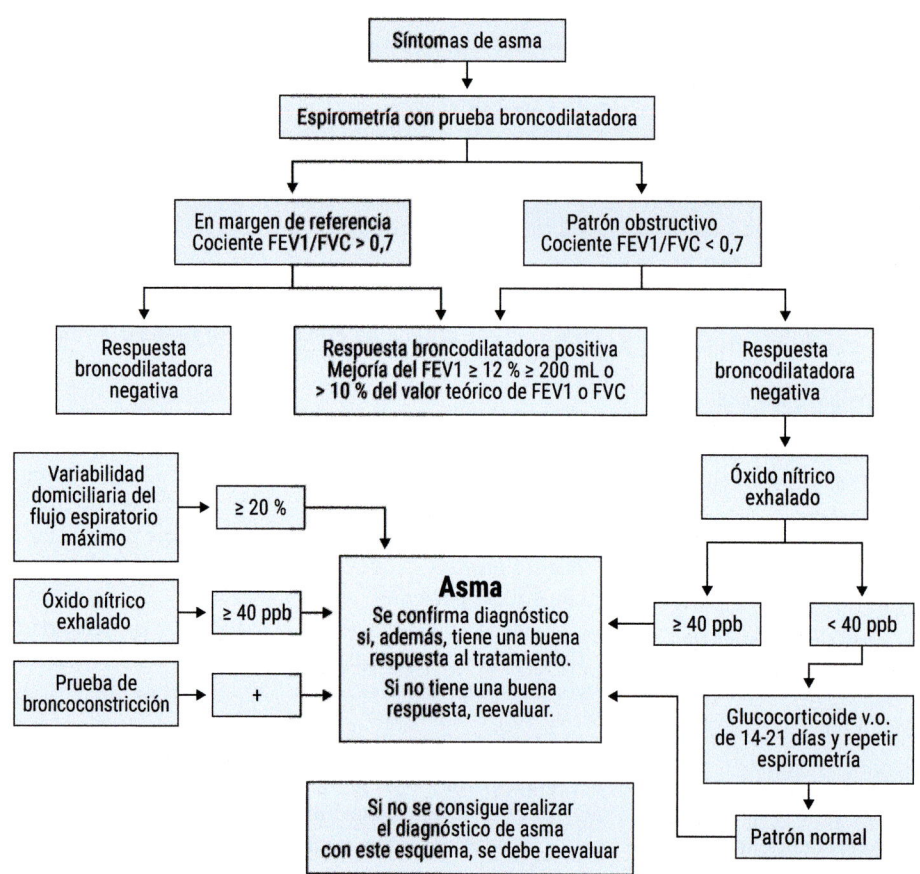

Figura 30-2. Algoritmo diagnóstico del asma (adaptada de la guía GEMA-5.3). FEV1: volumen espiratorio forzado en el primer segundo; FVC: capacidad vital forzada; ppb: partes por billón; v.o.: vía oral.

- El tratamiento de elección en **los escalones** 3 y 4 es la combinación del GCI con adren**érgicos** β₂ **de** larga duración (variando la dosis del GCI).
- En pacientes con asma mal **controlada y** exacerbaciones frecuentes (escalón 6), se debe **considerar** añadir un fármaco biológico.
- La última opción terapéutica **será el uso de** glucocorticoides sistémicos (en la mínima **dosis y el** mínimo tiempo posible).
- Por otro lado, se recomienda **la deshabituación** tabáquica, y la vacunación antigripal y **antineumocócica,** aunque no ha mostrado eficacia en la **prevención de la** exacerbación de asma.
- Se debe considerar el tratamiento **de la rinitis** si el paciente presenta síntomas clínicos (**rinorrea, taponamiento,** estornudos, congestión nasal, picor **de nariz, etc.**) durante más de 1 hora durante 2 o más **días consecutivos.**
- En los escalones 1 al 4, se **puede considerar** el uso de inmunoterapia con alérgenos si **existe un** componente alérgico.

Es frecuente encontrar **múltiples** comorbilidades en los pacientes asmáticos, por lo **que es necesario** interrogar o investigar sobre estas. Es **habitual encontrar** trastornos ansioso-depresivos, patología **cardiovascular** asociada como la hipertensión arterial, obesidad **y otras patologías** respiratorias concomitantes. En muchos **casos se encuentra** de forma coincidente bronquiectasias en **el paciente asmático,** lo que aumenta el riesgo de sufrir **una exacerbación** respiratoria. También se puede encontrar **sinusitis crónicas,** congestión

nasal, dermatitis, enfermedades reumatológicas o enfermedades intestinales inflamatorias.

 Por todo esto, es importante evaluar al paciente teniendo en cuenta la multimorbilidad asociada, y personalizar su manejo clínico (**Tabla 30-1**).

PROGRAMA DE REHABILITACIÓN RESPIRATORIA

Los programas de RR (PRR) son una terapia no farmacológica, y están diseñados para mejorar tanto la situación funcional como la psicológica en pacientes con enfermedades respiratorias crónicas, como muy bien se ha detallado en

Tabla 30-1. Definiciones

- Crisis o exacerbación del asma: episodio de deterioro de la situación clínica basal de un paciente que implica la necesidad de administrar un tratamiento específico
- Broncoconstricción inducida por el ejercicio: es aquella constricción bronquial que aparece durante la realización del ejercicio o inmediatamente después de finalizarlo
- Hiperrespuesta bronquial: término con el que se define el estrechamiento excesivo de la luz bronquial ante estímulos físicos o químicos que habitualmente solo provocan una reducción escasa o nula del calibre de la vía respiratoria
- Remisión: situación en la que no existe actividad de la enfermedad, ya sea de forma espontánea o gracias al tratamiento. Existen dos tipos: remisión clínica y remisión completa

capítulos anteriores. Los PRR no se consideran una terapia esencial en el manejo del paciente asmático (*Global Initiative for Asthma* [GINA , 2021), a pesar de que en estas guías sí se recomienda dar pautas de ejercicios para mantener una actividad física regular.

En el año 2022 se publicó una revisión Cochrane donde se compara la RR con la atención habitual en el paciente asmático. En esta revisión, se determinó que las personas con asma que participan en PRP consiguen estar más en forma que los pacientes que realizan el tratamiento habitual. Los pacientes que realizan el PRR caminan más metros en la prueba de marcha de 6 minutos [PM6M] (de media, 80 m al finalizar el programa). También presentan una mejoría del bienestar (medido con el *Saint George's Respiratory Questionnaire* [SGRQ]) al finalizar los programas, comparado con los que no lo realizan. No existe evidencia de cómo pueden influir los PRR en las tasas de crisis asmáticas o de hospitalizaciones, ansiedad y depresión, o niveles de actividad física, por lo que deberían realizarse más estudios en este campo.

Sería necesario consensuar los protocolos de actuación de los PRR del paciente asmático a nivel internacional para poder dar respuesta a la falta de evidencia de calidad sobre el tema. Por ello, se debe investigar sobre qué componentes deben incluir de forma específica los PRR del paciente asmático, a qué pacientes van dirigidos, en qué situaciones de su enfermedad, durante cuánto tiempo se deben realizar el programa y en qué ámbitos se puede realizar, y también estandarizar las medidas de evaluación para determinar si existe mejoría o no tras el programa.

Si se compara el perfil de pacientes derivados a PRR entre las diferentes enfermedades respiratorias crónicas, se observa que los pacientes asmáticos son más jóvenes y están activos a nivel laboral, lo que dificulta que puedan acudir a realizar los PRR convencionales que suelen efectuarse en horario laboral. Así pues, sería interesante buscar estrategias que pudieran favorecer su participación y/o adherencia, como podría ser el uso de la telerrehabilitación. En la bibliografía, se encuentra que los siguientes factores podrían influir en el éxito del programa: ser hombre, ser joven, tener un hábito tabáquico importante, tener una escasa capacidad de ejercicio, y tener percepción de ansiedad y/o de disnea elevada.

En la figura 30-3 se resumen los componentes de los PRR del paciente asmático.

A continuación, se detallan aspectos relevantes de estos programas en el paciente asmático.

Evaluación funcional

Cuando un paciente asmático es derivado para realizar un programa de rehabilitación, es imprescindible efectuar una evaluación integral del paciente desde un punto de vista holístico y funcional. Tal como se ha mencionado en capítulos anteriores, en los programas de rehabilitación se debe evaluar la capacidad de ejercicio, la musculatura periférica y la musculatura respiratoria. También es necesario evaluar otras esferas, si se considera necesario al personalizar la valoración, como la fragilidad, la sarcopenia, el nivel de actividad física, la calidad de vida, etc.

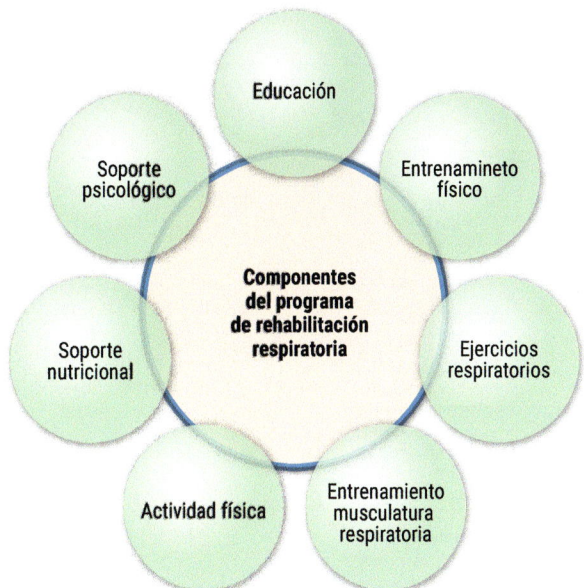

Figura 30-3. Componentes del programa de rehabilitación respiratoria en el paciente con asma.

En la figura 30-4 se recoge la evaluación que se recomienda realizar antes de iniciar un programa de rehabilitación.

En la valoración del paciente candidato a realizar PRR, es necesario analizar el nivel de control de asma, y para ello existen diversos cuestionarios. Los más utilizados son el cuestionario de control del asma (ACQ) y el test de control del asma. También se debe evaluar el nivel de disnea basal del paciente, y si este aumenta con el esfuerzo o las actividades de la vida diaria.

El rendimiento de ejercicio se puede evaluar mediante pruebas de máxima capacidad de ejercicio con una prueba de laboratorio como la prueba de esfuerzo cardiopulmonar máxima, o mediante pruebas de campo, como la PM6M. La prueba de rendimiento de ejercicio más utilizada en los trabajos publicados es la PM6M. En esta prueba se evalúa la capacidad funcional de ejercicio mediante la distancia caminada en la prueba, llegándose a encontrar en varios estudios mejorías con los PRR de alrededor de 80 m tras el programa. Este valor es más del doble del umbral de diferencia mínima clínicamente importante para personas con enfermedades respiratorias crónicas (en 2014, Holland lo situó en 30 m).

A pesar de considerarse el método de referencia para evaluar la capacidad máxima de ejercicio, la PECP está poco extendida en los estudios de asma que evalúan los beneficios tras la rehabilitación. En estos estudios, sí que se observa una pequeña mejoría del consumo de oxígeno pico, pero se desconoce cual es el umbral del MCID para esta prueba en los PRR.

Se debe evaluar la función muscular, tanto respiratoria como periférica, en todos los pacientes incluidos en un PRR. Los pacientes asmáticos presentan un alto riesgo de desarrollar fragilidad, sobre todo aquellos con una dosis acumulada de corticoesteroides elevada. Hasta que aparecieron los fármacos biológicos para el control del asma, los corticoesteroides eran esenciales para el manejo del paciente con asma grave per-

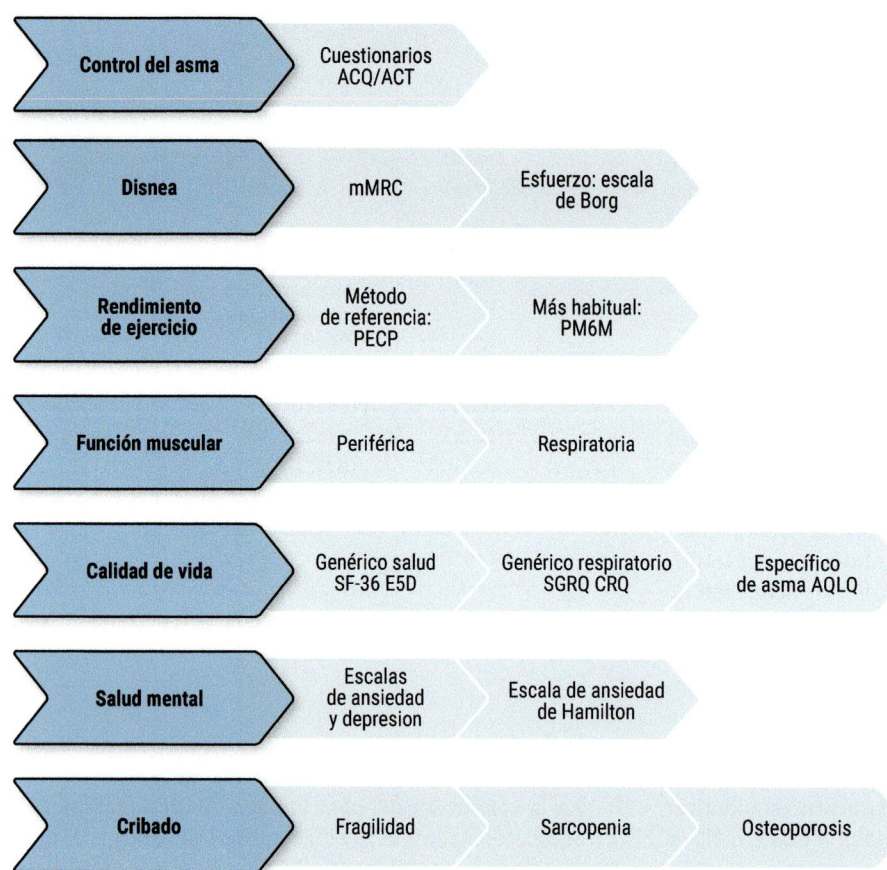

Figura 30-4. Evaluación que se recomienda realizar antes de iniciar un programa de rehabilitación respiratoria del paciente asmático. ACT: cuestionario de control del asma; ACT: test de control del asma; AQLQ: cuestionario de calidad de vida específico para pacientes asmáticos (*Asthma Quality of Life Questionnaire*); mMRC: escala de disnea modificada del Medical Research Council; PECP: prueba de esfuerzo cardiopulmonar; PM6M: prueba de marcha de 6 minutos.

sistente. Así pues, estaría indicado evaluar la fragilidad en el paciente mayor con asma grave o con asma grave persistente. También estaría indicado realizar un cribado de sarcopenia y de osteoporosis.

Asimismo, es importante evaluar la percepción de calidad de vida que tienen los pacientes asmáticos. Se recomienda evaluar la percepción de calidad de vida mediante cuestionarios genéricos de calidad de vida (*Short-Form-36* [SF-36] o EuroQol sistema descriptivo [EQ-5-D]), cuestionarios genéricos de patología respiratoria (SGRQ o *Chronic Respiratory Questionnaire* [CRQ]) y específicos de esta.

> ❗ El cuestionario específico más utilizado es el «cuestionario de calidad de vida en el paciente con asma» (AQLQ, *Asthma Quality of Life Questionnaire*), desarrollado por Juniper *et al.* en la Universidad de McMaster de Hamilton (1992, Ontario, Canadá).

Este cuestionario tiene diferentes versiones según si es autoadministrado o la realiza un entrevistador. También existe una versión corta con 15 preguntas (Mini-AQLQ) y una versión pediátrica (PAQLQ).

En el paciente asmático, también es interesante evaluar la salud mental, dado que las dimensiones que se ven alteradas en el paciente asmático constituyen un aspecto relevante. Las escalas más utilizadas son la escala de ansiedad y depresión hospitalaria (HASD) y la escala de ansiedad de Hamilton (HAS).

Educación

La educación en el paciente asmático es un elemento esencial en el manejo, ya que ayuda a reducir el riesgo de presentar exacerbaciones, mejora la percepción de calidad de vida y, en definitiva, ayuda a reducir costes sanitarios. Se ha observado que proporcionar información de forma aislada no es eficaz, por lo que los pacientes con asma deberían seguir un programa educacional. Además, es importante fomentar el autocontrol mediante un plan de acción, ya que facilita el manejo del paciente y reduce el número de visitas.

> ❗ El principal objetivo de la educación es proporcionar al paciente los conocimientos y las habilidades necesarias para mejorar su autocuidado y el cumplimiento terapéutico.

En un programa educacional es importante transmitir a los pacientes el conocimiento de la enfermedad adaptado a las particularidades de cada uno de ellos (edad, diferencias socioculturales, gravedad de la enfermedad, necesidades, creencias, conocimientos previos, etc.) y adquirir ciertas habilidades (p. ej., saber monitorizar los síntomas y realizar el flujo espiratorio máximo, saber la medicación que debe tomar y saber utilizar de forma correcta los inhaladores, entre otras) y competencias.

Es importante que los programas educativos contemplen la elaboración de un plan de acción.

Los planes de acción son un conjunto de instrucciones escritas personalizadas de cada paciente, que lo que pretenden es detectar de forma precoz el empeoramiento del asma e iniciar una serie de acciones para conseguir la remisión.

Estos planes deben incluir el tratamiento habitual del paciente cuando se encuentra estable y las acciones que debe realizar en caso de empeoramiento. El plan ha de actualizarse en cada visita que realice el paciente.

En los programas educacionales, es importante evaluar la adhesión del paciente a su tratamiento (se estima que en el asma alrededor del 50 % de los pacientes se adhieren a su tratamiento), promover estrategias correctoras en cuando se detecta escasa adherencia y promover medidas específicas para incentivar la adherencia a la terapia para el perfil de paciente incumplidor. La adherencia puede medirse en consulta con el «test de adhesión a los inhaladores (TAI)» y/o revisar la retirada de la medicación en farmacia. También se ha demostrado que es útil implicar al paciente en la elección del inhalador.

Se ha observado que los talleres educacionales son bien aceptados entre los pacientes y ayudan a complementar la atención personalizada que reciben estos. El uso de las nuevas tecnologías está adquiriendo cada vez mayor relevancia, ya que puede ayudar en el manejo educativo del paciente con asma. La telemedicina ayuda el autocontrol de la enfermedad y puede contribuir a mejorar la adhesión terapéutica de los pacientes.

Así pues, para tener éxito en los programas educacionales, es clave empoderar al paciente en el manejo de su enfermedad, y para ello, es imprescindible crear un clima de confianza y seguridad entre el paciente y el sanitario. Es importante involucrar a todos los que participan en el manejo del paciente (farmacéutico, médico y enfermera de atención primaria, enfermera especializada, neumólogo y otros profesionales sanitarios) para facilitar la adherencia del paciente en su autocontrol de la enfermedad.

 En un programa educacional, es importante transmitir conocimiento, entrenar las habilidades y adquirir competencias.

Entrenamiento físico

El ejercicio físico regular ayuda al control del paciente asmático, ya que complementa el tratamiento médico.

En las sesiones de entrenamiento físico, se realiza un entrenamiento aeróbico y de fuerza muscular tal como se ha detallado en la **sección 3** en los capítulos pertinentes. El entrenamiento aeróbico consigue mejorar la resistencia aeróbica y la capacidad de ejercicio. Se suele realizar mediante trabajo de grandes grupos musculares, ya sea de forma continua o interválica. El entrenamiento de fuerza pretende mejorar tanto la fuerza como la masa muscular de los músculos periféricos de las extremidades superiores e inferiores. Es muy importante personalizar el programa de entrenamiento tomando

en cuenta la sintomatología actual del paciente, sobre todo en los pacientes asmáticos graves.

 El entrenamiento físico se debe adaptar a la situación clínica del paciente asmático, y si se está ante un paciente asmático con broncoconstricción inducida por el ejercicio, debe utilizarse un adrenérgico β_2 de acción corta (SABA) 15 minutos antes de iniciar la sesión de entrenamiento.

En una revisión sistémica realizada por Feng *et al.* en 2021, se analizan los efectos del entrenamiento físico en adultos con asma crónica persistente o clínicamente estable, y se acaba llegando a la conclusión de que estos programas mejoran la calidad de vida, la tolerancia al ejercicio y la función pulmonar. Por ello, se podría considerar el entrenamiento físico como una terapia suplementaria en el manejo de los pacientes con asma, aunque siguen necesitándose más estudios para acabar de dar respuestas sobre cómo deben ser estos programas (tipo y tiempo de duración, entre otras preguntas).

Ejercicios respiratorios

En términos de intensidad y duración, la disnea de esfuerzo es un síntoma variable en el asma, Se considera que la causa de esta disnea es multifactorial: limitación ventilatoria, anomalías en la transferencia de gases, disfunción vascular pulmonar y cardíaca, disfunción muscular y comorbilidades de cada individuo.

En diferentes guías de práctica clínica, se recomienda realizar ejercicios respiratorios como terapia coadyuvante al tratamiento farmacológico del paciente con asma (leve-moderada), ya que mejora la calidad de vida y reduce la sintomatología del paciente, aunque no consiguen mejorar la función pulmonar ni reducir el riesgo de exacerbación. Existen pocos trabajos con pacientes asmáticos más graves, pero en un reciente trabajo de Andreasson *et al.*, se refiere que podría tolerarse bien en todos los pacientes, independientemente de la gravedad.

En los pacientes con asma es frecuente encontrar una respiración disfuncional, lo que empeora la percepción de disnea del paciente y dificulta el control del asma. En estos casos, es más importante la realización de ejercicios respiratorios para intentar mejorar la mecánica ventilatoria.

Los ejercicios respiratorios ayudan a los pacientes con asma a mejorar su calidad de vida, y aumentan la capacidad de realizar actividades en la vida diaria sin sensación de ahogo. Se les enseña el modo de respirar en diferentes actividades que les provocaban disnea y a mejorar el patrón respiratorio con los esfuerzos.

Con la realización de estos ejercicios respiratorios, se pretende optimizar el patrón ventilatorio intentando que se normalice. Muchos de estos pacientes presentan una mecánica ventilatoria disfuncional, por lo que se les enseña a adoptar una frecuencia respiratoria más lenta con una espiración más prolongada, y esto les ayudará a reducir la hiperventilación y la hiperinsuflación típica de esta respiración disfuncional.

La reeducación del patrón ventilatorio suele ser una intervención que incluye múltiples componentes y que tiene como objetivo el cambio de comportamiento. Cuando se trabajan todos los componentes que provocan esta disfunción, se puede mejorar la respiración disfuncional, el control del asma, el uso de medicación, los síntomas respiratorios y la calidad de vida. Las dimensiones biomecánicas y bioquímicas responden a los protocolos de ejercicios respiratorios mejorando la hiperventilación, controlando el volumen respiratorio, ayudando a la relajación de la musculatura respiratoria hipertónica y enseñando a los pacientes cómo debe ser su patrón ventilatorio cuando tienen disnea. Por otro lado, para trabajar los aspectos fisiopsicológicos, es importante añadir técnicas de relajación y de manejo emocional y/o mental para intentar reducir la ansiedad y la hiperexcitación.

Existen diferentes métodos y técnicas que se han utilizado, entre ellas:

- Método Papworth.
- Técnica de respiración de Buteyko.
- Respiración yóguica.
- Respiración diafragmática profunda.
- Otras técnicas ventilatorias que modifiquen el patrón ventilatorio.

En el año 2020, la Cochrane publicó una nueva revisión sobre los ejercicios respiratorios en el paciente adulto con asma. En esta revisión, se concluyó que los ejercicios respiratorios pueden tener efectos positivos en la calidad de vida, los síntomas de hiperventilación y la función pulmonar. Sin embargo, dado que existen muchas diferencias metodológicas entre los estudios, la calidad de la evidencia varió de moderada a muy baja según criterios de grado de recomendación, valoración, desarrollo y evaluación (GRADE, *grade of recommendation, assessment, development and evaluation*). Además, considera necesario realizar estudios adicionales con mayor descripción de los métodos de entrenamiento y de las medidas de resultados. Por otro lado, insta a investigar para determinar cuál es la diferencia mínima clínicamente importante para el cuestionario de Nijmegen (instrumento de medición fundamental para evaluar la respiración disfuncional).

En un trabajo publicado por Bruton *et al.* en 2018, se expone que al facilitar un programa de autocuidado digital elaborado por un equipo multidisciplinar se consigue mejorar la calidad de vida y tiene una buena aceptación en los pacientes. En este programa se le explican al paciente ejercicios respiratorios mediante vídeos, con mensajes motivacionales y herramientas de apoyo para facilitar su realización (gráficos y agenda de realización). Los ejercicios respiratorios en los que se basa este programa son: respiración diafragmática, respiración nasal, respiración lenta, ventilaciones dirigidas y ejercicios de relajación) (disponible de forma gratuita en: https://www.breathetrain.co.uk). También existe otra página con ejercicios respiratorios gratuitos (disponible en: https://www.woolcock.org.au/resources/breathing-techniques-asthma).

Entrenamiento de la musculatura respiratoria

El entrenamiento de la musculatura respiratoria no se incluía en los PRR del paciente asmático, ya que se dudaba de su efectividad.

 Sin embargo, tras una reciente revisión sistemática publicada por Lista-Paz *et al.*, se demuestra que el entrenamiento de la musculatura respiratoria es una intervención efectiva para mejorar la fuerza de la musculatura inspiratoria de los pacientes con asma.

También refieren que una carga a partir del 20 % del valor de la presión inspiratoria máxima (PIM) ya podría generar efectos beneficiosos en la fuerza de los músculos entrenados en el paciente asmático.

A pesar de no haber encontrado datos concluyentes, se sugiere que podría tener un efecto beneficioso en el uso de la medicación de rescate, de la percepción de disnea y en la reducción de efectos adversos. Aun así, no se observaron cambios en la fuerza de la musculatura espiratoria, en la función pulmonar, en la capacidad de ejercicio, en los ingresos hospitalarios ni en la calidad de vida relacionada con la salud.

En cuanto a la mejoría de la fuerza de la musculatura inspiratoria tras el entrenamiento, no se sabe cuál es el valor mínimamente significativo de mejoría de la PIM en los pacientes asmáticos (en la EPOC, este valor es de 17,2 cmH_2O).

En el futuro, sería importante estudiar si el entrenamiento de la musculatura espiratoria, ya sea de forma aislada o junto el entrenamiento de la PIM, consigue un efecto beneficioso en el asma, ya que en el paciente con EPOC la debilidad de la musculatura espiratoria se asocia a un mayor riesgo de exacerbaciones respiratorias, ingresos hospitalarios e incluso de mortalidad.

También sería necesario en estudios futuros valorar la resistencia de la musculatura respiratoria y entrenarla en el paciente asmático. Dicha resistencia se relaciona con la ventilación y el intercambio de gases durante la actividad física y las diferentes actividades de la vida diaria, por lo que entrenarla podría conseguir que el paciente tuviera una menor percepción de disnea y de fatiga durante la ventilación.

Actividad física

La actividad física puede influir en la incidencia del asma, e incluso hay estudios que refieren que tiene un efecto protector. Se considera que los pacientes asmáticos con niveles más altos de actividad física presentan una mejor función pulmonar, un mejor control de la enfermedad, un uso menor de medicación de rescate y una mejor percepción de calidad de vida.

Por todo ello, es importante buscar estrategias para que los pacientes asmáticos realicen actividad física de forma regular. El uso de contadores de pasos, ya sea con podómetros, con relojes inteligentes o con el propio móvil, puede ayudar a que el paciente se fidelice en el hecho de mantenerse activo.

Soporte nutricional

Los pacientes con afecciones respiratorias tienen riesgo de presentar obesidad, y esta es muy frecuente en el paciente asmático, debido a las limitaciones de los niveles de actividad física y a los efectos adversos que tienen los glucocorticoides orales utilizados en el control de las exacerbaciones. La pérdida de peso puede ayudar a mejorar el trabajo respiratorio. Los pacientes obesos tienen mayor riesgo de presentar un asma difícil de tratar, con un control deficiente de los síntomas respiratorios y una menor respuesta a los glucocorticoides. Por tanto, en el paciente asmático se recomienda la pérdida de peso para conseguir un mejor control de los síntomas y reducir la sintomatología respiratoria.

Soporte psicológico

El asma es un factor de riesgo para presentar ansiedad y depresión. Estas afecciones pueden contribuir a la aparición de fatiga y a la reducción de los niveles de actividad física. Por ello, es necesario ofrecer soporte psicológico, ya sea de forma individual o grupal en pacientes asmáticos persistentes. Se podría utilizar la terapia cognitiva-conductual, que ayuda a mejorar la calidad de vida, el control del asma y los niveles de ansiedad.

CIRCUNSTANCIAS ESPECIALES

A continuación, se exponen algunas circunstancias especiales que se pueden encontrar en los pacientes, y que pueden resultar relevantes a la hora de incluirles en un programa de rehabilitación.

Asma inducida por el ejercicio físico

Se define como la obstrucción transitoria y reversible de las vías aéreas inferiores desencadenada por la práctica de ejercicio físico vigoroso. No es algo exclusivo del paciente asmático, ya que la broncoconstricción inducida por el ejercicio se puede encontrar en personas sanas, pero se suele observar principalmente en pacientes con asma mal controlada.

En este caso, los síntomas (tos, disnea y/o sibilancias) aparecen durante el ejercicio o una vez finalizado este, con un período refractario de 2-3 horas tras su aparición. Los síntomas autodefinidos no sirven para establecer el diagnóstico, por lo que, para diagnosticarlo, se debe detectar una caída de más del 10 % del volumen espiratorio forzado en el primer segundo respecto al valor previo medido a los 30 minutos de finalizar el ejercicio. Es importante realizar el diagnóstico diferencial con patologías laríngeas o glóticas, o con otras enfermedades que también ocasionan disnea. El tratamiento de elección es el uso de SABA 15 minutos antes de iniciar el ejercicio de forma ocasional. Si el uso de la medicación SABA es continuada, deben añadirse glucocorticoides inhalados. Para prevenir la intensidad de la broncoconstricción, se podría ir incrementando la intensidad del ejercicio paulatinamente a lo largo de la sesión de entrenamiento.

Obstrucción laríngea inducible

Es una afección que produce problemas respiratorios súbitos secundarios a una obstrucción de la vía respiratoria en la laringe glótica o supraglótica. Anteriormente, se conocía como disfunción de las cuerdas vocales. Estas crisis se caracterizan por la presencia de disnea, estridor de origen laríngeo y otros síntomas, como tos, globo faríngeo o disfonía. Es una afección que se puede inducir con algún desencadenante, como el ejercicio, hablar o gritar, o irritantes (externos, como olores o químicos, e internos, como el reflujo gastroesofágico).

Para llegar al diagnóstico, es imprescindible la sospecha clínica. Una espirometría con un aplanamiento de la rama inspiratoria de la curva de flujo-volumen puede ser orientativa, pero no diagnóstica. El diagnóstico de confirmación se realiza mediante videoendoscopia laríngea que muestre la aducción paradójica de la laringe durante la inspiración (a veces, en espiración). Antes de realizar la prueba, se debe intentar la provocación de la sintomatología con ejercicio o inhalación de manitol o metacolina. Se ha propuesto el uso de la tomografía computarizada dinámica para demostrar este cierre laríngeo durante las crisis.

El tratamiento en la fase aguda podría ser: sedantes suaves, respiración con heliox o ventilación no invasiva. En esta fase se podrían enseñar técnicas respiratorias para controlar el flujo inspiratorio. Para ayudar a reducir las crisis, también está indicado el tratamiento de logopedia con reeducación ventilatoria, instruyendo en técnicas respiratorias y de relajación de la musculatura laríngea. En casos refractarios, se podría valorar la infiltración de toxina botulínica en los músculos tiroaritenoideos.

Miopatía inducida por corticoesteroides

La miopatía se ha descrito como un efecto adverso de los corticoesteroides.

Los pacientes asmáticos suelen tomar corticoesteroides orales (CO) de forma regular u ocasional para el tratamiento de una agudización. Los corticoesteroides son un fármaco muy eficaz para el control de los síntomas del asma, pero su uso de forma continuada se asocia a una gran variedad de efectos adversos, entre los cuales se encuentran: la osteoporosis, el riesgo de fracturas, la diabetes mellitus, la obesidad, mayor riesgo de enfermedad cardiovascular, aumento del riesgo de infección, complicaciones gastrointestinales y musculares, e incluso algunos estudios han determinado que existe un incremento de la mortalidad.

Entre las características clínicas de la miopatía, se observa atrofia muscular, debilidad y/o fatigabilidad, que afectan tanto a la musculatura respiratoria como a la de las extremidades. La miopatía suele afectar a la musculatura proximal de forma simétrica, y se observa tanto en las extremidades inferiores (más frecuente) como en las superiores. Desde el punto de vista histológico, se encuentra una disminución de las fibras musculares de contracción rápida o tipo II (particularmente IIx y IIb), pérdida de filamentos de miosina en sarcómeros, con preservación de filamentos de actina y de bandas Z, y necrosis. En los pacientes asmáticos que desarrollan miopatía, se observa que el ejercicio se ve más limitado por la fatiga de las extremidades inferiores que por la disnea propia de la enfermedad, por lo que también acaba afectando a las actividades de la vida diaria. Es importante realizar ejercicios específicos para potenciar la musculatura que se encuentra debilitada, con el objetivo de mejorar tanto la fuerza como la resistencia muscular.

 PUNTOS CLAVE

- El asma es una enfermedad inflamatoria crónica caracterizada por limitación del flujo del aire, síntomas respiratorios variables (tos, sibilancias, opresión torácica y dificultad respiratoria) y, en muchos casos, se acompaña de limitación de la capacidad de ejercicio.
- La RR desempeña un papel clave en el tratamiento no farmacológico de los pacientes con asma.
- En el paciente candidato a un programa PRR se debe realizar una evaluación integral del paciente desde un punto de vista holístico y funcional.

- Los componentes del programa son: educación, entrenamiento físico, ejercicios respiratorios, entrenamiento de la musculatura respiratoria, actividad física, soporte nutricional y soporte psicológico.
- El principal objetivo de la educación es proporcionar al paciente los conocimientos y las habilidades necesarias para mejorar su autocuidado y el cumplimiento terapéutico.
- Los ejercicios respiratorios pueden ayudar a mejorar la ventilación disfuncional que presentan muchos pacientes asmáticos.

BIBLIOGRAFÍA

Alcaraz-López JG, Camacho-Alamo OJ. Dysfunctional breathing: A new look to a long-lived ailment. Neumología y Cirugía de Tórax (México). 2021;80(3):188-96.

Andreasson KH, Skou ST, Ulrik CS, et al. Breathing Exercises for Patients with Asthma in Specialist Care A Multicenter Randomized Clinical Trial. Ann Am Thorac Soc. 2022;19(9):1498-506.

Bruton A, Lee A, Yardley L, et al. Physiotherapy breathing retraining for asthma: a randomized controlled trial. Lancet Respir Med. 2018;6(1):19-28.

Bruurs MLJ, Van Der Giessen LJ, Moed H. The effectiveness of physiotherapy in patients with asthma: A systematic review of the literature. Respiratory Medicine. 2013;107:483-94.

Connett GJ, Thomas M. Dysfunctional breathing in children and adults with asthma. Frontiers in Pediatrics. Frontiers Media S.A. 2018;6.

Feng Z, Wang J, Xie Y, Li J. Effects of exercise-based pulmonary rehabilitation on adults with asthma: a systematic review and meta-analysis. Respiratory Research. Bio Med Central Ltd. 2021;22.

Global Initiative for Asthma [Internet]. Global Strategy for Asthma Management and Prevention,2023 [consulta el 31 de diciembre de 2024]. Disponible en: https://ginasthma.org/wp-content/uploads/2023/05/GINA-2023-Full-Report-2023-WMS.pdf

GINA-2023-Full-report-23_07_06-WMS.

Guía Española para el Manejo del Asma [Internet; (consulta el 31 de diciembre de 2024)]. Disponible en: www.gemasma.com.

Hancox RJ, Morgan J, Dickson N, Connor J, Baxter JM. Rape, asthma and dysfunctional breathing. Eur Respir J. 2020;55.

Hansen ESH, Pitzner-Fabricius A, Toennesen LL, et al. Effect of aerobic exercise training on asthma in adults: A systematic review and meta-analysis. Eur Respir J. 2020;56. .

Ionescu MF, Mani-Babu S, Degani-Costa LH, et al. Cardiopulmonary Exercise Testing in the Assessment of Dysfunctional Breathing. Frontiers in Physiology. Frontiers Media S.A. 2021;11.

Jin G, Jiang Y, Shao H, Zhu J. The effect of pulmonary rehabilitation on childhood asthma: a systematic review and meta-analysis. Minerva Pediatr (Torino) 2023;75:604-13.

Lista-Paz A, Bouza Cousillas L, Jácome C, et al. A systematic review and meta-analysis. Annals of Phys Rehabil Med. 2023;66(3):101691.

Morgan L, Thomas M, Mckinley RK, Freeman E, Foy C. Dysfunctional breathing in asthma: is it common, identifiable and correctable? Prevalence of dysfunctional breathing in patients treated for asthma in primary care: cross sectional survey Thorax. 2002;57(Suppl II):ii31-5.

QRG 153. British guideline on the management of asthma Quick Reference Guide. Healthcare Improvement Scotland, 2016.

Rogliani P, Laitano R, Ora J, Beasley R, Calzetta L. Strength of association between comorbidities and asthma: a meta-analysis. European Respir Rev. 2023;32.

Ryu K, Fukutomi Y, Nakatani E, et al. Frailty and muscle weakness in elderly patients with asthma and their association with cumulative lifetime oral corticosteroid exposure. Allergol Int. 2023;72(2):252-61.

Santino TA, Chaves GSS, Freitas DA, Fregonezi GAF, Mendonça KMPP. Breathing exercises for adults with asthma. Vol. 2020, Cochrane Database of Systematic Reviews. John Wiley and Sons Ltd, 2020.

Satar S, Sahin ME, Ergun P. Factors affecting the success of pulmonary rehabilitation in asthma. J Asthma. 2023;60(5):912-9.

Stone JH, McDowell PJ, Jayne DRW, et al. The glucocorticoid toxicity index: Measuring change in glucocorticoid toxicity over time. Semin Arthritis Rheum. 2022;55.

Wu K, Michalski A, Cortes D, Rozenberg D, Mathur S. Glucocorticoid-induced myopathy in people with asthma: a systematic review. J Asthma. 2022;59: 1396-409.

Zazzali JL, Broder MS, Omachi TA, Chang E, Sun GH, Raimundo K. Risk of corticosteroid-related adverse events in asthma patients with high oral corticosteroid use. Allergy Asthma Proc. 2015 Jul 1;36(4):268-74.

Manejo rehabilitador del paciente con traumatismo torácico, neumotórax, neumonía, derrame pleural y empiema

31

A. Laita Legarreta, J. Prieto Prieto y J. Sagastagoya Zabala

OBJETIVOS

- Conocer los conceptos básicos de cada patología.
- Identificar los signos y síntomas en cada caso.
- Aplicar los conocimientos adquiridos en la práctica clínica.
- Adaptar la necesidad de cuidados, así como identificar las complicaciones.
- Planificar el mejor manejo rehabilitador teniendo en cuenta sus indicaciones y contraindicaciones.
- Valorar la importancia de la fisioterapia respiratoria.

TRAUMATISMO TORÁCICO

El traumatismo torácico puede definirse como cualquier lesión física sobre el tórax capaz de dañar la pared torácica y que puede afectar a diferentes estructuras: pared ósea del tórax, la pleura, los pulmones, el diafragma o el contenido del mediastino (**Fig. 31-1**).

Los traumatismos torácicos constituyen un 15 % de los traumatismos a nivel mundial, y están presentes en el 60 % de los pacientes politraumatizados. Las lesiones torácicas suponen del 15 al 25 % de todas las muertes por traumatismo.

La causa más frecuente de traumatismo torácico son los accidentes de tráfico.

 Son emergencias médicas debido a posibles lesiones anatómicas y funcionales de las costillas y de los tejidos blandos, incluyendo el corazón, el pulmón o los grandes vasos sanguíneos.

Clasificación

Los traumatismos torácicos se pueden clasificar según su etiología en: traumatismo torácico cerrado, el más habitual (70 % de los traumatismos torácicos), que presenta lesión sin disrupción del tejido, y traumatismo torácico abierto, que presenta disrupción del tejido.

La sistemática de soporte vital avanzado en trauma es referente principal en la valoración y el tratamiento de los politraumatismos (**Tabla 31-1**).

Complicaciones

Las complicaciones más frecuentes asociadas a los traumatismos torácicos son: insuficiencia respiratoria, neumonía, distrés respiratorio e infección pleural. Están directamente relacionadas con la gravedad del traumatismo y la comorbilidad del paciente. A veces, la situación clínica obliga a ingresos en unidades de cuidados intensivos (UCI) y a ventilación mecánica durante largos períodos, incrementándose el riesgo de neumonía nosocomial.

El empiema pleural puede complicar un hemotórax, producirse por contaminación bacteriana de un drenaje pleural o por una infección pulmonar asociada. Su tratamiento es el drenaje pleural y, en caso de persistencia y loculación, puede que sea necesario colocar otro drenaje, e incluso ins-

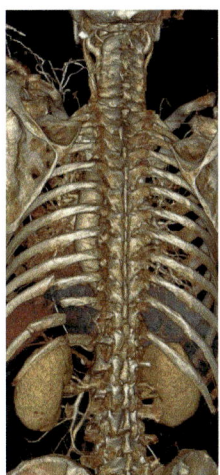
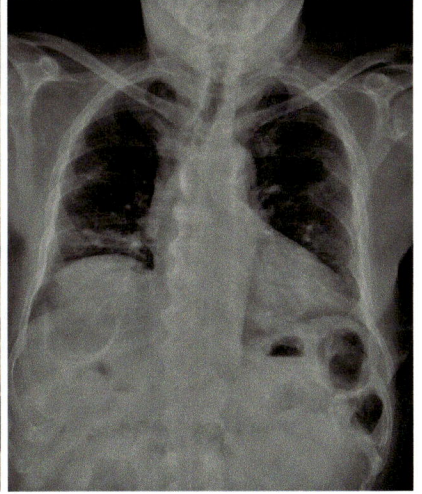

Figura 31-1. Fracturas costales tras un traumatismo torácico.

Tabla 31-1. Sistemática de soporte vital avanzado en trauma

Revisión primaria	Revisión secundaria
• Control de la vía aérea • Control de la respiración • Neumotórax a tensión • Neumotórax abierto • Tórax inestable • Hemotórax masivo • Control de la circulación • Taponamiento cardíaco	• Neumotórax simple • Contusión pulmonar • Lesiones traqueobronquiales • Lesiones cardíacas cerradas • Rotura traumática de la aorta • Lesiones traumáticas del diafragma • Lesiones que atraviesan el mediastino

tilar sustancias fibrinolíticas, o realizar una videotoracoscopia o toracotomía y decorticación pleuropulmonar. La prevención se realiza con una cobertura antiséptica adecuada en el momento de colocar el drenaje pleural y con la administración profiláctica de antibióticos.

Se han descrito arritmias y defectos de la conducción cardíaca inmediatamente o un tiempo después de un traumatismo torácico cerrado. La fibrilación auricular y el flúter (aleteo) auricular son las más habituales, y pueden requerir un tratamiento antiarrítmico prolongado.

La pericarditis es más frecuente en las heridas cardíacas, siendo excepcional la forma purulenta.

Secuelas

El fibrotórax secundario a un hemotórax o a un empiema pleural puede producir atrapamiento del pulmón y la retracción de la pared torácica. La decorticación estará indicada en pacientes jóvenes con disminución de la capacidad respiratoria.

La no consolidación del foco de fractura que se acompaña de dolor e inestabilidad puede requerir una intervención quirúrgica.

El dolor residual puede ocasionar un gran disconfort y necesitar tratamiento en unidades especializadas en dolor crónico.

Actitud terapéutica y rehabilitación respiratoria

Menos del 15 % de los casos de traumatismo torácico necesitan intervención quirúrgica mediante toracotomía, por lo que un enfoque multidisciplinar es crucial para el abordaje y el tratamiento de estas lesiones. En la mayoría de las ocasiones, medidas sencillas de diagnóstico y tratamiento pueden prevenir situaciones de extrema gravedad e incluso el fallecimiento de los pacientes.

La valoración y el seguimiento del paciente constituyen un recurso básico para la detección de complicaciones y la evaluación del estado general del paciente.

El control del dolor debe ser el pilar fundamental en el cuidado del paciente con traumatismo torácico, ya que un control deficiente está asociado a un mayor riesgo de complicaciones. Es importante garantizar un buen manejo del dolor para fomentar la movilización temprana.

 El dolor asociado a las fracturas costales afecta a la mecánica respiratoria, a la postura, a la locomoción, a la alimentación y al descanso.

Es necesario mantener una correcta mecánica respiratoria. Se deben auscultar ambos pulmones para descartar complicaciones, y se debe realizar una valoración continuada de la eficacia de la tos para evitar la acumulación de secreciones y su mal manejo.

Se valorará la saturación de oxígeno y, en caso necesario, se recurrirá a la oxigenoterapia. La oxigenoterapia es el principal tratamiento conservador empleado. Su objetivo es prevenir la hipoxia y/o el colapso pulmonar. La ventilación mecánica invasiva es una medida excepcional que se emplea solo en casos en los que no se puede garantizar la permeabilidad de la vía aérea o que la oxigenoterapia simple no resulta suficiente para mantener la saturación de oxígeno correcta. El tratamiento con oxígeno de forma prolongada es perjudicial, y aumenta la mortalidad a los 30 días de su instauración.

 Recientemente, se están contemplando los efectos adversos asociados a la toxicidad del oxígeno, y el principal es el daño oxidativo a las células del parénquima pulmonar.

! La fisioterapia respiratoria es un recurso de utilidad para mejorar la mecánica respiratoria y evitar las complicaciones.
El inicio precoz de la fisioterapia respiratoria no parece tener beneficios adicionales al compararlo con el inicio a las 48 horas. La mayoría de las complicaciones agudas aparecen en las primeras 48 horas, por lo que se recomienda iniciar la fisioterapia respiratoria después.

La realización de la fisioterapia respiratoria reduce el número de complicaciones pulmonares, como atelectasias, neumonía y hemotórax, mejora la saturación de oxígeno y mejora los resultados de las pruebas funcionales respiratorias en pacientes con fracturas costales.

El incentivador volumétrico guía y fomenta la realización de estos ejercicios respiratorios, y ayuda a la expansión pulmonar. No parece presentar ventajas aparentes a los ejercicios respiratorios simples, pero proporciona información para la evaluación del progreso de la capacidad pulmonar. El incentivador no posee efectos negativos sobre el dolor y la duración de la estancia hospitalaria, por lo que se recomienda su uso.

La técnica con un dispositivo de presión espiratoria positiva en pacientes con traumatismo torácico mejora la eliminación de las secreciones, el control del dolor y la movilidad de la caja torácica, con una mejor recuperación de los parámetros funcionales y de las alteraciones radiológicas pleuropulmonares.

NEUMOTÓRAX

El neumotórax se caracteriza por la presencia de aire dentro del espacio pleural, que modifica la presión subatmosférica (negativa) intrapleural, y ocasiona colapso pulmonar, parcial o total, lo que puede requerir la colocación de un drenaje torácico (**Fig. 31-2**).

Clasificación

Según su etiología, puede ser espontáneo o adquirido (yatrogénico y traumático). Este apartado se centrará en el neumotórax espontáneo.

El neumotórax espontáneo se divide en: neumotórax espontáneo primario (NEP), cuando no hay enfermedad pleuropulmonar de base; neumotórax espontáneo secundario (NES), cuando existe enfermedad pleuropulmonar de base; neumotórax espontáneo catamenial, cuando se produce en relación con el ciclo menstrual.

El NEP se asocia al consumo de tabaco, y a la constitución física o biotipo morfológico, más concretamente, al tipo asténico o leptosómico.

El NES puede estar provocado por gran cantidad de enfermedades, como procesos infecciosos, enfermedades pleuropulmonares crónicas, etc., siendo la fibrosis quística y la enfermedad pulmonar obstructiva crónica (EPOC) las más frecuentes.

> ! Los mecanismos fisiopatológicos del neumotórax espontáneo siguen sin conocerse, aunque se supone que el NEP está producido por la formación y posterior rotura de bullas subpleurales, y que el NES se produce cuando el aire entra a la cavidad pleural tras la rotura alveolar, como resultado de la necrosis pulmonar periférica o dependiente del mecanismo propio de cada enfermedad subyacente.

Los síntomas y signos del NES son más intensos y llamativos. La presencia de disnea intensa, insuficiencia respiratoria y escasa reserva respiratoria funcional puede representar una amenaza vital que requiere tratamiento inmediato.

El hemitórax que se afecta con más frecuencia es el derecho, y el neumotórax bilateral se produce en menos del 10-15 % de los pacientes con neumotórax espontáneo .

Los neumotórax espontáneos pueden coexistir con un DP (10-20 %) de mayor o menor volumen, y de predominio celular eosinófilo, debido a la irritación pleural por la entrada de aire, y en infrecuentes ocasiones cursar con hemotórax.

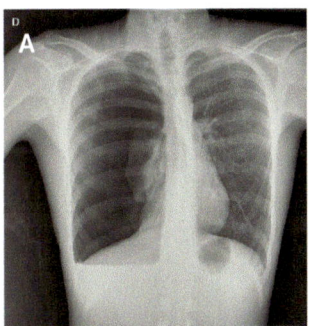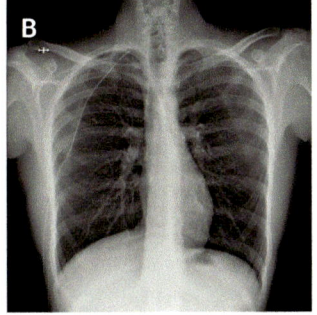

Figura 31-2. Neumotórax derecho, **A)** sin y con drenaje torácico, **B)**.

El diagnóstico definitivo lo aportan las pruebas de imagen, entre las que destaca la radiografía simple de tórax en proyección estándar (posteroanterior, bipedestación e inspiración forzada).

Complicaciones

Las complicaciones derivadas de un neumotórax son inusuales, pero pueden ser graves. Pueden ser inmediatas o tardías, y pueden derivar del propio neumotórax o de las actitudes terapéuticas. Entre ellas, hay que destacar: el edema pulmonar por reexpansión brusca del neumotórax de gran volumen o por neumotórax de varios días de evolución (10 %); el hemoneumotórax por laceración de un vaso durante la colocación de un tubo convencional, o por desgarro de las adherencias entre la pleura parietal y visceral (5 %); la reacción vagal con la correspondiente hipotensión sistémica por el dolor o por el edema por reexpansión pulmonar; la neuralgia intercostal; el neumomediastino y enfisema subcutáneo por rotura alveolar o drenaje pleural incorrecto; la existencia de neumotórax a tensión o hipertensivo (2-3 %); el neumotórax bilateral simultáneo (2 %); el fallo de la reexpansión y la cronicidad tras más de 3 meses, y la fuga persistente.

Actitud terapéutica

La absorción espontánea del neumotórax oscila cada día entre el 1,25 % y el 1,8 % (50-75 mL) del volumen del aire intrapleural, y este proceso se ve acelerado hasta cuatro veces si se aporta oxígeno suplementario, ya que la inhalación de oxígeno reduce la presión parcial de nitrógeno en los capilares, con lo que aumenta la velocidad de reabsorción del gas contenido en el espacio pleural. Es preciso tener precaución en pacientes con EPOC, por el riesgo de producir hipercapnia.

Tratamiento en el neumotórax espontáneo primario

La observación es la actitud de elección en neumotórax parciales sin disnea. Debe realizarse un seguimiento ambulatorio con instrucciones claras de acudir a urgencias en caso de disnea.

La pleurodesis química con agentes esclerosantes es menos eficaz que los procedimientos quirúrgicos, y no es recomendable en el tratamiento del NEP.

La toracotomía con pleurectomía total es el método que presenta una menor tasa de recidivas, pero es muy agresivo para el tratamiento del NEP.

La videotoracoscopia ofrece resultados similares a los de la toracotomía en prevención y mejor resultado estético.

Se ha utilizado con éxito el talco intrapleural, a través del drenaje o mediante toracoscopia, pero estudios experimentales y opiniones de algunos expertos plantean dudas razonables sobre su seguridad, por lo que no es recomendable su uso en pacientes jóvenes, como son la mayoría de los casos de NEP.

La bullectomía con abrasión pleural es la técnica más utilizada por la mayoría de los cirujanos torácicos.

Una vez conseguida la reexpansión completa del pulmón sin fuga aérea durante más de 24 horas, se retira el drenaje torácico y se realiza una radiografía de tórax de comprobación.

Tratamiento en el neumotórax espontáneo secundario

El tratamiento estará condicionado por la enfermedad pulmonar subyacente, y la actitud de elección será la observación en los neumotórax parciales sin disnea, aunque dicho síntoma es más frecuente en estos pacientes, por lo que la hospitalización suele ser necesaria.

> ! Requiere con más frecuencia la colocación de un drenaje torácico y la consideración de un tratamiento posterior, como la pleurodesis, ya que el propio neumotórax es un indicador de la mortalidad de los pacientes con EPOC. La recidiva es del 40-56 %.
> La fuga aérea es frecuente y su persistencia entre 4-7 días debe llevar a considerar una actitud más agresiva.

El procedimiento quirúrgico recomendado es la pleurodesis abrasiva o pleurectomía apical más bullectomía, mediante cirugía videotoracoscópica (VATS, *video-assisted thoracoscopic surgery*) (por mejor visualización), o la toracotomía axilar.

Aunque la toracotomía con pleurectomía presenta el menor número de recidivas, se considera un tratamiento demasiado agresivo de entrada.

La aplicación de talco intrapleural, a través del drenaje o por toracoscopia, se ha mostrado eficaz en los pacientes con NES y EPOC grave, y está más extendida y justificada que en el NEP. No obstante, se aconseja reservarla para los casos con contraindicación quirúrgica o mal pronóstico de la enfermedad subyacente.

Una vez conseguida la reexpansión completa del pulmón sin fuga aérea durante más de 24 horas, se retira el drenaje torácico y se realiza una radiografía de tórax de comprobación.

Recomendaciones en situaciones especiales

Los pacientes que han presentado un neumotórax deben tener en cuenta las siguientes recomendaciones.

Viajes en avión

El neumotórax es una contraindicación para el vuelo, y solo se aceptará que el paciente viaje en avión cuando el pulmón se haya reexpandido por completo.

Se recomienda evitar los viajes en avión en un intervalo de 6 semanas desde el episodio y una vez controlado, en el caso de NEP. No hay evidencia de recurrencia por el propio vuelo en sí; las consecuencias pueden ser por la falta de asistencia médica.

En el caso de NES no intervenido, la recomendación se amplía hasta el año.

De forma opcional, algunas compañías aéreas pueden aceptar el transporte de pasajeros con drenaje pleural. En este caso, como es difícil garantizar una aspiración continua durante el vuelo, se recomienda la colocación de una válvula de Heimlich.

Submarinismo

Se recomienda no realizar este deporte salvo que esté intervenido mediante toracotomía bilateral y pleurectomía apical o abrasión pleural.

Las técnicas de elección en estos pacientes deben ser la toracotomía bilateral con pleurectomía apical o la videotoracoscopia bilateral con pleurectomía apical, por su tasa baja de recidiva.

Rehabilitación respiratoria

El objetivo principal es la reexpansión del pulmón.

Se deben realizar ejercicios toracoabdominales, diafragmáticos y de elasticidad torácica con extremidades superiores, para mejorar la expansión pulmonar, y la movilidad y la coordinación de la musculatura respiratoria.

En general, el incentivador volumétrico se considera una técnica segura, aunque hay poca evidencia que respalde su beneficio. Se recomienda ampliamente en pacientes con riesgo de desarrollar atelectasias, incluidos los pacientes con EPOC. La frecuencia y la intensidad de las maniobras con el incentivador volumétrico deben guiarse por la presencia de enfisema subyacente o bullas pulmonares.

Se han de realizar maniobras para el manejo de secreciones con dispositivos de presión positiva espiratoria y estimular la movilización temprana.

NEUMONÍA

La neumonía en una enfermedad aguda del sistema respiratorio que consiste en un proceso inflamatorio de origen infeccioso del parénquima pulmonar.

Desde el punto de vista clínico, cursa característicamente con fiebre de inicio agudo, tos con expectoración purulenta y dolor torácico pleurítico. Además, los pacientes presentan disnea y malestar general, con aparición en la radiografía de una consolidación única en la zona afectada. También puede presentarse de forma atípica, de manera más subaguda, con tos seca y con la aparición de un patrón intersticial bilateral en la radiografía.

Su incidencia, gravedad y etiología presentan gran variabilidad en función de la región, la edad, el sexo, los hábitos tóxicos y las comorbilidades asociadas.

> ! En España, la incidencia anual es de 2-5 adultos por cada 1.000 habitantes.
> Destaca una mayor incidencia a edades tempranas y en edad avanzada.
> A nivel nosocomial, la neumonía es la principal causa de muerte por infección nosocomial en unidades de críticos y la segunda infección nosocomial más frecuente.

Clasificación

La clasificación más aceptada de la neumonía es la siguiente:

- Neumonía adquirida en la comunidad (extrahospitalaria): se adquiere fuera del entorno hospitalario y se puede presentar hasta 48 horas después de un ingreso hospitalario. La etiología es infecciosa: vírica (gripe [influenza], virus respiratorio sincitial, enfermedad asociada al coronavirus de tipo 2 causante del síndrome respiratorio agudo severo [SARS-CoV-2]), bacteriana (*S. pneumoniae, Haemophilus influenzae*) y fúngica (*Aspergillus, Pneumocystis, Candida*). La más frecuente, a excepción del SARS-CoV-2, es la producida por *Streptococcus pneumoniae.*
- Neumonía nosocomial: se adquiere en el entorno hospitalario desde 48 horas después del ingreso hasta 15 días después del alta hospitalaria. Es frecuente que sea polimicrobiana y causada por microorganismos multirresistentes. Existe una elevada incidencia de *Pseudomonas aeruginosa* y *Acinetobacter,* dentro de los gramnegativos, y de *Staphylococcus aureus,* dentro de los grampositivos. En pacientes inmunodeprimidos, los principales agentes causantes son los hongos (*Candida* y *Aspergillus*).
- Neumonía asociada a la ventilación (dentro de las nosocomiales): es la que se produce dentro de una UCI en pacientes que han estado sometidos a ventilación mecánica al menos durante 48 horas. Va a prolongar la necesidad de soporte ventilatorio y la estancia hospitalaria.

> ! El diagnóstico es, principalmente, clínico y radiológico. También se emplean los datos obtenidos de la analítica y estudios microbiológicos para realizar un tratamiento individualizado y dirigido.

Se debe realizar una radiografía de tórax con proyección posteroanterior y lateral siempre que sea posible. Es una prueba fundamental para el diagnóstico, la localización, la extensión y el diagnóstico de complicaciones de la neumonía, como el DP y los abscesos pulmonares.

La tomografía computarizada (TC) es más sensible para el diagnóstico de la neumonía, pero no se realiza de forma sistemática debido a su elevado coste y a la exposición a la radiación, sumado a que no siempre está disponible.

Hay que destacar la importancia que ha adquirido en los últimos años la ecografía torácica para el diagnóstico, el control evolutivo y el diagnóstico de las complicaciones de la neumonía (**Fig. 31-3**).

Diagnóstico diferencial

El diagnóstico diferencial se realizará, principalmente, con causas infecciosas extrapulmonares y con otras patologías no infecciosas de origen cardiológico, neoplásico, inflamatorio o autoinmunitario:

- Causa pulmonar: exacerbaciones de EPOC, crisis asmática, atelectasia, tromboembolismo pulmonar y enfermedad intersticial pulmonar.

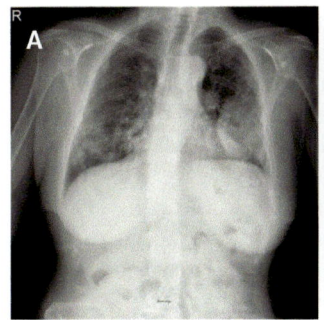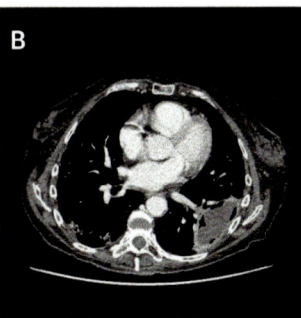

Figura 31-3. Absceso pulmonar. **A)** Imagen radiológica y **B)** tomografía computarizada de un absceso pulmonar.

- Causa cardiológica: insuficiencia cardíaca con edema agudo de pulmón, infarto agudo de miocardio y miocarditis.
- Origen neoplásico: primario, metastásico y linfangitis carcinomatosa.

Complicaciones

Aparecen cuando la infección no se limita al parénquima pulmonar y afecta a estructuras adyacentes. Normalmente, requieren exploraciones radiológicas complementarias, como ecografía o TC, y cambios en el tratamiento: soporte ventilatorio, escalada antibiótica o técnicas invasivas (toracocentesis, colocación de drenaje pleural, entre otras).

La hipersecreción bronquial asociada a la neumonía (> 30 mL/24 h) puede producir tapones mucosos con obstrucción bronquial, atelectasias y lesiones del parénquima pulmonar. Las consecuencias son: tos excesiva, aumento del trabajo respiratorio, hipoxemia y progresión a insuficiencia respiratoria.

> ! Las principales complicaciones de la neumonía son: DP metaneumónico, atelectasia, neumotórax, empiema, fístula broncopleural, absceso pulmonar, neumonía necrotizante, insuficiencia respiratoria, síndrome de distrés respiratorio del adulto, insuficiencia renal, eventos cardiovasculares, *shock* séptico y mortalidad (nosocomial 20-50 %).

Actitud terapéutica y rehabilitación respiratoria

El primer paso es realizar una valoración inicial adecuada del paciente, para establecer la gravedad y el pronóstico con el fin de pautar el tratamiento y su derivación a un centro hospitalario.

> ! El tratamiento principal es la antibioticoterapia empírica inicial en función de las guías de práctica clínica del área en el que se encuentre, para tener en cuenta el agente etiológico más frecuente y la tasa de resistencia antibiótica de la zona.

Dentro de las medidas generales del tratamiento, se encuentran el reposo, la hidratación, la oxigenoterapia y la fisioterapia respiratoria, así como las medidas educacionales, como el abandono del hábito tabáquico, el soporte nutricional y las medidas preventivas mediante la vacunación (neumocócica, antigripal, SARS-CoV-2).

La rehabilitación respiratoria se ha utilizado y se utiliza ampliamente como tratamiento adyuvante en los pacientes con neumonía, especialmente en los que cursan con hipersecreción bronquial (más de 30 mL/día).

Clásicamente, siempre se iniciaba el tratamiento de fisioterapia respiratoria en los procesos infecciosos al cabo de 1 mes, una vez que el paciente se encontrara estable. La neumonía es uno de los ejemplos para observar el cambio que está experimentando el tratamiento rehabilitador hacia un inicio precoz y en fase aguda.

La fisioterapia respiratoria va a favorecer la eliminación de las secreciones bronquiales, disminuir la resistencia de la vía aérea y reducir el trabajo respiratorio, favoreciendo el tratamiento y la evolución del paciente.

> ❗ Indicaciones: la hipersecreción bronquial y como tratamiento de las complicaciones secundarias como la atelectasia, el DP y el empiema en los pacientes en unidad de críticos, para favorecer el destete y la eliminación de secreciones.

Se deberá realizar cuando el paciente se encuentre afebril y hemodinámicamente estable, además de tener un buen control analgésico, un tratamiento antibiótico adecuado y no presentar un broncoespasmo agudo.

No se recomienda en los abscesos pulmonares, por riesgo de diseminación y de fístula broncopulmonar, y si esta existe, sin tener drenaje torácico.

El uso de técnicas pasivas o activas, con ayuda o no de técnicas instrumentales, se prescribirá de forma individualizada en función de la edad, el grado de colaboración y la gravedad del paciente.

Las técnicas instrumentales más utilizadas en este caso serían los dispositivos de presión espiratoria positiva, con o sin oscilación, para manejo de secreciones en paciente colaborador, y dispositivos de expansión torácica, principalmente el incentivador volumétrico.

La evidencia de la fisioterapia respiratoria en la neumonía es muy baja, debido a las limitaciones de la investigación, el escaso número de participantes o la imprecisión de los resultados.

Existe evidencia de escasa certeza, que indica que algunas técnicas de fisioterapia respiratoria pueden acortar ligeramente la estancia hospitalaria, la duración de la fiebre, la estancia en UCI y la ventilación mecánica, pero debe explorarse más a fondo.

DERRAME PLEURAL

El DP consiste en una acumulación de líquido excesivo en el espacio pleural. Puede ser unilateral o bilateral, y representa el 2-4 % de los ingresos hospitalarios en los servicios de neumología.

Los síntomas derivados del DP son: tos (generalmente seca), dolor pleurítico que empeora con la inspiración y con la tos (procedente de la pleura parietal), y disnea (está más relacionada con la velocidad y el ritmo de acumulación que con el volumen real de líquido).

El diagnóstico debe realizarse con una anamnesis y exploración física completas, que incluyan los antecedentes patológicos y laborales, y un estudio radiológico.

El DP comienza a ser visible en la radiografía de tórax posteroanterior (PA) cuando la cantidad de LP es superior a 100 mL. Cuando el LP está libre, adopta una forma típica de menisco de concavidad hacia arriba en ambas proyecciones. Con frecuencia, el LP se encapsula, presenta tabicaciones en su interior, se localiza en las cisuras interlobulares, o presenta un nivel hidroaéreo y entonces no presenta esta morfología.

> ❗ La ecografía es más sensible que la radiografía en la identificación del DP, y más que la TC para la identificación de tabiques. Sus indicaciones también incluyen la localización de DP pequeños o encapsulados, para su punción o biopsia, la caracterización del líquido y/o la superficie pleural, o para dirigir el punto de entrada de la toracoscopia.

La TC torácica es de utilidad para ampliar el estudio si se sospecha malignidad de un DP, para localizar zonas adecuadas para la biopsia, o para identificar otras regiones patológicas del parénquima pulmonar o el mediastino.

Clasificación

La diferenciación entre trasudados y exudados se considera el paso inicial en el diagnóstico etiológico de cualquier DP. Se realiza mediante toracocentesis diagnóstica por ecografía torácica para el análisis del LP (**Tabla 31-2**).

Los trasudados se deben fundamentalmente a insuficiencia cardíaca (80 %) y, en menor medida, a cirrosis hepática. En estos casos, no son necesarios otros procedimientos diagnósticos adicionales.

Por el contrario, los exudados precisan de una evaluación diagnóstica más extensa, ya que pueden tener numerosas etiologías: infecciosas, inflamatorias, posquirúrgicas, neoplásicas, traumatismos torácicos, etc. En estos casos, se valora la necesidad de TC torácica, broncoscopia, toracoscopia, toracotomía, biopsia pleural, etc.

En la práctica clínica, se diferencian los exudados de los trasudados mediante los criterios de Light (B), según los cuales, un DP es exudado cuando cumple una o más de las siguientes condiciones:

- Cociente de proteínas entre el LP y suero superior a 0,5.
- Cociente de lactato-deshidrogenasa (LDH) entre LP y suero superior a 0,6.
- LDH del LP superior a 2/3 del límite superior de la normalidad de la LDH sérica.

Tabla 31-2. Etiología del derrame pleural trasudado y exudado

Trasudados	• Insuficiencia cardíaca congestiva • Cirrosis hepática descompensada • Insuficiencia renal crónica • Síndrome de vena cava superior • Hipotiroidismo	
Exudados	Infecciosos	• Paraneumónicos/empiema • Tuberculosis • Infecciones por parásitos, hongos y virus
	Neoplásicos	• Cáncer de pulmón • Metástasis pleurales (de cáncer de mama, digestivo, ovario) • Mesotelioma • Linfomas
	Enfermedades inflamatorias autoinmunitarias	• Pericarditis • Síndrome de Dressler • Artritis reumatoide • Lupus eritematoso
	Patología abdominal	• Cirugía • Absceso subfrénico • Pancreatitis • Rotura de esófago
	Posquirúrgicos	• Cirugía cardíaca • Cirugía de esófago • Cirugía torácica • Trasplante hepático • Trasplante pulmonar
	Otros	• Traumatismos torácicos • Embolismo pulmonar • Fármacos: amiodarona y metotrexato

---

! Estos criterios identifican correctamente la práctica totalidad de los exudados (98 %), pero clasifican erróneamente como «exudados» alrededor del 30 % de los DP de origen cardíaco y el 20 % de los hidrotórax hepáticos.

Entre los DP más representativos, se encuentran los que se detallan a continuación.

Derrame pleural paraneumónico

El DP paraneumónico (DPPN) es el asociado a una infección pulmonar, generalmente una neumonía, un absceso o unas bronquiectasias infectadas. Entre un 20 y un 57 % de las neumonías bacterianas se acompañan de un DPPN durante su curso clínico, y alrededor de un 40 % de estos derrames son DPPN complicados o empiemas.

En los DPPN asociados a una neumonía adquirida en la comunidad, los microorganismos aislados con más frecuencia son grampositivos aerobios, como el estreptococo (*S. pneumoniae* y *Streptococcus milleri*) y *S. aureus*, seguidos por los anaerobios en neumonías por aspiración.

Cuando la neumonía es nosocomial, el germen más frecuente es *S. aureus*, de los que el 60 % corresponde a *S. aureus* resistente a meticilina.

 Ante la sospecha de un DP infeccioso, debe realizarse siempre una toracocentesis diagnóstica.

Los objetivos del tratamiento son controlar la infección con el antibiótico apropiado y la colocación de un drenaje torácico en todos los casos de DPPN complicados; a veces, son necesarios los fibrinolíticos intrapleurales.

Derrame pleural tuberculoso

El DP tuberculoso (DPT) representa el 4-10% de todos los casos de tuberculosis. En España, afecta especialmente a jóvenes menores de 35 años (60-70 %).

El DP suele ser unilateral (95 %), de tamaño pequeño-moderado, aunque en ocasiones es masivo (12-18 %) y en otras loculado (30 %), y conlleva un alto riesgo de producir secuelas pleurales.

El análisis del LP corresponde a un exudado pleural de predominio linfocítico en la mayoría de los casos (90 %). En ocasiones, es polimorfonuclear en los primeros días, con niveles elevados de adenosina-desaminasa (> 35 UI), sin eosinofilia y menos del 5 % de células mesoteliales.

El diagnóstico de confirmación del DPT se obtiene con el aislamiento de *Mycobacterium tuberculosis* en el LP o en tejido pleural.

El tratamiento de la DPT no difiere del aplicado en la tuberculosis pulmonar.

 El empiema tuberculoso es poco común, pero su hallazgo con frecuencia requiere decorticación pleural.

Derrames pleurales posquirúrgicos

La aparición de DP tras cirugía abdominal, torácica o cardíaca es frecuente en el posoperatorio inmediato desde el primer al cuarto día, con una incidencia variable (entre el 40 % y el 80 %).

En la cirugía cardíaca o torácica, el DP posquirúrgico suele ser exudado neutrofílico en el primer mes y posteriormente linfocítico.

El DP tras cirugía abdominal es con mayor frecuencia trasudado, aunque en ocasiones la irritación diafragmática origina un exudado.

Derrame pleural en enfermedad digestiva benigna

Las enfermedades pancreáticas y hepáticas y los abscesos intraabdominales pueden producir derrames pleurales con cierta frecuencia.

Derrame pleural por amianto

El contacto con amianto puede producir múltiples manifestaciones de afectación pleural, entre ellas: placas pleurales, fibrosis pleural difusa o derrame asbestósico benigno.

Su diagnóstico es de presunción, para lo que se precisa un seguimiento de al menos 3 años.

Quilotórax

El quilotórax surge por la acumulación de líquido linfático de origen intestinal (quilo) en la cavidad torácica, como consecuencia de la rotura u obstrucción del conducto torácico, o por el paso de quilo acumulado en el espacio peritoneal (ascitis quilosa).

Entre las causas más frecuentes, se encuentran las neoplásicas y las traumáticas. Su diagnóstico se establece por la determinación en el LP de una concentración de triglicéridos mayor de 110 mg/dL.

 El tratamiento consiste en el drenaje torácico junto a tratamiento nutricional basado en nutrición exenta de triglicéridos de cadena larga, para evitar la formación de quilomicrones, y tratamiento farmacológico con análogos de la somatostatina.

Hemotórax

Se define así al LP hemorrágico con un hematocrito mayor del 50 % del hematocrito en sangre. Su etiología más habitual son los traumatismos. Salvo que sean pequeños, con un volumen estimado < 300 mL, es imprescindible su evacuación con drenaje torácico de calibre grueso y tratamiento antibiótico profiláctico.

Derrame pleural maligno

La mayoría de los derrames pleurales malignos se producen por metástasis pleurales, sobre todo de tumores pulmonares (más de un tercio de los casos) y de mama. Dependiendo de la exposición al amianto, el mesotelioma puede ser la tercera causa de derrames pleurales malignos.

Actitud terapéutica y rehabilitación respiratoria

La fisioterapia respiratoria es parte esencial del tratamiento en el DP para evitar atelectasias secundarias, ayudar a controlar la disnea y el dolor, mejorar la oxigenación y luchar contra las secuelas respiratorias restrictivas.

 Las opciones de manejo dependen de la etiología del DP, de la cantidad de LP, de su etapa evolutiva y de la clínica del paciente.

Los trasudados derivados de insuficiencia cardíaca y de insuficiencia hepática no precisan tratamiento de fisioterapia, y en la mayoría de los pacientes mejoran con el uso de diuréticos. A veces, en el hidrotórax hepático refractario a los diuréticos pueden requerirse toracocentesis evacuadoras si son DP grandes y comprometen clínicamente al paciente, y en algunos pacientes el trasplante hepático es la única medida que se asocia a una mayor supervivencia.

 En los exudados no neoplásicos, el tratamiento de fisioterapia respiratoria (especialmente en los empiemas, derrames tras tuberculosis, posquirúrgicos y hemotórax) tiene una función primordial, y trata de evitar el engrosamiento pleural o la paquipleuritis, y queda clara la necesidad de la intervención fisioterapéutica temprana en estos casos.

Los hemotórax residuales de escasa cuantía pueden tratarse con fisioterapia respiratoria y vigilancia.

Los hemotórax estimados en más de 300 mL, o de lóculos y coágulos residuales, requieren drenajes torácicos y fisioterapia respiratoria para evitar complicaciones subagudas (atelectasia, empiema, neumonía) o crónicas (fibrotórax).

Cuando el DP es importante, debe esperarse a la colocación del drenaje torácico para el inicio de la fisioterapia respiratoria.

Los DP neoplásicos solo se tratarán con fisioterapia respiratoria mientras el paciente esté con el drenaje torácico. Se recomienda realizar precozmente una pleurodesis si el DP recidiva rápidamente, con objeto de evitar el deterioro del paciente o que desarrolle un pulmón atrapado (**Fig. 31-4**).

El paciente con DP suele realizar una inspiración dolorosa y difícil, lo que conlleva una hipoventilación del lado afectado. Los movimientos costales y la inspiración abdominodiafragmática se encuentran globalmente disminuidos, con lo que el volumen de aire inspirado se ve disminuido también.

Las técnicas de espiración y/o inspiración con los cambios de posición van a aumentar la presión intrapleural, con lo que se favorece el drenaje y la absorción del LP.

En el DP, las técnicas de fisioterapia respiratoria más utilizadas para la expansión pulmonar son: respiración abdominodiafragmática, ejercicios de expansión torácica, ejercicios respiratorios asociados a los miembros superiores y los incentivadores volumétricos. Mejoran el control del dolor asociado al drenaje torácico.

Las técnicas de presión espiratoria positiva para el manejo de las secreciones bronquiales se realizarán si son necesarias.

La espiración con labios fruncidos (espiración activa y prolongada) evita el colapso de las vías respiratorias, y conlleva un aumento más importante del volumen corriente y una disminución de la frecuencia respiratoria, con lo que mejora la disnea asociada al DP.

La tos debe ser dirigida y eficaz, con protección del drenaje torácico.

Los ejercicios de ventilación dirigida sirven para mejorar la expansión torácica y reducir las áreas atelectásicas.

Los cambios posturales, la movilización precoz de la extremidad superior del lado afectado y los distintos decúbitos activan la reabsorción del LP por los canales linfáticos de la pleura visceral. Se favorecerá la realización de los ejercicios con el hemitórax del DP en posición supralateral.

Se ha demostrado que la fisioterapia respiratoria mejora significativamente valores de función pulmonar mediante espirometría (capacidad vital forzada), mejora la imagen radiológica del DP y reduce el tiempo de estancia hospitalaria.

EMPIEMA PLEURAL

El empiema pleural es la acumulación de líquido purulento que se extiende a la cavidad pleural, ejerciendo presión en los pulmones que origina dolor y disnea. Las capas pleurales se unen y pueden volverse adherentes, lo que provoca la organización de fibrina debido a la presencia de proteínas plasmáticas en el líquido. La presencia de tejido fibroso conduce a una movilidad pulmonar restringida, lo que eventualmente provoca una alteración en el patrón respiratorio del paciente.

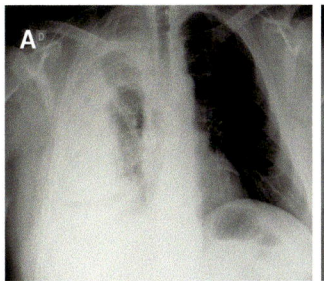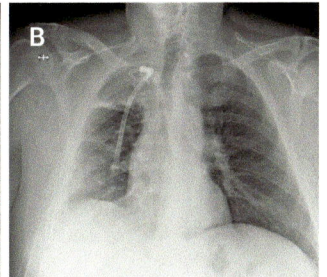

Figura 31-4. Derrame pleural. **A)** Sin drenaje torácico y **B)** con drenaje torácico.

Se puede considerar como una complicación grave relacionada con una infección. Los signos clínicos incluyen fiebre, disnea y dolor torácico. Las causas pulmonares pueden ser neumonía, absceso pulmonar, bronquiectasias infectadas, infarto pulmonar, neumotórax con fístula broncopleural, quiste hidatídico y tuberculosis pulmonar.

Los principales factores de riesgo son: enfermedades recientes que incluyen neumonía, absceso pulmonar, cirugía torácica o traumatismo torácico. Otros factores de riesgo son: diabetes mellitus, uso crónico de esteroides, inmunosupresión, reflujo gastroesofágico, antecedente de broncoaspiración, y antecedentes de tabaquismo o alcoholismo.

En el desarrollo del empiema pleural hay tres fases: exudativa, fibrinopurulenta y organizativa:

- En la fase exudativa, se acumula un LP estéril relacionado con el aumento de la permeabilidad capilar debido a la liberación de diferentes citocinas. El líquido muestra una glucosa mayor de 60 mg/dL y un pH mayor de 7,20, y puede resolverse con antibióticos.
- En la fase fibrinopurulenta, la invasión bacteriana del espacio pleural induce un daño endotelial, que conlleva la disminución de la respuesta fibrinolítica y el depósito de fibrina en ambas superficies pleurales, con posibilidades de loculación. El LP contiene gran cantidad de polimorfonucleares, bacterias y detritus celulares, cuyo incremento de actividad metabólica local puede justificar la caída del pH y la glucosa, y el incremento de los valores de LDH.
- En la fase organizativa, aparecen diversos factores de crecimiento, entre ellos los fibroblastos, el factor de crecimiento derivado de las plaquetas y el factor de crecimiento transformante beta, estableciendo la fase final con depósito de fibrina y, más tarde, tejido fibroso de colágeno. Estas tres fases suelen aparecer de forma secuencial y progresiva. Aunque el tratamiento de estos pacientes debe ser temprano, el 50 % no desarrolla la proliferación del colágeno incluso 3 semanas después de iniciado el proceso, por lo que el tubo de drenaje, los fibrinolíticos y la toracoscopia videoasistida pueden, a veces, ser efectivos en fases tardías.

Actitud terapéutica y rehabilitación respiratoria

Requiere un tratamiento multidisciplinar. La actuación terapéutica se dirige de forma simultánea al control de la infección, mediante el tratamiento antibiótico de amplio espectro y de larga duración y la valoración de la indicación de drenaje torácico. A veces, es necesario el uso de fribinolíticos locales, la colocación de nuevos drenajes y/o la decorticación pleural cuando hay loculaciones con objetivo de evitar un drenaje ineficaz y una fibrosis pleural.

> ❗ La rehabilitación respiratoria desempeña un papel fundamental en su tratamiento para prevenir el desarrollo de una paquipleuritis o fibrotórax. El objetivo es evitar la formación de adherencias entre las dos capas pleurales, recuperar la expansión pulmonar, mejorar la ventilación pulmonar, mejorar el manejo de las secreciones y mantener la movilidad articular.

PUNTOS CLAVE

- Los objetivos de la rehabilitación respiratoria en cada fase son:

  – Fase aguda: controlar la disnea mejorando la mecánica respiratoria, favorecer la expansión pulmonar, mantener la vía aérea libre de secreciones, facilitar la reabsorción del LP, prevenir la aparición de adherencias y engrosamientos pleurales, mantener el tono de la musculatura global y reducir los efectos negativos del reposo durante la hospitalización.
  – Fase intermedia: mejorar y elastificar los tejidos de la caja torácica, aumentar la capacidad vital y promover la actividad física.
  – Fase final: normalizar la función pulmonar, evitando las posibles secuelas respiratorias restrictivas, y valorar el entrenamiento al esfuerzo.
- Se aconsejan sesiones de fisioterapia respiratoria de 15 a 20 minutos de duración. El número de sesiones dependerá de la tolerancia a estas y de la gravedad, y oscila de 2 a 4 al día. Se realizarán diariamente previo adiestramiento por un profesional.
- En gran parte de los casos, estos pacientes tendrán que llevar a cabo el tratamiento en plantas de hospitalización y en unidad de críticos, y presentarán complicaciones asociadas que requerirán, para su tratamiento óptimo, la presencia de un equipo multidisciplinar.

BIBLIOGRAFÍA

Abad JACA, Quezada CA, Alonso R. Neumonía adquirida en la comunidad. Medicine. 2022;13(66):3876-84.

Acosta CM, Acosta AI, Tusman G. Ultrasonido pulmonar en el manejo del paciente crítico. Conceptos básicos y aplicación clínica. Rev. Chil de Anest. 2020;5(49).

Aditi J, Moli J, Vishnu V; Institute of Medical Sciences, Wardha, Sawangi (Meghe). Impact of Early Physiotherapy Rehabilitation for Pleural Empyema in a Geriatric Patient. Cureus. 2022;14(8):e28158.

Ammar A, Syed Sikandar R, McLeod C, DonahueJ, Wei B. Mechanical or chemical and mechanical pleurodesis for spontaneous pneumothorax: what is the most effective approach in preventing recurrence? A systematic review and meta-analysis. 2020;58(4):682-91.

Castillo I, Tárrega J, Barbeta E. Efectividad de un programa de fisioterapia respiratoria en pacientes con derrame pleural. ¿Es necesario el uso rutinario del inspirómetro de incentivo? Colegio de Fisioterapeutas de Catalunya, 2016.

Castillo Sánchez I,, Tárrega Camarasa J, Fernández Rozas P, Barbeta Sánchez E. Effect of positive expiratory pressure on the management of thoracic injuries. Randomized clinical trial. Fisioterapia. 2022;44(4):201-10

Cemeli M, Sáez de Adana ME, Lasarte JJ, Moneo MI, Samper P, García C. Características clínicas y dificultades diagnósticas a partir de un estudio prospectivo sobre neumonía pediátrica adquirida en la comunidad. Rev Pediatría Atención Primaria. 2021;23:273-83.

Corral M, Martínez A, Hernández A, Sayas J. Neumonía nosocomial. Medicine. 2022;(66):3885-91.

Cheng X, Jiang J, Wang R, Fu H, Lu J, Yang M. Chest physiotherapy for pneumonia in adults. Cochrane Database Syst Revs 2022;9:CD006338.

Da Concienciao E, de Souza J, Titus M, Brito M, de Castro M, Lunardi A. Agregar presión positiva en las vías respiratorias a las técnicas respiratorias y de movilización acelera el drenaje pleural: un ensayo aleatorizado. Australian Physiotherapy Association. 2019. liccalan I, Asci ES, Peker SC. Blunt trauma related chest wall and pulmonary injuries: An overview. Chinese J Traumatol. 2020;23(3):125-38.

Espín Puchaicela A. Rev. Inv. Acad. Educación ISTCRE. 2019;3(1):29-38.

Garvia V, Paul M. Empyema(Archived) [Internet]. En: StatPearls. Treasure Island (FL): StatPearls Publishing, 2024.

Güell Rous MR. Rehabilitación Respiratoria: del arte a la evidencia. Open Respiratory Arch. 2022.

Jiménez U, Gutiérrez I, Ibargoyen N, Laita A, Jauregui A, Hernando F. Guía de Práctica Clínica sobre el diagnóstico y el tratamiento del traumatismo torácico cerrado no grave. Osakidetza. Sistema Nacional de Salud, 2020.

Menéndez R, Cilloniz C, España PP, et al. Neumonía adquirida en la comunidad. Normativa de la Sociedad Española de Neumología y Cirugía Torácica (SEPAR). Actualización 2020. Arch Bronconeumol. 2020;56(S1):1-10.

Pérez A, García J, López M. Normativa sobre el diagnóstico y tratamiento del derrame pleural. Actualización [Internet]. 2014. Elsevier Doyma; Disponible en: https://www.elsevier.com

Rivas de Andrés JJ, Jiménez López MF, Molins López-Rodó L, Pérez Trullén A, Torres Lanzas J. Normativa sobre el diagnóstico y tratamiento del neumotórax espontáneo. Guidelines for the Diagnosis and Treatment of Spontaneous Pneumothorax. Arch Bronconeumol. 2008;44(8):437-448.

Sum SK, Peng YC, Yin SY, et al. Using an incentive spirometer reduces pulmonary complications in patients with traumatic rib fractures: a randomized controlled trial. Trials. 2019;20(1):797.

Yamaguchi G, Konaka C. Department of Thoracic Surgery, Ichikawa Hospital, International University of Health and Welfare, Ichikawa, Japan. Effectiveness of rehabilitation for postoperative pain after surgery for spontaneous pneumothorax in young adults. Ann Palliat Med. 2022;11(4):1191-1196.

Rehabilitación respiratoria en el paciente tributario de cirugía torácica y abdominal alta

32

F. García Ortún

OBJETIVOS

- **Rehabilitación respiratoria en la etapa prequirúrgica: prehabilitación**:
  - Definir la prehabilitación, sus objetivos y su contenido multimodal.
  - Conocer las herramientas de cribado en la estratificación de riesgo del paciente.
  - Saber utilizar los diferentes tipos de pruebas de ejercicio en la evaluación funcional según el perfil del paciente (condición cardiorrespiratoria máxima baja/frágil) y el tipo de cirugía.
  - Interpretar los resultados de las pruebas de ejercicio en la estratificación de riesgo del paciente según el tipo de cirugía.
  - Seleccionar los pacientes tributarios a una optimización física estructurada.
  - Diseñar el contenido adecuado de la intervención multimodal de acuerdo con las necesidades del paciente.
  - Valorar los diferentes tipos de programas de ejercicio: contenido, duración, indicaciones y beneficios esperados.
- **Rehabilitación respiratoria en etapa posquirúrgica**:
  - Comprender los objetivos de la rehabilitación respiratoria.
  - Analizar el contenido del tratamiento rehabilitador.
  - Aplicar las indicaciones de las distintas técnicas de rehabilitación respiratoria y sus evidencias.

INTRODUCCIÓN

Aunque en cirugía se han producido grandes avances en los cuidados perioperatorios, la morbimortalidad posoperatoria en cirugía mayor sigue siendo una importante carga para el sistema sanitario. La mortalidad se estima en un 4 % en cirugía mayor no cardíaca y en un 5,5 % en cirugía cardíaca, con la atención centrada en la morbilidad quirúrgica como factor clave de muerte posoperatoria. Las complicaciones posquirúrgicas afectan al 15-40 % de los pacientes. El impacto inmediato es un aumento de 2-4 veces en la duración de la estancia hospitalaria y un incremento de los reingresos, con el consiguiente aumento de los costes sanitarios. Igual de importante es el impacto de la cirugía en los pacientes a largo plazo. Algunos pacientes no consiguen recuperar su estado funcional previo, y ven reducida tanto su calidad de vida como las expectativas de vida tras el alta.

Los cuidados perioperatorios son un campo clínico nuevo y en rápido desarrollo. Hasta ahora, los avances se habían centrado en la fase posquirúrgica inmediata a través de protocolos de rehabilitación mejorada después de cirugía (ERAS, *Enhanced Recovery After Surgery*). Una década después del establecimiento de la sociedad ERAS, con el envejecimiento de la población y el incremento relativo de pacientes con escasa forma física y/o múltiples comorbilidades, ha aumentado el interés por los cuidados prequirúrgicos para la disminución del riesgo posoperatorio.

 Los cuidados perioperatorios deben entenderse como un continuo que se inicia en la etapa prequirúrgica, y continúa en la etapa posquirúrgica intrahospitalaria y extrahospitalaria.

El objetivo es mejorar todos los aspectos de cuidado: clínicos (reducción de las complicaciones pulmonares, eventos cardíacos mayores, fallo renal, etc.), hospitalarios (reducción de los ingresos en la unidad de cuidados intensivos (UCI), estancias hospitalarias, reingresos, derivaciones a centros de convalecencia, etc.) y centrados en el paciente (mejoras en vitalidad, salud mental, satisfacción de cuidado, regreso al trabajo).

REHABILITACIÓN RESPIRATORIA EN LA ETAPA PREQUIRÚRGICA: PREHABILITACIÓN

A continuación, se desarrolla el concepto de prehabilitación, destacando su importancia en la mejora de la recuperación y la reducción de complicaciones.

Concepto de prehabilitación, objetivos y características

La prehabilitación se puede definir como cualquier intervención previa a la cirugía que mejora la salud, optimiza la función y/o puede disminuir el riesgo posoperatorio.

Tiene como objetivo mejorar la reserva fisiológica minimizando factores de riesgo modificables, para anticiparse al estrés fisiológico de la cirugía (**Fig. 32-1**). En cirugía, se define factor de riesgo como aquello que es prevalente, predictor pronóstico y potencialmente modificable. El aspecto físico, nutricional y psicológico del individuo candidato a cirugía cumple con esta definición, de aquí el carácter multimodal de la prehabilitación. Para que una rehabilitación sea efectiva, además de multimodal, debe ser realizada por un equipo multidisciplinar y debe de estar centrada en la persona, colocando al paciente en el centro de su ruta perioperatoria (**Fig. 32-2**). La intervención se debe consensuar con el paciente, con quien se establecen los objetivos perseguidos. Empoderar al paciente colaborando en la toma de decisiones mejora la comprensión de sus opciones de tratamiento y la adherencia.

La estrategia a seguir en prehabilitación es análoga a la existente en los programas de rehabilitación respiratoria o cardíaca, por lo que resulta lógico utilizar las unidades de rehabilitación cardiorrespiratoria para distribuir este tipo de intervención.

En prehabilitación, es muy importante una evaluación funcional correcta del paciente. La capacidad funcional es un determinante principal del pronóstico quirúrgico, pues es una medida de la capacidad de preservar o restaurar la homeostasis en el período posquirúrgico. Su evaluación permitirá una estratificación correcta del riesgo del

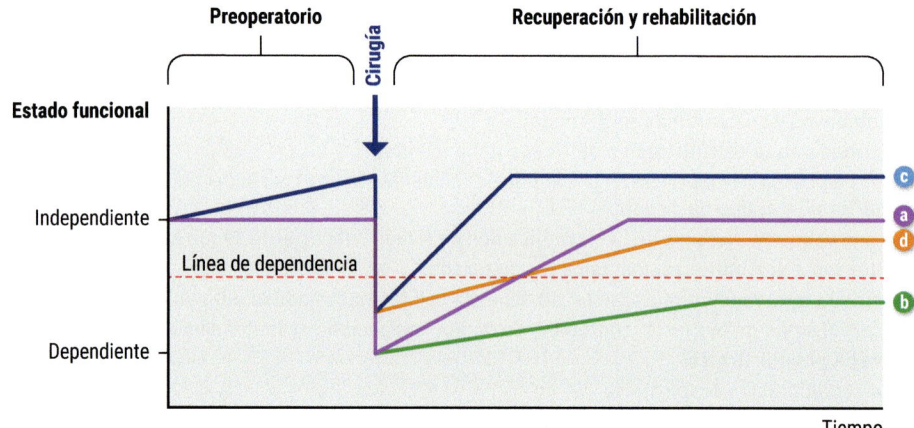

Figura 32-1. El concepto de prehabilitación. **a.** Todos los pacientes que se someten a una cirugía experimentan una reducción en el estado funcional poscirugía, seguido por un período de recuperación. **b.** Los pacientes que sufren complicaciones pueden experimentar una recuperación más lenta e incompleta que comprometerá la independencia a largo plazo. **c.** El paciente prehabilitado está mejor posicionado para hacer frente a la cirugía. **d.** En el caso de que ocurra una complicación, la prehabilitación debe de ser crucial para salvaguardar el estado funcional a largo plazo y su independencia.

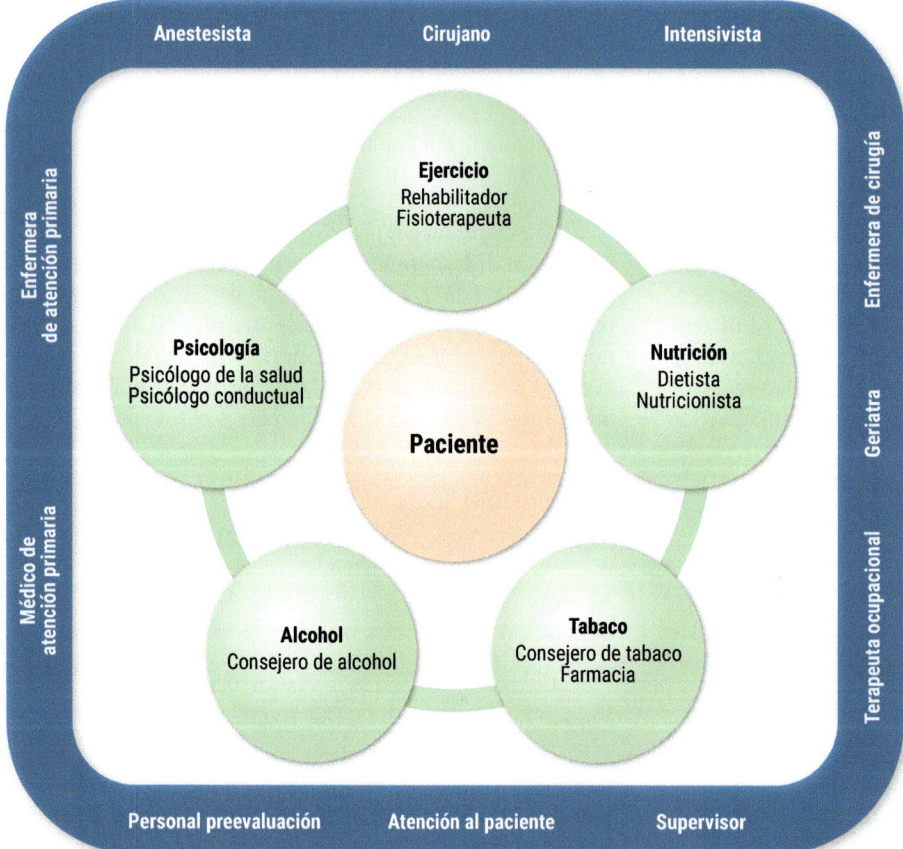

Figura 32-2. El equipo multidisciplinar en prehabilitación. Con el paciente en el centro, la involucración de todo el personal clínico y no clínico en la trayectoria preoperatoria, como miembros del equipo de prehabilitación, es crucial para optimizar el tiempo disponible preoperatorio, y hacer que cada miembro se implique en reforzar y apoyar los cambios de conducta del paciente antes de la cirugía.

paciente y diseñar la intervención más adecuada para cada uno de ellos.

 La prehabilitación debe ofrecerse a todos los pacientes que se van a someter a cirugía mayor, pero el alcance y la intensidad variarán según el perfil de riesgo.

Se ha propuesto un procedimiento escalonado donde las intervenciones individualizadas multimodales deben estar dirigidas al paciente de alto riesgo, que son los que más se benefician (Fig. 32-3).

Evaluación funcional del paciente candidato a cirugía mayor torácica y abdominal alta en rehabilitación respiratoria

A continuación, se aborda la evaluación funcional que se realiza en las consultas de rehabilitación en los programas de prehabilitación.

Anamnesis

En la anamnesis inicial, se recogerá información sobre la situación sociofamiliar y laboral del paciente, y su autonomía en las actividades de la vida diaria. Se preguntará sobre el estilo de vida del paciente (nivel de actividad física, hábitos dietéticos y tóxicos) y las comorbilidades que presente, prestando especial atención a las cardiovasculares y respiratorias. Se interrogará sobre la presencia de disnea y/o angina y/o fatiga muscular como limitación al esfuerzo, y se clasificará su gravedad utilizando la clasificación modificada para la disnea del Medical Research Council (mMRC) y la clasificación de la New York Heart Association (NYHA), en caso de angina y/o fatiga muscular.

Se incluirán escalas que ayuden a estimar el riesgo de complicaciones posoperatorias pulmonares y cardiovasculares, las más prevalentes en cirugía mayor y donde más se va a impactar con la optimización prequirúrgica. El ARISCAT (*The Assess Respiratory Risk in Surgical Patients in Catalonia*) ha demostrado ser útil para predecir el desarrollo de complicaciones pulmonares posoperatorias en los pacientes que se someten a cirugía mayor. Para estimar el riesgo cardíaco, en cirugía mayor no cardíaca, se propone el índice de riesgo cardíaco revisado. La guía europea (European Respiratory Society [ERS] European Society of Thoracic Surgeons [ESTS]) y la americana (American College of Chest Physicians [ACCP]) sobre la evaluación fisiológica del paciente candidato a cirugía de resección pulmonar por cáncer de pulmón colocan la estimación del riesgo cardiovascular en el primer escalón del algoritmo para la estratificación de riesgo (Figs. 32-4 y 32-5). Además del índice de riesgo cardíaco revisado, la ACCP propone el índice de riesgo cardíaco recalibrado torácico (Fig. 32-5), que ha demostrado su reproducibilidad y utilidad en cirugía de resección pulmonar. Un índice de riesgo cardíaco recalibrado torácico ≥2 exige una evaluación cardiológica formal.

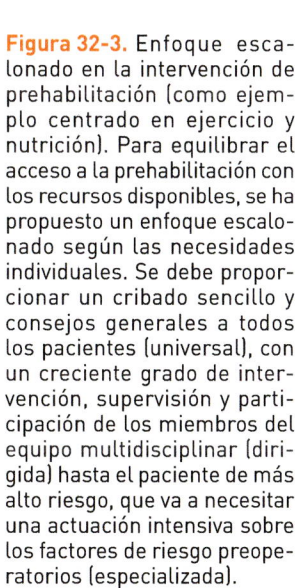

Figura 32-3. Enfoque escalonado en la intervención de prehabilitación (como ejemplo centrado en ejercicio y nutrición). Para equilibrar el acceso a la prehabilitación con los recursos disponibles, se ha propuesto un enfoque escalonado según las necesidades individuales. Se debe proporcionar un cribado sencillo y consejos generales a todos los pacientes (universal), con un creciente grado de intervención, supervisión y participación de los miembros del equipo multidisciplinar (dirigida) hasta el paciente de más alto riesgo, que va a necesitar una actuación intensiva sobre los factores de riesgo preoperatorios (especializada).

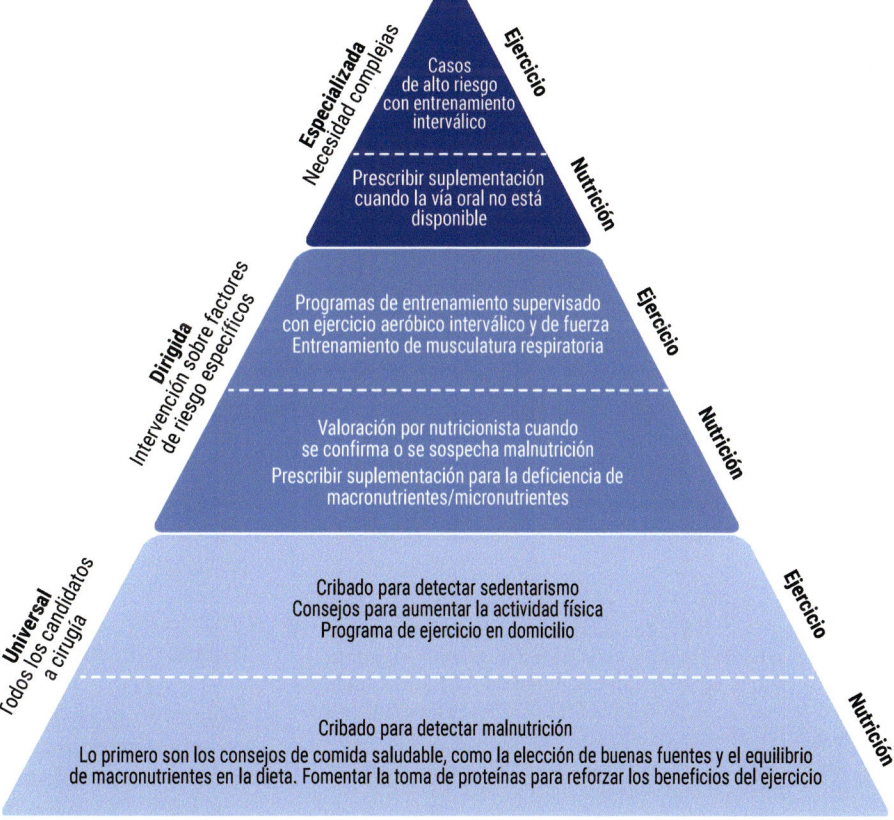

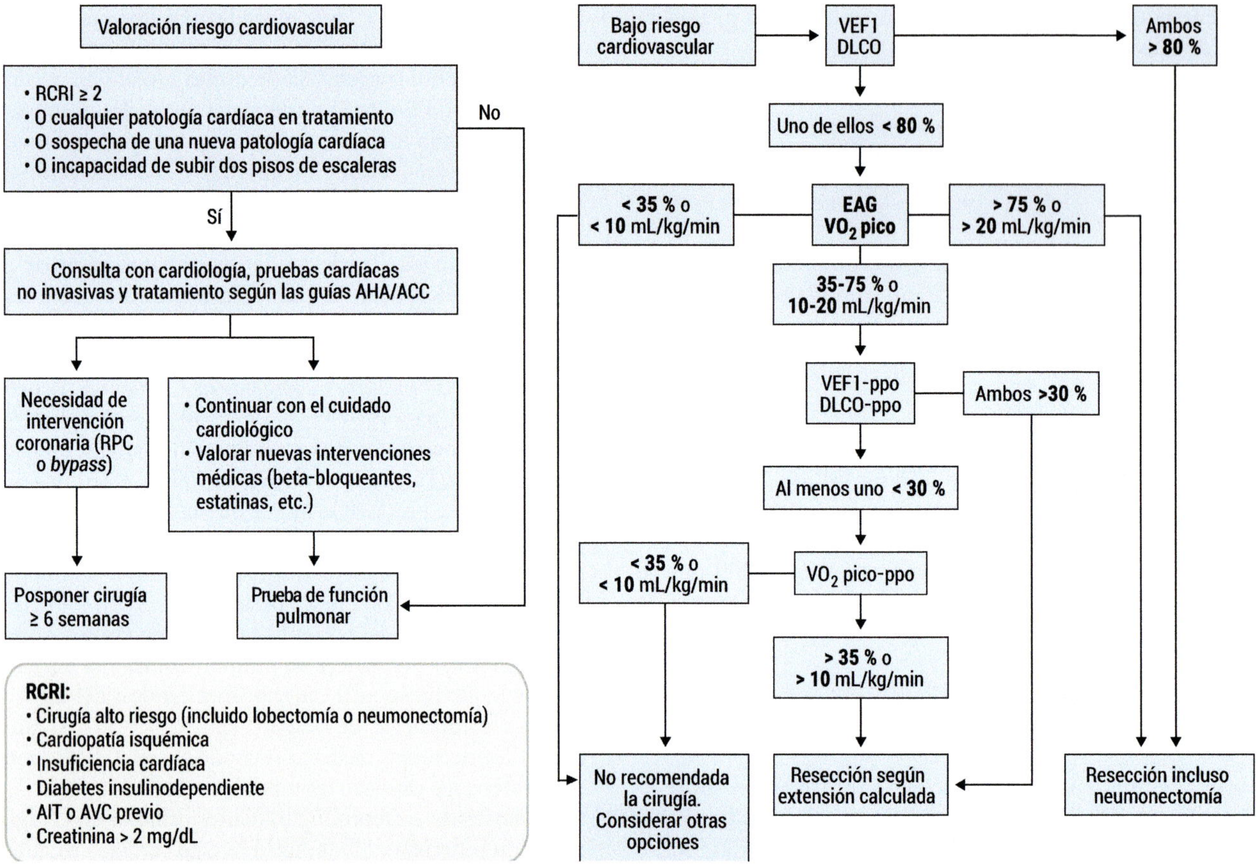

Figura 32-4. Algoritmo para la valoración de la reserva cardiopulmonar previo a una resección pulmonar en pacientes con cáncer de pulmón, según la European Respiratory Society (ERS) y la European Society of Thoracic Surgeons (ESTS).
DLCO: capacidad de difusión pulmonar de monóxido de carbono; EAG: ergometría con análisis de gases; ppo: posoperatorio; RCRI: índice de riesgo cardíaco revisado; VEF1: volumen espiratorio forzado en el primer segundo; VO₂: consumo de oxígeno.

Se revisará el resultado de las pruebas de función pulmonar, obligadas antes de una cirugía torácica y recomendadas en cirugía abdominal alta si se sospecha enfermedad pulmonar tratable no conocida. En cirugía de resección pulmonar, las pruebas funcionales respiratorias ocupan el segundo escalón en el algoritmo para la estratificación de riesgo quirúrgico, tras la evaluación del riesgo cardiovascular.

 En todo paciente candidato a una cirugía de resección pulmonar se debe realizar una espirometría y una determinación de la capacidad de difusión de monóxido de carbono (DLCO).

A diferencia de la guía de la ERS/ESTS, que utiliza los resultados obtenidos en las pruebas funcionales respiratorias y la DLCO en el momento prequirúrgico (v. **Fig. 32-4**), de la guía ACCP utiliza los valores estimados posoperatorios (ppo) (v. **Fig. 32-5**).

 En la interpretación de las pruebas funcionales respiratorias en cirugía de resección pulmonar, si el volumen espirado forzado máximo en el primer segundo (FEV1) y/o la DLCO están por debajo del 80 % del valor teórico según la guía de la ERS/ESTS o, en el caso de la guía ACCP, si los valores de FEV1 ppo o DLCO ppo están por debajo del 60 %, se pasará al tercer escalón del algoritmo con las pruebas de ejercicio (v. **Figs. 32-4** y **32-5**).

Nunca se debe excluir a un paciente de cirugía de resección pulmonar por un FEV1 y/o una DLCO bajos.

Herramientas de cribado en la estratificación de riesgo

En el interrogatorio, se incluirán herramientas de cribado sencillas y rápidas de aplicar que permitan identificar al paciente que, en el dominio nutricional, psicológico y/o físico, se pueda beneficiar de una evaluación e intervención más detallada. En rehabilitación respiratoria, se realizará una evaluación física objetiva, con pruebas de ejercicio en aquellos individuos que, tras la realización del cribado físico, se haya detectado una condición cardiorrespiratoria máxima baja o un componente de fragilidad. En la **figura 32-6** se detalla el cribado nutricional, psicológico y físico en prehabilitación, y la utilización de las pruebas de ejercicio según el dominio físico a evaluar (sarcopenia, condición cardiorrespiratoria o fragilidad).

Cribado nutricional

La malnutrición se ha asociado a un aumento del riesgo de complicaciones posoperatorias, hospitalización prolongada, reingresos, retraso en la recuperación física y calidad de vida deficiente. La cirugía induce un profundo estado catabólico

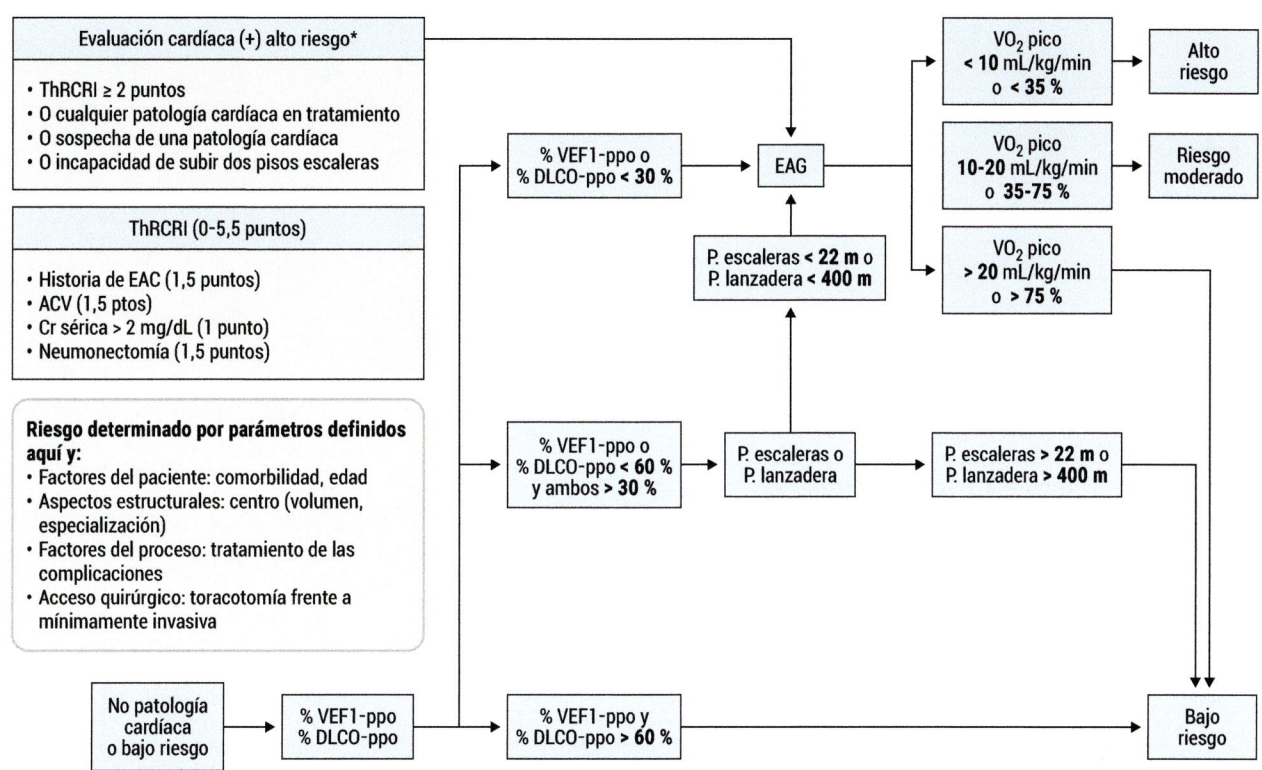

Figura 32-5. Algoritmo para la valoración de la reserva cardiopulmonar previo a resección pulmonar en pacientes con cáncer de pulmón, según la American College of Chest Physicians (ACCP) para toracotomía y resección anatómica (lobectomía o mayor).
*Para pacientes con una evaluación cardíaca positiva para alto riesgo pero estable a nivel cardiovascular, sugieren realizar pruebas de función pulmonar y EAG para una definición más precisa del riesgo.
ACV: accidente cerebrovascular; Cr: creatinina; DLCO: capacidad de difusión pulmonar de monóxido de carbono; EAC: enfermedad arterial cerebral; EAG: ergometría con análisis de gases; ppo: posoperatorio; ThRCRI: índice de riesgo cardíaco revisado torácico; VEF1: volumen espiratorio forzado en el primer segundo; VO$_2$: consumo de oxígeno.

que condiciona un peor pronóstico en el paciente con reserva fisiológica baja. El cribado de malnutrición debe considerarse en todos los pacientes candidatos a cirugía mayor. Como herramienta de cribado se propone el *Malnutrition Universal Screening Tool* (MUST) (**Fig. 32-6**).

 Hay que recordar que un exceso de peso no implica un buen estado nutricional. La obesidad sarcopénica, al igual que la caquexia, confiere un peor pronóstico posquirúrgico.

El objetivo de la intervención nutricional será corregir la malnutrición, y asegurar una ingesta de proteínas diarias suficiente (1,5-2 g/kg/día).

Cribado psicológico

La preparación psicológica está adquiriendo fuerza en la prehabilitación. La ansiedad y la depresión, y determinadas actitudes, se han relacionado con el pronóstico posoperatorio. Una buena herramienta de cribado en esta área podría ser la escala de depresión y ansiedad de uso hospitalario (HADS, *Hospital Anxiety and Depression Scale*) (v. **Fig. 32-6**). Existe una evidencia limitada sobre el impacto en el pronóstico posquirúrgico de una

intervención psicológica, pero se han obtenido resultados positivos con intervenciones educacionales, técnicas de relajación e hipnosis. El tabaquismo es un factor de riesgo perioperatorio establecido, que afecta hasta al 25 % de la población quirúrgica. Un abandono del tabaco en las 4-6 semanas previas a la cirugía reduce las complicaciones posoperatorias. En prehabilitación es importante disponer de un acceso fácil y rápido a unidades de deshabituación tabáquica que, con intervenciones basadas en apoyo conductual y terapia sustitutiva con nicotina, consiguen aumentar las tasas de abandono tabáquico. El consumo excesivo de alcohol puede estar presente hasta en el 23 % de la población quirúrgica, y su corrección reduce la incidencia de complicaciones posoperatorias. El alcohol exacerba la respuesta neuroendocrina a la cirugía, con una relación dosis-respuesta con las complicaciones perioperatorias por encima de las dos unidades diarias. Se deben recoger las unidades de alcohol consumidas semanalmente en todos los pacientes. Un consejo breve en la consulta de los diferentes miembros del equipo multidisciplinar podría ser efectiva.

Cribado físico

La condición cardiorrespiratoria máxima baja, la sarcopenia y la fragilidad son factores de riesgo modificables en la pre-

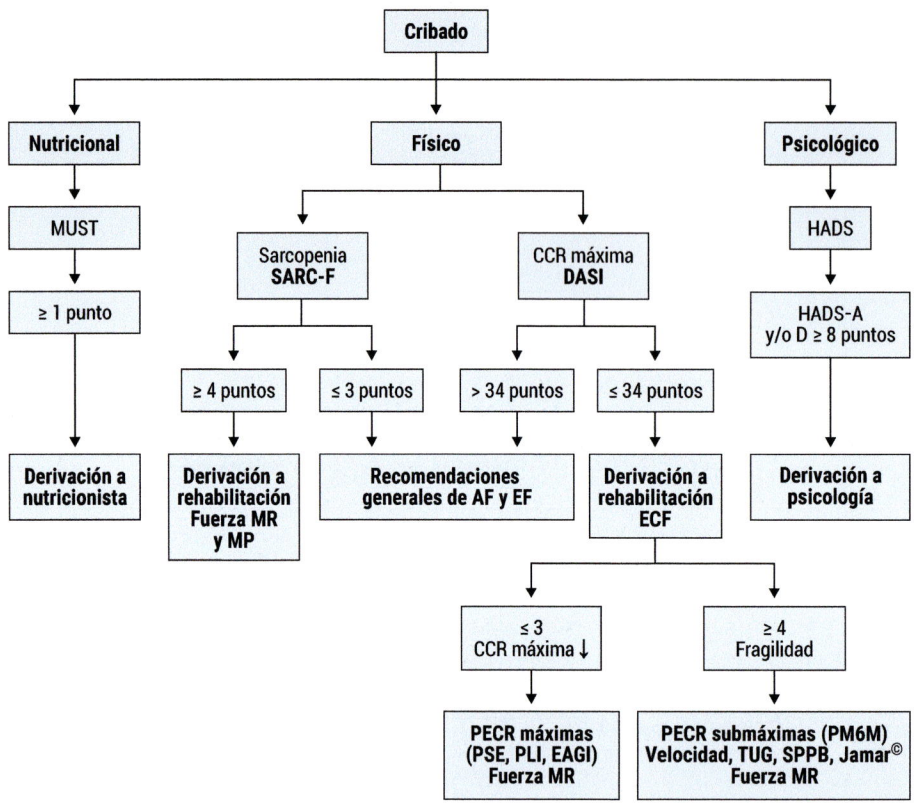

Figura 32-6. Cribado nutricional, físico y psicológico en prehabilitación. Utilización de las pruebas de ejercicio según el dominio físico a evaluar.
AF: actividad física; CCR: condición cardiorrespiratoria; DASI: *Duke Activity Status Index*; EAGI: ergometría con análisis de gases incremental; ECF: Escala Clínica de Fragilidad; EF: ejercicio físico; HADS: escala de ansiedad (HADS-A) y depresión (HADS-D) hospitalaria; MP: musculatura periférica; MR: musculatura respiratoria; MUST: *Malnutrition Universal Screening Tool*; PECR: pruebas de ejercicio cardiorrespiratorias; PLI: prueba de lanzadera incremental; PM6M: prueba de marcha de 6 minutos; PSE: prueba de subir escaleras; SARC-F: *Strength, walking Ability, Rising from a chair, stair Climbing and experiences with Falls*; SPPB: *Short Physical Performance Battery*; TUG: *Time Up and Go.*

habilitación. La valoración subjetiva de la condición física debe abandonarse, por el alto riesgo de error. En el estudio *Measurement of Exercise Tolerance before Surgery* (METS), la valoración funcional subjetiva tenía una sensibilidad del 19,2 % y una especificidad del 94,7 % para predecir la capacidad del paciente de obtener cuatro equivalentes metabólicos de reposo (MET) en la ergometría. En su evaluación, y al igual que en los otros dominios de la prehabilitación, se debe realizar un cribado previo que permita seleccionar a aquellos pacientes tributarios de una evaluación física más detallada. Idealmente, un instrumento de cribado físico preoperatorio debe tener una adecuada potencia predictiva sin ser engorroso.

 Con una evidencia firme, la forma física baja previa a la cirugía se asocia a eventos adversos poscirugía.

Condición cardiorrespiratoria máxima

Para el cribado de la condición cardiorrespiratoria del individuo, se propone el *Duke Activity Status Index* (DASI), que ha demostrado ser una medida de capacidad funcional válida en el paciente quirúrgico (v. **Fig. 32-6**). En el estudio METS, donde se compara la capacidad de cuatro medidas de capacidad funcional equivalente metabólico de reposo subjetivo, prueba de ejercicio cardiopulmonar, cuestionario DASI y concentración en sangre de la fracción aminoterminal del propéptido natriurético tipo B para predecir muerte o complicaciones cardíacas mayores tras cirugía no cardíaca,

el cuestionario DASI fue el único que predijo de un modo preciso muerte o infarto de miocardio en los 30 días tras la cirugía. Originariamente introducido en pacientes con enfermedades cardiovasculares, guarda una buena correlación con el volumen consumido de oxígeno (VO$_2$) máximo. El cuestionario es autoadministrable, e incluye 12 preguntas sobre la capacidad de realizar una serie de actividades, incluidas las recreativas, y cada pregunta se cuantifica con el correspondiente coste metabólico. El valor positivo de cada pregunta se suma para obtener la puntuación total, que va de 0 a 58,2 puntos. Son necesarios más estudios para definir los puntos de corte óptimos del cuestionario DASI para la estratificación del riesgo quirúrgico en cada tipo de cirugía. En estudios recientes, se habla de un punto de corte de 34 puntos en cirugía no cardíaca.

 Con las limitaciones conocidas, y contemplando siempre las características de la cirugía, se podría establecer en 34 puntos el punto de corte en el cuestionario DASI para seleccionar a aquellos pacientes con condición cardio-rrespiratoria máxima baja y que van a ser tributarios de una evaluación más objetiva de la condición física con pruebas de ejercicio (v. **Fig. 32-6**).

Sarcopenia

Para el cribado de sarcopenia, y siguiendo las directrices marcadas en el segundo encuentro del grupo de trabajo europeo en sarcopenia de población mayor (EWGSOP2, *European Working Group on Sarcopenia in Older People-2*), se utilizará el cuestionario de fuerza, capacidad para caminar, levantarse de una silla, subir escaleras y experiencias con caídas (*Strength, walking Ability, Rising from a chair, stair Climbing and experiences with Falls*). Es es un cuestionario autoadministrable con cinco preguntas relacionadas con signos de sarcopenia. Si el resultado es igual o superior a 4, o bien existe sospecha clínica de sarcopenia, se realizará una evaluación de la fuerza muscular periférica (grupos musculares pequeños con dinamometría isométrica manual y grupos grandes con una repetición máxima y respiratoria.

Fragilidad

La Sociedad Americana de Geriatría y de Cirugía afirma que la valoración de la fragilidad es una buena práctica en personas mayores de 65 años, y que debe de realizarse de forma sistemática. La Sociedad para la valoración preoperatoria (SPAQI, *Society for Perioperative Assessment and Quality Improvement*) en el manejo prequirúrgico de la fragilidad propone como primer escalón un cribado con la escala FRAIL (acrónimo de fatiga, resistencia, deambulación, enfermedad y pérdida de peso [*fatigue, resistance, ambulation, illness, and loss of weight*]) o la escala Edmonton. Otra escala de cribado que la SPAQI también recomienda, y que aquí también se propone, es la Escala Clínica de Fragilidad (ECF) (**Figs. 32-7** y **32-8**). En esta escala, se describen nueve

perfiles de individuos según su función, y aplicarla lleva menos de un minuto (**Fig. 32-7**). Parece que la ECF comparada con Fenotipo Freud o la escala FRAIL podría tener una mayor habilidad predictora pronóstica, y proporcionar un mayor grado de discriminación prequirúrgica. Aplicada a la población con condición cardiorrespiratoria máxima baja (DASI ≤ 34 puntos), la ECF va a permitir diferenciar con facilidad dos tipos de pacientes en los que la evaluación funcional va a ser diferente: el paciente cuyo principal factor de riesgo modificable es una condición cardiorrespiratoria máxima baja (ECF de 3 o inferior), que será evaluada con pruebas de ejercicio cardiorrespiratorias máximas, del paciente frágil (ECF de 4 o superior), donde se utilizarán pruebas de ejercicio cardiorrespiratorias submáximas, así como pruebas de ejercicio que reproduzcan gestos o actividades habituales del día a día (v. **Fig. 32-6**).

En el paciente con condición cardiorrespiratoria máxima baja, en el paciente frágil y en el sarcopénico, se realizará una evaluación de la fuerza de la musculatura respiratoria mediante la determinación de la presión inspiratoria máxima (PIM) y la presión espiratoria máxima (PEM) (v. **Fig. 32-8**). En cirugía mayor, la debilidad de la musculatura respiratoria aumenta el riesgo de complicaciones pulmonares posoperatorias debido a una alteración del patrón respiratorio (más rápido y superficial), una tendencia aumentada al desarrollo de microatelectasias y una disminución de la fuerza de la tos.

Escala Clínica de Fragilidad (ECF)

1 **En muy buena forma:** personas que están fuertes, activas, vigorosas y motivadas, suelen practicar ejercicio con regularidad

2 **En forma:** personas sin síntomas de enfermedad activa, pero que están menos en forma que las de la categoría 1. Suelen ejercitarse o estar muy activas «por temporadas»

3 **En buen estado:** personas que tienen bien controlados sus problemas médicos, pero que no hacen actividad física regular excepto paseos regulares

4 **Vulnerables:** aunque no dependen de otros para la vida diaria, a menudo sus síntomas limitan sus actividades, están «lentos» o «cansados» durante el día

5 **Levemente frágiles:** tienen un enlentecimiento más evidente y necesitan ayuda para algunas actividades instrumentales (economía, transporte, labores domésticas, medicación)

6 **Moderadamente frágiles:** personas que necesitan ayuda para todas las actividades en el exterior y para realizar las tareas domésticas. En domicilio suelen tener problemas con las escaleras, con el baño, y pueden necesitar ayuda para vestirse

7 **Con fragilidad grave:** dependen totalmente para el cuidado personal, aunque parecen estables y sin riesgo de muerte (en 6 meses)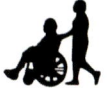

8 **Con fragilidad muy grave:** totalmente dependientes, cerca del final de vida, no se recuperan de afecciones menores

9 **Enfermo terminal:** se aproximan al final de vida. Personas con esperanza de vida inferior a 6 meses y sin otros signos de fragilidad

Evaluación de la demencia

Demencia leve: olvidar los detalles de un acontecimiento reciente aun recordando el evento en sí, repetición de una pregunta o relato y aislamiento social

Demencia moderada: la memoria reciente está muy afectada, recuerdan bien los acontecimientos de su pasado. Con pautas, pueden cuidarse solos

Demencia grave: no son posibles los cuidados personales sin ayuda

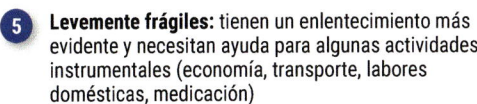
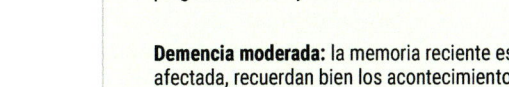

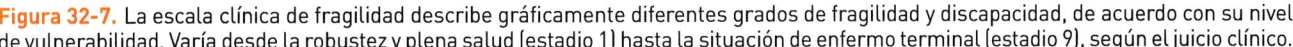

Figura 32-7. La escala clínica de fragilidad describe gráficamente diferentes grados de fragilidad y discapacidad, de acuerdo con su nivel de vulnerabilidad. Varía desde la robustez y plena salud (estadio 1) hasta la situación de enfermo terminal (estadio 9), según el juicio clínico.

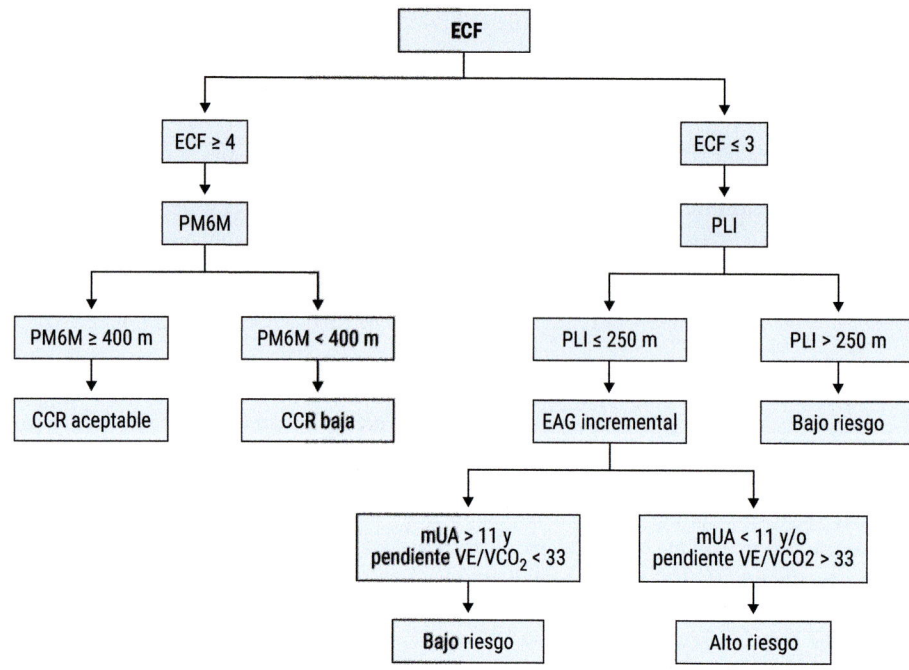

Figura 32-8. Selección e interpretación de las pruebas de ejercicio cardiorrespiratorias en cirugía abdominal.
CCR: condición cardiorrespiratoria; EAGI: ergometría con análisis de gases incremental; ECF: Escala Clínica de Fragilidad; PLI: prueba lanzadera incremental; PM6M: prueba de marcha de 6 minutos; mUA: momento umbral anaeróbico; Slo VE/VCO₂: relación volumen minuto (VE) y producción de dióxido de carbono (VCO₂).

Evaluación de la condición cardiorrespiratoria en el paciente candidato a cirugía mayor. Pruebas de ejercicio cardiorrespiratorias simples: selección e interpretación

Seguidamente, se describirá la evaluación de la condición cardiorrespiratoria en los programas de prehabilitación.

Cirugía abdominal

Se necesitan más estudios sobre el valor y la interpretación de las pruebas simples cardiorrespiratorias en prehabilitación de cirugía abdominal (v. **Fig. 32-8**). En su revisión sistemática sobre el papel de las pruebas de ejercicio cardiorrespiratorias en la valoración de riesgo del paciente candidato a cirugía abdominal, Moran *et al.* concluyen que, en ausencia de ergometría con análisis de gases, los médicos deben utilizar la prueba de lanzadera incremental para predecir el pronóstico posquirúrgico, y consideran de alto riesgo al paciente con un resultado en la prueba de lanzadera por debajo de 250 m. En cirugía esofagogástrica, la prueba de lanzadera guarda correlación con la supervivencia global a largo plazo.

Con el envejecimiento progresivo de la población quirúrgica, han aumentado los estudios sobre prehabilitación en el paciente frágil. Por diferentes razones (baja condición cardiorrespiratoria, miopatía, comorbilidad articular, etc.), al paciente frágil le resulta difícil realizar un esfuerzo máximo. Esto explica por qué las pruebas de ejercicio de perfil máximo son poco concluyentes en esta población y el VO₂ máximo no es una buena variable predictora de riesgo. En esta población, se propone la prueba de marcha de 6 min (PM6M) como prueba de elección para medir la resistencia cardiorrespiratoria. En cirugía abdominal, la PM6M ha demostrado ser una buena medida pronóstica posquirúrgica en la población

vulnerable, estableciéndose para la estratificación del riesgo quirúrgico el punto de corte en 400 m. En el estudio METS, la PM6M fue el mejor predictor de discapacidad, con un riesgo más alto en aquellos individuos con un resultado por debajo de 370 m.

Cirugía torácica

En cirugía cardíaca, los pocos estudios sobre el papel de las pruebas de ejercicio en la valoración del riesgo quirúrgico han centrado su atención en la PM6M, estableciendo el punto de corte en 300-350 m, según los autores.

En cirugía de resección pulmonar por cáncer de pulmón, el papel de las pruebas de ejercicio simples en la evaluación fisiológica está más establecido (v. **Fig. 32-9**).

> **!** Tanto la guía europea (ERS/ESTS) como la americana (ACCP) consideran las pruebas de ejercicio simple máximas de subir escaleras, con un punto de corte de 22 m, y la prueba de lanzadera, con punto de corte de 400 m, como buenas herramientas de cribado en la estratificación del riesgo quirúrgico. No recomiendan utilizar la PM6M.

Las guías discrepan en cuanto al puesto que ocupan en el algoritmo de valoración. La guía ERS/ESTS contempla la prueba de escaleras como prueba de cribado preferente, en caso de no disponer de ergometría con análisis de gases (grado de recomendación B). La guía ACCP otorga el mismo valor a ambas pruebas simples, y considera que, cuando el resultado de alguna o de las dos está por debajo de los puntos de corte mencionados, se recomienda realizar ergometría con análisis de gases (recomendación 1C) (v. **Fig. 32-5**).

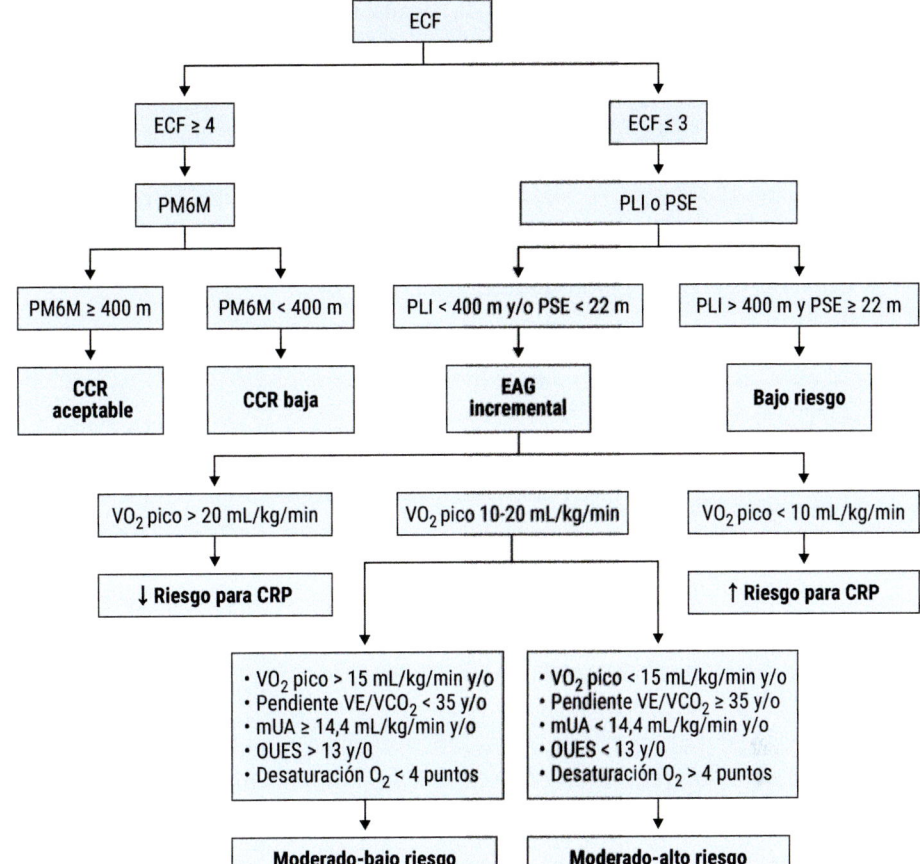

Figura 32-9. Selección e interpretación de las pruebas de ejercicio cardiorrespiratorias en cirugía de resección pulmonar por cáncer de pulmón.
CCR: condición cardiorrespiratoria; EAG: ergometría con análisis de gases; ECF: Escala Clínica de Fragilidad; mUA: momento umbral anaeróbico; OUES: *Oxygen Consumption Efficience Slope*; PLI: prueba lanzadera incremental; PM6M: prueba de marcha de 6 minutos; PSE: prueba de subir escaleras; Slope VE/VCO₂: pendiente relación volumen minuto (VE) y producción de CO₂ (VCO₂); VO₂: consumo de oxígeno.

 Nunca se debe excluir de cirugía de resección pulmonar a un paciente por el resultado en las pruebas simples.

La mayoría de los estudios publicados antes de la última actualización de las guías ERS/ESTS y ACCP están realizados con población no vulnerable.

Como en cirugía abdominal, en los últimos años se ha prestado más atención a la población frágil, y con ello a las pruebas submáximas. Aunque son necesarios más estudios sobre el poder de la PM6M en la valoración funcional del paciente frágil candidato a cirugía de resección pulmonar, se ha establecido en 400 m el punto de corte para discriminar entre pacientes de alto o bajo riesgo de complicaciones posoperatorias, y de supervivencia a corto y largo plazo.

💡 En resumen, en cirugía abdominal y en cirugía de resección pulmonar, las pruebas simples máximas tienen más valor pronóstico para la población no frágil. En la población frágil, parece que las pruebas submáximas, como la PM6M con punto de corte de 400 m es la más recomendada.

Pruebas de ejercicio cardiorrespiratorias complejas en cirugía mayor: interpretación

Las guías de consenso recomiendan la ergometría con análisis de gases como la prueba de elección en la estimación del

riesgo preoperatorio, en la toma de decisiones compartidas informadas y en guiar los niveles de cuidado posoperatorio.

En esta prueba, se imita el impacto fisiológico de la cirugía en el sistema pulmonar, cardiovascular, musculoesquelético y metabólico. Además, proporciona medidas específicas en la predicción del riesgo perioperatorio, e identifica posibles déficits en el sistema de transporte de oxígeno, permitiendo introducir tratamientos específicos.

Cirugía abdominal

Está demostrada la utilidad de la ergometría con análisis de gases en la estratificación de riesgo en cirugía abdominal. El VO₂ en el momento umbral anaeróbico y la pendiente ventilación minuto (VE)/producción de dióxido de carbono (VCO₂), variables ergométricas submáximas o independientes del esfuerzo, son las que han demostrado poder predictor de riesgo (v. **Fig. 32-8**).

 Un VO₂ en momento umbral anaeróbico entre 9 y 11 mL/kg/min, y una pendiente VE/VCO₂ de 33 serían los puntos de corte con valor discriminativo para definir grupos de riesgo.

Cirugía torácica

En la cirugía de resección pulmonar, las guías discrepan en cuanto al momento de indicación de la ergometría con análisis de gases (v. **Fig. 32-9**). La guía ACCP la indica en el paciente con riesgo cardiovascular alto, en el caso de que el FEV_1 ppo y/o la DLCO ppo sean inferiores al 30 % del valor teórico (grado de recomendación 1B), o bien si una o las dos pruebas de ejercicio simple máximas están por debajo de los puntos de corte establecidos (grado de recomendación 1C) (v. **Fig. 32-5**). La guía ERS/ESTS la recomienda en todos los pacientes con comorbilidad cardíaca y/o alteración de la función pulmonar (FEV_1 y/o DLCO < 80 % del valor previsto) (grado de recomendación B) (v. **Fig. 32-4**).

En cirugía torácica, el VO_2 máximo es la variable ergométrica con el valor predictor más consolidado (nivel de evidencia 2++; grado de recomendación B).

> ❗ Con nivel de evidencia 2++ y grado de recomendación C, un VO_2 máximo > 75 % del valor previsto o > 20 mL/kg/min permite cualquier tipo de resección pulmonar, incluida la neumonectomía, y un VO_2 máximo por debajo del 35 % del previsto o < 10 mL/kg/min desestima la opción quirúrgica para cualquier tipo de resección. Con una evidencia más débil, para resecciones distintas a la neumonectomía, se establece el punto de corte del VO_2 máximo en 15 mL/kg/min.

Un valor de VO_2 máximo entre 10 y 20 mL/kg/min representa una «zona gris» de significado incierto, donde la guía ACCP clasifica al paciente en riesgo moderado. La guía ERS/ESTS utiliza aquí el cuarto escalón de pruebas, la estimación posoperatoria de las pruebas de función pulmonar y del VO_2 máximo (v. **Fig. 32-4**). En los últimos años, han ido apareciendo nuevas variables ergométricas con poder pronóstico que ayudan a clarificar esta zona gris con VO_2 máximo entre 10 y 20 mL/kg/min. Variables como el VO_2 en el momento umbral anaeróbico con punto de corte en 14,4 mL/kg/min, la cinética del VO_2 en relación con el volumen minuto respiratorio (pendiente de eficiencia del consumo de oxígeno [OUES, *oxygen consumption efficiency slope*]) con punto de corte de 1,4 y, especialmente, variables de eficiencia respiratoria como la pendiente VE/VCO_2 con punto de corte de 35, ayudan a perfilar el riesgo del paciente. En pacientes con enfermedad pulmonar obstructiva crónica y VO_2 máximo > 15 mL/kg/min, la pendiente VE/VCO_2 ha demostrado ser predictor independiente de mortalidad posquirúrgica.

Las guías actuales sobre operabilidad en cirugía de resección pulmonar se fundamentan en la evidencia derivada de estudios donde la cirugía se ha realizado por toracotomía. La práctica de videotoracoscopia va aumentado con los años, dadas las ventajas en cuanto a morbimortalidad posoperatoria. Poco se conoce sobre el impacto de estas nuevas técnicas en los algoritmos descritos y en los criterios de operabilidad tradicionales.

> ❗ En las **figuras 32-8** y **32-9** se describe la selección e interpretación de las pruebas de ejercicio cardiorrespiratorias simples y complejas en cirugía abdominal y en resección pulmonar.

Evaluación de la fragilidad en el paciente candidato a cirugía mayor

Con los avances en las técnicas quirúrgicas y las mejoras en los cuidados perioperatorios, la cirugía se ha convertido también en una opción de tratamiento para el paciente mayor. La cirugía en gente mayor, incluso en los mayores de 85 años, mejora la morbimortalidad, pero tiene un riesgo más alto de complicaciones posoperatorias que la población más joven.

> La fragilidad se define como un estado de reserva fisiológica deteriorada para mantener la homeostasis, con alta vulnerabilidad incluso a leves estresores y con empeoramiento de la salud (dependencia funcional, hospitalización y alta mortalidad).

La prevalencia de fragilidad en la gente mayor que vive en la comunidad es de aproximadamente el 10,7 %, mientras que en cirugía es del 25-50 %. Hay que tener en cuenta que la fragilidad, aunque más prevalente en adultos mayores de 65 años, puede estar presente en gente más joven. En el paciente candidato a cirugía mayor, es frecuente que confluyan patologías crónicas como el cáncer, la enfermedad pulmonar obstructiva crónica (EPOC) y la insuficiencia cardíaca congestiva, que son causa de sarcopenia secundaria. Si bien son entidades distintas, sarcopenia y fragilidad comparten un deterioro muscular, y las dos son predictoras de riesgo quirúrgico.

> Con evidencia fuerte, se sabe que la fragilidad es predictora de discapacidad, complicaciones posoperatorias, mortalidad y duración de la estancia hospitalaria.

En el cuidado perioperatorio, la fragilidad ha emergido como una parte esencial de la valoración prequirúrgica. En el documento publicado por SPAQI en 2018, sobre el manejo prequirúrgico de la fragilidad, se propone que al paciente que con el cribado inicial se le haya clasificado como frágil o prefrágil (v. **Fig. 32-6**), se le realizará una evaluación más precisa con escalas que analicen cada dominio de la fragilidad (nutrición, salud física, salud mental, soporte social o cognición. SPAQI aconseja la valoración geriátrica integral, que se considera el método de referencia para confirmar y valorar la gravedad de la fragilidad. Si bien la efectividad de los cuidados geriátricos basados en la valoración geriátrica integral ha sido demostrada en unidades geriátricas agudas, unidades de rehabilitación y hospitales geriátricos, está por determinar su efectividad en el contexto prequirúrgico.

> Los aspectos físicos de fragilidad son elementos esenciales para determinar la vulnerabilidad en pacientes ancianos sometidos a cirugía.

En 2015, la Organización Mundial de la Salud (OMS) definió el envejecimiento saludable como «el proceso de desarrollar y mantener la capacidad funcional que permita el bienestar en edad avanzada». La condición física del paciente (un determinante de la edad biológica) es un predictor pronóstico de tratamiento más importante que la edad cronológica. El estado de salud del anciano se define más por su estado funcional que por su morbilidad, y esta postura es un verdadero hito en la concepción y el enfoque de la salud en el anciano. La reserva funcional es esencial para que estresores no impacten en la función y, si impactan, permita recuperar la función afectada. Cuando la reserva funcional está bajo mínimos, aparece la discapacidad y es más difícil la recuperación. Entre el estado de robustez y el de discapacidad está la fragilidad, que es un estado de reserva fisiológica disminuida, de mayor vulnerabilidad a los estresores, pero por encima del umbral de discapacidad y, por tanto, reversible (**Fig. 32-10**).

En la valoración del dominio físico de la fragilidad, se propone el algoritmo representado en la **figura 32-11**. En un primer escalón, y como herramienta de cribado, se recomienda la ECF (v. **Fig. 32-7**), que va a permitir, de una manera rápida y sencilla, ubicar al paciente en estado de robustez (ECF del 1 al 3), de fragilidad (ECF del 4 al 6) y de discapacidad (ECF de 7-8). Para una evaluación más precisa del dominio físico de la fragilidad, en un segundo escalón se recomienda la escala multi-ítems *Short Physical Performance Battery* (SPPB), que incluye medidas de variables clínicas que por ellas mismas han demostrado un fuerte valor predictor pronóstico posquirúrgico. La SPPB incluye tres apartados, y cada uno se cuantifica de 0 a 4 puntos, de modo que el resultado total puede ir desde 0 hasta 12 puntos. En el contexto de prehabilitación, la SPPB ha demostrado ser predictor de complicaciones y mortalidad en cirugía de pulmón y cardíaca. La SPPB es fácil y sencilla de aplicar, y diferencia distintos grados de fragilidad. Un resultado entre 10 y 12 correspondería al estado de robustez; si es entre 4 y 9, al de fragilidad (prefrágil entre 7 y 9, y frágil entre 4 y 6); y si es entre 0 y 3 puntos, al de discapacidad. En un tercer escalón, y si el paciente tiene capacidad de marcha funcional con/sin ayuda, se medirá la condición cardiorrespiratoria máxima o submáxima, según el perfil del paciente. Como no hay una herramienta de referencia para la valoración funcional de la fragilidad, en un cuarto escalón se pueden añadir otras pruebas que también han demostrado poder predictor posquirúrgico, como la prueba cronometrada de levantarse y caminar (TUG, *Timed Up and Go*), con un

punto de corte en 15 segundos, la fuerza de garra isométrica con Jamar®, con punto de corte para hombres en 27 kg y para mujeres en 16 kg, y la PIM/PEM de la musculatura respiratoria. En un quinto escalón, se colocan herramientas que cuantifiquen la masa muscular, para poder confirmar la presencia de sarcopenia. La bioimpedancia eléctrica suele ser la herramienta más accesible en el contexto clínico. Para el paciente oncológico al que se realizan tomografías computarizadas y/o resonancias magnéticas secuenciales durante el diagnóstico y el tratamiento del cáncer, una medida muy útil puede ser el área muscular a la altura de la vértebra lumbar L3 (índice muscular esquelético lumbar o índice del área total del músculo psoas).

En la población vulnerable, se incluirá, en un sexto escalón, una escala de discapacidad, para poder evaluar y monitorizar en la fase posquirúrgica la supervivencia libre de discapacidad. El deterioro físico y mental causado por el estrés quirúrgico puede afectar a la capacidad del paciente de ser físicamente y emocionalmente independiente, y poder interactuar con la comunidad. Diferentes autores proponen la escala *WHO Disability Assessment Schedule 2.0* (WHODAS), que ha demostrado su validez, reproducibilidad y sensibilidad en la población quirúrgica. La supervivencia libre de discapacidad se ha definido como un resultado en la escala *WHO Disability Assessment Schedule 2.0* (WHODAS).

Programas de rehabilitación respiratoria: componentes

La prehabilitación multimodal se va incorporando en los últimos años al cuidado perioperatorio estándar. Sin embargo, es probable que sean más efectivos modelos más personalizados de prehabilitación, donde la intensidad de la intervención a realizar dependa del riesgo del paciente (v. **Fig. 32-3**).

Intervenciones educativas-formativas

Más estudiada en cirugía abdominal, la educación fisioterápica ha demostrado ser un tratamiento que disminuye las complicaciones pulmonares posoperatorias, y reduce la estancia hospitalaria y los costes sanitarios.

> **!** En el programa educativo, deben participar todos los miembros del equipo multidisciplinar, y tiene que contener información fisioterápica (las complicaciones pulmonares posoperatorias y su prevención, instrucción en ejercicios respiratorios, incluido el uso del inspirómetro incentivado en pacientes seleccionados, y la movilización precoz), información sobre la cirugía, el tratamiento del dolor posoperatorio, el soporte nutricional y las técnicas de relajación.

Ejercicio físico

La condición física baja y la debilidad de la musculatura respiratoria se asocian a la incidencia de complicaciones pulmo-

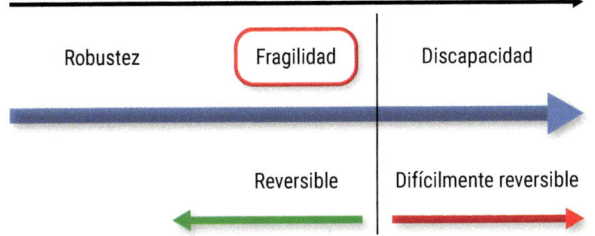

Figura 32-10. Reducción de la capacidad intrínseca y de la reserva funcional que conduce a la fragilidad y, si no hay intervención, a la discapacidad y a la muerte. A medida que estas carencias progresan, la probabilidad de revertir el deterioro funcional disminuye. Cuando se cruza el umbral de la discapacidad, la posibilidad de restaurar la robustez es incierta.

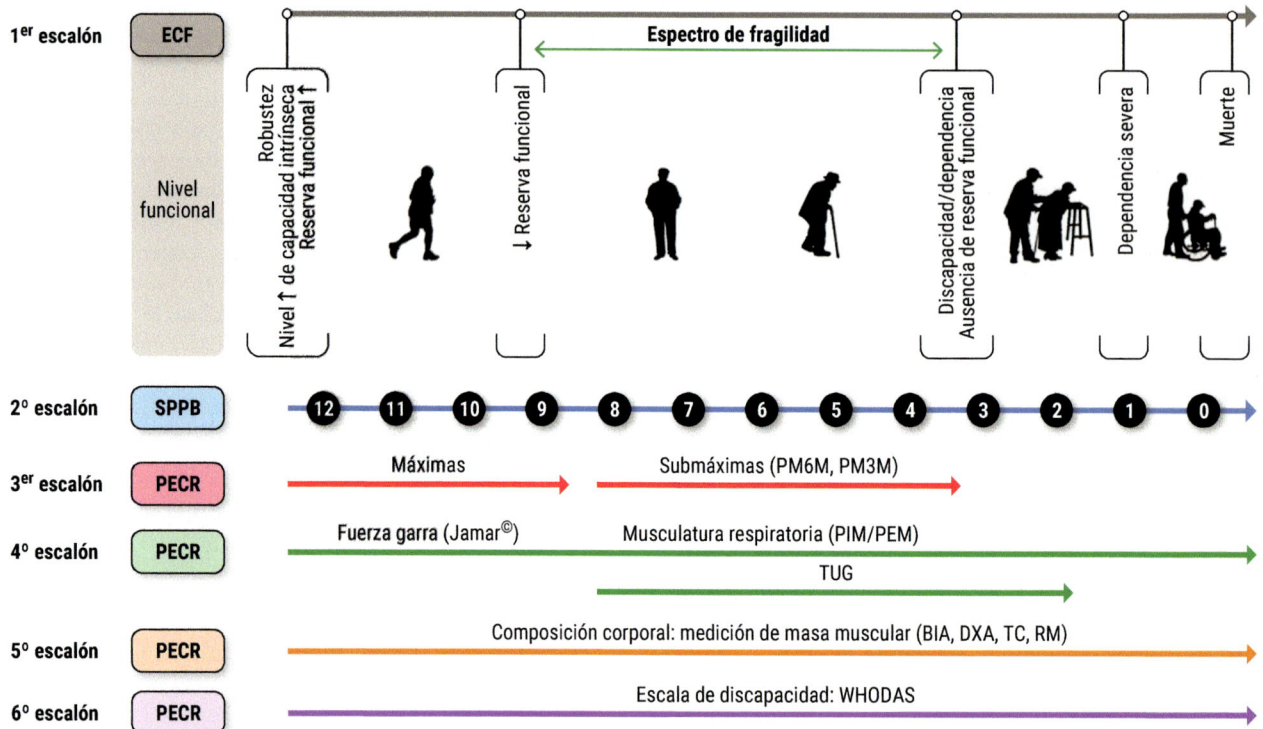

Figura 32-11. Valoración funcional de la fragilidad en el paciente candidato a cirugía torácica y abdominal.
BIA: bioimpedancia eléctrica; DXA: absorciometría dual de energía de rayos X; ECF: Escala Clínica de Fragilidad; PECR: pruebas de ejercicio cardiorrespiratorias; PEM: presión espiratoria máxima; PIM: presión inspiratoria máxima; PM3M: prueba de marcha de 3 minutos; PM6M: prueba de marcha de 6 minutos; RM: resonancia magnética; SPPB: *Short Physical Performance Battery*; TC: tomografía axial computarizada; TUG: *Time Up and Go*; WHODAS: WHO *Disability Assessment Schedule 2.0*

nares posoperatorias, que prolongan la estancia hospitalaria y aumentan la mortalidad. Intervenciones basadas en el ejercicio mejoran la forma física, disminuyen el riesgo de complicaciones pulmonares posoperatorias y reducen los costes hospitalarios, independientemente del tipo de ejercicio (cardiorrespiratorio y/o entrenamiento de la musculatura respiratoria) y de la cirugía realizada (cardíaca, pulmonar, esofágica o abdominal). A continuación se explican los distintos programas de entrenamiento.

Entrenamiento de la musculatura respiratoria. El entrenamiento de la musculatura inspiratoria aumenta la fuerza y alivia la tensión de estos músculos, mejora la función del diafragma y contribuye a la expansión pulmonar. También puede inhibir la función simpática, mejorar la actividad del nervio vago y reducir la resistencia vascular periférica.

El entrenamiento de la musculatura espiratoria ayuda a crear flujos espiratorios largos para eliminar secreciones, y aumenta la efectividad global de la tos voluntaria, lo que reduce la incidencia de complicaciones pulmonares posoperatorias.

> **!** Se sabe que el entrenamiento de la musculatura respiratoria es una estrategia eficiente que disminuye el riesgo de complicaciones pulmonares posoperatorias un 50 % (efecto moderado) y acorta la estancia hospitalaria tras la cirugía mayor (abdominal, cardíaca y pulmonar).

Su eficiencia aumenta si se inicia en la fase prequirúrgica, y si la cirugía a realizar implica a la musculatura respiratoria

y daña la pared torácica. El perfil de paciente que más se va a beneficiar de la técnica es el de 65 años o más, con alto riesgo de complicaciones pulmonares posoperatorias, como es el paciente con EPOC, candidato a cirugía torácica y con un resultado en la PIM y/o la PEM por debajo del 70 % del valor teórico. En cirugía torácica (cardíaca y pulmonar), el impacto del entrenamiento de la musculatura respiratoria en prevenir complicaciones pulmonares posoperatorias y en reducir las estancias hospitalarias es comparable al de los programas de entrenamiento basados en ejercicio aeróbico y fuerza. Se requieren más estudios para poder confirmar si en cirugía torácica el hecho de asociar ambas intervenciones añade beneficio. Esta herramienta puede ser especialmente importante en pacientes que, por sus comorbilidades, sean incapaces de realizar un programa de reentrenamiento al esfuerzo o con recursos limitados para acceder a una unidad de rehabilitación respiratoria.

Para el entrenamiento de la musculatura respiratoria, se recomiendan dispositivos de umbral (Threshold® IMT) o dispositivos de carga de resistencia (PowerBreathe® o Feel-Breathe®). En las **tablas 32-1** y **32-2**, se detallan las características de un programa de entrenamiento de la musculatura respiratoria y el beneficio físico esperado.

El entrenamiento debe tener una duración mínima de 2 semanas, y es mejor si se asocia a otras modalidades de ejercicio, como programas de reentrenamiento al esfuerzo con ejercicio aeróbico y de fuerza. Si bien una duración de 2 semanas es fácil de adaptar al período prequirúrgico, 5 días de entrenamiento de la musculatura inspiratoria antes de una cirugía cardíaca han conse-

Tabla 32-1. Características de los programas de ejercicio físico en el paciente no frágil con condición cardiorrespiratoria baja candidato a cirugía de resección pulmonar o abdominal, beneficio físico esperado y perfil físico del paciente optimizable

	Entrenamiento de la musculatura respiratoria	Programa de entrenamiento

Contenido	• Intensidad. Carga inicial 20-30 % PIM y/o PEM con progresión hasta 60 % PIM y/o PEM o percepción de fatiga moderada-alta
	• Volumen: 5 series de 10-12 repeticiones
	• Duración sesión: 15-20 min, 2 v/día
	• Frecuencia sesiones: 5-7 días/semana
		• Ejercicio aeróbico:
		  – Intensidad: moderada (55-69 % FC máxima o Borg 12-13) y/o vigorosa (70-89 % FC máxima o Borg 14-16)
		  – Modalidad: intensidad continua o HIIT
		  – Duración: 30-60 min/día ejercicio moderado o 20-60 min/día ejercicio vigoroso
		  – Frecuencia: ⩾5 días/sem ejercicio moderado o ⩾ 3 días/sem ejercicio vigoroso
		• Ejercicio de fuerza:
		  – Intensidad moderada a vigorosa (Borg 14-16)
		  – Volumen: 2-4 series de 10-15 repeticiones/serie
		  – Grupos musculares importantes en 4 extremidades (8-10 grupos)
		  – Frecuencia: 2-3 sesiones/semana

Duración	2-4 semanas. Supervisado	• Cirugía resección pulmonar: 2-4 semanas. Supervisado • Cirugía abdominal: 4-6 semanas. Supervisado

Beneficio físico esperado	↑ PIM +2,2 cm H_2O (IC 99 %; 6,3-18,2)	• Cirugía resección pulmonar:
		  – ↑ PM6M 37,6 m (IC 95 %; 20,46-54,74)
		  – ↑ VO_2 pico 3,43 mL/kg/min (IC 95 %; 2,43-4,42)
		  – ↑ VEF1sg 6,65 % (IC 95 % 5,25-8,05) ↑ CVF 4,71 % (IC 95 %; 0,95-8,47)
		• Cirugía abdominal (ejercicio + nutrición): ↑ PM6M 33,2 m (IC 95 %; 12,7-53,7)

Optimizables	PIM/PEM < 70 % teórico	• Cirugía resección pulmonar:
		  – Lobectomía: VO_2 pico ⩾ 11-12 mL/kg/min o prueba escaleras ⩾ 12 metros o prueba lanzadera ⩾ 180 metros
		  – Neumonectomía: VO_2 pico ⩾ 14 mL/kg/min o prueba escaleras ⩾ 14 metros o prueba lanzadera ⩾ 250 metros
		• Cirugía abdominal: VO_2 mUA > 8-9 mL/kg/min o PM6M > 350 m

CVF: capacidad vital forzada; FC: frecuencia cardíaca; HIIT: *high intensity interval training* (entrenamiento interválico de alta intensidad ⩾ 80 % del consumo de oxígeno pico con recuperación activa de baja intensidad); IC: intervalo de confianza; mUA: momento umbral anaerobio; PEM: presión espiratoria máxima; PIM: presión inspiratoria máxima; PM6M: prueba de marcha de 6 minutos; VEF1sg: volumen espiratorio forzado en 1 segundo; VO_2: consumo de oxígeno.

Tabla 32-2. Características de los programas de ejercicio físico en el paciente frágil candidato a cirugía torácica o abdominal según grado de fragilidad y beneficio físico esperado

	Entrenamiento de la musculatura respiratoria	Programa de entrenamiento multicomponente

Contenido	• Intensidad. Carga inicial 20-30 % PIM y/o PEM con progresión hasta 60 % PIM y/o PEM o percepción de fatiga moderada-alta
	• Volumen: 5 series de 10-12 repeticiones
	• Duración sesión: 15-20 min, 2 v/día
		• Ejercicio aeróbico: modalidad: HIIT
		• Ejercicio de fuerza:
		  – Intensidad: inicio de carga 40-60 % 1RM y progresar a 80 % 1RM (velocidad baja)
		  – Volumen: 2-3 series de 8-10 repeticiones /serie
		• Ejercicio de potencia:
		  – Intensidad 20-50 % 1RM (velocidad alta)
		  – Volumen: 1 serie de 8 repeticiones
		• Estiramientos diarios de equilibrio: 3 veces/semana

Duración	• 2-4 semanas, 5-7 días/semana • Supervisado	• 6 semanas, 2-3 días/semana • Supervisado o mixto (supervisado y en domicilio)
Beneficio físico esperado	↑ PIM + 2,2 cm H_2O (IC 99 %; 6,3-18,2)	• ↑ PM6M 40 m • ↑ SPPB 2 puntos
Optimizables	PIM/PEM < 70 % teórico	• SPPB > 9 puntos y PM6M < 400 m: 2-3 días/semana, 4 semanas, supervisado • 7 ⩽ SPPB ⩽ 9 puntos: 2-3 días/semana, 4 semanas, mixto • 3 < SPPB ⩽ 6 puntos: 2-3 días/semana, 6 semanas, mixto • SPPB ⩽ 3 puntos: 2-3 días/semana, 6-8 semanas, domicilio

1RM: una repetición máxima; HIIT: *high intensity interval training* (entrenamiento interválico de alta intensidad ⩾80% consumo oxígeno pico con recuperación activa de baja intensidad); PEM: presión espiratoria máxima; PIM: presión inspiratoria máxima; PM6M: prueba de marcha de 6 minutos; RM: repetición máxima; SPPB: *Short Physical Performance Battery*.

guido afectar significativamente a las complicaciones pulmonares posoperatorias y a la estancia hospitalaria. Programas tan cortos podrían ser de interés para aquellos pacientes que requieran una intervención quirúrgica preferente con muy poco tiempo para la optimización prequirúrgica.

Programas de reentrenamiento al esfuerzo (ejercicio aeróbico y de fuerza). Un programa de entrenamiento físico individualizado irá dirigido al paciente clasificado como de alto riesgo por su condición física, y considerado optimizable.

> ! Se considerará optimizable físicamente aquel paciente con una condición física baja para la cirugía, pero en el que el beneficio físico esperado de una intervención de ejercicio podría mejorar significativamente el pronóstico posquirúrgico, haciendo de la cirugía una opción de tratamiento con una relación riesgo-beneficio aceptable.

Según sea el perfil del paciente de alto riesgo (condición cardiorrespiratoria máxima baja [ECF ≤ 3] o frágil [ECF ≥ 4]), la intervención del ejercicio tendrá un enfoque diferente. En las **tablas 32-1** y **32-2** se detallan las características de los programas de ejercicio físico en los dos perfiles de pacientes candidatos a cirugía de resección pulmonar y abdominal, el beneficio físico esperado y las características físicas del paciente considerado optimizable para cada cirugía.

Programas de entrenamiento en el paciente no frágil con condición cardiorrespiratoria máxima baja (v. **Tabla 32-1**). En cirugía cardíaca, se han estudiado menos los efectos de una optimización física, pero programas de entrenamiento de entre 6 y 12 semanas de duración podrían mejorar la condición física, disminuir las complicaciones pulmonares posoperatorias un 35 % y reducir la estancia hospitalaria 1-1,5 días.

Tanto en cirugía de resección pulmonar como abdominal, la alta heterogeneidad en las intervenciones de ejercicio hacen que sea difícil establecer los componentes óptimos. En líneas generales, se puede decir que los programas de entrenamiento tendrán como componente fundamental el ejercicio aeróbico, especialmente en modalidad interválica (entrenamiento en intervalos de alta intensidad (HIIT, *High Intensity Interval Training*). Es una modalidad de entrenamiento que contempla intervalos de alta intensidad (> 80 % VO_2 máximo), intercalados con intervalos de recuperación pasiva o activa de baja intensidad. Si bien no ofrecen beneficios superiores a los de modalidad continua, los HIIT sí que los ofrecen de manera más rápida. Esta ventaja es muy interesante en esta fase donde la disponibilidad de tiempo para la optimización física está condicionada por la patología basal, especialmente en cirugía oncológica. Además del ejercicio aeróbico, se contemplará el entrenamiento de la musculatura periférica.

> ! La principal estrategia para conseguir beneficios en prehabilitación es establecer la duración óptima de la intervención considerando su efectividad, la situación del paciente que precisa la cirugía, la adherencia y el tipo de cirugía. En general, la duración de los programas de entrenamiento debe estar entre 2 y 4 semanas (mínimo 15 sesiones) para poder impactar en la condición cardiorrespiratoria máxima.

Programas de entrenamiento en cirugía de resección pulmonar y beneficios esperados. Parece que los programas de entrenamiento más efectivos son aquellos que se realizan en centros especializados bajo supervisión, con una duración de 1 a 4 semanas y con sesiones de 3-7 veces a la semana. En general, los estudios incluyen el ejercicio aeróbico y en la mayoría lo asocian a otras modalidades, como el entrenamiento de la musculatura respiratoria o los ejercicios de fuerza de la musculatura periférica. Si bien se ha visto que programas de entrenamiento de 2 semanas o menos, con sesiones diarias, mejoran las condiciones preoperatorias y podrían afectar al pronóstico posquirúrgico, para poder impactar en la condición cardiorrespiratoria máxima, representada por el VO_2 máximo son necesarios programas más largos (entre 2 y 4 semanas).

Se sabe que una intervención de ejercicio de las características descritas reduce significativamente las complicaciones posoperatorias clínicamente relevantes (Clavien-Dindo ≥ 2) y la estancia hospitalaria. No se han registrado diferencias significativas en cuanto a la mortalidad posoperatoria. También se han registrado mejoras significativas en la condición cardiorrespiratoria y en las pruebas de función respiratoria (v. **Tabla 32-1**). Teniendo en cuenta los beneficios físicos esperados con este tipo de intervenciones de ejercicio, en la **tabla 32-1** se describe la condición física basal mínima necesaria para poder considerar al paciente optimizable desde el punto de vista físico.

Programas de entrenamiento en cirugía abdominal y beneficios esperados. La alta prevalencia de caquexia en cirugía abdominal mayor hace probable que los programas multimodales tengan mayor impacto en el pronóstico funcional que los de una sola modalidad, pero hay datos insuficientes sobre las características de la intervención óptima. La prehabilitación multimodal (ejercicio y nutrición) ha demostrado disminuir significativamente las complicaciones posoperatorias globales, y mejorar la condición física con un incremento en la PM6M (33,17 m). El ejercicio, con o sin intervención nutricional, consigue reducir significativamente las complicaciones posoperatorias globales y la morbilidad pulmonar, pero no logra diferencias ni en la estancia hospitalaria ni en la PM6M.

Los programas de ejercicio empleados son análogos a los utilizados en cirugía de resección pulmonar (v. **Tabla 32-1**). Revisiones en cirugía abdominal sugieren que se necesitan de 4 a 6 semanas para poder tener un impacto clínico. En cirugía de colon-recto, parece que las intervenciones de ejercicio por encima de 3 semanas son las que disminuyen el riesgo de complicaciones posoperatorias, y que los pacientes que más se benefician son aquellos con un resultado en la PM6M por debajo de 400 m.

Teniendo en cuenta los beneficios físicos esperados con este tipo de intervenciones, en la **tabla 32-1** se describe la condición física basal mínima necesaria para poder considerar al paciente candidato a cirugía abdominal, optimizable desde el punto de vista físico.

Programas de entrenamiento en el paciente frágil. Los programas de entrenamiento en esta población deben ser multicomponente (v. **Tabla 32-2**). En la población frágil, las dimensiones físicas más afectadas son la fuerza, la potencia, el equilibrio, la flexibilidad y la resistencia aeróbica. La escala SPPB permite, de manera fácil, individualizar estos programas de ejercicio, ya que detecta muy bien los dominios físicos más afectados (**Fig. 32-12**). Además, es una buena herramienta para la selección de candidatos a la optimización física (un resultado de 10 puntos o menor aumenta la probabilidad de discapacidad con una sensibilidad del 69 % y una especificidad del 84 %) y también para la monitorización de resultados (un incremento en el resultado total de 0,5 puntos se considera un pequeño cambio significativo, y de 1 punto, un cambio significativo).

En la **tabla 32-2**, se describen las características de los programas de ejercicio en el paciente frágil. En ejercicio aeróbico, también se recomienda el HIIT, pues ha demostrado ser viable en la población frágil, y también ofrece beneficios más rápidos que los de carga constante. El ejercicio muscular es fundamental para la prevención de sarcopenia y caídas, y para mantener la autonomía funcional. Dentro del ejercicio muscular se contemplará tanto el ejercicio de fuerza como el de potencia. La potencia disminuye en torno a un 3 % por año a partir de los 50 años, y guarda relación directa con la función física en gente mayor. Se apoyan los programas de entrenamiento supervisados para asegurar una buena adherencia y evitar efectos adversos. En España, el programa ViVifrail ha aportado mucha luz a la prescripción de ejercicio en la prevención de la fragilidad y en el riesgo de caídas del anciano.

En la población general, se sabe con una evidencia importante que los modelos de ejercicio multicomponente de 3 a 6 meses de duración son efectivos en la fragilidad, duración que no es viable en prehabilitación. La evidencia sobre los beneficios de la prehabilitación en el paciente frágil no es concluyente. Se podría afirmar que el ejercicio en el paciente frágil candidato a cirugía electiva es viable y seguro, y que puede mejorar la capacidad funcional. Parece que los principales beneficios con el ejercicio se obtienen en las primeras 6 semanas de programa. Se han obtenido incrementos de 40 metros en la PM6M, y de 2 puntos en el SPPB con intervenciones de ejercicio de 3 a 6 semanas de duración, mixtos (supervisado y domicilio) o en domicilio. En el paciente oncológico frágil, intervenciones de ejercicio de 2 a 4 semanas, 2-3 veces a la semana, con o sin otras modalidades (nutrición y/o intervención psicosocial) han demostrado disminuir las complicaciones totales, las complicaciones graves y la duración de la estancia hospitalaria. No se ha conseguido demostrar diferencias ni en tasas de reingresos ni en mortalidad. Es posible que sean necesarias intervenciones de ejercicio más largas para poder impactar a largo plazo.

> **!** Si lo permite la enfermedad basal, un período entre 4-6 semanas (según la gravedad de la fragilidad) podría tener un buen equilibrio entre viabilidad y efectividad.

En la **tabla 32-2** se detalla una aproximación a la duración de los programas de ejercicio según la gravedad de la fragilidad evaluada con el SPPB.

REHABILITACIÓN RESPIRATORIA EN LA ETAPA POSQUIRÚRGICA

El objetivo de la rehabilitación respiratoria en el período posquirúrgico inmediato es prevenir o minimizar las complicaciones posoperatorias, y promover la movilización precoz y la recuperación física. La incidencia de complicaciones pulmonares posoperatorias en cirugía torácica y abdominal alta se sitúa entre el 30 y el 40 %, y guarda una fuerte relación con la disminución de la calidad de vida y el aumento de la morbimortalidad, de las estancias hospitalarias y de los costes sanitarios.

Las complicaciones pulmonares posoperatorias incluyen atelectasia, neumonía, derrame pleural, edema pulmonar, broncoespasmo y fallo respiratorio. Son varios los factores de riesgo reconocidos que predisponen a la persona a desarrollar complicaciones pulmonares posoperatorias. Están los factores de riesgo relativos al procedimiento, como el tipo de cirugía, el sitio de incisión, la duración de la cirugía y el tipo de anestesia utilizado. Los factores de riesgo relacionados con el paciente son: edad mayor de 60 años, clasificación de la American Society of Anesthesiologists (ASA) clase 2 o superior, EPOC, insuficiencia cardíaca congestiva y dependencia funcional. En la fisiopatología de las complicaciones pulmonares posoperatorias, interviene la alteración de la mecánica respiratoria, el deterioro del aclaramiento mucociliar, la disminución de los volúmenes pulmonares y la debilidad de la musculatura respiratoria.

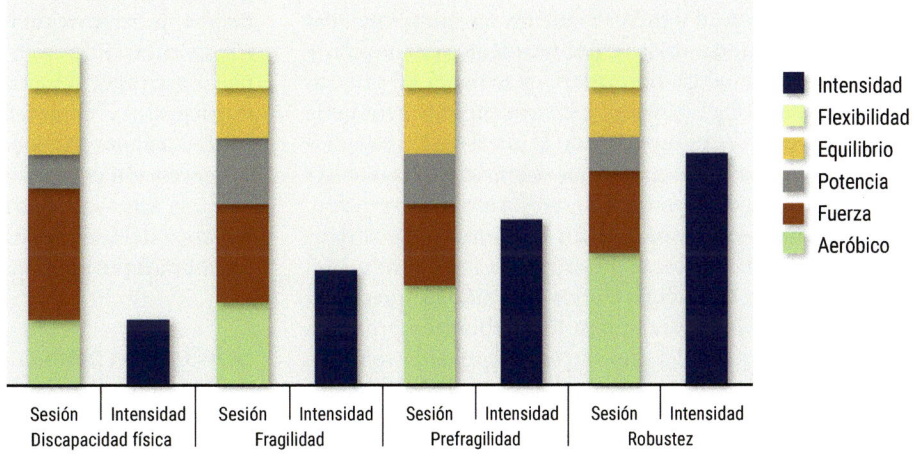

Figura 32-12. Distribución del tipo de ejercicio en una sesión de entrenamiento según el estado de fragilidad del paciente. En general, la intensidad debe aumentar a medida que mejora la fragilidad, aunque el entrenamiento de alta intensidad a intervalos también se puede utilizar en pacientes frágiles.

Leyenda: Intensidad, Flexibilidad, Equilibrio, Potencia, Fuerza, Aeróbico

Sesión / Intensidad — Discapacidad física
Sesión / Intensidad — Fragilidad
Sesión / Intensidad — Prefragilidad
Sesión / Intensidad — Robustez

En el momento actual, hay un continuo interés en el desarrollo y la implantación sistemática de protocolos de cuidados perioperatorios multimodales basados en la evidencia o trayectorias ERAS. Estas trayectorias incluyen vías específicas para promover una recuperación temprana tras procedimientos quirúrgicos. Está demostrada su efectividad en disminuir las estancias hospitalarias y en reducir la morbimortalidad posoperatoria. Los pilares de las trayectorias ERAS son el consejo prequirúrgico, la optimización de la nutrición, la estandarización de los regímenes anestésicos y analgésicos, la rehabilitación fisioterápica y la movilización precoz. Con una evidencia cada vez más consolidada, la prehabilitación ha sido incluida en las últimas trayectorias ERAS publicadas. Es probable que la rehabilitación poscirugía como intervención aislada sea inefectiva. Se debe entender como una continuación de lo iniciado y trabajado desde la fase prequirúrgica.

Fisioterapia respiratoria

El objetivo de la fisioterapia respiratoria poscirugía es eliminar secreciones pulmonares y disminuir el trabajo respiratorio. Incluye técnicas de aclaramiento de secreciones, ciclo activo respiratorio, espirometría incentivada, entrenamiento de la musculatura respiratoria, corrección postural y, en cirugía torácica, movilizaciones de hombro-escápula.

 Aunque implementada de manera sistemática como un componente fundamental del tratamiento posquirúrgico, su base científica es muy limitada.

A continuación, se explican cómo deben ser los ejercicios respiratorios, los dispositivos externos que se utilizan y el entrenamiento de la musculatura respiratoria.

Ejercicios respiratorios. En cirugía abdominal, los ejercicios respiratorios no han sido implementados como un cuidado estándar posoperatorio por la ausencia de una fuerte evidencia sobre su efectividad en disminuir la incidencia de complicaciones pulmonares posoperatorias. Esto no ocurre con la fisioterapia respiratoria tras cirugía torácica, donde sí hay suficiente evidencia para ser implementada en la práctica clínica. Los ejercicios respiratorios, solos o junto a otros ejercicios, disminuyen significativamente las complicaciones pulmonares posoperatorias (específicamente, neumonías y atelectasias) y la estancia hospitalaria, y mejoran las pruebas de función pulmonar. Parece que la incidencia de neumonía o atelectasia solo disminuye cuando la intervención se aplica en el momento posquirúrgico, y que el impacto en la estancia hospitalaria es mayor cuanto más intensiva sea la intervención.

Dispositivos externos. De los diferentes dispositivos externos comercializados, el inspirómetro incentivado es el más utilizado en la práctica clínica y el más estudiado. Al paciente se le instruye para realizar una respiración profunda a través de la boquilla del dispositivo, y se mide el volumen de aire inspirado ofreciendo un *feedback* visual. Puede medir el volumen inspirado (inspirómetro incentivado de volumen) o el flujo inspirado (inspirómetro incentivado de flujo). El inspirómetro incentivado de volumen parece ser más efectivo que el de flujo para mejorar la función pulmonar, pues causa menos esfuerzo respiratorio y ejercita más el diafragma.

No hay evidencia concluyente sobre su efectividad en el pronóstico tras la cirugía torácica y abdominal. Las guías no recomiendan su uso sistemático en el posoperatorio. Podría ser útil en el paciente con alto riesgo de complicaciones pulmonares posoperatorias, y para la valoración y monitorización de la función pulmonar posquirúrgica.

 No se recomienda el uso aislado e indiscriminado del inspirómetro incentivado en el preoperatorio o posoperatorio (grado de evidencia IB), sino junto a otras técnicas de fisioterapia respiratoria, movilización precoz y analgesia (grado de evidencia IA).

Entrenamiento de la musculatura respiratoria. Se sabe que el entrenamiento de la musculatura inspiratoria tiene un impacto significativo en la incidencia de complicaciones pulmonares posoperatorias y en la estancia hospitalaria, siempre que se inicie en la fase prequirúrgica. Es lógico pensar que el mejor momento para introducir esta técnica es el prequirúrgico, pues el dolor, presente en la fase posquirúrgica inmediata, no interferirá en la técnica. Aunque son pocos los estudios que han aplicado la técnica en la fase posquirúrgica inmediata, se puede decir que, si bien parece segura bajo la supervisión de un fisioterapeuta, ofrece pocos beneficios en complicaciones pulmonares posoperatorias y en estancia hospitalaria. Es posible que, aplicada tras la cirugía como una continuación del entrenamiento iniciado en la fase prequirúrgica, podría potenciar los resultados obtenidos con solo el entrenamiento precirugía.

Ventilación mecánica no invasiva

Después de la cirugía, el empeoramiento de la función pulmonar se asocia a una disminución de la capacidad vital, atelectasias, *shunt* pulmonar e hipoxemia. Un importante precursor de las complicaciones pulmonares posoperatorias es la atelectasia. Cuando no se resuelve, puede conducir al desarrollo de neumonía y fallo respiratorio. En el contexto posoperatorio, el soporte respiratorio no invasivo es beneficioso para el reclutamiento del pulmón colapsado, restaurar la capacidad pulmonar funcional, mejorar la oxigenación y minimizar el trabajo respiratorio, con mayor eficacia que solo la fisioterapia respiratoria convencional. En cirugía existe una relativa buena evidencia sobre el impacto de la ventilación no invasiva en el tratamiento de las complicaciones pulmonares posoperatorias, pero la utilidad en su prevención es más limitada.

En la actualidad, no está justificado el uso profiláctico sistemático del soporte respiratorio no invasivo para reducir las complicaciones pulmonares tras cirugía abdominal ni torácica.

Movilización precoz

Hasta un 50 % de los pacientes de más de 50 años que pierden su capacidad funcional tras un ingreso por cirugía siguen sin recuperar su independencia funcional a los 6 meses del acto quirúrgico. La recuperación funcional es una importante variable pronóstica centrada en el paciente tras la cirugía. Las trayectorias ERAS dan a la movilización temprana un fuerte grado de recomendación, a pesar de un nivel de evidencia bajo. Se considera que la movilización temprana (el paciente debe estar fuera de la cama en las primeras 24 horas tras la cirugía y durante 6 horas en los días consecutivos hasta el alta), previene el desacondicionamiento muscular y cardiovascular, disminuye las complicaciones posoperatorias por inmovilización (pulmonares y el tromboembolismo pulmonar) y tiene un efecto procinético gastrointestinal. Sin embargo, no existe evidencia de una relación causal. La relativa contribución de esta intervención incluida hasta en otras 25 intervenciones diferentes contempladas en los protocolos ERAS no se ha clarificado.

 No existe evidencia sobre la superioridad en recuperación funcional y duración de la estancia hospitalaria de las intervenciones específicas supervisadas frente a otras estrategias hospitalarias. Tampoco se fundamenta en la evidencia la idea de que es necesaria la supervisión de un profesional para una buena adherencia a la movilización precoz.

La falta de una evidencia consolidada sobre la eficacia de la movilización precoz en el pronóstico posoperatorio se debe fundamentalmente a tres factores. En primer lugar, a la falta de protocolos estructurados para lograr una movilización precoz posoperatoria. En cirugía torácica o abdominal, los estudios que han analizado el inicio precoz de la ambulación postextubación en la sala de reanimación o en la UCI, además de ser seguros

y sin efectos adversos, han obtenido mejoras significativas en la incidencia de complicaciones posoperatorias, especialmente neumonía y atelectasia, y disminución en la estancia hospitalaria. En segundo lugar, es fundamental tener identificado al paciente con alto riesgo de complicaciones posoperatorias y retraso en la recuperación funcional, para actuar de manera más intensiva en este perfil de pacientes. El nivel cognitivo previo, la duración y la vía de abordaje de la cirugía, y el porcentaje de pasos registrados el tercer día de la cirugía respecto al registro precirugía se han considerado predictores de una recuperación funcional lenta. Por último, es necesario analizar la efectividad de intervenciones más estructuradas y más intensivas que el manejo habitual (ejercicios respiratorios y movilización precoz). Estudios en cirugía abdominal han demostrado que el inicio precoz de un protocolo de cinesiterapia específico tiene un efecto positivo en la recuperación de la función intestinal y física al alta, reduce la estancia en UCI y en el hospital, y mejora la calidad del sueño, la fatiga y la satisfacción del paciente.

Los cuidados perioperatorios deben contemplar también las necesidades del paciente en la etapa posquirúrgica extrahospitalaria. En esta etapa, y como objetivo centrado en el paciente, hay que prevenir la discapacidad crónica posquirúrgica. En los pacientes con alto riesgo de recuperación tardía, la intervención física iniciada durante el ingreso hospitalario se debe mantener y monitorizar durante la etapa ambulatoria posquirúrgica. En cirugía cardíaca, se conocen los beneficios de los programas de rehabilitación cardíaca basados en ejercicio físico en la recuperación funcional y en el pronóstico cardiovascular. En cirugía de resección pulmonar y abdominal, son escasos los estudios sobre la eficacia de las intervenciones basadas en ejercicio físico en la recuperación funcional posquirúrgica.

 PUNTOS CLAVE

- El papel de la rehabilitación respiratoria en cirugía se debe entender como un continuo que se inicia en la etapa prequirúrgica y continúa tras el alta hospitalaria.
- Para una distribución correcta de recursos y un tratamiento óptimo, es fundamental una correcta estratificación del riesgo del paciente según la presencia de factores de riesgo modificables en cirugía.
- La rehabilitación respiratoria debe ofrecerse a todo paciente candidato a cirugía mayor, pero la intensidad de la intervención variará según el perfil de riesgo del paciente.
- La selección de unas buenas herramientas de cribado va a

facilitar la detección del paciente de alto riesgo, que es el que más se va a beneficiar de una intervención multimodal individualizada e intensiva.
- En la rehabilitación respiratoria del paciente de alto riesgo, hay que destacar la importancia de una evaluación funcional objetiva y de una monitorización de los resultados obtenidos con intervenciones individualizadas intensivas.
- El seguimiento prequirúrgico del paciente de alto riesgo se debe extender a la etapa posquirúrgica, donde se prestará especial atención a la supervivencia libre de discapacidad.

BIBLIOGRAFÍA

Abeles A, Kwasnicki RM, Pettengell C, Murphy J, Darzi A. The relationship between physical activity and post-operative length of hospital stay: A systematic review. Int J Surg. 2017;44:295-302.

Abrard S, Rineau E, Seegers V, et al. Postoperative prophylactic intermittent noninvasive ventilation versus usual postoperative care for patients at high risk of pulmonary complications: a multicentre randomized trial. Br J Anaesth. 2023;130(1):e160-8.

Álvarez-Nebreda ML, Bentov N, et al. Recommendations for Preoperative Management of Frailty from the Society for Perioperative Assessment and Quality Improvement (SPAQI). J Clin Anesth. 2018;47:33-42.

Argillander TE, Heil TC, Melis RJF, van Duijvendijk P, Klaase JM, van Munster BC. Preoperative physical performance as predictor of postoperative outcomes

in patients aged 65 and older scheduled for major abdominal cancer surgery: A systematic review. Eur J Surg Oncol. 2022;48(3):570-81.

Assouline B, Cools E, Schorer R, Kayser B, Elia N, Licker M. Preoperative Exercise Training to Prevent Postoperative Pulmonary Complications in Adults Undergoing Major Surgery. A Systematic Review and Meta-analysis with Trial Sequential Analysis. Ann Am Thorac Soc. 2021;18(4):678-88.

Baimas-George M, Watson M, Elhage S, Parala-Metz A, Vrochides D, Davis BR. Prehabilitation in Frail Surgical Patients: A Systematic Review. World J Surg. 2020;44(11):3668-78.

Brodersen F, Wagner J, Uzunoglu FG, Petersen-Ewert C. Impact of Preoperative Patient Education on Postoperative Recovery in Abdominal Surgery: A Systematic Review. World J Surg. 2023;47(4):937-947.

Brunelli A, Charloux A, Bolliger CT, et al.; European Respiratory Society; European Society of Thoracic Surgeons Joint Task Force on Fitness For Radical Therapy. The European Respiratory Society and European Society of Thoracic Surgeons clinical guidelines for evaluating fitness for radical treatment (surgery and chemoradiotherapy) in patients with lung cancer. Eur J Cardiothorac Surg. 2009;36(1):181-4.

Brunelli A, Kim AW, Berger KI, Addrizzo-Harris DJ. Physiologic evaluation of the patient with lung cancer being considered for resectional surgery: Diagnosis and management of lung cancer, 3rd ed: American College of Chest Physicians evidence-based clinical practice guidelines. Chest. 2013;143(5 Suppl):e166S-90S.

Castelino T, Fiore JF Jr, Niculiseanu P, Landry T, Augustin B, Feldman LS. The effect of early mobilization protocols on postoperative outcomes following abdominal and thoracic surgery: A systematic review. Surgery. 2016;159(4): 991-1003.

Dezube AR, Cooper L, Jaklitsch MT. Prehabilitation of the Thoracic Surgery Patient. Thorac Surg Clin. 2020;30(3):249-58.

Durrand J, Singh SJ, Danjoux G. Prehabilitation. Clin Med (Lond). 2019;19(6):458-64.

Erasmus P, Holmes K, Warman P, Collingwood A, Sneyd JR. Assessing fitness for surgery: a comparison of questionnaire, incremental shuttle walk, and cardiopulmonary exercise testing in general surgical patients. Br J Anaesth. 2008;101(6):774-80.

Gravier FE, Smondack P, Prieur G, et al. Effects of exercise training in people with non-small cell lung cancer before lung resection: a systematic review and meta-analysis. Thorax. 2022;77(5):486-96.

Guo Y, Ding L, Miao X, et al. Effects of prehabilitation on postoperative outcomes in frail cancer patients undergoing elective surgery: a systematic review and meta-analysis. Support Care Cancer. 2022;31(1):57.

Hayashi K, Yokoyama Y, Nakajima H, et al. Preoperative 6-minute walk distance accurately predicts postoperative complications after operations for hepato-pancreato-biliary cancer. Surgery. 2017;161(2):525-32.

Hughes MJ, Hackney RJ, Lamb PJ, Wigmore SJ, Christopher Deans DA, Skipworth RJE. Prehabilitation Before Major Abdominal Surgery: A Systematic Review and Meta-analysis. World J Surg. 2019;43(7):1661-8.

Jain SR, Kandarpa VL, Yaow CYL, et al. The Role and Effect of Multimodal Prehabilitation Before Major Abdominal Surgery: A Systemic Review and Meta-Analysis. World J Surg. 2023;47(1):86-102.

Kendall F, Oliveira J, Peleteiro B, Pinho P, Bastos PT. Inspiratory muscle training is effective to reduce postoperative pulmonary complications and length of hospital stay: a systematic review and meta-analysis. Disabil Rehabil. 2018;40(8):864-82.

Kokotovic D, Berkfors A, Gögenur I, Ekeloef S, Burcharth J. The effect of postoperative respiratory and mobilization interventions on postoperative complications following abdominal surgery: a systematic review and meta-analysis. Eur J Trauma Emerg Surg. 2021;47(4):975-90.

Kunadharaju R, Saradna A, Ray A, et al. Post-Operative Outcomes of Pre-Thoracic Surgery Respiratory Muscle Training vs Aerobic Exercise Training: A Systematic Review and Network Meta-analysis. Arch Phys Med Rehabil. 2023;104(5):790-8.

Lin HS, Watts JN, Peel NM, Hubbard RE. Frailty and post-operative outcomes in older surgical patients: a systematic review. BMC Geriatr. 2016;16(1): 157.

Moran J, Wilson F, Guinan E, McCormick P, Hussey J, Moriarty J. Role of cardiopulmonary exercise testing as a risk-assessment method in patients undergoing intra-abdominal surgery: a systematic review. Br J Anaesth. 2016;116(2):177-91.

Shulman MA, Cuthbertson BH, Wijeysundera DN, et al. Using the 6-minute walk test to predict disability-free survival after major surgery. Br J Anaesth. 2019;122(1):111-9.

Shulman MA, Myles PS, Chan MT, McIlroy DR, Wallace S, Ponsford J. Measurement of disability-free survival after surgery. Anesthesiology. 2015;122(3):524-36.

Sullivan KA, Churchill IF, Hylton DA, Hanna WC. Use of Incentive Spirometry in Adults following Cardiac, Thoracic, and Upper Abdominal Surgery to Prevent Post-Operative Pulmonary Complications: A Systematic Review and Meta-Analysis. Respiration. 2021;100(11):1114-27.

Tew GA, Ayyash R, Durrand J, Danjoux GR. Clinical guideline and recommendations on pre-operative exercise training in patients awaiting major non-cardiac surgery. Anaesthesia. 2018;73(6):750-68.

Wang YQ, Liu X, Jia Y, Xie J. Impact of breathing exercises in subjects with lung cancer undergoing surgical resection: A systematic review and meta-analysis. J Clin Nurs. 2019 Mar;28(5-6):717-32.

Wijeysundera DN, Beattie WS, Hillis GS, et al. Integration of the Duke Activity Status Index into preoperative risk evaluation: a multicentre prospective cohort study. Br J Anaesth. 2020;124(3):261-70.

Xu X, Cheung DST, Smith R, Lai AYK, Lin CC. The effectiveness of pre- and post-operative rehabilitation for lung cancer: A systematic review and meta-analysis on postoperative pulmonary complications and length of hospital stay. Clin Rehabil. 2022;36(2):172-89.

Rehabilitación respiratoria en el trasplante de pulmón

33

L. Juarros Monteagudo

OBJETIVOS

- Valorar a los candidatos y receptores de trasplante pulmonar (TP).
- Prescribir el tratamiento de rehabilitación pulmonar individualizado y de calidad.
- Conocer las distintas fases del proceso rehabilitador en TP.

INTRODUCCIÓN

El primer TP fue llevado a cabo por Hardy en 1963. Aunque la supervivencia del paciente fue breve, con él se demostró que el TP era técnicamente posible. Fue más adelante, con la incorporación de los tratamientos inmunosupresores, cuando se consiguió evitar el rechazo y alargar la supervivencia de los receptores. En el inicio, la elevada mortalidad estaba en relación con las complicaciones perioperatorias de anastomosis bronquiales, y no fue hasta la década de 1980 cuando se pudieron conseguir resultados favorables gracias a la optimización de las técnicas quirúrgicas y a la incorporación de la ciclosporina como tratamiento inmunosupresor. El primer trasplante cardiopulmonar con éxito se logró en 1981 en un candidato con hipertensión pulmonar arterial idiopática. En 1983, un paciente con fibrosis pulmonar idiopática recibió el primer trasplante unilateral, y en 1986 se realizó el primer trasplante bilateral en paciente con enfisema.

Desde entonces, el número de TP ha ido aumentando rápidamente, y hoy en día es una opción terapéutica en pacientes seleccionados con enfermedad pulmonar en fase terminal. La Sociedad Internacional de Trasplante cardíaco y pulmonar (ISHLT, *International Society for Heart and Lung Transplantation*), aporta una mediana de supervivencia del trasplante pulmonar, para todas las indicaciones, de 6,7 años. La supervivencia media en pacientes que superan el primer año del TP es de 8,9 años.

> **!** Las enfermedades más frecuentes que conducen al trasplante de pulmón son la enfermedad pulmonar intersticial (incluida la fibrosis pulmonar idiopática), la enfermedad pulmonar obstructiva crónica (EPOC), la fibrosis quística, la deficiencia de α1-antitripsina y la hipertensión pulmonar idiopática.

El desequilibrio entre la escasa oferta de donantes y la elevada demanda de órganos origina una lista de espera prolongada desde que el paciente es admitido como candidato hasta la fecha de la cirugía. Durante el período en que el paciente permanece en lista de espera, la enfermedad sigue progresando, con restricción ventilatoria importante, intolerancia al ejercicio, disminución de la actividad física, deterioro progresivo de la musculatura diafragmática y periférica, así como empeoramiento en la calidad de vida.

> **!** Para prevenir complicaciones relacionadas con el deterioro por sedentarismo, es necesario conseguir y mantener la mejor capacidad funcional física del paciente. La rehabilitación pulmonar en el trasplante es necesaria en el período de valoración, durante su permanencia en lista de espera pretrasplante y en la fase postrasplante.

Aunque la función pulmonar mejora considerablemente tras la cirugía, la calidad de vida sigue estando comprometida debido a la suma de los factores nocivos asociados al proceso, la reducción de la capacidad de ejercicio y la debilidad del músculo esquelético periférico.

En la fase postrasplante precoz, la inactividad asociada a la estancia prolongada en las unidades de cuidados intensivos puede causar el síndrome de debilidad adquirida en dichas unidades, que se ve agravado por el tratamiento con fármacos inmunosupresores y corticoesteroides, imprescindibles para evitar el rechazo, pero con efectos nocivos sobre el músculo esquelético periférico y el diafragma.

En fase más tardía y hasta un año después del TP, en estos pacientes persiste la reducción del tiempo que son capaces de tolerar la bipedestación y la marcha, cuando se comparan con personas sanas de su misma edad. El sedentarismo sigue siendo elevado, debido en parte a la disfunción de los músculos periféricos con pérdida de fuerza y masa muscular.

La indicación de un trasplante pulmonar es una decisión compleja, por lo que surge la pregunta: ¿Cuándo se debe considerar la indicación del trasplante pulmonar en un paciente?

El TP tiene como objetivo mejorar la supervivencia y la calidad de vida, pero es muy complejo asignar un recurso tan escaso, que ha de priorizar el beneficio de supervivencia.

> ❗ El marco ético que describe el documento de la ISHLT marca como objetivo maximizar la supervivencia a largo plazo y proporcionar ganancias netas a la sociedad en su conjunto.

El TP es la opción terapéutica definitiva en pacientes seleccionados con enfermedad pulmonar avanzada e insuficiencia respiratoria terminal una vez agotadas el resto de opciones terapéuticas. Es difícil determinar el momento óptimo. Loakeim describe la fase de valoración del paciente para TP, y resume los criterios que pueden ayudar a identificar oportunamente la elegibilidad. Revisando las recomendaciones (ISHLT) para la selección de candidatos, el momento preciso en el que un paciente debe remitirse a una unidad de trasplante pulmonar es complejo, y debe plantearse antes de que sea urgente la necesidad de realizarlo. Idealmente, se ha de remitir a los pacientes a las unidades de TP antes de que cumplan los criterios de entrada en lista de espera activa, ya que de este modo se dispone del tiempo suficiente que se necesita para poder aportar una formación completa en TP y llegar a cumplir los requisitos exigidos para conseguir un resultado óptimo.

La derivación temprana permite al equipo de trasplante abordar con tiempo comorbilidades que son modificables, como la obesidad, la desnutrición y patologías médicas coexistentes, así como detectar y corregir casos con insuficiente apoyo social, que podrían suponer un obstáculo para el trasplante.

Durante este período, se revisan los registros de vacunación, para que los pacientes reciban las vacunas necesarias lo antes posible y esperar a que tengan el efecto protector antes de la cirugía con su posterior inmunosupresión.

En el caso de las derivaciones que se realizan demasiado precozmente o en pacientes con algunas contraindicaciones para TP, el equipo informa al servicio que envió al paciente a la unidad de los criterios específicos necesarios a cumplir antes de realizar una nueva derivación, con las recomendaciones necesarias para optimizar al futuro candidato.

En la evaluación inicial de los candidatos, es esencial conocer comorbilidades, factores psicosociales y el potencial real de la rehabilitación en cada caso. Se han identificado factores de riesgo responsables de malos resultados postrasplante. No solo deben considerarse riesgos relativos aislados, como edad u obesidad, sino también el efecto acumulativo de múltiples factores de riesgo potenciales.

> ❗ En la valoración previa a la entrada en lista de espera, se pretende conseguir, aunque su estimación sea compleja, un umbral de supervivencia postrasplante aceptable en cada candidato.

Es muy complicado decidir la asignación de este recurso tan escaso, y por ello se deben detectar en esta primera valoración aquellos pacientes con riesgo alto o sustancialmente mayor de unos malos resultados tras la cirugía.

Se consideran contraindicaciones absolutas para el trasplante pulmonar aquellas que suponen un riesgo demasiado alto para lograr buenos resultados; son las que aumentan significativamente la probabilidad de resultados adversos y hacen que el trasplante sea perjudicial para el receptor. La mayoría de los programas de TP no deben trasplantar con estos factores de riesgo, excepto en circunstancias muy excepcionales o atenuantes. En la tabla 33-1 se muestran las contraindicaciones absolutas.

En los casos con factores con riesgo alto o sustancialmente elevado, puede considerarse la opción de TP solo en unidades de TP que cuenten con experiencia en su manejo. Actualmente, no hay suficientes datos para aconsejar el trasplante a estos pacientes, y se necesita más investigación para elaborar futuras recomendaciones. El efecto se multiplica cuando están presentes más de uno y aumentan la probabilidad de resultados adversos. Siempre que sea posible, se deben optimizar previamente las condiciones que sean modificables antes de aconsejar el trasplante. En la tabla 33-2 se definen los factores con riesgo alto. En ocasiones, es aceptable considerar pacientes con determinados factores de riesgo para resultados desfavorables postrasplante (Tabla 33-3).

Tabla 33-1. Contraindicaciones absolutas
• Falta de disposición o aceptación del trasplante por parte del paciente
• Neoplasia maligna con alto riesgo de recurrencia o muerte relacionada con el cáncer
• Función renal con filtrado glomerular < 40 mL/min/1,73 m² (salvo que sea candidato a trasplante multiorgánico)
• Síndrome coronario agudo o infarto de miocardio en los 30 días previos (excluyendo isquemia por aumento de la demanda)
• Accidente cerebrovascular en los 30 días previos
• Cirrosis hepática con hipertensión portal o disfunción (salvo que se considere para trasplante multiorgánico)
• Insuficiencia hepática aguda
• Insuficiencia renal aguda con aumento de creatinina o en diálisis y baja probabilidad de recuperación
• *Shock* séptico
• Infección activa extrapulmonar o diseminada
• Infección tuberculosa activa
• Infección por virus de la inmunodeficiencia humana con carga viral detectable
• Mal estado funcional del paciente (p. ej., incapaz de deambular) con poco potencial para rehabilitación postrasplante
• Deterioro cognitivo progresivo
• Episodios repetidos de incumplimiento terapéutico y sin evidencia de mejora (en pacientes pediátricos, no es una contraindicación absoluta)
• Consumo o dependencia de sustancias adictivas, incluido tabaquismo activo, vapear, fumar marihuana o consumir drogas por vía intravenosa
• Otra afección médica grave no controlada que pueda limitar la supervivencia después del trasplante

Leard LE, et al., 2021.

Tabla 33-2. Factores con riesgo alto

- Edad > 70 años
- Enfermedad arterial coronaria grave que requiera injerto de derivación
- Reducción de la fracción de eyección del ventrículo izquierdo < 40 %
- Enfermedad cerebrovascular significativa
- Alteración de la motilidad esofágica grave
- Trastornos hematológicos intratables (diátesis hemorrágica, trombofilia o disfunción grave de la médula ósea)
- IMC > 35 kg/m²
- IMC < 16 kg/m²
- Estado funcional limitado pero con potencial para la rehabilitación postrasplante
- Condiciones psiquiátricas, psicológicas o cognitivas que puedan interferir en la adherencia médica sin el apoyo suficiente
- Plan de cuidados y apoyo sociofamiliar no garantizado
- Falta de comprensión de la enfermedad y/o del trasplante a pesar de la educación aportada
- Infección por *Mycobacterium abscessus*, *Lomentospora prolificans*, *Burkholderia cenocepacia* o infección por gladiolos
- Infección por virus de la hepatitis B o C, con carga viral detectable y fibrosis hepática
- Sospecha de que una deformidad de la pared torácica o de la columna cause restricción después del trasplante
- Soporte vital extracorpóreo
- Retrasplante < 1 año después del trasplante de pulmón inicial
- Retrasplante por CLAD restrictiva
- Retrasplante por AMR como etiología de CLAD

AMR: rechazo mediado por anticuerpos; CLAD, disfunción crónica del injerto pulmonar; IMC: índice de masa corporal.
Leard LE, et al., 2021.

Tabla 33-3. Factores de riesgo para resultados desfavorables a corto y/o largo plazo tras el trasplante

Es aceptable considerar estos pacientes, pero teniendo en cuenta que la suma de ellos puede aumentar el riesgo postrasplante:

- Edad 65-70 años
- Tasa de filtrado glomerular 40-60 mL/min/1,73 m²
- Enfermedad de las arterias coronarias leve a moderada
- Enfermedad arterial coronaria grave que puede revascularizarse por vía percutánea con intervención coronaria previa al trasplante
- Pacientes con injerto de *bypass* de arteria coronaria previo
- Fracción de eyección del ventrículo izquierdo reducida 40-50 %
- Enfermedad vascular periférica
- Enfermedades del tejido conectivo (esclerodermia, lupus, miopatías inflamatorias)
- Enfermedad por reflujo gastroesofágico grave
- Alteración en la motilidad esofágica
- Trombocitopenia, leucopenia o anemia con alta probabilidad de persistencia después del trasplante
- Osteoporosis
- IMC 30-34,9 kg/m²
- IMC 16-17 kg/m²
- Fragilidad
- Hipoalbuminemia
- Diabetes mal controlada
- Consumo de marihuana comestible
- Infección por *Scedosporium apiospermum*
- Infección por VIH con carga viral indetectable
- Cirugía torácica previa
- Pleurodesis previa
- Ventilación mecánica
- Retrasplante > 1 año por disfunción crónica del injerto pulmonar obstructivo

IMC: índice de masa corporal; VIH: virus de la inmunodeficiencia humana.
Leard LE, et al., 2021.

OBJETIVOS DE LA REHABILITACIÓN EN TRASPLANTE PULMONAR

La rehabilitación respiratoria (RR) se define como la intervención multidisciplinar, basada en evidencia científica y dirigida a los pacientes con enfermedad respiratoria crónica y sintomáticos, con limitación en las actividades básicas para la vida diaria. Integrada dentro del tratamiento individualizado del paciente, va dirigida a reducir síntomas, optimizar el estado funcional, incrementar la participación y reducir costes en cuidados de salud, estabilizando o revirtiendo las manifestaciones sistémicas de la enfermedad.

> **!** Con el término «rehabilitación del trasplante pulmonar» se alude al conjunto de actividades dirigidas a mejorar y mantener la salud física de los pacientes en programa de TP. Al analizar las actuaciones y los resultados de los estudios publicados, se constata que la RR mejora significativamente la distancia que son capaces de recorrer los pacientes, medida con la prueba de marcha de 6 minutos (PM6M), la capacidad máxima de ejercicio, el consumo máximo de oxígeno y la resistencia al entrenamiento en cicloergómetro.

La RR consigue disminuir la disnea y mejorar la calidad de vida relacionada con la salud (CVRS). Los beneficios se consiguen tanto antes como después del TP. Todavía se necesitan más estudios de investigación que determinen el proto-colo específico de RR en TP en cuanto a la duración de los programas de tratamiento, la frecuencia y la intensidad del trabajo para conseguir la mejora en capacidad de ejercicio, disnea y CVRS.

El equipo de RR valora desde el inicio a todos los pacientes remitidos a la unidad. Entre las valoraciones que realiza el equipo de rehabilitación, se incluye el estudio de la fragilidad, definida como la vulnerabilidad generalizada a factores estresantes resultantes de la presencia de múltiples déficits fisiológicos; se asocia a mayor riesgo para el paciente en lista de espera y con mayor mortalidad postrasplante. En estos pacientes, la fragilidad se atribuye a la enfermedad pulmonar avanzada de base y, por ello, puede mejorar rápidamente después de la cirugía. No obstante, la fragilidad por sí misma no puede ser decisiva, y se recomienda ser cautos a la hora de aceptar o rechazar la entrada en lista de espera de un paciente solo por el criterio de fragilidad. Todavía se desconocen las herramientas óptimas para su evaluación que permitan aplicar este criterio de forma estricta.

El estado funcional del paciente sigue siendo un importante predictor de resultados posquirúrgicos, por lo que la RR desempeña un papel esencial tanto antes como después de la cirugía, trabajando para lograr la mayor tolerancia posible al ejercicio físico y la recuperación temprana en el posoperatorio.

> ⚠ Incluso en los casos con neumopatía grave, cuando se aplica un programa correcto de RR individualizado, se observa cómo los pacientes conservan la suficiente capacidad de realizar el ejercicio físico para poder completar el programa de RR, aunque inicialmente estuviera muy reducida. Los que consiguen mayor capacidad de ejercicio antes del TP son los que van a lograr resultados más favorables en el posoperatorio precoz y a largo plazo.

En una reciente revisión sistemática, en 2023, se describe a los candidatos y receptores de TP como pacientes con capacidad de entrenamiento reducida y mala CVRS.

Los programas de RR basados en el ejercicio deben estar diseñados para mejorar el funcionamiento físico, la tolerancia al ejercicio y los niveles de capacidad física de los pacientes, optimizar la función física antes de la cirugía y facilitar la recuperación después del trasplante. Hay que tener en cuenta que las unidades de TP cada vez aceptan personas de mayor edad, con múltiples comorbilidades y patología avanzada, que hacen necesaria la aplicación de intervenciones «puente» al trasplante que incrementan las necesidades de RR de los candidatos y receptores de TP.

En la **tabla 33-4** se describen el objetivo general y los objetivos específicos de la RR.

VALORACIÓN DEL MÉDICO REHABILITADOR DEL CANDIDATO AL TRASPLANTE

En pacientes con enfermedad pulmonar avanzada, distintos factores fisiológicos impactan negativamente en la capacidad de realizar actividad física, con limitaciones ventilatorias, anomalías metabólicas y del intercambio de gases, con deterioro cardiovascular y debilidad de los músculos periféricos.

La capacidad funcional se evalúa con la PM6M, que en estos pacientes está reducida cuando se comparan con individuos sanos de la misma edad. La distancia recorrida en la PM6M es un importante predictor de mortalidad y supervivencia postrasplante. La rehabilitación pulmonar previa al trasplante mejora la distancia recorrida y la calidad de vida del paciente. Después del TP, se produce una importante mejoría en la función pulmonar, pero persisten las deficiencias en la función física y la capacidad de ejercicio permanece limitada (40-60 % de los valores normales previstos), acidosis metabólica de aparición temprana y debilidad

Tabla 33-4. Objetivos de la rehabilitación en trasplante pulmonar		
Objetivo general de rehabilitación en trasplante pulmonar	Optimizar y mantener el mejor estado físico y la independencia funcional del paciente. El tratamiento abarca todo el período de estudio desde la fase inicial de valoración de los candidatos hasta su inclusión, el mantenimiento durante el tiempo en lista de espera y la fase postrasplante	
Objetivos específicos	Período pretrasplante	• Colaborar en la selección y el seguimiento de los candidatos. Para poder estimar la supervivencia postrasplante, en la valoración inicial se debe mejorar la capacidad de determinar qué pacientes parten de un riesgo alto o sustancialmente mayor de obtener malos resultados. Los factores de riesgo no son estáticos y pueden cambiar a lo largo del seguimiento, y aunque inicialmente no sean una contraindicación, su incremento en el período de lista de espera alertan sobre el riesgo incrementado postrasplante • Detectar contraindicaciones y factores de riesgo. Conseguir una valoración funcional exhaustiva que colabore en la selección de candidatos • Establecer una relación de confianza entre el paciente y el equipo de rehabilitación que facilite la implicación del enfermo en el tratamiento rehabilitador • Educación: mejorar el conocimiento del paciente acerca de su enfermedad • Asegurar la correcta prescripción de ejercicio individualizado • Tratar posibles secuelas de enfermedades neurológicas, ortopédicas, osteopenia u osteoporosis • Detectar agravamientos en su situación basal. Monitorizar la progresión de la enfermedad • Aumentar la tolerancia al ejercicio mediante reacondicionamiento al esfuerzo con tratamiento individualizado • Disminuir la disnea y el número de hospitalizaciones • Optimizar la higiene bronquial y la expansión torácica con técnicas de fisioterapia respiratoria. Aprendizaje de las técnicas de ventilación diafragmática • Lograr el aprendizaje de las técnicas de ahorro energético en sesiones de terapia ocupacional
	Período postrasplante	• Implicar al paciente en el tratamiento de rehabilitación de forma activa, marcando objetivos individuales claros y realizables • Prevenir atelectasias y sobreinfecciones posoperatorias, y recuperar el patrón ventilatorio diafragmático • Frenar el desacondicionamiento físico posoperatorio. Mejorar la fuerza, la resistencia muscular y la capacidad aeróbica. Recuperar los recorridos articulares en columna y extremidades • Lograr que el paciente sea dado de alta hospitalaria con independencia funcional • Prevenir y tratar posibles complicaciones musculoesqueléticas y neurológicas • Contrarrestar la pérdida de la densidad mineral ósea asociada al tratamiento y a la inmovilidad • Mejorar la calidad de vida relacionada con la salud e integrar al paciente en la vida social y laboral • Educar al paciente en cuanto a la importancia de mantener el ejercicio físico regular, la protección de la columna y los hábitos de alimentación saludables

de músculo esquelético que puede persistir años tras el TP sin intervención. En fase temprana postrasplante, esta deficiencia se ve agravada por el desacondicionamiento físico previo y el ingreso prolongado en unidades de reanimación y hospitalización; a todo ello se añaden los efectos secundarios de los medicamentos inmunosupresores y esteroides.

Los pacientes no solo se enfrentan al deterioro físico, la presencia de factores psicológicos estresantes durante todo el proceso afecta significativamente la calidad de vida y limita el rendimiento físico, pudiendo comprometer el grado de adherencia a los tratamientos necesarios para su recuperación. Se han publicado estudios en los que se ha podido comprobar cómo un año después de la cirugía el sedentarismo sigue siendo significativamente mayor en trasplantados, en comparación con sujetos sanos de su edad (menor número de pasos diarios, menor tiempo en bipedestación y caminatas).

> ! Es necesario implantar protocolos de RR que logren resultados positivos en las áreas de capacidad máxima de ejercicio y funcionalidad, función del músculo esquelético y densidad mineral ósea. El entrenamiento físico es beneficioso para pacientes hospitalizados y ambulatorios tanto antes como después del TP.

El programa de RR debe comenzar desde la fase de valoración inicial de los candidatos. El equipo de rehabilitación trabaja con el resto de la unidad de trasplante en la fase de selección de candidatos aptos para trasplante, detectando y corrigiendo posibles contraindicaciones al TP.

En la toma de decisiones de los candidatos a trasplante pulmonar, es importante saber cómo debe ser la actuación para corregir contraindicaciones iniciales al TP mediante RR:

- **Contraindicaciones absolutas**: no se podrá actuar sobre aquellas que se consideran de riesgo demasiado alto para lograr buenos resultados del trasplante. Son las que aumentan significativamente la probabilidad de resultados adversos y hacen que el trasplante pueda ser perjudicial para el paciente. Entre ellas se incluyen:
  - Estado funcional limitado (el paciente no es capaz de caminar) y tiene escaso potencial para rehabilitación postrasplante.
  - Deterioro cognitivo progresivo.
  - Episodios repetidos de incumplimiento en los tratamientos pautados y corrección de hábitos, sin que se evidencien cambios en la conducta a pesar del consejo.
- **Factores de riesgo potencialmente reversibles**: sí se podrá intervenir sobre ellos. Aunque estos candidatos tengan un riesgo sustancialmente mayor, especialmente si asocian varios ya que su efecto más que sumarse se multiplica, aumentando la probabilidad de resultados adversos, siempre que sea posible, deben optimizarse antes del trasplante.
  - Índice de masa corporal (IMC > 30 kg/m^2).
  - IMC < 16 kg/m^2.
  - Estado funcional limitado, pero con potencial para poder completar el programa de rehabilitación postrasplante.
  - Condiciones psiquiátricas, psicológicas o cognitivas que puedan interferir en la adherencia médica sin suficiente apoyo.

- Apoyo sociofamiliar o de cuidadores poco fiable.
- Falta de comprensión de la enfermedad y/o del TP a pesar de la información aportada por el equipo.

En los siguientes casos, es aceptable considerar para TP los pacientes con factores de riesgo de resultados desfavorables a corto y/o largo plazo implantando un riguroso programa de tratamiento y su corrección antes de la aceptación. La fase de preparación antes de la entrada en lista de espera puede definir sus posibilidades reales de tratamiento. Dichos casos son:

- Osteoporosis.
- IMC de 30-34,9 kg/m^2: la evidencia actual indica mayor riesgo de disfunción primaria del injerto y mortalidad postrasplante pulmonar en pacientes obesos, comparados con candidatos de normopeso o sobrepeso. Cuando se estratifica por grado de obesidad, el riesgo de mortalidad se incrementa en pacientes con IMC > 35, y no con un IMC de 30-34,9. Hay que conseguir que pierdan peso, ya que la magnitud de la pérdida pretrasplante está directamente relacionada con la supervivencia postrasplante. El IMC no aporta suficiente información acerca de la composición corporal: recientes investigaciones tratan de evaluar y estratificar mejor el riesgo con medidas más completas que un simple IMC (estudio de composición corporal, bioimpedanciometría, etc.).
- IMC de 16-17 kg/m^2: si bien el IMC bajo se ha asociado a mayor mortalidad, los pacientes con fibrosis quística con IMC < 17 kg/m^2 tienen una tasa de supervivencia similar al resto.
- Fragilidad y estado funcional: siguen siendo predictores importantes del resultado del TP. Es ahí donde la RR previa y posterior al TP desempeña un papel fundamental en el tratamiento de candidatos y receptores.
- Hipoalbuminemia (< 3,5 g/dL): se asocia, de forma independiente, a una menor supervivencia y un mayor número de complicaciones postrasplante pulmonar. También es predictor de menor supervivencia en lista de espera, incluidos los pacientes que requieren un soporte vital extracorpóreo puente al TP.
- Incumplimiento o falta de adherencia: los episodios repetidos de incumplimiento en los tratamientos pautados y cuando no se objetiva cambio en la conducta se consideran una contraindicación en los pacientes adultos.

Anamnesis. Exploración. Pruebas complementarias

En la primera consulta, el médico rehabilitador valora la situación clínica y la discapacidad del paciente para diseñar un plan de tratamiento individualizado, adaptado en cada momento a la evolución clínica, psicológica y social del paciente.

> ! Merecen una especial atención las posibles complicaciones musculoesqueléticas y neurológicas causadas por los fármacos, y la inmovilidad asociada a la enfermedad pulmonar.

Se debe dirigir la anamnesis hacia la identificación de factores clave como:

- Estudio detallado de la situación basal: actividades básicas de la vida diaria, historia laboral, tipo de trabajo desarrollado, situación sociolaboral y familiar, tipo de vivienda y entorno, convivientes y mascotas, actividad física cotidiana y sedentarismo, grado de independencia funcional.
- Número de hospitalizaciones en el último año.
- Revisión de los tratamientos farmacológicos activos.

Exploración clínica

La exploración debe ser: cardiorrespiratoria, musculoesquelética y neurológica; con talla, peso e IMC: perímetro de cintura y cadera; auscultación cardiopulmonar, tipo de patrón ventilatorio, configuración anatómica de la caja torácica, valoración de la disnea según la escala modificada de la disnea del Medical Research Council (mMRC); exploración de columna y extremidades con descripción de recorridos articulares, medida del balance muscular, tono, reflejos osteotendinosos, sensibilidad, capacidad de transferencias y marcha; detección de posibles alteraciones del sistema nervioso central o periférico.

Se debe complementar la exploración física con:

- **Estudio de la sarcopenia:**
  - Fuerza de prensión o *Hand grip*.
  - Velocidad en 4 m.
  - Estudio de composición corporal con bioimpedanciometría.
- **Valoración de la fragilidad:**
  - Escala de fragilidad de Rockwood.
  - Índice de fragilidad de Fried.
  - Medida de la CVRS. Escalas.
  - EuroQol-5D (EuroQoL Group 1990).
  - *Short-Form 12* (SF-12) (*Health Survey SF-36*, Ware 1992).
  - Cuestionario respiratorio de St. George (SGRQ, *St. George's Respiratory Questionnaire*) (Jones, 1991).
- **Pruebas complementarias que se valoran en la consulta inicial:**
  - Radiografía de columna dorsal y lumbar en proyección anteroposterior y lateral: medir el grado de fractura vertebral con el método semicuantitativo de Genant.
  - Estudio de osteoporosis con densitometría ósea femoral y lumbar.
  - Análisis de sangre (perfil renal). Estudio del remodelado óseo (fosfatasa alcalina ósea, parathormona, *beta crosslaps,* calcitonina, vitamina D). Orina de 24 horas (aclaramiento de creatinina y calcio en orina de 24 horas).
  - PM6M.
  - Pruebas de función respiratoria.
  - Estudio electrofisiológico: si hay sospecha de neuropatía periférica en la primera valoración.
  - Ortopantomografía: solo en pacientes en riesgo de osteonecrosis mandibular si se precisa la administración de tratamiento con bisfosfonato intravenoso (ácido zoledrónico).

> ! Tras la primera consulta, el médico rehabilitador emite un informe y aporta su opinión al equipo de TP sobre el estado funcional del paciente, fragilidad, sarcopenia e idoneidad desde el punto de vista de la especialidad. Esta información es necesaria en la toma de decisiones en el comité de TP para la entrada en lista de espera.

Antes del inicio del programa, el paciente firma un consentimiento en el que se le informa sobre el programa de RR, describe las actividades que se van a realizar y los posibles riesgos. El paciente debe comprometerse a completar el programa de RR y a seguir los tratamientos necesarios para su aceptación en lista de espera.

PRESCRIPCIÓN DE TRATAMIENTO INDIVIDUALIZADO. FASES DEL PROGRAMA

El programa de tratamiento individualizado está dividido en cuatro fases. Hay que aportar a cada paciente la información sobre la enfermedad, los tratamientos y la adopción de las estrategias de rehabilitación que se van a aplicar en su caso.

Fase I de valoración y tratamiento inicial antes de la entrada en lista de espera

El tratamiento de rehabilitación pulmonar se inicia ya en la fase previa a la entrada en lista de espera y tras la primera consulta de rehabilitación. Es una fase de valoración con terapia individualizada que incluye fisioterapia y terapia ocupacional. En los casos con osteoporosis u osteopenia, se inicia el tratamiento farmacológico según protocolo específico para TP.

La unidad de TP, con el equipo de rehabilitación, aporta formación en los siguientes temas:

- Conocimientos sobre el procedimiento quirúrgico que se va a realizar y preparación para el perioperatorio.
- Manejo de las secreciones bronquiales: técnicas de aclaramiento mucociliar y tos eficaz; ventilación dirigida diafragmática; utilización del incentivador volumétrico.
- Drenajes endotorácicos: manejo de la herida quirúrgica y control del dolor posquirúrgico.
- Contenidos en educación específica sobre su enfermedad: bases anatomofisiológicas de los síntomas respiratorios.
- Importancia del tratamiento y del uso correcto de la oxigenoterapia.
- Técnicas de ahorro de energía, actividades de la vida diaria.
- El terapeuta ocupacional evalúa y asesora en las técnicas de ahorro de energía.
- El fisioterapeuta evalúa y aplica las técnicas de fisioterapia respiratoria, corrección postural, y ejercicios de elongaciones de cintura escapular y caja torácica.
- El programa de RR es diseñado y supervisado en la sala de tratamiento por el médico rehabilitador y el fisioterapeuta.

> ! Los pacientes con enfermedad pulmonar avanzada limitan su actividad física por la disnea. La tolerancia al ejercicio es muy baja y, si no se actúa, empeora progresivamente según avanza la enfermedad hasta llegar al desacondicionamiento físico grave, con deficiencia funcional y discapacidad. En este contexto, el ejercicio físico es una intervención efectiva, y los beneficios se obtienen fundamentalmente a través de las adaptaciones en el sistema cardiovascular y musculoesquelético, que reducen el estrés sobre el sistema pulmonar generado por el esfuerzo.

Para poder prescribir el protocolo individualizado de RR, se debe conocer en cada paciente su capacidad cardiopulmonar, la función pulmonar y los gases arteriales. En cada caso, se evalúa su capacidad de esfuerzo y la respuesta cardiovascular. Las pruebas de esfuerzo cardiopulmonar aportan:

- Medida objetiva de la capacidad de ejercicio.
- Información sobre el mecanismo que limita la tolerancia al ejercicio (disnea o fatiga muscular, patrón ventilatorio, arritmias, taquicardia, hipertensión arterial, etc.).
- Índices relacionados con el pronóstico del paciente.
- Perfil de progresión de la enfermedad y respuesta a intervenciones terapéuticas realizadas.

La prueba que se puede considerar de referencia (estándar de oro) en la valoración de la capacidad de ejercicio es la ergometría, o prueba de esfuerzo incremental limitada por síntomas y con análisis de los gases. Estas pruebas son altamente reproducibles en personas sanas, y en situaciones en las que el ejercicio está limitado por disnea o fatiga muscular. Se ha demostrado su utilidad en la evaluación pronóstica de los pacientes con patología pulmonar (EPOC, fibrosis quística, enfermedad intersticial difusa e hipertensión pulmonar) y en la insuficiencia cardíaca.

En pacientes con EPOC, se puede utilizar la PM6M para medir el índice de tolerancia al ejercicio, ya que se relaciona más con las actividades que se realizan en la vida diaria.

> ! La tolerancia al esfuerzo máximo en cicloergómetro puede evaluarse con la prueba de esfuerzo en rampa o *ramp test*. Con el resultado obtenido en esta prueba, se diseña el programa individualizado inicial del entrenamiento interválico en cicloergómetro.

Descripción de las sesiones de tratamiento

En cada sesión, al recibir al paciente en la sala de rehabilitación, se le valora clínicamente (patrón ventilatorio, grado de disnea, saturación de oxígeno, frecuencia cardíaca) antes de iniciar el ejercicio. La sesión se inicia con una fase de calentamiento, con ejercicios de elongación muscular, flexibilización de caja torácica, columna, cintura escapular y extremidades, seguidos por ejercicios de fisioterapia respiratoria. Continúa con ejercicios de reentrenamiento al esfuerzo de los miembros inferiores en cicloergómetro y potenciación muscular de los miembros superiores con pesas al 80 % de la carga tolerada

en 1 repetición máxima, incrementando progresivamente la carga a lo largo de las sesiones según la tolerancia individual.

Al inicio del programa, los pacientes se ven muy limitados por la disnea, la sarcopenia y el compromiso de la musculatura accesoria respiratoria. La mejoría posterior en fuerza y resistencia muscular de la cintura escapular va a conseguir reducir las limitaciones en las actividades de la vida diaria (lavarse, peinarse o afeitarse).

En el entrenamiento en cicloergómetro, se monitorizan la saturación de oxígeno, la presión arterial y el registro del electrocardiograma. Debe mantenerse la saturación de oxígeno por encima del 85 % durante el ejercicio. En pacientes con hipertensión pulmonar o neumopatía intersticial, siempre se debe trabajar con saturaciones de oxígeno por encima del 90 %.

El objetivo en tiempo será conseguir 35-40 minutos de ejercicio activo en cicloergómetro en cada sesión; el tiempo de entrenamiento y la resistencia en vatios se incrementan progresivamente a lo largo de las sesiones.

Para cada paciente se diseña un programa distinto, según la tolerancia individual en cicloergómetro, trabajando preferiblemente con perfil interválico ajustado inicialmente al 80 % del pico de carga máxima alcanzado en la prueba de esfuerzo en rampa que se describe a continuación (**Tabla 33-5**).

> ! Con la prueba en rampa, se fija la carga de trabajo de entrenamiento, inicialmente al 80 % del pico de carga máxima alcanzado, en programa interválico. Los primeros días no conseguirá este objetivo en tiempo, pero a lo largo de las sesiones permite ir incrementando el tiempo de ejercicio y la carga de trabajo.

En la fase de valoración inicial previa a la entrada en lista de espera, se realizan 24 sesiones de tratamiento, 3 días por semana, hasta completarlas. A continuación, en la **tabla 33-6**, se describen los distintos componentes de las sesiones de RR.

Precauciones a tener en cuenta en la sala de rehabilitación pulmonar

Las principales precauciones que se deben tener en cuenta en la sala de rehabilitación pulmonar son:

- Precauciones de contacto: en pacientes con fibrosis quística o colonizados por bacterias multirresistentes, se deben tomar rigurosas medidas preventivas, con aislamiento de contacto y respiratorio, para minimizar la exposición del resto de los pacientes. Se realiza lavado frecuente de manos por parte de los profesionales, y se utilizan guantes, bata desechable y mascarilla quirúrgica.
- Pacientes con riesgo elevado de complicaciones durante el entrenamiento:
  - Los pacientes con hipertensión pulmonar requieren un cuidado especial en la monitorización del ejercicio. Es recomendable evitar las maniobras de Valsalva al trabajar la fuerza con los miembros superiores, entrenándolos para que realicen la carga del peso durante la espiración. En el cicloergómetro se realizará entrenamiento con ejer-

Tabla 33-5. Procedimiento de la prueba de esfuerzo incremental en rampa o *ramp test*

Se realiza el primer día de tratamiento en sala para fijar la carga de trabajo individualizada en el ejercicio inicial en cicloergómetro:

- Con el paciente tranquilo, descansado tras el calentamiento inicial y la fisioterapia respiratoria, se le explica la prueba que se va a realizar, indicándole que debe lograr el máximo esfuerzo posible hasta detenerse cuando no pueda continuar por disnea o fatiga muscular. Se le pide que informe si sufre cualquier tipo de malestar durante la realización del esfuerzo
- Se adapta la altura del sillín del cicloergómetro y el manillar para que el paciente esté en posición confortable. Se coloca el registro del cinturón torácico para monitorizar el electrocardiograma, sensor de pulsioximetría y tensiómetro. El electrocardiograma y la saturación de oxígeno se registran constantemente, y la presión arterial se mide cada 3 minutos
- El oxígeno en gafas nasales que se va a aplicar es el que tenga pautado por neumología para caminar o hacer ejercicio. En pacientes sin prescripción previa de oxigenoterapia, se tendrán preparadas unas gafas nasales conectadas a una fuente de oxígeno, por si presentara durante la prueba desaturación < 90 % que requiera tratamiento
- La rampa de carga en vatios (W) que se aplica se inicia con un pedaleo en 10 W durante 2 minutos, seguido por una rampa de ascenso en 15 W cada minuto hasta la detención por fatiga o disnea
- La prueba acaba:
  - Cuando el paciente se detiene por fatiga o disnea
  - Si se detecta saturación < 85 % a pesar de oxígeno, aumento de frecuencia cardíaca > máxima estimada (220−edad), presión arterial sistólica (PAS) > 200 mmHg, caída de PAS. Arritmia mantenida con extrasístoles ventriculares frecuentes
- Malestar del paciente o patrón ventilatorio alterado con trabajo respiratorio que ocasione una repercusión clínica grave
- Cuando se detiene la carga, el paciente debe continuar pedaleando sin resistencia para recuperar la frecuencia cardíaca y la saturación de oxígeno del reposo, disminuir la presión arterial del esfuerzo, normalizar el patrón ventilatorio y relajar los músculos tras el esfuerzo con el ejercicio suave
- Se registra el grado de disnea de la escala de Borg al inicio de la prueba, en el pico de carga y tras el descanso

Tabla 33-6. Componentes de las sesiones de rehabilitación pulmonar: fase pretrasplante. Fases, duración y descripción

- Calentamiento: al menos durante 10 minutos. Elongaciones, estiramientos, corrección postural de columna, caja torácica, cinturas pélvicas y escapular
- Ejercicios de fisioterapia respiratoria: aprendizaje de técnicas de ventilación diafragmática, intercostal y drenaje de secreciones
- Ejercicio a baja intensidad, aeróbico y con ejercicios de resistencia para incrementar progresivamente la temperatura corporal y reducir el riesgo de dolor muscular y de lesiones tras el ejercicio. Es una fase de transición necesaria para ajustar los cambios fisiológicos, biomecánicos y energéticos del cuerpo a la fase de entrenamiento
- La rehabilitación pulmonar debe incluir entrenamiento con ejercicio aeróbico progresivo y fortalecimiento de extremidades bajo estricto control con monitorización de la frecuencia cardíaca (FC), saturación de oxígeno, electrocardiograma, presión arterial
- Entrenamiento en programa interválico en cicloergómetro: el ejercicio comienza con baja intensidad y progresa gradualmente a la máxima capacidad tolerada por cada paciente en cada sesión, manteniendo una adecuada oxigenación durante la actividad física:
  - Intensidad inicial al 80 % del pico de carga máxima alcanzado en la prueba de esfuerzo en rampa y en FC 80 % de la FC máxima estimada por la edad (< 220−edad)
  - Tiempo de entrenamiento de 35-40 minutos. Incluye período de calentamiento y relajación
  - Intervalos: intensidad y duración
- Pico de carga 30 segundos al 80 % de la carga máxima tolerada en la prueba de rampa (ramp test)
- Bases de 90 segundos con reducción del 50-60 % de la carga pico
- Fase de enfriamiento: al menos 5-10 minutos. Ejercicio aeróbico o de resistencia muscular a baja intensidad, que permite la recuperación gradual de la FC y la presión arterial. Con ello, se elimina de los músculos los productos finales del metabolismo producidos en las fases intensas del ejercicio
- Incluir ejercicio de fuerza de los miembros superiores con pesas (80 % de una repetición máxima) tres series de 10-15 repeticiones de músculos deltoides, bíceps y tríceps
- Se debe proporcionar a los pacientes y familiares educación en relación con el proceso del trasplante, y hay que facilitar apoyo psicológico, dietético y de terapia ocupacional
- Es preciso realizar reevaluaciones frecuentes en el seguimiento de la progresión de la enfermedad subyacente, con una fluida comunicación con el resto de los profesionales del equipo de trasplante
- Duración del programa: 24 sesiones, 2 o 3 por semana. Posteriormente, continúan los ejercicios en casa, con revisiones en consulta de rehabilitación cada 3 meses, salvo complicaciones que requieran visitas más frecuentes

cicio interválico y progresión lenta, inicialmente con baja intensidad y corta duración, con saturación de oxígeno superior al 90 %. Basándose en los síntomas, la respuesta tensional, la frecuencia cardíaca, la tolerancia clínica y la oximetría, se incrementa progresivamente la intensidad y la duración del ejercicio. El objetivo de entrenamiento es lograr el máximo que el paciente sea capaz de tolerar con un patrón ventilatorio correcto que evite la maniobra de Valsalva.

- Pacientes con fibrosis pulmonar: son frecuentes las desaturaciones rápidas y graves durante el esfuerzo, por lo que la supervisión debe ser más rigurosa, y

ha de progresarse muy lentamente en la resistencia y la duración del ejercicio, según la tolerancia individual y manteniendo una saturación > 90 % en todo momento.

Tras esta primera fase, los pacientes aprenden a controlar el nivel de esfuerzo en las sesiones hospitalarias, y se les anima a continuar el programa de ejercicio diariamente en su domicilio. En pacientes con amiotrofia grave y caquexia pulmonar, se puede complementar el tratamiento con electroestimulación muscular.

Muchos de estos pacientes nunca han podido realizar RR, y al completar el tratamiento se observa una mejoría en la calidad de vida y en la tolerancia al esfuerzo a pesar del deterioro físico inicial.

> ❗ Los empeoramientos clínicos que se pueden detectar durante el seguimiento de rehabilitación pretrasplante, sin relación con infecciones, con mayor demanda de oxígeno y disnea, suelen producirse con más frecuencia en neumopatías con fibrosis pulmonar, debiendo informar al resto del equipo de trasplante para valorar la necesidad de priorizar la cirugía de trasplante.

Fase II. En seguimiento en lista de espera para el trasplante pulmonar

Una vez que el paciente ha sido aceptado por el comité y ha sido incluido en lista de espera, se mantiene el seguimiento por parte del equipo de rehabilitación.

> ❗ El objetivo es mantener al candidato en las mejores condiciones físicas y psicológicas hasta el día del trasplante. La espera en lista puede ser muy larga, y con el tratamiento rehabilitador se evita el desacondicionamiento por inactividad, que se corrige en la fase de rehabilitación inicial.

El paciente mantiene sesiones de tratamiento en su domicilio y en la unidad una semana cada 2 meses, aplicando el protocolo de tratamiento ya explicado para la fase inicial.

Trimestralmente, se debe revisar en consulta médica de rehabilitación, para objetivar los cambios en el estado funcional y revisar las pruebas complementarias.

Durante el seguimiento en esta fase, se informará puntualmente al resto del equipo de los posibles cambios en la situación del paciente.

Se aplica el programa de osteoporosis según el protocolo específico.

Fase III. Posoperatorio en el paciente hospitalizado tras el trasplante pulmonar

El tratamiento de rehabilitación del paciente hospitalizado tras ser receptor de un trasplante pulmonar se diferencia de dos momentos: uno durante el postrasplante inmediato en la unidad de reaninmación y el otro tras el alta de esta unidad cuando el paciente se encuentra hospitalizado en una planta convencional.

Postrasplante inmediato en la unidad de reanimación

El tratamiento debe iniciarse precozmente en el posoperatorio, en las primeras 24 horas en cuanto el paciente esté hemodinámicamente estable, y hay que instaurar una movilización precoz.

- Paciente sedoanalgesiado:
  - Conseguir una correcta higiene postural en cama para prevenir complicaciones por inmovilidad, neuropatías compresivas, anquilosis articulares y acortamientos musculotendinosos en sedaciones prolongadas.
  - Cinesiterapia pasiva de las extremidades.
  - Electroestimulación de grandes grupos musculares en sedaciones prolongadas.
  - Colaborar en la fase de progresión al destete. Ejercicios respiratorios con ventilación dirigida diafragmática e intercostal, y drenaje de secreciones.
  - Ajustar la oxigenoterapia según las necesidades en el tratamiento.
  - Reentrenar la musculatura, con potenciación de las extremidades y mantenimiento de los recorridos articulares.
  - Colaborar en el control del dolor neuropático. El dolor posquirúrgico y la anulación del reflejo tusígeno por denervación bronquial exigen intensificar el tratamiento por parte de los fisioterapeutas, para lograr una tos productiva eficaz y la recuperación de la ventilación diafragmática.
- Paciente despierto y colaborador. Rehabilitación temprana posoperatoria:
  - Reentrenamiento en las técnicas respiratorias. Colaborar en progresión al destete.
  - Ejercicios respiratorios para recuperación del patrón diafragmático y expansión pulmonar, y para prevenir atelectasias. Drenaje de secreciones, tos eficaz. Ajuste de oxígeno según las necesidades al ejercicio.
  - Recuperación muscular, potenciación de extremidades, mantenimiento de recorridos articulares.
  - Control del dolor neuropático, electroanalgesia.
  - La progresión en el ejercicio debe incorporar ejercicio de fuerza en los miembros inferiores.
  - Hay que asegurarse de que el paciente tenga suficiente fuerza, equilibrio y una marcha estable, para lograr la seguridad y minimizar el riesgo de caídas.
  - Una vez estabilizado el paciente, se inicia en la unidad de reanimación las transferencias seguras a sedestación y bipedestación estable al borde de la cama. Esto va a permitir avanzar a la marcha supervisada, vigilando los drenajes endotorácicos para no provocar dolor con estas maniobras.
  - Para la potenciación y la recuperación del rango articular de los miembros superiores, se debe tener precaución hasta pasadas 8 semanas del posoperatorio, teniendo en cuenta el tipo de incisión (incisión tipo Clamshell con esternotomía transversal).
  - Hay que asegurarse de que el paciente tenga suficiente fuerza, equilibrio y una marcha estable para lograr la máxima seguridad y minimizar el riesgo de caídas antes del alta hospitalaria.

Tras la estabilización hemodinámica y la valoración clínica, el médico rehabilitador prescribe el plan de tratamiento individualizado. Se valoran las posibles complicaciones musculoesqueléticas y neurológicas por cirugía o fármacos, estableciendo un tratamiento específico temprano. No es inusual un patrón respiratorio paradójico en relación con afectación del nervio frénico y paresia diafragmática; requiere enfatizar la ventilación dirigida y soporte ventilatorio.

Se instaura tratamiento diario con dos sesiones de fisioterapia respiratoria en turnos de mañana y tarde. Se iniciarán precozmente las movilizaciones articulares pasivas de miembros superiores e inferiores, para evitar el desarrollo de tromboflebitis y edemas. Movilizar las articulaciones gleno-humerales y escapulotorácicas previene las capsulitis secundarias a la toracotomía por inmovilidad. En pacientes sedados sin movilidad activa, hay que supervisar la higiene postural, con las articulaciones en posición funcional, los miembros inferiores en rotación neutra de caderas, las rodillas en extensión y los tobillos en ángulo recto, en prevención del pie equino; los miembros superiores, con discreta abducción y antepulsión de hombros, alternando la flexión-extensión de codos. Hay que evitar la aparición de edemas por posiciones declives de las extremidades, y colocar las manos y las muñecas en posición funcional.

En el trasplante unilateral, se alterna el decúbito supino con semidecúbito lateral con el pulmón trasplantado en posición superior (así se evitará el hiperaflujo sanguíneo y el edema de reperfusión). En el trasplante bilateral, se alterna la posición en semidecúbito lateral de 30° sobre cada lado, con decúbito supino. Los drenajes bronquiales, y la tos asistida o aspiración (si está intubado) se realizan tantas veces como sea necesario para garantizar una vía aérea libre de secreciones.

La sedestación ha de ser precoz en la unidad de reanimación, con control dinámico del tronco y bipedestación estable al borde de la cama, iniciando la marcha estática en pacientes sin ortostatismo y hemodinámicamente estables. La prevención de la pérdida rápida de densidad mineral ósea en estos pacientes se relaciona con la realización de carga temprana en bipedestación y marcha al borde de la cama inicialmente, hasta lograr un paseo estable que evite el riesgo de caídas.

En pacientes con polineuromiopatía grave que dificulte la bipedestación, se puede utilizar el plano inclinado progresivo en ángulos que permitan la carga del paciente sobre los miembros inferiores.

Se inicia el tratamiento con calcio y vitamina D oral lo más precozmente posible en el posoperatorio, en prevención de osteoporosis agravada por una resorción ósea acelerada debida al tratamiento con corticoesteroides, inmunosupresores e inmovilidad.

Postrasplante en planta de hospitalización convencional

Una vez que el paciente trasplantado pulmonar ha pasado de la UCI a planta de hospitalización, es fundamental continuar el proceso de rehabilitación sin interrupciones. Se deben realizar evaluaciones periódicas para identificar complicaciones y adaptar el tratamiento, que se centrará en la rehabilitación temprana, mejorando la movilidad, fuerza muscular, resistencia y función respiratoria. Además, es clave evaluar la progresión clínica del paciente para ajustar el tratamiento y garantizar la continuidad asistencial durante todo el programa de rehabilitación.

- Higiene postural: movilización precoz, continuación e intensificación del tratamiento iniciado en la reanimación. Hay que evitar el encamamiento, la sedestación por la mañana y la tarde para la bipedestación y marcha supervisada.
- Aplicar el protocolo de prevención y tratamiento de la osteoporosis.

- Colaborar en el control del dolor mediante el uso de la electroestimulación transcutánea (TENS) analgésica (no provoca depresión respiratoria ni interfiere en el resto de tratamientos). El dolor posquirúrgico y la anulación del reflejo tusígeno por denervación exigen intensificar el tratamiento para lograr una tos productiva eficaz.
- Fisioterapia respiratoria: ejercicios respiratorios, drenaje de secreciones. Activación diafragmática. Control de oximetría con pulsioxímetro, para evitar desaturación con el esfuerzo, trabajando siempre con saturación > 90 % y administrando oxíge en los casos necesarios. Hay que asegurar el aporte correcto de oxígeno según las necesidades en ejercicio.
- El fisioterapeuta realiza al menos dos sesiones diarias, con cinesiterapia activa asistida de extremidades, bipedestación estable al borde de la cama, reeducación del equilibrio y control postural, deambulación en pasillo bajo con estricta supervisión, minimizando el riesgo de caídas. Transferencias seguras.
- Reentrenamiento muscular, potenciación de extremidades, mantenimiento de recorridos articulares, fortalecimiento de extremidades superiores e inferiores. Marcha facilitada con las adaptaciones necesarias para prevenir accidentes con drenajes endotorácicos.

Se realizará tratamiento específico de rehabilitación de las complicaciones osteoarticulares o neurológicas.

Tratamiento de rehabiltación en el área terapéutica durante la hospitalización

El tratamiento de rehabilitación durante el posoperatorio en el área terapéutica, tiene las siguientes particularidades:

- Se debe realizar tratamiento diario.
- Programa con ejercicios de calentamiento, corrección postural y elongaciones de columna, glenohumerales y escapulotorácicas.
- Fisioterapia respiratoria con drenaje de secreciones, recuperación del patrón diafragmático.
- Iniciar el reentrenamiento al esfuerzo en la sala de rehabilitación pulmonar cuando las condiciones del paciente lo permitan en condiciones de seguridad, hemodinámicamente estables y sin drenajes endotorácicos.
- El tratamiento en sala se inicia con bajas cargas de trabajo en cicloergómetro, y aumentando en tiempo e intensidad del entrenamiento según la tolerancia individual.
- Se debe modificar el protocolo de entrenamiento en cicloergómetro previo del paciente. En este momento, no se precisa realizar un nuevo *ramp test*, hay que iniciar el ejercicio con intervalos a muy baja carga (se puede iniciar con picos de 10 W y bases de 5 W en ritmo de 30/90 segundos) y progresar cada día según la tolerancia clínica, con el oxígeno en gafas nasales para mantener saturaciones > 95 %, sin trabajo respiratorio ni dolor.

No se debe realizar trabajo con pesas de brazos en los primeros 2 meses, para evitar el retardo de la consolidación de la esternotomía en incisiones tipo Clamshell.

Fase IV. Rehabilitacion respiratoria postrasplante ambulatoria

Una vez el paciente ha sido dado de alta hospitalaria, realizará seguimiento por el servicio de rehabilitación de forma ambulatoria.

- Al alta hospitalaria, el médico rehabilitador debe entregar un informe con el plan de cuidados y las recomendaciones médicas para el domicilio, la prescripción del tratamiento ambulatorio, la petición de las pruebas complementarias y las revisiones en consulta.
- Después del TP, algunos pacientes pueden sufrir complicaciones y gran discapacidad, y precisar períodos de tratamiento rehabilitador más prolongados que pueden completarse de forma ambulatoria, no siendo preciso permanecer ingresados.
- El tratamiento ambulatorio en la sala de rehabilitación respiratoria del hospital se realiza 3 días a la semana durante 2 meses, excepto en aquellos pacientes que precisen mayor número de sesiones por desacondicionamiento importante o complicaciones postrasplante.
- En esta fase, se continúa con ejercicios de fisioterapia respiratoria, calentamiento durante 10 minutos, ejercicio aeróbico en cicloergómetro durante 35-40 minutos y ejercicios de enfriamiento durante 10 minutos con relajación final.
- Se instruye al paciente en la práctica de ejercicio en domicilio y se le anima para que lo practique el resto de los días que no acude al hospital. Se fomenta el fortalecimiento de extremidades superiores e inferiores.
- Se dan consejos para la protección de la columna y el esternón, y ergonomía con el fin de evitar fracturas secundarias a la osteoporosis. Los ejercicios se realizan con control de pulsioxímetro.
- Se enseña al paciente a detectar niveles de fatiga inusual o desaturaciones durante el ejercicio, para alertar al equipo de trasplante. Deberán valorarse y habrá que descartar posibles complicaciones.
- El paciente acude a consulta de rehabilitación al mes del inicio de las sesiones ambulatorias, y al segundo mes para valorar el alta de sesiones y prescribir plan de cuidados y revisiones. Se planifica el mantenimiento del programa de ejercicios, domiciliarios o en gimnasios comunitarios. Al tercer mes, se realiza un protocolo de osteoporosis con densitometría y análisis de control.

Al cabo de 2 o 3 meses, y dependiendo de su situación clínica, se recomendará el retorno a actividades básicas para la vida diaria, sexo, ocio, deportes y trabajo, en función de la valoración de cada caso.

Fase de mantenimiento a largo plazo

En el 6º mes, al año y en años sucesivos, se incluirá un análisis de calidad de vida. La valoración de osteopenia u osteoporosis, y su tratamiento se realizarán según protocolo específico. En esta fase, la educación a los pacientes deberá priorizar la educación en el mantenimiento del ejercicio regular, el seguimiento de una alimentación correcta y el mantenimiento del peso en niveles saludables. Hay que estar atentos en el reconocimiento temprano de síntomas y signos de posibles infecciones, rechazo y los efectos adversos de los inmunosupresores, como neuropatías, alteraciones en la marcha, fracturas de estrés, osteoporosis y necrosis avasculares (femorales, humerales).

Contraindicaciones a la rehabilitación:

- Se desaconseja realizar tratamiento rehabilitador en las primeras 24 horas tras una biopsia transbronquial, por el riesgo de hemoptisis o neumotórax.
- Se suspenderá el programa de tratamiento con reentrenamiento al esfuerzo en los pacientes con rechazo agudo hasta concluir tratamiento específico con bolus de esteroides, continuando con la fisioterapia respiratoria.
- En caso de neumonía, se debe trabajar mediante ejercicios de fisioterapia respiratoria para conseguir un buen drenaje de las secreciones bronquiales, valorando el resto del tratamiento según la situación clínica individual.

Modificaciones en la rehabilitación según las complicaciones

En los pacientes trasplantados de pulmón, es frecuente que surjan complicaciones neurológicas y/o musculoesqueléticas, lo que requiere adaptar el tratamiento rehabilitador a las necesidades específicas de cada paciente.

Complicaciones neurológicas

En pacientes con crisis comiciales, encefalopatías tóxico-metabólicas y despertar anómalo, se esperará a que el tratamiento médico resuelva la situación, facilitando la colaboración del paciente, y en ese momento, se continuará con el tratamiento de rehabilitación. Se puede aplicar cinesiterapia pasiva o activa asistida.

En hemiplejias o hemiparesias, se empezará con cinesiterapia pasiva, control postural, facilitación propioceptiva neuromuscular y estimulación sensorial, y reeducación del equilibrio, la bipedestación y la marcha en condiciones de seguridad. Con ortesis correctoras para conseguir la máxima independencia funcional.

En la polineuromiopatía del enfermo crítico, el tratamiento rehabilitador irá dirigido aprevenir las complicaciones por inmovilización y a lograr la máxima independencia funcional. La higiene postural, la ortesis antiequino, la cinesiterapia pasiva y, posteriormente, asistida y resistida ayudarán a la recuperación del paciente. En algunos casos, es necesario el uso de electroestimulación muscular que contrarreste la amiotrofia por desuso.

Complicaciones musculoesqueléticas

- La miopatía esteroidea puede precisar estudio analítico y electromiografía. Se tratará mediante potenciación progresiva sin llegar a la fatiga o dolor muscular.

- La osteoporosis con aplastamientos vertebrales requiere un diagnóstico precoz y tratamiento preventivo en casos de osteopenia, con controles periódicos de densitometría ósea y remodelado óseo. La radiografía de columna confirmará la sospecha, instaurándose tratamiento con reposo en cama durante 48 horas, analgésicos y optimizar el tratamiento farmacológico de la osteoporosis. Es útil la electroanalgesia transcutánea (TENS) y el refuerzo de la musculatura extensora de columna, que puede iniciarse al segundo mes tras la fractura.
- Osteonecrosis secundarias a tratamiento esteroideo, fundamentalmente de cabeza femoral, humeral o cóndilos femorales: pueden precisar estudio con resonancia magnética y gammagrafía ósea. Tratamiento en descarga, con mantenimiento de los recorridos articulares y potenciación de la musculatura con ejercicios isométricos y TENS.
- La artritis por microcristales de ácido úrico precisará reposo articular funcional, fármacos específicos y crioterapia.
- En caso de periostitis, hay que valorar su posible relación con el uso de voriconazol, pudiendo ser necesaria, de acuerdo con el servicio de neumología, la retirada del fármaco. El estudio diagnóstico se realiza con radiografía simple de las localizaciones afectadas y gammagrafía ósea en caso de dolor con localizaciones múltiples. Los bisfosfonatos pueden aliviar el dolor en estos casos, y no está contraindicada su prescripción según el protocolo de osteoporosis.
- Dorsolumbalgia inespecífica por inmovilidad o posturas antiálgicas que se tratarán mediante electroanalgesia, masoterapia, elongaciones, termoterapia superficial, y/o profunda analgésica y relajantes musculares.
- Dolor posquirúrgico, cicatrizal y hematomas, drenajes con irritación pleural: pueden suponer un obstáculo para la fisioterapia respiratoria por respiración superficial y nula colaboración con la tos. Se tratarán mediante TENS.
Con la disminución del dolor, se conseguirá realizar los ejercicios de fisioterapia respiratoria y disminuir la dosis de fármacos.

 PUNTOS CLAVE

- El TP es la opción terapéutica definitiva en pacientes seleccionados con enfermedad pulmonar avanzada e insuficiencia respiratoria terminal una vez agotadas el resto de opciones terapéuticas. El objetivo del TP es maximizar la supervivencia a largo plazo del paciente y proporcionar ganancias netas a la sociedad en su conjunto.
- La rehabilitación del trasplante pulmonar se refiere al conjunto de actividades dirigidas a mejorar y mantener la salud física de los pacientes en programa de TP.
- El equipo de RR (médicos rehabilitadores, fisioterapeutas y terapeutas ocupacionales) colabora en la selección de los candidatos. El médico rehabilitador debe aportar al resto del equipo de TP la información sobre el estado funcional del paciente, fragilidad, sarcopenia, adherencia a tratamientos e idoneidad desde el punto de vista de la especialidad, información necesaria en la toma de decisiones para la entrada en lista de espera.

- El estado funcional del paciente es un importante predictor de los resultados en trasplante, y la RR desempeña un papel esencial, en la fase pretrasplante y postrasplante, para lograr la mayor tolerancia al ejercicio físico y la recuperación temprana en el posoperatorio.
- El programa de RR es individualizado. En cada paciente se mide objetivamente su capacidad de esfuerzo y la respuesta cardiovascular al ejercicio mediante las pruebas de esfuerzo máximo (ramp test y ergometría, o prueba de esfuerzo incremental con análisis de gases).
- Es necesario implantar protocolos de RR que logren resultados positivos en áreas de capacidad máxima de ejercicio y funcionalidad, función del músculo esquelético y densidad mineral ósea. El entrenamiento físico es beneficioso para pacientes hospitalizados y ambulatorios, tanto antes como después del TP.

BIBLIOGRAFÍA

Abidi Y, Kovats Z , Bohacs A, et al. Lung Transplant Rehabilitation. A Review. Life. 2023;13:506.

Chambers DC, Perch M, Zuckermann A, et al., International Society for Heart and Lung Transplantation. The International Thoracic Organ Transplant Registry of the International Society for Heart and Lung Transplantation: Thirty-eighth adult lung transplantation report - 2021; Focus on recipient characteristics. J Heart Lung Transplant. 2021;40(10):1060.

Consensus document for the selection of lung transplant candidates: An update from the International Society for Heart and Lung Transplantation. J Heart Lung Transplant. 2021;40(11):1349-79.

Cooper JD, Patterson GA, Grossman R, Maurer J. Double-lung transplant for advanced chronic obstructive lung disease. Am Rev Respir Dis. 1989;139:303.

Hachem RR, Kotloff RM. Lung transplantation: An overview. Up To Date 2023.

Hardy JD, Webb WR, Dalton ML Jr, Walker GR Jr. Lung homotransplantation in man. JAMA. 1963;186:1065.

Leard LE, Holm AM, Valapour M, et al. Consensus document for the selection of lung transplant candidates: An update from the International Society for Heart and Lung Transplantation. J Heart Lung Transplant. 2021 Nov;40(11):1349-79.

Li M, Mathur S, Chowdhury NA, Helm D, Singer LG. Pulmonary rehabilitation in lung transplant candidates. J Heart Lung Transplant. 2013;32(6):626-32.

Loakeim F, Mazza T Casutt A. When to consider lung transplantation? Rev Med Suisse. 2022;18(804):2143-2149.

Reitz BA, Wallwork JL, Hunt SA, et al. Heart-lung transplantation: successful therapy for patients with pulmonary vascular disease. N Engl J Med. 1982;306:557.

Rochester CL, Fairburn C, Crouch RH. Pulmonary rehabilitation for respiratory disorders other than chronic obstructive pulmonary disease. Clin Chest Med. 2014;35:369-89.

Toronto Lung Transplant Group. Unilateral lung transplantation for pulmonary fibrosis. N Engl J Med- 1986;314:1140.

Wickerson L, Rozenberg D, Janaudis-Ferreira T, et al. Physical rehabilitation for lung transplant candidates and recipients: An evidence-informed clinical approach. World J Transplant. 2016;6(3):517-31.

Rehabilitación respiratoria en el paciente con COVID-19 en las diferentes fases

34

E. Pleguezuelos Cobo

OBJETIVOS

- Conocer las diferentes fases del proceso de rehabilitación de los pacientes que han presentado COVID-19.
- Aprender a evaluar a un paciente derivado a rehabilitación en la fase de ingreso hospitalaria y de forma ambulatoria.
- Comprender los diferentes componentes del programa de rehabilitación en cada una de las fases del programa.
- Reconocer las complicaciones más frecuentes que presentan los pacientes que han presentado COVID-19.

INTRODUCCIÓN

La enfermedad del nuevo coronavirus 2019, familiarmente conocida como COVID-19, se identificó por primera vez en Wuhan en la provincia de Hubei, China, en diciembre de 2019. El COVID-19 se ha ido propagando desde China al resto del mundo, adquiriendo una dimensión pandémica incontenible hasta el día de hoy. Esta enfermedad respiratoria infecciosa está causada por el síndrome respiratorio agudo severo por coronavirus tipo 2 (SARS-CoV-2). Como se demostró previamente para otros coronavirus, el SARS-CoV-2 media la infección a través de su interacción con la enzima conversora de la angiotensina 2 (ECA2) en las células huésped. La mayoría de las manifestaciones extrapulmonares se producen en aquellos órganos o sistemas en los que sus células expresan los receptores ECA2. Al respecto, tanto el tejido del músculo cardíaco como el del músculo esquelético muestran una expresión considerable de ECA2, lo que sugiere una potencial susceptibilidad a la infección inducida por SARS-CoV-2 en ambos tipos de tejidos.

En muchos casos, los pacientes permanecen postrados en cama en la unidad de cuidados intensivos (UCI) durante períodos prolongados. Estos pacientes a menudo permanecen en decúbito prono durante muchas horas, lo que puede causar disfagia, debilidad muscular, miopatía y neuropatía tras su paso por la UCI debido a una enfermedad crítica, así como movilidad articular reducida, dolor en el raquis y los hombros, dificultad para la bipedestación y alteraciones del equilibrio, que puede llegar a provocar un trastorno de la marcha. Todas estas secuelas producen un menoscabo importante en la capacidad funcional, provocando limitaciones en las actividades básicas de la vida diaria y las instrumentadas. Un dato importante a destacar es que, independiente de la gravedad de la fase aguda de la enfermedad, los pacientes que han sufrido COVID-19 pueden presentar secuelas. Actual-

mente hay poca evidencia científica para orientar el enfoque de la rehabilitación en pacientes con COVID-19, ya que la mayoría de los artículos publicados son cartas, informes y editoriales, motivo entendible en parte por el inicio rápido de la pandemia de COVID-19.

Una preocupación principal es el momento de iniciar un protocolo de rehabilitación frente a la amenaza real de la propagación del COVID-19. Existen autores que defienden un programa de rehabilitación precoz, para prevenir y tratar complicaciones como la polineuropatía y miopatía en la enfermedad crítica. Sin embargo, existen recomendaciones como la de la Asociación China de Medicina de Rehabilitación y la Asociación Italiana de Medicina Física y Rehabilitación que desaconsejan el inicio de rehabilitación precoz, por el riesgo de presentar desaturación.

En este capítulo, se realizará una descripción de la valoración y el tratamiento de rehabilitación en los pacientes que han sufrido COVID-19, según la experiencia del autor y realizando una revisión de la bibliografía.

FASE DE INGRESO HOSPITALARIO

Unas de las complicaciones más importantes, y que influyen en el pronóstico de los pacientes, es la presencia de debilidad muscular adquirida en la UCI. En una revisión sistemática, se informó de su prevalencia mediana del 43 % (rango intercuartílico 25-75 %), si bien estos porcentajes podrían ser superiores, ya que posiblemente sea una entidad infradiagnosticada. La debilidad puede deberse a causas neuromusculares primarias, pero estas representan < 0,5 % de todos los casos. Con mayor frecuencia, la debilidad muscular se desarrolla como un trastorno secundario mientras los pacientes están siendo tratados por afectaciones potencialmente mortales. La debilidad puede originarse por una alteración neurogénica (polineuropatía de enfermedad crítica), una alteración miogénica (miopatía por enfermedad crítica) o una combinación de estas etiquetada como neuromiopatía de enfermedad crítica. Los pacientes COVID-19 ingresan en las UCI en una situación crítica que frecuentemente precisa ventilación mecánica y, generalmente, el ingreso en UCI es prolongado. El hecho de esta gravedad y la duración del ingreso provocan que los pacientes COVID-19 tengan un mayor riesgo de presentar la debilidad adquirida en la UCI. Actualmente, no existen estudios en relación con la prevalencia de esta entidad en pacientes COVID-19; no obstante, la experiencia clínica permite afirmar que existe un gran número de pacientes que la presenta.

> ! Los pacientes con COVID pueden presentar una situación crítica que requiera ingreso prolongado en UCI con necesidad de ventilación mecánica, por lo que tienen un riesgo más elevado de presentar debilidad adquirida del paciente crítico.

Valoración previa a la rehabilitación

Antes de empezar el tratamiento de rehabilitación es importante evaluar al paciente. En la evaluación se valorará:

• Idoneidad: como se ha mencionado en la introducción, no existe un consenso en el inicio de la rehabilitación en los pacientes con COVID-19. En la **tabla 34-1** se des-

criben los criterios que contraindicarían realizar la rehabilitación.

• Exploración musculoesquelética: en un porcentaje elevado, los pacientes con COVID-19 ingresados (UCI o planta de hospitalización) han requerido la posición en decúbito prono para mejorar su ventilación. Esta situación puede provocar patología en el sistema musculoesquelético, sobre todo en la columna cervical, dorsal y lumbar, así como en tobillo y hombros. Del mismo modo, la posición mantenida en la cama puede provocar lesiones del sistema nervioso periférico, y las que se observan con mayor frecuencia en los pacientes con COVID-19 son la neuropatía del nervio supraescapular y la del nervio peroneal.

• Valoración de la musculatura periférica:
  – Las guías actuales recomiendan un diagnóstico clínico de la debilidad adquirida en UCI, realizado mediante la evaluación de la fuerza muscular a pie de cama con el uso de la puntuación total del Medical Research Council (MRC). Esta puntuación asigna un valor entre 0 (sin contracción) y 5 (fuerza muscular normal) para cada uno de los 12 grupos de músculos, incluida la abducción del hombro, la flexión del codo, la extensión de la muñeca, la flexión de la cadera, la extensión de la rodilla y la dorsiflexión del tobillo, todos puntuados bilateralmente. La puntuación total oscila entre 0 y 60. Una cifra inferior a 48 es diagnóstica de debilidad adquirida en la UCI, y una puntuación inferior a 36 orienta hacia una afectación grave. Esta valoración se considera el método de

Tabla 34-1. Contraindicaciones para iniciar la rehabilitación	
Respiratorias	• Saturación de oxígeno < 90 % • Frecuencia respiratoria > 30 respiraciones/min • PEEP ≥ 1 0 cmH$_2$O • Fracción de oxígeno inspirado > 0,6 (relativa) • Edema agudo de pulmón • Síntomas respiratorios y fatiga que empeoran y no se alivian después del descanso • Disnea
Cardiovasculares	• Presión arterial sistólica < 90 o > 180 mmHg • Presión arterial media < 65 o > 110 mmHg, o un cambio de más del 20 % desde el inicio • Frecuencia cardíaca ≤ 40 lpm y ≥ 120 lpm • PEEP ≥ 10 cmH$_2$O • Fracción de oxígeno inspirado > 0,6 (relativa) • Nuevo inicio de arritmia e isquemia miocárdica • Signos de *shock* acompañados de lactato en sangre ≥ 4 mmol/L • Trombosis venosa profunda inestable • Tromboembolismo pulmonar • Estenosis aórtica grave • Dolor torácico
Sistema nervioso	• RASS ≥ +2 • Presión intracraneal ≥ 20 cmH$_2$O • Convulsiones en las últimas 24 horas • Cefalea
Otras	• Posición de decúbito prono • Sangrado activo • Temperatura ≥ 37,2 °C • Sudoración • Inestabilidad • Visión borrosa

PEEP: presión positiva al final de la espiración; RASS: *Richmond Agitation Assessment Scale*.

referencia (estándar de oro). Las ventajas de esta valoración son las siguientes: es una prueba no invasiva, se realiza al lado de la cama de los pacientes, es fiable y válida (sobre todo, en las puntuaciones de rango 0-3). Como inconvenientes, se pueden destacar las siguientes: puede verse afectada por la posición del paciente y la disponibilidad de la extremidad para la evaluación (presencia de vendajes, dispositivos, etc.), y es difícil discriminar entre el rango de puntuación de 4-5. Esta valoración debería ser la más utilizada, ya que no requiere sistema de valoración alguno que pueda actuar como un transmisor de la infección.

- Valoración de fuerza de prensión: es un procedimiento fácil, muy reproducible y no invasivo, aunque el resultado no orienta hacia la afectación muscular global del paciente. Cifras inferiores a 11 kg en los hombres y 7 kg en las mujeres se consideran compatibles con la entidad de debilidad adquirida en la UCI. Hay que recordar que si se utiliza esta técnica para valorar a los pacientes, debe ser desinfectada para evitar la transmisión del virus.
- Existen otras técnicas de neurofisiología y pruebas de imagen que pueden realizarse para poder establecer el diagnóstico, pero por su complejidad, alta especialización y coste no suelen realizarse en la práctica clínica habitual. No se recomienda realizar estas pruebas por el alto riego de la transmisión de la enfermedad.
• Valoración de la musculatura respiratoria: la valoración de la musculatura respiratoria requiere voluntariedad del paciente y un sistema que precisa fungibles, principalmente filtros. Se debe valorar la relación entre riesgo y beneficio para poder llevar a cabo este tipo de valoración:
- Presión inspiratoria y espiratoria máxima: es una valoración indirecta en la boca. Una presión inspiratoria máxima inferior a 60 cmH$_2$O orienta hacia una debilidad de la musculatura inspiratoria. Es predictiva en cuanto a la duración de la ventilación mecánica y la mortalidad. No obstante, cifras inferiores a la normalidad pueden deberse a la mala técnica.
- Presión transdiafragmatica: es una técnica muy específica para valorar la fuerza del diafragma, y cifras inferiores a 60 cmH$_2$O orientarían a una debilidad. No obstante, es una técnica invasiva que requiere técnicos especializados.
- Existen otras pruebas invasivas que no dependen de la voluntariedad del paciente, y técnicas de imagen que proporcionarían información de la situación de la musculatura respiratoria. No obstante no se recomendaría realizar estas pruebas en la práctica clínica en pacientes con COVID-19 por la dificultad y el alto riesgo de transmitir la enfermedad.

El decúbito prono puede provocar patología en el sistema musculoesquelético, sobre todo en la columna cervical, dorsal y lumbar, así como en el tobillo y los hombros. El encamamiento prolongado puede provocar lesiones del sistema nervioso periférico, y las observadas con más frecuencia son la neuropatía del nervio supraescapular y la del nervio peroneal.

La valoración de la rehabilitación en el paciente con COVID-19 incluye: analizar la idoneidad del candidato, una exploración musculoesquelética, y la valoración de la fuerza de la musculatura periférica y de la musculatura respiratoria.

Tratamiento

Según una revisión reciente, el tratamiento de rehabilitación no se recomienda en los pacientes graves y críticos. El Ministerio de Sanidad recomienda iniciar la rehabilitación a partir del cuarto día, una vez que el paciente se encuentre estabilizado y que se cumplan los criterios de indicación de rehabilitación. En el momento del inicio de la rehabilitación, debe primar la seguridad de los profesionales sanitarios, y hay que utilizar todas las medidas necesarias para evitar la propagación de la infección. La prescripción debe ser individualizada y centrándose en las necesidades específicas del paciente. Los pacientes deben monitorizarse en todo momento para evitar complicaciones.

Cuidados básicos

Es importante la posición del paciente en la cama, para evitar rigideces en las articulaciones y retracciones musculares, sobre todo del gastrocnemio medial y lateral, y el sóleo, que provoquen un pie equino. Del mismo modo, se deben valorar y prevenir las compresiones nerviosas, como por ejemplo del nervio supraescapular, el nervio radial y el nervio peroneo.

Movilización precoz

La movilización precoz es la aplicación e intensificación precoz de la rehabilitación que se realiza en pacientes con enfermedad crítica, y generalmente se inicia entre dos y cinco días desde el inicio de la enfermedad crítica (siempre que no haya contraindicaciones). Incluye los siguientes ejercicios: movilidad en la cama, ejercicios de rango de movimiento, ejercicios de potenciación de la musculatura periférica, sentarse, bipedestación, transferencias y reeducación de la marcha.

Es un tratamiento que debe planificarse, por lo que debe estar organizado por un equipo interdisciplinar en el que participen intensivistas, rehabilitadores, enfermería, auxiliares de enfermería, celadores, terapeutas ocupacionales, fisioterapeutas y familiares del paciente. Sin embargo, no existe una definición consensuada de movilización precoz en pacientes con ventilación mecánica, y no se conocen bien las actividades que la constituyen. Se ha observado que la movilización precoz, también conocida como movilización temprana, tiene efectos positivos, como la disminución de la atrofia muscular, la duración de la ventilación mecánica, la duración de la estancia hospitalaria y el aumento de la capacidad funcional, pero carece de impacto en los resultados a largo plazo.

En la **tabla 34-2** se describen las causas del cese de las movilizaciones precoces. No existen estudios en pacientes con COVID-19, pero se cree que estaría indicado en aquellos pacientes que tuviesen limitaciones funcionales. En el caso de los pacientes con COVID-19, este tratamiento debe realizarse en la cama o cerca de ella, sin salir de la sala para evitar el contagio de la enfermedad.

 La movilización temprana tiene efectos positivos, como la disminución de la atrofia muscular, la duración de la ventilación mecánica, la duración de la estancia hospitalaria y el aumento de la capacidad funcional, pero carece de impacto en los resultados a largo plazo.

Electroestimulación muscular

La debilidad adquirida en la UCI es una debilidad muscular global muy común que afecta a alrededor del 50 % de los pacientes de la UCI con ventilación mecánica durante más de 48 horas. Los factores de riesgo incluyen reposo en cama, sepsis e insuficiencia multiorgánica, hiperglucemia, y uso de corticoesteroides y bloqueadores neuromusculares. La bibliografía hasta la fecha sobre pacientes críticos con COVID-19 ha confirmado la necesidad de ventilación mecánica a largo plazo, altas dosis de agentes bloqueadores neuromusculares y reposo prolongado en cama. Además, una de las estrategias terapéuticas clave para estos pacientes ha sido el uso temprano de corticoesteroides, que es otro factor de riesgo importante implicado en la debilidad adquirida en la UCI. Debido a que el estado de alerta y la cooperación de muchos pacientes impiden la movilización activa temprana, se ha sugerido como alternativa la estimulación eléctrica neuromuscular. Se han realizado varios ensayos clínicos aleatorizados, en su mayoría pequeños, en pacientes críticos, con un uso variable de frecuencias, intensidades y duración de la electroestimula-

Tabla 34-2. Criterios de finalización de movilización precoz

- Taquicardia (> 140 lpm)
- Bradicardia (< 50 lpm)
- Arritmias
- Hipertensión: presión arterial sistólica > 180 mmHg
- Hipotensión: presión arterial sistólica < 80 mmHg
- Hipotensión ortostática sintomática
- Presión arterial media < 60 o > 110 mmHg
- Saturación de oxígeno < 88 %
- Asincronía con ventilación mecánica
- Anormalidad en la frecuencia respiratoria: > 40 respiraciones/min o < 5 respiraciones/min
- Uso significativo de músculos accesorios
- Dolor de pecho significativo
- Palidez excesiva o enrojecimiento de la piel
- Fatiga extrema
- Incremento de disnea que no mejora con el reposo
- Cefalea intensa
- Inestabilidad
- Visión borrosa
- Intolerancia del paciente o solicitud de parar
- Hemorragia y extracción inesperada de dispositivos médicos

lpm: latidos por minuto.

ción muscular con resultados muy variables, lo que limita la combinación y la interpretación de los datos. Aunque algunos estudios fueron prometedores, la revisión sistemática y el metaanálisis más reciente no revelaron una mejora significativa en la fuerza muscular o la dependencia de la ventilación mecánica. Este tratamiento debería ser de segunda línea en aquellos pacientes que no pudiesen realizar tratamiento mediante movilización precoz.

Fisioterapia respiratoria

La fisioterapia en la UCI será idéntica a la de aquellos pacientes que están ingresados por cualquier otra causa y que precisen tratamiento con fisioterapia respiratoria. La infección respiratoria asociada a COVID-19 se asocia principalmente a tos seca no productiva, y en la afectación del tracto respiratorio inferior, generalmente implica neumonitis, en lugar de consolidación exudativa. En estos casos, las intervenciones de fisioterapia respiratoria no están indicadas. Las características respiratorias de la COVID-19 grave son la hipoxemia y la insuficiencia respiratoria aguda. Las tomografías computarizadas de tórax de pacientes con COVID-19 han revelado patrones distintos de afectación pulmonar: un fenotipo de vidrio deslustrado multifocal y sobreperfundido, con nódulos centrolobulillares, consolidación en parches y broncograma aéreo intrabronquial; dilatación y congestión de los capilares septales, seguido de exudación hacia el espacio alveolar con edema intersticial; exudación vascular en el intersticio, con consolidaciones; rellenas por broncograma aéreo; exudación fibrosa con múltiples consolidaciones, y engrosamiento de las paredes bronquiales y el tabique interlobulillar, y consolidaciones parcheadas. Esto explica por qué los pacientes con COVID-19 presentan un curso clínico extremadamente variable y por qué se requieren estrategias ventilatorias individualizadas.

Las intervenciones de fisioterapia respiratoria en salas hospitalarias o en la UCI pueden estar indicadas para pacientes con sospecha o confirmación de COVID-19 y que concurren o desarrollen posteriormente consolidación exudativa, hipersecreción mucosa y dificultad para eliminar las secreciones.

La fisioterapia respiratoria en la UCI, puede estar indicada durante la ventilación mecánica y tras la extubación.

Fisioterapia respiratoria durante la ventilación mecánica

No existe evidencia en cuanto a la mejora de la fisioterapia precoz en pacientes con COVID-19. No obstante, de forma empírica, podría ser eficaz en la eliminación de las secreciones. Solo el 34 % de los pacientes con COVID-19 presentan un incremento de la producción de secreciones, por lo que podrían estar indicadas técnicas como el drenaje de secreciones subglóticas, la higiene postural y la hiperinsuflación con ventilador:

- Drenaje de secreciones subglóticas: los pacientes intubados y ventilados tienen un mayor riesgo de sufrir una sobreinfección bacteriana, provocando una neumonía asociada a la ventilación. Hasta la fecha, una de las complicaciones más temibles de la infección por SARS-CoV-2 es la infección bacteriana secundaria. Se debe recordar que tanto en los pacientes críticos ventilados como los pacientes COVID-19, la necesidad de una presión positiva al final de la espiración (PEEP) y una fracción inspiratoria de oxígeno elevadas en determinados momentos del proceso patológico favorece que las secreciones sean más viscosas y difíciles de movilizar. En un estudio retrospectivo de un solo centro, se detectaron infecciones bacterianas en el 43 % de los pacientes ancianos infectados con SARS-CoV-2, y fueron un fuerte predictor del riesgo general de muerte. Según un metaanálisis de 20 ensayos controlados aleatorizados (Mao *et al.,* 2016), el drenaje de secreciones subglóticas redujo la incidencia de neumonía asociada a la ventilación, y también los días de ventilación mecánica en cuatro ensayos clínicos. No obstante, estos autores no observaron diferencias en los días de estancia en la UCI y en la mortalidad. Existe controversia en cuanto al uso de esta técnica por los resultados contradictorios. Son pocos los acuerdos con respecto a qué técnicas se deben utilizar en pacientes con COVID-19, si bien la Asociación italiana de Fisioterapeutas Respiratorios no sugiere que esta técnica deba iniciarse de forma precoz, y señala que solo debería realizarse bajo un circuito de aspiración cerrado para limitar la dispersión de las gotas y evitar la pérdida de PEEP. La recomendación del autor de este capítulo es que se podría utilizar en pacientes con COVID-19 valorando la relación riesgo-beneficio y nunca en fases iniciales de la enfermedad.

- Higiene postural: si bien el drenaje postural se ha abandonado porque requiere una inversión de tiempo considerable y proporciona solo un beneficio clínico menor, la colocación del paciente todavía se considera una técnica óptima y rápida para movilizar secreciones, y aumentar los volúmenes pulmonares, la perfusión y la oxigenación. No obstante, existen datos contradictorios en la bibliografía en relación con el posicionamiento del paciente y la reducción de las neumonías asociadas al ventilador. En los últimos estudios publicados, la posición de decúbito prono parece incrementar el riesgo de neumonías, a pesar de que en un porcentaje elevado de pacientes con COVID-19 se requiere una posición en decúbito prono para homogeneizar la perfusión pulmonar y mejorar el desajuste entre ventilación/perfusión. Se podría afirmar que una posición más alta de la cabeza (30-60°) reduce el riesgo de neumonía asociada al ventilador. En las recomendaciones en los pacientes con COVID-19, se sugiere la implementación temprana de los cambios posturales aunque no hay datos concluyentes. En resumen, las maniobras de posicionamiento mencionadas anteriormente pueden representar una estrategia importante para reducir el riesgo de infecciones bacterianas respiratorias secundarias en pacientes con COVID-19 ventilados mecánicamente, facilitando el aclaramiento de moco y movilizando las secreciones, mejorando así los volúmenes pulmonares, la perfusión y la oxigenación.
- Hiperinsuflación con el ventilador: está indicada en el paciente que presenta alteración de los volúmenes pulmonares, atelectasia y reducción de los flujos respiratorios, y el principal objetivo es promover la limpieza de las vías respiratorias en pacientes de UCI con ventilación mecánica. Recientemente, Ribeiro *et al.* compararon seis modelos de hiperinsuflación con el respirador. La ventilación controlada por volumen y la ventilación con soporte de presión lograron la mejor puntuación de efectividad, con menos asincronías paciente-ventilador en el modo de soporte de presión. En resumen, la técnica de hiperinsuflación del respirador puede considerarse para pacientes con COVID-19 grave para promover la limpieza de las vías respiratorias, aunque sus efectos beneficiosos reales aún no se han demostrado.

Fisioterapia respiratoria tras la extubación (y pacientes en sala de hospitalización)

Se utilizan técnicas clásicas de fisioterapia respiratoria dependiendo de los objetivos de su prescripción. No existen estudios específicos en pacientes con COVID-19. No obstante, si existe indicación, se podrían utilizar siempre con una protección total por parte del fisioterapeuta y control de filtros. Las técnicas más empleadas serían: el ciclo activo, hiperinsuflación manual, dispositivo de presión espiratoria positiva, la insuflación/exsuflación mecánica y la inducción de esputo.

Entrenamiento de la musculatura inspiratoria

El objetivo del entrenamiento de la musculatura es mejorar la fuerza de la musculatura inspiratoria para disminuir el grado de disnea en personas que no han precisado ventilación invasiva. En pacientes con ventilación mecánica, tiene el objetivo de disminuir el tiempo de ventilación. La vía aérea artificial no impide el entrenamiento, ya que es factible y seguro en pacientes seleccionados, con un tubo orotraqueal o una cánula de traqueostomía, y filtro antibacteriano y vírico. El dispositivo de entrenamiento utilizado con más frecuencia es el tipo umbral Threshold®, con resistencia al flujo. Se debe realizar una valoración previa para ajustar el tratamiento, iniciando por un 75 % de la presión máxima inspiratoria. Se recomienda realizarlo tres veces al día, con una secuencia de 10 repeticiones.

Terapia ocupacional

Los terapeutas ocupacionales deben tratar los déficits en relación con las actividades básicas de la vida diaria y las instrumentadas. Deben estar en el equipo interdisciplinar en la movilización precoz, ya que son imprescindibles para reeducar las transferencias. Pueden iniciar su tratamiento en las unidades de cuidados intensivos y en la sala de hospitalización. Deben realizar el tratamiento en la cama, alrededor de ella y en el lavabo.

Refuerzo

Se puede utilizar un sistema de refuerzo para que los pacientes sigan realizando los ejercicios que efectúan con los fisioterapeutas y terapeutas ocupacionales. En el hospital del autor, se diseñaron vídeos que se proyectaban en los televisores de las habitaciones y en la UCI. Los vídeos son clases dirigidas que el paciente podía seguir desde su habitación.

> Los componentes del tratamiento de rehabilitación que pueden ofrecerse a los pacientes durante el ingreso son: posicionamiento, movilización precoz, electroestimulación, fisioterapia respiratoria, entrenamiento musculatura respiratoria y terapia ocupacional.

FASE DE TRATAMIENTO AMBULATORIO

Los síntomas más comunes de los pacientes con COVID-19 son fiebre, tos, dificultad para respirar y mialgia/fatiga. Es importante destacar que tras la infección por coronavirus del SARS, que surgió en el sudeste asiático a principios de 2003, se observó previamente un síndrome posvírico crónico caracterizado por fatiga crónica, mialgia variable inespecífica, depresión y trastornos del sueño. La corta experiencia indica que los pacientes con COVID-19 presentan un cuadro similar al que se describió en 2003 por el SARS. En un estudio reciente se observó que los síntomas se van minimizando tras la fase aguda de la enfermedad, pero un 53 % de los pacientes presentaron disnea persistente, un 34 % tos persistente y el 69 % fatiga persistente. Existen teorías para explicar la fatiga de los pacientes, pero no existe una evidencia de la causa de esa fatiga. Desde los servicios de rehabilitación, se deben valorar la fatiga y la disnea (tras haber descartado una patología respiratoria), y hay que tratar de prescribir un programa de rehabilitación para minimizar los síntomas de los pacientes.

> ! Tras la fase aguda de COVID-19, se ha observado que algunos paciente presentan disnea persistente, tos persistente y/o fatiga persistente.

> Algunos pacientes que han presentado COVID-19 podrían llegar a desarrollar un síndrome posvírico crónico caracterizado por fatiga crónica, mialgia variable inespecífica, depresión y trastornos del sueño.

Valoración previa a la rehabilitación

Cuando un paciente que ha padecido COVID-19 persiste con disnea, fatiga, intolerancia al esfuerzo o debilidad muscular entre otras sintomatologías, es derivado a los servicios de rehabilitación. Lo primero que se debe realizar es una valoración integral del paciente interrogando sobre el curso la enfermedad que padeció, si ha presentado alguna complicación y qué sintomatología presenta la actualidad. La anamnesis se completará con una revisión de los antecedentes del paciente y de su situación sociofuncional, Tras el interrogatorio inicial se realizará la valoración que se detalla a continuación.

Exploración física completa

Hay que hacer hincapié en las posibles limitaciones articulares y déficits neurológicos por compresión de nervio periférico. Es importante determinar la presencia de síntomas por disfunción autónoma, ya que, si fuese así, se debería planificar la rehabilitación desde las primeras fases en sedestación y prescribir un sistema de compresión de los miembros inferiores.

> Si el paciente presenta síntomas por disfunción autónoma, se debería planificar la rehabilitación desde las primeras fases en sedestación y prescribir un sistema de compresión de miembros inferiores.

Valoración de la capacidad funcional

Existen diversos métodos para determinar la capacidad de ejercicio, algunos más complejos y que precisan de alta tecnología y otros más sencillos de realizar. Todos ellos han demostrado su fiabilidad, de forma que se puede realizar una correcta valoración de la capacidad de ejercicio sea cual sea el entorno:

- Prueba de marcha de 6 minutos: es la más utilizada, y la que mejor se correlaciona con parámetros de capacidad funcional y pronóstico. Es una prueba denominada de paseo. Es de fácil realización y segura, y refleja adecuadamente las actividades de la vida diaria. Requiere un equipo tecnológico sencillo y un personal técnico no muy especializado. Su correcta realización ha sido recogida en las guías clínicas de la American Thoracic Society (ATS). Consiste en hacer caminar al paciente por un pasillo de al menos 30 m. Se le indica que camine lo más rápido posible durante 6 minutos, y se recomienda animarle cada 2 minutos con frases estandarizadas. Se debe repetir la prueba tres veces, dejándole descansar 30 minutos entre ellas, o en días sucesivos, eligiendo la mejor de ellas. Durante la prueba, se puede monitorizar la frecuencia cardíaca, la saturación de oxígeno y el grado de disnea. Si el paciente es portador de oxígeno portátil, deberá llevarlo durante la prueba. Se trata de una prueba fundamental del estado funcional del paciente y es la que mejor determina sus actividades de la vida diaria.
- Prueba de lanzadera: es una prueba de marcha, fácil de realizar, con poca variabilidad y reproducible. Se ha utilizado mucho en Gran Bretaña y algo menos en este entorno. Sigue un protocolo de esfuerzo progresivo e incremental. Tiene un perfil de prueba máxima, fijándose el ritmo de marcha en 12 niveles. Se pide al paciente que camine alrededor de un óvalo de 10 m de longitud, marcado por dos conos; la velocidad de paso se determina por una señal sonora cada 10 m. A cada señal, el paciente debe aumentar la velocidad. La medida es el número de segmentos completados y el nivel alcanzado. La prueba se detiene cuando el paciente no puede mantener la velocidad o la disnea le impide continuar, o si alcanza el 85 % de su frecuencia cardíaca máxima. Al inicio y en la finalización de la prueba, se monitorizan la presión arterial, la frecuencia cardíaca,

la saturación de oxígeno, la disnea y la aparición de dolor en los miembros inferiores.

- Ergoespirometría: se trata de una prueba de esfuerzo que requiere un equipo más sofisticado; puede realizarse en cicloergómetro o en tapiz rodante. Es una prueba progresiva, y puede ser de esfuerzo máximo o submáximo. Consiste en la realización de un esfuerzo incremental, limitado por síntomas o cuando se considera que el paciente ha alcanzado su esfuerzo máximo. Se puede medir la reserva cardíaca, metabólica y respiratoria: se mide de forma no invasiva el oxígeno (volumen de oxígeno consumido [VO_2]) y el monóxido de carbono (volumen de dióxido de carbono [VCO_2]) en el aire espirado, la carga de trabajo, la ventilación minuto y sus componentes, la frecuencia respiratoria y el volumen corriente, la frecuencia cardíaca y la presión arterial sistémica. También se determinan la combinación de las variables anteriores: los equivalentes de oxígeno (ventilación minuto/VO_2) y dióxido de carbono (ventilación minuto/VCO_2), y el pulso de oxígeno (VO_2/frecuencia cardíaca). Durante la prueba, se monitorizan de forma continua el electrocardiograma, y la pulsioximetría. Esta prueba permite valorar la función cardíaca, la función ventilatoria y la función muscular, y la integración entre todos los sistemas implicados en la fisiología del ejercicio. En pacientes con COVID-19, tiene una gran utilidad para valorar la causa de la disnea, ya que se pueden determinar las variables dependientes de cada sistema, y la principal causa de la disnea y fatiga. En un estudio realizado por el grupo de investigación del autor, se ha podido demostrar que los pacientes con COVID-19 mostraron una marcada ineficiencia mecánica similar a la observada en pacientes con enfermedad pulmonar obstructiva crónica e insuficiencia cardíaca. Los pacientes con COVID-19 y enfermedad pulmonar obstructiva crónica mostraron una disminución significativa en la producción de potencia en comparación con la insuficiencia cardíaca durante el pedaleo, a pesar de tener una respuesta similar en el VO_2 en cada intensidad.

> **!** En pacientes con COVID-19, la ergoespirometría tiene una gran utilidad para valorar la causa de la disnea, ya que se pueden determinar las variables dependientes de cada sistema, y la principal causa de la disnea y fatiga.

Valoración de la musculatura respiratoria

La fuerza de la musculatura respiratoria se valora principalmente mediante la medición de la **presión inspiratoria máxima** (PIM) y la **presión espiratoria máxima** (PEM) utilizando un manómetro de presiones. Estas pruebas son volitivas y consisten en pedir al paciente que realice una inspiración y una espiración máxima contra resistencia, lo que permite evaluar la capacidad de los músculos respiratorios para generar presión.

Valoración de la función muscular

Existen diferentes formas de valorar la fuerza muscular periférica:

- Valoración de la fuerza de prensión: descrito anteriormente.
- Valoración de una repetición máxima: consiste en la fuerza generada por un grupo muscular cuando realiza una repetición al máximo nivel posible, valorando por tanto la fuerza isotónica. Se trata de una valoración más objetiva y que ha demostrado en pacientes ser sensible a los cambios tras tratamiento.
- Pruebas isocinéticas: los aparatos de isocinéticos valoran la fuerza muscular isocinética máxima en régimen concéntrico-concéntrico o en concéntrico-excéntrico, en un determinado rango de movimiento y velocidad. Es el método de referencia en la valoración de la fuerza, pero tiene como inconveniente el coste del sistema.
- La bioimpedancia: es un método de análisis no invasivo, rápido, reproducible, validado y aceptado por los expertos del European Working Group on Sarcopenia in Older People, que permite conocer con gran precisión los compartimentos del cuerpo. El método se basa en la aplicación de una corriente eléctrica alterna de una intensidad muy pequeña y la oposición de materiales biológicos al paso de esta corriente. Permite estimar: sodio/potasio intercambiable, masa celular, masa grasa, masa magra y masa muscular (en kg y porcentaje del peso corporal total), agua total, agua extracelular y agua intracelular (en litros y porcentaje), metabolismo basal (en kilocalorías) y ángulo de fase.

Escalas de valoración

Existen numerosas escalas que podrían pasarse previamente al programa de rehabilitación: se describirán aquí las más referenciadas y recomendadas en pacientes COVID-19:

- La escala de equilibrio de Berg se desarrolló en 1989 para medir el equilibrio en los ancianos. Es una escala que consta de 14 ítems, puntuados de 0 a 4, que se suman para lograr una puntuación total entre 0 y 56; una puntuación más alta indica un mejor equilibrio. Los elementos varían en cuanto a dificultad, desde sentarse en una silla hasta pararse sobre una pierna. La escala de equilibrio de Berg tarda aproximadamente 10-15 minutos en completarse. Requiere una silla, un cronómetro, una regla y un escalón. Aunque esta escala se desarrolló originalmente para medir el equilibrio en los ancianos, ahora se usa normalmente para medir el equilibrio en personas con diferentes condiciones y discapacidades. En promedio, los pacientes con puntuaciones inferiores a 40 tienen casi 12 veces más probabilidades de caer que aquellos con puntuaciones superiores a 40. Puntuaciones inferiores a 45 sobre 56 suelen aceptarse como indicadores de alteración del equilibrio. En diversos artículos se establece como punto de corte los 45 puntos de 56 para una deambulación independiente segura.
- El cuestionario internacional de actividad física (IPAQ, *International Physical Activity Questionnaire*) fue desarrollado para valorar el nivel de actividad física de los pacientes. Desde entonces, el IPAQ se ha convertido en el cuestionario de actividad física más utilizado, con dos versiones disponibles: el formulario largo de 31 ítems (IPAQ-LF, *Long Form*) y el

formulario corto de 9 ítems (IPAQ-SF, *Short orm*). La forma corta registra la actividad de cuatro niveles de intensidad: actividad de intensidad vigorosa como aeróbicos; actividad de intensidad moderada como ciclismo de ocio; caminar; y sentarse. Los autores originales recomendaron la versión de «recuerdo de los últimos 7 días» del IPAQ-SF para los estudios de vigilancia de la actividad física.

- Índice de Barthel: es una medida simple en cuanto a su obtención e interpretación, fundamentada sobre bases empíricas. Se trata de asignar a cada paciente una puntuación en función de su grado de dependencia para realizar una serie de actividades básicas. Los valores que se asignan a cada actividad dependen del tiempo empleado en su realización y de la necesidad de ayuda para llevarla a cabo. Las actividades de la vida diaria incluidas en el índice original son diez: comer, trasladarse entre la silla y la cama, aseo personal, uso del retrete, bañarse/ducharse, desplazarse (andar en superficie lisa o en silla de ruedas), subir/bajar escaleras, vestirse/desvestirse, control de heces y control de orina. Las actividades se valoran de forma diferente, pudiéndose asignar 0, 5, 10 o 15 puntos. El rango global puede variar entre 0 (completamente dependiente) y 100 puntos (completamente independiente).

> ! La valoración ambulatoria del paciente que ha presentado COVID-19 se asemeja a la de cualquier paciente que va a realizar un programa de rehabilitación respiratoria en donde se valora la capacidad funcional, la función de la musculatura periférica y respiratoria.

> 💡 Las escalas más utilizadas en los estudios sobre COVID son: escala de equilibrio de Berg, el IPAQ y el índice de Barthel.

Tratamiento

El tratamiento rehabilitador ambulatorio del paciente que ha presentado COVID-19 tiene las siguientes características: debe ser personalizado, progresivo y centrado en mejorar la capacidad funcional, la función respiratoria, la disnea, la fatiga y la función muscular, considerando las afectaciones que la enfermedad ha provocado en cada paciente. El programa de rehabilitación respiratoria debe incluir educación, entrenamiento físico y apoyo psicológico, abordando de manera integral las necesidades del paciente para su recuperación:

- Educación del paciente: pueden desarrollarse manuales o materiales en papel o vídeo para explicar la importancia de la rehabilitación. Se debe insistir en la educación sobre estilos de vida saludables y, por último, se debe animar a los pacientes a participar en actividades familiares y sociales, ya que el aislamiento provocaría un incremento de atrofia muscular y un incremento en el riesgo de depresión.
- Como se ha comentados anteriormente, se está observando un incremento de lesiones de nervio periférico. Todos los pacientes deben ser evaluados para determinar la presencia de este tipo de lesión, sobre todo aquellos que han requerido ingreso en las UCI. La lesión más prevalente que se observa es la paresia del nervio peroneo, que provoca un pie en equino o un «pie caído» (debería realizarse un diagnóstico diferencial con la radiculopatía L4 y L5). En este tipo de lesión son tributarios de prescripción de ortesis de tobillo y pie, que son ortesis que sirven para controlar el pie y la articulación del tobillo y, de forma indirecta, la rodilla. Se denominan ortesis de tobillo y pie.
- Paciente con dolor articular y rigidez articular, sobre todo del hombro: deben valorarse e iniciar tratamiento de fisioterapia y terapia ocupacional para mejorar el balance articular para ser funcional. En pacientes con dolor, se puede prescribir tratamiento mediante analgesia y prescribir la utilización de electroestimulación transcutánea de baja frecuencia.
- Terapia ocupacional, con orientación para las actividades de la vida diaria: en las actividades básicas de la vida diaria se debe valorar y tratar la capacidad del paciente para realizar actividades diarias, como transferencia (en aseo, ir al baño, bañarse, etc.), y proporcionar orientación de rehabilitación para las barreras de la vida diaria; en actividades de la vida diaria instrumentadas, hay que evaluar y reeducar la capacidad de las actividades diarias instrumentales, e identificar barreras en la participación en la tarea y realizar intervenciones específicas.
- Prescripción de ejercicio de resistencia (aeróbico): existe una incuestionable evidencia sobre el papel eficaz que desempeña el ejercicio físico en el desarrollo del bienestar físico y mental, en la prevención de enfermedades y como tratamiento complementario en las enfermedades crónicas. Los programas de rehabilitación pretenden mejorar la morbimortalidad, la sintomatología, la capacidad cardiorrespiratoria y la calidad de vida de los pacientes con enfermedades. Con respecto a la enfermedad del COVID-19, la bibliografía científica es escasa, aunque los programas de rehabilitación han mostrado mejorar la aptitud cardiorrespiratoria y muscular, así como aumentar la capacidad de ejercicio, convirtiéndose en una herramienta esencial para mejorar la debilidad muscular, la disnea, la intolerancia al ejercicio y la calidad de vida en pacientes que presentan secuelas pos-COVID-19.

Este tipo de ejercicio puede realizarse de forma telemática con control mediante videoconferencia o presencial en el centro de salud u hospital.

Los programas de telerrehabilitación en la propia casa de los pacientes podrían ser una alternativa adecuada dadas las características y la logística que acarrea la enfermedad del COVID-19. Un enfermo de COVID-19 requiere al menos 4 semanas para recuperarse desde el inicio de los síntomas. A la mayoría de los pacientes que no requieren ingreso hospitalario, la Organización Mundial de la Salud (OMS) recomienda un confinamiento domiciliario restrictivo y el aislamiento de aproximadamente 2 semanas en habitaciones individuales para evitar la trasmisión del virus. Este confinamiento conlleva una pérdida importante del *fitness* (condición física) cardiorrespiratorio y muscular y, consecuentemente, del bienestar físico y mental. Es en este contexto donde la telerrehabilitación supervisada adquiere sentido. El ejercicio que se debe prescribir a los pacientes que han sufrido COVID debe ser de baja o media intensidad, para evitar el incremento de la fatiga o exacerbar las mialgias. Se ha observado que los pacientes COVID-19 presentan una disminución de la eficacia mecánica, asociada a una ineficacia ventilatoria. Los criterios de entrenamiento deben plantearse utilizando los parámetros de valoración que se hayan empleado. Si se utiliza la frecuencia cardíaca, se debe realizar un ejercicio al 60 % de la frecuencia cardíaca máxima. Si se ha utilizado la ergoespirometria, se debe utilizar la frecuencia cardíaca en el primer umbral ventilatorio, y si se ha utilizado la escala subjetiva de disnea, se trabajará en un Borg 4-5. Lo importante es la realización de un ejercicio con un incremento en la duración de este. La frecuencia del ejercicio oscila entre 3-5 veces a la semana. En los pacientes que no toleren un ejercicio continuo, por un incremento de disnea o fatiga, se puede valorar la posibilidad de realizar un ejercicio interválico. Hay que «obligar» a los pacientes a que no se aíslen y a que realicen un programa de marcha. Se les recomendará realizar un mínimo de 1 hora al día con una cadencia de marcha entre 60-100 pasos por minuto, según la tolerancia (Tabla 34-3).

• Entrenamiento de fuerza: se puede realizar de forma telemática o presencial. Se recomienda realizar ejercicio de fuerza con una frecuencia de 2 a 3 veces por semana, con un período de entrenamiento de 6 semanas y un aumento semanal del 5 al 10 % su repetición máxima, según la tolerancia del paciente. También se puede realizar un entrenamiento de fuerza mediante ejercicios calisténicos, incrementando las repeticiones según la tolerancia del paciente.

• Entrenamiento de equilibrio: estos ejercicios están indicados para aquellos pacientes con trastorno del equilibrio o que tengan un alto riesgo de caída. Independientemente de la modalidad de ejercicios empleados, la prescripción eficaz para mejorar el equilibrio en pacientes adultos es la siguiente: una frecuencia de tres sesiones a la semana, de entre 31 y 45 minutos la sesión y durante 12 semanas.

• Entrenamiento de la musculatura respiratoria: en aquellos pacientes que presenten una debilidad de la musculatura inspiratoria tras la valoración, es imprescindible la realización de entrenamiento mediante un dispositivo umbral tipo Threshold®, con resistencia al flujo. La intensidad se fija al 75 % de la presión máxima inspiratoria. Se recomienda realizarlo tres veces al día, con una serie de 10 repeticiones.

• Fisioterapia respiratoria: un pequeño porcentaje de pacientes precisan realizar en esta fase fisioterapia respiratoria. Se efectúan aquellas técnicas de fisioterapia que precise el paciente según el objetivo determinado.

 Es importante ortetizar al paciente si presenta una neuropatía del ciático poplíteo externo para mejorar la marcha y evitar caídas.
Los pacientes COVID-19 presentan una disminución de la eficacia mecánica, asociada a una ineficacia ventilatoria.

Tabla 34-3. Resumen de las características de un programa de rehabilitación

Sesión	Metodología	Frecuencia semanal	Duración (min)	Nº de ejercicios	Series	Repeticiones/ tiempo de esfuerzo	Descanso entre ejercicio/ serie	Intensidad
Calentamiento	General/ movilidad articular	3 s/s	10	1 a 3	1	5-15/20 segundos	15/60-120 segundos	FC al 40-50 % RPE 4-5
Parte principal	Ejercicios circuito	3 s/s	50	8 a 12	2 a 4	5 a 25 repeticiones/ 60 segundos	15/60-120 segundos	FC a VT1/ 50-75 % FC/4-8 RPE
Enfriamiento	Estiramientos/ relajación	3 s/s	10	1 a 8	1	20-30 segundos	15/60-120 segundos	FC hacia estado basal/RPE 1-3

FC: frecuencia cardíaca; RPE: esfuerzo percibido; s/s: sesiones semanales; VT1: primer umbral ventilatorio.

 PUNTOS CLAVE

• Los pacientes con COVID-19 que requieren un ingreso prolongado en UCI tienen más riesgo de presentar debilidad adquirida del paciente crítico.

• La valoración del paciente ingresado con COVID-19 antes del inicio del tratamiento de rehabilitación debe incluir: analizar la idoneidad del candidato, una exploración musculoesquelética, y valoración de la fuerza de la musculatura periférica y de la musculatura respiratoria.

• El tratamiento de rehabilitación durante el ingreso hospitalario consiste en: posicionamiento correcto, movilización precoz, electroestimulación (si se dispone), fisioterapia respiratoria, entrenamiento de la musculatura inspiratoria y terapia ocupacional.

• La valoración ambulatoria de rehabilitación se asemeja a la de cualquier paciente derivado a un programa de rehabilitación respiratoria (valoración de la capacidad funcional, función muscular periférica y respiratoria).

• En los pacientes que han presentado COVID-19 es muy importante la exploración física en busca de posibles neuropatías periféricas o patología musculoesquelética asociada.

• Lo más habitual es que el tratamiento de rehabilitación ambulatorio se prescriba un programa de ejercicio de resistencia combinado con ejercicios de fuerza muscular. También, en muchas ocasiones, se realiza entrenamiento de la musculatura inspiratoria si presentan debilidad de la musculatura respiratoria.

• En los pacientes que presentan trastorno del equilibrio o alto riesgo de caídas, se recomienda tratamiento específico del equilibrio.

BIBLIOGRAFÍA

Chinese Association of Rehabilitation Medicine; Respiratory Rehabilitation Committee of Chinese Association of Rehabilitation Medicine; Cardiopulmonary Rehabilitation Group of Chinese Society of Physical Medicine and Rehabilitation. [Recommendations for respiratory rehabilitation of coronavirus disease 2019 in adult]. Zhonghua Jie He He Hu Xi Za Zhi. 2020 Apr 12;43(4):308-314. Chinese. doi: 10.3760/cma.j.cn112147-20200228-00206. PMID: 32294814.

Demeco A, Marotta N, Barletta M, et al. Rehabilitation of patients post-COVID-19 infection: a literature review. J Int Med Res. 2020;48(8):300060520948382.

Desforges M, Le Coupanec A, Dubeau P, et al. Human coronaviruses and other respiratory viruses: underestimated opportunistic pathogens of the central nervous system? Viruses. 2019;12(1):E14.

Disnea: bases fisiopatológicas, medición e implicación en la rehabilitación. En: Guell R, De Lucas P, (eds.). Rehabilitación respiratoria. Madrid: MMC, 1999; p. 39-59.

Fan E, Cheek F, Chlan L, Gosselink R, et al. An official American Thoracic Society Clinical Practice guideline: the diagnosis of intensive care unit-acquired weakness in adults. Am J Respir Crit Care Med. 2014;190:1437-46.

Guan W, Ni Z, Hu Y, et al. Clinical characteristics of coronavirus disease 2019 in China. N Engl J Med. 2020;382(18):1708-20.

Hermans G, Van Mechelen H, Clerckx B, et al. Acute outcomes and 1-year mortality of intensive care unit-acquired weakness. A cohort study and propensity-matched analysis. Am J Respir Crit Care Med. 2014 15;190(4):410-20.

Actualización nº 136. Enfermedad por el coronavirus (COVID-19). 14.06.2020 [Internet]. Ministerio de Sanidad, 2020 [consulta el 2 de enero de 2025]. Disponible en: https://www.mscbs.gob.es/en/profesionales/saludPublica/ccayes/alertasActual/nCov-China/documentos/Actualizacion_136_COVID-19.pdf

Huang C, Wang Y, Li X, et al. Clinical Features of Patients Infected With 2019 Novel Coronavirus in Wuhan, China. Lancet. 2020;395(10223):497-506.

Jabbour G, Iancu HD, Mauriege P, Joanisse DR, Martin LJ. High-intensity interval training improves performance in young and older individuals by increasing mechanical efficiency. Physiol Rep. 2017; 5(7): e13232.

Jabbour G, Iancu HD. Mechanical efficiency improvement in relation to metabolic changes in sedentary obese adults. BMJ Open Sport Exerc Med. 2015;1(1): e000044.

Kiekens C, Boldrini P, Andreoli A, et al. Rehabilitation and respiratory management in the acute and early post-acute phase. «Instant paper from the field» on rehabilitation answers to the COVID-19 emergency. Eur J Phys Rehabil Med. 2020;56(3):323-32.

Kiekens C, Boldrini P, Andreoli A. Rehabilitation and respiratory management in the acute and early post-acute phase. Instant paper from the field on rehabilitation answers to the Covid-19 emergency. Eur J Phys Rehabil Med. 2020;56:323-26.

Latronico N, Bolton CF. Critical illness polyneuropathy and myopathy: a major cause of muscle weakness and paralysis. Lancet Neurol. 2011;10:931-41.

Lazzeri M, Lanza A, Bellini R, et al. Respiratory physiotherapy in patients with COVID-19 infection in acute setting: a Position Paper of the Italian Association of Respiratory Physiotherapists (ARIR). Monaldi Arch. Chest Dis. 2020;90

Li Y, Xia L. Coronavirus disease 2019 (COVID-19): role of chest CT in diagnosis and management. AJR Am. Roentgenol. 2020;214:1280-6.

Maltais F, Leblanc P, Jobin J, Casaburi R. Peripheral muscle dysfunction in chronic obstructive pulmonary disease. Clin Chest Med. 2000;21(4):665-77.

Mandal S, Barnett J, Brill SE, et al. Long-COVID: a cross-sectional study of persisting symptoms, biomarker and imaging abnormalities following hospitalization for COVID-19. Thorax. 2021;76(4):396-8.

Mao Z, Gao L, Wang G, et al Subglottic secretion suction for preventing ventilator-associated pneumonia: an updated meta-analysis and trial sequential analysis. Crit Care. 2016;20:353.

Moldofsky H, Patcai J. Chronic widespread musculoskeletal pain, fatigue, depression and disordered sleep in chronic post-SARS syndrome; a case-controlled study. BMC Neurol. 2011;11(1).

Pleguezuelos E, Del Carmen A, Llorensi G, et al. Severe loss of mechanical efficiency in COVID-19 patients. J Cachexia Sarcopenia Muscle. 2021;12(4):1056-63.

Ribeiro BS, Lopes AJ, Menezes SLS, Guimarães FS. Selecting the best ventilator hyperinflation technique based on physiologic markers: a randomized controlled crossover study. Hear. Lung. 2019;48:39-45.

Robba C, Battaglini D, Ball L, et al. Distinct phenotypes require distinct respiratory management strategies in severe COVID-19. Respir Physiol Neurobiol. 2020;279.

Simpson R, Robinson L. Rehabilitation following critical illness in people with COVID-19 infection. Am J Phys Med Rehabil. 2020;99:470-4.

Stam HJ, Stucki G, Bickenbach J. Covid-19 and Post Intensive Care Syndrome: A Call for Action. European Academy of Rehabilitation Medicine. J Rehabil Med. 2020;52(4):jrm00044.

Vanpee G, Hermans G, Segers J, Gosselink R. Assessment of limb muscle strength in critically ill patients: a systematic review. Crit Care Med. 2014;42:701-11.

Wang L, He W, Yu X, et al. Coronavirus Disease 2019 in elderly patients: characteristics and prognostic factors based on 4-week follow-up. J Infect. 2020;80:639-45

Otras modalidades terapéuticas en los programas de rehabilitación respiratoria

35

E. García Álvarez

OBJETIVOS

- Conocer qué otras modalidades terapéuticas pueden ser útiles en rehabilitación respiratoria.
- Identificar a pacientes tributarios de terapias alternativas o complementarias.
- Resumir las distintas terapias y los beneficios de estas.
- Fundamentar la utilización de estas terapias con la medicina basada en la evidencia.

INTRODUCCIÓN

La comunidad científica recomienda ampliamente la rehabilitación respiratoria (RR) en la enfermedad pulmonar obstructiva crónica (EPOC), por su probada eficacia en la mejora de los síntomas, la capacidad de ejercicio y la calidad de vida, así como en la reducción de la gravedad de las exacerbaciones y en la reducción de los reingresos, y va extendiéndose la recomendación para otras patologías respiratorias crónicas. La piedra angular de los programas de rehabilitación respiratoria (PRR) es el entrenamiento físico a través de un programa de ejercicios, acompañados de técnicas de fisioterapia respiratoria, para reducir la disnea y mejorar el aclaramiento mucociliar cuando sea necesario. En las dos últimas décadas, han ido emergiendo nuevos estudios científicos que apuntan a diferentes terapias alternativas como una herramienta al menos complementaria de los PRR, como un método para ayudar a entrenar mejor a los pacientes y, quizá, para mejorar la adherencia al plan de ejercicios tras finalizar esos programas. Por otro lado, el grado de actividad física del paciente es una de las variables reconocidas en los últimos años como condicionante del estado de salud, la morbilidad y la mortalidad. Dentro de los PRR se incide especialmente en promover estilos de vida más activos. De las terapias alternativas en RR (**Tabla 35-1**), se van a describir las más estudiadas.

ALTERNATIVAS DE EJERCICIO FÍSICO

A continuación, se describirán terapias alternativas a los programas de rehabilitación respiratoria convencionales, que pueden ofrecer beneficios adicionales en la recuperación de los pacientes con patologías respiratorias.

Tabla 35-1. Terapias alternativas en rehabilitación respiratoria

Terapias de ejercicio	Terapias adyuvantes
• Terapias mente-cuerpo: – Taichí – Qigong – Yoga • Plataformas vibratorias • Ejercicios acuáticos: – Hidroterapia – Natación • Marcha nórdica • Baile	• Ayudas para la marcha • Electroestimulación neuromuscular • Oxigenoterapia de alto flujo • Ventilación mecánica no invasiva • Suplementación con helio • Música

Terapias de mente y cuerpo

Las terapias de mente y cuerpo, o terapias activas de movimiento de mente y cuerpo (TAMMC) (*active mind-body movement therapies*), engloban diferentes técnicas, generalmente de origen oriental, como el taichí, el qigong y el yoga, entre otras. Aunque las distintas formas de TAMMC pueden diferir en cuanto al origen, suelen compartir principios similares: movimiento/postura, respiración controlada y atención/meditación centrada (**Tabla 35-2**) (Heredia, 2023).

Evidencia

En una revisión Cochrane (Ngai, 2016), se concluye que las estrategias de TAMMC aplicadas a pacientes con EPOC son más efectivas que la atención habitual, y se objetiva mejoría en la capacidad de ejercicio, la disnea, la calidad de vida y la función pulmonar.

Tabla 35-2. Técnicas de mente y cuerpo	
Intervención	**Descripción**
Taichí	Originalmente desarrollado como un arte marcial en la China sobre el siglo XVI, el entrenamiento enfatiza la atención centrada, la coordinación de la respiración con el movimiento, y la alineación de una correcta postura en una secuencia rítmica y a una frecuencia constante
Qigong	Originario de la medicina tradicional china (MTC) y modificado a lo largo de milenios, los ejercicios de qigong consisten en posturas, técnicas respiratorias y meditación, cuyo objetivo es la mejoría de la función del *qi* (concepto de energía o fuerza en la MTC) a través del logro de estados profundamente centrados y relajados
Yoga	Practicado en India desde antes del 3.000 a.C., se puede definir como un conjunto de posturas (asanas), técnicas respiratorias (*pranayamas*) y concentración mantenida (*dhyana*)

 Las estrategias de TAMMC mejoran la capacidad de ejercicio, la calidad de vida y la función pulmonar en pacientes con EPOC.

 El taichí consiste en series de movimientos lentos y circulares, pasando de una forma a otra. Enfatiza el uso de la mente o la concentración para controlar la respiración y el movimiento circular del cuerpo, para facilitar el flujo de *qi* que mantiene la armonía de la homeostasis.

En otra revisión Cochrane (Gendron, 2018), se estudia, por un lado, si las TAMMC producen los mismos beneficios que la RR, y por otro, si las TAMMC agregada a la RR aportan beneficios adicionales.

Se observó mejoría en la calidad de vida específica de la enfermedad mayor con la TAMMC que con la RR sola, siendo similar la mejoría de la disnea.

Cuando se agregaron TAMMC al PRR, la mejoría en la calidad de vida genérica fue mayor, pero no se detectó diferencia en los cuestionarios de calidad de vida específicos (cuestionario respiratorio de Saint George ([SGRQ, *Saint George's Respiratory Questionnaire*]) y cuestionario respiratorio crónico ([CRQ, *Chronic respiratory Questionnaire*]).

No obstante, no se han podido alcanzar conclusiones definitivas debido a la calidad de los estudios incluidos en la revisión, especialmente por la heterogeneidad en los programas de RR, sobre todo el hecho de que en cinco de los nueve estudios incluidos se consideraba como RR el entrenamiento de marcha al propio paso del paciente.

 Cuando se comparan la TAMMC aislada o añadida a RR con RR, los resultados son poco concluyentes.

Las principales técnicas de TAMMC son el taichí, el qigong y el yoga.

Taichí

Seguidamente, se tratarán sus particularidades, destacando las características y beneficios que estas terapias pueden aportar a los pacientes respiratorios.

Descripción de la técnica

Según la medicina tradicional china, los movimientos de taichí logran hacer fluir la energía vital del cuerpo, el *chi kung*; la salud está gobernada por el flujo del *qi o chi*, que es la energía interior del cuerpo. Se trata de un arte marcial originario de la antigua China, que practica ejercicios calisténicos de forma sistemática.

Existen varios estilos de taichí, los más frecuentemente practicados son los estilos Chen, Yang, Wu y Sun; el Chen es el más antiguo, y el Yang, el más popular. La diferencia entre estilos viene determinada por las formas o posturas, el orden de la secuencia del movimiento, el trabajo muscular, el ritmo y el ángulo de flexión de rodilla durante la práctica. Por ejemplo, el estilo Yang consta de 108 formas, y el Wu, de 119 formas. La duración de la práctica depende de la complejidad y el número de formas realizadas. Así, en el estilo Yang un ciclo puede durar entre 5 y 20 minutos, y pueden repetir el ciclo; el ritmo es constante.

Evidencia científica

Varios estudios referencian que durante la práctica del taichí la frecuencia cardíaca alcanzada es inferior al 55 % de la frecuencia cardíaca máxima predicha por la edad, y llega al 55 % del consumo de oxígeno máximo (VO_2máx), por lo que se la considera una forma de ejercicio de intensidad moderada. El taichí reporta beneficios físicos y también psicológicos. La evidencia es intensa en la población anciana y en pacientes con diversas patologías. En un reciente metaanálisis (Wehner, 2021), se concluye que el taichí mejora la capacidad física valorada mediante pruebas como la prueba de marcha de 6 minutos (PM6M) y la prueba de la lanzadera o prueba de marcha de carga progresiva (*Shuttle Walking Test*). Se objetivan mejorías en la fuerza de prensión manual, la fuerza de los flexores y extensores de la rodilla, la capacidad funcional, el equilibrio postural valorado en tiempo de apoyo monopodal y la flexibilidad toracolumbar (Wehner, 2021).

Existen varios estudios en los que se ha valorado el taichí en patología respiratoria, especialmente en la EPOC. En una revisión sistemática (Ngai, 2016), que incluye cuatro estudios, se concluye que el taichí es seguro para pacientes con EPOC, y que mejora la capacidad funcional. Cuando se compara el taichí asociado a otra intervención con esa intervención aislada, el taichí no ha mostrado superioridad ni tampoco efectos adicionales sobre los síntomas, la capacidad física o la función psicosocial. Tampoco se tiene conocimiento sobre qué estilos podrían ser los más beneficiosos. (Dabschceck, 2022).

 En la EPOC el taichí ha sido considerado una alternativa viable a la rehabilitación respiratoria para mejorar la resistencia, entrenar la fuerza, especialmente cuando no se tiene acceso a un PRR.

Una de sus ventajas es que no requiere equipamiento y puede realizarse fácilmente en la comunidad.

Qigong

El carácter chino *qi* significa «flujo vital de energía», y tiene un significado similar al del *pneuma* de la Grecia antigua, el *prana* de los hinduistas y que en Japón se denomina *ki*; *kung* significa «trabajo» o «técnica». chikung, chi kung, qi gong, qigong, son lo mismo. El *qi gong*, por tanto, se puede traducir como el trabajo de la energía vital o el arte de hacer circular la energía vital de la manera más adecuada a la finalidad con la que se practica (Tong, 2019).

De forma general el qigong se puede clasificar en tres escuelas o categorías principales: la médica, la marcial y la espiritual. El qigong para la salud es una práctica de la China tradicional que busca mantener la salud física, la salud psicológica, el control de los síntomas y favorecer la recuperación. Combina la meditación, la regulación de la respiración y la actividad física lenta, para armonizar el cuerpo, la mente y el espíritu.

 El qigong combina la meditación, la regulación de la respiración y la actividad física lenta.

Los efectos sobre la salud de los ejercicios de qigong se han evaluado en pacientes con cáncer, enfermedad cardiovascular, patología mental y enfermedad de Parkinson entre otras patologías. Los beneficios reportados incluyen mejorar el perfil lipídico, reducir la presión arterial, facilitar la movilidad, prevenir caídas y mejorar la calidad de vida (Lee, 2022).

Existen muchas modalidades de qigong para la salud desarrolladas por profesores y escuelas en la sociedad china a lo largo de la historia, y que han llegado a la actualidad (**Tabla 35-3**) (Yeung, 2018).

Liu zi jue (*liuzijue*) consiste en una combinación de patrones respiratorios que incluyen la respiración abdominal y la

Tabla 35-3. Escuelas de qigong actuales

- Tratado del cambio músculo-tendón (*yi jin jing*)
- Cinco animales (*wu qi xi*)
- Los seis sonidos curativos (*liu zi jue*)
- Los ocho brocados de seda (*ba duanjin*)
- Ejercicios qigong con bastón para la salud (*taijiyangshengzang*)
- Doce brocados S (*twelve duanjin*)
- *Twelve daoyin sheng yang*
- *Mawangdui daoyin*
- *Da Wu*

respiración de labios fruncidos. Se producen seis sonidos diferentes (*xu, he, hue, si, tap* y *xi*) junto a diferentes movimientos corporales. Este tipo de respiración enlentece el flujo espiratorio, técnica respiratoria utilizada en pacientes con EPOC.

Tong evalúa el qigong en pacientes con EPOC mediante un metaanálisis (10 estudios controlados y aleatorizados [ECA] todos en China, *banduanjin* en 5, *liu zi jue* en 2 y *yijinjing* en 2). La duración de las intervenciones era entre 6 meses y 1 año, y la duración de las sesiones entre 30-60 minutos; se objetivan mejoras en la PM6M y de la calidad de vida valorada con el *Short-Form-36* (SF-36).

 Los estudios sobre el qigong en pacientes con EPOC sugieren mejoría en la capacidad física y la calidad de vida.

En un ECA (Gokmen, 2019) en el que se combinan técnicas de taichí y qigong, aplicado a pacientes con síndrome de apnea obstructiva del sueño leve o moderada, se objetiva una mejoría estadísticamente significativa en el índice de apnea-hipopnea, independientemente del índice de masa corporal, proporcionando un sueño más profundo y reduciendo la somnolencia diurna.

 En pacientes con síndrome de apnea-hipopnea del sueño leve o moderado, el taichí y el qigong combinados podrían mejorar el índice de apnea-hipopnea, además de mejorar el sueño y reducir la somnolencia diurna.

Yoga

El yoga tiene su origen en la antigua India, y sus componentes básicos son los ejercicios respiratorios (*pranayama*), las posturas (*asanas*) y la meditación (*dhyana*). En el mundo se practican muchas variantes del yoga, y su objetivo común es intentar lograr una integración perfecta entre el cuerpo, la mente y el espíritu.

El yoga añade técnicas de control de estrés y técnicas respiratorias, como la respiración *pranayama*, que consiste en una respiración lenta y profunda que hace hincapié en la exhalación. Incorpora ejercicios de estiramientos y flexibilización de columna, caderas, hombros y extremidades inferiores. Es un método alternativo de ejercicio que se puede realizar en la comunidad, en gimnasios o en el domicilio.

En pacientes con EPOC, el yoga parece mejorar la calidad de vida, valorada mediante SGRQ y *COPD Assessment Test* (CAT), y la capacidad física, valorada con la PM6M (Nolan, 2019). En una revisión Cochrane (Holland, 2012) sobre los ejercicios respiratorios en pacientes con EPOC con respecto al yoga, se concluye que la respiración *pranayama* puede mejorar la distancia recorrida en la PM6M, como ocurre con otras técnicas respiratorias.

 En pacientes con EPOC, el yoga parece mejorar la calidad de vida, valorada mediante SGRQ y CAT, y la capacidad física, valorada con la PM6M.

Se ha evaluado el efecto del **yoga en pacientes** con asma. En la revisión de Yang (2016) **para la Cochrane**, que incluye 15 estudios, se observa un **mejor control de** los síntomas relacionados con el asma respecto **al grupo** control, existen datos de una reducción del uso **de fármacos** para el asma, y también muestra una mejor **calidad de vida** valorada con el *Asma Quality of Life Questionnaire* (AQLQ), aunque estos cambios no alcanzan, por po**co, los cambios** clínicamente significativos para el paciente.

> ! En pacientes asmáticos, el **yoga puede ayudar** en el control de los síntomas.

Plataformas vibratorias

Las plataformas vibratorias pro**porcionan una** modalidad de ejercicio durante el que el **paciente permanece** de pie sobre una plataforma vibratoria que **induce oscilaciones** sinusoidales al cuerpo, que estimulan los **husos musculares**, generando contracciones musculares reflej**as, principalmente** en las extremidades inferiores. La actividad **neuromuscular** es mayor que los mismos ejercicios sin la vibración. **Existe** otra modalidad de vibración local que se aplica **sobre una parte** del cuerpo. En los estudios encontrados en la **bibliografía en** pacientes con patología respiratoria, se aplica **en modalidad** de vibración corporal total (Gloeckl, 2021).

Básicamente, las plataf**ormas pueden clasif**icarse en: las que producen una vibración **sincrónica en ambas** extremidades inferiores y las que, a **modo de balancín,** alternan la vibración entre una extremidad **inferior y la otra** (**Fig. 35-1**). Los beneficios del entrenamiento **en plataformas** vibratorias dependen de las características **del estímulo** vibratorio y del protocolo de ejercicio aplicado.

Las características del estímulo **vibratorio** dependen de la frecuencia, la amplitud, la ace**leración y la** duración (**Tabla**

Tabla 35-4. Parámetros de vibración corporal total en pacientes con enfermedades respiratorias		
Variable	**Definición**	**Rangos estudiados como potencialmente beneficiosos**
Frecuencia	Número de ciclos por segundo. Se mide en hertzios (Hz)	15-14 Hz
Amplitud	La amplitud o el desplazamiento pico a pico es el desplazamiento que se realiza por cada ciclo de movimiento. Se mide en milímetros	En torno a 4 mm
Aceleración	Variación de la velocidad con respecto al tiempo. Se mide en metros/segundo^2	9,81 m/s^2
Duración	Duración del estímulo vibratorio	En torno a 3-10 min

35-4). Según la bibliografía analizada, los beneficios se han encontrado con vibración a frecuencias moderadas y amplitudes en torno a los 4 mm, y la aceleración indicada es de 9,81 m/s^2. En cuanto a la duración del estímulo vibratorio, se ha observado que cuando es relativamente larga (p. ej., 7 minutos) se observa una disminución de la actividad muscular, contrariamente a cuando la duración es corta, que se produce una mejora en el funcionamiento neuromuscular. Generalmente, la duración en los estudios está en torno a 3-10 minutos.

Los protocolos de ejercicio aplicados van a depender especialmente de las características del paciente (edad, condición física, etc.). El entrenamiento puede ser estático, cuando el paciente no realiza movimiento alguno y solo ha de mantener una posición determinada, o dinámico, cuando el paciente realiza movimiento durante el estímulo vibratorio. La posición o el ángulo de flexión de las articulaciones es una variable que influye en el nivel de activación neuromuscular; a mayor grado de angulación, mayor será la actividad muscular. Con todo ello, se pueden realizar diferentes modalidades de entrenamiento con las plataformas vibratorias (**Tabla 35-5**).

En pacientes con EPOC grave, la demanda cardiopulmonar durante el entrenamiento en plataformas vibratorias es similar al entrenamiento en el suelo, por lo que se valora el entrenamiento sobre las plataformas vibratorias como una técnica segura y fácil de aplicar a pacientes con EPOC.

Tabla 35-5. Modalidades de entrenamiento con plataformas vibratorias
• Vibración corporal total o vibración local
• Vibración sincrónica o alternante
• Entrenamiento estático o dinámico
• Con o sin soporte de miembros superiores

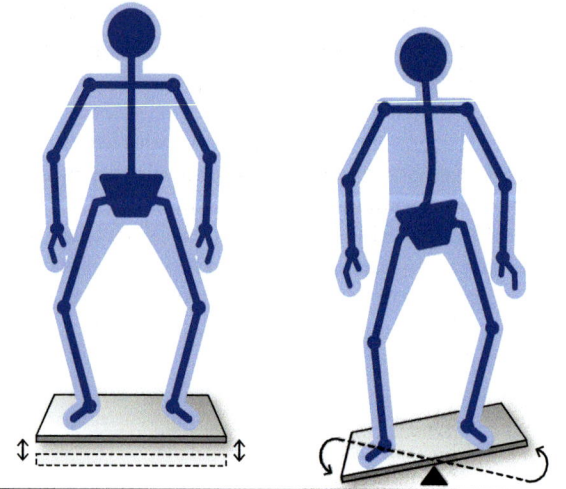

Vibración sincrónica   Vibración de lado alternante

Figura 35-1. Dirección de la vibración **durante** el entrenamiento con plataforma vertical y alternan**do de lado.**

Existe un creciente interés en los efectos terapéuticos de las plataformas vibratorias en diversas patologías, como dolor lumbar crónico, osteoporosis, rehabilitación geriátrica y neurorrehabilitación. En una revisión sistemática sobre sus efectos en ancianos sarcopénicos, se observan mejoras en cuanto a la fuerza y la masa muscular, así como en la capacidad física en pruebas cronometradas (Wu, 2020).

También se ha estudiado su efecto en patologías respiratorias crónicas como la EPOC, tras cirugía de resección tumoral en cáncer de pulmón (Shali, 2015) y en la rehabilitación tras un trasplante pulmonar (Gloeckl, 2015).

Se ha estudiado el entrenamiento en plataformas vibratorias en pacientes con EPOC estable. En un metaanálisis reciente (Zhou, 2018) (ocho ECA, 365 pacientes con EPOC), se objetiva mejoría en la capacidad funcional valorada mediante la PM6M y la prueba de la silla de cinco repeticiones. La evidencia es más limitada en cuanto al efecto beneficioso en la calidad de vida valorada mediante SGRQ y CRQ. En otro ECA, se observó una mejoría en el equilibrio, valorado mediante tiempo de apoyo monopodal, de semitándem y estabilidad con pies juntos en paciente con EPOC grave.

> **!** En el paciente con EPOC estable, el ejercicio con plataformas con vibración corporal total proporciona una mejoría de la capacidad física y el equilibrio, y una posible mejora en la calidad de vida.

Se ha valorado el efecto de la vibración corporal total con plataformas en pacientes hospitalizados por una exacerbación aguda de la EPOC (Greulich, 2014). El grupo de intervención, además de la fisioterapia respiratoria estándar, realiza tres sesiones de 2 minutos de duración al día sobre la plataforma de vibración con las rodillas en flexión, y los movimientos son alternantes en cada extremidad inferior. Los resultados muestran que en el grupo control no existe cambio alguno, mientras que en el grupo de entrenamiento con la plataforma vibratoria mejora la capacidad física, observándose un incremento en la distancia recorrida con la PM6M y una disminución del tiempo en realizar la prueba de la silla de cinco repeticiones.

> **!** El entrenamiento con vibración corporal total en pacientes hospitalizados con una exacerbación de EPOC es una práctica segura por la ausencia de efectos adversos. Los beneficios se observan en la capacidad física y en términos de mejora de calidad de vida al alta, respecto del grupo control que solo hizo fisioterapia respiratoria.

En una revisión Cochrane (Gutiérrez-Arias, 2021) sobre el efecto del ejercicio en pacientes trasplantados de pulmón, se incluyeron dos estudios donde se comparaba la realización de sentadillas sobre plataforma vibratoria con las sentadillas realizadas en el suelo. Los resultados no fueron concluyentes, aunque en uno de los estudios se observó una mayor distancia en la PM6M en el grupo de entrenamiento con plataforma vibratoria.

> **!** El entrenamiento mediante plataformas vibratorias es fácil de usar, requiere poco espacio y es seguro, por lo que es una alternativa a otras modalidades de ejercicios en pacientes con EPOC.

Ejercicios acuáticos. Hidroterapia. Natación

A continuación, se van abordar las terapias en el medio acuático.

Hidroterapia y ejercicio acuático

El beneficio de la hidroterapia en pacientes con patología respiratoria crónica es controvertido. Por un lado, la presión hidrostática que ejerce el agua contra la pared torácica actúa de resistencia y limita la expansión torácica, y este efecto se incrementa conforme disminuye la temperatura del agua. Durante la inmersión, el diafragma reduce su excursión por la presión hidrostática sobre el abdomen. Por otro lado, en los pacientes con EPOC, esta misma presión favorece la espiración, reduciendo el volumen de reserva y el atrapamiento aéreo (Khaltaev, 2020).

En una revisión Cochrane (McNamara, 2013), se ha estudiado en pacientes con EPOC con comorbilidad musculoesquelética los beneficios de diferentes ejercicios en una piscina de hidroterapia hospitalaria, en comparación con la ausencia de tratamiento o con ejercicios en el suelo, aprovechando todas las propiedades que confiere el ejercicio en el agua, como la flotabilidad, la resistencia y las turbulencias, para aumentar la intensidad. La hidroterapia permite trabajar a mayor intensidad al reducir el impacto en las articulaciones, logrando una mejor adherencia al programa. Se objetivan beneficios en la capacidad física evaluada con la PM6M y la prueba incremental de lanzadera (ISWT) con la hidroterapia comparando con el grupo control que no hace ejercicio, pero cuando se compara con programas en gimnasio, no se evidencian diferencias en el efecto. Curiosamente, cuando se valora la resistencia por el *Endurance Shuttle Test* (ESWT), los beneficios del ejercicio en el agua son superiores a los efectos beneficiosos en el grupo de gimnasio. La mejora en la calidad de vida con la hidroterapia no se diferencia de la obtenida en programas en gimnasio. Se observan datos de incremento de la fuerza de los músculos inspiratorios y espiratorios, siendo el efecto igual al de programas en gimnasio. Parece también que los pacientes con obesidad y EPOC experimentan una reducción del peso corporal en los programas acuáticos. Se trata de un entrenamiento seguro en pacientes Global Iniciative for Chronic Obstructive Lung Disease (GOLD) en estadio II.

> **!** Los ejercicios acuáticos son útiles para aumentar la capacidad física, la fuerza de la musculatura respiratoria y la calidad de vida en pacientes con EPOC. El efecto es comparable con el de los ejercicios realizados en el suelo; sin embargo, el ejercicio en el agua parece ser superior para mejorar la resistencia.

El ejercicio en el gimnasio puede tolerarse poco o nada en pacientes mayores con comorbilidades como la patología musculoesquelética y la obesidad, por lo que puede ser de intensidad insuficiente para lograr los beneficios del entrenamiento.

 Los pacientes con EPOC con obesidad o comorbilidad musculoesquelética asociada podrían beneficiarse especialmente de programas de ejercicios acuáticos como alternativa a la RR.

Natación

Se ha estudiado el entrenamiento en natación en pacientes con asma, y existen dos revisiones sistemáticas: una en pacientes de 5 a 18 años y otra en adultos.

El programa de entrenamiento en natación en niños y adolescentes con asma controlado fue bien tolerado y sin eventos adversos, y mejoraba la función pulmonar y la capacidad cardiopulmonar con evidencia moderada y alta, respectivamente (Beggs, 2013).

Sin embargo, en adultos los estudios no son tan concluyentes por la calidad de estos y el escaso tamaño muestral (Grande, 2014).

! Los programas de entrenamiento en natación en pacientes con asma estable se han mostrado seguros en niños y adolescentes, y proporcionan beneficios en la función respiratoria y la capacidad cardiopulmonar.

Marcha nórdica

El principio de la marcha nórdica es que, caminando con los bastones, se incrementa la activación muscular y la velocidad de marcha, y de este modo aumenta la VO_2 y el lactato (Schiffer, 2006). Implica en mayor medida a los músculos del tronco y de los miembros superiores que caminando sin bastones. La marcha nórdica se realiza generalmente en el exterior, si bien, por el diseño que tienen los bastones nórdicos, estos se pueden utilizar en diferentes terrenos.

Se ha demostrado su efectividad y seguridad en pacientes con patología isquémica cardíaca (Walter, 1996).

En los pacientes con EPOC estables, la realización de marcha nórdica genera un mayor VO_2 en comparación con la marcha estándar, sin incrementar el grado de disnea. Se ha estudiado también el efecto en el grado de actividad física después de un programa de marcha nórdica mediante acelerómetros triaxiales, observándose un incremento de la intensidad de la actividad física, del tiempo que se permanece en bipedestación y del tiempo que camina a expensas de una reducción del tiempo en sedestación (Barberan, 2015; Breyer, 2010).

! La marcha nórdica se tolera bien y favorece una mayor actividad física.

Puede mejorar los programas de entrenamiento en la comunidad para pacientes con EPOC.

Baile

El baile se ha relacionado con mejoras en la calidad de vida y el bienestar en diferentes enfermedades neurológicas, cardiovasculares y trastornos psicológicos. Cualquier modalidad de baile va a mejorar el equilibrio, la fuerza muscular y la resistencia en los ancianos, e incluso parece reducir la mortalidad por patología cardiovascular (Philip, 2019).

Una reciente revisión sistemática sobre los efectos en pacientes con enfermedad respiratoria crónica no infecciosa, incluye siete estudios, donde predominan la fibrosis quística, la EPOC y el asma, siendo el resto fibrosis pulmonar, bronquiectasias y secuelas de otras enfermedades infecciosas. En algunos estudios, se sugiere un aumento de la capacidad funcional en pruebas cronometradas (PM6M, ISWT, prueba de sentarse y levantarse de una silla durante 30 segundos [STS-30] y *Timed Up and go* [TUG]), en pruebas de equilibrio y en la disnea percibida. Se trata de una actividad divertida que fomenta la socialización del paciente que contribuye a disminuir la inactividad de este (Niranjan, 2022).

! El baile contribuye a mejorar la capacidad funcional, el equilibrio y la disnea en los pacientes con patología respiratoria.

Videojuegos activos

Los videojuegos pueden suponer una innovación para promover la actividad física y se han visto incluidos en diversos programas de rehabilitación. Los videojuegos activos conocidos en inglés como *exergames* solicitan la actividad de distintas partes del cuerpo o de su totalidad para jugar con ellos, y se accionan con la mano o los dedos. Ejemplos comunes son la Nintendo Wii y Microsoft Xbox Kinect. Por otro lado, con los sistemas de realidad virtual se permite el desarrollo de la actividad en las tres dimensiones y entrenar en entornos inmersivos. El potencial que suponen estos juegos es que distraen la atención del paciente sobre la repetición de ejercicios en un entorno más divertido. Se ha intentado mantener la actividad física del paciente y por tanto de sus beneficios.

En una revisión reciente (Wang, 2019) que incluye en su análisis tres estudios, los resultados indican que los videojuegos activos realizados junto a un programa de rehabilitación respiratoria pueden incrementar la capacidad física valorada con la PM6M o la prueba de lanzadera de *endurance*. Podría incrementar la calidad de vida. Existen indicios de que puede mejorar la adherencia al ejercicio tras finalizar el programa, en parte porque es reconocida como una práctica divertida por los pacientes.

 El entrenamiento con videojuegos mejora la capacidad física.

Hay indicios de que mejora la adherencia al finalizar el programa.

TERAPIAS ADYUVANTES

También existen una serie de terapias que se describen a continuación que son adyuvantes al programa de rehabilitación.

Ayudas para la marcha

El desacondicionamiento por el escaso nivel de actividad física es uno de los condicionantes de la disfunción muscular en los pacientes con EPOC. Algunas veces, los programas de RR pueden ser ineficaces debido a un entrenamiento insuficiente. Por el principio de especificidad, el entrenamiento muscular puede mejorar la fuerza muscular, pero no la resistencia; si se desea mejorar la capacidad de marcha, el entrenamiento en la marcha es lo mejor. El uso de ayudas para la movilidad como andadores puede incrementar la capacidad de marcha, y reducir el coste de oxígeno en la actividad y el trabajo de los músculos ventilatorios para la misma actividad cuando el andador proporciona apoyo a los miembros superiores (Honeyman, 1996). Una posición más erecta facilita la elevación de la parrilla costal. En el estudio (Roomi, 1998) con pacientes ancianos con EPOC, el uso de andador con ruedas o andador alto con apoyo antebraquial mejora la velocidad de la marcha y reduce el descenso de saturación de oxígeno. Los andadores bajos sin ruedas deben evitarse, al reducir la velocidad de la marcha. Pueden usarse de interior, y los de exterior permiten portar la fuente de oxígeno portátil y, si incorporan un asiento, permiten el desplazamiento de aquellos pacientes con mayor limitación de la movilidad.

> ! Hay que considerar el uso de andadores en pacientes mayores o con EPOC muy avanzada para favorecer la movilidad.

Se ha valorado el beneficio del andador en pacientes hospitalizados por una exacerbación de la EPOC. Los resultados apuntan a una reducción de la discapacidad evaluada con el índice de Barthel (Johannes, 2002).

> ! Hay que plantearse la utilidad de ayudas de la marcha especialmente en pacientes en la fase subaguda de la exacerbación, donde se encuentra aún más acusada la disfunción muscular por el uso de corticoides y el reposo en cama.

Electroestimulación neuromuscular

La electroestimulación neuromuscular (EENM) consiste en la aplicación no invasiva de una corriente eléctrica transcutánea sobre los músculos, para activar axones sensitivos y motores, y desencadenar un potencial de acción motor.

Suelen utilizarse dispositivos con programas predefinidos, en los que se gradúa la frecuencia (que puede ir de 1 a 100 Hz), la intensidad y la duración del estímulo. Se puede establecer el tipo de contracción que se quiere lograr, isométrica o isotónica, y si se desea mejorar la resistencia o la fuerza, o

ambas. Generalmente, se aplica en grandes grupos musculares como el cuádriceps; con menos frecuencia en glúteos, y en pacientes con poca tolerancia al ejercicio muscular debido a una limitación del ejercicio por disnea importante. La electroestimulación de grupos musculares de las extremidades inferiores puede completarse sin disnea significativa.

La mayoría de los estudios se refieren a pacientes con EPOC, como en una revisión Cochrane (Hill, 2018) que analiza los resultados de 16 estudios (267 participantes). Las conclusiones son que la EENM de forma aislada aumenta la fuerza y la resistencia del cuádriceps, la distancia de la PM6M y el tiempo de ejercicio limitado por síntomas a una carga submáxima, y reduce la percepción de la fatiga.

Aunque no existe mejoría adicional en la fuerza de cuádriceps en la aplicación de la EENM junto con un programa de ejercicios, sí parece suponer un aumento discreto de la distancia recorrida en la PM6M. Sin embargo, los estudios son de baja o muy baja calidad por el riesgo de sesgos.

> ! Se puede considerar el tratamiento en el domicilio con EENM de forma aislada en pacientes con EPOC estable con muy baja tolerancia al ejercicio.

En el metaanálisis de Who (2020), en que se incluyen 13 estudios, se llega a la conclusión de que en pacientes muy debilitados el hecho de asociar la EENM puede ayudar a la rehabilitación funcional en los pacientes hospitalizados. También se ha observado mejoría de la fuerza muscular, la capacidad de marcha y la disnea durante las actividades de la vida diaria con la EENM en pacientes con EPOC muy debilitados en domicilio, a corto plazo.

> ! En los pacientes más debilitados, asociar la EENM puede acelerar la consecución de objetivos funcionales en pacientes hospitalizados, como, por ejemplo, reducir el tiempo de confinamiento en cama.

Oxigenoterapia de alto flujo

La oxigenoterapia de alto flujo (OTAF) a través de cánula nasal suministra una mezcla de oxígeno y aire, calentada y humidificada, con un flujo superior al flujo inspiratorio del paciente. Este sistema proporciona un flujo inspiratorio más alto, generalmente entre 1 y 2 L/kg/min. La OTAF se dispensa utilizando un mezclador de gases, un humidificador activo, un tubo caliente y una cánula nasal. Permite administrar flujos de la mezcla de gas caliente de hasta 60 L/min. Se considera que tiene varias ventajas fisiológicas en comparación con la oxigenoterapia estándar, como la reducción del espacio muerto, proporcionar presión positiva al final de la espiración, y mantener una fracción inspiratoria de oxígeno constante y una buena humidificación, en comparación con la oxigenoterapia estándar o la ventilación no invasiva (Fu, 2020).

El efecto de la OTAF durante la realización de ejercicio en pacientes con EPOC grave es objeto del análisis de evidencia de una revisión de Elshof (2020). En cuatro estudios, se evalúa el efecto durante una sesión de entrenamiento a carga constante. En un estudio no aleatorizado que compara OTAF con oxigenoterapia, de baja calidad metodológica, y dos estudios *cross-over* (cruzados) que comparan OTAF con oxígeno con mascarilla Venturi de moderada calidad metodológica, se observa que la OTAF durante el ejercicio aumenta la duración de este, reduce la disnea y la frecuencia respiratoria de los pacientes, y disminuye la fatiga de las extremidades inferiores.

 El efecto agudo de la OTAF durante la realización de una prueba de ejercicio parece ser una mayor resistencia o duración del ejercicio, y menor disnea, cuando se compara con otras formas de dispensación de oxígeno.

En un metaanálisis (10 ECA), se evalúan los beneficios adicionales que pudiera proporcionar la OTAF durante la RR en pacientes con EPOC (Fu, 2020). La OTAF en pacientes con EPOC no parece mejorar la respuesta a programas de RR en cuanto a la capacidad de ejercicio, ni a la calidad de vida. Por la variabilidad y la calidad de los estudios, no se permite extraer conclusiones.

Ventilación mecánica no invasiva

La ventilación mecánica no invasiva (VMNI) está adquiriendo interés en su aplicación durante el ejercicio, con el objetivo de reducir la disnea y optimizar el estímulo del entrenamiento aumentando la intensidad y/o la duración.

Supuestamente, la VMNI en pacientes con EPOC reduce la hiperinsuflación dinámica y disminuye la sobrecarga de los músculos respiratorios durante el ejercicio.

En dos metaanálisis del efecto de la VMNI en el entrenamiento de pacientes con EPOC (Menudue, 2014; Riccci, 2014), no se extraen conclusiones en cuanto a su eficacia por el pequeño tamaño muestral, por la heterogeneidad en el perfil de los pacientes (con o sin hipercapnia) y por los protocolos diferentes de tratamiento. Los resultados no muestran que el entrenamiento con VMNI, frente al entrenamiento sin este, aporte beneficios en términos de capacidad de ejercicio y calidad de vida.

Recientemente, se ha observado que las presiones por encima o iguales a 25 cmH2O son las que permiten aliviar la carga de los músculos respiratorios y reducir la hipercapnia (Duiverman, 2017). En dos estudios recientes con VMNI a altas presiones en pacientes con EPOC grave con hipercapnia intensa, se muestra una mejoría a corto y a largo plazo en cuanto a la disnea relacionada con el ejercicio y la resistencia (Goeckl, 2019; Vitacca, 2018).

El uso de VMNI para el entrenamiento físico es costoso y entraña dificultad técnica, por lo que se recomienda que se realice solo en centros con amplia experiencia en ventilación mecánica. Su aplicación no está exenta de problemas (**Tabla 35-6**).

Suplementación con helio

El flujo turbulento en el árbol bronquial está aumentado en pacientes con EPOC debido al estrechamiento de la vía aérea. Esto incrementa la resistencia de dicha vía, con el consiguiente aumento del trabajo respiratorio. El nitrógeno y el helio tienen una viscosidad similar, pero el helio tiene una densidad mucho menor que el nitrógeno. Una mezcla de gas con helio (79 % de helio, 21 % oxígeno) tiene la misma viscosidad que el aire ambiente, pero una densidad seis veces menor. Por esta menor densidad, al respirar helio se reducen las resistencias de la vía aérea, por una disminución de las turbulencias o aceleraciones/deceleraciones del flujo aéreo. Además, puede tener efecto positivo sobre el gasto cardíaco, así como en la limitación al flujo espiratorio, y así se reduce la hiperinsuflación durante el ejercicio, y mejora la oxigenación de la musculatura periférica y respiratoria. La administración se realiza a través de mascarillas bucal o facial.

Existen varios estudios (Hunt, 2010) en pacientes con EPOC en los que la suplementación con helio durante el ejercicio ha permitido trabajar con mayores intensidades y resistencia que con los pacientes que respiraban aire ambiente. En otro estudio (Eves, 2006) en el que utilizan un aumento de la concentración de oxígeno (*helium hiperoxia*) en la mezcla de aire inhalado, con 60 % de helio y 40 % de oxígeno, se observó una mayor reducción en el trabajo respiratorio, una oxigenación mayor y una mejora en la ejecución del ejercicio, comparado con la suplementación con helio (79 % de helio, 21 % de oxígeno) o la hiperoxia (nitrógeno 60 %, oxígeno 40 %).

 La mezcla de aire con helio durante la realización de ejercicio permite aumentar la duración en ejercicio de resistencia y la intensidad en pruebas incrementales.

Tabla 35-6. Problemas potenciales de la ventilación no invasiva durante el ejercicio		
Origen	**Problema**	**Soluciones posibles**
Ajuste del ventilador o interfaz paciente-ventilador	• Efectos hemodinámicos de la presión intratorácica • Fugas • Reinhalar el dióxido de carbono con circuito de un solo brazo • Asincronías	• Valoración cardíaca previa • Mascarillas faciales, mascarilla oronasal • Circuito de dos brazos • Modos de ventilación proporcional
Comorbilidades	Ejercitar a cargas superiores al umbral isquémico coronario	Valoración previa minuciosa
Aspectos organizativos	• Sobrecarga al fisioterapeuta • Supervisión en domicilio	• Ventiladores portátiles • Telemonitorización

Aunque se ha estudiado poco, la suplementación con helio no parece aportar beneficios adicionales en los resultados de la rehabilitación respiratoria (Gindre, 2022).

Música

Escuchar música durante el entrenamiento puede reducir la disnea y aumentar el tiempo de entrenamiento en pacientes con EPOC.

> Se puede tener en cuenta escuchar música a la hora de realizar un programa de rehabilitación respiratoria e incluso durante la realización de actividades de la vida diaria.

Se ha estudiado también el beneficio de la producción de música con el canto y la interpretación de instrumentos de viento.

El canto es una actividad compleja que depende del uso de los pulmones para proporcionar y regular el flujo de grandes volúmenes pulmonares. En el canto, la espiración es activa, y requiere la activación diafragmática y una adecuada postura. Los efectos del canto se han estudiado en pacientes con EPOC principalmente (McNamara, 2017), y también en asma y fibrosis quística (Irons, 2010). En la EPOC, se han observado beneficios en la fuerza espiratoria valorada con la presión espiratoria máxima, en la calidad de vida relacionada con la salud con SGRQ y SF-36, y en el grado de ansiedad valorado con la *Hospital Anxiety and Depression Scale* (HADS), aunque la evidencia es muy limitada y de baja calidad.

También ha suscitado interés la interpretación con instrumentos de viento. Así, en un estudio utilizando la terapia multimodal psicomusical, que incluye interpretar instrumentos de viento, cantar y visualización musical, se observan mejoras en la depresión (inventario de depresión de Beck) y la disnea (CRQ). En otro estudio que evalúa un programa de armónica de 12 semanas, se observa un incremento en la presión espiratoria máxima y en la distancia en la PM6M (Philip, 2019).

 PUNTOS CLAVE

- Algunas de las alternativas de ejercicio físico han demostrado mejorar la capacidad física, los síntomas y la calidad de vida relacionada con la salud. Sin embargo, no se puede concluir que añadirlas a un programa de RR suponga un beneficio adicional, ni que puedan sustituir a un programa de entrenamiento de RR, aunque se deben considerar los ejercicios acuáticos en pacientes con obesidad y patología musculoesquelética, y la vibración corporal total como una modalidad de entrenamiento en pacientes que realizan RR.
- Estas modalidades de ejercicio pueden complementar a la RR, y tienen el potencial de aumentar el grado de actividad física de los pacientes, especialmente para facilitar la adherencia al ejercicio comunitario tras finalizar los programas de RR. También pueden ser una alternativa cuando no se tiene acceso a programas de RR.
- Otras modalidades complementarias de tratamiento han demostrado mejorar el rendimiento físico en pruebas o en sesiones puntuales de entrenamiento, como la EENM, los andadores y escuchar música durante la realización de ejercicio; todas ellas son técnicas de fácil aplicación y que se

puede considerar tenerlas dentro de un arsenal terapéutico adicional en RR.
- La electroestimulación muscular y las plataformas vibratorias pueden ser útiles en pacientes hospitalizados o muy desacondicionados.
- En pacientes con limitación muy importante para la ambulación, los andadores promueven la independencia funcional y una mejor capacidad física, permitiendo mayor recorrido de marcha funcional con mejor control de disnea.
- Finalmente, las técnicas de ventilación no invasiva, la suplementación con helio o el entrenamiento con OTAF son técnicas que están en investigación y se realizan en entornos de rehabilitación altamente especializados.
- En conjunto, suponen opciones de terapias que hay que conocer para aplicar en caso de necesidad cuando el paciente no puede incluirse en un programa de rehabilitación respiratoria por gran distancia al centro de rehabilitación, disponibilidad horaria o preferencias del paciente. En otros casos, por la gravedad o la comorbilidad del paciente, estarían indicadas técnicas que permitan la realización de una rehabilitación más individualizada.

BIBLIOGRAFÍA

Barberán-García A, Arbillaga-Etxarri A, Gimeno-Santos E, et al. Nordic Walking Enhances Oxygen Uptake without Increasing the Rate of Perceived Exertion in Patients with Chronic Obstructive Pulmonary Disease. Respiration. 2015;89(3):221-5.

Beggs S, Foong YC, Le HCT, Noor D, Wood-Baker R, Walters JA. Swimming Cochrane Database Syst Rev. 2013;(4):CD009607.

Breyer MK, Breyer-Kohansal R, Funk GC, et al. Nordic Walking improves daily physical activities in COPD: a randomised controlled trial. Respir Res. 2010;11(1):112.

Dabscheck E, George J, Hermann K, McDonald CF, et al. COPD-X Australian guidelines for the diagnosis and management of chronic obstructive pulmonary disease: 2022 update. Med J Aust. 17 de octubre de 2022;217(8):415-23.

Duiverman ML, Huberts AS, van Eykern LA, Bladder G, Wijkstra PJ. Respiratory muscle activity and patient-ventilator asynchrony during different

settings of noninvasive ventilation in stable hypercapnic COPD: does high inspiratory pressure lead to respiratory muscle unloading? Int J Chron Obstruct Pulmon Dis. 2017;12:243-57.

Elshof J, Duiverman ML. Clinical Evidence of Nasal High-Flow Therapy in Chronic Obstructive Pulmonary Disease Patients. Respiration. 2020;99(2):140-53.

Eves ND, Petersen SR, Haykowsky MJ, Wong EY, Jones RL. Helium-hyperoxia, exercise, and respiratory mechanics in chronic obstructive pulmonary disease. Am J Respir Crit Care Med. 2006;174(7):763-71.

Fu C, Liu X, Zhu Q, et al. Efficiency of High-Flow Nasal Cannula on Pulmonary Rehabilitation in COPD Patients: A Meta-Analysis. BioMed Res Int. 2020;2020:1-9.

Gendron LM, Nyberg A, Saey D, Maltais F, Lacasse Y. Active mind-body movement therapies as an adjunct to or in comparison with pulmonary rehabilitation for people with chronic obstructive pulmonary disease. Cochrane Database Syst Rev. 2018;10(10):CD012290.

Gindre D, Surpas P, García-Tejero MT, Decullier E, Bin S. Apport de l'hélium dans la réhabilitation respiratoire de patients BPCO sévères. Rev Mals Respir. 2022;39(8):676-84.

Gloeckl R, Andrianopoulos V, Stegemann A, et al. High-pressure non-invasive ventilation during exercise in COPD patients with chronic hypercapnic respiratory failure: A randomized, controlled, cross-over trial. Respirology. 2019;24(3):254-61.

Gloeckl R, Heinzelmann I, Seeberg S, Damisch T, Hitzl W, Kenn K. Effects of complementary whole-body vibration training in patients after lung transplantation: A randomized, controlled trial. The Journal of Heart and Lung Transplantation. 2015;34(11):1455-61.

Gloeckl R, Osadnik C. Alternative training strategies for patients with chronic respiratory disease. En: Holland AE, Corso SD, Spruit MA. Pulmonary Rehabilitation. Sheffield, United Kingdom: European Respiratory Society. 2021; p. 67-82.

Grande AJ, Silva V, Andriolo BN, Riera R, Parra SA, Peccin MS. Water-based exercise for adults with asthma. Cochrane Database Syst Rev. 2014 Jul 17;2014(7):CD010456.

Greulich T, Nell C, Koepke J, et al. Benefits of whole body vibration training in patients hospitalized for COPD exacerbations - a randomized clinical trial. 2014.

Gutiérrez-Arias R, Martínez-Zapata MJ, Gaete-Mahn MC, et al. Exercise training for adult lung transplant recipients. Cochrane Kidney and Transplant Group, editor. Cochrane Database Syst Rev. 2021;7(7):CD012307.

Heredia-Rizo AM, Martínez-Calderón J, Piña-Pozo F, González-García P, García-Muñoz C. Effectiveness of mind–body exercises in chronic respiratory diseases: an overview of systematic reviews with meta-analyses. Disabil Rehabil. 2024;46(12):2496-511.

Hill K, Cavalheri V, Mathur S, et al. Neuromuscular electrostimulation for adults with chronic obstructive pulmonary disease. Cochrane Airways Group, editor. Database Syst Rev. 2018;5(5):CD010821.

Holland AE, Hill CJ, Jones AY, McDonald CF. Breathing exercises for chronic obstructive pulmonary disease. Cochrane Database Syst Rev. 2012;10(10):CD008250.

Honeyman P, Barr P, Stubbing DG. Effect of a Walking Aid on Disability, Oxygenation, and Breathlessness in Patients With Chronic Airflow Limitation. J Cardiopul Rehabil. 1996;16(1):63-7.

Hunt T, Williams MT, Frith P, Schembri D. Heliox, dyspnoea and exercise in COPD. Eur Respir Rev. 2010;19(115):30-8.

Irons JY, Kenny DT, Chang AB. Singing for children and adults with bronchiectasis. Cochrane Database Syst Rev. 2010;2010(2):CD007729.

Khaltaev N, Solimene U, Vitale F, Zanasi A. Balneotherapy and hydrotherapy in chronic respiratory disease. J Thorac Dis. 2020;12(8):4459-68.

Lee SH, Jeon Y, Huang CW, Cheon C, Ko SG. Qigong and Tai Chi on Human Health: An Overview of Systematic Reviews. Am J Chin Med. 2022;50(8):1995-2010.

McNamara RJ, McKeough ZJ, McKenzie DK, Alison JA. Water-based exercise training for chronic obstructive pulmonary disease. Cochrane Database Syst Rev. 2013;(12):CD008290.

Menadue C, Piper AJ, Van 'T Hul AJ, Wong KK. Non-invasive ventilation during exercise training for people with chronic obstructive pulmonary disease. Cochrane Database Syst Rev. 2014;2014(5):CD007714.

Ngai SP, Jones AY, Tam WWS. Tai Chi for chronic obstructive pulmonary disease (COPD).

Niranjan V, Tarantino G, Kumar J, Stokes D, O'Connor R, O'Regan A. The Impact of Dance Interventions on Patients with Noninfectious Pulmonary Diseases: A Systematic Review. Int J Environ Res Public Health. 2022;19(17):11115.

Nolan CM, Rochester CL. Exercise Training Modalities for People with Chronic Obstructive Pulmonary Disease. COPD. 2019;16(5-6):378-89.

Philip K, Lewis A, Hopkinson NS. Music and dance in chronic lung disease. Breathe. 2019;15(2):116-20.

Ricci C, Terzoni S, Gaeta M, Sorgente A, Destrebecq A, Gigliotti F. Physical training and noninvasive ventilation in COPD patients: a meta-analysis. Respir Care. 2014;59(5):709-17.

Roomi J, Yohannes AM, Connolly MJ. The effect of walking aids on exercise capacity and oxygenation in elderly patients with chronic obstructive pulmonary disease. Age Ageing. 1998;27(6):703-6.

Salhi B, Haenebalcke C, Pérez-Bogerd S, et al. Rehabilitation in patients with radically treated respiratory cancer: A randomised controlled trial comparing two training modalities. Lung Cancer. 2015;89(2):167-74.

Schiffer T, Knicker A, Hoffman U, Harwig B, Hollmann W, Strüder HK. Physiological responses to nordic walking, walking and jogging. Eur J Appl Physiol. 2006;98(1):56-61.

Tong H, Liu Y, Zhu Y, Zhang B, Hu J. The therapeutic effects of qigong in patients with chronic obstructive pulmonary disease in the stable stage: a meta-analysis. BMC Complement Altern Med. 2019;19(1):239.

Vitacca M, Ambrosino N. Non-Invasive Ventilation as an Adjunct to Exercise Training in Chronic Ventilatory Failure: A Narrative Review. Respiration. 2019;97(1):3-11.

Walter PR, Porcari JP, Brice G, Terry L. Acute Responses to Using Walking Poles in Patients With Coronary Artery Disease: Journal of Cardiopulmonary Rehabilitation. 1996;16(4):245-50.

Wang YQ, Liu X, Ma RC, et al. Active Video Games as an Adjunct to Pulmonary Rehabilitation of Patients With Chronic Obstructive Pulmonary Disease: A Systematic Review and Meta-Analysis. Am J Phys Med Rehabil. 2020;99(5):372-80.

Wehner C, Blank C, Arvandi M, Wehner C, Schobersberger W. Effect of Tai Chi on muscle strength, physical endurance, postural balance and flexibility: a systematic review and meta-analysis. BMJ Open Sport Exerc Med. 2021;7(1):e000817.

Wu S, Ning HT, Xiao SM, et al. Effects of vibration therapy on muscle mass, muscle strength and physical function in older adults with sarcopenia: a systematic review and meta-analysis. Eur Rev Aging Phys Act. 2020;17:14.

Wu X, Hu X, Hu W, Xiang G, Li S. Effects of neuromuscular electrical stimulation on exercise capacity and quality of life in COPD patients: a systematic review and meta-analysis. Bioscience Reports. 2020;40(5):BSR20191912.

Yang ZY, Zhong HB, Mao C, et al. Yoga for asthma. Cochrane Airways Group, editor. Cochrane Database Syst Rev. 2016;4(4):CD010346.

Yeung A, Chan JSM, Cheung JC, Zou L. Qigong and Tai-Chi for Mood Regulation. Focus (Am Psychiatr Publ). 2018;16(1):40-7.

Yohannes AM, Connolly MJ. Early mobilization with walking aids following hospital admission with acute exacerbation of chronic obstructive pulmonary disease. Clin Rehabil. 2003;17(5):465-71.

Zhou J, Pang L, Chen N, et al. Whole-body vibration training – better care for COPD patients: a systematic review and meta-analysis. COPD. 2018;13:3243-54.

Uso de nuevas tecnologías en los programas de rehabilitación respiratoria y estrategias de mantenimiento de ejercicio físico

36

V. Dávalos Yerovi

OBJETIVOS

- Conocer, mediante una revisión exhaustiva, las nuevas tecnologías utilizadas en los programas de rehabilitación respiratoria (RR), así como entender su eficacia y beneficios en comparación con los enfoques convencionales.
- Comprender estrategias efectivas para el mantenimiento del ejercicio físico en los programas de RR a través del uso de nuevas tecnologías.
- Aprender pautas y recomendaciones prácticas para la implementación eficaz de las nuevas tecnologías en los programas de RR y el mantenimiento del ejercicio físico.

INTRODUCCIÓN

Los programas de RR han demostrado ser intervenciones eficaces para las personas con enfermedades respiratorias crónicas como la enfermedad pulmonar obstructiva crónica (EPOC), enfermedades intersticiales, asma y bronquiectasias. Los resultados de la RR son: mejoría de la capacidad funcional física, aumento de la tolerancia al ejercicio, reducción de la disnea y mejoría de la sensación de bienestar general, así como disminución de los ingresos hospitalarios. La RR habitual tiene como objetivo educar y entrenar al paciente de manera supervisada, a través de ejercicios que tradicionalmente se ofrecen como un programa presencial en un centro de atención médica como un hospital, donde las personas asisten a las citas de forma ambulatoria. Sin embargo, relativamente pocos pacientes (< 1 % de pacientes con EPOC) tienen acceso a este tipo de programas, debido a factores limitantes, como largas listas de espera, pocos programas de RR, dificultad para trasladarse, distancias largas desde el domicilio hasta el centro de salud, comorbilidades, etc.

Ante este escenario donde la rehabilitación pulmonar es necesaria pero insuficiente o de acceso muy limitado y, especialmente después de la pandemia enfermedad asociada al coronavirus de tipo 2 causante del síndrome respiratorio agudo severo, han emergido nuevos modelos de programas. La telerrehabilitación ha surgido como una solución innovadora y prometedora en el manejo de enfermedades respiratorias crónicas. Esta modalidad de atención a distancia utiliza tecnología de comunicación para proporcionar terapia y supervisión a los pacientes, sin la necesidad de desplazarse físicamente a un centro de rehabilitación. Al aprovechar la conveniencia y la accesibilidad de la telemedicina, la telerrehabilitación respiratoria permite a los pacientes realizar ejercicios, y recibir educación y monitoreo

desde la comodidad de su hogar. Además de ofrecer beneficios en términos de comodidad y flexibilidad, la telerrehabilitación respiratoria ha demostrado ser efectiva para mejorar la función pulmonar, la capacidad de ejercicio y la calidad de vida de los pacientes. En este contexto, se explorarán los beneficios, los tipos y la evidencia detrás de la telerrehabilitación respiratoria, así como sus implicaciones en la práctica clínica y las consideraciones clave para su implementación con éxito.

BENEFICIOS DE LA TELERREHABILITACIÓN

A continuación, se abordará el uso de la telerehabilitación en los programas de RR:

- Mayor accesibilidad: la telerrehabilitación proporciona acceso a servicios de rehabilitación a distancia, lo que permite superar barreras geográficas y reduce la necesidad de desplazamientos frecuentes.
- Mayor comodidad y flexibilidad: la telerrehabilitación permite a los pacientes realizar ejercicios y recibir terapia en la comodidad de su hogar, eliminando la necesidad de desplazarse a un centro de rehabilitación. Existen trabajos que han demostrado que los programas telemáticos de rehabilitación mejoran la satisfacción del paciente.
- Mejor adherencia al tratamiento: la telemonitorización y las sesiones de rehabilitación a distancia permiten un seguimiento más frecuente y personalizado. Esto ha demostrado aumentar la adherencia al tratamiento en pacientes con enfermedades pulmonares crónicas, según un estudio de Bourne *et al.*
- Monitoreo en tiempo real: la telemonitorización en la telerrehabilitación permite a los profesionales de la salud

supervisar de cerca a los pacientes y ajustar el tratamiento según sea necesario.

- Reducción de costes: en varios estudios se ha demostrado que la telerrehabilitación puede ser una opción rentable en comparación con la rehabilitación presencial tradicional. Esto se debe a la reducción de costes asociados a los desplazamientos y las visitas al centro de rehabilitación. Se ha descrito incluso una reducción del 27 % de los costes hospitalarios relacionados con el manejo del paciente con EPOC mediante el uso de telerrehabilitación.
- Efectividad: hay evidencias que sugieren que la telerrehabilitación puede ser tan efectiva como la tradicional, tal y como lo indica un metaanálisis publicado en el 2021 por la librería Cochrane.

! Beneficios de la telerrehabilitación:

- Mayor accesibilidad.
- Mayor comodidad y flexibilidad.
- Mejor adherencia al tratamiento.
- Monitoreo en tiempo real.
- Reducción de costes.
- Efectividad.

MODELOS DE TELERREHABILITACIÓN

Existe una amplia gama de intervenciones en el campo de la teleasistencia del paciente con enfermedad pulmonar que podrían utilizarse para optimizar la atención del paciente y objetivar resultados, incluyendo el seguimiento de constantes fisiológicas (oximetría de pulso, presión arterial, frecuencia cardíaca, datos del respirador doméstico, etc.), síntomas (tos, esputo, disnea), notificación temprana de deterioro clínico, etc. La evidencia emergente sugiere que muchos de los componentes de la rehabilitación pulmonar, si no todos, se pueden alcanzar de manera efectiva utilizando la telerrehabilitación. Estos componentes incluyen entrenamiento físico supervisado o no supervisado, monitorización de variables fisiológicas y síntomas, entrenamiento en autogestión, educación sobre la enfermedad, trabajo por objetivos y apoyo entre pares. La figura 36-1 resume los modelos de telerrehabilitación mediante dispositivos con acceso a Internet.

Los modelos de telerrehabilitación pueden incluir llamadas telefónicas, usar un sitio web o una aplicación móvil, o recurrir a la videoconferencia. Los componentes de una telerrehabilitación idealmente incluyen:

- Dispositivos de comunicación del usuario final, generalmente teléfonos inteligentes o computadoras con cámara web instalada, con funciones de mensajes de texto, videoconferencias y entrevistas motivacionales.
- Interfaz de terapeuta-cliente con seguridad bluetooth o wi-fi.
- Un servidor central en la nube, que almacena los datos y brinda acceso seguro para la documentación y el seguimiento del progreso.

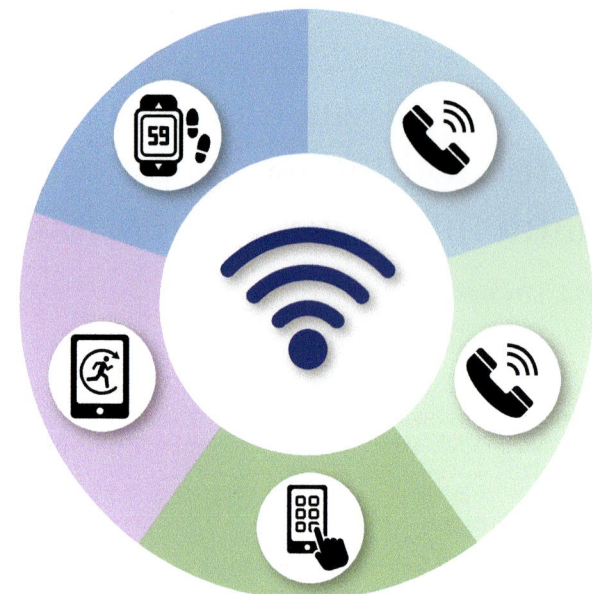

Figura 36-1. Modelos de telerrehabilitación mediante dispositivos con acceso a Internet: llamadas telefónicas, videollamadas, aplicaciones móviles, acelerómetros y contadores de pasos.

Llamadas telefónicas

El asesoramiento sobre salud por teléfono se ha descrito como un proceso que facilita la confianza y la capacidad para adoptar comportamientos que promuevan la salud, guiando y alentando al paciente a ser un participante activo, a fin de lidiar con el impacto de su afección en todos los aspectos de su salud para maximizar la función y la calidad de vida. Implica un enfoque que ayuda a detectar los factores limitantes para el cambio de comportamiento, y los métodos de enseñanza efectivos que capacitan al paciente para lograr y mantener un estado de salud mejorado. El establecimiento de metas y el empoderamiento son características importantes. Existen intervenciones de autocuidado, entre ellas sesiones grupales o individuales, donde una opción potencialmente más rentable es la llamada telefónica.

A día de hoy, existe moderada evidencia científica sobre el asesoramiento telefónico en enfermedades pulmonares. Una revisión rápida del entrenamiento telefónico para afecciones a largo plazo documentó beneficios potenciales sobre la autoeficacia, el comportamiento de salud y el estado de salud. En un estudio clínico aleatorizado (ECA) de tutoría de salud telefónica en pacientes con EPOC en Australia, documentó que la intervención telefónica fue recibida favorablemente, y se evidenció una mejor capacidad de autocontrol y una reducción de los niveles de ansiedad. Sin embargo, no se detectó efecto alguno sobre la calidad de vida relacionada con la salud. En otro estudio efectuado en pacientes receptores de trasplante pulmonar, se concluyó que el asesoramiento telefónico sobre actividad física parece ser una intervención factible, segura y aceptable para apoyar a los pacientes después de un trasplante pulmonar, además de conseguir mayores mejoras en las medidas de actividad física que las esperadas como parte de la recuperación natural. Otra intervención telefónica de 2 semanas en 21 pacientes con EPOC estable, pero grave, aumentó significativamente los niveles de actividad domiciliaria, la capacidad de ejercicio y las puntuaciones de calidad de vida. En otro ECA de 172 pacientes que recibieron llamadas telefónicas de seguimiento después de la rehabilitación pulmonar, se observaron ligeras mejoras adicionales. Sin embargo, existe también evidencia no concluyente sobre el asesoramiento telefónico en pacientes con enfermedades pulmonares.

Videoconferencias

Existen varios modelos a elegir para telerrehabilitación. Se pueden tener en cuenta los siguientes factores en la elección del mejor modelo para un determinado entorno clínico o paciente:

- Objetivos del programa de telerrehabilitación: la videoconferencia tiene como objetivo llevar las terapias de rehabilitación al hogar del paciente, de forma que se disminuyan los desplazamientos y se mejoren los tratamientos con las máximas garantías clínicas y de control.
- Preferencia del paciente: algunos pacientes prefieren un programa basado en el centro, generalmente porque les genera una mayor sensación de supervisión y cuidado, además de apoyo por parte de los compañeros de grupo, sin embargo, es posible cubrir estas necesidades utilizando la telerrehabilitación con monitoreo remoto y virtual en grupos.
- Características del paciente: esto incluye la voluntad y la capacidad para usar plataformas digitales, las limitaciones visuales, auditivas o motoras que puedan afectar a la capacidad de usar aplicaciones basadas en pantalla y videoconferencia, y la situación social que puede impedir el desarrollo del programa de rehabilitación en el hogar.
- Características del entorno del hogar: hay que contar con espacio adecuado para el equipo, como bicicletas estáticas, elípticas o cintas de correr. Se tendrán en cuenta las posibles barreras arquitectónicas que puedan suponer riesgo de caídas en el espacio destinado al programa.
- Coste de la telerrehabilitación: dependiendo del modelo, puede ser de bajo coste, aprovechando los equipos que ya tenga el paciente (ordenador, teléfono móvil), o de moderado/alto coste, si se necesitaran equipos más sofisticados (tableta, accesorios, aplicaciones, equipos de entrenamiento, etc.).
- Capacidad para gestionar todos los componentes de la rehabilitación pulmonar, incluida la educación sobre la enfermedad y la capacidad de cambios de comportamiento.

Hay evidencias que resaltan los posibles beneficios de la RR en el hogar a través de videoconferencia. En un metaanálisis de 2021, se concluyó que la RR primaria, o la rehabilitación de mantenimiento, administrada a través de la telerrehabilitación para personas con enfermedades respiratorias crónicas logró resultados similares a los de la rehabilitación tradicional en un centro, sin que se identifiquen problemas de seguridad. Sin embargo, la certeza de la evidencia proporcionada por esta revisión está limitada por el pequeño número de estudios, de diversos modelos de telerrehabilitación, con relativamente pocos participantes. Asimismo, se ha demostrado que una intervención de entrenamiento en el hogar es factible y generalizable, y puede disminuir el comportamiento sedentario y aumentar los niveles de actividad física. En aquellos pacientes con EPOC grave, esta intervención puede reducir la utilización de recursos sanitarios relacionados con la enfermedad pulmonar.

En conclusión, existe una creciente evidencia de que la telerrehabilitación puede lograr beneficios clínicos que son significativos para los pacientes. En la actualidad, no hay evidencia sobre un modelo estándar a seguir. La investigación a futuro debe considerar el efecto clínico de la telerrehabilitación para personas con enfermedades respiratorias crónicas distintas de la EPOC, la duración del beneficio de la telerrehabilitación más allá del período de la intervención y el coste económico de la misma.

 Factores a tener en cuenta para una videoconferencia:

- Objetivos del programa.
- Preferencia del paciente.
- Características del paciente.
- Características del entorno del hogar.
- Costes.
- Capacidad de gestión del paciente.

Aplicaciones para teléfonos inteligentes

Gracias al atractivo y a la aparición de teléfonos móviles o dispositivos portátiles más «amigables» con el usuario, cada vez es más frecuente su uso en muchos grupos poblacionales. Son estas ventajas las que hacen que los dispositivos electrónicos tengan un potencial papel en el futuro de los pacientes con enfermedades pulmonares. Dada su capacidad de transmisión por Bluetooth o por bus serie universal (USB, *Universal Serial Bus*), y sus estimaciones relativamente precisas de recuento de pasos, las intervenciones de teleasistencia son posibles. A día de hoy, se están realizando varios ECA en pacientes con EPOC.

En un metaanálisis de 2021, se detectó que puede existir alguna mejoría a corto plazo en la calidad de vida con las intervenciones digitales, pero no hay pruebas sobre si el efecto se mantiene a largo plazo. Los síntomas de disnea pueden mejorar con una mayor duración del uso de la intervención digital.

En otro metaanálisis de 2018, se concluyó que la eficacia del autocuidado con el móvil o los teléfonos inteligentes puede ayudar a reducir los ingresos hospitalarios o a mejorar el estado de salud de los pacientes con EPOC, y que los teléfonos móviles con aplicaciones convenientes tienen un gran potencial para minimizar los problemas de salud y mejorar la prestación de atención médica. Sin embargo, en un metaanálisis de 2020 no se encontró evidencia suficiente para sugerir que las aplicaciones de dispositivos móviles sean efectivas para el autocontrol de la EPOC sobre la atención habitual. Esto puede deberse en parte a una capacidad limitada para registrar datos, debido a la importante variación en la metodología. Dado que es probable que la falta de intervenciones estandarizadas y el cegamiento sean una preocupación, se necesitan estudios futuros más amplios que consideren estas limitaciones.

Acelerómetros

Los acelerómetros son dispositivos electrónicos portátiles que se llevan en el cuerpo para detectar la aceleración y, por tanto, reflejan el movimiento corporal. El uso de esta tecnología ha tenido bastante aceptación, gracias a su facilidad de uso, su tamaño pequeño, la multifuncionalidad y la capacidad de generar datos objetivos que no se consiguen con cuestionarios. Los acelerómetros pueden generar datos fiables en cuanto a número de pasos, gasto de energía y recuentos de actividad, y pueden proporcionar una estimación de tiempo pasado por encima o por debajo de un valor predeterminado o nivel de actividad. Los acelerómetros surgieron como un medio importante para evaluar la duración e intensidad de la actividad física, y actualmente se utilizan con objetivos de investigación, recreacionales, y como forma de incentivar y promover la actividad física, tanto en personas sanas, como en pacientes con enfermedades crónicas. La validez de los acelerómetros para la evaluación de la actividad física en pacientes con EPOC ha sido objeto de numerosas investigaciones en los últimos años, y son varios los dispositivos que han sido validados para la EPOC, entre los cuales los más utilizados: el DynaPort Move Monitor® (McRoberts BV, La Haya, Países Bajos), el Actigraph GT3X˚ (Actigraph, Pensacola, FL, Estados Unidos) y el brazalete SenseWear® (BodyMedia, Inc., Pittsburgh, PA, Estados Unidos).

Contadores de pasos

Los podómetros o contadores de pasos son dispositivos pequeños y relativamente económicos. Se usan en la cintura o en la muñeca, y registran el número de pasos caminados por día. El recuento de pasos es una forma simple para evaluar el estado físico de una persona. Los podómetros son más precisos en recuento de pasos, pero menos en distancia recorrida o estimaciones del gasto energético, a diferencia de los acelerómetros. Los contadores de pasos se utilizan cada vez más como herramienta de motivación para mejorar la actividad física, y actualmente es famosa la meta de caminar 10.000 pasos al día, asociada a un aumento relevante de actividad física, y a disminuciones significativas en índice de masa corporal y presión arterial. Sin embargo, todavía no hay objetivos de pasos determinados para pacientes con enfermedades respiratorias. En un metaanálisis del año 2019, cuyo objetivo era examinar el uso de podómetros como herramienta para promover los niveles de actividad física diaria en pacientes con EPOC, se observaron mejoras en los pasos por día con la promoción de la actividad física con podómetro, bien solo o bien junto con un programa de RR. En un ECA multicéntrico de 2016, también se concluyó que la cantidad y la intensidad de la actividad física se pueden aumentar significativamente en pacientes con EPOC mediante una intervención de 12 semanas que incluye un contador de pasos y una aplicación instalada en un teléfono inteligente. Los pacientes recibieron un cálculo automático objetivo basado en sus propios logros, y pudieron contactar con sus entrenadores si así lo desearon. En estos estudios de intervención, el recuento del paso diario (medido por

el contador de pasos) se utilizó como un incentivo para los pacientes y para proporcionar el establecimiento de metas.

Mantenimiento de los programas de rehabilitación respiratoria

El mantenimiento de los programas de RR a través de la telerrehabilitación es una estrategia crucial para asegurar la continuidad de los beneficios obtenidos durante el tratamiento y promover una mejor calidad de vida en pacientes con enfermedades respiratorias crónicas. A medida que la telerrehabilitación respiratoria se ha convertido en una opción cada vez más utilizada, es importante comprender cómo mantener y prolongar los resultados obtenidos a través de esta modalidad de atención. Uno de los principales aspectos a considerar en el mantenimiento de estos programas de telerrehabilitación es la adherencia del paciente al tratamiento a largo plazo. La motivación y el compromiso del paciente son fundamentales para mantener una rutina regular de ejercicios, y para seguir las recomendaciones terapéuticas. En este sentido, los profesionales de la salud desempeñan un papel crucial al brindar apoyo continuo, educación y recordatorios para ayudar al paciente a mantener su compromiso con el programa de telerrehabilitación.

El monitoreo remoto y la retroalimentación constante son herramientas esenciales en el mantenimiento de los programas de telerrehabilitación respiratoria. La tecnología permite a los profesionales de la salud evaluar el progreso del paciente, ajustar las pautas de ejercicio y brindar comentarios oportunos. A través de la telemonitorización, se pueden medir parámetros como la saturación de oxígeno, la frecuencia cardíaca y la capacidad pulmonar, lo que permite un seguimiento preciso de la afección del paciente, la adaptación del programa de rehabilitación según sea necesario y el cumplimiento de objetivos. La educación y el empoderamiento del paciente también desempeñan un papel fundamental en el mantenimiento de los programas de telerrehabilitación respiratoria. Brindar información sobre la enfermedad respiratoria, sus síntomas, la importancia de la actividad física y las estrategias de autorregulación ayuda a los pacientes a comprender la importancia de mantener una rutina de ejercicio y adoptar hábitos de vida saludables. Además, se pueden proporcionar recursos adicionales, como vídeos educativos o aplicaciones móviles, para facilitar la participación activa del paciente en su propia RR.

La comunicación continua y el apoyo emocional son aspectos cruciales para el mantenimiento eficaz de los programas de telerrehabilitación respiratoria. El contacto regular con el equipo de atención médica, ya sea a través de consultas virtuales, mensajes de texto o llamadas telefónicas, ayuda a mantener la motivación del paciente, y a abordar cualquier preocupación o dificultad que puedan surgir. Además, el apoyo de grupos de pares o comunidades en línea puede brindar una sensación de pertenencia y compartir experiencias similares, lo que contribuye a la adherencia y al mantenimiento a largo plazo.

En resumen, el mantenimiento de los programas de RR de la telerrehabilitación requiere una combinación de factores, entre ellos la adhesión del paciente, el monitoreo remoto, la educación, el empoderamiento, la comunicación continua y el apoyo emocional (**Fig. 36-2**). Al asegurar una atención continua y personalizada, la telerrehabilitación respiratoria puede ser una herramienta efectiva para mantener y mejorar la función pulmonar, la capacidad de ejercicio y la calidad de vida en pacientes con enfermedades respiratorias crónicas. Así lo demostró un ECA del año 2020, que describió mejoras en la calidad de vida de los pacientes con EPOC que realizaron un programa de RR monitorizado durante 1 año. Se concluyó que la telerrehabilitación es tan factible como segura, y que permite un seguimiento cercano del ejercicio de mantenimiento.

Factores que intervienen en el mantenimiento de los programas de RR a través de telerrehabilitación:

- Adherencia/motivación.
- Monitoreo remoto.
- Educación.
- Empoderamiento.
- Comunicación continua.
- Apoyo emocional.

BARRERAS Y RIESGOS DE LOS PROGRAMAS DE REHABILITACIÓN RESPIRATORIA

La telerrehabilitación puede ser una solución clave que combina los beneficios de los programas de rehabilitación institucionales y en el hogar, y brinda servicios de RR a través de las tecnologías de información y comunicación. Además, la telerrehabilitación abarca una variedad de servicios de rehabilitación que incluyen la evaluación y el control de los síntomas, la planificación y la supervisión del ejercicio, y la modificación del estilo de vida que abordan las comorbilidades en tiempo real, lo que aumenta la autoeficacia y la determinación para mantener el cumplimiento

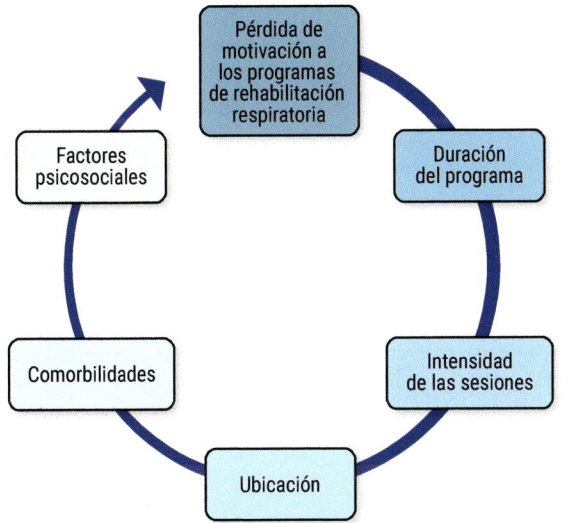

Figura 36-2. Factores relacionados con la pérdida de motivación a los programas de rehabilitación respiratoria.

a largo plazo de los programas de RR con menos apoyo. Sin embargo, se han identificado barreras en el momento de implementar esta modalidad de tratamiento, algunas de las cuales son la fragmentación del equipo multidisciplinar, el abordaje de las limitaciones individuales en pacientes con enfermedad pulmonar y el uso limitado de acciones adyuvantes (p. ej., oxígeno, ventilación no invasiva, estimulación eléctrica neuromuscular).

En un estudio cualitativo, los pacientes informaron que los desafíos incluían dificultades para iniciar el ejercicio debido a su estilo de vida sedentario prolongado, cierta desmotivación debido a la monotonía en el entrenamiento por la falta de variedad de ejercicios e incapacidad física que afecta a su habilidad física para hacer ejercicio. También se identificaron algunas razones para la falta de adherencia, como falta de motivación, ansiedad, sensación de menos apoyo en la persona, exacerbaciones y comorbilidades. Los pacientes que vivían solos y aquellos que no habían participado previamente en el programa primario de RR requerían apoyo adicional para continuar y progresar en el programa de capacitación durante un período prolongado. En otros estudios se identificó que las principales razones para la disminución de adherencia a la RR después de la hospitalización por exacerbaciones fueron el desinterés, y la enfermedad o la fragilidad significativa. Además, la adopción de programas de telerrehabilitación requiere una mínima capacidad de navegación e interacción de forma independiente en una página web o aplicación móvil mediante un dispositivo con acceso a Internet, algo que puede ser un factor limitante para ciertos grupos poblacionales, personas con ingresos medios-bajos o áreas geográficas con cobertura inadecuada a Internet (**Tabla 36-1**).

ASPECTOS LEGALES

A pesar de la variedad de programas y modalidades de la telerrehabilitación, los principios legales que se aplican a las relaciones médico-paciente convencionales, cara a cara, pueden ser igualmente válidos en el contexto de la práctica de la medicina a distancia. Sin embargo, la telemedicina conlleva varios riesgos relacionados con el uso de tecnología: el equipo o sistema puede fallar, los datos electrónicos pueden ser manipulados, el registro electrónico puede estar sujeto a abuso, la red puede sufrir una mala protección de datos (mala confidencialidad, autenticidad, informe de datos, certificación de procedimientos, seguridad y privacidad), y la red puede mostrar dificultad para determinar las responsabilidades y obligaciones potenciales de los profesionales de la salud. Para ello, se deben adoptar precauciones importantes en cuanto a seguridad y confidencialidad de los datos. Los proveedores y usuarios deberán garantizar la confidencialidad, la autenticidad de los datos y su informe, la certificación autorizada de los procedimientos con firma digital, la protección de la confidencialidad, la seguridad y privacidad de las personas asistidas, y el almacenamiento y la transferencia de datos sensibles en tiempo real entre una unidad y otra sin manipulación. Con la creciente difusión de esta tecnología, la jurisprudencia se irá actualizando y dando respuesta a cuestiones actualmente sin resolver para asegurar un servicio seguro y efectivo.

Tabla 36-1. Beneficios y limitaciones de la telerreheabilitación respiratoria	
Beneficios	**Riesgos**
Accesibilidad mejorada: permite a los pacientes acceder a la rehabilitación respiratoria desde la comodidad de su hogar, eliminando la necesidad de desplazarse a un centro de rehabilitación	Limitaciones técnicas: la falta de habilidades tecnológicas por parte del paciente o los problemas técnicos pueden dificultar o interrumpir las sesiones de rehabilitación en línea
Mayor conveniencia: los pacientes pueden programar las sesiones de rehabilitación según su disponibilidad, y realizarlas en momentos convenientes para ellos	Falta de supervisión directa: la falta de supervisión física directa puede limitar la capacidad de los terapeutas para evaluar con precisión el progreso y ajustar el tratamiento en tiempo real
Reducción de barreras geográficas: permite a los pacientes acceder a expertos en rehabilitación respiratoria que pueden estar ubicados lejos de su área geográfica	Menor interacción social: la falta de interacción cara a cara puede afectar a la motivación y la participación activa del paciente en el programa de rehabilitación
Monitoreo remoto: los terapeutas pueden monitorear y recopilar datos sobre la salud y el progreso del paciente de manera remota, lo que permite una mejor personalización del tratamiento	Limitaciones en la evaluación física: algunas evaluaciones físicas y pruebas específicas pueden no ser posibles de realizar a distancia, lo que puede afectar a la precisión de la evaluación del paciente
Menor exposición a infecciones: la telerrehabilitación respiratoria reduce el riesgo de exposición a enfermedades infecciosas al evitar la necesidad de desplazarse a un centro de rehabilitación en persona	Limitaciones en la atención de emergencia: en caso de emergencias médicas durante las sesiones de telerrehabilitación, puede haber retrasos en la respuesta y la atención médica necesaria
Seguimiento continuo: la telerrehabilitación permite un monitoreo más frecuente y consistente de la salud pulmonar del paciente, lo que facilita la detección temprana de cambios o complicaciones	Brechas en la comunicación: la comunicación a través de medios electrónicos puede ser menos efectiva que la comunicación cara a cara, lo que puede dar lugar a malentendidos en las instrucciones de rehabilitación
Flexibilidad en el entorno: los pacientes pueden realizar las sesiones de rehabilitación en su entorno familiar, lo que puede aumentar la comodidad y la sensación de seguridad durante el proceso de rehabilitación	Limitaciones en la demostración de ejercicios: los terapeutas pueden tener dificultades para observar y corregir la técnica del paciente durante los ejercicios en línea, lo que puede afectar a los resultados del programa de rehabilitación
Ahorro de tiempo y dinero: al evitar los desplazamientos y los gastos asociados, la telerrehabilitación respiratoria puede ser más rentable y eficiente para los pacientes y sus familias	Privacidad y seguridad de los datos: existe un riesgo potencial de violación de la privacidad y de la seguridad de los datos médicos durante las sesiones de telerrehabilitación
Mejor adherencia al tratamiento: al eliminar las barreras de desplazamiento y ofrecer un mayor grado de comodidad, la telerrehabilitación puede aumentar la adherencia de los pacientes al programa de rehabilitación respiratoria	Dificultades en la manipulación de equipos: algunos programas de rehabilitación respiratoria pueden requerir el uso de equipos especializados que pueden ser difíciles de manejar o ajustar sin la asistencia directa de un terapeuta
Educación y empoderamiento: la telerrehabilitación respiratoria brinda la oportunidad de educar a los pacientes sobre su enfermedad pulmonar y sobre el modo de manejarla de manera efectiva, lo que puede aumentar su empoderamiento y control sobre su salud	Limitaciones en la retroalimentación táctil: la retroalimentación táctil, que es importante en algunos aspectos de la rehabilitación respiratoria, puede ser difícil de proporcionar a distancia, lo que puede limitar ciertos enfoques terapéuticos

CONCLUSIONES

El manejo del paciente con una enfermedad pulmonar crónica mediante programas de telerrehabilitación parece ser una estrategia con un importante potencial, capaz de producir datos precisos y confiables, empoderar a los pacientes, influir en sus actitudes y su comportamiento, y mejorar potencialmente sus condiciones médicas. Los ensayos clínicos de telerrehabilitación han demostrado resultados prometedores; sin embargo, no hay evidencia definitiva de si estas intervenciones son tan efectivas como la RR convencional, debido a las intervenciones heterogéneas. Es imperativo establecer protocolos estandarizados de telerrehabilitación, por lo que la investigación a futuro debe seguir esta dirección, así como valorar la factibilidad de la adopción en la práctica clínica de modelos novedosos de RR, si mejoran el acceso, la aceptación y la finalización del programa, y si proporcionan mejoras clínicamente relevantes en el entorno real del paciente.

PUNTOS CLAVE

- Los programas de telerrehabilitación son seguros y logran beneficios clínicos en los pacientes con enfermedades pulmonares.
- La telerrehabilitación mejora el acceso a programas de RR para pacientes con enfermedades pulmonares.
- Es necesaria la implementación y la protocolización de los programas de telerrehabilitación en pacientes con enfermedades pulmonares crónicas.
- Los avances tecnológicos y la disminución de los costes de estos generará en el futuro una mayor implementación de los programas de telerrehabilitación en las unidades de RR.

BIBLIOGRAFÍA

Aguilar Cordero MJ, Sánchez López AM, Guisado Barrilao R, Rodríguez Blanque R, Noack Segovia J, Pozo Cano MD. Descripción del acelerómetro como método para valorar la actividad física en los diferentes periodos de la vida; revisión sistemática. Nutr Hosp. 2014;29(6):1250-61.

Armstrong M, Winnard A, Chynkiamis N, Boyle S, Burtin C, Vogiatzis I. Use of pedometers as a tool to promote daily physical activity levels in patients with COPD: a systematic review and meta-analysis. Eur Respir Rev. 2019;28(154):190039.

Bairapareddy KC, Chandrasekaran B, Agarwal U. Telerehabilitation for Chronic Obstructive Pulmonary Disease Patients: An Underrecognized Management in Tertiary Care. Indian J Palliat Care. 2018;24(4):529-533.

Bourne S, DeVos R, North M, et al. Online versus face-to-face pulmonary rehabilitation for patients with chronic obstructive pulmonary disease: randomised controlled trial. BMJ Open. 2017;7(7):e014580.

Clini E, Holland A, Pitta F, Troosters T. Textbook of Pulmonary Rehabilitation. Switzerland: Springer, 2008..

Coultas DB, Jackson BE, Russo R, et al. Home-based Physical Activity Coaching, Physical Activity, and Health Care Utilization in Chronic Obstructive Pulmonary Disease. Chronic Obstructive Pulmonary Disease Self-Management Activation Research Trial Secondary Outcomes. Ann Am Thorac Soc. 2018;15(4):470-8.

Cox NS, Dal Corso S, Hansen H, et al. Telerehabilitation for chronic respiratory disease. Cochrane Database Syst Rev. 2021;1(1):CD013040.

De Oliveira TMD, Pereira AL, Costa GB, et al. Embedding Pulmonary Rehabilitation for Chronic Obstructive Pulmonary Disease in the Home and Community Setting: A Rapid Review. Front Rehabil Sci. 2022;3:780736.

Demeyer H, Louvaris Z, Frei A, et al.; Mr Papp PROactive study group and the PROactive consortium. Physical activity is increased by a 12-week semiautomated telecoaching programme in patients with COPD: a multicentre randomized controlled trial. Thorax. 2017;72(5):415-23.

Galdiz JB, Gómez A, Rodríguez D, et al. Telerehabilitation Programme as a Maintenance Strategy for COPD Patients: A 12-Month Randomized Clinical Trial. Arch Bronconeumol (Engl Ed). 2021;57(3):195-204.

Hume E, Muse H, Wallace K, et al. Feasibility and acceptability of a physical activity behavioural modification tele-coaching intervention in lung transplant recipients. Chron Respir Dis. 2022;19:14799731221116588.

Janjua S, Banchoff E, Threapleton CJ, Prigmore S, Fletcher J, Disler RT. Digital interventions for the management of chronic obstructive pulmonary disease. Cochrane Database Syst Rev. 2021;4(4):CD013246.

Sehgal S, Small B, Highland KB. Activity monitors in pulmonary disease. Respir Med. 2019;151:81-95.

Shaw G, Whelan ME, Armitage LC, Roberts N, Farmer AJ. Are COPD self-management mobile applications effective? A systematic review and meta-analysis. NPJ Prim Care Respir Med. 2020;30(1):11.

Sidhu MS, Daley A, Jordan R, et al. Patient self-management in primary care patients with mild COPD - protocol of a randomized controlled trial of telephone health coaching. BMC Pulm Med. 2015;15:16.

Tudor-Locke C, Craig CL, Thyfault JP, Spence JC. A step-defined sedentary lifestyle index: < 5000 steps/day. Appl Physiol Nutr Metab. 2013;38(2):100-14.

Vitacca M. Will the COVID tsunami be able to impose tele-rehabilitation as a system opportunity? Pulmonology. 2020;26(6):338-9.

Walters JA, Cameron-Tucker H, Courtney-Pratt H, et al. Supporting health behaviour change in chronic obstructive pulmonary disease with telephone health-mentoring: insights from a qualitative study. BMC Fam Pract. 2012;13:55.

Wootton SL, McKeough Z, Ng CLW, et al. Effect on health-related quality of life of ongoing feedback during a 12-month maintenance walking programme in patients with COPD: a randomized controlled trial. Respirology. 2018;23(1):60-7.

Yang F, Wang Y, Yang C, Hu H, Xiong Z. Mobile health applications in self-management of patients with chronic obstructive pulmonary disease: a systematic review and meta-analysis of their efficacy. BMC Pulm Med. 2018;18(1):147.

Zanaboni P, Lien LA, Hjalmarsen A, Wootton R. Long-term telerehabilitation of COPD patients in their homes: interim results from a pilot study in Northern Norway. J Telemed Telecare. 2013;19(7):425-9.

Rehabilitación respiratoria en el paciente pediátrico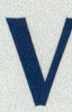

Fisiopatología respiratoria en la edad pediátrica

37

A. Díez Izquierdo y A. J. Moreno Galdó

OBJETIVOS

- Conocer las características específicas de la anatomía y la fisiología del aparato respiratorio en pediatría.
- Describir el desarrollo y el crecimiento pulmonar para facilitar la comprensión de las enfermedades a nivel respiratorio.
- Aprender cuáles son los principales signos y síntomas clínicos en las patologías respiratorias en la infancia.
- Analizar las principales enfermedades respiratorias agudas y crónicas en pediatría.

BASES ANATÓMICAS, FISIOLÓGICAS E INMUNOLÓGICAS DEL APARATO RESPIRATORIO

Existen diferencias anatómicas y funcionales entre los niños y los adultos que son mucho más pronunciadas los 2 primeros años de vida. Estas diferencias van disminuyendo, y sobre los 6-8 años ya hay bastantes similitudes.

Vía aérea superior

El pequeño tamaño de las narinas y la cavidad nasal hace que en los niños pequeños la nariz contribuya hasta un 50 % a la resistencia total de las vías aéreas, por lo que una obstrucción nasal leve en los lactantes, por inflamación o acúmulo de mucosidad, puede producir dificultad respiratoria.

En los recién nacidos y lactantes, la lengua es más grande y ocupa casi completamente la cavidad oral. La base de la lengua está en estrecha conexión con la epiglotis, mientras que en los adultos hay una mayor separación entre ambas. La epiglotis está en una posición más horizontal que en los adultos, sus tejidos son más laxos, es proporcionalmente más grande y tiene forma en omega. La laringe tiene una posición más alta y próxima a la lengua.

Estas peculiaridades anatómicas permiten a los lactantes succionar la leche y respirar a la vez, debido a la presión intermitente de la lengua sobre el paladar blando. Debido a ello, y a la coordinación inmadura entre los esfuerzos respiratorios y los movimientos orofaríngeos, los lactantes son preferentemente respiradores nasales, hasta los 2 y 6 meses de vida, que mejoran su capacidad para respirar por la boca.

La laringe pediátrica tiene su punto más estrecho a nivel subglótico en lugar de en las cuerdas vocales como los adultos.

> **!** Los recién nacidos tienen muy poco tejido linfoide en la vía aérea superior. Las amígdalas y las adenoides se desarrollan durante el segundo año, y alcanzan su mayor tamaño entre los 4 y los 7 años, para después involucionar. Su hipertrofia puede causar el síndrome de apnea obstructiva del sueño.

Los lactantes tienen un cuello más corto, una cabeza más grande y un occipucio prominente. Cuando están en decúbito supino, la alineación de los ejes oral, laríngeo y traqueal se dificulta por la flexión excesiva del cuello con riesgo de obstrucción de la vía aérea.

Vía aérea inferior

La vía aérea traqueobronquial es de menor tamaño, longitud y calibre que en los adultos, lo que supone un mayor riesgo de aparición de cuadros obstructivos.

La tráquea es corta y estrecha. Debido a la posición más alta de la laringe, la tráquea cervical contiene más anillos que en los adultos (10 en los recién nacidos, 8 en los adolescentes y 6 en los adultos). La longitud de la tráquea en los lactantes es de alrededor del 40 % de la de los adultos, pero presenta solo un 30 % de su diámetro y un 15 % de su área transversal.

> **!** Por su menor desarrollo, el cartílago de la tráquea y los bronquios es blando en los lactantes. Los cartílagos menos desarrollados y el menor tono de las fibras musculares circulares facilitan el colapso dinámico durante los ciclos ventilatorios.

El cartílago se endurece con el crecimiento, por lo que la tráquea y los bronquios pierden distensibilidad, y se vuelven menos propensos a la obstrucción, motivo por el que suelen mejorar espontáneamente los casos de laringomalacia o traqueomalacia.

Pared torácica

La pared torácica experimenta cambios importantes en el desarrollo en su forma, distensibilidad y capacidad de deformación. En los recién nacidos y lactantes, la forma de la caja torácica se asemeja a una pirámide, las costillas tienen una orientación horizontal y la sección transversa es casi circular. En los primeros 3 años de vida hay una fase importante de crecimiento, y la caja torácica cambia de forma, sobre todo con mayor crecimiento de la zona superior, de modo que la forma de pirámide cambia a la de tonel, más similar a la de los adultos.

En los lactantes, las costillas tienen mucho más componente de cartílago, lo que hace que la caja torácica sea muy distensible. En los primeros años de vida, la pared torácica es tres veces más distensible que los pulmones. Al final de los 2 años, la distensibilidad de la pared torácica se iguala con la de los pulmones. Durante el crecimiento, la pared torácica se vuelve más rígida, y las costillas pasan de una posición más horizontal en los lactantes a una oblicua.

> **!** En los lactantes, la pared torácica distensible ofrece menor resistencia al movimiento de retroceso en la espiración, por lo que el volumen de relajación en los lactantes es solo del 10-15 % de la capacidad pulmonar total, en contraste con el 30-35 % en los adultos, lo que hace que esté más cerca del volumen de cierre y de que se puedan producir atelectasias por colapso alveolar.

Para defenderse, los lactantes realizan un cierre parcial de la glotis en la espiración y mantienen una actividad tónica del diafragma durante todo el ciclo respiratorio, lo que se asocia a un incremento del trabajo respiratorio.

En los recién nacidos y lactantes, la expansión anteroposterior y transversal del tórax es menos acentuada, y su respiración es sobre todo diafragmática. A partir de los 2 años, es toracoabdominal, y a los 5 años, ya es fundamentalmente torácica.

En caso de obstrucción al flujo aéreo, en los lactantes el aumento de trabajo respiratorio se acompaña de movimiento paradójico del tórax con depresión esternal e intercostal, lo que impide una expansión pulmonar adecuada.

Músculos respiratorios

En los niños pequeños, el diafragma tiene una posición más horizontal y es más plano que el de los adultos, y la eficiencia de su contracción es más limitada.

Los músculos intercostales internos y externos no están bien desarrollados, sobre todo en los lactantes, por lo que su contribución al esfuerzo respiratorio y su capacidad de expansión del tórax durante la inspiración es mínima. Actúan más para ayudar a estabilizar la caja torácica distensible.

> **!** En los lactantes, los músculos respiratorios están compuestos principalmente por fibras tipo II (susceptibles a la fatiga, con menores depósitos de glucógeno y grasa), ya que las fibras tipo I (resistentes a la fatiga) se desarrollan posteriormente.

Consumo de oxígeno y frecuencia respiratoria

Como resultado de todas las particularidades anatómicas y funcionales, los niños tienen una actividad metabólica elevada y requieren un mayor consumo de oxígeno para realizar el trabajo ventilatorio. En los recién nacidos, es 6-8 mL/kg/min; en los lactantes es de 3-4 mL/kg/min; y en los adultos es de 2-3 mL/kg/min, lo que hace que en caso de apnea o hipoventilación puedan presentar hipoxemia con más facilidad que los adultos. Para compensar este mayor consumo de oxígeno, tienen una frecuencia respiratoria elevada de forma normal: recién nacidos 40-60 respiraciones/min, lactantes 30-40 respiraciones/min, preescolares 20-30 respiraciones/min y escolares 15-20 respiraciones/min.

Factores fisiológicos de riesgo para insuficiencia respiratoria en los niños

Diferentes aspectos del desarrollo fisiológico de las vías aéreas y los pulmones hacen que los lactantes y los niños pequeños tengan un riesgo mayor de sufrir insuficiencia respiratoria cuando tienen infecciones u otros problemas respiratorios, que también hay que tener en cuenta con las manipulaciones o intervenciones terapéuticas (**Tabla 37-1**):

- Inmadurez del control de la respiración: supone un mayor riesgo de apnea y bradicardia en relación con manipulaciones bruscas de la vía aérea, por ejemplo, la aspiración nasofaríngea profunda, o incluso en los prematuros por la presión de una máscara facial. Los recién nacidos prematuros tienen una menor respuesta a la hipercapnia. La ventilación en los recién nacidos se deprime fácilmente por la hipoxia y esto ocurre hasta los 6 meses de vida.
- Reflejos protectores: algunos reflejos respiratorios y de la laringe representan estrategias defensivas para asegurar la integridad de las vías aéreas y evitar la aspiración de cuerpos extraños (laringoespasmo, cierre de glotis, tos). En relación con el desarrollo, puede haber inicialmente una mayor excitabilidad de estos reflejos y un mayor riesgo de laringoespasmo ante manipulaciones. El reflejo de la tos es más inmaduro en los lactantes.

Tabla 37-1. Factores fisiológicos que aumentan la vulnerabilidad respiratoria en los lactantes

- Inmadurez del control de la respiración y reflejo de la tos
- Mayor actividad metabólica y consumo de oxígeno
- Aumento de la resistencia de vías aéreas altas y bajas
- Menor volumen pulmonar
- Mayor distensibilidad de la caja torácica
- Menor eficiencia de los músculos respiratorios
- Mayor frecuencia respiratoria con volumen corriente estable

- Mayor consumo de oxígeno: debido a una tasa metabólica mayor.
- Mayor resistencia (vías más pequeñas) y facilidad para el colapso de la vía aérea superior e inferior: esto hace que se puedan obstruir más fácilmente ante la presencia de edema, inflamación o broncoconstricción. Según la ley de Poiseuille, la resistencia al flujo es inversamente proporcional al radio elevado a la cuarta potencia. Una disminución de calibre de 1 mm en la tráquea de un lactante por edema supone una disminución de calibre del 75 % y que la resistencia aumente 16 veces, mientras que en un adulto la disminución de calibre es solo del 40 %.
- En los niños, la mucosa traqueobronquial es más laxa y vascularizada, lo que favorece un grado mayor de inflamación, reactividad y producción de moco.
- Otro aspecto que también hay que tener en cuenta es que la agitación en los lactantes puede favorecer el colapso de la vía aérea.
- Menor volumen pulmonar, número de alvéolos y falta de ventilación colateral: supone un mayor riesgo de atelectasias. Durante el primer año de la vida, el adelgazamiento de las paredes alveolares permite la formación de los poros de Kohn y, posteriormente, de los canales de Lambert.
- Mayor distensibilidad de la caja torácica, menor eficiencia de los músculos respiratorios y pocas fibras musculares de tipo I: cuando se dificulta la motilidad del diafragma por distensión abdominal, como, por ejemplo, la deglución incrementada de aire en situación de dificultad respiratoria, se compromete aún más el volumen corriente y el intercambio de gases.

EMBRIOLOGÍA DEL APARATO RESPIRATORIO, DESARROLLO PULMONAR, CELULARIDAD

La función respiratoria al nacer depende de la relación entre el grado de desarrollo pulmonar y la edad gestacional.

Durante el desarrollo pulmonar, se forman primero las vías aéreas de conducción y, a continuación, el área de intercambio gaseoso. En la vida fetal, se forma una red amplia de vías aéreas en un proceso que se denomina morfogénesis por ramificación. Al mismo tiempo, se desarrolla una doble red vascular: una que proporciona el aporte de oxígeno a las zonas no respiratorias del pulmón y una segunda que captará el oxígeno del epitelio respiratorio.

El desarrollo y la maduración pulmonares están controlados por un número muy elevado de mediadores moleculares (factores de crecimiento, reguladores de transcripción, morfógenos y moléculas de la matriz extracelular) y por factores físicos.

> ! El pulmón pasa por diferentes etapas de desarrollo: embrionaria, seudoglandular, canalicular, sacular y alveolar (**Fig. 37-1**). Aunque se señalan unas semanas de inicio y fin de estas fases, todas ellas se superponen entre sí en un continuo.

Una alteración o interrupción en estas fases puede dar lugar a malformaciones congénitas o a unos pulmones que no puedan cumplir adecuadamente la función del intercambio gaseoso en la vida posnatal.

Fase embrionaria (4-7 semanas de gestación)

Los pulmones derivan de las células epiteliales del endodermo de la parte distal del surco laringotraqueal del intestino primitivo durante la cuarta semana de gestación. En el centro del suelo faríngeo, entre la cuarta y la sexta bolsa faríngeas, se desarrollan dos divertículos ventrales independientes, que darán origen a los dos pulmones. El intestino primitivo se divide en el esófago y la tráquea por la profundización del surco laringotraqueal.

Las yemas pulmonares inician un proceso repetitivo de crecimiento y ramificación (morfogénesis por ramificación) en el mesénquima circundante.

Del bronquio principal derecho derivan tres bronquios secundarios o lobulares (tres lóbulos), y del izquierdo, dos. Esta asimetría con el pulmón izquierdo más pequeño se cree que está orientada a acomodar el corazón. Los bronquios lobulares se dividen, expandiendo las vías aéreas, hasta aproximadamente 10 generaciones en cada lóbulo inmaduro.

De la yema embrionaria, derivarán todas las células epiteliales del árbol respiratorio y los neumocitos. En esta fase, las vías aéreas están revestidas por un epitelio columnar indiferenciado. El cartílago, el músculo liso, y el tejido conectivo y vascular se originarán del mesénquima que lo rodea. Este proceso está regulado por una intensa interacción entre el epitelio y el mesénquima, en la que participan muchos mediadores moleculares.

> ! En la fase embrionaria se completa la organogénesis, con la formación de la tráquea, el primordio del pulmón derecho e izquierdo con las vías aéreas principales y la pleura visceral y parietal.
> En esta fase, se pueden originar malformaciones congénitas, como la agenesia pulmonar o la fístula traqueoesofágica.

Fase seudoglandular (5-17 semanas de gestación)

En la fase seudoglandular, continúa ramificándose el sistema de conductos, formándose los bronquíolos hasta los bronquíolos terminales (aproximadamente las 20 primeras generaciones de las futuras vías aéreas, todas las vías aéreas preacinares).

La estructura del pulmón tiene un aspecto glandular (los bronquíolos acaban en el estroma y el aspecto histológico se asemeja a glándulas). Otra característica de este período es el comienzo de la diferenciación celular del epitelio respiratorio y el mesénquima.

Las vías aéreas son estrechas, con escasa luz, y tienen un epitelio cilíndrico seudoestratificado. El epitelio proximal de las vías aéreas de conducción se diferenciará a células ciliadas, células neuroendocrinas y células columnares no ciliadas (células de Clara, ahora denominadas células club). El epitelio distal se diferencia en células epiteliales tipo II. El mesénquima prolifera, y se diferencia en cartílago (condrocitos), músculo liso (mioblastos) y tejido conectivo (fibroblastos) alrededor de los tubos epiteliales.

Organogénesis		**Embrionaria** 4-7 semanas	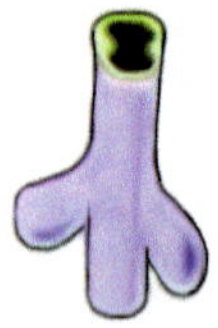	• Tráquea • Bronquios (≈ 10 generaciones) • Pleura • Arterias lobulares • Epitelio columnar indiferenciado
Morfogénesis	**Morfogénesis por ramificación**	**Seudoglandular** 5-17 semanas	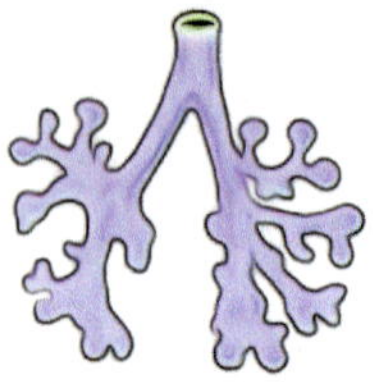	• Vías aéreas preacinares • Bronquíolos terminales (≈ 20 generaciones) • Arterias preacinares • Epitelio cilíndrico seudoestratificado • Neumocitos tipo II
		Canalicular 16-26 semanas	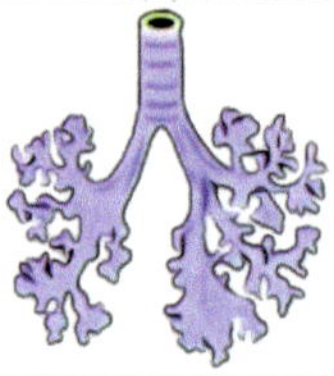	• Bronquíolos respiratorios • Ácino • Neumocitos tipo II y I • Inicio de síntesis de surfactante • Arterias intraacinares • Red capilar
	Alveolarización	**Sacular** 24 semanas - término	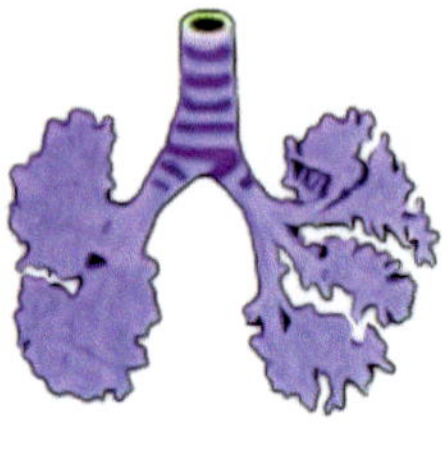	• Expansión de espacios aéreos • Formación de septos primarios • Arterias de conductos alveolares • Red capilar
		Alveolar 36 semanas - ≈ 21 años		Alveolarización clásica ≈ 3 años: • Septación: septos secundarios • Red capilar doble → Simple Alveolarización continuada ≈ 3 años: • Septación: septos secundarios • Mayoría red capilar simple Maduración microvascular 36 semanas - 21 años: paso a la red capilar simple

Figura 37-1. Fases del desarrollo pulmonar. El desarrollo pulmonar se inicia con la organogénesis en la fase embrionaria, siendo los principales mecanismos la morfogénesis por ramificación, la interacción mesénquima (epitelio regulada por mediadores moleculares) y la alveolarización. El desarrollo pulmonar está también modulado por factores físicos.

Las vías aéreas se encuentran acompañadas por las arterias, formándose todas las ramificaciones preacinares.

Las alteraciones en este período pueden dar lugar a malformaciones, como el secuestro pulmonar o la malformación adenomatoidea quística. Entre las semanas 7 y 9, se forma el diafragma primitivo. La interrupción de este proceso puede originar una hernia diafragmática.

La compresión de los pulmones debido a una hernia diafragmática, oligohidramnios, anomalías esqueléticas, tumores embrionarios o malformaciones congénitas altera la morfogénesis por ramificación, dando lugar a una hipoplasia pulmonar con disminución del número de generaciones.

Fase canalicular (16-26 semanas de gestación)

Se denomina así porque en este período se produce la «canalización» del mesénquima por las vías aéreas y los capilares.

> ⚠ La fase canalicular se caracteriza por la diferenciación del epitelio que permite la distinción entre las vías aéreas de conducción y las vías respiratorias. Los bronquíolos terminales se dividen formando los bronquíolos respiratorios, inicio de lo que serán los ácinos pulmonares (bronquíolos respiratorios, conductos alveolares y alvéolos).

Esta fase está marcada por una intensa angiogénesis dentro del mesénquima, para formar una densa red capilar en el pulmón distal. La apariencia glandular se pierde y el intersticio tiene menos tejido conectivo. A la vez, se originan las arterias bronquiolares intraacinares, estrechamente relacionadas con la vía aérea.

La capa epitelial de los bronquios y bronquíolos adopta una estructura más cuboidea, disminuye de grosor y el diámetro de la vía aérea aumenta. Las arterias bronquiales son de paredes elásticas. El tamaño de las luces bronquiolares se corresponde con el de las luces arteriales, y sus paredes son musculoelásticas. Las venas discurren siguiendo los septos interlobulillares. Los vasos linfáticos, que se originan en la zona subpleural, alcanzan los hilios pulmonares siguiendo a las venas y rodeando posteriormente los espacios vasculares de los bronquíolos membranosos y de los bronquios próximos a los hilios.

Al final de este período, se acaba la morfogénesis por ramificación y la diferenciación del epitelio alveolar es histológicamente visible, lo que hace que se reconozcan los futuros sacos alveolares. Se ha formado la membrana alveolocapilar y ha comenzado una mínima producción de surfactante, lo que hace posible que los prematuros extremos puedan sobrevivir con soporte respiratorio muy especializado.

En este período, se forma la unión bronquioalveolar en la que hay un cambio brusco del epitelio de células ciliadas y células club a células alveolares epiteliales tipos I y II. Esta unión es de particular importancia porque representa un nicho de células madre.

A partir de las células cuboideas tipo II, se diferencian las células escamosas tipo I adelgazando los sacos distales que se aproximan a los capilares. Los neumocitos tipos I son planos y cubren la mayor parte (85-90 %) de los sáculos alveolares (y posteriormente de los alvéolos). A partir de la semana 22-24, comienza la síntesis del surfactante, lo que se traduce morfológicamente en la aparición de los cuerpos lamelares.

El surfactante está formado por un 80 % de fosfolípidos, un 10 % de lípidos neutros y un 10 % de proteínas de surfactante: A, B, C y D. El surfactante disminuye la tensión superficial de las paredes alveolares, y es necesario para la expansión de los alvéolos después de la primera respiración al nacer y para evitar su colapso en la espiración. La producción insuficiente de surfactante hace que los recién nacidos prematuros sufran la enfermedad de membrana hialina o síndrome de distrés respiratorio neonatal.

La alteración del desarrollo pulmonar en la fase canalicular puede dar lugar a enfermedades graves como la displasia alveolar o la displasia alveolocapilar.

Fase sacular (24 semanas de gestación a término)

Esta fase representa un estadio intermedio en el que ya ha acabado la morfogénesis por ramificación y no ha empezado todavía la alveolarización.

Se forman los sacos terminales o conductos alveolares primitivos. Los sáculos contienen en sus paredes unas 10 yemas alveolares, que muestran una doble circulación capilar fetal y que darán lugar, una vez abiertas, a alvéolos definitivos. El estroma se adelgaza de manera continuada acercando los capilares a los alvéolos en formación. El adelgazamiento de las células alveolares aumenta su área superficial dilatando los sáculos y produciendo alvéolos inmaduros. Se depositan focos de elastina en los puntos donde se desarrollarán los septos secundarios.

Las vías aéreas del pulmón acaban en los sáculos alveolares después de una media de 23 generaciones.

Como los niños nacidos prematuros al final de la fase canalicular, los niños nacidos prematuros en las semanas iniciales de la fase sacular pueden desarrollar una enfermedad de membrana hialina y están en riesgo de desarrollar una displasia broncopulmonar. En el ambiente extrauterino y con agresiones como la oxigenoterapia y el volutrauma, la alveolarización no progresa tan adecuadamente como en los nacidos a término. En la displasia broncopulmonar hay menos alvéolos, que son más grandes, la vascularización es insuficiente y hay una limitación al flujo aéreo.

Fase alveolar (36 semanas de gestación-≈21 años) y crecimiento pulmonar posnatal

La maduración del pulmón viene indicada por la maduración completa de los alvéolos, que comienza a las 36 semanas. Durante este período, ocurre un doble proceso: la formación de alvéolos maduros y la maduración microvascular.

 La alveolarización es el proceso en el que los espacios aéreos existentes se subdividen por la formación de nuevas paredes (septación), y supone la formación del 90 % de la superficie de intercambio gaseoso. El 10 % restante se había formado por la morfogénesis por ramificación al final del período canalicular.

La fase inicial de la alveolarización tiene lugar intraútero, pero la mayor parte ocurre después del parto. Al nacer, están presentes entre un tercio y la mitad del número de alvéolos del final de la edad adulta.

En las paredes de los sáculos, se forman septos secundarios que crecen dentro de su luz formando los alvéolos maduros. Estos septos secundarios tienen todavía una doble circulación capilar, una capa a cada lado de los septos, que tiene que evolucionar hacia una capa simple de capilares, con lo que se optimiza el intercambio de gases (maduración microvascular). Tanto la alveolarización como la maduración microvascular continúan de forma paralela hasta la edad de adultos jóvenes. Por otro lado, se va produciendo un aumento en el tamaño de los alvéolos hasta que acaba el crecimiento del tórax.

Se distinguen dos períodos en la alveolarización: la alveolarización clásica, hasta los 3 años, en que la tasa de aumento de alvéolos es mayor, y la alveolarización continuada hasta la edad adulta.

Se ha observado que el pulmón tiene la capacidad de formar nuevos alvéolos en tanto que está creciendo e incluso en la vida adulta (lo que permite cierta mejoría en casos de displasia broncopulmonar), o el hecho de que después de una lobulectomía pueda haber un crecimiento pulmonar compensador incluyendo la formación de nuevos alvéolos.

Las vías de conducción ya están formadas completamente al nacer, y solo se agrandan y alargan con el crecimiento, triplicando su tamaño en la edad adulta. Inicialmente, las vías aéreas en los niños son proporcionalmente más grandes en relación con el tamaño de los pulmones. Durante los primeros años de vida hay un mayor crecimiento del parénquima pulmonar en proporción al crecimiento de las vías aéreas de conducción, lo que se conoce como crecimiento disináptico. Esto hace que disminuya la relación espacio muerto-volumen alveolar, y haya una mayor eficiencia ventilatoria durante el ejercicio, ya que una mayor proporción del volumen que se respira alcanza el área de intercambio gaseoso.

En los recién nacidos, no existen todavía los poros interalveolares de Kohn, los canales bronquioalveolares de Lambert ni los canales interbronquiolares de Martin. Estas estructuras que facilitan la ventilación colateral que compensa una obstrucción distal están desarrolladas usualmente a los 12 meses de vida.

Determinantes físicos del desarrollo pulmonar

Además de todos los mediadores moleculares, las fuerzas físicas ejercidas sobre el pulmón o en los pulmones son un componente principal para su desarrollo. Participan tres componentes: las contracciones peristálticas de los bronquios, los movimientos respiratorios fetales, que empiezan alrededor de las 10 semanas de gestación, y el líquido intrapulmonar fetal.

> ! Durante la vida intrauterina, las vías aéreas y los espacios alveolares están llenas de líquido en lugar de aire. El líquido pulmonar fetal es esencial para el desarrollo pulmonar normal, al mantener las vías aéreas distendidas y facilitar su crecimiento. Se genera en el epitelio respiratorio distal, por la secreción activa de cloro a la luz aérea que es seguida del sodio y agua de forma pasiva.

Las contracciones de la vía aérea y los movimientos respiratorios fetales son importantes para la dinámica del líquido fetal, y la resistencia de la vía aérea superior contribuye al mantenimiento de un volumen adecuado dentro de los pulmones. El líquido progresa hacia la vía superior desde donde es deglutido o liberado al espacio amniótico.

La disminución del líquido pulmonar fetal, o todos aquellos factores que dificulten la expansión de la caja torácica y los pulmones van a afectar el crecimiento pulmonar, y pueden originar una hipoplasia pulmonar, como ocurre en el oligohidramnios por rotura prematura de membranas, el síndrome de Potter por falta de líquido amniótico debido a la ausencia de riñones, la compresión pulmonar por una hernia diafragmática, tumores o malformaciones quísticas, o las anomalías de la caja torácica o enfermedades musculares.

Adaptación al nacimiento

Antes del parto, la secreción de líquido pulmonar disminuye y la liberación de catecolaminas en el parto estimula su reabsorción al activar los canales de sodio. Parte del líquido se elimina por la compresión en el canal del parto, y la reabsorción se suele completar en las 2 primeras horas de respiración espontánea. El retraso en su reabsorción puede originar dificultad respiratoria neonatal (taquipnea transitoria).

Después del nacimiento, hay una caída muy marcada en las resistencias vasculares arteriolares y un aumento en el flujo sanguíneo pulmonar, al producirse la aireación de los pulmones. Una vez que los alvéolos están llenos de aire, la respiración requiere menos esfuerzo y una mínima presión negativa intratorácica para mantener el volumen pulmonar.

SEMIOLOGÍA CLÍNICA MÁS FRECUENTE

La auscultación respiratoria requiere cierto entrenamiento, así como llegar a diferenciar los ruidos de la fase inspiratoria y espiratoria, para intentar establecer su origen y sus características, lo que puede permitir determinar la localización de la patología. Los ruidos respiratorios anómalos aparecen durante la inspiración y principalmente al inicio de la espiración. Los más habituales son el estridor y las sibilancias, que reflejan la existencia de un cierto grado de obstrucción de vía aérea. En ocasiones, el ruido del aire al pasar por la vía aérea superior puede transmitirse al tórax simulando la existencia de ruidos respiratorios típicos de la vía aérea inferior, requiriendo cierto entrenamiento para distinguirlos.

> ! Los síntomas y signos respiratorios más habituales son: la tos, el estridor y las sibilancias.

A continuación, se detallan algunas características de cada uno de ellos.

TOS

La tos es un mecanismo reflejo, que se produce por estimulación de los receptores del tracto respiratorio, y cuya función principal es proteger la vía aérea y facilitar el intercambio de gases en los pulmones. Su sonido característico se produce cuando el aire expulsado atraviesa bruscamente la glotis.

> ! La tos es uno de los motivos más frecuentes de consulta en pediatría, con una prevalencia de niños tosedores de forma regular de entre el 5 y el 20 %.

El mecanismo de la tos es complejo, está sujeto a control voluntario e involuntario, y en su producción participan diferentes elementos. A nivel encefálico, el bulbo raquídeo coordina la contracción de la musculatura de la glotis, el tórax y el abdomen para producirla. Las fibras nerviosas que forman parte del arco reflejo tusígeno se distribuyen a través de las células epiteliales ciliadas. A través de la vía vagal, las aferencias llegan al centro de la tos en el tronco encefálico, que integra la información y emite los estímulos eferentes hacía la laringe, el árbol traqueobronquial, la musculatura intercostal, la pared abdominal, el diafragma y el suelo pélvico para producirla.

La sensibilidad del reflejo de la tos depende también del lugar en que se produce el estímulo, siendo muy sensibles a los estímulos mecánicos o irritantes los receptores situados en la laringe y la tráquea.

La tos tiene tres fases: en primer lugar, se inicia con una inspiración profunda; en segundo lugar, se produce el cierre de la glotis, la relajación del diafragma y la contracción de los músculos espiratorios; y en tercer lugar, se produce la apertura de la glotis, lo que genera un flujo de aire de alta velocidad que limpia las vías respiratorias.

La tos es un reflejo protector. Existen varias clasificaciones, y la más usada es la que la divide, en función de su duración, en aguda, subaguda o crónica. Se estima que la tos aguda dura entre 2 y 4 semanas, y se debe sobre todo a infecciones víricas de la vía aérea superior. El tratamiento suele ser sintomático, y requiere una ingesta adecuada de líquidos, que suele ser autolimitada. La tos subaguda es aquella que tiene una duración de entre 4 y 8 semanas, y cuando dura más de 8 semanas se considera tos crónica. La valoración del niño con tos crónica requiere una anamnesis y una exploración física detalladas, y como exploraciones complementarias iniciales, una radiografía de tórax y una espirometría forzada. Con todo ello, en muchas ocasiones se puede realizar una primera clasificación en tos específica o inespecífica.

En la **figura 37-2**, se muestra un algoritmo diagnóstico de la tos crónica, que recoge las pruebas complementarias a realizar tras la radiografía de tórax y la espirometría forzada con prueba broncodilatadora, según la etiología que se sospeche y la edad del niño.

En cuanto al tratamiento, en los casos de tos seca en niños pequeños con sospecha de hiperreactividad bronquial se recomienda realizar una prueba terapéutica con corticoides inhalados y ver en 6-8 semanas si existe respuesta a estos.

Sibilancias

Las sibilancias se definen como un ruido respiratorio sobreañadido, continuo, musical y audible, con o sin fonendoscopio, habitualmente de predominio espiratorio, aunque también puede ser inspiratorio o bifásico.

Se producen por la existencia de flujo aéreo turbulento al formarse remolinos por el choque con una mucosa inflamada que impide el flujo laminar silente. Las sibilancias son el signo característico a la auscultación de las bronquitis y el asma. Cuando las sibilancias son localizadas o no existe la respuesta esperada al tratamiento broncodilatador, se debe sospechar un problema local, como por ejemplo la obstrucción de la vía aérea por un cuerpo extraño.

La prevalencia de sibilancias (bronquitis de repetición) es elevada. El estudio Tucson evidenció que, aunque un tercio de los preescolares tenían sibilancias, dos tercios de ellos habrán dejado de presentarlas después de los 6 años. Esto indica que, aunque la causa más frecuente de sibilancias en la infancia sea el asma, en los primeros años de vida

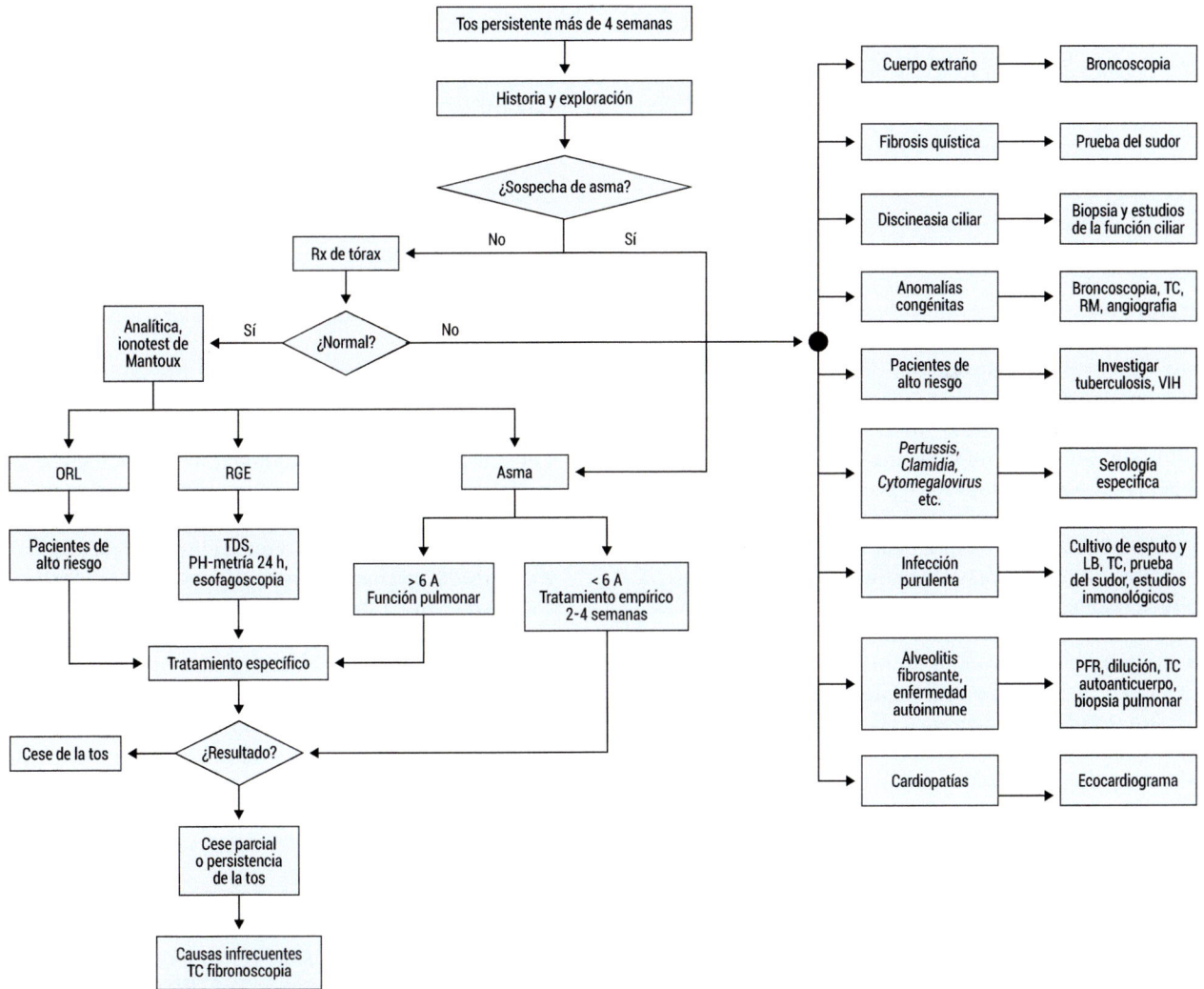

Figura 37-2. Algoritmo diagnóstico de la tos crónica.
A: años; LB: lavado brocoalveolar; ORL: otorrinolaringología; PFR: pruebas de función respiratoria; RGE: reflujo gastroesofágico; RM: resonancia magnética; Rx: radiografía; TC: tomografía computarizada; VIH: virus de la inmunodeficiencia humana.

se relacionan muchas veces con infecciones víricas de las vías respiratorias inferiores.

Existen factores de riesgo que favorecen la aparición de bronquitis de repetición, destacando la exposición al tabaco, la asistencia a guardería, tener hermanos, la atopia o los antecedentes de asma en la familia.

La existencia de bronquitis de repetición, que se definen como más de tres episodios en 6 meses, requerirá la realización de exploraciones complementarias para descartar una patología subyacente, ya que estas pueden aparecer tanto en niños con infecciones víricas banales como en niños con enfermedades respiratorias crónicas, y puede llegar a ser un reto realizar el diagnóstico diferencial.

Ante cualquier niño con patología respiratoria recurrente, se recomienda la realización de una radiografía de tórax. Si la clínica de bronquitis recurrentes se produce en un lactante, se recomienda investigar la presencia de reflujo gastroesofágico. Según la sospecha diagnóstica y la gravedad de las crisis, se puede valorar la realización de una tomografía computarizada (TC) de alta resolución que incluya cortes espiratorios o la realización de una fibrobroncoscopia.

> **!** Las sibilancias se deben diferenciar de los roncus. Los roncus se definen como aquel ruido respiratorio que se produce cuando la velocidad del flujo aéreo es menor, habitualmente en zonas donde el calibre de la vía aérea es mayor, produciendo un ruido más grave. Además, pueden cambiar tras las maniobras de tos, debido al efecto de la movilización de secreciones respiratorias en su origen.

Estridor

El estridor es el principal signo de obstrucción de la vía aérea superior desde la faringe a la tráquea. Se define como un ruido respiratorio grave, fuerte, monofónico y que es audible sin fonendoscopio. Es producido por la oscilación que genera el paso del flujo aéreo por una vía aérea central de calibre reducido. El estridor se produce por la distorsión del flujo laminar y la turbulencia produciendo un efecto vibratorio. Si la vía aérea es flexible, la pared se colapsará, produciéndolo.

El estridor puede ser agudo, más relacionado con causas inflamatorias o infecciosas, o crónico, más en relación con alteraciones anatómicas o funcionales. Según el momento de aparición, puede ser congénito o adquirido (**Tabla 37-2**). El estridor puede instaurarse de forma lenta (estridor crónico) o de forma rápida (estridor agudo), y la causa más frecuente de estridor agudo entre los 6 meses y los 6 años es la laringitis aguda. En el caso de estridor crónico, la etiología más frecuente es la laringomalacia.

Es clave para realizar una adecuada aproximación diagnóstica al lugar de la obstrucción, y reconocer correctamente la fase respiratoria en la que se produce (inspiratoria, espiratoria o bifásica). El estridor inspiratorio, el más frecuente, indica compromiso de la vía aérea extratorácica, y el estridor bifásico, de la glotis o subglotis. Además, en la exploración física se debe considerar si existe tos asociada (de características

Tabla 37-2. Clasificación de las principales causas de estridor según el momento de aparición

Congénitas	Adquiridas
Laringomalacia	Laringitis aguda
Parálisis de cuerdas vocales	Cuerpo extraño
Estenosis subglótica	Estenosis subglótica
Hemangiomas	Hipertrofia adenoamigdalar
Anillos vasculares	Tumores
Linfangioma cervical	Masa mediastínica
Malformaciones craneofaciales	Parálisis recurrente

perrunas), signos de fallo respiratorio, malformaciones craneofaciales, hemangiomas cutáneos, malformaciones o masas cervicales, o disfonía crónica.

En cuanto a las exploraciones complementarias requeridas, estas variarán según la sospecha diagnóstica. Se deben valorar las siguientes:

- La radiografía simple (proyección anteroposterior y lateral cervical): suele ser de poca utilidad, aunque en algunos casos puede evaluar la reducción de la vía aérea superior, al visualizar el tejido blando cervical, y si existe sospecha de aspiración, un cuerpo extraño radioopaco.
- El tránsito gastroesofágico: es de utilidad para diagnosticar anillos vasculares.
- La TC: permite valorar si existe compresión de la vía aérea (intratorácica o extratorácica) y la valoración de los grandes vasos.
- La resonancia magnética (RM): permite valorar la estructura tímica o la presencia de masas mediastínicas que causen compresión, así como valorar los vasos.
- Las pruebas de función pulmonar, como el análisis de la curva flujo-volumen de la espirometría forzada en niños colaboradores: puede ser de utilidad para distinguir entre obstrucción fija subglótica, con asa inspiratoria y espiratoria aplanada, o variable a nivel subglótico (traqueomalacia), con asa espiratoria aplanada, o a nivel de cuerdas vocales, con asa inspiratoria aplanada (disfunción de cuerdas vocales).

Se valorará la solicitud de otras pruebas según la patología sospechada. Así, por ejemplo: pH-metría o impedanciometría, si se sospecha enfermedad por reflujo gastroesofágico, polisomnografía ante la sospecha de apneas obstructivas del sueño, nasobroncoscopia o fibrobroncoscopia en aquellos casos de estridor persistente ante sospecha de laringomalacia.

TIPOS DE PATOLOGÍAS MÁS FRECUENTES QUE SE ATIENDEN EN NEUMOLOGÍA PEDIÁTRICA

Clásicamente, las enfermedades respiratorias se clasifican en agudas y crónicas.

Patología respiratoria aguda

Engloba un amplio catálogo de enfermedades con diversas clasificaciones.

En el período neonatal cabe destacar:

- La taquipnea transitoria del recién nacido: es una causa habitual de dificultad respiratoria, que se caracteriza por edema pulmonar debido a una reabsorción retardada del líquido pulmonar. Los principales factores de riesgo son la prematuridad o el parto por cesárea. La presentación habitual es la aparición de taquipnea en las 2 horas posteriores al parto, aunque pueden aparecer otros síntomas, como hipoxemia o tiraje. Es un trastorno benigno y autolimitado, cuyo tratamiento incluye mantener un ambiente térmico neutro, una nutrición adecuada y, si fuera necesario, la administración de oxígeno suplementario. Deben descartarse otras causas de dificultad respiratoria neonatal.
- El síndrome de aspiración meconial: se define como la dificultad respiratoria en un recién nacido con líquido amniótico teñido de meconio, y presenta diversos niveles de gravedad, desde un cuadro leve hasta un cuadro potencialmente mortal. La evaluación inicial incluye la realización de una radiografía de tórax, toma de cultivos y, en cuanto a tratamiento, la administración de antibioterapia de forma empírica.
- El síndrome de distrés respiratorio relacionado con la prematuridad: aparece en los primeros días de vida, como consecuencia de la inmadurez y el déficit de surfactante pulmonar. El mejor marcador diagnóstico es la respuesta adecuada al tratamiento con surfactante exógeno.
- La patología laringotraqueal a nivel neonatal incluye un amplio abanico de alteraciones, y son habitualmente malformaciones congénitas. La alteración más frecuente es la malacia de la vía aérea, y el estridor es el síntoma guía habitual.

Las infecciones respiratorias agudas se pueden producir a cualquier edad, y suele existir una mayor comorbilidad en los lactantes. A continuación, se revisarán las más frecuentes.

La bronquiolitis aguda es la principal causa de ingreso hospitalario por enfermedad respiratoria en lactantes menores de 1 año, y se define como el primer episodio de dificultad respiratoria con crepitantes o, a veces, sibilancias en la auscultación en un niño menor de 24 meses, con dificultad respiratoria a continuación de un cuadro catarral.

El diagnóstico es clínico. Se recomienda administrar oxigenoterapia cuando la saturación de oxígeno sea inferior a 90-92 %. No existe evidencia científica que justifique tratamiento farmacológico alguno.

La gripe suele ser una infección vírica leve que se autolimita, y en la mayoría de casos su tratamiento será sintomático. Los tratamientos antivirales se considerarán en los niños susceptibles de presentar una enfermedad grave, siendo la inmunización activa mediante la vacunación la principal medida de salud pública para el control de la enfermedad.

La laringitis aguda es la inflamación aguda de la laringe, y su etiología principal es vírica. El diagnóstico se basa en la clínica. Habitualmente, afecta a niños entre 6 meses y 3 años, y los síntomas principales son la disfonía, la tos perruna y el estridor inspiratorio. Los antiinflamatorios, incluyendo los corticoides orales o nebulizados, son los fármacos más útiles en el tratamiento, variando la elección terapéutica según la gravedad del cuadro clínico.

La neumonía es la infección del tejido pulmonar. Es una de las enfermedades más frecuentes en la infancia, y se diagnostica por un cuadro clínico de fiebre, taquipnea o dificultad respiratoria, la auscultación de crepitantes (a veces normal) y la radiografía de tórax. La etiología varía según la edad, y la etiología vírica es la más prevalente en los niños pequeños; dentro de la etiología bacteriana, el germen más habitual es *Streptococcus pneumoniae*. El tratamiento empírico de la neumonía adquirida en la comunidad es la amoxicilina en dosis altas.

Patología respiratoria crónica

La patología respiratoria crónica en pediatría es muy amplia. Este capítulo se centrará en aquellas enfermedades con mayor prevalencia, como el asma, o aquellas en las que la fisioterapia desempeña un papel fundamental en su tratamiento, como las bronquiectasias, la fibrosis quística y la discinesia ciliar primaria.

Asma

Es la enfermedad crónica más frecuente en la infancia, con una prevalencia variable según la zona geográfica. En España, la prevalencia está en torno al 10 %, variando según el área estudiada. El asma afecta a niños de todas las edades, incluyendo las bronquitis recurrentes del lactante.

Entre los factores de riesgo del desarrollo de asma destaca la atopia a nivel personal y familiar. El desarrollo de dermatitis atópica, seguido de la aparición de rinoconjuntivitis alérgica y asma, se conoce como «marcha atópica». También existe un papel protagonista de las infecciones respiratorias víricas, tanto en los primeros años de vida como en años posteriores en que son los principales desencadenantes de las crisis.

> **!** El asma debe considerarse como un síndrome que incluye síntomas comunes que comparten diferentes fenotipos, y es un reto actual establecer el tipo de asma de cada individuo. El diagnóstico se basa en dos pilares, la clínica y las pruebas de función respiratoria. Las pruebas de función respiratoria ayudarán a confirmar la sospecha, pero la sospecha clínica es lo más importante, sobre todo en aquellas edades en las que no es posible realizar la espirometría forzada.

Definir el asma es complejo, especialmente en la primera infancia, cuando no es posible realizar pruebas diagnósticas sencillas que permitan definir la existencia de enfermedad o valorar su nivel de control. La mitad de los niños presentan algún episodio de bronquitis antes de los 6 años, y en torno al 20 % tienen sibilancias recurrentes.

Los síntomas y signos clínicos característicos son: tos, disnea, sensación de dolor u opresión torácica, y sibilancias. Los síntomas son inespecíficos y algunos pueden estar presentes en otras enfermedades respiratorias. Es importante realizar una evaluación del desarrollo pondoestatural del niño para valorar la repercusión de la enfermedad en su crecimiento.

La evolución de los preescolares con bronquitis recurrentes no es igual en todos los casos, y la mayor parte tienden a la resolución de los síntomas los primeros años de vida. Sin embargo, también se sabe que la mayoría de los asmáticos comienzan con sus primeros síntomas respiratorios en los primeros 3 años de vida.

Se reconocen tres patrones: sibilancias o bronquitis transitorias (60 % de los que tienen sibilancias recurrentes en los primeros 3 años de vida), sibilancias atópicas o asma atópica (20 % de los sibilantes <3 años), sibilancias persistentes no atópicas o asma persistente no atópica (20 % de los sibilantes <3 años) (**Tabla 37-3**).

La **figura 37-3** muestra el algoritmo diagnóstico del asma en la infancia. El asma se puede clasificar según el nivel de gravedad y el grado de control. La tendencia actual es establecer la gravedad tras iniciar el tratamiento en función de la medicación necesaria para mantener la enfermedad bien controlada. Se considera que el asma es leve cuando el tratamiento necesario se sitúa en los escalones 1 o 2; es moderada cuando corresponde a los escalones 3 o 4; y grave en los escalones 5 o 6 (**Tabla 37-4**).

El tratamiento en lactantes y preescolares supone un reto, ya que no es fácil determinar con qué probabilidad se va a beneficiar de un tratamiento. Sin embargo, el tratamiento, igual en que los escolares, se basa en tres pilares: control ambiental, educación y tratamiento farmacológico.

El control ambiental se debe basar en evitar la exposición a irritantes ambientales, destacando evitar la exposición al humo del tabaco y reducir la exposición a posibles alérgenos.

Tabla 37-3. Clasificación de las sibilancias en preescolares	

Sibilancias transitorias	• 60 % en menores de 3 años, tienden a desaparecer a partir de los 3 años
	• La atopia no es factor de riesgo
	• Factores de riesgo:
	  – Infecciones respiratorias
	  – Exposición al humo ambiental del tabaco
	  – Sexo masculino
	  – Lactancia artificial
	  – Recién nacido a término con bajo peso

Sibilancias atópicas	• 20 % en menores de 3 años
	• Suelen persistir
	• Factores de riesgo:
	  – Antecedentes de atopia
	  – Persistencia de síntomas de atopia: dermatitis atópica, eosinofilia en sangre, sensibilización a alérgenos

Sibilancias persistentes no atópicas	• 20 % en menores de 3 años
	• Frecuente desaparición antes de la adolescencia
	• La atopia no es factor de riesgo
	• Factores de riesgo:
	  – Bronquitis grave
	  – Prematuridad
	  – Exposición al humo ambiental del tabaco

La educación a los cuidadores y al niño sobre los signos y síntomas para detectar de forma precoz el inicio de las crisis asmáticas es imprescindible para una actuación precoz. Además, es importante educar a las familias en el uso adecuado de las cámaras de inhalación, y que dispongan de un plan de acción para el manejo de las crisis y el tratamiento de mantenimiento.

Respecto al tratamiento farmacológico, se debe diferenciar el tratamiento de los episodios agudos del tratamiento de mantenimiento.

En las crisis agudas, los fármacos más eficaces son los broncodilatadores de acción rápida (salbutamol) administrados de

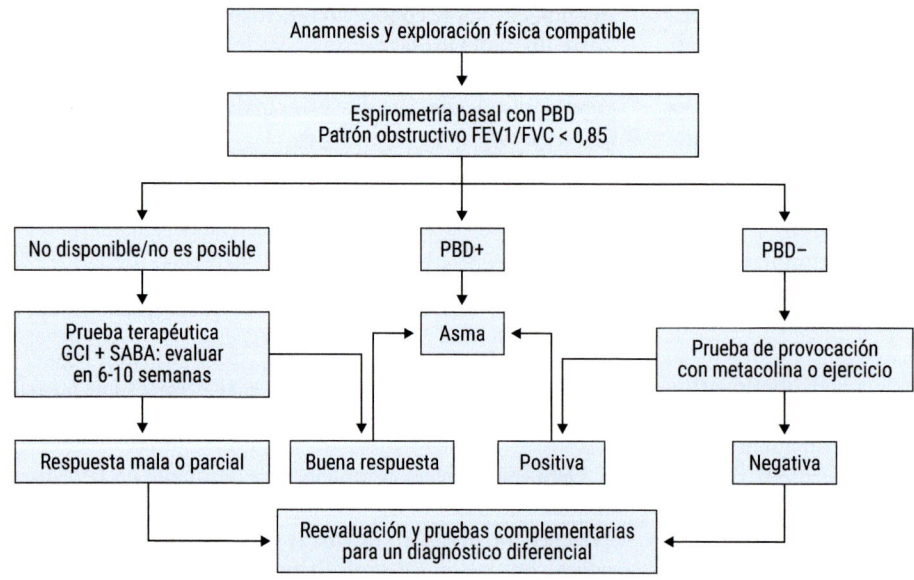

Figura 37-3. Algoritmo diagnóstico del asma en la infancia.
FEV1: volumen espiratorio forzado en el primer segundo; FVC: capacidad vital forzada; GCI: glucocorticoides inhalados; PBD: prueba broncodilatadora; SABA: agonistas β_2 de acción corta.

Tabla 37-4. Tratamiento escalonado del asma en la edad pediátrica según el nivel de control

		Tratamiento escalonado	Tratamiento de mantenimiento		
			> 3-4 años	< 3-4 años	
Grado de control		1	Sin tratamiento de mantenimiento		Medicación de rescate (broncodilatador de acción rápida a demanda)
		2	GCI en dosis bajas o ARLT		
	Evaluar adherencia y técnica inhalatoria +	3	GCI en dosis medias o GCI en dosis baja + LABA o GCI en dosis baja + ARLT	GCI en dosis medias o GCI en dosis bajas + ARLT	
	Control ambiental +	4	GCI en dosis medias + LABA o GCI en dosis media + ARLT	GCI en dosis medias + ARLT	
	Evaluar comorbilidades	5	GCI en dosis altas + LABA Si no hay control, añadir: ARLT, tiotropio, teofilinas	GCI en dosis altas + ARLT Si no hay no control, considerar añadir: LABA, macrólidos, tiotropio, GC oral	
		6	GCI en dosis altas + LABA + omalizumab[a], mepolizumab[a], dupilumab[a], tezepelumab[b]. Alternativa: GC oral		

Adaptada de la *Guía GEMA 5.3*.
[a] A partir de 6 años.
[b] A partir de 12 años.
ARLT: antagonistas de los receptores de leucotrienos; GC: glucocorticoide: GCI: glucocorticoides inhalados; LABA: broncodilatadores agonistas β_2 de acción prolongada.

forma inhalada. En los casos leves, se administran dos inhalaciones cada 4-6 horas, y en los casos moderados o graves, se utilizan tandas de entre 4-8 inhalaciones de broncodilatadores separadas cada 20 minutos, y en estos casos también se administran glucocorticoides sistémicos en dosis de 1-2 mg/kg/día de 3 a 5 días.

Respecto al tratamiento de mantenimiento, las guías establecen dos distribuciones según la edad y acorde a los escalones terapéuticos (v. **Tabla 37-4**).

Los glucocorticoides inhalados (GCI) pueden mejorar el control clínico, pero no parece que modifiquen la evolución de la enfermedad. Los antagonistas de los receptores de leucotrienos pueden servir para el control del asma, pero su eficacia es menor que la de los GCI. La asociación de GCI con agonistas β_2 adrenérgicos de acción larga está autorizada por encima de los 4 años, pero su eficacia no está tan contrastada como en los adultos. El tiotropio, antagonista muscarínico de acción prolongada en niños de 1 a 5 años, ha mostrado una reducción en el número de crisis.

Bronquiectasias

La bronquiectasia se define como la dilatación anómala e irreversible asociada a inflamación crónica de la pared bronquial (**Fig. 37-4**). En los niños, las bronquiectasias en fase inicial pueden ser reversibles con el tratamiento.

Etiología y patogenia

La patogenia de las bronquiectasias tiene relación con la alteración de la función mucociliar, la eliminación inadecuada del moco, el contacto prolongado de las bacterias con el epitelio bronquial y la consiguiente respuesta inflamatoria (círculo vicioso de Cole).

En los niños, las causas más frecuentes son:

• Posinfecciosas: tras un episodio de neumonía bacteriana o vírica, o tras una bronquiolitis obliterante. En países en desarrollo, son frecuentes tras la tuberculosis, el sarampión o la tos ferina.

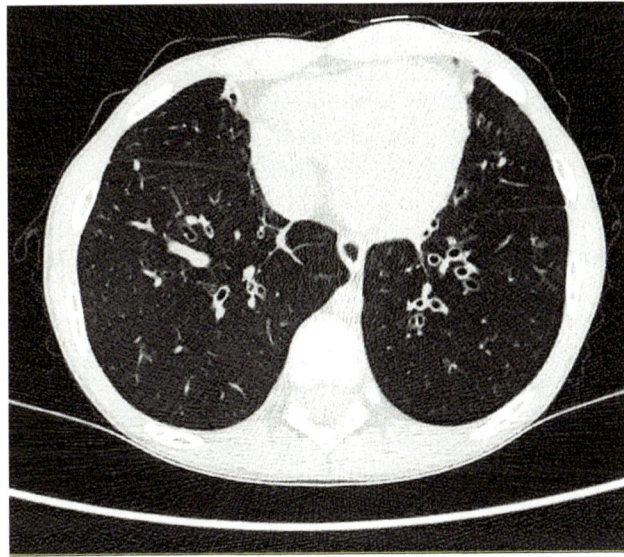

Figura 37-4. Tomografía computarizada pulmonar en la que se observan numerosas bronquiectasias cilíndricas: imágenes de bronquios dilatados con el interior del bronquio de mayor tamaño que la arteria que lo acompaña (signo del anillo de sello).

- Inmunodeficiencias primarias: las más frecuentes son los déficits de inmunoglobulina G en la inmunodeficiencia común variable o la agammaglobulinemia y el déficit de subclases de inmunoglobulina G.
- Alteración del aclaramiento mucociliar: fibrosis quística, discinesia ciliar primaria.
- Secundaria a aspiración pulmonar crónica o a cuerpo extraño bronquial.
- Malformaciones congénitas como traqueobroncomegalia o traqueomalacia.
- Hasta en un 30 % no se encuentra la causa (bronquiectasias idiopáticas).

Clínica

Las bronquiectasias se manifiestan normalmente con tos y expectoración crónica. En casos de larga evolución, puede ocurrir hemoptisis debido a la lesión en la vía aérea y erosión vascular de las arterias bronquiales hipertrofiadas. Si las bronquiectasias son generalizadas y graves, pueden conducir a insuficiencia respiratoria. La auscultación muestra crepitantes, roncus o sibilancias.

Diagnóstico y microbiología

La TC de alta resolución permite establecer el diagnóstico de bronquiectasias. Los signos radiológicos característicos son: aumento del diámetro interno bronquial con respecto al diámetro externo de la arteria adyacente (signo «del anillo de sello»; relación bronquioarterial >0,8 en niños) (Fig. 37-4), ausencia de disminución del tamaño bronquial al progresar hacia la periferia (signo «de rail del tren»), engrosamiento de la pared bronquial, o impactaciones mucosas y atrapamiento aéreo en la espiración.

Las bronquiectasias se pueden clasificar según su gravedad en cilíndricas, varicosas y quísticas o saculares.

Los microorganismos que se encuentran habitualmente en las secreciones respiratorias en los niños son *Haemophilus influenzae* no tipable (40 %), *Streptococcus pneumoniae* (16 %) y *Moraxella catarrhalis*. En casos avanzados, se pueden colonizar por *Pseudomonas aeruginosa* (6 %).

Tratamiento

En el tratamiento es muy importante el drenaje de las secreciones mediante la fisioterapia respiratoria. El uso de suero salino hipertónico nebulizado se recomienda solo en casos seleccionados, y no se recomiendan otros mucolíticos. El tratamiento de la infección bronquial crónica incluye el tratamiento antibiótico de las exacerbaciones respiratorias y el tratamiento antibiótico crónico en niños con exacerbaciones frecuentes. El tratamiento con azitromicina se ha mostrado eficaz en la disminución de las exacerbaciones respiratorias. En otras ocasiones, se pueden emplear otros antibióticos orales o inhalados en caso de infección por *Pseudomonas*. La cirugía se reserva para los casos en los que existe una afectación localizada que, a pesar del tratamiento

médico, sigue presentando síntomas de infecciones frecuentes o hemoptisis.

Fibrosis quística

La fibrosis quística es una enfermedad hereditaria autosómica recesiva, grave y frecuente. Es una enfermedad compleja que afecta a las glándulas exocrinas, y da lugar a una variedad amplia de manifestaciones clínicas y de complicaciones.

El gen responsable de la fibrosis quística, el gen *CFTR*, se localiza en el brazo largo del cromosoma 7, y codifica una proteína de membrana (CFTR, *cystic fibrosis transmembrane regulator*). Se han reconocido más de 2.000 mutaciones. La mutación *F508del* es la más frecuente y, cuando está presente en homocigosis, se asocia a una forma grave de enfermedad. La frecuencia media es del 71-88 % en el norte de Europa y del 30-60 % en el sur. Es una deleción de tres pares de bases en el axón 10, lo que origina la deleción de un único aminoácido, la fenilalanina F en la posición 508 de la CFTR.

En los últimos años, se han realizado avances importantes en relación con la genética, la etiopatogenia, el tratamiento y la supervivencia de estos pacientes. Actualmente, la esperanza de vida promedio de estos pacientes es de más de 45 años.

Diagnóstico

El diagnóstico de la fibrosis quística se establece con el hallazgo de una prueba del sudor positiva (concentración de cloruro superior a 60 mEq/L) y/o la presencia de dos mutaciones en el estudio genético y la presencia de sospecha clínica o antecedentes familiares positivos o cribado neonatal positivo.

Los valores de cloruro entre 30-60 mEq/L en la prueba del sudor se asocian a formas atípicas o más leves de la enfermedad.

En la mayoría de los casos, el cribado neonatal se basa en un cribado bioquímico inicial seguido del estudio genético y de la prueba del sudor. El parámetro más usado es la determinación de la tripsina en la sangre del talón de los recién nacidos por un método inmunorreactivo (tripsina inmunorreactiva). En los niños con fibrosis quística, la tripsina aumenta en sangre por el reflujo de la tripsina desde los conductos pancreáticos obstruidos a la sangre, aunque existen falsos positivos.

Los resultados obtenidos en los estudios de detección precoz neonatal demuestran una gran variabilidad en la incidencia de la fibrosis quística entre diferentes países y razas. La incidencia en España es de 1:5.320 casos. Es menos frecuente en afroamericanos (1:15.000) o asiáticos (1:35.000).

Fisiopatología y clínica

La CFTR actúa como canal del cloruro en las células epiteliales. Su alteración origina una anomalía en el transporte iónico de la secreción de las glándulas exocrinas, con una disminución del transporte del cloruro y una hiperabsorción de sodio, lo que conlleva un espesamiento de las secreciones.

A nivel pulmonar, se produce una hiperviscosidad del moco que obstruye los bronquios y una respuesta inflamatoria anormal con susceptibilidad a la infección endobronquial por bacterias específicas. En la fase inicial de la enfermedad, es característica la colonización por *H. influenzae* y/o *S. aureus,* y posteriormente la casi totalidad de los pacientes presentan colonización por *P. aeruginosa* que, si se cronifica, se rodea de un biofilm que dificulta la acción de los antibióticos (*Pseudomonas* mucoide). La colonización crónica por *P. aeruginosa* se asocia a un deterioro progresivo e irreversible de la función pulmonar.

La fibrosis quística es una enfermedad multisistémica que da lugar a una gran variabilidad de manifestaciones clínicas según la edad de presentación. La mayor parte de los casos se diagnostican en los primeros años de la vida.

En el recién nacido, una forma característica de presentación (10-20 % de los pacientes) es la del íleo meconial. Se trata de una obstrucción intestinal secundaria al meconio espeso. Ante el diagnóstico de un íleo meconial, se debe descartar siempre una fibrosis quística, incluso en aquellos pacientes que presenten una determinación de tripsina inmunorreactiva negativa.

En el lactante, puede presentarse en forma de retraso pondoestatural, diarrea crónica con heces voluminosas, malolientes y con aspecto aceitoso (esteatorrea) secundaria a insuficiencia pancreática, deshidratación hipoclorémica e hipopotasémica, prolapso rectal o ictericia obstructiva. A esta edad, las manifestaciones respiratorias incluyen tos seca, tos productiva con secreciones abundantes y, en alrededor del 50 % de los casos, bronquitis obstructivas de repetición.

En edades posteriores, se puede presentar como neumonías de repetición o como bronquitis crónica progresiva con el desarrollo de bronquiectasias, que va evolucionando a insuficiencia respiratoria.

Las complicaciones digestivas en los niños mayores incluyen la obstrucción intestinal distal y la afectación hepática, que puede evolucionar hasta la cirrosis.

El 5-6 % de los pacientes pediátricos desarrollan una diabetes mellitus. La frecuencia va en aumento con la edad.

Un alto porcentaje de hombres con fibrosis quística son infértiles por ausencia congénita de los vasos deferentes.

Una proporción pequeña de pacientes pueden permanecer prácticamente asintomáticos hasta la edad adulta, en la que pueden consultar por infertilidad, pólipos nasales o pancreatitis recurrentes.

Tratamiento

Al ser una enfermedad multisistémica, el tratamiento se debe realizar en unidades de fibrosis quística multidisciplinares, que han desempeñado un papel importante en el aumento de la supervivencia de estos pacientes.

El tratamiento de la enfermedad respiratoria incluye: fisioterapia respiratoria, fluidificadores de las secreciones bronquiales nebulizados como la desoxirribonucleasa y el suero salino hipertónico, y los antibióticos por vía oral, intravenosos y/o nebulizados.

> ❗ La fisioterapia respiratoria es uno de los pilares básicos del tratamiento de la enfermedad pulmonar en la fibrosis quística: ayuda a eliminar el moco, a disminuir la carga bacteriana, y a mejorar la obstrucción bronquial y el intercambio gaseoso. Se recomienda realizarla dos veces al día.

El tratamiento de la insuficiencia pancreática se realiza con el aporte sustitutivo de enzimas pancreáticas con protección entérica, suplementos nutricionales y vitaminas liposolubles (A, D, E y K).

> ❗ La evolución natural de la fibrosis quística ha cambiado con el desarrollo de los fármacos moduladores de la proteína CFTR. El tratamiento con potenciadores (ivacaftor) en las mutaciones de clase III, o el tratamiento con triple terapia moduladora y potenciadora (tezacaftor, elexacaftor, ivacaftor) en los pacientes con al menos una mutación en *F508del*, consigue frenar el deterioro de la enfermedad y mejorar de forma considerable la función pulmonar y otras de las consecuencias de la enfermedad.

Si a pesar de los tratamientos la enfermedad progresa a una insuficiencia respiratoria irreversible, el trasplante bipulmonar es la única alternativa.

Discinesia ciliar primaria

La discinesia ciliar primaria (DCP) es una enfermedad minoritaria hereditaria, en la que está alterada la función de los cilios móviles. Se estima que afecta a entre 1 de cada 10.000 y 1 de cada 15.000 personas. La enfermedad se debe a alteraciones en genes que codifican proteínas estructurales y de ensamblaje de la maquinaria motora del axonema ciliar o proteínas necesarias para la generación de los cilios.

La alteración del movimiento de los cilios afecta el aclaramiento de las secreciones respiratorias, lo que origina inflamación crónica, e infecciones recurrentes de las vías respiratorias superiores e inferiores. También se ven afectadas las funciones de los cilios en el tracto reproductivo femenino y masculino, el cerebro y el nodo embrionario.

> ❗ Las manifestaciones clínicas de la DCP incluyen: problemas respiratorios neonatales (dificultad respiratoria, atelectasias), tos productiva persistente desde el primer mes de vida, rinosinusitis crónica, poliposis nasal, otitis media recurrente con o sin pérdida auditiva, anomalías de lateralidad (*situs inversus* 50 %, *situs ambiguus* 6-12 %), cardiopatía congénita, y problemas de fertilidad.

Las infecciones recurrentes del tracto respiratorio provocan el desarrollo de bronquiectasias que finalmente pueden conducir a insuficiencia respiratoria. En los niños con DCP, la prevalencia de bronquiectasias es de alrededor del 65 %, y en los adultos, casi del 100 %.

El diagnóstico de DCP es complejo e incluye una combinación de técnicas: óxido nítrico nasal como prueba de cribado, análisis de la motilidad ciliar con videomicroscopia de alta velocidad, inmunofluorescencia, microscopía electrónica y estudio genético. En los últimos años, se ha avanzado considerablemente en la descripción de los genes causantes,

y se han documentado variantes en más de 50 genes, que explican alrededor del 75-80 % de los casos.

Los pilares básicos del tratamiento son: favorecer el aclaramiento mucociliar y tratar las infecciones respiratorias, tanto de vía aérea superior como inferior. Para eliminar las secreciones, son importantes la fisioterapia respiratoria, los lavados nasales, el ejercicio físico regular y, en algunas ocasiones, las nebulizaciones de suero salino hipertónico.

PUNTOS CLAVE

- La tos es uno de los motivos más frecuentes de consulta en pediatría, con una prevalencia que oscila entre el 5 y el 20 %.
- La tos se clasifica en: aguda, cuando dura hasta 4 semanas; subaguda, cuando dura de 4 a 8 semanas, o crónica, si la duración es mayor de 8 semanas.
- Las sibilancias se definen como un ruido respiratorio sobreañadido, continuo, musical «como silbidos» y audible, habitualmente espiratorio.
- El estridor es el principal signo de obstrucción de la vía aérea superior que va desde la faringe hasta la tráquea.
- El estridor puede ser agudo, más relacionado con causas inflamatorias o infecciosas, o crónico, más en relación con alteraciones anatómicas o funcionales.
- Entre las enfermedades respiratorias agudas en el período neonatal destacan: la taquipnea transitoria del recién nacido, el síndrome de aspiración meconial, y el síndrome de distrés respiratorio neonatal o enfermedad de membrana hialina.
- Las infecciones respiratorias agudas se pueden producir a cualquier edad, y los lactantes son los que tienen mayor comorbilidad. Cabe destacar la bronquiolitis aguda, la gripe, las laringitis agudas o la neumonía.
- El asma es la enfermedad crónica más frecuente en la infancia, y existe una gran variabilidad entre países, siendo la prevalencia en España en torno al 10 %.
- Existen factores genéticos que influyen en la gravedad, pero los factores ambientales son los responsables del incremento global de la prevalencia de asma, destacando las infecciones respiratorias en la primera infancia, la exposi-

ción al humo del tabaco y las sensibilizaciones alérgicas, entre otros.
- En los fenotipos alérgicos, existe una importante comorbilidad entre el asma alérgica, la rinoconjuntivitis y la dermatitis atópica.
- Casi la mitad de los niños sufren algún episodio de bronquitis antes de los 6 años y cerca del 20 % tienen bronquitis recurrentes (tres o más episodios).
- Se debe entender el asma como un síndrome clínico con diferentes fenotipos. El diagnóstico de asma se basa en la historia clínica y se confirma con las pruebas de función pulmonar.
- La espirometría forzada con prueba broncodilatadora positiva es la prueba de función respiratoria de elección para demostrar la obstrucción al flujo aéreo y su reversibilidad.
- Las bronquiectasias se definen como la dilatación anómala e irreversible, asociada a inflamación crónica, de la pared bronquial.
- La fibrosis quística es una enfermedad hereditaria autosómica recesiva. Afecta a las glándulas exocrinas, y da lugar a una variedad amplia de manifestaciones clínicas y de complicaciones. El gen responsable de la fibrosis quística es el *CFTR*, y el diagnóstico de la enfermedad se establece mediante la prueba del sudor.
- La discinesia ciliar primaria (DCP) es una enfermedad minoritaria hereditaria, en la que está alterada la función de los cilios móviles. Se debe a alteraciones en genes que codifican proteínas estructurales para la generación de los cilios.

BIBLIOGRAFÍA

Andrés-Martín A, Valverde-Molina J. Tratado de Neumología Pediátrica SENP-SEPAR. 2021;11:19.

Anagnostopoulou P, Schittny JC. Anatomy and development of the respiratory system. En: Eber E, Midulla F. ERS handbook, Pediatric Respiratory Medicine. Sheffield: European Respiratory Society, 2021; p. 1-13.

Asenjo CA, Pinto RA. Características anatomofuncionales del aparato respiratorio durante la infancia. Rev Med Clin Condes. 2017;28:7-19.

Bisgaard H, Szefler S. Prevalence of asthma-like symptoms in young children. Pediatr Pulmonol. 2007;42(8):723-8.

Brand PL, Baraldi E, Bisgaard H, et al. Definition, assessment and treatment of wheezing disorders in preschool children: an evidence-based approach. Eur Respir J. 2008;32:1096-110.

Chang AB, Bush A, Grimwood K. Bronchiectasis in children: diagnosis and treatment. Lancet. 2018;392:866-879.

Chang AB, Fortescue R, Grimwood K, et al. European Respiratory Society guidelines for the management of children and adolescents with bronchiectasis. Eur Respir J. 2021;58:2002990.

Chang AB, Oppenheimer JJ, Irwin RS, Panel CEC. Managing Chronic Cough as a Symptom in Children and Management Algorithms: CHEST Guideline and Expert Panel Report. Chest. 2020.

Di Cicco M, Kantar A, Masini B, Nuzzi G, Ragazzo V, Peroni D. Structural and functional development in airways throughout childhood: Children are not small adults. Pediatr Pulmonol. 2021;56:240-51.

Dickinson KM, Collaco JM. Cystic Fibrosis. Pediatr Rev. 2021;42:55-67.

Garrido Galindo C, Flores Hernández SS, Núñez Pérez-Redondo CN. Diferencias anatomofuncionales y endoscópicas entre la vía aérea del niño y la del adulto. Rev Inst Nal Enf Resp Mex. 2007;20:142-8.

GEMA 5.4. Guía española para el manejo del asma.

Global Initiative for Asthma. Asthma management and prevention for adults and children older than 5 years. A pocket guide for health professionals. GINA, 2023.

Gupta A, McKean M, Chang AB. Management of chronic non-specific cough in childhood: an evidence-based review. Arch Dis Child Educ Pract Ed. 2007;92(2):33-9.

Hislop A. Developmental biology of the pulmonary circulation. Paediatr Respir Rev. 2005;6:35-43.

Kliegman RM, St. Geme III JW, Blum NJ, Shah SS. Nelson. Tratado de Pediatría. 21.ª ed. Barcelona: Elsevier, 2020; p. 2150-61.

Kotecha S. Lung growth for beginners. Paediatr Respir Rev. 2000;1:308-13.

Laudy JA, Wladimiroff JW. The fetal lung. 1: Developmental aspects. Ultrasound Obstet Gynecol. 2000;16:284-90.

Levy MI, Fleming L. Asthma reviews in children: what have we learned? Thorax. 2020;75(2):98-9.

Lucas JS, Davis SD, Omran H, Shoemark A. Primary ciliary dyskinesia in the genomics age. Lancet Respir Med. 2020;8:202-16.

Navazo Eguía AI, Gómez Sáez F, Alonso Álvarez ML, et al. Obstrucción de la vía aérea superior en la infancia. Manejo del estridor en la infancia. Revista Sociedad ORL CLCR. 2015;6:30-49.

Ochs M, O'Brodovich H. The structural and physiologic basis of respiratory disease. En: Wilmott RW, Deterding R, Li A, (eds.). Kendig's Disorders of the Respiratory Tract in Children.)th ed. Philadelphia: Elsevier, Inc.; p. 63-102.

Ong T, Ramsey BW. Cystic Fibrosis: A Review. JAMA. 2023;329:1859-1871.

Pascual Sánchez MT, Marco Rived A. Semiología clínica. En: Andrés Martín A, Valverde Molina J (eds.). Manual de Neumología Pediátrica Sociedad Española de Neumología Pediátrica. Madrid: Editorial Panamericana, 2011; p. 19-32.

Pavord ID, Beasley R, Agusti A, et al. After asthma: redefining airways diseases. Lancet. 2018;391:350-400.

Reula A, Lucas J, Moreno-Galdó A, et al. New insights in Primary Ciliary Dyskinesia. Expert Opin Orphan Drugs. 2017;5:537-48.

Rutter M, Post M. Molecular basis for normal and abnormal lung development. En: Bancalari E (ed.). The newborn lung. Neonatology questions and controversies. Philadelphia: Saunders Elsevier, 2008; p. 3-41.

Schittny JC. Development of the lung. Cell Tissue Res. 2017;367: 427-44.

Toran N, Liñán S, Moreno A. El pulmón normal. En: Liñán Cortés S, Moreno Galdó A, Toran Fuentes N (eds.). Neumología pediátrica. De la clínica a la patología. Madrid: Ergon, 2008; p. 1-10.

Trachsel D, Erb TO, Hammer J, von Ungern-Sternberg BS. Developmental respiratory physiology. Paediatr Anaesth. 2022;32:108-17.

Particularidades de la rehabilitación respiratoria en el neonato y lactante con patología respiratoria

38

M. À. Cebrià i Iranzo y N. Cezón Serrano

OBJETIVOS

- Conocer las particularidades anatómicas y fisiológicas del desarrollo gestacional y posnatal del aparato respiratorio, como factores imprescindibles para entender y enfocar los problemas respiratorios del menor de 2 años.
- Saber qué aspectos valorar en el neonato o lactante para identificar signos y síntomas de los principales problemas respiratorios.
- Identificar los objetivos de la fisioterapia respiratoria en el neonato y el lactante ante los problemas respiratorios más comunes.
- Elegir las técnicas de fisioterapia respiratoria más idóneas, en los casos en los que esté indicada.

CARACTERÍSTICAS ANATOMOFISIOLÓGICAS Y MECÁNICAS DEL APARATO RESPIRATORIO EN EL NEONATO Y EL LACTANTE

Durante la época fetal y tras el nacimiento, tanto si tiene lugar a término como si ocurre antes de las 37 semanas de gestación (prematuro), se producen cambios anatomofisiológicos que permiten entender y enfocar la actuación terapéutica ante los problemas respiratorios del neonato y del lactante. La organogénesis del aparato respiratorio se acompaña del crecimiento en tamaño y de la maduración progresiva de las distintas partes que lo conforman. A continuación, se describen las principales características del aparato respiratorio del neonato y el lactante.

Vía aérea

En el neonato, las principales diferencias respecto al adulto son: el mayor tamaño relativo de su epiglotis; la posición horizontal de la lengua; y la elevación del hueso hioides y el cartílago tiroides (elevación de la faringe). En el lactante, durante los 2 primeros años de vida, se produce: el descenso de la epiglotis, el hueso hioides y el cartílago tiroides; el descenso de la porción posterior de la lengua; y el crecimiento vertical del macizo facial y el alargamiento horizontal de la mandíbula.

Estas diferencias anatómicas y la alimentación mediante la lactancia convierten al menor de 2 años en un respirador nasal preferente (resistencia al flujo nasal baja), hasta que desciende el complejo laríngeo a partir del tercer mes. Este hecho es de gran importancia, especialmente ante procesos infecciosos, que aumentan las secreciones respiratorias en la cavidad nasal y la rinofaringe, e interfieren en la alimentación del niño que, ante la dificultad de respirar, abrirá la boca para realizarla y dejará de lactar. A partir de los 6 meses, el niño/a respira por nariz o boca, coincidiendo generalmente con el inicio de la alimentación complementaria.

Por otra parte, el progresivo desarrollo linfático de la vía aérea superior produce la reducción de su luz en su aérea nasofaríngea y orofaríngea, aumentando la resistencia al paso del aire. Si a ello se añade que el grosor de la pared faríngea es menor en el lactante (fácilmente colapsable), ante un proceso infeccioso con edematización y/o espasmo de la faringe se puede comprometer su ventilación, especialmente en el decúbito prono. De ahí que se recomiende el decúbito supino en el niño/a con pocos meses de vida.

Por último, el reflejo de apnea y bradicardia está aumentado ante estímulos de la laringe en el menor de 2 años, principalmente en el neonato. Cuando se produce infección respiratoria por el virus sincitial respiratorio (VSR) o ante situaciones de hipoxemia, este reflejo se exacerba.

 Hasta los 6 meses de vida, el niño no inicia la respiración bucal y, por tanto, cualquier obstrucción nasal interfiere en su alimentación, pudiendo agravar los problemas respiratorios causados por esta (infección por VSR, etc.).

Parénquima pulmonar

El desarrollo pulmonar se divide en varias fases:

- Embrionaria (hasta el día +50): el pulmón se forma como una eventración del endodermo (esófago primitivo) y el mesodermo al mes de la fecundación. Este esbozo se subdivide repetidamente para formar la tráquea, los bronquios lobulares y segmentarios al final de la 6ª semana. Hacia la 7ª-8ª semana, se completa el árbol bronquial y se estructura el tabique traqueoesofágico. El árbol vascular arterial se desarrolla a partir del sexto arco aórtico, mientras que el venoso lo hace a partir del corazón primitivo.

- Seudoglandular (hasta la semana 16, aproximadamente): durante esta fase, continúa la subdivisión de las vías bronquiales, alcanzando hasta la generación 14ª aproximadamente, y se da el crecimiento paralelo del árbol vascular. En el epitelio de la vía aérea, aparecen las glándulas mucosas y las células caliciformes, pero todavía no se ha iniciado la diferenciación de los bronquíolos respiratorios.
- Canalicular (hasta la semana 25, aproximadamente): se completa la formación del árbol bronquial no respiratorio y se inicia la formación de los bronquíolos respiratorios. Continúa la diferenciación celular, en este caso los neumocitos tipo I, responsables de la formación de la membrana alveolocapilar, y los neumocitos tipo II, responsables de la producción del surfactante pulmonar. El surfactante va cambiando su composición a lo largo de la gestación, desde una composición proteicolipídica hacia una composición fosfolipídica, con mayor capacidad de disminuir su tensión superficial. El principal componente del surfactante es la dipalmitoilfosfatidilcolina, y tiene varias funciones: por su propiedad tensoactiva, evita el colapso alveolar durante la espiración y previene una distensión excesiva durante la inspiración; al inhibir la adhesividad de las bacterias, es una defensa frente a las infecciones; y al disminuir la adhesividad de la mucosidad sobre el epitelio, facilita el aclaramiento mucociliar.
- Sacular-alveolar (hasta el nacimiento): se inicia la formación de los conductos alveolares y la alveolización. A partir de la semana 28 hasta la 36, se produce un progresivo adelgazamiento del tejido intersticial y el desarrollo del entramado capilar, estableciéndose el contacto entre las células epiteliales o barrera alveolocapilar.
- Posnatal: en el recién nacido a término, la superficie alveolar es de unos 3 m², y el peso de los pulmones es de unos 60 g. La alveolización continúa hasta los 2 años, creciendo el tamaño de los mismos hasta que la caja torácica alcanza su tamaño adulto. Los mecanismos de la ventilación colateral (poros de Kohn, canales de Lambert y canales de Martin) son casi inexistentes en el menor de 2 años, lo que favorece la aparición de atelectasias y otras patologías.

Paralelamente, el calibre de las vías aéreas crecerá hasta tres veces su tamaño respecto al nacimiento. La musculatura lisa está presente al nacer incluso en los bronquíolos respiratorios, y crecerá hasta los 8 meses. No obstante, el músculo liso bronquial es débil, siendo menos frecuente la obstrucción por broncoespasmo que por inflamación e hipersecreción en la mucosa bronquial.

El árbol arterial crecerá durante los primeros 4 años de vida y madurará especialmente durante los primeros meses. Esta maduración consistirá en la dilatación de las arterias musculares, la reducción de las fibras musculares, la secreción de óxido nítrico por el endotelio, cambios en el citoesqueleto y las miofibrillas, así como el recubrimiento de los nuevos vasos por células musculares. A su vez, se producirá la inervación simpática de los vasos.

Caja torácica y musculatura respiratoria

En el neonato, las costillas son cartilaginosas y forman un ángulo de 90° con la columna vertebral, dando lugar a una caja torácica más cilíndrica que la del adulto. Durante el desarrollo psicomotor del niño/a, y especialmente con la bipedestación y el efecto de la gravedad, la caja torácica va adquiriendo su sección sagital y cambia a una forma ovoidea. Progresivamente, también se produce la osificación de las costillas y aumenta el diámetro transverso respecto al anteroposterior. Estas adaptaciones mejoran la eficacia de la ventilación, al aumentar el volumen torácico al elevarse las costillas durante la inspiración, y aumentan la rigidez de la caja torácica, con su consiguiente efecto protector de las vísceras torácicas.

La distensibilidad de la caja torácica en el neonato es tres veces mayor que la del pulmón, igualándose ambas alrededor de los 2 años. Esta mayor distensibilidad hace que la capacidad funcional residual (CFR) esté disminuida (en el momento del nacimiento es de unos 80 mL, aproximadamente) hasta los 2 años. De ahí que en el primer año de vida la espiración a flujos altos se interrumpa compensando la reducción de la CFR.

Por otra parte, la musculatura respiratoria en el neonato se caracteriza por:

- Inserción horizontal del diafragma y reducción de su eficiencia contráctil: su contracción tira de las costillas inferiores hacia dentro, y su disposición no desciende el diafragma, siendo el incremento del volumen torácico menos marcado que en los niños/as de más de 2 años y el adulto.
- Inmadurez metabólica y neuromuscular: la inmadurez muscular, sumada a la mayor distensibilidad de la caja torácica, explican el hundimiento de las costillas con la inspiración en el neonato prematuro y en la fase de movimiento ocular rápido (REM, *rapid-eye movement*) del sueño (hipotonía de la musculatura estriada) respecto a los neonatos a término. Por tanto, el trabajo del diafragma es mayor, al igual que el riesgo de desaturación. Esta alteración funcional suele normalizarse a los 3 años.

Las presiones respiratorias máximas son comparativamente elevadas en el neonato y el lactante respecto a niños/as mayores y adultos. Estas presiones inspiratorias son elevadas en reposo, siendo la reserva funcional escasa y su valor próximo al de la fatiga muscular del diafragma. El uso de la musculatura accesoria (músculos intercostales y de la pared abdominal) permite aliviar la carga del diafragma en estado de vigilia o de sueño no REM, pero no en la fase de sueño REM.

Como resultado de todos estos factores, el neonato y el lactante son más sensibles a la fatiga muscular durante la ventilación que el niño/a de mayor edad y el adulto. Esta debilidad-fatigabilidad muscular puede ser una de las causas de que la tos sea ineficaz.

Las presiones respiratorias máximas en el neonato y el lactante son elevadas, motivo por el cual su reserva funcional es escasa. El valor de la presión inspiratoria está próximo al de la fatiga muscular del diafragma, de ahí que el soporte ventilatorio resulte de ayuda en determinados casos.

Mecánica pulmonar

Para entender la mecánica pulmonar, hay que explicar lo siguiente.

La elasticidad del aparato respiratorio está determinada no solo por la elastina, sino también por el colágeno y la tensión superficial que se produce en la interfase aire-líquido del alvéolo. La fuerza elástica del pulmón es centrípeta, mientras que la de la caja torácica es centrífuga. Hay que considerar que la fuerza elástica de la caja torácica cuando está distendida será centrípeta, sumándose a la fuerza elástica del pulmón insuflado. Ambas son las responsables de la espiración, que es un movimiento pasivo en reposo a diferencia de la inspiración.

La distensibilidad (compliancia) aumenta un 152 % durante el primer año de vida, a un ritmo más acelerado en el pulmón que en la caja torácica. Al mismo tiempo, la resistencia disminuye (42 %) en menor proporción porque las vías de conducción aérea ya están presentes al nacimiento en su totalidad, mientras el proceso de alveolización sigue produciéndose.

La resistencia de la vía aérea disminuye 10 veces desde el nacimiento hasta la adolescencia. La resistencia está producida por las vías de conducción, el pulmón y la caja torácica. La conductancia (inversa de la resistencia) también disminuye durante los primeros 5 años de vida.

Debido a las características de la caja torácica y la función diafragmática, en el lactante la presión pleural es similar a la atmosférica. Si bien en el adulto las bases (zonas declive) en posición vertical tienen una mayor ventilación, en el menor de 12 meses la ventilación es inversa, mayor en los vértices.

Por tanto, los efectos que la ventilación ejerce sobre la desobstrucción se producen a la inversa que en el adulto, es decir, en el pulmón supralateral o zona superior. Sin embargo, los efectos de la gravedad sobre la perfusión son similares en los niños y en los adultos, es decir, a favor de las zonas de declive.

! Los aspectos que diferencian la mecánica pulmonar del neonato y el lactante del adulto son:

- En el lactante, la presión pleural es similar a la atmosférica, tendiendo a disminuir la ventilación con respecto al adulto.
- En el menor de 12 meses, la ventilación es inversa a la del adulto.
- La distensibilidad del pulmón aumenta 152 % durante el primer año de vida.
- La resistencia de la vía aérea disminuye 10 veces desde el nacimiento hasta la adolescencia.

Regulación de la respiración

El marcapasos respiratorio se localiza en el tronco del encéfalo. Los elementos nerviosos que participan en la respiración son: el centro neumotáxico, que acorta o alarga la duración de la inspiración y, por tanto, acelera o enlentece el ritmo respiratorio, respectivamente; el grupo neuronal respiratorio dorsal, que genera el ritmo respiratorio en reposo; el grupo neuronal respiratorio ventral, que regula la inspiración y espiración durante la respiración intensa que se produce con el ejercicio; los nervios vago y glosofaríngeo, que transmiten las señales de los quimiorreceptores periféricos al grupo neuronal respiratorio dorsal y las señales de los receptores de estiramiento pulmonar para interrumpir la inspiración; y los haces nerviosos motores que conectarán con las astas anteriores de las metámeras de la médula espinal en las que se originan los nervios frénico, intercostales, etc.

La respiración en el adulto está regulada principalmente por los estímulos químicos, el pH y la presión arterial de dióxido de carbono que actúan a nivel central. La hipoxemia estimula los cuerpos carotídeos y aórticos, y a través de los nervios glosofaríngeo y vago, la señal se transmite al bulbo raquídeo. En los neonatos prematuros, el ritmo respiratorio es irregular, con apneas, cuya frecuencia e intensidad es inversamente proporcional a la edad gestacional. Además, la estimulación laríngea o la deglución no nutritiva pueden desencadenar apneas. En el período neonatal, los estímulos procedentes de los centros superiores y, en menor medida, los estímulos mecánicos tienen un papel principal.

Las apneas mixtas y obstructivas son inusuales en neonatos a término. Cuando se habla de patología, el tipo más frecuente de apnea en el niño/a mayor de 1 año de vida es la obstructiva, por hipertrofia adenoidea y amigdalar.

Por otro lado, los factores hipotalámicos (termorregulación) reguladores de la respiración están presentes ya en el feto. Por ello, el enfriamiento de la piel del recién nacido estimula su respiración. La hipoxia produce enfriamiento al disminuir el metabolismo basal y, secundariamente, la demanda de oxígeno, de ahí que se acelere la respiración.

Como conclusión, la inmadurez y el pequeño tamaño de los órganos y tejidos respiratorios explican la gravedad de los procesos respiratorios en edades tempranas, especialmente en el neonato y el lactante. Mención especial merecen los grandes prematuros con peso ínfimo (< 1.000-1.500 g), en los que factores posnatales como las maniobras de reanimación pulmonar, la ventilación mecánica, la oxigenoterapia, la infección vírica y el humo del tabaco son determinantes de la fase de remodelación alveolar.

VALORACIÓN CLÍNICA

La valoración inicial es el punto de partida para el establecimiento de los objetivos terapéuticos y la selección de las técnicas más indicadas. Además, la valoración a diferentes niveles permite identificar la repercusión que los problemas respiratorios pueden generar en el neonato y en el lactante. A este respecto, procede comprobar la estabilidad a diferentes niveles: neurovegetativo (coloración normal de piel y mucosas, respiración tranquila y rítmica, latido cardíaco rítmico); motor (postura relajada, actividad muscular tranquila, sincronía en el movimiento, presencia de movimientos antigravitatorios y patrón motor eficiente); y de alerta (llanto rítmico y de intensidad adecuada, respuesta visual, ciclo sueño-vigilia, etc.).

Antes de iniciarla, es recomendable consultar en la historia clínica los antecedentes y la valoración que el pediatra, el personal de enfermería y demás profesionales de la salud hayan anotado sobre el estado del neonato o el lactante. Se debería incluir la siguiente información: edad gestacional (semanas pretérmino), antecedentes personales o factores de acción posnatal (oxigenoterapia y/o ventilación mecánica) y antecedentes familiares (maternos: edad, gestaciones, partos, cesáreas, abortos, hábitos tóxicos, obesidad, etc.; y paternos: edad, hábitos tóxicos y enfermedades). A continuación, se puede proceder de forma organizada con la anamnesis, la exploración física y la exploración complementaria.

Anamnesis

Esta se inicia consultando con los demás profesionales de la salud el estado clínico reciente del paciente (aproximadamente las últimas 24-48 horas). El personal de enfermería es de gran ayuda por la monitorización continua que realiza: temperatura corporal, frecuencia cardíaca y respiratoria, presión arterial, presencia de vómitos, alimentación-nutrición eficiente, si están pendientes los resultados de cultivos, el estado vigilia-sueño alterado (insomnio, irritabilidad, etc.). Los padres también son un pilar fundamental por conocer a su hijo clínicamente estable y porque están a su cuidado continuamente. Si se diera el supuesto de que el paciente no está ingresado en un centro sanitario, el interrogatorio a los padres debería ser más extenso, incluyendo preguntas relativas a los antecedentes personales y familiares, los factores de riesgo y los factores desencadenantes de la clínica o motivo de consulta (presencia de tos, mucosidad, vómito, fiebre, pérdida de apetito, etc.).

Exploración física

La inspección se debe realizar con el paciente sin ropa, en ambiente silencioso y a una temperatura ambiente cercana a la temperatura corporal. Los cambios de coloración de la piel pueden ser: palidez, cianosis, petequias, erupción dérmica, presencia de cicatrices por intervención quirúrgica o algún otro procedimiento invasivo, la expresión de irritabilidad, etc:

- La cianosis en patología respiratoria se deriva de una concentración de oxihemoglobina reducida, es decir, se trata de una cianosis sensible al oxígeno. En el neonato aparece cuando la PaO_2 se encuentra por debajo de 40 mmHg, y da lugar a saturaciones de oxígeno entre 75 y 85 %. Como consecuencia, se altera el funcionamiento celular, y se estimula la producción de ácidos, dando lugar a una ineficiencia energética. En este caso, el color azulado es evidente en mucosas (labios, nariz y orejas) y en la piel de las extremi-

dades (dedos y uñas). Se trata de una urgencia, y el tratamiento pasa por la administración de oxígeno suplementario mediante una mascarilla o una cánula nasal.

- Las petequias o marcas de color púrpura o manchas rojas, normalmente sin relieve de la piel en el tórax, se deben a la rotura de capilares sanguíneos. Pueden aparecer ante esfuerzos como la tos repetida y otras patologías como la trombocitopenia, en las leucemias, etc. Su observación puede orientar hacia el esfuerzo del neonato o el lactante.

A nivel motor, hay que observar: presencia de convulsiones o temblores, extensión de los dedos de la mano o manos cerradas en puño, opistótonos, hipertonía de predominio extensor, movimientos en torsión, espasmos faciales o del cuerpo en general, estado de alerta (irritabilidad ante hipoxemia o somnolencia ante hipercapnia), etc.

A nivel respiratorio, se observará: frecuencia respiratoria, tos, estornudo, expectoración, llanto inconsolable, presencia de apneas y/o bostezos:

- Respiración bucal: el menor de 3-4 meses es respirador nasal preferente. Por esta razón, si se observa respiración bucal y/o goteo nasal (rinorrea), se evidencia la posible obstrucción de la vía aérea superior.
- Anomalías del ritmo respiratorio: la taquipnea en el neonato (> 50 respiraciones/min) y la bradipnea (< 30 respiraciones/min) se consideran patológicas. La bradipnea puede asociarse a una insuficiencia ventilatoria por fallo de los músculos respiratorios. La pausa respiratoria suele tener una duración inferior a 20 segundos, mientras que la apnea es superior a 20 segundos.
- Signos de dificultad respiratoria: entre estos signos se encuentran el aleteo nasal, el tiraje supracostal e intercostal, el balanceo toracoabdominal, etc. En condiciones normales, la caja torácica y el abdomen protruyen durante la inspiración y se retraen en espiración. El tiraje se caracteriza por la aparición de movimientos anómalos (aleteo nasal) o contracción muscular accesoria (contracción abdominal durante la espiración y retracciones costales), añadidos a la respiración normal. Estos signos se pueden valorar a través de la escala de Silverman (Tabla 38-1), donde los tres primeros parámetros (balanceo toracoabdominal, tiraje y embudo xifoideo) son inspiratorios y se evidencian con la

Tabla 38-1. Escala de Silverman

	0	1	2
Balanceo toracoabdominal	Ausente	Tórax inmóvil	Respiración paradójica
Tiraje inspiratorio	Ausente	Intercostal discreto	Intercostal + supra-infraesternal
Embudo xifoideo	Ausente	Moderado	Intenso
Gemido espiratorio	Ausente	Se ausculta con fonendoscopio	Continuamente audible

inspección, y el último parámetro (gemido) es espiratorio y audible sin fonendoscopio. La escala se puntúa entre 0 y 10, siendo la puntuación de 10 la que indica distrés respiratorio grave. Esta escala es fiable en neonatos nacidos a término.

- La tos: puede ser gruesa productiva, sibilante no productiva, seca y tos de perro ronca. En la tos productiva no sibilante, la fisioterapia puede ayudar a movilizar y eliminar secreciones en el paciente. La tos ineficaz, es decir, aquella incapaz de movilizar y eliminar secreciones, puede acompañarse de fatiga de la musculatura respiratoria secundaria al esfuerzo realizado. En este mismo sentido, la tos repetida puede generar, además, broncoconstricción, y aumentos en la presión y distensión alveolar. En el neonato y el lactante, es difícil ver y cuantificar las secreciones, ya que suelen deglutirse. El aumento de volumen de las secreciones que acompaña a la infección respiratoria se puede constatar a través de la rinorrea, el vómito y las heces con filamentos de moco. Para la valoración de la tos, es imprescindible preguntar sobre los factores ambientales (tabaquismo, animales domésticos, etc.), además de otras causas (vegetaciones, anginas, reflujo gastroesofágico [RGE], etc.). Esta valoración, así como la posterior a la sesión de fisioterapia orienta al fisioterapeuta hacia la posible causa. Ante la sospecha de RGE o cualquier problema de índole orofaríngea, se remitirá al niño al profesional competente (neumología, otorrinolaringología, etc.).

A nivel digestivo, se observa: vómito o reflejo nauseoso, ruidos y/o movilidad intestinal aumentados, etc. El RGE se puede asociar a síntomas respiratorios (sibilancias y tos persistente) atendiendo a diversos mecanismos fisiopatológicos: la aspiración de material digestivo, la distensión esofágica o la relajación del esfínter inferior del esófago, la debilidad diafragmática y cambios en la presión abdominal, etc. El tratamiento se basa en: la incorporación del niño, la reducción en el volumen de ingestas, el espesamiento de la leche, etc. El fisioterapeuta debe valorar la presencia de RGE (Tabla 38-2) y, ante su presencia, adecuar su intervención. Entre las enfermedades que se asocian a RGE se encuentran: bronquitis/neumonía, atelectasias, bronquiectasias, crisis de apnea/bradicardia, asma, etc.

La palpación, en contacto directo con la piel, se debe realizar con las manos calientes y sin joyas, por el riesgo de producir dolor y/o contaminar la piel del neonato o el lactante. A nivel motor, se debe comprobar la flacidez de los miembros, el tronco y el cuello. A nivel respiratorio, se observará la integridad de la parrilla costal, la movilidad simétrica de ambos hemitórax, la presencia de crepitantes, enfisema subcutáneo, abdomen abombado, duro y doloroso, con hiperactividad, etc. La distensión gástrica puede acompañar a la ventilación mecánica, por lo que es importante su valoración ante este tipo de terapia.

La auscultación pulmonar adquiere gran protagonismo en el paciente pediátrico de corta edad, especialmente en el niño que no puede expresar lo que le ocurre (no hay adquisición del lenguaje) o no puede realizar pruebas de función pulmonar. Se debe realizar antes y después de cada

Tabla 38-2. Signos y síntomas del reflujo gastroesofágico

Signo 1	Regurgitación frecuente durante las maniobras a pesar de respetar el plazo de tiempo adecuado desde la comida
Signo 2	Olor a ácido frecuente o persistente
Signo 3	Observación por parte de la familia de una tos seca que sobreviene sobre todo al final de la noche, aunque la valoración específica de la presencia de acumulación de secreciones sea negativa
Signo 4	Aparición de algunas secreciones blancas y espumosas durante la sesión de tratamiento, sin relación con la importancia de la tos descrita
Signo 5	Limpieza bronquial que se prolonga (más de 25 minutos antes del tiempo de la sesión) fuera del contexto patológico crónico
Signo 6	Rumiación durante la sesión de fisioterapia respiratoria
Signo 7	Limpieza bronquial continua (período de menos de 7 días entre sesión y sesión) por persistencia de secreciones

Modificado de González Bellido et al, 2018.

sesión de fisioterapia, porque permite identificar problemas de ventilación, así como localizar la presencia de secreciones bronquiales. Además, la auscultación durante el período de tratamiento permite realizar un control de la evolución clínica. La membrana del estetoscopio debe estar a una temperatura templada, el ambiente no debe ser ruidoso y en el caso de que el niño esté en brazos de su madre o de su padre, se puede mantener en brazos.

Como ya se ha mencionado anteriormente, la distribución regional de la ventilación en el menor de 2 años difiere de la del adulto. Esto hace que se ausculte al niño en diferentes posturas, tanto de la cara anterior como posterior del tórax, y sabiendo que la ventilación es mayor en las zonas apicales o supralaterales. Por otra parte, debido a la alveolización progresiva, el ruido bronquial en las bases pulmonares es normal.

En el neonato, el sonido va a ser de características bronquiales, por la distancia tan pequeña que hay entre la tráquea y el bronquio. En el lactante, persiste el ruido respiratorio bronquial, y es en el niño mayor de 5 años cuando aparece el ruido respiratorio normal o murmullo vesicular.

Si se atiende a la nomenclatura propuesta por la *International Lung Sounds Association* (ILSA), los ruidos respiratorios adventicios (aquellos que se superponen a los ruidos respiratorios normales) indican alguna afección respiratoria: los crujidos o crepitantes se asocian a la presencia de secreciones bronquiales o a la apertura súbita de la vía aérea colapsada; y las sibilancias o el roncus se asocian a flujos de aire cuando pasa por bronquios cuyo calibre ha disminuido, ya sea por inflamación y/o por broncoespasmo. Ante alteraciones anatómicas de la vía aérea superior (fístulas traqueoesofágicas, broncomalacia, estenosis bronquial, etc.) o bien ante falta de maduración, suelen aparecer ruidos respiratorios patológicos como el roncus.

La auscultación pulmonar en el menor de 2 años debe realizarse en diferentes posturas, tanto de la cara anterior como de la posterior del tórax, y sabiendo que la ventilación es mayor en las zonas apicales o supralaterales. Por otra parte, debido a la alveolización progresiva, el ruido bronquial en las bases pulmonares es normal.

Exploración complementaria

Dentro de la historia clínica, las pruebas complementarias comprenden los datos de exámenes de laboratorio, diagnóstico por la imagen y técnicas especiales. Estas pruebas permiten el diagnóstico diferencial del problema o la enfermedad respiratoria del niño. Además, la información que aportan ayuda a entender la fisiopatología del problema respiratorio y a clasificarlo según su gravedad. Normalmente, proporcionan medidas objetivas que permiten realizar un seguimiento/control de la evolución del problema o enfermedad, e incluso establecer criterios que orienten la actitud terapéutica a seguir: ventilación mecánica, oxigenoterapia, fisioterapia, etc.

La pulsioximetría (frecuencia cardíaca y saturación de oxígeno [SpO_2]) permite conocer la oxigenación de forma no invasiva y continua, a través de la saturación arterial oxihemoglobínica. También se puede conocer la presión parcial de oxígeno en la sangre arterial (PaO_2) a través de un sensor transcutáneo, aunque es menos sensible que la PaO_2 de la gasometría. Se emplea ampliamente en la monitorización del paciente ingresado, pero también puede realizarse a nivel domiciliario. La SpO_2 en el neonato suele oscilar entre 93 y 97 %.

La capnografía permite conocer la presión parcial de dióxido de carbono. En el neonato, suele emplearse el sensor transcutáneo, que requiere cambios continuos para evitar quemaduras en la piel sensor transcutáneo de presión arterial de dióxido de carbono. También puede medirse a través de las cifras del dióxido de carbono espiratorio final en el aire exhalado a través de una mascarilla, pero la movilidad de los niños menores de 2 años hace aconsejable el primer método.

La gasometría a partir de sangre capilar o venosa aporta información sobre el intercambio gaseoso. En caso de fracaso respiratorio, es habitual encontrar hipoxemia, hipercapnia con acidosis respiratoria o ambas. La gasometría a partir de sangre arterial refleja mejor el estado respiratorio, aunque suele reservarse para pacientes en unidades de críticos.

La presión arterial media (PAM) del neonato se mantiene entre 30 y 70 mmHg, lo que garantiza el flujo sanguíneo cerebral estable. Por debajo de 30 mmHg se compromete el flujo a nivel cerebral, y por encima de 70 mmHg se favorece la hemorragia cerebral. Este rango de PAM marca los límites hemodinámicos para una intervención fisioterápica segura.

Son signos de alarma o que indican necesidad de ventilación mecánica:

- $PaO_2 < 45$ mmHg, con una fracción inspirada de oxígeno $> 0,5$-$0,6$.
- Presión arterial de dióxido de carbono > 55-60 mmHg (con algunas excepciones).

- Vía aérea superior comprometida (p. ej., laringomalacia grave o malformaciones como la secuencia Pierre-Robin).
- Patología cardíaca que curse con insuficiencia circulatoria (p. ej., hipoplasia cardíaca izquierda, mala perfusión periférica, etc.).

En la exploración complementaria también se añaden las radiografías y la tomografía computarizada (TC) de tórax, la ecografía cardíaca y pulmonar, la fibrobroncoscopia, y diferentes escalas que permiten cuantificar el grado de dificultad respiratoria o la presencia de obstrucción en la vía aérea superior (escala de Wang, prueba de Silverman-Andersen, etc.).

Una valoración clínica correcta debe incluir:

- Anamnesis a los padres y/o al personal sanitario al cargo del niño. A este interrogatorio cabe añadir la consulta de la historia clínica, donde consten los antecedentes clínicos del episodio actual o de los anteriores.
- Exploración física mediante inspección, palpación y auscultación pulmonar. Esta ha de ser sistemática, y valorar los signos antes y después de la sesión de tratamiento. La auscultación pulmonar adquiere gran protagonismo, especialmente cuando el objetivo fisioterápico es el drenaje de secreciones y la mejora de la ventilación.
- La exploración complementaria es de gran ayuda, porque aporta información anatómica y fisiológica particular del niño a tratar, que permite el diagnóstico diferencial y conocer la gravedad del proceso respiratorio. También es importante para conocer si están indicadas o contraindicadas determinadas terapias respiratorias.

PATOLOGÍA RESPIRATORIA EN EL NEONATO

A continuación, se detallan las características fisiopatológicas y el enfoque terapéutico de las principales enfermedades respiratorias del neonato y del lactante, incluyendo aquellas que afectan tanto a la vía aérea como al parénquima pulmonar. Por otra parte, se incide en indicación terapéutica según la evolución del proceso clínico.

Enfermedad de la membrana hialina y la displasia broncopulmonar

La enfermedad de la membrana hialina (EMH) suele afectar a los neonatos prematuros con menos de 32 semanas. Se debe al déficit en la producción del surfactante pulmonar que secretan los neumocitos tipo II, y que permite el reclutamiento de la unidad alveolar y el intercambio de gases. Otros posibles motivos pueden ser la excesiva hidratación y contenido de líquido pulmonar, y la hipoproteinemia y la propensión a la salida hacia al alvéolo de proteínas plasmáticas (que pueden actuar inhibiendo la producción de surfactante pulmonar).

Otros factores asociados a la presencia de la EMH son: condicionantes genéticos, inducción al parto y/o parto por cesárea, alteraciones en la circulación sanguínea del neonato, embarazo gemelar (o múltiple) y madre diabética.

Esta enfermedad se desarrolla durante las primeras horas de vida y se caracteriza por una dificultad respiratoria creciente: taquipnea e irregularidad del ritmo respiratorio (apneas), hipoxemia (cianosis) e hipercapnia en casos graves, e hiperinsuflación costal superior (radiografía de tórax). Ante la prematuridad y la clínica descrita, el tratamiento suele consistir en:

- Un ambiente térmico neutro para disminuir el consumo de oxígeno.
- El control hidroelectrolítico, donde el aporte de líquidos sea el necesario, pero no excesivo que provoque edema pulmonar (dificultad para el intercambio de gases, estrechamiento de la vía aérea, disminución de la distensibilidad y de la CFR) y un aumento del trabajo respiratorio.
- La administración de surfactante es efectiva en la mayoría de casos, ya que aumenta la distensibilidad pulmonar, disminuyendo las necesidades de oxígeno y de apoyo ventilatorio.
- La oxigenoterapia: el feto se desarrolla en un medio hipóxico (PaO_2 de 25-30 mmHg) y la hemoglobina del neonato es principalmente fetal, lo que requiere una escasa PaO_2 para alcanzar un alto índice de saturación. El oxígeno debe administrarse húmedo y caliente a un porcentaje que permita mantener la PaO_2 entre 50-80 mmHg (valores más altos se asocian a retinopatía en el neonato pretérmino) y un control pulsioximétrico de la SpO_2 entre 90 y 95 %.
- La asistencia ventilatoria se indica cuando no se logra oxigenar al neonato a pesar de una elevada fracción inspirada de oxígeno > 0,60, y/o ante retención de carbónico progresiva.

En la evolución clínica del neonato con EMH, pueden aparecer complicaciones como: enfisema intersticial pulmonar, neumotórax o neumomediastino, persistencia del conducto arterioso y su consiguiente repercusión pulmonar, hemorragia intracraneal y displasia broncopulmonar.

La displasia broncopulmonar (DBP), se describe como una alteración crónica en los niños con EMH grave que han requerido ventilación mecánica prolongada y alta concentración de oxígeno. La característica más importante del desarrollo hacia una DBP es la inmadurez pulmonar y los mecanismos defensivos del recién nacido pretérmino (reacción inflamatoria y fibroproliferación pulmonar). La EMH grave, el enfisema intersticial pulmonar y la persistencia del ductus arterioso son los antecedentes más frecuentes. Su tratamiento incluye:

- Asistencia ventilatoria (invasiva o no invasiva según la gravedad) y suplementos de oxígeno.
- Apoyo nutricional hipercalórico para responder al alto trabajo ventilatorio (taquipnea y falta de compliancia pulmonar) y a la malnutrición de algunos de los neonatos (déficits vitamínicos, sales minerales como calcio (Ca^{2+}), sodio (Na^+), potasio (K^+), etc.). Se suele administrar por sonda orogástrica para evitar el trabajo ventilatorio que se suele asociar a la sonda nasogástrica.
- Diuréticos en caso de sobrecarga hídrica y como medida encaminada a resolver el edema pulmonar.
- Broncodilatadores cuando existe broncoconstricción, y corticoterapia ante la inflamación.

En la mayoría de los pacientes con DBP se producen reingresos hospitalarios los 2 primeros años de vida, y pueden ser especialmente graves las bronquiolitis por el VSR. También suelen presentar hiperreactividad bronquial y alguna limitación para la realización de ejercicio físico. De ahí que la fisioterapia pueda contribuir a prevenir y/o tratar ambos problemas.

 El neonato, especialmente aquel nacido prematuramente, puede desarrollar EMH y, con posterioridad, DBP. La fisioterapia en ambos diagnósticos ha de ser exquisita, evitando que el problema pulmonar multifactorial se agrave (prevención) o se produzca yatrogenia (aumento de presión intracraneal, hiperoxia, etc.), además de contribuir en el tratamiento de sus secuelas respiratorias y neurológicas.

Bronquiolitis

La bronquiolitis se define como el primer episodio agudo de sibilancias, precedido por un cuadro respiratorio de origen vírico, que afecta a menores de 2 años y preferentemente dentro del primer año de vida (criterios de McConnochie, **Tabla 38-3**). Entre los lactantes menores de 1 año, la infección por el VSR se estima entre el 1 y el 20 %, y de ellos, el 15 % requieren ingreso (especialmente la población de mayor riesgo: prematuros, lactantes menores de 3 meses, enfermedades pulmonares como la fibrosis quística, enfermedades neurológicas y alteraciones de la inmunidad). Otros factores de riesgo asociados a una infección grave son: el bajo nivel socioeconómico, el tabaquismo ambiental, las condiciones de la vivienda y/o el hacinamiento.

Aparece en época invernal (noviembre-marzo), y su recurrencia se considera un factor de riesgo para desarrollar sibilancias y asma en etapas posteriores de vida. Aunque el VSR es el que mayor número de casos produce (50-75 %), virus como *parainfluenza, influenza*, adenovirus, coronavirus, *Mycoplasma pneumoniae*, etc., también son responsables de este cuadro.

Como resultado de la fisiopatología de esta enfermedad vírica, se produce la obstrucción inflamatoria de la vía aérea de pequeño calibre. Tras 2-8 días de incubación, el cuadro clínico debuta con síntomas de vía aérea alta (rinofaringitis con o sin fiebre); con posterioridad, aparece la obstrucción por edema y aumento de secreción en los bronquíolos (aparición de sibilancias y/o quejido espiratorio, y aleteo nasal) y tos intensa.

Tabla 38-3. Criterios de McConnochie para el diagnóstico de la bronquiolitis
Disnea espiratoria de comienzo agudo
Edad igual o inferior a 24 meses
Signos de enfermedad respiratoria vírica
Primer episodio
Con o sin signos de dificultad respiratoria, neumonía o atopia

Tomado de McConnochie, 1983.

La enfermedad puede clasificarse como leve, moderada o grave, según la escala de Wang (Tabla 38-4). También se puede describir como estadio 1, 2 y 3, respectivamente.

- En el estadio 1, la clínica cursa con: rinorrea, tos, sibilancias y ruidos respiratorios normales, frecuencia respiratoria de 30-45 respiraciones/min y $SpO_2 > 95\%$.
- En el estadio 2, se observa: aleteo nasal, balanceo toracoabdominal, tiraje supraesternal, quejido espiratorio, ruidos respiratorios normales y crujidos de alta frecuencia, FR 45-60 respiraciones/min y SpO_2 entre 90% y 95%, con cianosis peribucal y pérdida de apetito.
- En el estadio 3, se añade: tiraje supraesternal, intercostal y subcostal, hipoventilación o silencio de ruidos respiratorios con fonendoscopio, frecuencia respiratoria >60 respiraciones/min, taquicardia y $SpO_2 < 90\%$, con cianosis generalizada. También: irritabilidad, somnolencia, anorexia, vómitos, abdomen timpánico, etc.

El tratamiento médico aceptado de forma generalizada se basa en medidas de apoyo como: hidratación, nutrición, aporte de oxígeno y lavados nasales. Con la finalidad de decidir el mejor tratamiento, también se puede emplear la escala de Wang. Si la afectación es grave (> 8 puntos), se indica la hospitalización para la supervisión de la evolución con las medidas de apoyo mencionadas, y no se indica la fisioterapia. Las afecciones moderada (4-8 puntos) y leve (1-3 puntos) suelen tratarse de forma ambulatoria (hidratación adecuada, fraccionando las tomas, antitérmicos, posición semiincorporada y evitar la exposición al humo del tabaco), y se puede realizar la fisioterapia respiratoria. Esta debe ir precedida de lavado nasal con suero fisiológico, e incluso de terapia inhalada broncodilatadora y antiinflamatoria, según prescripción médica. Las técnicas normalmente empleadas son la desobstrucción rinofaríngea retrógrada (DRR), la espiración lenta prolongada (ELPr) y la tos provocada. En las afecciones moderadas, se recomienda intensificar la fisioterapia con dos sesiones al día, y pasados 2 días o ante una mejoría clínica (mejoría de la saturación de oxígeno y de la auscultación pulmonar), y en estadios leves, se puede continuar con una sesión diaria.

En los casos de mayor gravedad (escala de Wang > 8 puntos), la bronquiolitis cursa con dificultad respiratoria, hipersecreción, cianosis, irritabilidad, pérdida de apetito, insomnio-apneas, etc., y requiere hospitalización urgente.

 Cuando mejora la clínica (escala de Wang ≤ 8 puntos), se puede iniciar la fisioterapia encaminada a mejorar la ventilación y el drenaje de secreciones. La auscultación pulmonar y la monitorización (frecuencia cardíaca, SpO_2) durante la sesión son premisas para valorar la situación clínica del niño, y adaptar la intensidad y la frecuencia de las sesiones de fisioterapia.

Neumonía y atelectasia

La neumonía asociada a la comunidad en menores de 2 años debuta con la presencia de fiebre y taquipnea, que aconsejan el estudio radiológico para confirmar la existencia de un infiltrado pulmonar. Otros signos y síntomas son: irritabilidad, insomnio, diarrea, tos, pérdida de apetito, etc. Puede ser de etiología bacteriana, vírica o fúngica, pero principalmente de virus respiratorios en época invernal. Por tanto, se trata de una infección que produce lesión pulmonar alveolar, en la que el aire alveolar es reemplazado por exudado o trasudado. La neumonía por estafilococo suele ser de carácter grave, y afecta principalmente a lactantes. Su cuadro clínico marca la gravedad ante: disnea, taquipnea, tos, abdomen hinchado o timpánico y palidez facial. En la radiografía de tórax raramente se encuentran imágenes de condensación localizada, salvo que coexista con atelectasia. El hemocultivo y el cultivo de secreciones traqueales (frotis nasofaríngeo) ayudan a identificar los patógenos causantes de la neumonía.

La atelectasia se define como la pérdida de volumen pulmonar, ya sea por obstrucción bronquial o por compresión externa. El aire que inicialmente estaba en los alvéolos comprometidos se reabsorbe, provocando la retracción y el colapso del tejido de esa zona. Esto conlleva la pérdida de la zona de intercambio de gases y la acumulación de secreciones en esta, dando lugar a un deterioro irreversible del tejido pulmonar.

El tratamiento de la neumonía, en presencia o no de atelectasia, es la antibioterapia. Ante una neumonía, la fisioterapia puede mejorar la ventilación y el drenaje de secreciones, previniendo cuadros clínicos más graves o bien previniendo secuelas postinfección (especialmente, la atelectasia).

Tabla 38-4. Escala de gravedad clínica de Wang

Puntos	FR (rpm)	Sibilancias	Tiraje	FC (lpm)	Condición general	SpO₂ (%)
0	<30	No	No	<140	Buena	≥95
1	30-45	Final de espiración (solo con fonendoscopio)	Intercostal	140-159	No computa	92-94
2	46-60	Toda la espiración (sin fonendoscopio)	Traqueocostal	160-179	No computa	90-91
3	>60	Inspiración y espiración (sin fonendoscopio)	Aleteo nasal	≥180	Irritable, letárgico, sin apetito	<90

Adaptada de Postiaux et al, 2011.
FC: frecuencia cardíaca; FR: frecuencia respiratoria; lpm: latidos por minuto; rpm: respiraciones por minuto; SpO₂: saturación pulsioximétrica de oxígeno.

REHABILITACIÓN RESPIRATORIA EN EL NEONATO Y EL LACTANTE

La rehabilitación respiratoria hace referencia a aquella intervención integral basada en la evaluación del paciente, que permita una actuación preventiva-terapéutica individualizada, con el fin de mejorar la condición física y psicológica de la persona con enfermedad o problemas respiratorios. Su enfoque es multidisciplinar, de modo que diferentes disciplinas, a través de su conocimiento y praxis, pueden dar la mejor solución posible al paciente. Entre estas disciplinas se encuentra la fisioterapia, cuyo objetivo, según la *World Confederation of Physical Therapy* (WCPT) (2011), es desarrollar, mantener y restaurar al máximo el movimiento y las capacidades funcionales durante toda la vida. Concretamente, la fisioterapia respiratoria en el neonato y el lactante debe realizarla un fisioterapeuta con conocimientos y experiencia, tanto en lo referente a la patología común en esta población como en las técnicas específicas a aplicar. Como parte del equipo multidisciplinar que trata al menor de 2 años, se implica tanto en la valoración como en la toma de decisiones de su tratamiento.

Objetivos y precauciones generales

En general, los objetivos fisioterápicos ante los problemas respiratorios en el niño menor de 2 años son:

- Mantener la permeabilidad de la vía aérea superior y traqueobronquial.
- Mejorar la relación ventilación/perfusión, para facilitar el intercambio de gases.
- Prevenir y/o tratar las complicaciones respiratorias.
- Favorecer el desarrollo psicomotor y sensorial, especialmente en funciones vitales como la nutrición, la ventilación, el buen posicionamiento y la movilidad articular.
- Facilitar el destete de la ventilación mecánica y la oxigenoterapia.

El plan terapéutico debe incluir objetivos a corto y medio plazo. Por ejemplo: en un lactante con bronquiolitis, el objetivo a corto plazo es la permeabilización de la vía aérea y garantizar el intercambio de gases. Estos objetivos se continuarán con el de tratamiento-prevención de atelectasias y, ya a medio plazo, la prevención de secuelas, si se han producido complicaciones que puedan haber indicado la ventilación mecánica y/o la oxigenoterapia, etc.

Las precauciones generales tienen por finalidad evitar la yatrogenia, y entre estas se encuentran: no realizar maniobras de compresión torácica y/o abdominal, especialmente en el neumotórax y, en general, en las que tanto la compresión como la relajación del tórax y el abdomen sean rápidas y/o forzadas; no realizar maniobras de drenaje ni ventilación en el neonato de muy bajo peso (< 1.500 g), cuyo esqueleto tiene una mineralización inadecuada con alto riesgo de sufrir fracturas ante maniobras aparentemente inofensivas; se recomienda la elevación del tronco durante las maniobras y dejar que transcurran al menos 2 horas desde la última toma, dado que es frecuente la regurgitación por bajo tono del esfínter del cardias; ajustar la duración de la sesión a la situación clínica del niño/a, por ejemplo, ante cuadros clínicos agudos es necesaria la monitorización y las sesiones serán cortas.

Se considera que el neonato es población de alto riesgo, tanto si ha nacido pretérmino y con bajo peso, como si presenta alguna patología congénita que lo lleva a recibir tratamiento desde las primeras horas del nacimiento. Aunque la fisioterapia respiratoria en neonatología se indica ante problemas respiratorios (presencia de secreciones en la vía aérea, alteraciones en la ventilación/perfusión de causa motora, y ante necesidad de ventilación mecánica y/u oxigenoterapia), también hay situaciones que pueden limitar dicha intervención o bien contraindicarla. Algunas de estas contraindicaciones son: neonato pretérmino extremo (peso < 1.000 g), por posible lesión del sistema nervioso central (hemorragia periventricular/intraventricular y leucomalacia periventricular); neonato a término, en las primeras 72 horas de vida, especialmente en lo relativo a las maniobras de drenaje bronquial; neonato con síndrome de hipertensión pulmonar persistente, por inestabilidad en el mantenimiento de los niveles de oxigenación arterial; inestabilidad hemodinámica, etc.

Técnicas y criterios de progresión del tratamiento

La elección de las técnicas de fisioterapia respiratoria parte de una valoración previa del neonato o el lactante, y debe tener en cuenta el conjunto de terapias que recibe por parte del equipo multidisciplinar a su cargo.

La valoración debe realizarse al inicio de cada sesión de tratamiento, con la finalidad de observar la evolución clínica del niño, y también al final, para valorar en qué medida se han conseguido los objetivos planteados. A modo de resumen de lo anteriormente mencionado, algunos de los criterios que hay que valorar de forma sistemática son: disnea, rinorrea, tos y expectoración, ruidos respiratorios y adventicios, fiebre, nutrición, constantes vitales (frecuencia cardíaca, frecuencia respiratoria, SpO_2), etc.

Tras toda sesión de fisioterapia, el profesional debe permanecer unos minutos observando al neonato y el monitor (si está conectado), y verificar que el estado clínico del paciente está dentro de la normalidad, así como en qué parámetros ha mejorado el neonato.

Las técnicas manuales de fisioterapia respiratoria pueden clasificarse atendiendo a la edad del niño, y al tipo de afección o patología (presencia de secreciones, atelectasia, neumonía, etc.). En general en el niño menor de 2 años, las técnicas son pasivas y su ejecución se adaptará a las particularidades anatomofisiológicas y mecánicas ya comentadas. Es decir, las técnicas no serán iguales a las empleadas en el adulto ni tampoco en el niño de más 6 años, en el que el grado de colaboración es suficiente. A continuación, se enumeran y explican las técnicas de fisioterapia respiratoria utilizadas en el tratamiento del neonato o el lactante, y en la **tabla 38-5** se clasifican según su objetivo terapéutico, y se detallan sus indicaciones y contraindicaciones.

Tabla 38-5. Resumen de las técnicas de fisioterapia respiratoria en el neonato y el lactante

Objetivo	Técnica	Indicaciones	Contraindicaciones
Permeabilizar la VA superior (extratorácica)	LN	Hidratación de las secreciones de la VA	• No haber esperado 2 h tras la última toma • VA superior hiperreactiva
	TI	Prepara la VA para iniciar otras técnicas de drenaje-eliminación de secreciones y de ventilación	
	DRR	Drenaje de secreciones de la rinofaringe	• Estridor laríngeo • Hipersensibilidad farmacológica • Ausencia de tos refleja
	BTE	Eliminación de las secreciones proximales en pacientes NM con reflejo de la tos	Cualquier malformación de tráquea
	GPR	Eliminación de las secreciones que se quedan en el fondo de la cavidad bucal	
Permeabilizar la VA traqueobronquial (intratorácica)	ELPr*	Drenaje de secreciones bronquiales mediales y distales	• Atresia de esófago operada • Algunas cardiopatías congénitas • Afecciones neurológicas centrales • Síndrome abdominal • Tumores abdominales
	TP	Eliminación de las secreciones proximales	• Malformación de la tráquea • Algunos problemas NM que influyen en el reflejo de la tos • Problemas vasculares o intervenciones a nivel cerebral
Mejorar la ventilación/perfusión (intercambio de gases)	EECC y C-R*	Cambio de volumen pulmonar (ventilación) de zonas con atelectasia y/o neumonía	
	D. supino	• Prevención de muerte súbita • Valoración y tratamiento	• Desequilibrio muscular flexoextensor del tronco y las extremidades • Plagiocefalia
	D. lateral	Reexpansión del pulmón supralateral (atelectasia y neumonía)	• Herida/cicatriz en el lateral de apoyo • Deformidad grave de la caja torácica con alteración en intercambio gaseoso
	D. prono	Asincronía toracoabdominal para facilitar la función diafragmática	• Arritmias graves • Hipotensión arterial grave • Inestabilidad espinal • Herida/cicatriz
Favorecer el desarrollo psicomotor y sensorial	CCPP*	• Prevención de deformidades • Prevención de desequilibrio muscular flexoextensor	
	TLR	• Alteraciones de la coordinación central • Alteraciones motoras como consecuencia de alteraciones del SNC y periférico • Escoliosis y displasia de cadera • Problemas de las funciones de la respiración, deglución y masticación	• Enfermedades agudas que cursan con fiebre y/o inflamación • Vacunaciones mediante vacunas vivas, según criterio médico • Enfermedad de huesos de cristal y patología cardíaca

*Esta técnica se puede realizar en el neonato a término, pero adaptando la presión y el número de repeticiones.
BET: bombeo traqueal espiratorio; CCPP: cambios posturales; C-R: compresión relajación sobre la caja torácica; D: decúbito; DRR: desobstrucción rinofaríngea retrógrada; EECC: expansiones costales mediante las extremidades; ELPr: espiración lenta prolongada; ERS: estimulación del reflejo de succión; GPR: glosopulsión retrógrada; LN: lavado nasal; NM: neuromusculares; SNC: sistema nervioso central; TI: terapia inhalada; TLR: terapia de la locomoción refleja; TP: tos provocada; VA: vía aérea.

Posicionamiento funcional y cambios posturales programados

El posicionamiento del neonato tiene una doble finalidad: optimizar la mecánica ventilatoria, y mejorar la relación ventilación/perfusión, y favorecer el desarrollo sensorial y psico-motor (prevenir deformidades, mejorar la interacción con el medio, relajación, etc.).

El decúbito supino es la postura recomendada para prevenir la muerte súbita. Es la postura más empleada para la valoración y el tratamiento del neonato por parte del personal sanitario. En caso de reflujo gastroesofágico o intervención fisioterápica, se indica la elevación del tronco aproximadamente 45°.

La posición en decúbito prono se indica ante una asincronía toracoabdominal, para facilitar la función diafragmática. Esta postura contribuye a mejorar la ventilación y el intercambio de gases (dada la ventaja mecánica del diafragma), y a facilitar el drenaje de secreciones bronquiales. Para este posicionamiento, se utilizan cojines que eleven el tórax y la pelvis, la cabeza del neonato debe permanecer rotada, y los pies, en posición neutra. Siempre debe realizarse bajo monitorización (frecuencia respiratoria, saturación de oxígeno, frecuencia cardíaca y PAM), y normalmente supervisada por el fisioterapeuta, para poder responder ante una respuesta respiratoria no deseada, evidenciada a través de los parámetros del monitor o la inspección directa del neonato.

El decúbito lateral facilita la reexpansión del pulmón supralateral, que en el neonato es el pulmón mejor ventilado. El fisioterapeuta emplea esta postura ante la presencia de atelectasias en el pulmón supralateral, así como para el drenaje de secreciones del pulmón con neumonía. Mientras se realiza la fisioterapia, es conveniente atender al monitor por si se produce algún desajuste de la relación ventilación/perfusión y, en consecuencia, alteraciones en la frecuencia respiratoria, la frecuencia cardíaca y la SpO_2. Esta postura con movilización de la extremidad superior del lateral no apoyado también mejora el tono de la musculatura intercostal.

> **!** La posición del neonato influye en la distribución de la ventilación/perfusión y, con ello, en la oxigenación de los tejidos. Aunque la posición recomendada del neonato es el decúbito supino con inclinación aproximada de 45°, la posición en decúbito prono puede indicarse durante el tratamiento fisioterápico y siempre bajo monitorización, dado que facilita la sincronía de los movimientos toracoabdominales durante la ventilación. El decúbito lateral facilita la reexpansión del pulmón supralateral.

Lavado nasal y terapia inhalada

El lavado nasal es especialmente importante en el menor de 6 meses, es de ayuda en el de más edad. La irrigación de las fosas nasales con suero fisiológico (solución salina al 0,9 %) a temperatura ambiente tiene por finalidad hidratar las secreciones, siendo más fácil poder eliminarlas mediante otras técnicas como la DRR. Dependiendo de la edad, se realiza en decúbito lateral, con inclinación de la cabeza hacia al plano de apoyo, o en sedestación, con inclinación del cuello hacia la narina no irrigada. Se puede emplear una jeringa o una perilla nasal con punta redondeada. Primero, se irriga la fosa nasal supralateral y, a continuación, se cambia de lado al niño y se repite la acción, siempre a baja presión o flujo de la irrigación. Se recomienda realizar antes de la toma o 2 horas después, para evitar el vómito así como para poder proseguir con la terapia inhalada, con otras técnicas de fisioterapia respiratoria, y facilitar el momento de la ingesta o el descanso.

En el niño no colaborador y con bajo flujo inspiratorio, la terapia inhalada se realiza con cartucho presurizado, y con cámara inhalatoria y mascarilla oronasal, que permite el sellado correcto sobre la superficie facial. La cámara inhalatoria debe contar con una válvula de inhalación y exhalación, y un indicador de flujo (pieza que ayuda a garantizar el uso correcto), y será del tamaño adecuado según la edad (meses o años). El tamaño de la cámara (se mide en mililitros) garantiza que, tras 5 o 6 inhalaciones, se haya administrado la medicación indicada (dosis). Esta modalidad terapéutica se suele emplear para broncodilatar la vía aérea (bromuro de ipratropio o salbutamol) o para disminuir su inflamación (corticoides como budesonida o fluticasona). Otra opción para la terapia inhalada es el empleo de nebulizadores que pueden administrar la medicación a través de mascarilla o adaptarse al sistema de ventilación mecánica si fuera necesario.

Técnicas de drenaje y eliminación de secreciones respiratorias

Las técnicas indicadas para el drenaje de secreciones traqueobronquiales o de la vía aérea superior se basan en la modulación del flujo espiratorio (bombeo traqueal espiratorio [BTE], ELPr) e inspiratorio (lavado nasal, DRR y glosopulsión retrógrada), respectivamente. La auscultación pulmonar es de gran utilidad en la valoración del paciente, antes y después de la aplicación de estas técnicas:

- La ELPr está indicada en niños menores de 2 años, y se emplea para facilitar el drenaje de las secreciones bronquiales. En pacientes con reactividad bronquial, no se contraindica la ELPr siempre y cuando se haya precedido de tratamiento broncodilatador. Con el paciente en decúbito supino e incorporado al menos 45°, el fisioterapeuta coloca la mano craneal sobre el tórax, a nivel medioesternal, y la mano caudal sobre el abdomen. Durante la espiración, realiza una ligera compresión que repite por cada fase espiratoria de 2-3 ciclos respiratorios, hasta que alcanza el volumen residual del niño. De esta forma, se consigue aproximar las secreciones bronquiales mediales y/o distales a nivel de los bronquios proximales y la tráquea y, mediante la tos provocada, eliminarlas. De forma secuencial, a esta maniobra se le puede sumar la DRR.
- La DRR: las fosas nasales son la puerta de entrada de aire en el niño de menor edad, y su afectación patógena, térmica o mecánica puede desencadenar problemas en el resto de la vía aérea e incluso en el oído interno. De ahí que su permeabilización sea de gran importancia en el niño con dificultad respiratoria (aleteo nasal, rinorrea, etc.). La DRR consiste en una inspiración forzada que permite drenar las secreciones de las fosas nasales, los senos paranasales y el *cavum* en sentido retrógrado o hacia la faringe. Se asocia a lavado nasal previo, cuando es necesario hidratar las secreciones, y se suele combinar con el llanto o la ELPr, aprovechando el reflejo inspiratorio que la acompaña. La maniobra en sí consiste en el cierre de la boca a través de la presión del dorso de la mano del fisioterapeuta sobre el mentón del niño.
- La tos provocada: se realiza en decúbito supino con incorporación del tronco 45°. El fisioterapeuta, con el pulgar

de su mano craneal sobre la tráquea, por encima de la horquilla esternal, realizará una ligera y breve presión al final de la inspiración o al comienzo de la espiración, que estimulará los mecanorreceptores de la tos en el niño. La mano caudal realizará una ligera compresión abdominal simultáneamente, que facilitará el flujo espiratorio y la eliminación de las secreciones. La repetición de la maniobra puede acompañarse de la sobreestimulación e inhibición refleja, de ahí que ante la falta de respuesta se desaconseje continuar con ella, para no inducir al vómito.

- El BTE: con el cuello en extensión, para facilitar la apertura de la vía aérea y elongar la tráquea extratorácica durante la espiración, el fisioterapeuta realiza compresiones sobre la cara anterior de la tráquea de forma peristáltica mediante el pulgar de la mano craneal, mientras que el resto de la mano estabiliza el cuello. La mano caudal se mantiene sobre el abdomen, para percibir la fase espiratoria del ciclo respiratorio, así como movimientos de balanceo toracoabdominal u otros signos de dificultad respiratoria (aumento de la frecuencia respiratoria, espiración activa, etc.). A diferencia de la DRR, que se contraindica en ausencia de tos refleja, el BTE se indica en pacientes con afecciones neuromusculares que cursan con reflejo de la tos ineficiente e incapacidad de eliminar secreciones.

- La glosopulsión retrógrada: se realiza con la finalidad de dirigir las secreciones desde el fondo de la cavidad bucal hacia la comisura de los labios, donde es fácil eliminarlas. Esta técnica puede ser de ayuda en el niño no colaborador con problemas para deglutir las secreciones y/o la saliva, lo que da lugar al «gorgoteo» en espiración, o bien en el niño que no puede expectorar. Para realizar la técnica, el fisioterapeuta coloca el pulgar de la mano craneal en la base de la lengua, presionándola ligeramente para evitar que el niño se trague las secreciones que el flujo espiratorio ha ido desplazando hacia la comisura de la boca del lado hacia donde el niño tiene la cabeza rotada. Puede ser una maniobra molesta, de ahí que se indique para situaciones en las que se desea observar las características del moco (color, características reológicas, etc.), que normalmente es deglutido.

Técnicas para mejorar la ventilación

Como ya se ha mencionado anteriormente, la falta de desarrollo de la ventilación colateral, y la falta de colaboración en el neonato y el lactante no permiten emplear mecanismos como la apnea teleinspiratoria o conseguir el máximo volumen pulmonar con técnicas manuales. En este sentido, se puede emplear el ambú pediátrico, siempre a flujos bajos, o bien la oxigenoterapia con cánulas de alto flujo, cuando esta se precisa. Para favorecer la ventilación y potenciar los efectos de las técnicas ventilatorias, se recomienda colocar elevada la zona a tratar (pulmón supralateral en decúbito lateral o incorporación del tronco en supino para la zona apical del pulmón). A este respecto, la rotación del hemitórax supralateral hacia delante o atrás favorece la ventilación de este en sus caras posterior y anterior, respectivamente. Al igual que para las técnicas de drenaje de secreciones respiratorias, la auscultación pulmonar es de gran utilidad en la valoración del paciente, antes y después de su aplicación.

Las expansiones costales, mediante el movimiento de los brazos o los cambios de volumen torácico derivados de la compresión-relajación sobre el tórax, en las posiciones adecuadas, son las técnicas ventilatorias indicadas ante neumonías y/o atelectasias. Al realizarlas, es conveniente que el paciente esté monitorizado, y constatar que se mejora la oxigenación. La auscultación pulmonar permite detectar zonas de hipoventilación, así como los efectos de las técnicas ventilatorias sobre estas.

Las técnicas de drenaje de secreciones y de ventilación suelen combinarse en una misma sesión fisioterápica. Ello se debe a que algunas afecciones de falta de volumen son causadas por la presencia de secreciones, y a que algunas técnicas de drenaje pueden producir colapso pulmonar, que se debe revertir con técnicas ventilatorias.

 PUNTOS CLAVE

- El neonato y el lactante presentan unas características anatomofisiológicas propias, que se deben conocer para realizar una valoración y un tratamiento fisioterápico correctos. También es importante saber las características fisiopatológicas de las enfermedades que presentan, para poder establecer los objetivos fisioterápicos y aplicar el mejor tratamiento posible.

- La valoración fisioterápica tiene por finalidad identificar de qué afectación funcional se trata, establecer los objetivos y la pauta terapéutica, así como evaluar los resultados y la evolución clínica del paciente. A este respecto, es especialmente importante la valoración de la vía aérea en el menor de 2 años, dada su diferenciación anatomofisiológica con el adulto.

- Los principales objetivos de la fisioterapia respiratoria en el neonato y el lactante se centran en mantener la permeabilidad de la vía aérea, facilitar el intercambio de gases, abordar las complicaciones respiratorias y favorecer el desarrollo psicomotor y sensorial.

- La fisioterapia respiratoria en el neonato y el lactante, paciente no colaborador y con inmadurez del aparato respiratorio, se basa en técnicas manuales pasivas, para facilitar los mecanismos fisiológicos que mejoran la ventilación y el intercambio de gases, así como la eliminación de secreciones y la disminución del trabajo ventilatorio.

BIBLIOGRAFÍA

Andrés-Martín A, Escribano Montaner A, Figuerola Mulet J, et al. Consensus Document on Community-Acquired Pneumonia in Children. SENP-SE-PAR-SEIP. Arch Bronconeumol (Engl Ed). 2020;56(11):725-41.

Angurana SK, Williams V, Takia L. Acute Viral Bronchiolitis: A Narrative Review. J Pediatr Intensive Care. 2020;12(2):79-86.

Chin HJ, Seng QB. Reliability and validity of the respiratory score in the assessment of acute bronchiolitis. Malays J Med Sci. 2004;11(2):34-40.

Gilfillan M, Bhandari A, Bhandari V. Diagnosis and management of bronchopulmonary dysplasia. BMJ. 2021:375:n1974.

González Bellido V, García Pérez L, Vélaz Baza V. Intervención de fisioterapia en el paciente pediátrico con enfermedad respiratoria. En: Seco Calvo J (dir.). Sistema Respiratorio. Métodos, fisioterapia clínica y afecciones para fisioterapeutas. Madrid: Editorial Médica Panamericana, 2018; p. 259-94.

González Bellido V, Landeros Serendero JMA, Johnston C, Duarte Agalhaes AC, Santiago de Araújo D. Fisioterapia respiratoria en neonatología. En: Fernández Rego FJ, Torró Ferrero G, (eds.). Fisioterapia en Neonatología. Madrid: Editorial Médica Panamericana, 2021; p. 303-21.

Lowe MC. Childhood Respiratory Conditions: Lower Respiratory Tract Infection. FP Essent. 2022;513:20-4.

Manti S, Staiano A, Orfeo L, et al. UPDATE - 2022 Italian guidelines on the management of bronchiolitis in infants. Ital J Pediatr. 2023;49(1):19.

Perretta JS. Neonatal and Pediatric Respiratory Care. A Patient Case Method. Philadelphia: Davis Company, 2014.

Postiaux G. Fisioterapia respiratoria en el niño. Madrid: McGraw-Hill-Interamericana, 1999.

Roqué-Figuls M, Giné-Garriga M, Granados Rugeles C, Perrotta C, Vilaró J. Fisioterapia respiratoria para la bronquiolitis aguda en pacientes pediátricos entre cero y 24 meses de vida. Cochrane Database Syst Rev. 2023;4: CD004873.

Thébaud B, Goss KN, Laughon M, et al. Bronchopulmonary dysplasia. Nat Rev Dis Primers. 2019;5(1):78.

Zhang L, Mendoza-Sassi RA, Wainwright CE, Aregbesola A, Klassen TP. Solución salina hipertónica nebulizada para la bronquiolitis aguda en lactantes. Cochrane Database Syst Rev. 2023;4(4):CD006458

Rehabilitación respiratoria en el paciente pediátrico con enfermedades neurológicas complejas

39

A. Riera Castelló, A. López Erdozain y L. Doval Sanz

OBJETIVOS

- Conocer las características del paciente crónico complejo pediátrico y el porqué de su afectación respiratoria.
- Aprender a realizar una valoración médica y terapéutica básica antes de iniciar el tratamiento.
- Saber las principales características de los tratamientos de rehabilitación respiratoria.

INTRODUCCIÓN AL PACIENTE PEDIÁTRICO COMPLEJO DE ORIGEN NEUROLÓGICO

Este capítulo se centrará en los niños con enfermedades crónicas complejas de origen neurológico, son aquellos niños con cualquier enfermedad que dure al menos 12 meses, y que afecte a varios sistemas orgánicos diferentes o a un sistema orgánico lo suficientemente grave como para requerir atención pediátrica especializada y probablemente algún período de hospitalización en un centro de atención terciaria.

La eficacia de la rehabilitación respiratoria (RR) se ha constatado no únicamente en la enfermedad pulmonar obstructiva crónica, sino también en otras enfermedades, como el asma bronquial, las bronquiectasias, la enfermedad intersticial, la hipertensión pulmonar, etc. La evidencia en el paciente pediátrico es mucho más escasa.

La evidencia científica ha demostrado que la RR es más eficaz cuanto antes se inicie sin provocar efectos secundarios, y se ha comprendido que lo importante es buscar estrategias diseñadas de forma personalizada que consigan mantener sus efectos a largo plazo, incidiendo fundamentalmente en los hábitos de vida y favoreciendo la actividad física. La RR es una intervención que centra su eficacia en mejorar la disnea, la capacidad de esfuerzo y la calidad de vida relacionada con la salud, con un alto nivel de evidencia en pacientes con enfermedad respiratoria crónica (1A).

A pesar de la evidencia disponible, la RR está poco extendida, su implantación dista mucho de lo que debería ser, y existe una gran variabilidad geográfica y, sobre todo, un importante grado de infrautilización. La falta de conocimiento por parte de los profesionales de la salud y la falta de expectativas o simplemente de motivación de los pacientes hace que únicamente entre un 12 y un 15 % de los pacientes candidatos reciban RR.

> ! No se puede caer en el error de pensar que los pacientes pediátricos son adultos pequeños.

Cuando se habla de pacientes neurológicos complejos, se hace referencia a pacientes con una afectación neurológica grave, con afectación de cerebro, médula espinal y/o nervios periféricos, y con una gran afectación de la funcionalidad. Suelen requerir soporte para todas las actividades básicas de la vida diaria, y ello repercute en el día a día del niño y de sus familias. Representan un amplio grupo de enfermedades, con entidad diagnóstica propia o sin etiología conocida, con afectaciones más o menos graves en función del caso, y con posibilidad de progresión del déficit o no. Se puede conocer el evento desencadenante, la alteración genética o la infección responsable, o no saber la causa y encontrarse en la incertidumbre.

> ! Los pacientes pediátricos requieren un manejo específico adaptado a la patología basal y a la edad de debut, y a los cambios y complicaciones que se producirán a lo largo del crecimiento.

Al tratarse de una criatura sin capacidad de ser autónoma, el papel del entorno (familia, escuela y actividades lúdicas recreativas) son un elemento esencial. Aun así, el niño estará en el centro del interés médico.

El manejo de estos pacientes debe ser multidisciplinar, con distintos profesionales sanitarios con un papel importante durante toda la vida o en momentos puntuales, ajustando la implicación/ participación y la complejidad a las complicaciones que puedan surgir. Normalmente, el neurólogo será el médico de referencia.

Cuando se habla de pacientes pediátricos complejos, se alude a pacientes con:

- Daño cerebral adquirido: accidentes cerebrovasculares hemorrágicos/isquémicos, tumores cerebrales, traumatismos craneoencefálicos, infecciones neonatales, etc.
- Patología neurodegenerativa: enfermedades desmielinizantes, mitocondriales, ataxias progresivas.

- Enfermedades neuromusculares graves: atrofia medular espinal, distrofias musculares.
- Enfermedad epiléptica grave y/o refractaria al tratamiento farmacológico: por ejemplo, el síndrome de West.
- Trastornos metabólicos.
- Enfermedades con entidad genética propia: síndrome de Rett, ataxia de Friedreich, ataxia- telangiectasia, síndrome de Down.
- Enfermedades autoinmunitarias: esclerosis múltiple o síndrome de Guillain-Barré, entre otras.
- Parálisis cerebral: trastorno del desarrollo del tono postural y del movimiento de carácter persistente, que condiciona una limitación en la actividad, secundario a una agresión no progresiva, a un cerebro inmaduro.
- Lesión medular: el nivel de lesión es el factor más importante que determina la morbimortalidad respiratoria.
- Prematuridad grave: prematuro extremo (menos de 28 semanas), muy prematuro (de 28 a 32 semanas), y prematuro entre moderado y tardío (de 32 a 37 semanas).

CLASIFICACIÓN FUNCIONAL DE LOS PACIENTES

Con el objetivo de conocer el grado de afectación de la funcionalidad del paciente, así como para homogeneizar grupos, y permitir una mejor organización y adecuación de los tratamientos dirigidos a pacientes neurológicos complejos, se hablará principalmente de dos formas de clasificar la funcionalidad de los pacientes. En general, se utiliza la Clasificación Internacional de Funcionamiento, Discapacidad y Salud (CIF) para clasificar la funcionalidad de los pacientes, y en pacientes con parálisis cerebrales se utiliza el sistema de clasificación de la función motora gruesa (GMFCS, *Gross Motor Function Classification System*).

> **!** La CIF constituye el marco conceptual de la Organización Mundial de la Salud (OMS) para la comprensión del funcionamiento, la discapacidad y la salud, y sirve como marco de referencia para toda la OMS.

Se basa en un modelo integral del funcionamiento, la discapacidad y la salud, y consta de tres componentes esenciales:

- El primero de ellos, funciones y estructuras corporales, tiene que ver con las funciones fisiológicas/psicológicas y los elementos anatómicos, y es su ausencia o alteración lo que se concibe como deficiencias en las funciones y las estructuras.
- El segundo componente, la actividad, se refiere a la ejecución individual de tareas, y las dificultades que tiene una persona para realizarlas son las limitaciones.
- El tercer componente, la participación, se refiere al desenvolvimiento de las situaciones sociales, y los problemas que el individuo experimenta en tal desenvolvimiento constituyen las restricciones.

El reconocimiento del funcionamiento y la discapacidad como problema mayor de salud pública, tanto en países desarrollados como emergentes, es lo que ha llevado a la OMS a desarrollar la CIF como lenguaje internacional estandarizado capaz de describir y clasificar la salud y las dimensiones relacionadas con ella, y promover así un marco común para la medición de los resultados sanitarios.

Como se puede pensar, los pacientes crónicos complejos pediátricos presentan afectación en los tres ámbitos principales de la CIF.

También será útil conocer el GMFCS, que se basa en el movimiento que se inicia voluntariamente. Es la clasificación más utilizada en la bibliografía hasta el momento, y es un sistema que examina movimientos como sentarse, caminar o el uso de dispositivos de movilidad, y los clasifica en cinco niveles. Estos niveles brindan una descripción de las funciones motoras actuales de los niños a sus familias y al personal clínico. También proporciona una idea del equipo y de los dispositivos de ayuda que el niño pueda necesitar en el futuro (p. ej., muletas, andadores o sillas de ruedas). El sistema se creó para niños con parálisis cerebral (**Tabla 39-1**).

Es muy importante conocer esta clasificación a la hora de pensar en qué tratamiento se adapta mejor a cada caso, y también para que todos los profesionales que se encargan del seguimiento hablen un mismo idioma. La mayoría de pacientes crónicos complejos serán GMFCS 4-5.

CARACTERÍSTICAS PRINCIPALES DEL PACIENTE NEUROLÓGICO COMPLEJO Y CAUSAS DE MUERTE

Para tener una mejor fotografía de este tipo de pacientes, aunque se trata de un grupo heterogéneo, hay que saber que se hablará de pacientes con gran repercusión funcional y social, con diagnósticos etiológicos difíciles de encontrar y con muchas complicaciones en el curso de sus vidas. Estos pacientes van a requerir muchas visitas médicas de seguimiento, posiblemente varios ingresos hospitalarios, y serán consumidores de fármacos y otros productos sanitarios de soporte. La mayoría de estos niños están escolarizados en escuelas de educación especial.

Las principales afectaciones, que suelen observarse de forma combinada en estos pacientes, son:

- Afectación motora: sobre todo, dificultades en el control motor con/sin debilidad periférica y/o debilidad de

Tabla 39-1. Sistema de clasificación de la función motora gruesa (GMFCS)	
Nivel 1	Camina sin limitaciones
Nivel 2	Camina con limitaciones
Nivel 3	Camina utilizando un dispositivo manual auxiliar (muletas o andador)
Nivel 4	Automovilidad con limitaciones. Es posible que utilice dispositivos de movilidad motorizados (una silla de ruedas o un *scooter* eléctrico)
Nivel 5	Se le transporta en una silla de ruedas manual o utiliza un dispositivo de movilidad motorizada con apoyo para la cabeza

la musculatura respiratoria y deglutoria. Normalmente, se acompaña de diferentes grados de espasticidad, rigidez articular, problemas de la coordinación con/sin temblores y dolor. Todo ello cursa con una gran afectación en la autonomía para las actividades básicas de la vida diaria, para la marcha y para participar en las actividades como sus iguales.

- Epilepsia: tendrán crisis que se controlarán mejor o peor con fármacos, con importantes efectos secundarios. También hay que tener en cuenta el tipo de crisis, la localización, el período proscrítico y la evolución esperable de la enfermedad causante, si se conoce.
- Afectación sensorial y sensitiva: afectación de la visión, el oído, el tacto y la propiocepción, que afectará el procesamiento de los estímulos del entorno. A nivel sensorial, puede aparecer dolor de difícil diagnóstico, control y tendencia a la cronificación.
- Afectación autónoma: el sistema nervioso autónomo está encargado del control de la frecuencia cardíaca, la presión arterial, la digestión, la regulación de la temperatura y, parcialmente, del control de esfínteres. Se suele sospechar después de descartar otras causas más habituales, por lo que su diagnóstico es tardío y el tratamiento complicado.
- Afectación cognitiva, mental y emocional: este grupo de niños pueden presentar diferentes grados de afectación de la función cognitiva con dificultades de memoria, atención, resolución de problemas y alteración del pensamiento, muchas veces con repercusión emocional y en el estado de ánimo. La principal complicación es su identificación dadas las alteraciones en la comunicación asociadas que dificultan el tratamiento.
- Dificultades de comunicación: suelen presentar retrasos en la adquisición del lenguaje, con dificultades de comprensión y expresión. El aprendizaje se ve enlentecido y dificultado.
- Riesgo de infecciones: son pacientes vulnerables, expuestos a muchas visitas médicas, ingresos, exploraciones complementarias y fármacos que incrementan el riesgo de infecciones. Algunos pacientes presentan, además, afectación del sistema inmunitario.
- Complicaciones asociadas a fármacos: los pacientes complejos suelen necesitar numerosos fármacos para el control de los síntomas. Como consecuencia, los efectos secundarios se multiplican, hay más riesgo de interacciones entre ellos y la adherencia a los tratamientos disminuye, por lo que es esencial la monitorización estrecha y el seguimiento riguroso.

Aunque la evolución tecnológica y de tratamientos ha mejorado la esperanza de vida de los pacientes neurológicos complejos pediátricos, no se puede olvidar que la muerte suele ocurrir antes que en la media de la población general.

Hay que tener en cuenta el estado basal, la progresión de la enfermedad y factores individuales específicos como la comorbilidad.

La esperanza de vida suele ser mayor en los pacientes con un menor GMFCS. La patología respiratoria es la principal causa de muerte en estos pacientes.

Las causas de muerte precoz se deben principalmente a la propia evolución del déficit neurológico, sobre todo en enfermedades neurodegenerativas en que las principales funciones se van perdiendo, tumores cerebrales u otras afecciones neurológicas rápidamente progresivas.

 La patología respiratoria es la principal causa de muerte en estos pacientes, y la dificultad respiratoria y, finalmente, el fallo respiratorio representa el 47-52 % de los casos.

Esto se debe a la debilidad de la musculatura respiratoria, que afecta a la coordinación de los músculos encargados de respirar o de eliminar secreciones, y dificulta la ventilación y la respiración correctas.

Existen también complicaciones cardiovasculares, habitualmente en forma de factores de riesgo cardiovasculares como la hipertensión, la hiperlipidemia, la diabetes mellitus y la obesidad, también relacionados con el sedentarismo. La hipoventilación alveolar, la hipercapnia y la hipoxemia causan hipertensión pulmonar, *cor pulmonale* y, finalmente, insuficiencia cardíaca derecha.

Otras causas están relacionadas con la inmovilidad: principalmente, úlceras por presión evolucionadas, trombosis venosa profunda y tromboembolismo pulmonar.

Y por último, el suicidio. Aunque existe poca bibliografía sobre pacientes pediátricos, en los adultos el riesgo está aumentado en enfermedades degenerativas durante el primer año después del diagnóstico, y los datos de prevalencia son muy dispares, de 2-10 veces más riesgo que la población general.

COMPLICACIONES RELACIONADAS CON PATOLOGÍA RESPIRATORIA DEL PACIENTE NEUROLÓGICO COMPLEJO

Este punto se centrará en las afectaciones responsables de la patología respiratoria que se encontrará.

Disfunción orofaríngea motora

La mitad de los niños con parálisis cerebral tienen disfagia, y uno de cada 15 requerirá alimentación por gastrostomía.

El manejo de la disfagia es extremadamente importante, porque la aspiración que provoca una complicación respiratoria es una de las principales causas de muerte.

La deglución es un proceso complejo, que requiere una acción bien coordinada de los músculos de la boca, la faringe, la laringe, el esófago y el diafragma. Si existe descoordinación, puede aparecer disfunción orofaríngea en una o todas las fases de la deglución, y como consecuencia, la aspiración.

Es el principal mecanismo de aspiración anterógrada, y se puede producir en diferentes fases de la deglución:

- Predeglución, antes de la fase faríngea: es la más frecuente en alteraciones neurológicas centrales. Se produce por falta de control del bolo durante la fase oral, o por un déficit en el *trigger* o disparo de la deglución. Los restos de alimentos no son suficientes para desencadenar la deglución, y los que llegan a la faringe penetran en esta, que aún no está protegida.

- Durante la deglución: es menos frecuente, y se produce por un cierre incompleto de la laringe. La penetración laríngea puede transformarse en aspiración si pasa por debajo del plano glótico. Un ejemplo son los casos de paresias o parálisis de cuerdas vocales.
- Posdeglución, después de la fase faríngea: debido a la falta de aclaramiento efectivo del residuo alimentario en el vestíbulo laríngeo tras la deglución, o a reflujo de material desde el esófago.

Dependiendo de la enfermedad de base, puede tener unas características específicas. Los niños con parálisis cerebral (PC) muestran disfagia en una o en todas las fases de la deglución, mientras que en los niños con trastornos neuromusculares, la debilidad muscular suele deberse a un residuo faríngeo después de la deglución. Se puede producir una aspiración de comida sólida o líquida, así como de residuos alimentarios, pero no se puede olvidar la aspiración de saliva.

El diagnóstico de las alteraciones de la deglución se realiza mediante la evaluación clínica y la evaluación instrumental del paciente con videofluoroscopia y/o estudio fibroendoscópico de la deglución.

Los pilares esenciales del tratamiento son:

- Nutrición.
- Fármacos.
- Posición y postura.
- Modificaciones de tamaño, consistencia, forma, textura y temperatura del bolo, y sabor de los alimentos.
- Cambio de utensilios.
- Rehabilitación bucal motora y de la deglución.
- Intervención conductual.
- Cirugía en caso de alimentación no segura (gastrostomía).

En todos los casos, es necesaria una revaloración periódica de la situación, y es importante señalar que la elección no está exenta de problemas, ya que no existe un estándar que defina el punto en que una aspiración es significativa y, por tanto, se debe modificar la ruta de alimentación. Por ello, resulta necesario individualizar todos los casos.

Aspiración ocasional y aspiración de saliva

La anatomía y la fisiología normales de la deglución implican que, en caso de aspiración-deglución ocasional, su impacto en el pulmón sea limitado. El material extraño en la vía aérea es rápidamente expulsado mediante la tos, y normalmente no llega a provocar daño en el aparato respiratorio.

Cuando se valora a un paciente pediátrico neurológico complejo, hay que tener en cuenta que los principales mecanismos de protección no funcionan, y habrá una aspiración crónica de sustancias que llegarán al árbol traqueobronquial.

> ❗ Ante la sospecha clínica de aspiración, hay que valorar la cantidad de secreciones (p. ej., sialorrea), el estado nutricional, la capacidad de eliminar secreciones, la musculatura responsable de la correcta ventilación y las deformidades existentes de la caja torácica.

No se puede olvidar que se habla de pacientes con una gran afectación funcional de base, y las dificultades de comunicación y expresión de los síntomas. Por ello, se debe sospechar la aspiración silente ante infecciones de repetición con múltiples ingresos hospitalarios. El papel de la familia o los cuidadores puede ayudar para el diagnóstico y los tratamientos precoces.

Síntomas y signos clínicos:

- Aspiración aguda:
  - La tos es el primer signo. Una aspiración aguda también puede acompañarse de estridor, afonía y, en caso de aspiración masiva, distrés respiratorio y cianosis. La relación con la ingesta es un dato muy valioso para la sospecha diagnóstica y siempre debe preguntarse.
  - El reflujo gastroesofágico (RGE) tiene síntomas propios como la pirosis, el dolor abdominal, la halitosis o los vómitos frecuentes en los lactantes. La tos en los períodos posprandiales, durante la noche o en decúbito supino, es muy característica, y debe hacer sospechar la presencia de RGE y, por tanto, la posible aspiración asociada a este.
- Manifestaciones crónicas:
  - La tos es también la manifestación crónica más frecuente, ya sea por los repetidos procesos de aspiración, o como manifestación de cuadros pulmonares secundarios, bronquitis, neumonías, broncoespasmos e incluso fibrosis pulmonar.
  - En pacientes encamados o en la etapa neonatal, se observa con frecuencia la afectación de lóbulos superiores y de manera bilateral. Los sibilantes persistentes o incluso el asma de difícil control son cuadros clínicos en los que siempre debe descartarse la aspiración por RGE. En el paciente pediátrico, la aspiración crónica también se asocia, con frecuencia, a retraso ponderoestatural.
  - Ante la presencia de sialorrea y la sospecha de aspiración, es importante revisar la medicación del paciente, ya que algunos tratamientos antiepilépticos o neurolépticos inducen el babeo. También es necesario descartar la presencia de RGE, ya que la irritación ácida incrementa la producción de saliva.
  - Además de la hiperproducción de saliva, la debilidad y la descoordinación de la musculatura orofacial, la alteración del reflejo deglutorio o la disregulación del sistema autónomo pueden contribuir a una mala gestión de esta.
  - La sialorrea puede tener importantes consecuencias físicas y sociales para los pacientes neurológicos complejos. Puede causar irritación de la piel e infecciones alrededor de la boca, afectar el habla y la comunicación, y afectar a la autoestima y a la calidad de vida del individuo. El tratamiento de la sialorrea en pacientes complejos neurológicos suele implicar un enfoque multidisciplinar. Las opciones de tratamiento para reducir la producción de saliva incluyen agentes anticolinérgicos (p. ej., bromuro de glicopirronio, escopolamina), inyección de neuroto-

xina botulínica A (BoNT-A) en las glándulas salivales o cirugía (ligadura de conductos, extirpación de glándulas).

Reflujo gastroesofágico

El RGE es el principal mecanismo de aspiración retrógrada, y se define como el paso del contenido gástrico al esófago.

> **!** En este caso se le denomina enfermedad por RGE, y está presente en un 32-75 % de los pacientes con parálisis cerebral. Se cree que la principal causa es el aumento de la presión intraabdominal, por espasticidad de la musculatura abdominal y/o alteraciones de la coordinación de los movimientos peristálticos con el tono del esfínter esofágico.

La manifestación más frecuente del RGE en recién nacidos y lactantes son los vómitos. Solo un pequeño número de lactantes desarrollarán enfermedad por RGE con complicaciones como fallo de medro, irritabilidad, disfagia, odinofagia y arqueamiento de la espalda durante las comidas. Otras manifestaciones son la aparición de episodios amenazantes para la vida, hiperreactividad bronquial, neumonías recurrentes por aspiración, tos crónica o síndrome de Sandifer.

El tratamiento se debe iniciar de forma precoz. Como fármacos de primera línea para su tratamiento, se encuentran los medicamentos supresores de ácido, incluidos los inhibidores de la bomba de protones y los antagonistas de los receptores de histamina 2. Se plantea el tratamiento quirúrgico cuando es difícil controlar el reflujo con el tratamiento médico y con la aparición de complicaciones, como manifestaciones respiratorias graves, esófago de Barret y estenosis péptica. Los pacientes neurológicos complejos suelen requerir tratamiento quirúrgico. La técnica que se utiliza es la fundoplicatura de Nissen, y su indicación en el neonato o lactante no está perfectamente determinada.

Mal estado nutricional

Los niños con enfermedades neurológicas graves presentan con frecuencia problemas nutricionales y del crecimiento de origen multifactorial. La mitad de los niños presentan dificultades en la alimentación, y entre el 30 y el 50 %, desnutrición. Cuanto mayor es la alteración de la alimentación, mayor es la discapacidad. Paradójicamente, entre el 8 y el 15 % pueden presentar sobrepeso.

> **!** La desnutrición es multifactorial, e incluye factores que afectan directamente a la nutrición (ingesta inapropiada, disfunciones orales motoras, pérdida de nutrientes y/o requerimientos energéticos alterados) y factores no nutricionales (gravedad neurológica, factores genéticos o endocrinos, etc.).

Todos esos factores afectan al crecimiento y dan lugar a una composición corporal alterada, con disminución de la masa muscular, la masa grasa y la densidad mineral ósea.

La relación entre el estado nutricional y el sistema inmunológico ha sido un tema de estudio durante décadas. En varios estudios, se ha demostrado que la malnutrición proteicocalórica altera las respuestas inmunitarias del huésped, incluida la inmunidad mediada por células y la producción de inmunoglobulina A secretora.

Algunas enfermedades infecciosas también causan desnutrición. Existe un círculo vicioso donde la desnutrición aumenta la susceptibilidad a la enfermedad y la enfermedad provoca una reducción en la ingesta de alimentos.

Dificultad para la limpieza de la vía aérea

Para mantener una limpieza y una esterilidad correctas de la vía aérea, se requiere el funcionamiento adecuado de:

- Las barreras mecánicas (moco).
- La integridad del aclaramiento mucociliar.
- La tos.

Diariamente, se produce un promedio de 50 mL de moco que se encarga de recubrir la vía respiratoria. El moco posee propiedades antioxidantes, antimicrobianas y antiproteasas, y tiene la capacidad de atrapar y neutralizar partículas, bacterias y virus. Si la cantidad de moco sobrepasa la capacidad del movimiento ciliar de eliminarlo y el reflejo de la tos no funciona de forma óptima, esta mucosidad se acumulará.

> **!** La tos es un importante reflejo que protege las vías respiratorias inferiores para la eliminación de mucosidad y otras sustancias nocivas. Es el factor más importante en la prevención de infecciones pulmonares.

No obstante, la tos puede ser ineficaz en pacientes neurológicos complejos, debido a la debilidad de los músculos respiratorios y/o a su mala coordinación.

Para mejorar la tos, es muy importante la posición, ya que sentarse hundido aumenta el esfuerzo respiratorio y lo hace más difícil.

La tos puede estimularse aumentando la inspiración, la espiración o ambas. El aumento de la inspiración consiste en acumular aire mediante la respiración glosofaríngea, o mediante el uso de una bolsa de reanimación o un respirador. Sin embargo, esto requiere un control adecuado de la vía aérea superior por parte del paciente, lo que no es factible en pacientes con una afectación neurológica grave.

Al aumentar la espiración, el terapeuta o cuidador puede aplicar un empujón hacia arriba en el epigastrio o en la pared torácica anterior mientras el paciente tose. En los pacientes más afectados, también se pueden utilizar dispositivos mecánicos. Un insuflador-exsuflador mecánico «imita» la tos: genera una presión positiva en las vías respiratorias, seguida de un cambio a una presión negativa que provoca un flujo espiratorio alto.

Además del drenaje clásico, el fisioterapeuta puede utilizar sistemas de ventilación con percusión intrapulmonar y presión espiratoria positiva. Mediante el uso de un dispositivo de presión espiratoria positiva, el paciente exhala contra una resistencia constante y ajustable. Debido a esta resistencia, la presión intrabronquial aumenta, y se evita que las vías respiratorias colapsen, lo que facilita la limpieza de la mucosidad. La ventilación por percusión intrapulmonar provoca la vibración del aire en los pulmones, lo que afloja las secreciones de las vías respiratorias y facilita su drenaje.

Aunque faltan estudios sobre la fisioterapia en la parálisis cerebral específicamente, la fisioterapia respiratoria puede ser necesaria diariamente, pero es especialmente importante durante las infecciones respiratorias.

Obstrucción de la vía aérea superior e hipoventilación

La obstrucción de las vías respiratorias superiores, tanto en vigilia como durante el sueño, con la hipoventilación resultante, contribuye de forma importante a la morbilidad respiratoria y a la disminución de la calidad de vida de los pacientes neurológicos complejos. Los pacientes con GMFCS 4-5 y/o epilepsia pueden ver agravado aún más este riesgo de obstrucción.

Algunas posibles causas de obstrucción de la vía aérea diurna y nocturna son:

- Obstrucción nasal: las dificultades para respirar a través de la nariz debido a congestión nasal, desviación del tabique nasal, pólipos nasales u otros problemas, pueden obstruir la vía aérea y dificultar la respiración tanto de día como de noche.
- Afecciones de las vías respiratorias superiores: la inflamación de las amígdalas, las adenoides agrandadas (vegetaciones) o las infecciones recurrentes en las vías respiratorias superiores pueden provocar obstrucción de la vía aérea y dificultades respiratorias, tanto durante el día como por la noche.
- Enfermedades pulmonares: afecciones como el asma o la bronquitis crónica pueden provocar obstrucción de las vías respiratorias, lo que dificulta la respiración tanto durante el día como por la noche.
- Trastornos del sueño: algunos trastornos del sueño, como la apnea del sueño, pueden causar obstrucción de la vía aérea durante la noche. La apnea del sueño se caracteriza por episodios repetidos de obstrucción completa o parcial de las vías respiratorias durante el sueño, lo que interrumpe la respiración, y puede provocar despertares frecuentes y somnolencia diurna.
- Síndromes primarios de hipoventilación central: pueden presentar un amplio espectro de manifestaciones clínicas y suelen tener entidad propia, como el síndrome de Ondine o la enfermedad de Prader-Willi.
- Cuerpos extraños: la presencia de un objeto extraño en las vías respiratorias puede causar obstrucción tanto durante el día como por la noche.

Ante la sospecha y dependiendo de la etiología, se puede realizar una polisomnografía, radiografía y/o fibrobroncoscopia, con imágenes de las vías respiratorias superiores y del árbol bronquial. Estas pruebas permiten identificar la gravedad y la causa de la obstrucción de las vías respiratorias superiores.

El posicionamiento y el manejo del tono también son estrategias de tratamiento importantes que pueden normalizar el patrón de respiración en estos pacientes, pero pueden requerir cirugía, ventilación no invasiva o traqueostomía en casos muy graves.

Deformidad de la columna vertebral y la pared torácica

Las estructuras óseas, ligamentosas y musculares encargadas del control postural se van adaptando al crecimiento del niño, pero requieren una buena sincronización y adaptación a las elongaciones.

> **!** En pacientes neurológicos complejos, se observarán asimetrías de tono, alteración de la coordinación y patrones desiguales, que pueden acabar produciendo una curvatura, la rotación y el acortamiento y, como consecuencia, la deformidad de la columna y de la caja torácica.

Si esta deformidad de la caja torácica y de la columna vertebral aparece de forma precoz, puede interferir en el desarrollo pulmonar, lo que se refleja en un número reducido de alvéolos. Una caja torácica deformada provoca reducción del volumen pulmonar, disminución de la distensibilidad pulmonar, aumento de la rigidez de la pared torácica, reducción de la fuerza de los músculos respiratorios y aumento del trabajo del diafragma.

Si es posible realizar una espirometría, se detectará un patrón restrictivo. Los pulmones se expanden de forma desigual, y existe un desajuste de la ventilación y perfusión que provoca hipoventilación alveolar, hipercapnia e hipoxemia. La hipoxemia mantenida puede causar hipertensión pulmonar, *cor pulmonale* y, finalmente, insuficiencia cardíaca derecha.

El riesgo de tener escoliosis varía en función de la patología basal y de la gravedad de la afectación, y el riesgo de progresión de la escoliosis es mayor cuando aparece en edades más precoces. La incidencia general de escoliosis en pacientes con parálisis cerebral es del 20-25 % en GMFCS niveles 1-2, y de más del 50 % en GMFCS niveles 4-5.

A diferencia de las escoliosis idiopáticas, la escoliosis neurológica es progresiva incluso una vez finalizado el crecimiento.

Las opciones de tratamiento conservador consisten en asientos y ortesis de columna, para brindar soporte externo al tronco. El objetivo del tratamiento no quirúrgico de la escoliosis es mejorar la sedestación, reducir o modificar la progresión de la curva sin necesidad de intervención quirúrgica o bien prorrogar la cirugía hasta la finalización del crecimiento esquelético. También se ortetizan pacientes para mejorar la realización de las actividades básicas de la vida diaria y la participación en actividades con los iguales.

Es un tema ampliamente controvertido y que genera preocupación a las familias. La bibliografía sugiere que las ortesis de columna en pacientes con una afectación neurológica grave se toleran mal y no son eficaces; sin embargo, estudios más recientes sugieren que las ortesis mejoran el equilibrio en sedestación, lo que permite un mejor control del tronco, y esto proporciona un mejor control de la cabeza y el cuello, así como un mayor uso de las extremidades superiores.

Algunos autores han sugerido que las ortesis de columna pueden retrasar la progresión de la curva, especialmente en pacientes más jóvenes con curvas de menos de 40°. Otros grupos han documentado menos éxito, y sugieren que los aparatos ortopédicos pueden ser beneficiosos como medida provisional antes de la corrección quirúrgica definitiva.

A menudo, la cirugía se considera como una opción de tratamiento para la escoliosis neurológica cuando la curvatura de la columna es grave, progresiva, y afecta significativamente a la función y la calidad de vida del paciente. La decisión de proceder con la cirugía generalmente se toma en función de varios factores, entre ellos el grado de curvatura, la afección neurológica subyacente, la edad del paciente, y los posibles riesgos y beneficios de la intervención quirúrgica. Se trata de un tema controvertido y que genera mucha ansiedad a las familias, por lo que, antes de proceder a la cirugía, se deben discutir los riesgos y beneficios con un equipo multidisciplinar, planteando los pros y los contras consensuados con los profesionales que hacen el seguimiento del paciente de forma habitual. En muchos casos, se requiere la optimización del paciente a nivel nutricional, respiratorio (ventilación no invasiva, instrucción de ejercicios a la familia y dispositivos de asistencia a la tos), así como el uso de dispositivos de sedestación antes de la realización de la intervención.

El procedimiento quirúrgico puede implicar la fusión espinal, que consiste en conectar e inmovilizar las vértebras mediante injertos óseos, varillas, tornillos u otros instrumentos. El abordaje y las técnicas quirúrgicas específicas pueden variar según la condición del paciente concreto y la experiencia del cirujano. En algunos casos, se puede realizar un procedimiento de dos etapas, en el que inicialmente se corrige parcialmente la columna, y se realiza una segunda cirugía en una etapa posterior para mejorar aún más la alineación.

Se ha descrito una mejoría posoperatoria en la actividad y la participación según la CIF en pacientes neurológicos complejos. Aún así, no existe bibliografía suficiente que permita argumentar que la cirugía mejore la función pulmonar o disminuya la incidencia de neumonía.

La tasa de complicaciones es relativamente alta, y entre ellas se pueden encontrar: infección, pérdida de sangre, lesión nerviosa, fallo de instrumentación y necesidad de más cirugías.

Deterioro de la función pulmonar

Como ya se ha mencionado, las causas de la disminución de la función pulmonar son múltiples: alteraciones del eje de la columna (cifoescoliosis), disminución del tono y la fuerza, y asimetrías musculares. Todo ello condiciona una reducción de la movilidad torácica y un patrón restrictivo en la espirometría (si se puede realizar).

Los valores de la capacidad vital de los pacientes con parálisis cerebral son más bajos que los valores normales por edad y género, y esta disminución es más importante en los pacientes GMFCS 4-5.

Además, son pacientes más sedentarios y con pocas opciones para la práctica de actividad física adaptada, lo que facilita aún más la pérdida de masa muscular por desuso, la debilidad de los músculos respiratorios y el empeoramiento de la función pulmonar.

Las dificultades en el control postural repercuten también sobre la función pulmonar, por lo que es muy importante conseguir un posicionamiento correcto en la silla, con asiento, respaldo y controles de tronco adaptados.

La existencia de dolor también puede empeorar la función pulmonar. Suele ser secundario a la espasticidad, a contracturas o a posturas mantenidas. Debe considerarse un buen manejo del dolor incluso por unidades específicas.

Infecciones respiratorias recurrentes

De forma secundaria a lo que se ha mencionado hasta aquí, pueden aparecer bronquiectasias.

> **!** La bronquiectasia es una afección respiratoria crónica, caracterizada por la dilatación anormal y permanente de los bronquios y los bronquíolos. Como consecuencia de la dilatación, la mucosidad y las bacterias pueden acumularse, lo que provoca infecciones recurrentes y dificultades para despejar las vías respiratorias.

En pacientes con enfermedad neurológica con aspiración pulmonar crónica confirmada, aparecen bronquiectasias en un 66 % de los casos.

La mayoría de los pacientes no necesitan hospitalización, y solo un pequeño subgrupo requiere ingresos múltiples.

En niños con trastornos neurológicos, los patógenos respiratorios (virus sincitial respiratorio, adenovirus, rinovirus) se detectan menos que en paciente pediátrico sano.

El tratamiento de las infecciones respiratorias agudas es fundamental para prevenir la aparición de complicaciones. Aunque la obtención de esputo es complicada en estos pacientes, es recomendable el cultivo de este para la adecuación del tratamiento antibiótico, que suele prolongarse hasta 4 semanas.

Para prevenir infecciones respiratorias recurrentes, en algunos casos se indican antibióticos (como la trimetoprima o la azitromicina) a modo de profilaxis.

Al igual que el resto de niños, los pacientes con patología neurológica deben tener al día el calendario de vacunación, añadiendo de forma anual la vacuna de la gripe estacionaria, si no existen otras contraindicaciones.

Asma e hiperreactividad bronquial

El asma se diagnostica habitualmente en niños con afectación neurológica, aunque no existe evidencia de que sea más común en niños con parálisis cerebral que en niños sin afectación neurológica.

El diagnóstico del asma en este colectivo de pacientes es a menudo clínico, ya que las pruebas que requieren la colaboración del paciente no se pueden realizar. Además, la inflamación bronquial crónica por aspiración también puede presentar una clínica similar con sibilancias.

El interrogatorio a los padres es fundamental, aunque no siempre sabrán describir los diferentes sonidos respiratorios.

El tratamiento debe ser individualizado, y ante la falta de respuesta deberá retirarse, ya que existe un riesgo de sobretratamiento.

Displasia broncopulmonar

La displasia broncopulmonar es una enfermedad pulmonar crónica que, como consecuencia de múltiples factores, añadidos a la inmadurez de la vía aérea, provoca una disminución del crecimiento pulmonar, tanto de la vía aérea, como de los vasos pulmonares, dando lugar a una limitación en la función respiratoria de grado variable. Se estableció que el diagnóstico debía basarse en la necesidad de oxígeno durante 28 días y la situación clínica a las 36 semanas de edad posmenstrual en el momento del alta hospitalaria.

Uno de los grandes avances de la definición de consenso del Instituto Nacional de la Salud infantil y Desarrollo Humano (NICHD, *National Institute of Child Health and Human Development*) en el año 2000 fue graduar la gravedad de la enfermedad pulmonar, definiendo tres formas (leve, moderada y grave), según la necesidad de oxígeno y/o la asistencia respiratoria en el momento del diagnóstico.

Algunos pacientes neurológicos complejos nacieron prematuros, por lo que podrían tener broncodisplasia pulmonar como causa de su enfermedad pulmonar específica.

Manejo de distonía y tono

El manejo del tono es una de las funciones principales de un médico rehabilitador infantil. El aumento del tono muscular es lo más habitual. La espasticidad inhibe los patrones de movimiento normales en niños con lesiones del sistema nervioso central, y se define como un aumento del tono muscular en el que la resistencia al movimiento impuesto desde el exterior aumenta con el aumento de la velocidad de estiramiento y varía con la dirección del movimiento articular.

La distonía es una forma de tono más complicada de tratar, y se caracteriza por un aumento del tono muscular debido a contracciones conjuntas involuntarias anómalas en grupos de músculos que provocan posturas anormales repetidas del cuello, el torso o las extremidades.

Los enfoques de tratamiento deben individualizarse en función de los objetivos funcionales del niño y la familia, el nivel de discapacidad y/o la capacidad para cuidar al niño. Los tratamientos farmacológicos más utilizados son:

- Relajantes musculares: reducen la actividad muscular y pueden ayudar a aliviar el tono muscular excesivo.
  - Baclofeno: se une a los receptores del ácido gamma-aminobutírico, e inhibe la liberación de neurotransmisores excitadores y sustancia P, lo que da como resultado una disminución de los espasmos, clonus y espasticidad. Los efectos secundarios incluyen sedación, posible exacer-

bación del trastorno convulsivo subyacente, hipotonía, fatiga, náuseas y vértigo.
  - Dantroleno: inhibe la liberación de calcio del retículo sarcoplásmico durante la contracción muscular. Los efectos son la reducción de clonus y espasmos musculares causados por estímulos inocuos. Los efectos secundarios incluyen sedación leve (aunque mucho menor que el diazepam y el baclofeno), malestar general, náuseas, vómitos, mareos, diarrea y parestesias.
  - Tizanidina: es un agonista adrenérgico alfa-2 que actúa a nivel espinal y supraespinal, lo que lleva a la hiperpolarización de las neuronas motoras para reducir la espasticidad. Los efectos secundarios incluyen sedación, hipotensión, sequedad de boca, mareos y hepatotoxicidad, por lo que se recomienda monitorizar las transaminasas.
  - Tiagabina: se usó originalmente como anticonvulsivo, pero se ha demostrado que es beneficiosa para reducir los espasmos nocturnos dolorosos. Sus efectos secundarios incluyen mareos, debilidad, náuseas, temblores, nerviosismo, confusión, dificultad para concentrarse y dolor abdominal. No se recomienda para niños menores de 12 años.
- Benzodiazepinas: las benzodiazepinas, como el diazepam, facilitan la inhibición del sistema nervioso central a través de la potenciación del ácido gamma-aminobutírico a nivel espinal y supraespinal, lo que conduce a una reducción de la espasticidad, la hiperreflexia y los espasmos musculares. Los efectos secundarios incluyen sedación, dificultad con la consolidación y formación de nuevos recuerdos, retención urinaria, toxicidad hepática y dependencia.
- Toxina botulínica: tratamiento para la espasticidad focal. El bloqueo neuromuscular con BoNT ha resultado eficaz en el tratamiento de la espasticidad focal, la distonía cervical, los blefaroespasmos, la distonía oromandibular y las distonías específicas de tareas. Todas las formas activas de la toxina botulínica están formadas por una cadena pesada que se une a la membrana presináptica. Una cadena ligera de proteasa dependiente de cinc escinde la proteína SNAP-25 en BoNT-A, o la proteína sinaptobrevina 2 en BoNT-B, evitando que las vesículas de acetilcolina se acoplen y liberen. Los efectos de la toxina botulínica pueden verse 5-7 días después de la inyección y pueden durar de 3 a 6 meses. Los efectos secundarios potenciales son: debilidad transitoria, síntomas parecidos a los de la gripe, disfagia, dificultades respiratorias, ptosis transitoria, visión borrosa e hipofonía, según los sitios inyectados.

El tratamiento y las dosis pueden variar según la afección específica y las necesidades individuales del paciente. Además, hay que tener en cuenta los efectos secundarios de cada uno de ellos, y a nivel de vía aérea y mecánica ventilatoria, así como hacer un seguimiento estrecho en el momento de su introducción.

Inactividad y sedentarismo

Existe evidencia que muestra una relación entre la realización de actividad física y resultados de salud positivos para los niños y jóvenes discapacitados.

! A pesar de los muchos beneficios ya conocidos para la salud de la actividad física, es más probable que las personas con discapacidades sean físicamente inactivas (47,1 % frente a 26,1 %) o tengan tasas más bajas de participación en actividades físicas (14,7 % frente a 34,8 %) en comparación con las personas sin discapacidades.

Un poco de actividad física es mejor que nada, ya que pequeñas cantidades pueden aportar beneficios para la salud. Para obtener probables beneficios sustanciales, es importante que los niños y jóvenes discapacitados realicen de 120 a 180 minutos a la semana de actividad física, principalmente aeróbica, con una intensidad de moderada a vigorosa. También es importante que los niños y jóvenes discapacitados realicen actividades centradas en la fuerza y el equilibrio unas tres veces por semana, en promedio.

Las barreras más habituales para la actividad física incluyen las actitudes y creencias hacia la actividad física que tienen las personas con problemas de movilidad, sus amigos y familiares, las características del entorno construido de los gimnasios, y las características de la comunidad, como la seguridad y el entorno construido.

Todo esto es importante porque los beneficios obtenidos de la actividad física en la infancia se transmiten hasta la edad adulta. De esta manera, la actividad física también puede proporcionar ahorros de costes al reducir o prevenir enfermedades no transmisibles que ocurren normalmente en la edad adulta, y desestabilizan los servicios de atención sanitaria y social, muchas de ellas relacionadas con el sedentarismo.

INTERVENCIONES DE LOS PADRES Y CUIDADORES

Ser padre de una criatura con alguna enfermedad neurológica compleja representa un desafío y una responsabilidad únicos. Los profesionales sanitarios trabajan conjuntamente con escuela, terapeutas y familia para dar continuidad a los tratamientos y curas que el niño requiere.

Además de diversas emociones (culpa, vergüenza y baja autoestima), estos padres pueden experimentar ansiedad, incertidumbre, aislamiento social, dificultad para compartir su experiencia, falta de apoyo e impotencia.

Sin embargo, se sabe que el apoyo de los padres como parte de la asistencia sanitaria o médica puede aumentar el nivel de adaptación a la situación nueva. Está descrito cómo facilitar el empoderamiento de los padres con pacientes con daño cerebral adquirido o prematuridad grave, pero falta bibliografía específica en el paciente neurológico complejo.

! Se sabe que involucrar a los padres en actividades terapéuticas y brindarles información les ayuda a comprender mejor el desarrollo de sus hijos y a aprender a participar en el cuidado de estos.

Por tanto, es importante conocer los factores personales (edad, género, etnia, ansiedad y autocontrol) y situacionales (características físicas y ambientales) de cada familia, para poder ver cómo influyen en el momento de valorar el evento, y así buscar estrategias que faciliten su manejo.

En esos casos, no afrontar la pérdida del «niño ideal» puede agravar la culpa residual que sienten los padres, dificultando su capacidad o competencia para cuidarle, y generando actitudes de sobreprotección o vigilancia obsesiva del desarrollo psicomotor del niño.

La teoría afirma que los padres que están mejor capacitados para desarrollar estrategias de afrontamiento durante el período de ingreso hospitalario toman parte activa en el cuidado de sus bebés en el hogar al alta. Esta implicación durante el ingreso les permite sentirse útiles y más competentes y, lo que es más importante, ganar experiencia en el manejo de su hijo discapacitado.

Se debe considerar:

- Fomentar la educación y facilitar la comprensión: tanto en explicaciones clínicas como en terapias a realizar. Los padres y cuidadores tienen que comprender los síntomas y signos de alarma, y las diferentes opciones de tratamiento. Este conocimiento les ayudará a tomar decisiones informadas y a comunicarse de manera efectiva con los profesionales de la salud.
- Necesidad de red de apoyo: la conexión entre padres de niños con patologías neurológicas similares y la conexión de los padres con los principales profesionales tratantes es esencial. Los grupos de apoyo pueden ser una fuente valiosa de información, empatía y apoyo emocional. La red de familias y profesionales, el intercambio de información, la organización de jornadas y colectas de dinero ayudan a homogeneizar criterios de prioridades y a definir objetivos comunes.
- Cuidado del cuidador: cuidar a un niño con una afección neurológica puede ser exigente, tanto físicamente como emocionalmente, por la evolución de las enfermedades o las complicaciones, los ingresos hospitalarios, el absentismo laboral, etc. El aislamiento que sufren los cuidadores es relevante, por lo que los tratamientos de soporte psicológico, los ingresos de «respiro» y el soporte social son algunos ejemplos de estrategias necesarias para su autocuidado.

DERIVACIÓN Y VALORACIÓN POR EL SERVICIO DE MEDICINA FÍSICA Y REHABILITACIÓN

Los pacientes suelen llegar a los servicios de rehabilitación de pediatría, neumología pediátrica durante los ingresos o de forma ambulatoria.

Las solicitudes de valoración por rehabilitación deberían contener la siguiente información:

- Datos antropométricos del paciente y de su patología de base.
- Exploraciones complementarias, si existen.
- Objetivo por el que se solicita la valoración de rehabilitación, específicamente la rehabilitación pulmonar.

Valoración por el médico rehabilitador

En la valoración inicial, se debe conocer la enfermedad de base y sus características, los tratamientos farmacológicos del paciente, y otras terapias o actividades deportivas, en caso de que las realice. Es muy importante la valoración de la posición en la silla, conocer las ayudas técnicas para los desplazamientos (si las requiere), si dispone de sillas para deporte, así como sistemas de comunicación complementaria o alternativa.

> ! Hay que tener en cuenta la capacidad cognitiva y la colaboración del paciente, tanto para la valoración como para el diseño del tratamiento. Las valoraciones se individualizan en cada paciente y familia.

Es importante conocer los tratamientos previos realizados en el domicilio o en centros de zona, la posibilidad de desplazamiento al hospital, y el conocimiento y uso de las técnicas aprendidas por la familia o los cuidadores principales (**Tabla 39-2**).

Valoraciones instrumentalizadas

A continuación, se abordan las diferentes pruebas de valoración.

Valoración de la capacidad de ejercicio

Las formas más comunes de valoración son:

- Prueba de marcha de 6 minutos (PM6M): la PM6M está diseñada para evaluar la capacidad aeróbica, la resistencia y la movilidad funcional midiendo la distancia que una persona puede caminar en 6 minutos.
- Prueba de sentarse y levantarse de una silla (*STS, Sit to Stand Test*): una prueba de capacidad funcional que se usa cada vez más es la prueba de 1 minuto de sentarse y ponerse de pie, que evalúa cuántas veces por minuto un individuo puede ponerse de pie y sentarse en una silla estandarizada

para la altura. El STS es una alternativa atractiva a otras pruebas para la evaluación de la condición física general, ya que es simple, rápida, requiere solo una silla y un cronómetro, y es posible incluso en espacios pequeños, lo que indica que puede usarse igualmente como una prueba de ejercicio o un instrumento de cribado.

- Ergoespirometría: la ergoespirometría, también conocida como prueba de esfuerzo cardiopulmonar (CPET, *Cardiopulmonary Exercise Test*) o prueba de ejercicio con análisis de gases, es una evaluación médica que combina el ejercicio físico con el análisis de los gases respiratorios y otros parámetros fisiológicos. La CPET combina pruebas de esfuerzo cardiovasculares graduadas estándar, para evaluar la capacidad de un paciente para tolerar intensidades mayores de ejercicio aeróbico, incluida la monitorización de electrocardiograma para isquemia/arritmia y monitorización hemodinámica (presión arterial, por tanto, resistencia vascular sistémica) con análisis simultáneo de gases respiratorios ventilatorios. Esta prueba se realiza para evaluar la capacidad funcional del sistema cardiovascular y respiratorio durante el ejercicio, y proporciona información valiosa sobre la salud cardíaca y pulmonar, el rendimiento físico y la eficiencia metabólica de una persona.

Sin embargo, si una persona no puede caminar debido a la falta de movilidad o cualquier otra razón, es necesario considerar alternativas para evaluar su capacidad funcional.

Si es posible, se realizarán las valoraciones con las adaptaciones que se requieran, pero siguiendo los protocolos habituales. Por ejemplo, en lugar de caminar, la persona podría realizar una prueba de pedaleo en una bicicleta estacionaria o un ergómetro de extremidades superiores.

Estas pruebas permiten una valoración inicial del estado basal del paciente, y pueden ayudar también a medir las respuestas a intervenciones terapéuticas y orientar la prescripción de ejercicios en programas de rehabilitación.

Fuerza de la musculatura respiratoria

Las mediciones de la presión inspiratoria máxima (PIM) y la presión espiratoria máxima pueden ayudar a evaluar la debilidad de los músculos respiratorios.

La PIM es la presión generada durante el esfuerzo inspiratorio máximo contra un sistema cerrado.

La presión espiratoria máxima se mide durante una maniobra similar con la capacidad pulmonar total, porque la fuerza de los músculos espiratorios está directamente relacionada con el volumen pulmonar.

La medición de la presión nasal durante una inhalación máxima, que para algunos autores podría ser una alternativa o un complemento de la PIM, se realiza ocluyendo un orificio nasal con un catéter modificado y solicitando del paciente una inhalación forzada.

Todas ellas son herramientas de valoración y de evaluación de resultados que requieren la colaboración del paciente, por lo que no serán útiles en niños muy pequeños o con gran afectación cognitiva.

Tabla 39-2. Anamnesis

Anamnesis orientada. Preguntar por:

- Patología de base y pronóstico
- Uso de dispositivos de asistencia ventilatoria diurnos/nocturnos
- Uso de dispositivos de asistencia a la tos
- Tratamientos farmacológicos activos
- Tratamientos de fisioterapia: frecuencia y quién los realiza
- Conocimiento de las técnicas de rehabilitación respiratoria por parte de los cuidadores
- Ingresos durante el último año por patología neumológica
- Actividad física
- Cribado de disfagia, sialorrea, reflujo gastroesofágico y dolor.
- Estado nutricional y suplementos alimentarios
- Sospecha de síndrome de hipoventilación diurna/nocturna
- Capacidad de limpieza de la vía aérea superior, tos efectiva y situación de las adenoides
- Patrón espirométrico y de la caja torácica
- Tratamiento quirúrgico recibido como intervención por escoliosis
- Productos de soporte: bipedestadores/planos inclinados y sillas de ruedas
- Presencia de distonía, tono y tratamientos

Pico de flujo de tos

La evaluación de la tos se realiza a través del pico flujo de tos mediante un flujómetro portátil, que es un dispositivo mecánico utilizado normalmente para la evaluación del flujo espiratorio máximo (FEM), o un neumotacómetro, que es un dispositivo electrónico utilizado habitualmente en la realización de espirometrías. La interfase utilizada puede ser una mascarilla facial o una boquilla.

El FEM es el flujo máximo que se produce durante la espiración. Esta variable se utiliza sobre todo para monitorizar a los pacientes con asma y para determinar las variaciones diurnas del flujo de aire.

Cuando los valores de FEM obtenidos son inferiores a 270 mL/min, se ha visto que esta asociado a un mayor número de complicaciones respiratorias, y cuando son inferiores a 160 mL/min, el paciente se considera incapaz de eliminar secreciones por el mismo.

La interpretación de estas medidas depende del esfuerzo por parte del paciente, por lo que en los pacientes neurológicos complejos no se podrá realizar fácilmente.

Dinamometría muscular

La dinamometría muscular puede ser valiosa para monitorear la función muscular, y evaluar la efectividad de terapias y tratamientos en pacientes que puedan participar en pruebas de fuerza voluntaria. Sin embargo, es importante reconocer que los resultados pueden verse afectados por factores como la rigidez muscular, la espasticidad y la capacidad limitada de controlar la posición de la articulación, así como la capacidad de colaborar en la realización de esta.

Los valores de referencia para la dinamometría muscular en los niños varían según diferentes factores, como la edad, el sexo y el nivel de desarrollo. La dinamometría muscular es una técnica que se utiliza para medir la fuerza muscular y se expresa generalmente en unidades de fuerza, como newtons (N) o kilogramos (kg).

Escalas de percepción de disnea

La percepción de disnea en pacientes pediátricos con enfermedades neurológicas puede ser muy complicada por la afectación cognitiva y las dificultades de comunicación. La herramienta que puede ayudar más es la observación clínica y la información proporcionada por la familia. Los cambios en la frecuencia respiratoria, el uso de músculos accesorios de la respiración, la agitación y la incomodidad pueden indicar la presencia de dificultades respiratorias. También se puede realizar un registro del comportamiento del paciente en ciertas situaciones como actividad física, sueño y alimentación para valorar el patrón ventilatorio y detectar anomalías.

La escala de caras de Oucher puede ser de utilidad ya que, aunque originalmente se diseñó para medir el dolor, también se ha utilizado para evaluar la disnea en los niños. Estos seleccionan una cara que mejor representa su nivel de disnea, lo que puede proporcionar una evaluación subjetiva en función de su nivel de comodidad.

Cuestionario de calidad de vida

La evaluación de la calidad de vida en pacientes pediátricos con afecciones neurológicas complejas es crucial para comprender el impacto de la enfermedad en su bienestar físico, emocional y social. Existen varias escalas y herramientas que se utilizan para medir la calidad de vida en este grupo de pacientes. La más utilizada es la *Pediatric Quality of Life Inventory* (PedsQL), escala que evalúa la calidad de vida en niños y adolescentes. Existen versiones específicas para diferentes grupos de edad, y también versiones para padres y cuidadores. Cubre áreas como la salud física, emocional y social, y el funcionamiento escolar.

Además, no se puede olvidar combinar la evaluación de la calidad de vida con otras medidas clínicas y funcionales para obtener una comprensión completa de la situación del paciente. Estas escalas ayudan a los profesionales de la salud a identificar áreas problemáticas, y tomar decisiones informadas para mejorar la atención y la calidad de vida de los pacientes pediátricos con afecciones neurológicas complejas.

Cuestionario de actividad física

Existen diversos cuestionarios para evaluar la actividad física.

- Cuestionario internacional de actividad física (IPAQ, *International Physical Activity Questionaire*): fue desarrollado para evaluar la actividad física en el trabajo, para moverse, durante el tiempo libre y para las tareas del hogar en adultos. La versión para niños o *Physical Activity Questionaire for Children* (PAQ-C), que ha demostrado una buena fiabilidad y validez en niños de 8 a 13 años. El *Physical Activity Questionnaire for Adolescents* (PAQ-A) ha sido validado en población adolescente, obteniendo una buena validez únicamente en participantes de 15-17 años.
- Cuestionario de evaluación de los niveles de actividad en niños (APALQ, el *Assessment of Physical Activity Levels Questionnaire*) se considera adecuado en la valoración de la actividad física de niños y adolescentes. Engloba diferentes aspectos (tipo de actividad, frecuencia, intensidad, duración) y, además, destaca por su sencillez y rapidez para su cumplimentación.

Es importante elegir un cuestionario o herramienta que sea apropiado para la edad, las capacidades cognitivas y la condición neurológica específica del niño. Además, estas herramientas deben usarse junto con evaluaciones clínicas y otras medidas para obtener una comprensión integral de las capacidades y limitaciones de actividad física del niño.

Posicionamiento

En primer lugar, es necesario valorar la alineación de los principales segmentos corporales a través de la exploración física. Para ello, será necesaria la utilización de dispositivos sencillos de medición, como goniómetro, inclinómetro, cinta métrica, etc., y se obtendrá información sobre si las alteraciones musculoesqueléticas son flexibles o ya están estructuradas.

Sobre todo, hay que fijarse en:

- Control postural: es necesario valorar el control voluntario de la postura en sedestación del paciente y su capacidad de ajuste, para poder así determinar la cantidad de soporte externo que va a precisar y, por tanto, poder adaptar el sistema de sedestación más adecuado, así como la capacidad de realizar cambios posturales, pulsiones y capacidad cognitiva para el manejo de dispositivos eléctricos de basculación.
- Balance articular global: medición de rangos articulares y la flexibilidad de estos. Es importante la evaluación cronológica para valorar la velocidad de progresión y la posibilidad de resultados terapéuticos favorables.
- Alineación de la pelvis: alineación en los tres planos del espacio (anteversión o retroversión, oblicuidad y rotación, o combinación de estas), teniendo en cuenta la posición de las espinas ilíacas anterosuperiores y posterosuperiores. Hay que tener en cuenta signos que advierten de posibilidad de subluxación o luxación de cadera, como la asimetría de los pliegues cutáneos (sobre todo poplíteos), la limitación en la abducción de cadera, la falsa dismetría en extremidades inferiores o el signo de Trendelenburg.
- Alineación de raquis: valoración de las alteraciones en el plano frontal y sagital (cifosis, hiperlordosis, escoliosis). Para su valoración, además de la exploración sistematizada, será necesaria la solicitud de una telemetría o radiografía en decúbito, sedestación o bipedestación, en función de la capacidad que tenga el paciente de mantener una postura estable sin asistencia, para calcular el ángulo de Cobb, el ápex de la curva y demás medidas de control radiográfico. También es muy importante la valoración sucesiva de las imágenes radiológicas para determinar la velocidad de progresión de la curva.
- Alineación de las extremidades inferiores: deformidades torsionales y/o rotacionales como anteversión femoral y torsiones tibiales.
- Valorar la integridad de la piel: examinar la piel en busca de rojeces, zonas de hiperpresión, etc. Valorar el peso bajo las tuberosidades isquiáticas. El papel de la familia en las curas, la higiene y los cambios posturales es muy relevante, y hay que asegurar que se cumplan.
- Necesidad de dispositivos respiratorios, por ejemplo, respiradores o aspirador de secreciones.

En la valoración de los sistemas de posicionamiento, hay que considerar y preguntar aspectos sociales del paciente y la familia, conocer la disponibilidad de vehículo adaptado, ascensor, situación económica y salud global de los progenitores o cuidadores principales, y remitir a trabajadores sociales en caso de dudas o de solicitud de soporte (**Tabla 39-3**).

Tratamientos de rehabilitación

Con la información obtenida y teniendo en cuenta la evolución de la enfermedad de base, se definen unos objetivos terapéuticos principales:

Tabla 39-3. Valoraciones instrumentalizadas

Valoración de la capacidad de ejercicio:
- Prueba de marcha de 6 minutos (PM6M)
- *Sit to stand test* (STS)
- Ergoespirometría

Fuerza de la musculatura respiratoria:
- PIM
- PEM

Dinamometría muscular

Escala de percepción de disnea: escala de caras de Oucher

Cuestionario de calidad de vida: PedsQL

Cuestionario de actividad física:
- Cuestionario internacional de actividad física (IPAQ, *International Physical Activity Questionnaire*)
- Cuestionario de evaluación de los niveles de actividad en niños (APALQ, *Assessment of Physical Activity Levels Questionnaire*)

Posicionamiento

PedsQL: *Pediatric Quality of Life Inventory*; PEM: prueba espiratoria máxima; PIM: prueba inspiratoria máxima.

- Movilizar las secreciones de la vía aérea cuando los mecanismos de limpieza bronquial (cilios, tos, ventilación) se ven alterados.
- Prevenir la obstrucción, la infección y las atelectasias.
- Disminuir la estimulación antígena de la respuesta inflamatoria.
- Disminuir el daño tisular producido por la acumulación de secreciones (bronquiectasias).
- Mejorar la ventilación.
- Expandir el pulmón colapsado.
- Mejorar la función respiratoria.
- Optimizar el posicionamiento.
- Mantener una buena forma física.
- Seguimiento y recomendaciones a la familia.

Los componentes de todo programa de rehabilitación respiratoria son: la educación al paciente y a familiares/cuidadores (evidencia D), la fisioterapia respiratoria (evidencia A, B, dependiendo de las enfermedades), el soporte psicosocial (evidencia B) y el entrenamiento muscular (evidencia A entrenamiento general, y evidencia B entrenamiento de la musculatura respiratoria).

No hay que olvidar que en los pacientes se realizan combinaciones de esos componentes para conseguir el objetivo planteado. Asimismo, hay que recordar que se hablará de pacientes neurológicos complejos que difícilmente colaboran para seguir tanto la valoración inicial como los tratamientos, por lo que no es posible realizar algunas de las técnicas de fisioterapia.

La adaptación de los tratamientos a las diferentes edades y la anticipación a las necesidades propias de la evolución de la enfermedad de base son un elemento esencial para estos niños y sus familias.

Para simplificar y organizar los tratamientos con los que se trabaja de forma más habitual, se describen cinco grupos:

- Tratamientos para permeabilizar la vía aérea.
- Ejercicios respiratorios.
- Ejercicio terapéutico.
- Control postural y posicionamiento.
- Uso de fármacos.

Técnicas para permeabilizar la vía aérea

Dentro de las técnicas para permeabilizar la vía aérea, se especificarán las siguientes técnicas de fisioterapia respiratoria.

Técnicas manuales

Las técnicas manuales para manejar la tos ineficaz incluyen diversas estrategias de fisioterapia respiratoria que ayudan a movilizar las secreciones y mejorar la eficiencia de la tos.

Si bien la tos se define como un reflejo, puede desencadenarse de forma voluntaria por el paciente o provocarse por un profesional, y constituye una herramienta importante dentro del arsenal terapéutico destinado a mantener un adecuado drenaje de las secreciones. Se utiliza en una gran variedad de patologías, principalmente en adultos que colaboran, pero, en circunstancias específicas, puede desencadenarse de forma involuntaria en lactantes, pacientes con daño neurológico o cualquier enfermo no colaborador.

Existen tres fases en la ejecución de la tos: fase inspiratoria, que consiste en inspirar el mayor volumen de aire posible; fase compresiva, que comprende el cierre de la glotis y la presurización del sistema respiratorio, esencialmente por la contracción de la musculatura abdominal, y por último, la fase expulsiva, donde se produce una expulsión violenta del volumen al mayor flujo posible.

 Cuando los valores de FEM obtenidos son inferiores a 270 mL/min, se ha visto que esta asociado a un mayor número de complicaciones respiratorias, y cuando son inferiores a 160 mL/min, el paciente se considera incapaz de eliminar secreciones por el mismo.

Las características de estas fases son las siguientes:

- Tos asistida manual: en función de la presa que mejor se adapte a las características del paciente:
  - Compresiones torácicas: colocar las manos en el tórax y ejercer una presión posterior a la vez que se le pide tos activa.
  - Compresiones abdominales: se colocarán las manos en la parte inferior del abdomen y la presión será posterior y cefálica durante la tos.
  - Compresiones toracoabdominales: la mano más cefálica se coloca en el tórax y la mano más caudal en el abdomen, de manera que permita realizar de forma simultánea las dos técnicas anteriormente mencionadas.
- Respiración glosofaríngea: esta técnica actúa sobre la fase inspiratoria de la tos. Consiste en tomar múltiples insuflaciones mediante movimientos de la boca, mejillas, lengua, faringe y laringe, para conseguir «tragar aire», enviándolo

hacia los pulmones. El objetivo es sustituir la musculatura inspiratoria débil por la acción de la musculatura orofaríngea. Para que la técnica sea eficaz, se debe contar con una glotis indemne, y debe acompañarse de un buen aprendizaje de la maniobra por parte del paciente.

- Bolsa de reanimación manual o *air stacking*: esta técnica actúa durante la fase inspiratoria. Consiste en entregar múltiples insuflaciones de aire a través de una bolsa de reanimación manual, buscando alcanzar la capacidad inspiratoria máxima. Esta técnica aumenta el volumen inspirado y reemplaza las insuflaciones periódicas (suspiros), contribuyendo, además, a mejorar la movilidad torácica y a prevenir la aparición de atelectasias.

 Revalorar la capacidad de colaboración del paciente antes de realizar el plan terapéutico.

Técnicas de modulación del flujo espiratorio

A continuación se presentan algunas de las técnicas de modulación de flujo espiratorio más utilizadas.

Drenaje autógeno/ drenaje autógeno asistido (DA/DAA)

Esta técnica tiene como objetivo alcanzar un débito espiratorio lo más alto posible a diferentes niveles bronquiales sin necesidad de una espiración forzada, evitando la compresión dinámica del bronquio. Se inicia en el volumen de reserva espiratorio, para ir progresivamente hasta el volumen de reserva inspiratorio. En el transcurso de esta progresión, se describen tres fases: fase de despegue de secreciones realizada a bajo volumen; fase de recolecta obtenida por ciclos respiratorios a medio volumen; y fase de evacuación realizada a alto volumen. La inspiración debe ser nasal, lenta y seguida de una pausa inspiratoria para evitar el asincronismo ventilatorio. En el paciente colaborador y entrenado, esta técnica permite realizarse de forma autónoma, complementando así las realizadas con el fisioterapeuta. Existe una adaptación de dicha técnica llamada drenaje autógeno asistido que permite su aplicación en lactantes, niños pequeños, o cualquier persona incapaz de seguir instrucciones o participar activamente.

Técnicas instrumentales

Dentro de estas técnicas, se pueden mencionar las siguientes.

- Presión espiratoria positiva (PEP, *positive expiratory pressure*): es un freno espiratorio generado en la boca de forma continua o discontinua. El objetivo de la PEP es modular el flujo espiratorio, para evitar el colapso precoz de la vía aérea y favorecer el drenaje de secreciones. Se ha establecido aplicar una presión entre +5 y +20 cmH_2O a través de una mascarilla. Para generar una PEP continua, se utilizan dispositivos como el TheraPep®, PEPmask® y Threshold®

espiratorio. Para crear una PEP discontinua, existen diferentes materiales como Flutter®, Acappella® y RC Cornet®.

- Ventilación percusiva intrapulmonar: el dispositivo proporciona percusión torácica interna al administrar pequeñas ráfagas de aire de alto flujo, lo que genera presiones en las vías respiratorias que oscilan entre 5 y 35 cmH$_2$O. Este proceso hace que las paredes de las vías respiratorias vibren en sincronía con estas oscilaciones. Las ráfagas de aire en un rango de 80 a 650 ciclos por minuto son creadas por el cuerpo deslizante del Venturi, llamado fasitrón. La ventilación percusiva intrapulmonar se puede utilizar tanto en pacientes con respiración espontánea como en pacientes con ventilación mecánica. En esta última población, los signos vitales deben controlarse rigurosamente durante todo el tratamiento.
- Ventilación a dos niveles de presión o ventilación a presión positiva intermitente: técnica de respiración asistida o controlada, producida por un respirador en el que el gas comprimido se libera a una presión positiva insuflando el pulmón del paciente en forma intermitente, suministrando grandes volúmenes de aire, con un trabajo de ventilación mínimo, hasta alcanzar una presión preestablecida, sin que el paciente esté intubado.
- Ventilación no invasiva: ventilación mecánica como dispositivo de tos. Consiste en asistir la tos utilizando un respirador mecánico controlado por volumen o un generador de flujo. Siguiendo los mismos principios fisiológicos ya comentados, se aumenta el volumen inspirado y el flujo espirado, para reproducir los mecanismos de la tos natural.
- Dispositivos de asistencia mecánica a la tos: insuflador-exsuflador. Consiste en entregar, mediante un dispositivo mecánico, una insuflación profunda seguida de una exhalación forzada, simulando una tos natural. Es generada por un equipo que entrega presión positiva inspiratoria y negativa espiratoria (efecto de succión) de al menos +40 a −40 cmH$_2$O. Puede conectarse al paciente a través de una interfase bucal, nasobucal o una traqueostomía.
- Aspiración de secreciones: la presencia de un dispositivo en la vía aérea (p. ej., tubo orotraqueal) compromete el aclaramiento mucociliar. Asimismo, la adición de presión positiva durante el manejo con ventilación mecánica puede favorecer que disminuya el tránsito del moco hacia la orofaringe. Entonces, el moco colectado en la vía aérea debe extraerse mediante técnicas de succión, para prevenir complicaciones (obstrucción de la vía aérea, aumento del trabajo respiratorio, deterioro en el intercambio gaseoso e inestabilidad hemodinámica). La succión traqueal representa el estándar del manejo de pacientes que se encuentran bajo ventilación mecánica, pero no es inocua, y entre las complicaciones se encuentran el traumatismo mecánico, la hipoxemia, el broncoespasmo y la inestabilidad hemodinámica. La aparición de complicaciones es proporcional al número de eventos de succión.

Ejercicios respiratorios

A continuación, se abordan los ejercicios respiratorios:

- Inspirometría incentivada: se efectúan respiraciones a débito inspiratorio lento o máximo, ayudándose de una retroali-

mentación visual mediante un inspirómetro incentivador. Esta técnica tiene como objetivo la prevención y el tratamiento de atelectasias y de todo fenómeno restrictivo, y por tanto, la recuperación del volumen inspiratorio máximo.
- Ejercicios a débito inspiratorio controlado: en estos ejercicios, el pulmón a desobstruir se posiciona en supralateral para favorecer la inflación máxima de la zona a tratar. El paciente inspira por la nariz, profundamente y lentamente, hasta la capacidad pulmonar total y, seguidamente, se realiza una pausa teleinspiratoria y, tras ella, se espira de forma pasiva. Es común utilizar esta técnica combinada con otras de movilización torácica y/o con la utilización del inspirómetro incentivador. Hay que tener en cuenta que en los lactantes se utilizarán preferentemente técnicas lentas que no favorezcan el colapso ni el reflujo gastroesofágico, y que fatiguen lo menos posible al paciente para obtener un resultado óptimo.
- Entrenamiento de la musculatura respiratoria: el entrenamiento de los músculos respiratorios es cualquier intervención destinada a mejorar la fuerza o la resistencia de los músculos inspiratorios y/o espiratorios para mejorar la función respiratoria. La duración media del entrenamiento suele ser de 8 semanas; en estudios de períodos más largos, de 4 y 6 meses. Sin embargo, la evidencia para guiar la práctica clínica es limitada.

Ejercicio físico terapéutico

Las ventajas de la participación en actividades físicas para los niños están bien establecidas, incluidos los beneficios físicos, psicosociales y emocionales. La actividad física se ha relacionado con cambios en la estructura y la funcionalidad del cerebro, así como con efectos sobre la plasticidad cerebral, según numerosos estudios experimentales y clínicos.

La actividad física puede ayudar con las preocupaciones relacionadas con estar de pie y caminar, la regulación de la función motora fina y gruesa, y el tono muscular. Para los niños con discapacidades que pueden experimentar deficiencias en la movilidad, el funcionamiento y el bienestar general, la participación en la actividad física puede ser particularmente valiosa, porque la actividad física promueve el desarrollo físico y la salud dentro de un contexto social.

Sin embargo, los niños con enfermedades neurológicas complejas pueden tener limitaciones en la disponibilidad de actividades adaptadas en la proximidad de su domicilio y el coste económico de las mismas, ya que suelen requerir soporte extra de material y personal para su realización.

Manejo del control postural y el posicionamiento

El posicionamiento adecuado en una silla de ruedas es fundamental para garantizar la comodidad, la seguridad y la salud de los pacientes con afecciones neurológicas, así como el control de las secreciones y su correcta gestión.

Tanto en los niños en quienes su desarrollo motor es lento, con alteraciones del tono muscular, que evolucionan hacia un nivel 4 o 5 del GMFCS, como en los niños con hipotonía de origen central (aunque la causa todavía no esté identificada), se sugiere la sedestación adaptada a partir de los 6 meses para optimizar la actividad y la participación con un mejor uso de las extremidades superiores para actividades de alcance y manipulación.

En edades tempranas, se plantea el asiento de yeso a medida como primer producto de soporte, que permite el posicionamiento correcto en cochecitos y otras sillas no ortopédicas. El asiento pélvico tiene una durabilidad de aproximadamente 6 meses, si bien el crecimiento del niño determinará la necesidad de cambiarlo. Su construcción es sencilla y barata, y puede repetirse varias veces, en función de las correcciones deseadas o del crecimiento rápido del niño.

Teniendo en cuenta las características específicas del niño, así como las de la familia y el entorno, se podrá combinar el tipo de silla y el sistema de sedestación adaptada.

Las sillas de ruedas se pueden diferenciar según:

- El chasis:
  - Ligeras y plegables.
  - Rígidas no plegables.
  - Con basculación y/o reclinación.
- El modo de propulsión:
  - Manual, autopropulsada o no.
  - Eléctrica, autopropulsada o no.

Las sillas autopropulsables, eléctricas o manuales, deberán facilitarse a edades lo más tempranas posibles (a partir de los 3 años), siempre y cuando el niño cuente con los siguientes prerrequisitos:

- En relación con las funciones mentales: capacidad de aprendizaje, orientación en el espacio, autocontrol de los impulsos y conciencia del peligro, percepción visual.
- En relación con las funciones visuales: control visomotor.
- En relación con las funciones del sistema neuromusculoesquelético: coordinación oculomotora, suficiente fuerza y resistencia en los miembros superiores.
- En relación con las funciones cardiorrespiratorias: resistencia a la fatiga.
- En relación con las capacidades motoras: capacidad para usar ambos brazos y manos para impulsar las ruedas, o capacidad para manejar los controles de mando eléctricos a través de una mano (*joystick*) o capacidad para manejar los controles de mando eléctricos a través de movimientos sutiles de cabeza (*switch*).

Los sistemas de sedestación adaptada se pueden clasificar en dos grandes grupos:

- Sistemas estándar o prefabricados, como los asientos o respaldos modulares (tipo Spex, Jay, Vtrak, etc.), más accesorios para control postural (control de tronco, caderas, reposacabezas, peto, arnés pélvico, etc.).
- Sistemas a medida, como los asientos moldeados de yeso, asientos de termoplástico o esponjosos.

Los sistemas a medida están especialmente indicados para pacientes que presentan deformidades estructuradas, gran necesidad de **control postural** o graves alteraciones del tono muscular. Su diseño se basa en el principio del contacto total, para garantizar el mayor reparto de presiones posible y un máximo confort para el paciente. Hay que tener en cuenta que son sistemas de sedestación pesados, no plegables y que ocupan un gran volumen, ya que generalmente precisan el uso de un chasis con basculación.

Es muy importante la adaptación y la personalización que se consigue con los accesorios de las sillas. Los principales a valorar son:

- Cinturón pélvico.
- Chaleco o **arnés de tronco**.
- Reposacabezas.
- Cinchas de **tobillo-pie**.
- Taco abductor.

Independientemente del sistema de sedestación, y aunque esté muy bien posicionado, no hay que olvidar fomentar los cambios de posición por parte del paciente (si puede) o la familia, para prevenir rigideces y úlceras por presión.

Durante el crecimiento de los niños, estos dispositivos de soporte se deben revalorar y reajustar. De ahí la importancia del seguimiento médico por parte del especialista en rehabilitación, en ocasiones con el soporte de los terapeutas ocupacionales.

Uso de fármacos

Habitualmente, los tratamientos son ajustados por los neumólogos pediátricos y/o intensivistas pediátricos, pero muchos de ellos se utilizan antes o durante los tratamientos de fisioterapia, por lo que es importante conocer su principal función (Tabla 39-4).

Durante muchos años, se han generado fármacos que alteran las propiedades viscoelásticas del moco, promoviendo su aclaramiento. Son los denominados mucoactivos e incluyen:

- Expectorantes: se define como expectorante todo agente farmacológico que mejora la capacidad para expulsar secreciones procedentes del árbol traqueobronquial. El mecanismo de acción preciso es incierto. El suero salino (suero salino al 0,9 %): aumenta el volumen de la secreción y posiblemente la hidrata. La administración de suero salino al 0,9 % en la vía respiratoria forma parte del manejo sistemático de las secreciones traqueobronquiales en las unidades de cuidados intensivos. Al parecer, esta estrategia antecede al desarrollo de dispositivos generadores de humedad. En un inicio, el propósito de utilizar suero salino al 0,9 % era lubricar el paso del catéter de succión a través de la cánula orotraqueal. No obstante, en la práctica clínica convencional, se señala con frecuencia que la justificación para administrar suero salino al 0,9 % en la vía respiratoria radica en: movilizar las secreciones traqueobronquiales, aumentar el estímulo tusígeno y «fluidificar» las secreciones. A pesar de esto, se carece de evidencia sólida que respalden estas recomendaciones.

Tabla 39-4. Resumen de tratamientos	
Técnicas para permeabilizar la vía aérea	Técnicas manuales para la tos ineficaz: • Compresión abdominal • Respiración glosofaríngea • Bolsa de reanimación manual o Air Stacking
	Técnicas de modulación del flujo espiratorio de drenaje autógeno/ drenaje autógeno asistido
	Técnicas instrumentales: • Presión espiratoria positiva • Ventilación percusiva intrapulmonar • Ventilación a dos niveles de presión o ventilación a presión positiva intermitente • Ventilación no invasiva
	Dispositivos de asistencia mecánica a la tos: • Insuflador-exsuflador • Aspiración de secreciones
Ejercicios respiratorios	• Inspirometría incentivada • Ejercicios a débito inspiratorio controlado • Entrenamiento de la musculatura respiratoria
Control postural y posicionamiento	• Chasis • Modo de propulsión • Prefabricado/a medida • Ajuste con complementos/accesorios
Uso de fármacos	• Expectorantes • Mucolíticos • Otros

• Mucolíticos: el mecanismo farmacológico de los mucolíticos es modificar las propiedades biofísicas de las secreciones y disminuir la viscosidad. Los mucolíticos se clasifican como:
  – Clásicos, aquellos que degradan los polímeros de mucina:
    ▪ N-acetilcisteína: disuelve los puentes disulfuro que unen los polímeros de mucina. Hoy en día, no existen datos sólidos que demuestren una mejoría en el manejo de secreciones, la calidad de vida o la frecuencia de exacerbaciones en enfermedades obstructivas.
  – Péptidos mucolíticos: cuando tienen la capacidad de degradar los polímeros de ácido desoxirribonucleico y filamentos de actina. Entre los péptidos mucolíticos, la alfa-dornasa es el único aprobado para el manejo de secreciones en pacientes con fibrosis quística. No obstante, hasta el momento no existen estudios que demuestran que tenga la misma eficacia en pacientes con enfermedades respiratorias.

Se utilizan también los fármacos que actúan directamente en el latido mucociliar, los mucorreguladores:

• Anticolinérgicos: disminuyen el volumen de la secreción. Los β_2-agonistas poseen el mejor efecto mucocinético. Este efecto se alcanza al disminuir la resistencia de la vía aérea, favoreciendo un incremento en el flujo espiratorio que moviliza con mayor facilidad las secreciones.
• Glucocorticoides: disminuyen la inflamación de vía aérea y la secreción de mucina. El uso de corticoesteroides por vía inhalada maximiza los efectos en el tejido pulmonar.

Clínicamente, se traduce en la mejoría de los síntomas respiratorios, un menor requerimiento de esteroides sistémicos y la mejoría de la función pulmonar. El mecanismo de acción de los corticoesteroides inhalados a nivel molecular no está definido con precisión.
• Broncodilatadores: mejoran el aclaramiento de la tos al incrementar el flujo espiratorio.
• Surfactante: disminuye la viscosidad del moco/esputo.

MODALIDADES DE TRATAMIENTO: AMBULATORIOS/ HOSPITALARIOS

En todos los casos, también hay que diferenciar entre la fase aguda de la enfermedad y la crónica. En la medida de lo posible se hará una distinción entre:

• Proceso agudo/subagudo (≤ 3 meses tras agudización).
• Proceso crónico (> 3 meses tras agudización).

En pacientes con enfermedad respiratoria aguda, se puede observar enfermedad grave con niños ingresados en planta hospitalaria y en unidades de curas intensivas, y pacientes con enfermedad más leve y tratamientos domiciliarios.

Habitualmente, los tratamientos se realizan con una frecuencia de 1-2 veces al día, en función de la gravedad y disponibilidad, mientras la exploración física y el estado del paciente lo permitan. Tras valorar al paciente y consensuar con el equipo tratante su manejo, se iniciará el tratamiento rehabilitador. Siempre que el paciente y la familia sean tributarios, se iniciarán las capacitaciones de técnicas a las familias para su manejo en el domicilio. Se instruyen tanto pautas preventivas como en tratamientos propiamente, para facilitar el alta hospitalaria precoz. Cuando esto no es posible o no existen recursos de rehabilitación en la zona, el paciente seguirá el tratamiento ambulatorio en el hospital al alta del ingreso.

Desde hace pocos años, en algunas áreas, existe la posibilidad de ingresar en un centro de atención intermedia infantil. Son centros para pacientes que no pueden ser atendidos a nivel domiciliario por su complejidad, pero que no requieren la alta complejidad del hospital convencional. Se ingresan pacientes crónicos complejos, sobre todo con reagudizaciones respiratorias de repetición, y en los que se ha establecido un techo terapéutico por su patología de base y se ha decidido que no son tributarios de medidas que se consideren agresivas, como podría ser un ingreso en una unidad de cuidados intensivos o una intubación orotraqueal.

También está pensado como un apoyo al alta para evitar reingresos, un espacio de acompañamiento y capacitación de los cuidadores, o una opción para las familias cuyos hijos están en situación de final de vida.

Los tratamientos se suelen realizar una vez al día, dando mucha importancia a la participación y capacitación de las familias.

En afecciones crónicas, el tratamiento suele ser domiciliario por parte de los cuidadores o en las escuelas, y se dirige a la prevención de complicaciones y reagudizaciones. Por el momento, se trata de tratamientos específicos y de elevada complejidad, por lo que los recursos son muy limitados y es necesaria la formación de fisioterapeutas especializados.

Se utilizan programas ambulatorios de capacitación a las familias, y controles periódicos de seguimiento y de ajuste de las técnicas a la edad y a la capacidad cognitiva del paciente, que se intenta que coincidan con las visitas médicas combinando la modalidad presencial con la modalidad telemática.

Para decidir dónde realizar los tratamientos, hay que tener en cuenta los recursos y las posibilidades económicas del paciente/familia, y si se plantea un tratamiento hospitalario o bien en atención primaria, ya que los recursos, como se ha comentado, en la actualidad son muy limitados.

La duración óptima de los programas de RR no está clara, y existen diferencias entre centros y países. El número de sesiones semanales de los programas también varía, si bien suele ser, generalmente, de 2 a 5 días a la semana. La duración de cada sesión suele ser de 1-4 horas.

Gracias a las nuevas tecnologías, la telemedicina tiene un importante papel en mejorar los servicios con la telemonitorización al proporcionar RR remota en regiones inaccesibles. Esta tecnología va desde el uso de podómetros hasta tecnología de teléfonos móviles o de *softwares* que se supervisan a distancia. No obstante, aún existe evidencia limitada de su uso en RR.

Existe escasa evidencia y estudios de poca calidad metodológica para la fisioterapia respiratoria en general. Se trata de un campo de investigación aún por desarrollar y con gran recorrido. El perfil de pacientes en los que se ha evaluado más ampliamente el papel de la fisioterapia respiratoria corresponde a población que presenta patologías neuromusculares, seguido de pacientes pediátricos intubados.

En general, la fisioterapia respiratoria ha mostrado una reducción de las hospitalizaciones y su duración, así como una disminución en las visitas a urgencias. Estos hallazgos se han constatado en estudios llevados a cabo en población pediátrica con patología neuromuscular, pacientes con intubación, pacientes con patología neurológica y en población pediátrica con parálisis cerebral. Se dispone de evidencia limitada acerca del impacto de la fisioterapia respiratoria en la mortalidad.

Una cuestión esencial es que cualquier programa de RR precisa una evaluación muy cuidadosa y una prescripción personalizada realizada por el equipo de rehabilitación (médico rehabilitador, logopeda, terapeuta ocupacional y fisioterapeuta).

 PUNTOS CLAVE

- No se puede caer en el error de pensar que los pacientes pediátricos son adultos pequeños.
- Los pacientes pediátricos requieren un manejo específico adaptado a la patología de base y la edad de debut, y a los cambios y complicaciones que se producirán a lo largo del crecimiento.
- El manejo de estos pacientes debe de ser multidisciplinar, con distintos profesionales sanitarios con un papel importante durante toda la vida o en momentos puntuales, ajustando la implicación/participación y la complejidad a las complicaciones que puedan surgir.
- La patología respiratoria es la principal causa de muerte en estos pacientes; la dificultad respiratoria y finalmente el fallo respiratorio representan el 47-52 % de los casos.
- La mitad de los niños con parálisis cerebral tienen disfagia. Uno de cada 15 requerirá alimentación por gastrostomía.
- Ante la sospecha clínica de aspiración, hay que valorar la cantidad de secreciones (sialorrea, p. ej.,), el estado nutri-

cional, la capacidad de eliminar secreciones, la musculatura responsable de la correcta ventilación y las deformidades existentes en la caja torácica.
- La enfermedad por RGE está presente en un 32-75 % de los pacientes con parálisis cerebral. Se cree que la principal causa es el aumento de la presión intraabdominal por espasticidad de la musculatura abdominal y/o alteraciones de la coordinación de los movimientos peristálticos con el tono del esfínter esofágico.
- La desnutrición es multifactorial, e incluye factores que afectan directamente a la nutrición (ingesta inapropiada, disfunciones orales motoras, pérdida de nutrientes y/o requerimientos energéticos alterados) y factores no nutricionales (gravedad neurológica, factores genéticos o endocrinos, etc.).
- La tos es un importante reflejo que protege las vías respiratorias inferiores para la eliminación de mucosidad y otras sustancias nocivas: es el factor más importante en la prevención de infecciones pulmonares.

(Continúa)

PUNTOS CLAVE (cont.)

- En pacientes neurológicos complejos, se observarán asimetrías de tono, alteración de la coordinación y patrones desiguales, que pueden acabar produciendo una curvatura, la rotación y el acortamiento, y como consecuencia, la deformidad de la columna y la caja torácica.
- A consecuencia de las bronquiectasias, la mucosidad y las bacterias pueden acumularse, lo que provoca infecciones recurrentes y dificultades para despejar las vías respiratorias.
- A pesar de los muchos beneficios ya conocidos para la salud de la actividad física, es más probable que las personas con discapacidades sean físicamente inactivas o tengan tasas más bajas de participación en actividades físicas.
- Se sabe que involucrar a los padres en actividades terapéuticas y brindarles información les ayuda a comprender mejor el desarrollo de sus hijos y a aprender a participar en el cuidado de estos.

- Hay que tener en cuenta la capacidad cognitiva y la colaboración del paciente, tanto para la valoración como para el diseño del tratamiento. Las valoraciones se individualizan en cada paciente y familia.
- Los objetivos de la rehabilitación respiratoria son:
  - Movilizar las secreciones de la vía aérea cuando los mecanismos de limpieza bronquial (cilios, tos, ventilación) se ven alterados: prevenir la obstrucción, la infección y las atelectasias; disminuir la estimulación antígena de la respuesta inflamatoria; disminuir el daño tisular producido por la acumulación de secreciones (bronquiectasias); mejorar la ventilación.
  - Expandir el pulmón colapsado.
  - Mejorar la función respiratoria.
  - Optimizar el posicionamiento.
  - Mantener una buena forma física.
  - Seguimiento y recomendaciones a la familia.

BIBLIOGRAFÍA

Asonitou K, Koutsouki D. Adapted Physical Activity and Ataxia [Internet]. Ataxia - Practice Essentials and Interventions. IntechOpen; 2024. [consulta el 8 de enero de 2025]. Disponible en: http://dx.doi.org/10.5772/intechopen.111792.

Bibhuti B, A Systematic Approach for the Interpretation of Cardiopulmonary Exercise Testing in Children with Focus on Cardiovascular Diseases. J Cardiovasc. Dev. Dis. 2023;10:178.

Boel L, Pernet K, Toussaint M, et al. Respiratory morbidity in children with cerebral palsy: an overview. Dev Med Child Neurol 2019;61(6):646-53.

Cloake T, Gardner A. The management of scoliosis in children with cerebral palsy: a review. J Spine Surg. 2016;2(4):299-309.

Cortes-Telles A, Che-Morales J L, Ortiz-Farías DL. Manejo de secreciones traqueobronquiales. Neumol Cir Torax. 2019;78(3):313-23.

Del Campo García-Ramos E. Fisioterapia respiratoria: indicaciones y formas de aplicación en el lactante y el niño. An Pediatr Contin. 2011;9(5):316-9.

García Romero R, López Campos M, Crehua Gaudiza E. Nutrición en las enfermedades neurológicas. Protoc Diagn Ter Pediatr. 2023;1:565-77.

Gross motor function classification system (GMFCS). https://cerebralpalsy.org.au/cerebral-palsy/gross-motor-function-classification-system/

Guía española de consenso sobre los productos de apoyo [Internet]. En: Sefip.org. Sociedad Española de Fisioterapia en Pediatría (SEFIP), la Sociedad Española de Rehabilitación Infantil (SERI), Sociedad Española de Terapia Ocupacional para la Infancia y Adolescencia (TOP-es)

Güell Rous MR. Rehabilitación respiratoria: del arte a la evidencia. Open Respir Arch. 2022.

Haile SR, Fühner T, Granacher U, Stocker J, Radtke T, Kriemler S. Reference values and validation of the 1-minute sit-to-stand test in healthy 5-16-year-old youth: a cross-sectional study. BMJ Open.2021;11:e049143.

Herrero V. Presiones y pico flujo tosido en la asistencia mecánica de la tos. Revista Cubana de Medicina Militar. 2020;49(1):175-91.

Huroy M, Behlim T, Andersen J, et al. Stability of the Gross Motor Function Classification System over time in children with cerebral palsy. Dev Med Child Neurol. 2022;64(12): 1487-93.

Jurado-Castro JM. Evaluación de la actividad física en niños. Acta Pediatr Esp. 2019;77(5-6):94-9.

Lauwers E, Ides K, Van Hoorenbeeck K, Verhulst S. The effect of intrapulmonary percussive ventilation in pediatric patients: A systematic review. Pediatric Pulmonology. 2018;1-12.

Leache L, Gutiérrez M, Saiz LC, Erviti J. Informe: Fisioterapia respiratoria en pediatría. Servicio Navarro de Salud, 2022.

Martín-Bello C, Vicente-Rodríguez G, Casajús JA, Gómez-Bruton A. Validación de los cuestionarios PAQ-C e IPAQ-A en niños/as en edad escolar. Cultura, Ciencia y Deporte. 2020; 15(44):177-87.

Martínez-Llorens J, Ausín P, Roig A, et al. Presión inspiratoria nasal: ¿una alternativa para la evaluación de la fuerza muscular inspiratoria? Arch Bronconeumol. 2011;47(4):169-75.

Moreno-Bermejo I, Martín-Casas P, Martín-Nieto A, Bravo-Llatas C, Atín-Arratibel MA. Effectiveness of respiratory physiotherapy combined with postural education in children with chronic neurological diseases. An Sist Sanit Navar. 2021;44(3):427-36.

Novak I, Morgan C, Fahey M, Finch-Edmondson M, Galea C, Hines A, et al. State of the Evidence Traffic Lights 2019: Systematic Review of Interventions for Preventing and Treating Children with Cerebral Palsy. Curr Neurol Neurosci Rep. 2020;20:3.

Ochandorena-Acha M, Noell-Boix R, Yildirim M, et al. Experiences and coping strategies of preterm infants' parents and parental competences after early physiotherapy intervention: qualitative study, Physiotherapy Theory and Practice. 2022;38(9):1174-87.

Osona Rodríguez de Torres B, Peña Zarza JA, Figuerola Mulet J. Complicaciones respiratorias en el niño con trastorno de deglución y/o reflujo gastroesofágico. Protoc Diagn Ter Pediatr. 2017;1:343-56.

Pérez-Ardanaz et al. Fatigue, quality of life and health resource utilization in children with complex chronic diseases. An Sist Sanit Navar 2022;45(2):e1008.

Ries AL, Bauldoff GS, Carlin BW, et al. Pulmonary Rehabilitation: Joint ACCP/AACVPR Evidence-Based Clinical Practice Guidelines. Chest. 2007;131(5Suppl):4S-42S.

Roberts SB, Tsirikos AI. Paediatric Spinal Deformity Surgery: Complications and Their Management. Healthcare (Basel). 2022;10(12):2519.

Rodríguez Calero MG. Enfermedad neurodegenerativa y suicidio. Revista Científica de la Sociedad Española de Enfermería Neurológica. 2002;55:25-32.

Rodríguez L, Cervantes E, Ortiz R. Malnutrition and gastrointestinal and respiratory infections in children: a public health problem. Int J Environ Res Public Health. 201;8(4):1174-205.

Seddon PC, Khan Y. Respiratory problems in children with neurological impairment. Arch Dis Child. 2003;88(1):75-8.

Smith B. Physical activity for general health in disabled children and disabled young people: summary of a rapid evidence review for the UK Chief Medical Officers' update of the physical activity guidelines. London: Department of Health and Social Care. 2022.

Sánchez Luna M. Displasia broncopulmonar: definiciones y clasificación. An Pediatr (Barc). 2013;79(4):262.e1262.6.

Torres-Castro R, Monge G, Vera R, Puppo H, Céspedes J, Vilaró J. Estrategias terapéuticas para aumentar la eficacia de la tos en pacientes con enfermedades neuromusculares. Rev Med Chil. 2014;142(2):238-45.

Torres-Castro R. Estrategias terapéuticas para aumentar la eficacia de la tos en pacientes con enfermedades neuromusculares. Rev Med Chile. 2014;142: 238-45.

Trang H, Samuels M, Ceccherini I, et al. Guidelines for diagnosis and management of congenital central hypoventilation syndrome. Orphanet J Rare Dis. 2020;15:252.

Vadivelu S, Stratton A, Pierce W. Pediatric Tone Management. Phys Med Rehabil Clin N Am. 2015;26:69-78.

Vasudevan V, Rimmer JH, Kviz F. Development of the Barriers to Physical Activity Questionnaire for People with Mobility Impairments. Disabil Health J. 2015;8(4):547-56.

Vitrika K, Dalton H, Breish D. Cerebral Palsy: An Overview. Am Fam Physician. 2020;101(4):213-20.

Watson K, Egerton T, Sheers N, et al. Respiratory muscle training in neuromuscular disease: a systematic review and meta-analysis. Eur Respir Rev. 2022;31:220065.

Wood E, Rosenbaum P. The Gross Motor Function Classification System for Cerebral Palsy: a study of reliability and stability over time. Dev Med Child Neurol. 2000;42:292-6.

Wood KL (s/f). Prueba de esfuerzo. Manual MSD versión para profesionales [Internet]. En: Msdmanuals.com. MSD [actualizado en abril de 2024; consulta el 8 de enero de 2025]. Disponible en:https://www.msdmanuals.com/es/professional/trastornos-pulmonares/pruebas-de-la-función-pulmonar-pfp/prueba-de-esfuerzo

World Health Organization. WHO guidelines on physical activity and sedentary behaviour: at a glance. Geneva: WHO, 2020.

World Health Organization. International Classification of functioning, disability and health (ICF) [Internet]. En: Who.int. WHO [consulta el 8 de enero de 2025] https://www.who.int/classifications/international-classification-of-functioning-disability-and-health

World Health Organization. Nacimientos prematuros[Internet]. En: Who.int. WHO [actualizado el 11 de mayo de 2023; consulta el 8 de enero de 2025] https://www.who.int/es/news-room/fact-sheets/detail/preterm-birth

Rehabilitación respiratoria en enfermedades pulmonares hipersecretoras e infecciosas en la edad pediátrica

40

T. del Corral Núñez-Flores, M. À. Cebrià i Iranzo, M. San Miguel Pagola e I. López de Uralde Villanueva

 OBJETIVOS

- Saber identificar las técnicas de fisioterapia respiratoria más idóneas en cuanto a su efectividad y adherencia para la fibrosis quística, el asma bronquial, las bronquiectasias no derivadas de la fibrosis quística y la discinesia ciliar en la edad pediátrica.
- Conocer los tipos y modalidades de entrenamiento, y sus diferentes beneficios dentro de los programas de ejercicio terapéutico aplicados a dichas enfermedades respiratorias en la edad pediátrica.

INTRODUCCIÓN

En el tratamiento de las enfermedades pulmonares hipersecretoras e infecciosas en la edad pediátrica, la fisioterapia respiratoria desempeña un papel clave. A lo largo del capítulo, se expondrá el tratamiento de fisioterapia respiratoria indicado en las patologías más prevalentes de esta etapa.

Por otro lado, es importante incluir el ejercicio terapéutico en el manejo de los pacientes pediátricos con enfermedades pulmonares, ya que es la piedra angular de los programas de rehabilitación respiratoria que constituyen una intervención integral basada en una evaluación del paciente y entrenamiento físico para mejorar su condición física y su salud.

FISIOTERAPIA RESPIRATORIA PARA LA FIBROSIS QUÍSTICA EN LA EDAD PEDIÁTRICA

La fibrosis quística (FQ) es una enfermedad crónica, hereditaria y degenerativa, que afecta principalmente al sistema respiratorio y digestivo. Está causada por una mutación en el gen *CFTR* (*Cystic Fibrosis Transmembrane Conductance Regulator*), encargado de codificar la proteína que regula el paso de iones a través de la membrana celular. Esta alteración genética provoca una disminución del contenido de agua, sodio y cloruro en las secreciones corporales, que a su vez genera una deshidratación de estas, que las vuelve más espesas. El cambio en las propiedades de las secreciones dificulta su movilización y da lugar a la obstrucción de las vías aéreas por las que se desplazan. Ese estancamiento favorece la cronificación de un estado proinflamatorio y proclive a las infecciones respiratorias, que habitualmente desemboca en la destrucción del parénquima pulmonar.

Se calcula que hoy en día en España la FQ afecta a 1 de cada 5.000 personas, y el 91 % de los diagnósticos se reali-

zan gracias a la prueba del talón que se lleva a cabo durante el cribado neonatal de forma sistemática. Otro método de diagnóstico de la FQ es la prueba del sudor. Si los resultados de esta confirman la presencia de la enfermedad, posteriormente se realiza un análisis genético para determinar el tipo de mutaciones del gen *CFTR*.

Gracias al éxito de los tratamientos farmacológicos con moduladores, actualmente se está viviendo un cambio de paradigma en el manejo de la FQ. Este nuevo escenario viene acompañado de una mayor longevidad y calidad de vida, que seguramente desemboque en nuevas necesidades que hagan tener que adaptar tanto los tratamientos farmacológicos como los no farmacológicos. Hoy en día, la fisioterapia respiratoria, la nutrición y el ejercicio físico constituyen los pilares del tratamiento no farmacológico de la FQ.

A pesar de que muchos recién nacidos con FQ son asintomáticos, se recomienda empezar a instaurar rutinas diarias de fisioterapia respiratoria desde el nacimiento, con vistas a favorecer la adherencia en etapas posteriores y a preparar a los cuidadores en el manejo de futuras exacerbaciones. La realización de ejercicios que favorezcan la ventilación de todas las áreas del pulmón, así como la movilización de secreciones y la realización de ejercicio físico ayudarán a mejorar la capacidad pulmonar y a mantener el sistema respiratorio de la persona con FQ en condiciones óptimas para reducir la incidencia de exacerbaciones.

Además, se considera de vital importancia educar a la persona con FQ y a su entorno en la correcta utilización y limpieza de los dispositivos de terapia inhalada.

Dado que las técnicas de fisioterapia respiratoria que se van a mencionar a continuación ya han sido descritas en los **capítulos 20** y **21**, este capítulo se centrará en recomendaciones para adaptar las diferentes técnicas a la población pediátrica con FQ siguiendo el orden que habitualmente se utiliza durante las sesiones de fisioterapia respiratoria.

Una vez verificada la permeabilidad de las vías aéreas superiores y realizada la terapia inhalada correspondiente, se procederá al trabajo de la vía aérea inferior. Tal y como se ha mencionado previamente, el principal problema respiratorio al que se enfrentan las personas con FQ es el espesamiento de sus secreciones. Esto va a provocar una ventilación pulmonar heterogénea, que habrá que intentar normalizar mediante la realización de ejercicios inspiratorios lentos que potencien la llegada de aire al mayor número de territorios del pulmón.

Tras estos primeros ejercicios, se procederá a realizar alguna técnica espiratoria lenta para favorecer el drenaje de secreciones de las vías aéreas medias. Actualmente, no existe evidencia que respalde la superioridad de una técnica de drenaje bronquial frente a otra, por lo que se recomienda elegir la que mejor se adapte a las necesidades y preferencias de la persona con FQ y su entorno. Es habitual que, por su buena tolerabilidad y la autonomía que ofrece, el drenaje autógeno sea la técnica utilizada con más frecuencia, tanto en su versión activa como en su versión pasiva; es la que se denominará drenaje autógeno asistido (DAa). En ambos casos, lo que se pretende en la primera fase de la técnica es desplazar el volumen corriente más cerca del volumen residual, con el objetivo de optimizar el flujo espiratorio en las zonas medias del pulmón, y así favorecer la movilización de las secreciones hacia territorios más proximales. Tanto si se realiza de forma activa (DA), como si se efectúa de manera pasiva por un fisioterapeuta o por los familiares entrenados (DAa), la mayor dificultad en esta fase radica en conseguir desplazar el VC, ya que, para favorecer su confort, la persona con FQ tiende a desplazar de forma natural su VC hacia su capacidad pulmonar total. De ahí la necesidad de educar al paciente sobre la importancia de ir vaciando progresivamente el pulmón hasta que durante toda la espiración se oigan crujidos transmitidos a través de la boca. Otra de las principales barreras que dificulta este vaciado en pacientes colaboradores es la incorrecta apertura de la glotis, y de ahí la importancia de educar a la persona con FQ en el manejo correcto de su glotis con trucos como espirar con la boca en forma de «O» a la vez que se empaña un espejo. El momento del día en el que se recomienda realizar el drenaje de secreciones va a depender de las posibilidades del paciente, aunque podría resultar de interés observar las franjas horarias en las que de manera espontánea se produce una tos más productiva, y aprovechar alguno de esos momentos para realizarlo.

Si la persona afectada presenta signos de hiperinsuflación torácica, puede ser útil la utilización de cinchas semirrígidas a nivel costal durante el DA/DAa. Esas cinchas se colocan rodeando el tórax del paciente, y se fijan durante la espiración para colocar su caja torácica en una posición de mayor desinsuflación. Asimismo, la posición de la cincha favorece el acercamiento de las inserciones del diafragma, mejorando su biomecánica. Si se realiza correctamente la técnica de drenaje, lo habitual es que, conforme avance la sesión, la cincha se afloje y haya que volver a ajustarla.

Otro de los problemas habituales que se pueden encontrar durante la sesión de drenaje de secreciones pulmonares en esta primera fase de desplazamiento del VC hacia el VR es la aparición de sibilancias como consecuencia de la compresión dinámica de la vía aérea (esta situación será más frecuente cuanto más inflamada se encuentre la vía aérea del paciente). La principal forma de solventar este inconveniente suele ser introduciendo un dispositivo de presión espiratoria positiva (PEP) durante la sesión de drenaje. Como ya se ha mencionado en capítulos previos, existen varios tipos de dispositivos PEP: los oscilantes y los fijos. Aunque ambos son eficaces para desplazar los puntos de igual presión hacia zonas más proximales, para prevenir un estrechamiento prematuro de las vías aéreas, cuando se trabaja con pacientes hipersecretores, se suele optar por los PEP oscilantes por su efecto sobre el espesor de las secreciones. A la hora de adaptar estos dispositivos, la recomendación es que se regule la resistencia que ofrecen, de modo que al espirar a través de ellos se sigan escuchando los crujidos a través de la boca, pero disminuyan o desaparezcan las sibilancias. Lamentablemente, todavía no existen dispositivos PEP oscilantes para pacientes no colaboradores, por lo que en estos casos únicamente se podrá utilizar la máscara PEP.

Una vez que se haya conseguido vaciar el pulmón de forma óptima con las recomendaciones ofrecidas, la siguiente fase consistirá en ir moviendo progresivamente el VC hacia la capacidad pulmonar total para acompañar las secreciones movilizadas hacia la salida y terminar expectorando gracias a una técnica espiratoria rápida (tos o *huff*). Conforme las secreciones estén más cerca de la salida, se puede ir acelerando el flujo espiratorio para potenciar su movilización y expectoración. En el caso de que el paciente no sea capaz de expectorar y degluta las secreciones, esto no supone un problema, ya que el objetivo es evacuarlas del pulmón.

Durante la práctica del DA, será muy importante que la persona inspire lentamente por la nariz y realice una pausa postinspiratoria de entre 3 y 5 segundos, para dar tiempo al llenado del pulmón a través de las vías colaterales de una manera uniforme. En el caso del DAa, al tratarse de un paciente no colaborador, no se podrán incluir estos elementos.

Existe un rango de edad en el que las personas con FQ son demasiado jóvenes para colaborar, y demasiado pequeñas como para mantenerse en la misma posición durante toda la sesión. Es en este período cuando cobra especial relevancia el juego como elemento terapéutico. Son numerosos los juegos respiratorios que se pueden usar durante esta etapa, si bien no hay que olvidar el objetivo que se quiere conseguir con cada uno. A continuación, se citan algunos ejemplos de juegos que pueden ser útiles durante esta etapa de transición entre el DAa y el DA: desplazar trozos de papel de un sitio a otro espirando a través de una pajita, hacer burbujas dentro de un recipiente con agua a través de una pajita, soplar pelotas de poliespán o de pimpón a través de circuitos, usar rotuladores aerógrafos, respirar a través de instrumentos, saltar en camas elásticas, etc. Algo importante a la hora de elegir los juguetes es tener en cuenta que puedan desinfectarse correctamente. Asimismo, si el niño presenta hiperinsuflación, se le puede poner una cincha torácica mientras realiza juegos de soplar (en caso de ponerla, se recomienda no colocarla directamente sobre la piel para evitar rozaduras).

En algunos estudios se sugiere que la realización de ejercicio físico también favorece el drenaje de secreciones respiratorias. Asimismo, no habrá que olvidar incluir en la rutina semanal de fisioterapia respiratoria ejercicios de movilización de la caja torácica para evitar rigideces articulares, ya que esto dificultaría el drenaje de las secreciones más distales.

 Las técnicas de fisioterapia respiratoria más empleadas para el drenaje de la vía aérea inferior en población con FQ son:

- Técnicas inspiratorias lentas.
- DAa/DA (combinado con PEP oscilante).

FISIOTERAPIA RESPIRATORIA EN EL ASMA INFANTIL

El asma infantil es una enfermedad respiratoria caracterizada por la inflamación crónica de las vías aéreas asociada a la hiperreactividad del árbol bronquial ante determinados alérgenos o estímulos. Provoca una obstrucción del flujo aéreo espiratorio debido a la broncoconstricción, que suele ser reversible espontáneamente o con la administración de fármacos. Como consecuencia, se desencadenan episodios recurrentes de sibilancias, disnea, dificultad respiratoria, opresión torácica, tos e hipersecreción de moco. El resultado es una afectación progresiva de la calidad de vida, la capacidad de ejercicio y la función pulmonar de los niños, al tiempo que aumenta la carga familiar debido al absentismo escolar, las visitas a urgencias y los costes relacionados con la asistencia sanitaria. Su incidencia ha aumentado en los últimos años y actualmente se encuentra entre los problemas de salud pública más importantes a escala mundial. En España afecta al 10 % de la población infantil, y posee características que lo diferencian del asma del adulto, aunque los síntomas son similares.

En los niños, el asma puede ser difícil de diagnosticar, sobre todo antes de los 5 años, por lo que será necesario un marco clínico en el que el diagnóstico de asma sea el más probable y se hayan descartado otros diagnósticos menos frecuentes. Además, los factores pronósticos, como la edad en la que aparecen los síntomas, los antecedentes familiares de asma u otras enfermedades alérgicas, los episodios de bronquiolitis en el primer año y la hiperrespuesta bronquial permiten diagnosticar la evolución futura, y prever si el asma remitirá durante la niñez o si persistirá más tiempo.

 Los tres pilares del tratamiento del asma bronquial son:

- El tratamiento farmacológico.
- Las medidas de supervisión y control ambiental.
- Las terapias y estrategias no farmacológicas.

Dentro de las terapias y estrategias no farmacológicas, la fisioterapia respiratoria y la educación terapéutica adquieren su protagonismo. Las intervenciones desde la fisioterapia respiratoria tienen como objetivo el control de los signos y síntomas del asma, lograr una necesidad mínima (≤ 2 veces por semana) de medicación de rescate para el alivio de los síntomas, el mantenimiento de la función pulmonar y lograr unos niveles de actividad física óptimos. Paralelamente, los programas de educación se centran en la educación de la familia y del niño sobre la prevención y la evitación de los factores desencadenantes como el ejercicio físico, la exposición a alérgenos y contaminantes ambientales, cambios en el clima, fármacos o infecciones respiratorias.

La fisioterapia respiratoria se considera un componente esencial de los programas de rehabilitación respiratoria dirigida fundamentalmente a aquellos niños/adolescentes que padecen asma moderado o grave. La guía internacional *Global Initiative for Asthma* (GINA), incluye la fisioterapia respiratoria en su lista de tratamientos eficaces para el manejo del asma (grado de recomendación B), y recomienda la incorporación de programas de ejercicios respiratorios coadyuvantes a los tratamientos farmacológicos para incrementar la calidad de vida y reducir los síntomas (grado de recomendación A). La fisioterapia respiratoria debe enseñarse y aprenderse durante las fases estables de la enfermedad, donde los síntomas son menos relevantes y críticos, para así optimizar su eficacia en situaciones de agudización. Dentro del amplio abanico de técnicas empleadas en la fisioterapia, se hará referencia a aquellas encaminadas al drenaje de las secreciones bronquiales y aquellas cuyo objetivo es reeducar el patrón ventilatorio.

Las técnicas de permeabilización de las vías aéreas pretenden paliar las consecuencias ocasionadas por la obstrucción bronquial, como el aumento de la inflamación y el edema de la pared bronquial, que a su vez ocasionan un incremento de la secreción mucosa, su viscoelasticidad, adhesión y deshidratación que dificultan aún más su transporte. Al facilitar la eliminación de las secreciones, aumenta la capacidad pulmonar, se optimiza el intercambio gaseoso, y aumenta la tolerancia al ejercicio y la calidad de vida, logrando así una reducción de la progresión de la enfermedad y una menor frecuencia de aparición de crisis y síntomas. Las técnicas con predominio del flujo espiratorio y las técnicas instrumentales mejoran la higiene bronquial, mediante la vibración y/o el efecto PEP. Sin embargo, se recomienda elegir la técnica con el menor efecto sobre la constricción de las vías respiratorias. (v. **Caps. 20** y **21** para conocer las técnicas de fisioterapia respiratoria encaminadas al drenaje de secreciones.)

 Las técnicas ventilatorias más empleadas para la reeducación del patrón ventilatorio son:

- Ejercicios respiratorios:
  - Ventilación dirigida abdomino-diafragmática.
  - Ventilación dirigida costal inferior.
  - Ventilación dirigida costal superior.
  - Ventilación a labios fruncidos.
- Técnica respiratoria Buteyko.
- Yoga: Papworth o *pranayama*.

Los ejercicios respiratorios tienen como principal objetivo la reeducación de la respiración, para conseguir una mejora en la percepción, y el control de la hiperventilación y de la hiperinsuflación acaecidas durante las exacerbaciones del paciente asmático.

De estas diferentes modalidades, la más estudiada es la técnica Buteyko, seguida por la ventilación dirigida abdominodiafragmática, el método Papworth y la respiración *pranayama*. En todas estas técnicas, se combina la respiración nasal, el patrón respiratorio diafragmático, las apneas al final de la espiración y la hipoventilación. Concretamente, el método Buteyko intenta reducir la hiperventilación fomentando la respiración nasal superficial o lenta, la contención de la respiración al final de la espiración, y la reducción al mínimo de los suspiros y bostezos relacionados con la respiración a alto volumen (**Fig. 40-1**). En este sentido la reducción de los niveles de dióxido de carbono (CO_2) al final de la espiración aumenta la resistencia de las vías aéreas a la histamina en personas con hiperreactividad bronquial, disminuyendo los efectos de la hipocapnia y los síntomas relacionados con el asma. Por otro lado, entre los métodos no centrados en disminuir la hiperventilación se encuentran las técnicas respiratorias del yoga, que suelen fomentar la ralentización y regularización de la respiración mediante la prolongación de la fase espiratoria, la potenciación de la respiración abdominodiafragmática y la imposición de resistencia en ambas fases del ciclo respiratorio. Por último, las técnicas encaminadas a disminuir la hiperinsuflación incluyen la respiración a labios fruncidos y las inspiraciones abreviadas. Actualmente, no existe evidencia de la superioridad de una técnica frente a otra, por lo que se recomienda escoger la que más se adapte al paciente según su autonomía, adherencia, preferencia, etc.

> **!** Dentro de los beneficios reportados tras la aplicación de los ejercicios respiratorios destaca la mejora del control del asma al reducir los síntomas (grado de recomendación B), la reducción de los niveles de ansiedad y depresión, así como la mejora de la calidad de vida relacionada con la salud, sobre todo en asma grave y/o mal controlado. Sin embargo, la evidencia es insuficiente para determinar su efecto sobre la reducción del uso de medicación de rescate en niños asmáticos.

La figura del fisioterapeuta en la realización de estos ejercicios es fundamental, sobre todo en los pacientes de menor edad, debido a su mayor dificultad para controlar el patrón respiratorio, el modo nasal y el ritmo de las respiraciones. Se recomienda que los ejercicios se realicen 2-3 veces por semana con una duración de 10-20 minutos, incorporándolos a la rutina diaria de tratamiento de la enfermedad. Durante su aprendizaje, se debe enfatizar la correcta mecánica ventilatoria (identificar y diferenciar el movimiento del diafragma y de la parrilla costal, y disminuir las compensaciones de la musculatura accesoria), y no la profundidad de la respiración, ya que este aspecto podría exacerbar el broncoespasmo. Además, se ha demostrado que los ejercicios respiratorios son simples y fáciles de realizar, con escasos efectos adversos, como dolor de cabeza y aumento de las secreciones bronquiales. Como contraindicaciones/precauciones, hay que tener en cuenta la hipertensión, los problemas de corazón, la epilepsia y los

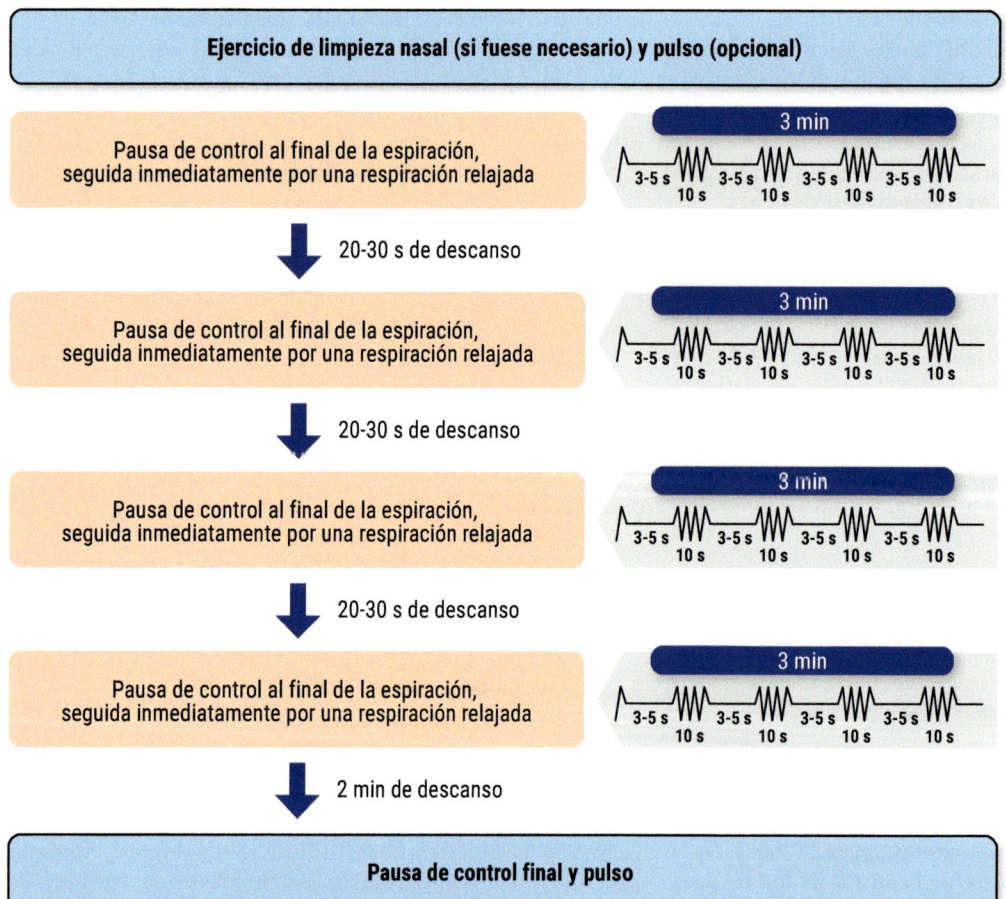

Figura 40-1. Ejemplo de secuencia de la técnica Buteyko para asma grave.

aneurismas arteriales a la hora de realizar una apnea al final de la fase espiratoria.

FISIOTERAPIA RESPIRATORIA PARA LAS BRONQUIECTASIAS NO DERIVADAS DE LA FIBROSIS QUÍSTICA EN LA EDAD PEDIÁTRICA

Las bronquiectasias (BQ) son anomalías estructurales de los bronquios caracterizadas por una dilatación anómala en la que el tejido elástico y muscular de la vía aérea es destruido por inflamaciones e infecciones agudas o crónicas (**Fig. 40-2**). La dilatación bronquial genera una disminución de la velocidad del aire en la zona de la BQ y, en consecuencia, una peor movilización de secreciones. Este estancamiento de las secreciones en las vías aéreas inferiores empeora el estado inflamatorio favoreciendo el desarrollo de infecciones y provocando un daño pulmonar progresivo (hipótesis del círculo vicioso de Cole) (**Fig. 40-3**). Aunque tradicionalmente las BQ se definen como dilataciones irreversibles, en estudios más recientes en población pediátrica se ha demostrado que, en estadios iniciales, su aparición se puede prevenir o incluso se pueden curar tratando la causa subyacente de forma precoz y eficaz.

Existe una amplia variedad de etiologías que pueden provocar las BQ, aunque las posinfecciosas siguen siendo las más comunes.

 Las principales causas de BQ en la edad pediátrica son:

- Infección respiratoria grave de las vías aéreas inferiores.
- Microaspiraciones recurrentes (secundarias a disfunción de la deglución).
- Aspiración de cuerpos extraños.
- Inmunodeficiencia e infecciones en patologías respiratorias con un deficiente aclaramiento mucociliar (FQ, discinesia ciliar primaria).

El diagnóstico de las BQ en la población pediátrica presenta algunas limitaciones, ya que la definición radiológica de la BQ se realiza mediante tomografía computarizada de alta resolución utilizando parámetros que provienen de estudios realizados en adultos y no son siempre extrapolables a la población infantil. En concreto, los criterios diagnósticos clave son el aumento del diámetro del bronquio por encima

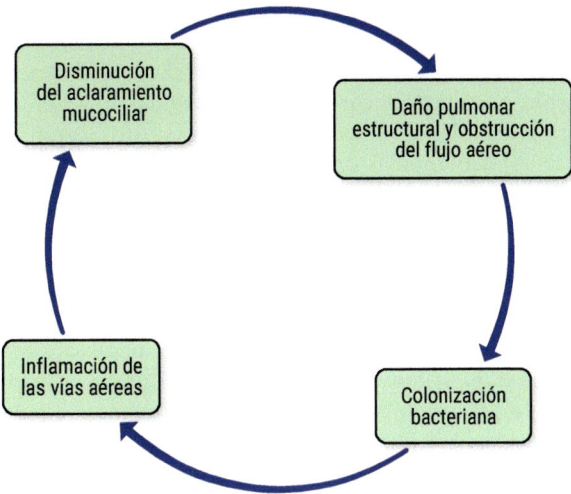

Figura 40-3. Fisiopatología de las bronquiectasias: círculo vicioso de Cole.

del de la arteria adyacente, o bien la visualización de bronquios a menos de 1 cm de la superficie pleural, aunque estos cambios pueden verse influenciados por los cambios morfológicos vinculados a la edad. Por este motivo, se cree que las BQ en la edad pediátrica pueden estar infradiagnosticadas. En consecuencia, su incidencia y prevalencia no se conocen con exactitud, y son menores en los países desarrollados debido al desarrollo de los programas de vacunación infantil, a las mejoras en el tratamiento antituberculoso y al uso precoz de antibioticoterapia en las infecciones pulmonares. Estudios realizados en Finlandia y Nueva Zelanda sitúan la prevalencia de las BQ en menores de 18 años entre 0,5 y 3,7/100.000 habitantes, respectivamente.

 Los tratamientos para el manejo de las BQ tienen como objetivos:

- Tratar la causa.
- Favorecer el drenaje de secreciones respiratorias.
- Controlar la inflamación pulmonar.
- Prevenir y tratar la infección respiratoria.

La fisioterapia respiratoria y el ejercicio físico son dos aspectos clave del manejo no farmacológico de las BQ. En el caso de que exista una patología respiratoria hipersecretora subyacente, es recomendable realizar ejercicios para ventilar y permeabilizar las vías aéreas con el fin de prevenir la aparición de BQ. Asimismo, una vez realizado el diagnóstico, es recomendable realizar sesiones de drenaje de secreciones diarias.

En cuanto a las técnicas de fisioterapia respiratoria, pueden extrapolarse las recomendaciones mencionadas en el anterior apartado dedicado a la FQ. Dependiendo de la etiología, la afectación puede darse en una zona muy concreta del pulmón o estar más extendida, y esto condicionará la elección de las técnicas de fisioterapia respiratoria. Cuando las BQ estén muy localizadas en una parte concreta del pulmón, se recomienda aplicar los conocimientos asociados a las diferencias de ventilación regional de cara a optimizar

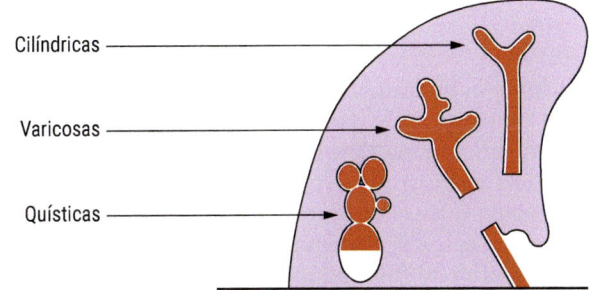

Figura 40-2. Tipos de bronquiectasias.

tanto la entrada como la salida de aire en la zona afectada, cobrando especial relevancia las técnicas con diana unipulmonar que se realizan en decúbito lateral como el ejercicio a débito inspiratorio controlado o la espiración lenta total con glotis abierta en infralateral (ELTGOL). Según Guy Postiaux, debido a las características del sistema respiratorio en la edad pediátrica, el ejercicio a débito inspiratorio controlado puede comenzar a utilizarse a partir de los 4 años, mientras que los mayores beneficios posturales de la ELTGOL se obtendrán a partir de los 8-12 años. En el caso de realizar técnicas como la ELTGOL, en las que se ejerce una presión considerable en la zona abdominal, será especialmente importante realizar la sesión de drenaje en ayunas o 2 horas después de la ingesta, para evitar favorecer el reflujo gastroesofágico y potenciar así el componente inflamatorio.

> ! En el caso de las BQ muy localizadas, hay que recordar favorecer el llenado y el vaciado de la zona a tratar jugando con la posición corporal.

FISIOTERAPIA RESPIRATORIA PARA LA DISCINESIA CILIAR PRIMARIA EN LA EDAD PEDIÁTRICA

La discinesia ciliar primaria (DCP) es una enfermedad genética inusual que afecta principalmente al sistema respiratorio. Actualmente, se conocen 40 genes cuya mutación puede causar la enfermedad. Las mutaciones de estos genes hacen que los cilios no se muevan correctamente, dificultando el drenaje de las secreciones. Como consecuencia, las secreciones bronquiales se acumulan en las vías aéreas provocando infecciones recurrentes, lo que puede desembocar en la aparición de BQ y el consiguiente deterioro de la capacidad pulmonar.

Se calcula que la DCP tiene una prevalencia de 1:10.000-20.000 nacidos vivos, aunque es probable que esté subestimada. Aproximadamente el 50% de las personas con DCP tienen los órganos en espejo (en el lado contrario al habitual), lo que se denomina síndrome de Kartagener. En este último caso, las personas afectadas pueden presentar afecciones congénitas cardíacas asociadas.

La historia clínica es fundamental para el diagnóstico, ya que el problema de movilidad de los cilios está presente desde el nacimiento, pudiendo dar lugar a BQ de causa inicialmente desconocida. Lo habitual es que en una primera fase se descarten alergias, inmunodeficiencias o FQ. Otra herramienta de la que se dispone para el diagnóstico es la escala predictiva PICADAR, en la que una puntuación > 5 unida a cifras bajas en la medición del óxido nítrico exhalado suele ser indicativo de DCP. Por otro lado, la realización de un estudio diagnóstico completo incluye: frecuencia y patrón del batido ciliar, microscopia electrónica, cultivo celular, inmunofluorescencia y estudios genéticos.

> ! El tratamiento actual de la DCP incluye la realización de fisioterapia respiratoria, el ejercicio físico y la antibioterapia para tratar las infecciones respiratorias recurrentes.

La fisioterapia respiratoria diaria es el principal pilar en el manejo de la DCP desde el momento del nacimiento, especialmente las técnicas dirigidas a movilizar las secreciones que se quedan estancadas debido a los problemas de movilidad de los cilios. En ausencia de evidencias específicas sobre la fisioterapia respiratoria en el manejo de la DCP, se suelen extrapolar las recomendaciones vistas en otras patologías como la FQ o las BQ. Aunque en un principio para esta patología se recomienda realizar dos sesiones de fisioterapia respiratoria de 20-30 minutos de duración cada una, en el caso de exacerbaciones respiratorias lo ideal es aumentar este tiempo para evacuar el mayor acúmulo de secreciones (estas recomendaciones sobre las exacerbaciones pueden aplicarse también en personas con FQ y BQ).

Asimismo, al tratarse de una afectación generalizada, es recomendable la realización de fisioterapia respiratoria en diferentes posiciones (sentado, en decúbito supino con la cabeza ligeramente elevada o en ambos decúbitos laterales), insistiendo especialmente en las zonas donde se encuentren las BQ. Debido a las otitis recurrentes, también puede ser interesante en este perfil de pacientes la realización de técnicas pasivas, como la desobstrucción rinofaríngea retrógrada, o activas, como la nasoaspiración activa, que permiten eliminar las secreciones del *cavum*.

EJERCICIO TERAPÉUTICO EN ENFERMEDADES PULMONARES HIPERSECRETORAS E INFECCIOSAS EN LA EDAD PEDIÁTRICA

El ejercicio terapéutico engloba la prescripción de un programa de actividad física que involucra al paciente en la tarea voluntaria de realizar una contracción muscular o un movimiento corporal con el objetivo de aliviar los síntomas, mejorar la función o tan solo frenar el deterioro de su salud.

En España, la prevalencia de exceso de peso infantil se sitúa en torno al 30-35%, lo que se asocia a un estilo de vida sedentario y a menores niveles de actividad física, representando un factor de riesgo para agravar los síntomas de las enfermedades respiratorias hipersecretoras infantiles. El descenso de los niveles de actividad física se correlaciona con la intolerancia al ejercicio y con la debilidad muscular, representa un parámetro clínico de importancia creciente relacionado con la morbimortalidad, y es un factor predictor clave para el pronóstico de la enfermedad y su supervivencia.

Del mismo modo, el índice de masa corporal y la fuerza muscular actúan como predictores de la capacidad cardiorrespiratoria, y existe una fuerte correlación con el descenso de la función pulmonar.

Por tanto, la actividad física representa un factor de riesgo modificable que desempeña un papel esencial en el crecimiento y el desarrollo saludables de niños y adolescentes. Comprender el papel de la actividad física, el índice de masa corporal y el ejercicio terapéutico en el desarrollo de las enfermedades respiratorias hipersecretoras ayudará a desarrollar intervenciones específicas, y a guiar el tratamiento en niños y adolescentes.

> El ejercicio terapéutico es la piedra angular de los programas de rehabilitación respiratoria, que constituyen una intervención integral basada en una evaluación exhaustiva del paciente y en intervenciones adaptadas. Las intervenciones incluyen el entrenamiento muscular periférico y de los músculos respiratorios, entre otras, y están diseñadas para mejorar la condición física y la salud en los pacientes con enfermedades respiratorias. Los programas de ejercicio físico deben tener un enfoque multidisciplinar, que incluya supervisión médica, tratamiento nutricional y psicosocial, estrategias de autocontrol y técnicas de eliminación de la mucosidad, adaptadas a cada paciente.

Las limitaciones fisiológicas durante el ejercicio físico se manifiestan cuando el niño ya no es capaz de mantener el trabajo necesario para cumplir una determinada tarea, pese a su motivación. Estas limitaciones pueden deberse a algunas causas, entre las que destacan: el fallo en la capacidad metabólica del músculo, la incapacidad del sistema cardiovascular o respiratorio para suministrar el suficiente oxígen o la eliminación del CO_2, dando lugar a una acidosis intolerable, que supondrá el cese de la actividad. Además, en los niños y adolescentes afectados con enfermedades respiratorias hipersecretoras de carácter obstructivo, se producen cambios estructurales en la caja torácica derivados de la hiperinsuflación y del fallo de la mecánica ventilatoria que limitan la práctica de ejercicio físico (**Fig. 40-4**). Concretamente, el asma infantil se caracteriza por una menor tolerancia al ejercicio, debido a que los síntomas se pueden desencadenar durante la práctica de ejercicio físico y/o a los cambios funcionales derivados de la sobrecarga mecánica de la musculatura respiratoria, como el debilitamiento e hipertrofia adaptativa, causados por la hiperinsuflación pulmonar. El ejercicio físico es un desencadenante habitual de broncoconstricción en los niños asmáticos, pero el mal control,

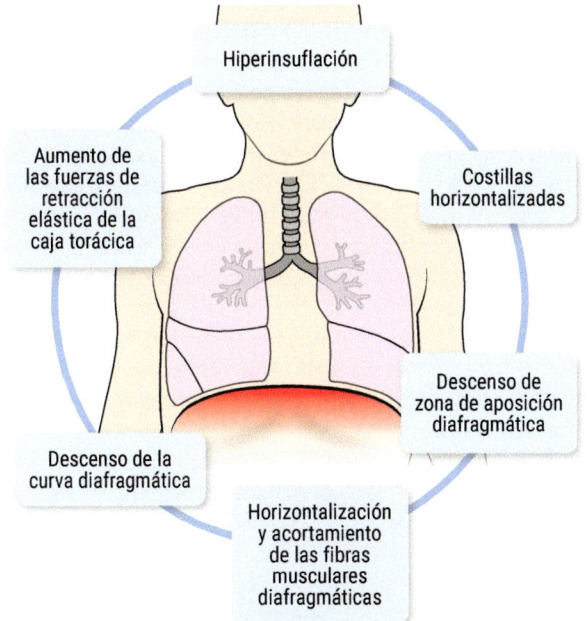

Figura 40-4. Consecuencias de la hiperinsuflación pulmonar.

la gravedad o la exposición a la contaminación atmosférica podrían ser factores contribuyentes.

En las últimas décadas, el ejercicio terapéutico se ha aplicado como terapia habitual dentro del cuidado de los niños y adolescentes con enfermedades respiratorias hipersecretoras, debido a los beneficios reportados sobre los signos y síntomas clínicos, la gravedad de la enfermedad, la frecuencia y gravedad de las exacerbaciones, la capacidad aeróbica, la fuerza muscular, la función pulmonar, la reducción de la disnea y la mejora en la calidad de vida. Concretamente, el ejercicio terapéutico de tipo aeróbico incrementa la tolerancia al ejercicio a través del aumento de la fuerza muscular, la resistencia de los músculos respiratorios y el consumo de oxígeno máximo, consiguiendo una mayor tasa de recuperación tras el ejercicio, reduciendo la concentración de lactato y aliviando la disnea durante el ejercicio. Además, el entrenamiento aeróbico de tipo interválico ha demostrado ser superior en las mejoras obtenidas en la calidad de vida y la capacidad de ejercicio en el asma infantil, y su combinación con el entrenamiento de los músculos respiratorios tiene efectos significativos sobre la función pulmonar. Las mayores mejoras parecen observarse en los sujetos más jóvenes y desentrenados, cuya actividad requiere la interacción del metabolismo aeróbico y anaeróbico, probablemente debido a la mayor plasticidad neural y el aprendizaje motor.

Con respecto a la función inmunológica, el ejercicio terapéutico se ha descrito como un modulador del sistema inmunitario al originar efectos antiinflamatorios derivados de la liberación de mediadores como citocinas y quimiocinas. Por otro lado, el entrenamiento de fuerza produce estímulos osteogénicos que pueden ayudar a maximizar el capital mineral óseo durante las primeras etapas de la vida, pudiendo tener un efecto directo sobre la masa ósea, reduciendo así el riesgo futuro de osteoporosis y fracturas. Asimismo, la práctica de ejercicio supone un mayor gasto energético que contribuye al aumento del apetito, lo que favorece el control de la diabetes, mejorando el estado nutricional y generando una imagen corporal más positiva en los niños y adolescentes con FQ. Otros beneficios reportados en esta línea son la mejora del control glucémico incrementando la sensibilidad a la insulina y reduciendo la inflamación sistémica. Por último, el ejercicio terapéutico tiene efectos directos sobre la calidad de vida, ya que mejora la participación en las actividades de la vida diaria y la integración social, reduce síntomas como la ansiedad y la depresión, ofrece mayores reportes de sensación de bienestar, y fomenta el crecimiento y el desarrollo físico y cognitivo.

Los riesgos que conlleva la práctica de ejercicio terapéutico, y que deben considerarse a la hora de adaptar y diseñar un programa de entrenamiento en niños y adolescentes con enfermedades respiratorias hipersecretoras, son: la deshidratación, que puede conllevar la pérdida excesiva de sal, generando una broncoconstricción que puede desencadenar una hipoxemia relacionada con el ejercicio, la hipoglucemia en pacientes con diabetes, las fracturas espontáneas causadas por la baja densidad mineral ósea, la presencia de tos excesiva durante el transcurso de la práctica física, el daño muscular, las arritmias cardíacas, la hemoptisis y el aumento de la disnea. Los niños con altos niveles de actividad física pueden presentar una mayor broncoconstricción inducida por el ejercicio y/o por una mayor exposición a la contaminación atmosférica. Para paliar estos efectos adversos, se recomienda realizar una planificación individual del ejercicio basada en la historia clínica, la exploración física y otras evaluaciones, incluidas las pruebas de esfuerzo cardiopulmonar, junto con la recomendación de realizar una ingesta adecuada de líquidos y sal cuando se hace ejercicio a altas temperaturas, y un aprendizaje del control de la hipoglucemia mediante la ingesta de carbohidratos, y/o el ajuste de las dosis de insulina antes o durante el ejercicio. Se recomienda también que los niños y adolescentes que presentan asma inducido por el ejercicio utilicen un broncodilatador de acción rápida antes de iniciar el entrenamiento, además de realizar un calentamiento progresivo previo. En entornos clínicos donde los niños entrenan juntos, existe el riesgo de contaminación cruzada, por lo que será necesario aplicar medidas como la segregación según patógeno, higiene de las manos frecuente, así como la limpieza y desinfección exhaustivas del entorno. Pese a las reacciones adversas documentadas, el ejercicio terapéutico representa una modalidad segura en niños y adolescentes con enfermedades respiratorias hipersecretoras, debido a que esos riesgos son prevenibles y controlables.

El niño se diferencia del adulto en cuanto a su sistema cardiorrespiratorio, su potencial enzimático y su capacidad de recuperación. La adaptación cardiorrespiratoria al ejercicio es más rápida en el niño, debido a la mayor eficacia del sistema circulatorio, a una mejor adaptación muscular y a la elevada actividad oxidativa, por lo que se producen efectos y progresos más claros utilizando menores cargas (**Fig. 40-5**).

La adaptación correcta al entrenamiento va a depender de la capacidad del niño y de las características de la carga, por lo que una carga bien dosificada y adaptada constituye un estímulo biológico favorable en la fase de crecimiento, maduración y desarrollo, así como para el mantenimiento de una actitud corporal correcta.

> **!** El éxito de todo proceso de entrenamiento dependerá de la adaptación del niño al rendimiento, de la programación, la planificación y periodización del entrenamiento, y de los sistemas de entrenamiento que se utilicen.
> En cuanto a las adaptaciones sufridas por los músculos esqueléticos tras un período de entrenamiento, los programas pueden ir orientados a la mejora de la función cardiovascular, la fuerza o resistencia muscular, la flexibilidad o coordinación.

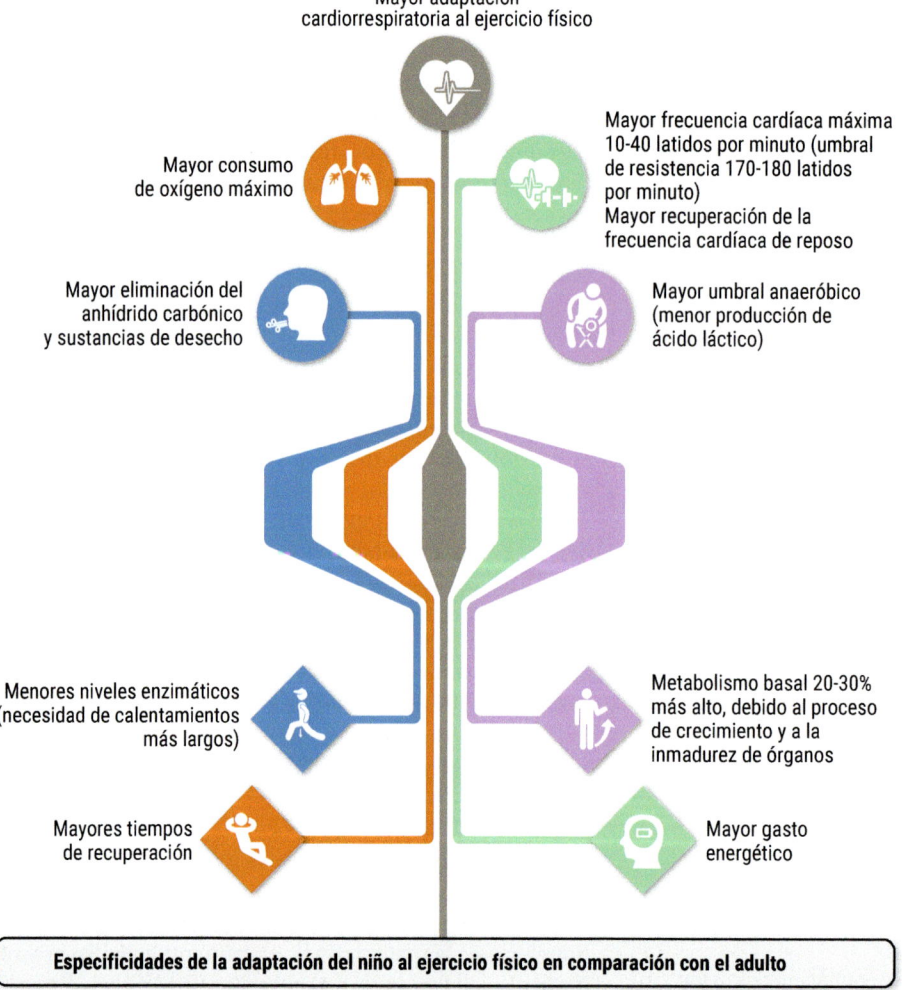

Mayor adaptación cardiorrespiratoria al ejercicio físico

Mayor consumo de oxígeno máximo

Mayor frecuencia cardíaca máxima 10-40 latidos por minuto (umbral de resistencia 170-180 latidos por minuto)
Mayor recuperación de la frecuencia cardíaca de reposo

Mayor eliminación del anhídrido carbónico y sustancias de desecho

Mayor umbral anaeróbico (menor producción de ácido láctico)

Menores niveles enzimáticos (necesidad de calentamientos más largos)

Metabolismo basal 20-30% más alto, debido al proceso de crecimiento y a la inmadurez de órganos

Mayores tiempos de recuperación

Mayor gasto energético

Especificidades de la adaptación del niño al ejercicio físico en comparación con el adulto

Figura 40-5. Especificidades de la adaptación del niño al ejercicio físico en comparación con el adulto.

> ! Los riesgos derivados de la práctica de ejercicio físico son prevenibles si se respetan ciertas directrices, como las medidas de seguridad del entorno y el equipamiento, la progresión e individualización de la dosis, la correcta enseñanza de la técnica y su adaptación según medidas antropométricas y el nivel de aptitud física, y sobre todo la constante supervisión.

No se dispone de la evidencia suficiente para determinar las pautas y los componentes óptimos de entrenamiento para maximizar las adaptaciones en estos pacientes, y es probable que una combinación de ejercicio aeróbico y de fuerza sea la fórmula más efectiva. Entre los inconvenientes derivados del entrenamiento aeróbico de carga constante en la población infantil, destacan la falta de motivación, la tasa de retención de CO_2, la disnea, la desaturación y la debilidad muscular extrema. Debido a la dureza del esfuerzo que lo caracteriza, este tipo de ejercicio debe realizarse a partir de los 13-14 años. En niños y adolescentes con mayor gravedad de la enfermedad y que no pueden realizar ejercicio aeróbico a intensidad moderada, el entrenamiento interválico podría ser una alternativa atractiva debido a su mayor variabilidad, especificidad y diversidad. Por último, cabe destacar la importancia del trabajo de fuerza en los jóvenes, debido a su estrecha relación con las habilidades y destrezas motrices. Con este tipo de entrenamiento se obtienen ciertas mejoras en la fuerza máxima y en la resistencia muscular, dependiendo de las distintas modalidades de entrenamientos de fuerza.

El entrenamiento aeróbico en los niños debe planificarse a largo plazo y organizarse de manera individual, progresando desde los ejercicios cortos a los largos, de las ejecuciones intermitentes a las continuas y de tiempos de trabajo cortos a largos. Se aconseja realizar actividades de carácter lúdico que engloben todas las regiones corporales de forma equilibrada, e ir progresando gradualmente. El aumento de la carga se debe realizar en primer lugar mediante aumentos de la frecuencia, seguido de aumentos del volumen, una disminución del tiempo de recuperación y, por último, aumentar la intensidad.

> ! A medida que se incrementen la competencia técnica, la confianza, la fuerza muscular y el dominio de las habilidades motoras, la carga y la complejidad del programa de entrenamiento, deberían incrementarse con el propósito de salvaguardar la seguridad, la adherencia, mejorar el rendimiento, reducir el aburrimiento y garantizar la consecución de los objetivos propuestos. Para ello, es aconsejable que el niño participe en una amplia gama de actividades deportivas que garanticen la motivación, la disposición y la autonomía, huyendo de la especialización precoz, los modelos estereotipados, tecnicismos exhaustivos y los esquemas rígidos, para así evitar el menor número de abandonos.

Se recomienda que la estructura de la sesión siga el modelo tradicional: calentamiento, parte principal y vuelta a la calma. El calentamiento en los niños adquiere una gran importancia, y debe incluir actividades aeróbicas de baja-moderada intensidad que favorezcan la enseñanza de la buena ejecución de los ejercicios y faciliten el rendimiento posterior, y los calentamientos deben ser más largos para estimular la activación del potencial enzimático. Del mismo modo, la vuelta a la calma se menosprecia, y desempeña un papel fundamental en los niños, ya que acumulan mayor fatiga que los adultos y por ello requieren mayores tiempos de recuperación.

Según las recomendaciones de la Organización Mundial de la Salud (OMS), para promover y mantener un buen estado de salud, los niños y adolescentes de 5 a 17 años deben practicar al menos 60 minutos diarios de actividad física de intensidad moderada-intensa. En este sentido, se recomienda la realización del ejercicio terapéutico durante un tiempo de 20-30 minutos al día, 3-5 días a la semana. Los programas de más de 8 semanas son los más eficaces, pero al tratarse de enfermedades crónicas deberían prolongarse a largo plazo para afianzar y mantener las adaptaciones fisiológicas adquiridas. Los programas de natación han demostrado su eficacia a nivel ventilatorio en esta población; sin embargo, el uso de la cama elástica se desaconseja debido al alto riesgo de lesiones. El modelo de cuidado domiciliario ha cobrado fuerza en los últimos años, ya que supone una alternativa de menor coste, de fácil implementación y de mayor accesibilidad, así como una alternativa para plantear actividades físicas junto con familiares y amigos. En este sentido, han demostrado tener una eficacia similar a los programas de entrenamiento intrahospitalarios e incluso el mantenimiento de los efectos a largo plazo (**Tabla 40-1**).

> ! A la hora de diseñar protocolos de entrenamiento, los clínicos deberán tener en cuenta factores relacionados con la propia enfermedad, edad, apoyo social, capacidades y habilidades, así como la autoestima y la motivación, para facilitar así la participación eficaz a largo plazo.

Entrenamiento de los músculos respiratorios

En relación con las posibles adaptaciones musculares documentadas en esta población, se ha observado un mayor trabajo de la musculatura respiratoria en torno a un 40 % del volumen consumido de oxígeno total, en comparación con un 10-15 % obtenido en individuos sanos, lo que favorece su hipertrofia. El estado de la musculatura respiratoria expresado en presiones máximas se encuentra por debajo de lo esperado según la edad, y tiene como principal consecuencia el aumento de la disnea y de los niveles de CO_2 durante el ejercicio físico. Además, esta alteración de la función de los músculos inspiratorios se correlaciona con una mayor afectación pulmonar e hiperinsuflación, y se asocia intensamente a bajos niveles de rendimiento físico. En los niños y adolescentes con enfermedades respiratorias hipersecretoras, la debilidad de la musculatura respiratoria puede ser consecuencia del uso prolongado de esteroides, del proceso inflamatorio y/o de la disminución de la capacidad de ejercicio. Además, la broncoconstricción inducida por el ejercicio, así como la que es crónica en asmáticos, se asocia a un mayor trabajo de los músculos inspiratorios; sin embargo, los estudios sobre los efectos del entrenamiento de los músculos respiratorios en esa población son limitados. Los profesionales sanitarios

Tabla 40-1. Recomendaciones generales para el entrenamiento físico		
	Pacientes con moderada afectación de la capacidad pulmonar	**Pacientes con grave afectación de la capacidad pulmonar**
Actividades recomendadas	Ciclismo, senderismo, caminar, ejercicios aeróbicos, correr, remo, tenis, natación, entrenamiento de fuerza, escalada, patinaje	Cicloergómetro, caminar, ejercicios de fortalecimiento, gimnasia, actividades de la vida diaria
Método	Interválico y constante	Interválico
Frecuencia	3-5 días/semana	5 días/semana
Duración	30-40 min	20-30 min
Intensidad	70–85 % FC máxima; 60–80 % VO$_2$ pico	60–80 % FC máxima; 50–70 % VO$_2$ pico
Oxígeno suplementario	Si SatO$_2$ < 90 %	Si SatO$_2$ < 90 %
Actividades prohibidas	Buceo, submarinismo	Buceo, submarinismo, senderismo a alta altitud

FC: frecuencia cardíaca; SatO$_2$: saturación de oxígeno; VO$_2$: volumen consumido de oxígeno.

deben considerar el uso del entrenamiento muscular respiratorio caso por caso.

La musculatura respiratoria puede entrenarse siguiendo los mismos principios de sobrecarga y especificidad, para producir adaptaciones que permitan mejorar la fuerza y la resistencia mediante dispositivos resistivos externos o de carga umbral (v. **Cap. 19** *Entrenamiento de la musculatura respiratoria*). Algunos estudios han demostrado que el entrenamiento muscular respiratorio mejora la fuerza y la resistencia de los músculos respiratorios, los síntomas como la disnea, el pico de flujo espiratorio, y algunos aspectos de la calidad de vida relacionada con la salud en niños y adolescentes con limitación crónica del flujo aéreo. El entrena-

miento de la musculatura inspiratoria puede utilizarse junto con los programas de rehabilitación pulmonar convencional para mejorar el mantenimiento del efecto del entrenamiento.

Ejemplo de un programa de entrenamiento de la musculatura inspiratoria en adultos con asma:

- 5 días, 30 min/día, mínimo de 6 semanas.
- Intervalos de 2 minutos de trabajo, 1 minuto de recuperación.
- 40-60 % de presión inspiratoria máxima (mínimo 30 %).
- Reevaluar la presión inspiratoria máxima cada semana y ajustar las cargas.

PUNTOS CLAVE

- En las enfermedades pulmonares hipersecretoras, la fisioterapia respiratoria es una de las piedras angulares del tratamiento diario. Es importante incluir ejercicios que favorezcan la ventilación de todas las áreas del pulmón, así como la movilización de secreciones, tanto de la vía superior como de la inferior, y la flexibilización de la caja torácica. La realización y la coordinación correctas de la terapia inhalada con las técnicas de drenaje de secreciones es fundamental para optimizar los resultados de estas.
- El ejercicio terapéutico es una herramienta infrautilizada y un magnífico vehículo que favorece el desarrollo físico en la

infancia y adolescencia. Aunque la evidencia sobre los efectos de esta terapia en enfermedades pulmonares hipersecretoras e infecciosas en la edad pediátrica es limitada, se debería prescribir de forma habitual debido a sus efectos beneficiosos de carácter psicosocial y sobre la capacidad aeróbica, así como por el hecho de no presentar efectos adversos adicionales.

- En ambos tipos de intervenciones, es fundamental tener en cuenta las necesidades y las preferencias de la persona y su entorno, de cara a favorecer una mejor adherencia.

BIBLIOGRAFÍA

Bruurs ML, van der Giessen LJ, Moed H. The effectiveness of physiotherapy in patients with asthma: a systematic review of the literature. Respir Med. 2013 Apr;107(4):483-94.

Burtin C, Hebestreit H. Rehabilitation in patients with chronic respiratory disease other than chronic obstructive pulmonary disease: exercise and physical activity interventions in cystic fibrosis and non-cystic fibrosis bronchiectasis. Respiration. 2015;89(3):181-9.

Dwyer TJ, Daviskas E, Zainuldin R, et al. Effects of exercise and airway clearance (positive expiratory pressure) on mucus clearance in cystic fibrosis: a randomized crossover trial. Eur Respir J. 2019;53(4):1801793.

Emirza C, Aslan GK, Kilinc AA, Cokugras H. Effect of expiratory muscle training on peak cough flow in children and adolescents with cystic fibrosis: A randomized controlled trial. Pediatr Pulmonol. 2021;56(5):939-47.

Hebestreit H, Arets HGM, Aurora P, et al. Statement on exercise testing in cystic fibrosis. Respiration. 2015;90:332-51.

Horani A, Ferkol TW. Understanding Primary Ciliary Dyskinesia and Other Ciliopathies. J Pediatr. 2021;230:15-22.e1.

Jiang J, Zhang D, Huang Y, Wu Z, Zhang W. Exercise rehabilitation in pediatric asthma: a systematic review and network meta-analysis. Pediatric Pulmonology. 2022;57:2915-27.

Lee AL, Button BM, Tannenbaum EL. Airway-Clearance Techniques in Children and Adolescents with Chronic Suppurative Lung Disease and Bronchiectasis. Front Pediatr. 2017;5.

Lu K, Sidell M, Li X, Rozema E, et al. Self-Reported Physical Activity and Asthma Risk in Children. J Allergy Clin Immunol Pract. 2022 Jan;10(1):231-9.e3.

Nowobilski R, Plaszewski M, Wloch T, Mika P, Gajewski P, Brożek JL. Physiotherapy in asthma--seeking consensus. J Asthma. 2013 Aug;50(6):681-6.

Ong T, Ramsey BW. Cystic Fibrosis. JAMA. 2023;329(21):1859.

Radtke T, Nevitt SJ, Hebestreit H, Kriemler S. Physical exercise training for cystic fibrosis. Cochrane Database Syst Rev. 2017;11:CD002768.

Ramsey KA, Schultz A. Monitoring disease progression in childhood bronchiectasis. Front Pediatr. 2022;10.

Schofield LM, Duff A, Brennan C. Airway Clearance Techniques for Primary Ciliary Dyskinesia; is the Cystic Fibrosis literature portable? Paediatr Respir Rev. 2018;25:73-7.

Shoemaker MJ, Hurt H, Arndt L. The evidence regarding exercise training in the management of cystic fibrosis: a systematic review. Cardiopulm Phys Ther J. 2008;19:75-83.

Stanford G, Ryan H, Solis-Moya A. Respiratory muscle training for cystic fibrosis. Cochrane Database Syst Rev. 2020;12(12):CD006112.

Stoltz DA, Meyerholz DK, Welsh MJ. Origins of Cystic Fibrosis Lung Disease. N Engl J Med. 2015;372(4):351-62.

Teague WG. Childhood asthma risk with moderate exercise: good news for most! J Allergy Clin Immunol Pract. 2022;10(1):240-1.

Warnock L, Gates A. Airway clearance techniques compared to no airway clearance techniques for cystic fibrosis. Cochrane Database Syst Rev. 2023;2023(4).

Zhang W, Wang Q, Liu L, Yang W, Liu H. Effects of physical therapy on lung function in children with asthma: a systematic review and meta-analysis. Pediatr Res. 2021;89(6):1343-1351.

Particularidades de la rehabilitación respiratoria en enfermedades raras pulmonares y otras enfermedades sistémicas

41

V. Pujol Blaya, C. Esperidón Navarro y A. Gómez Garrido

OBJETIVOS

- Identificar las diferencias clave entre la neumopatía intersticial infantil y la del adulto.
- Familiarizarse con los criterios diagnósticos del síndrome de CHILD (*children's interstitial lung disease* o enfermedad pulmonar intersticial infantil).
- Definir los componentes fundamentales de la rehabilitación respiratoria infantil y su aplicación en la patología intersticial infantil.

NEUMOPATÍAS INTERSTICIALES INFANTILES

Las neumopatías intersticiales infantiles (CHILD) son un grupo heterogéneo de enfermedades crónicas raras de etiología variada. La prevalencia estimada es inferior a 1/100.000 niños, y el diagnóstico se basa en la clínica de insuficiencia respiratoria hipoxémica y alteraciones radiológicas difusas pulmonares. Actualmente, no se dispone de un tratamiento curativo, sino que el tratamiento se basa en terapias de soporte. La rehabilitación respiratoria es un componente esencial del tratamiento de las enfermedades pulmonares crónicas por su enfoque integral, que incluye la evaluación, la prevención y la terapia familiar, adaptada a la situación clínica del niño, aunque aún no se ha demostrado una evidencia suficiente por la escasez de estudios disponibles.

Terminología

El concepto de enfermedad pulmonar intersticial infantil reúne un grupo heterogéneo de enfermedades respiratorias crónicas inusuales. El termino más apropiado es «enfermedad pulmonar difusa rara», porque no solo afecta al intersticio, sino también a los alvéolos, las pequeñas vías respiratorias distales y/o a los bronquíolos terminales, la red vascular y el espacio pleural.

Existe una variante de enfermedad pulmonar intersticial idiopática del lactante que afecta a menores de 2 años, con debut clínico en el primer año de vida. Este grupo asocian alteraciones del desarrollo de otros órganos o sistemas, anomalías del crecimiento pulmonar con alveolización deficiente, déficit de la proteína del surfactante u otras afecciones específicas de etiología indefinida como la hiperplasia de células neuroendocrinas de la infancia y la glucogenosis intersticial pulmonar.

 En los niños, las neumopatías intersticiales a menudo son de origen idiopático o están relacionadas con trastornos genéticos subyacentes que afectan otros órganos o estructuras. En los adultos, son más frecuentes las asociadas a factores ambientales, como la exposición al polvo o a los agentes químicos.

Clasificación

El consorcio americano CHILD ha propuesto una clasificación etiopatogénica de las neumopatías intersticiales de la infancia para su mejor compresión, como se detalla en las **tablas 41-1** y **41-2**.

Clínica

Durante los 2 primeros años de vida, las manifestaciones clínicas varían desde la ausencia de síntomas hasta casos con dificultad respiratoria grave inexplicable, que puede requerir rápidamente intubación y ventilación mecánica respiratoria, sobre todo en relación con infecciones víricas.

En la **tabla 41-3** se muestra una aproximación de los síntomas más frecuentes según los estudios.

 La presentación clinicopatológica es inespecífica y variable. Se debe considerar especialmente en niños con síntomas persistentes después de descartar otras enfermedades pulmonares más frecuentes.

Diagnóstico

El diagnóstico del síndrome CHILD se establece con la presencia de al menos tres de los cuatro criterios siguientes (**Figs. 41-1** y **41-2**):

- Síntomas respiratorios: tos, dificultad respiratoria y mala tolerancia al ejercicio.
- Signos clínicos de insuficiencia respiratoria: taquipnea en reposo, estertores en la auscultación, tiraje, acropaquias, retraso en el crecimiento o insuficiencia respiratoria.
- Hipoxemia o baja saturación de oxígeno con el ejercicio y/o en reposo.
- Infiltrados difusos parenquimatosos en la radiografía de tórax o la tomografía computarizada.

Evolución

El pronóstico asociado al síndrome CHILD puede variar dependiendo de la causa subyacente y de la respuesta al tratamiento:

- Buen pronóstico: suele observarse en los casos de hiperplasia de células neuroendocrinas de la infancia y glucogenosis intersticial pulmonar, y en general, cuando existe una respuesta positiva al tratamiento corticoide.
- Mal pronóstico: se asocia a trastornos del desarrollo y del crecimiento pulmonar, como la displasia alveolocapilar (casi el 100 % de mortalidad en el primer año en la displa-

Tabla 41-1. Neumopatías intersticiales infantiles

Enfermedades sistémicas con afectación pulmonar	• Asociadas a inmunodeficiencias • Asociadas a enfermedades por depósito • Histiocitosis • Síndromes neurocutáneos • Asociadas a infiltrados neoplásicos • Sarcoidosis • Enfermedades del tejido conectivo

Enfermedades del huésped normal	• Procesos infecciosos/postinfecciosos
	• Relacionada con agentes ambientales
	• Neumonitis por hipersensibilidad:
	  – Inhalación de tóxicos
	  – Síndromes aspirativos
	  – Neumonía eosinofílica

Enfermedades con huésped inmunocomprometido	• Infecciones oportunistas
	• Por efectos secundarios de tratamientos:
	  – Radiación
	  – Farmacológicas
	• Relacionadas con el trasplante y su rechazo
	• Neumonitis intersticial linfoide
	• Daño alveolar difuso de causa desconocida

Enfermedades que parecen neumopatías intersticiales	• Vasculopatía hipertensiva arterial • Vasculopatía congestiva (enfermedad venooclusiva) • Cambios congestivos por disfunción cardíaca • Trastornos linfáticos
Enfermedades de las pequeñas vías respiratorias	• Bronquiolitis crónica • Bronquiolitis obliterante • Bronquiolitis folicular

Tabla 41-2. Neumopatías intersticiales idiopáticas del lactante

Trastornos difusos del desarrollo pulmonar	• Displasia acinar • Displasia alveolocapilar • Displasia alveolar congénita
Anomalías del crecimiento pulmonar con alveolización deficiente	• Hipoplasia alveolar • Enfermedad pulmonar crónica neonatal • Relacionada con cromosomopatías • Relacionada con cardiopatías congénitas
Trastornos específicos de etiología no filiada	• Glucogenosis insterticial pulmonar • Hiperplasia de células neuroendocrinas del lactante

Defectos de la función de la proteína del surfactante	• Defecto del surfactante de etiología desconocida:
	  – Proteinosis pulmonar alveolar
	  – Neumonitis crónica infantil
	  – Neumonitis intersticial descamativa
	  – Neumonía intersticial inespecífica
	• Mutaciones de la proteína del surfactante: B, C
	• Mutación del transportador de fosfolípido de la membrana ABAC3

Tabla 41-3. Síntomas más frecuentes del síndrome CHILD por edad

Menores de 2 años	• Taquipnea (75-93 %) • Retraso ponderal • Rechazo del alimento • Tos seca • Sibilancias sin infección (25 %)
Niños entre 2 y 18 años	• Tos (63 %) • Intolerancia al ejercicio (57 %) • Disnea (54 %) • Hipoxemia (52 %) • Estertores (44 %) • Taquipnea (48 %) • Retraso del crecimiento (23 %) • Hipertensión pulmonar (18 %) • Asintomáticos (5 %)
Otros síntomas	• Acropaquias • *Pectum excavatum* • Hemoptisis

sia alveolocapilar), los déficits de proteína B del surfactante, el déficit de ABCA3 con presentación neonatal, así como en los casos de inmunodeficiencia que no responden a la terapia con corticoesteroides.

En la actualidad, no existen pautas estandarizadas para el seguimiento de niños afectados por síndrome de CHILD. Dependerá de la patología específica, la situación clínica del niño, y la frecuencia y la gravedad de las exacerbaciones respiratorias. Dado que se trata de enfermedades crónicas y raras, es esencial abordar a estos niños en equipos multidisciplinares y facilitar la transición a equipos médicos especializados en enfermedades pulmonares intersticiales en adultos.

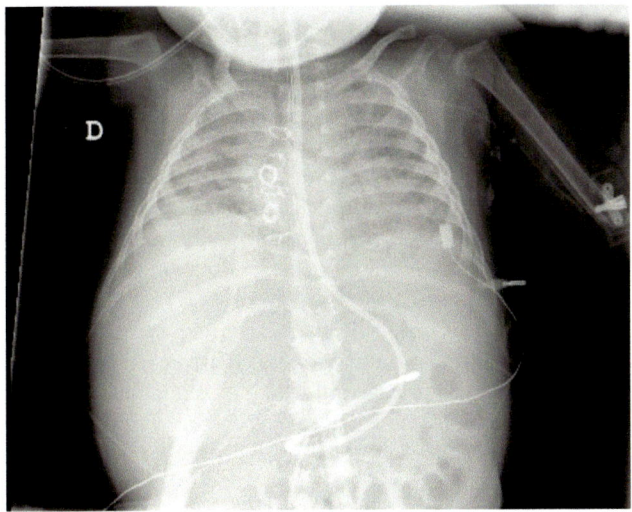

Figura 41-1. Radiografía de tórax.

Tratamiento

El tratamiento de los pacientes con síndrome de CHILD es principalmente de soporte respiratorio y sistémico, con necesidad de oxigenoterapia e incluso algunos casos pueden precisar soporte ventilatorio. El tratamiento farmacológico es empírico, y se basa en antiinflamatorios e inmunomoduladores, como corticoesteroides, hidroxicloroquina y azitromicina.

Los antifibróticos, como la pirfenidona y el nintedanib, han sido aprobados en la actualidad para el tratamiento de la fibrosis pulmonar idiopática del adulto, debido a su capacidad para ralentizar el declive en la capacidad vital forzada (FVC). Actualmente, se están llevando a cabo estudios para ampliar el uso de estos agentes terapéuticos en la población pediátrica.

En los niños con insuficiencia crónica respiratoria terminal, el trasplante de pulmón es una opción terapéutica a tener en cuenta.

REHABILITACIÓN RESPIRATORIA INFANTIL

La rehabilitación respiratoria pediátrica es una disciplina joven que aparece en las últimas décadas del siglo XX, y se basa inicialmente en el concepto rehabilitador del adulto. La Organización Mundial de la Salud (OMS) la define como una intervención integral que consta de tres pilares: evaluación de la capacidad funcional, aplicación de terapias individualizadas en cada situación vital del niño (ámbito hospitalario, ambulatorio o comunitario) y promoción de la adherencia familiar en los comportamientos que mejoran la salud infantil a largo plazo.

En cuanto a los equipos que componen un programa de rehabilitación infantil, el núcleo lo componen el niño y su entorno, del que dependerá su terapia en edades tempranas, o en pacientes sin autonomía para el mantenimiento de las técnicas. El equipo rehabilitador está integrado por un médico rehabilitador y un fisioterapeuta con conocimientos en patología respiratoria infantil, así como un terapeuta ocupacional. Participan también el neumólogo pediátrico, la enfermería pediátrica y otros especialistas, como el pediatra, el nutricionista y los médicos intensivistas, entre otros (**Fig. 41-3**).

En las patologías respiratorias crónicas, los objetivos generales son:

- La disminución de síntomas respiratorios, como la disnea o la tos crónica, con las actividades de la vida diaria, o los signos respiratorios como la taquipnea en el lactante.
- Optimizar el estado de salud general: mejorar la capacidad pulmonar, aumentar la fuerza y la resistencia de

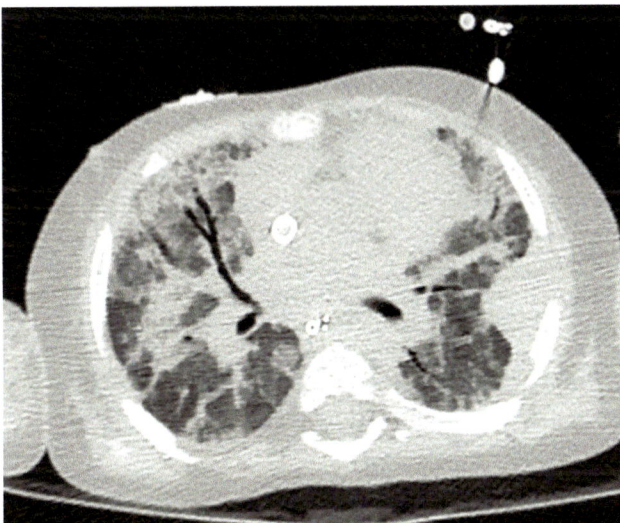

Figura 41-2. Tomografía computarizada de tórax de alta resolución. Atelectasia y consolidación del lóbulo superior derecho. Afectación pulmonar bilateral grave, con un patrón intersticial y áreas de densidad aumentada que confluyen, algunas con broncograma aéreo, lo que sugiere una posible sobreinfección. Derrame pleural izquierdo.

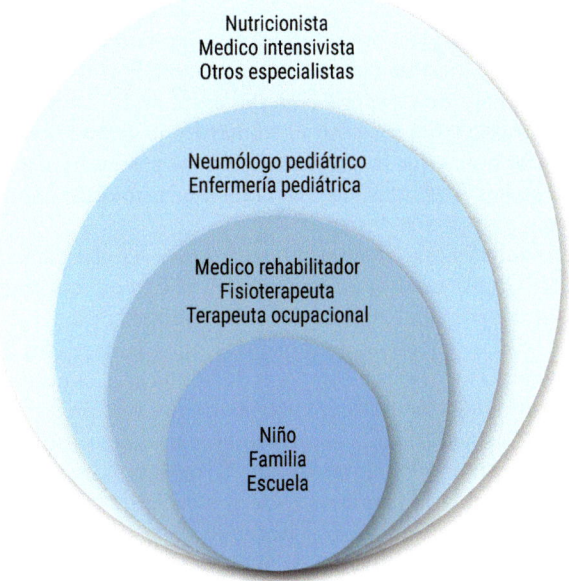

Figura 41-3. Equipos componentes de la rehabilitación respiratoria.

la musculatura respiratoria y periférica, para conseguir una ventilación eficaz y favorecer la oxigenación periférica de los tejidos que permita una mayor tolerancia al esfuerzo.

- Fomentar una participación familiar y social del paciente mediante la educación y la administración de terapias respiratorias para el control y la prevención de las exacerbaciones respiratorias, la prescripción de ejercicio adaptado a la edad y preferencias individuales, o la incidencia en los factores de riesgo como el consumo de tabaco familiar.

La rehabilitación infantil sigue el concepto rehabilitador de evaluar, educar y tratar.
El niño no es un adulto en miniatura, tiene un sistema respiratorio en desarrollo que puede presentar anomalías congénitas que modifican su actuación.
La rehabilitación infantil precisa la adherencia de la figura del cuidador.
Tiene que presentar un aspecto lúdico y por preferencias, para conseguir los cambios de comportamiento en salud que han de acompañar toda la vida del paciente.

Evaluación rehabilitadora

La evaluación rehabilitadora puede variar según la situación clínica del paciente. A continuación, se describen dos escenarios.

La valoración en consulta del niño ambulatorio

Consiste en realizar una anamnesis general dirigida al sistema respiratorio con sus padres. Se registrará el tipo de enfermedad CHILD, la existencia de afectación de otros órganos, los fármacos prescritos (antibioterapia, inmunomoduladores, corticoesteroides y tratamiento broncodilatador), la necesidad de oxigenoterapia u otros dispositivos respiratorios para terapia, como el uso de nebulizadores, oxigenación con presión positiva continua o ventilación mecánica no invasiva.

Es importante registrar el número y la gravedad de las exacerbaciones que ha presentado, y si ha precisado medidas adicionales de ventilación o tratamiento antibiótico endovenoso o profiláctico posterior.

Se debe valorar la situación sociofuncional del paciente: desarrollo psicomotor en los menores de 6 años, autonomía adquirida por edad cronológica, adaptabilidad de la vivienda si coexisten problemas de movilidad, tipo de escolarización adaptada o no, si existe el soporte de fisioterapia comunitaria en su ámbito, y la práctica de actividad física y las preferencias deportivas si se trata de un niño mayor o adolescente.

Se registrarán los síntomas que refiere la familia o el niño (si comprende la pregunta), y la presencia de disnea basal según la escala del Medical Research Council (MRC) o la evaluación de la saturación de oxígeno.

En la exploración física del niño, sobre todo en lactantes, hay que tener en cuenta las constantes, como la taquipnea o la taquicardia, y prestar atención a la reactividad del niño con el juego. Se realizará la inspección de la vía aérea superior y, si es posible, la capacidad tusígena, la auscultación pulmonar y cardiológica, la palpación de secreciones y una valoración ortopédica básica (alineación del raquis, así como la inspección de la forma y la movilidad de la caja torácica).

A continuación, se valorarán las pruebas respiratorias realizadas previamente: la función pulmonar en pruebas de función respiratoria con prueba broncodilatadora y volúmenes pulmonares, para detectar la alteración ventilatoria restrictiva y su gravedad (en niños con edad ≥6 años), imágenes radiológicas o tipo de alteración del patrón pulmonar en la tomografía computarizada, los cultivos de esputo por microbiología, y la valoración de la hipoxemia nocturna o la realización de polisomnografía si hay sospecha de apneas-hipoapneas del sueño.

La valoración hospitalaria del niño ingresado

Se revisa el motivo de ingreso y la gravedad de este, se valoran las últimas pruebas realizadas, y el estado general del niño o adolescente; todo ello es necesario para poder indicar una terapia rehabilitadora durante el ingreso. En la exploración física, hay que valorar el nivel de consciencia, la estabilidad clínica por las constantes vitales, la necesidad de suplementación de oxígeno, la necesidad de una vía aérea artificial, la presencia de vías periféricas, el uso de dispositivos o drenajes torácicos, el tipo de alimentación (vía oral o sonda nasogástrica y los síntomas presentes en la agudización (la disnea, el aumento de secreciones o el broncoespasmo son los más habituales en este grupo), así como el soporte familiar del que se dispone para la instrucción de una terapia hospitalaria supervisada.

Las pruebas específicas ambulatorias de evaluación en rehabilitación respiratoria infantil (v. **Sección 2** Evaluación del paciente candidato a rehabilitación) serán:

Pruebas de valoración de tolerancia al ejercicio

La prueba de marcha de 6 minutos (PM6M) es una prueba de esfuerzo submáximo que, con un protocolo establecido, permite estimar la limitación de la capacidad funcional del niño para las actividades de la vida diaria. Se usa como prueba evaluadora en un programa de entrenamiento al esfuerzo o en la evaluación del trasplante pulmonar. Zenteno *et al.* describen su uso para una población chilena de niños entre 8 y 14 años con bronquiolitis obliterante posviral, y concluyen que es una herramienta útil para completar el estudio funcional en esta patología.

La prueba de esfuerzo cardiopulmonar (prueba máxima): sigue siendo el método de referencia para valorar la causa de la disnea respiratoria, cardiológica o muscular. Es una herramienta evaluativa previa a las cirugías torácicas, previa y posterior a un tratamiento de rehabilitación, y se usa para la prescripción de ejercicio; (permite definir las condiciones del tratamiento ambulatorio: FITT [frecuencia, intensidad, tiempo y tipo]), cálculo de cargas de trabajo, necesidad de oxigenoterapia, uso de telemetría por alteraciones del ritmo detectadas).

Pruebas respiratorias y pico flujo de tos

La valoración de la fuerza muscular respiratoria se realiza mediante la detección de la presión inspiratoria máxima. Se efectúa a partir de los 6 años, ya que se trata de una prueba que requiere la voluntad del paciente y el uso de una interfase tipo boquilla. La interpretación de los resultados está estandarizada por sexo y edad en los adultos.

Lo mismo sucede con la valoración de la capacidad tusígena por el pico flujo de tos: el niño precisa ser capaz de realizar una tos máxima en una interfase de boquilla sin fugas para su interpretación.

Pruebas de fuerza muscular

En la prueba de fuerza muscular periférica por el balance muscular de Daniels para las extremidades, la puntuación es de 0 a 5 de forma bilateral (0 = plejia o ningún movimiento, 5 = fuerza normal). Permite una valoración de la afectación de los grandes grupos musculares mediante una prueba de fuerza manual a pie de cama para la mayoría de las edades.

La dinamometría de garra del brazo dominante permite sospechar la sarcopenia de la extremidad superior, aunque su interpretación depende del entendimiento de realización de la prueba, por lo que se usa en niños mayores o adolescentes.

A veces, se precisa completar el estudio con otras pruebas complementarias de imagen, como el escoliograma, ante la existencia de desviaciones del raquis o dismetrías en pacientes con alta sospecha clínica, o el electrocardiograma previo a un entrenamiento de esfuerzo, en pacientes con cardiopatías congénitas.

> **!** Es recomendable efectuar una reevaluación clínica en los siguientes supuestos:
>
> - Después de las exacerbaciones respiratorias: tras un episodio de agudización, sobre todo que requiera hospitalización, es esencial reevaluar el estado actual y ajustar el tratamiento, si es necesario.
> - Cuando haya cambios en la situación basal del niño: si se producen cambios tanto en el estado general como en el deterioro de la afección pulmonar, es preciso adaptar el enfoque terapéutico.
> - Cuando la edad cronológica permite más autonomía en la introducción de nuevas técnicas respiratorias: conforme el niño se desarrolla, la capacidad de participar activamente en su cuidado aumenta y se deben adaptar las terapias a su capacidad de autogestión en el tratamiento que le ha de acompañar toda la vida.

Técnicas de fisioterapia respiratoria

La indicación de iniciar un proceso de rehabilitación respiratoria no responde a un criterio específico de la función pulmonar, sino que tiene un enfoque más holístico. La decisión se toma en función de la sintomatología que presente el niño, el deterioro funcional o la falta de participación social, y no

en las particularidades de cada entidad específica que forma parte del grupo CHILD.

En la **tabla 41-4** se detallan los diagnósticos de rehabilitación más habituales y su objetivo rehabilitador.

En las patologías intersticiales respiratorias infantiles, el diagnóstico inicial prevalente es el control de los síntomas (disnea o tos crónica) y las alteraciones del patrón ventilatorio. En las exacerbaciones, se necesita mantener una vía aérea libre de secreciones y mejorar la capacidad tusígena, si está alterada; y a largo plazo, mejorar el rendimiento físico, e incrementar las actividades de la vida diaria y de ocio con promoción del ejercicio. Hay que mejorar la autoestima, y reducir los costes sanitaros de las exacerbaciones y las hospitalizaciones.

En la **tabla 41-5** se resumen los tratamientos de fisioterapia por objetivos.

Tabla 41-4. Diagnósticos de rehabilitación más frecuentes y su objetivo rehabilitador

Diagnóstico rehabilitador	Objetivo
Retención de secreciones bronquiales	Permeabilizar la vía aérea
Alteración del patrón ventilatorio	Mejorar el patrón respiratorio o la función pulmonar
Disnea (síntomas)	Disminuir los síntomas respiratorios
Tos ineficaz	Asistencia manual/mecanizada a la tos
Disfunción de la musculatura respiratoria	Entrenamiento de la musculatura respiratoria
Disfunción de la musculatura periférica	Entrenamiento a la tolerancia al esfuerzo
Alteración de la caja torácica (*pectus excavatum/ escoliosis*)	Entrenamiento de la musculatura respiratoria y corrección postural

Tabla 41-5. Tratamientos de fisioterapia por objetivos

Tratamiento de la disnea	• Técnicas posturales • Ejercicios respiratorios • Ventilaciones dirigidas • Entrenamiento de la musculatura inspiratoria (si está disminuida)
Permeabilizar la vía aérea: • Vía aérea artificial • Vía aérea natural	• Hiperinsuflación manual • Técnicas manuales y posturales de drenaje de secreciones • Inducción a la tos (tos ineficaz)
Tratamiento de la debilidad muscular	• Entrenamiento de la musculatura inspiratoria • Cinesiterapia de las extremidades
Tratamiento de la debilidad muscular Programa de entrenamiento al esfuerzo	Programa multimodal con: • Ejercicios posturales • Técnicas de fisioterapia respiratoria • Ejercicio de resistencia aeróbico

Ayudas técnicas en rehabilitación respiratoria en neumopatías intersticiales:

- Dispositivos inspiratorios: inspirómetro volumétrico para mejorar la capacidad pulmonar en niños colaboradores.
- Dispositivos manuales de presión espiratoria positiva: no oscilatorio/oscilatorio, para la movilización de secreciones en niños colaboradores.
- Chaleco vibratorio para el despegue de las secreciones en niños no colaboradores.
- Dispositivos de asistencia mecanizada a la tos si la capacidad tusígena es débil para movilizar las secreciones en niños no colaboradores.

La prescripción de ejercicio físico en este grupo se realiza en un programa individualizado ambulatorio supervisado por el fisioterapeuta y controlado por el médico rehabilitador, según el precepto FITT. Se suplementa con oxigenoterapia si la saturación de oxígeno es inferior o igual al 90 %, y se entrena por la percepción de disnea según la escala de Borg.

 En los niños, la terapia respiratoria es familiar y requiere supervisión activa, especialmente en aquellos que son pequeños o no tienen autonomía para llevar a cabo la terapia por sí mismos. La implicación de la familia no solo consiste en la administración de la terapia respiratoria, sino también en la comprensión de los procedimientos, la participación en el cuidado del niño con patología crónica y la comunicación regular con el equipo rehabilitador.

Prevención y educación sanitaria

Es esencial proporcionar a los padres y al niño información sobre la enfermedad, los tratamientos y las medidas de autocuidado. Esto ayuda a garantizar la adherencia al tratamiento y la comprensión de la importancia de la rehabilitación. Se deben minimizar los factores de riesgo, como fomentar la abstención tabáquica familiar, así como la higiene de las manos o las vías respiratorias, para evitar la trasmisión en las exacerbaciones, entre otras medidas.

Para garantizar una atención efectiva, es esencial que se cuente con el compromiso de adherencia al proceso rehabilitador considerándolo una terapia. Además, es crucial adaptar la actividad física a la situación clínica del niño. La atención integral en la rehabilitación respiratoria infantil también incluye el apoyo psicológico y emocional, tanto para el niño como para la familia, ya que las enfermedades pulmonares crónicas pueden tener un impacto significativo en la calidad de vida.

Asimismo, es recomendable brindar asesoramiento y buscar el apoyo de las asociaciones de pacientes en la comunidad. Estas organizaciones proporcionan información, recursos, redes de apoyo comunitario y experiencias compartidas que pueden ser de ayuda para las familias.

ENTIDADES ESPECÍFICAS

A continuación, se describe una patología representativa del grupo CHILD del lactante por su afectación multiorgánica como es el síndrome de Down, y otra del grupo CHILD infantil, como es la bronquiolitis obliterante.

Síndrome de Down o trisomía 21

La trisomía 21 es la cromosomopatía más prevalente en el mundo, y afecta a 1 de cada 700 nacimientos. Según su variación genética, se expresará un fenotipo más leve o más grave. Las alteraciones congénitas orgánicas más características asociadas al síndrome son:

- Anomalías craneofaciales y otorrinolaringológicas: hipoplasia de huesos de la hemicara inferior, con macroglosia relativa, estenosis de coanas y estrechez de nasofaringe, hipertrofia amígdala y laringomalacia.
- Síndrome de apnea obstructiva del sueño condicionado por las estructuras faciales.
- Alteraciones gastrointestinales como atresia esofágica, reflujo gastroesofágico y disfagia.
- Déficit cognitivo.
- Deficiencia inmunitaria (disminución de los linfocitos T, timo pequeño, respuesta de anticuerpos subóptima a la vacunación de la tos ferina y neumococo).
- Hipotonía muscular.
- Cardiopatía congénita y de grandes vasos: comunicación auriculoventricular, valvulopatías, hipertensión pulmonar.
- Alteraciones anatómicas de la vía aérea inferior, parénquima pulmonar y pleura (traqueomalacia, bronquio traqueal, hipoplasia acinar, enfermedad intersticial, y derrame pleural o quilotórax).
- Obesidad.

La mayoría de estas alteraciones afectarán a la clínica respiratoria, y se deben tener en cuenta para el tratamiento fisioterápico.

En la **figura 41-4** se muestran las alteraciones que afectan a la vía respiratoria y sus manifestaciones clínicas más frecuentes.

El síndrome de Down se caracteriza por una mayor prevalencia de enfermedades respiratorias en la población pediátrica, con un incremento de la tasa de hospitalización y la necesidad de soporte ventilatorio. Son la segunda causa de mortalidad en este grupo, siendo únicamente superada por las cardiopatías congénitas.

La forma más predominante es la bronconeumonía o bronquiolitis aguda, originadas por una infección vírica provocada fundamentalmente por el virus sincitial respiratorio. En situaciones de neumonía recurrente, se debe tener en cuenta la posibilidad de una aspiración bronquial silente como causa subyacente, que puede requerir una evaluación endoscópica del tracto respiratorio y/o una evaluación instrumental de la deglución. Por otra parte, la cardiopatía congénita puede agravar la neumopatía, por compresión de la vía aérea en el caso de cardiomegalia o malformaciones vasculares. También pueden presentarse complicaciones respiratorias posteriores a una cirugía cardíaca, como la parálisis del nervio laríngeo recurrente, la estenosis subglótica, el quilotórax, la parálisis diafragmática o la lesión pulmonar por ventilación mecánica posquirúrgica.

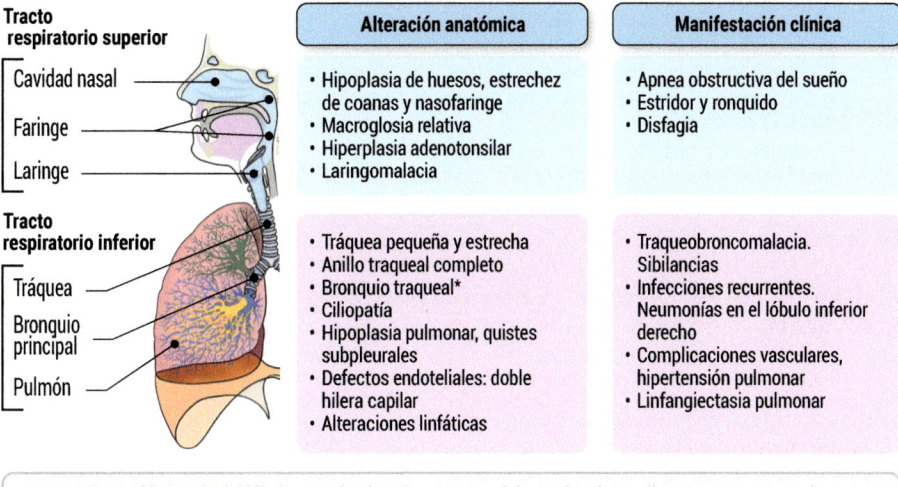

Alteración anatómica	Manifestación clínica
• Hipoplasia de huesos, estrechez de coanas y nasofaringe • Macroglosia relativa • Hiperplasia adenotonsilar • Laringomalacia	• Apnea obstructiva del sueño • Estridor y ronquido • Disfagia
• Tráquea pequeña y estrecha • Anillo traqueal completo • Bronquio traqueal* • Ciliopatía • Hipoplasia pulmonar, quistes subpleurales • Defectos endoteliales: doble hilera capilar • Alteraciones linfáticas	• Traqueobroncomalacia. Sibilancias • Infecciones recurrentes. Neumonías en el lóbulo inferior derecho • Complicaciones vasculares, hipertensión pulmonar • Linfangiectasia pulmonar

*Anomalía en el bronquio del lóbulo superior derecho, que se origina en la tráquea directamente y no en el bronquio principal

Figura 41-4. Alteraciones que afectan a la vía respiratoria y sus manifestaciones clínicas más frecuentes en los pacientes con síndrome de Down.

Las neumopatías intersticiales del lactante son enfermedades poco frecuentes en el síndrome de Down. Histológicamente, en estos pacientes, el pulmón presenta una alveolización deficiente, con el resultado de una hipoplasia acinar. En el 20 % de los casos se ha descrito la presencia de quistes subpleurales, pero se desconoce su implicación en la enfermedad pulmonar.

El tratamiento rehabilitador precisa un enfoque holístico de todo el sistema respiratorio, como ya se detalló previamente. Implica educar a los padres sobre la concienciación de enfermedad, el control de los factores de riesgo como la obesidad y el sedentarismo, y la administración de vacunas por su deficiencia inmunitaria. Además, hay que realizar un abordaje precoz de las infecciones respiratorias con procedimientos como lavados nasales en las vías superiores, teniendo en cuenta la seguridad de la deglución. Igualmente, hay que aplicar las técnicas de drenaje bronquial para las vías inferiores en niños con infecciones recurrentes.

Bronquiolitis obliterante

La bronquiolitis obliterante es una enfermedad pulmonar obstructiva crónica e irreversible que conduce a la obstrucción y/u obliteración de las vías respiratorias pequeñas.

Se distinguen tres entidades principales: la bronquiolitis obliterante posterior a una infección (PIBO), la bronquiolitis obliterante después de un trasplante pulmonar, y la bronquiolitis obliterante posterior a un trasplante de médula ósea o trasplante de células madre hematopoyéticas.

Este apartado se centrará en la PIBO, que es la forma más común. Se produce en niños menores de 2 años tras un episodio infeccioso vírico moderado o grave. En las formas graves que precisan ventilación mecánica, esta es un factor de riesgo independiente de obstrucción bronquial, por lesión pulmonar directa del ventilador añadida a la propia gravedad de la bronquiolitis.

Algunos autores han sugerido un riesgo aumentado de presentar apneas del sueño de origen central asociado a la PIBO, relacionando la hipoxemia nocturna con una forma más grave de la enfermedad.

Desde el punto de vista histológico, se observa una lesión inflamatoria en las células epiteliales de las vías respiratorias más pequeñas, así como en las estructuras subyacentes, que genera una respuesta linfoproliferativa reparadora excesiva e ineficaz. Esta lesión tisular irreversible conduce a una obstrucción generalizada de los bronquíolos debido a la acumulación de moco y áreas de atelectasia, lo que provoca la clínica de dificultad respiratoria. Esta situación conlleva un desacondicionamiento de la musculatura respiratoria para las actividades diarias y la tolerancia al ejercicio en esta población infantil.

Debido a su gravedad, las bronquiolitis obliterante requieren un manejo multidisciplinar en centros especializados. La mayoría de la evidencia actual sobre su tratamiento proviene de estudios de bronquiolitis obliterante en adultos con trasplante pulmonar o células madre hematopoyéticas. En líneas generales, se basa en un tratamiento de soporte respiratorio y del estado general del niño durante la exacerbación aguda: corrección de la hipoxemia con suplementación de oxígeno, y una hidratación y alimentación adecuadas, que pueden verse afectadas por el aumento de la frecuencia respiratoria y las secreciones nasales.

El tratamiento rehabilitador de soporte está enfocado al alivio sintomático del manejo de secreciones, técnicas de ventilación dirigida en zonas con atelectasia y técnicas de higiene de la vía aérea superior, como los lavados nasales. En el contexto de una bronquiolitis aguda, la fisioterapia respiratoria puede ayudar a eliminar secreciones respiratorias y a mejorar la mecánica ventilatoria en lactantes con bronquiolitis aguda moderada o grave con técnicas de espiración lenta. No se recomienda el uso de técnicas de fisioterapia forzada en pacientes graves, ya que no se ha observado mejoría en la afección, y podría provocar efectos adversos.

Por otro lado, mediante las pruebas de tolerancia al ejercicio (PM6M, prueba de esfuerzo cardiovascular), se ha observado que los niños y adolescentes afectados de PIBO tienen una tolerancia al esfuerzo reducida, que puede tratarse en programas de rehabilitación respiratoria.

PUNTOS CLAVE

- Las neumopatías intersticiales infantiles son idiopáticas o están relacionadas con trastornos genéticos que afectan a otros órganos.
- El diagnóstico se basa en síntomas respiratorios, signos de insuficiencia respiratoria, presencia de hipoxemia y prueba de imagen compatible.
- La rehabilitación infantil sigue el precepto de evaluar, educar y tratar.
- El programa rehabilitador precisa la adherencia del cuidador, y la terapia respiratoria se administra en familia.
- La estrategia terapéutica se basa en el tratamiento de los síntomas, no de la patología específica.

BIBLIOGRAFÍA

Alsubie HS, Rosen D. The evaluation and management of respiratory disease in children with Down syndrome (DS). Paediatr Respir Rev. 2018;26:49-54.

Danopoulos S, Deutsch GH, Dumortier C, Mariani TJ, Al Alam D. Lung disease manifestations in Down syndrome. Am J Physiol Lung Cell Mol Physiol. 2021;321(5):L892-9.

De Lausnay M, Ides K, Wojciechowski M, Boudewyns A, Verhulst S, Van Hoorenbeeck K. Pulmonary complications in children with Down syndrome: A scoping review. Paediatr Respir Rev. 2021;40:65-72.

De Lausnay M, Verhulst S, Boel L, Wojciechowski M, Boudewyns A, Van Hoorenbeeck K. The prevalence of lower airway anomalies in children with Down syndrome compared to controls. Pediatr Pulmonol. 2020;55(5):1259-63.

Deterding RR. Infants and Young Children with Children's Interstitial Lung Disease. Pediatr Allergy Immunol Pulmonol. 2010;23(1):25-31.

Ferraro VA, Zanconato S, Zamunaro A, Carraro S. Children's Interstitial and Diffuse Lung Diseases (ChILD) in 2020. Children (Basel). 2020;7(12):280.

Fockens MM, Hölscher M, Limpens J, Dikkers FG. Tracheal anomalies associated with Down syndrome: A systematic review. Pediatr Pulmonol. 2021;56(5):814-22.

Jerkic SP, Brinkmann F, Calder A, et al. Postinfectious Bronchiolitis Obliterans in Children: Diagnostic Workup and Therapeutic Options: A Workshop Report. Can Respir J. 2020; 2020:5852827.

Kavaliunaite E, Aurora P. Diagnosing and managing bronchiolitis obliterans in children. Expert Rev Respir Med. 2019;13(5):481-8.

Kendig's Disorders of the Respiratory Tract in Children. 9ª ed. 2019.

Moreno Galdó A, de Mir Messa I, Liñán Cortes S. Neumopatía intersticial. Sospecha clínica y abordaje. Protoc Diagn Ter Pediatr. 2017;1:221-35.

Nathan N, Griese M, Michel K, et al. Diagnostic workup of childhood interstitial lung disease. Eur Respir Rev. 2023;32(167):220188.

Puppo Gallardo, H. Rehabilitación respiratoria en pediatría. Neumología Pediátrica. 2007:21-8.

Rodrigues CMB, Schiwe D, Campos NE, Niederauer F, Heinzmann-Filho JP. Exercise capacity in children and adolescents with post-infectious bronchiolitis obliterans: a systematic review. Rev Paul Pediatr. 2019;37(2):234-40.

Roqué i Figuls M, Giné-Garriga M, Granados Rugeles C, Perrotta C, Vilaró J. Chest physiotherapy for acute bronchiolitis in paediatric patients between 0 and 24 months old. Cochrane Database Syst Rev. 2016;2(2): CD004873.

Zenteno D, Puppo Gallardo H, Vera et al. Guías de rehabilitación para niños con enfermedades respiratorias crónicas. Neumología Pediátrica. 2007:25-33.

Manejo de las deformidades torácicas en la edad pediátrica

42

A. Laín Fernández, L. Ferreira León y A. Gómez Garrido

OBJETIVOS

- Conocer los tipos más frecuentes de malformaciones de la pared torácica.
- Saber cómo se debe evaluar una deformidad torácica.
- Reconocer las diferentes opciones terapéuticas de estas deformidades.
- Comprender las particularidades del *pectus excavatum* (PE) y el *pectus carinatum* (PC).
- Entender en qué consiste el programa de rehabilitación de estos pacientes.

INTRODUCCIÓN

Las malformaciones de la pared torácica abarcan un amplio grupo y espectro de anomalías que afectan a la forma de la caja torácica. Pueden deberse a alteraciones en el crecimiento de los cartílagos costales (como el PE y el PC), o a malformaciones de las costillas (agenesias, fusiones y duplicidades) o del esternón (hendidura esternal). Clínicamente, estas anomalías afectan a la calidad de vida de los pacientes, y se manifiestan con síntomas cardiorrespiratorios (compresión cardíaca, patrones respiratorios restrictivos) y psicológicos, debido a su repercusión estética.

Es una afección frecuente, cuya prevalencia en la población no está completamente definida, ya que las formas más leves pueden pasar desapercibidas y no evaluarse. Generalmente, son más prevalentes en los hombres que en las mujeres, aunque en este último grupo su diagnóstico es menos habitual, ya que las mamas pueden ocultar las deformidades.

Estas malformaciones suelen ser congénitas, y están asociadas a diversos síndromes y conectivopatías. Sin embargo, también pueden desarrollarse de forma adquirida, debido a intervenciones quirúrgicas en la caja torácica, como esternotomías o toracotomías repetidas en la infancia, hernia diafragmática congénita o resecciones de la pared torácica. Las malformaciones congénitas suelen estar presentes desde el nacimiento, especialmente en el caso del PE, pero tienden a empeorar durante la pubertad debido a los picos de crecimiento. Algunas malformaciones surgen después del inicio de la pubertad, momento en el que las familias suelen buscar atención médica.

Desde la introducción, en 1988, de la técnica de Nuss para la corrección del PE, se ha producido un renovado interés en el tratamiento de estas anomalías, lo que ha llevado a importantes avances terapéuticos y al desarrollo de diversas técnicas de corrección, tanto quirúrgicas como no quirúrgicas. La disponibilidad de múltiples opciones de tratamiento es beneficiosa, ya que muchas de estas malformaciones pueden ser difíciles de manejar y corregir.

TIPOS MALFORMATIVOS

Las malformaciones de la pared torácica abarcan un amplio espectro de deformidades. Algunas están bien definidas, mientras que otras pueden ser mixtas, combinando diferentes tipos. Por ello, es crucial clasificarlas correctamente para diseñar un plan terapéutico adecuado. Se han propuesto diversas clasificaciones, y las más utilizadas son las siguientes:

- Clasificación de Acastello y Garrido (2009): define cinco tipos, según su origen anatómico.
  - Cartilaginosas: PE, PC, dismorfias.
  - Costales: simples o complejas.
  - Condrocostales: síndrome de Poland, toracópagos.
  - Esternales: hendidura esternal parcial o total.
  - Claviculoescapulares: claviculares, escapulares y combinadas.
- Clasificación de Willital (2011): descripción de 11 ti- pos con vistas al manejo y los resultados terapéuticos (Fig. 42-1).

Es crucial clasificar correctamente las deformidades de la caja torácica para poder diseñar un plan terapéutico adecuado.

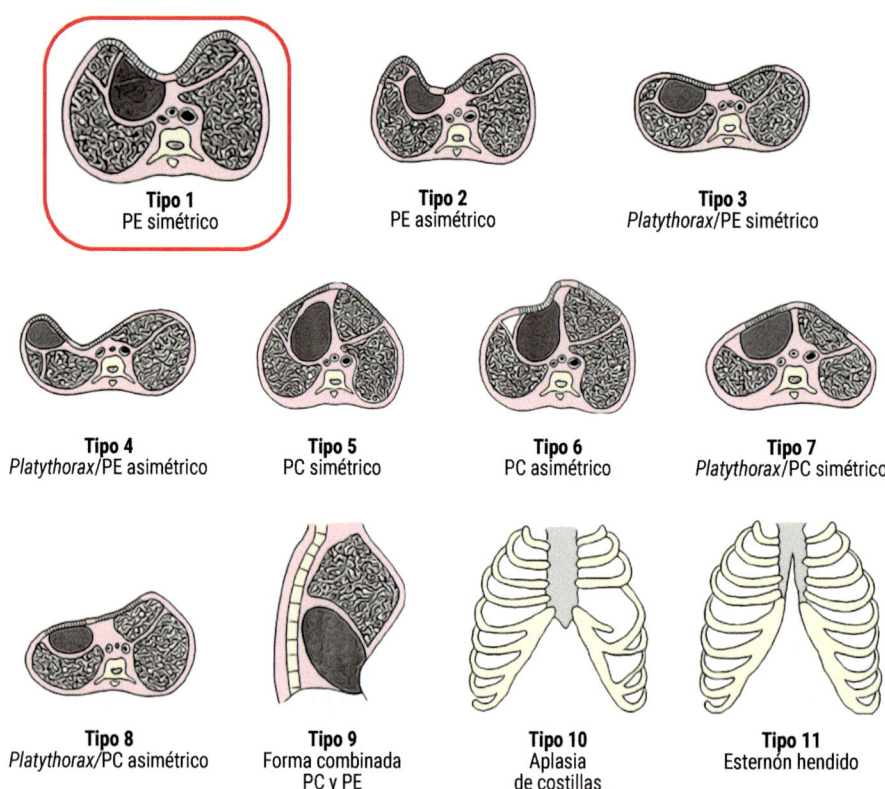

Tipo 1
PE simétrico

Tipo 2
PE asimétrico

Tipo 3
Platythorax/PE simétrico

Tipo 4
Platythorax/PE asimétrico

Tipo 5
PC simétrico

Tipo 6
PC asimétrico

Tipo 7
Platythorax/PC simétrico

Tipo 8
Platythorax/PC asimétrico

Tipo 9
Forma combinada
PC y PE

Tipo 10
Aplasia
de costillas

Tipo 11
Esternón hendido

Figura 42-1. Clasificación de Willital. En esta figura se representan los 11 tipos malformatvos descritos por Willtal et al. siendo el tipo 1 el más frecuente con diferencia.
PC: *pectus carinatum*; PE: *pectus excavatum*.

Cómo hay que valorar a estos pacientes

Independientemente del tipo de deformidad, es crucial evaluar varios aspectos para determinar el enfoque terapéutico adecuado. Se debe iniciar con una anamnesis detallada, para identificar antecedentes, posibles síndromes o asociaciones a otras malformaciones, procedimientos quirúrgicos previos y presencia de síntomas (dolor, cardiorrespiratorios, psicológicos).

Durante la exploración física, se debe valorar:

- Tipo de deformidad: identificar si la pared torácica está hundida (PE), presenta protrusiones (PC) o existe una combinación de ambas cosas (deformidades mixtas).
- Grado de deformidad y simetría: evaluar si la deformidad es simétrica o asimétrica, y su grado. Las mediciones externas, aunque imprecisas, pueden ser útiles para el seguimiento de la malformación.
- Desarrollo mamario en las niñas: evaluar si el desarrollo ha finalizado y si es simétrico.
- Postura del paciente: estos pacientes suelen presentar una mala postura, con anteversión de los hombros y protrusión abdominal, además de posibles asociaciones a cifoescoliosis.
- Elasticidad de la caja torácica: clave para evaluar la idoneidad de tratamientos no quirúrgicos.
- Fotografías médicas: para documentar la evolución de la malformación.

Para complementar la evaluación, se deben realizar estudios diagnósticos. Los métodos radiológicos de mayor uso son la tomografía computarizada (TC) (método de referencia) y la radiografía torácica. La resonancia magnética (RM) está ganando relevancia por su utilidad en el cálculo de índices de gravedad y en el estudio de la compresión cardíaca sin radiación.

> ! Para decidir el enfoque terapéutico, debe realizarse una anamnesis detallada, y una exploración física centrada en identificar el tipo y el grado de deformidad, el desarrollo mamario, la postura y la elasticidad de la caja torácica. Para complementar la evaluación, se deben realizar estudios diagnósticos, como la tomografía y la radiografía torácica.
> La RM torácica cada vez está adquiriendo más importancia, ya que permite el cálculo de los índices de gravedad y el estudio de la compresión cardíaca.

> Las fotografías médicas sirven para documentar la evolución de la malformación.

Con la introducción de tratamientos no quirúrgicos, como las ventosas de succión o los corsés dinámicos, se ha generado la necesidad de métodos diagnósticos que objetiven los progresos de las ortesis sin irradiación. Por ello, desde 2007, se han desarrollado sistemas de escaneado óptico externo tridimensionales para monitorizar objetivamente la evolución de las deformidades y la respuesta al tratamiento (**Fig. 42-2**).

Para evaluar el estado cardiorrespiratorio, se realizan pruebas como el electrocardiograma, pruebas de función respiratoria y ergometría. Además, en algunos casos, se pueden requerir estudios genéticos y valoraciones psicológicas.

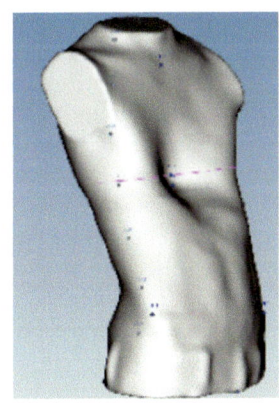

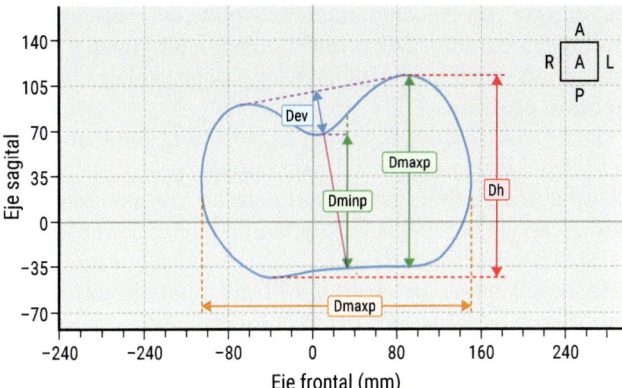

Figura 42-2. Reconstrucción tridimensional de un paciente con *pectus excavatum* con el el sistema de escaneo externo *Orten Body One*, y mediciones a nivel del punto más hundido de la deformidad.

Tratamiento

El tratamiento varía según el tipo y el grado de malformación, los síntomas y la edad del paciente. En la edad pediátrica, cuando la pared torácica es más flexible, se pueden considerar tratamientos no quirúrgicos, como corsés (PC) o ventosas de succión (PE). En adolescentes y adultos, cuando la pared torácica es menos elástica, los tratamientos quirúrgicos suelen ser más apropiados, aunque siempre es importante evaluar la flexibilidad de la caja torácica antes de optar por la cirugía e individualizar el tratamiento de cada caso.

La gran mayoría asocian anomalías posturales, y hasta un tercio de los pacientes (dependiendo de la serie) pueden asociar cifoescoliosis en mayor o menor medida. La corrección postural y el control de las alteraciones del raquis también son componentes esenciales del tratamiento integral de estas malformaciones.

En todos los casos, es importante la realización de deportes aeróbicos que desarrollen el tren superior, como la natación. La práctica de deporte puede evitar en algunos casos la progresión de la malformación. Por otro lado, la mejoría de la musculatura torácica puede ayudar a corregir la postura y disimular el defecto, aumentando la autoestima del paciente.

 El tratamiento varía según el tipo y el grado de malformación, los síntomas y la edad del paciente.

La rehabilitación para la corrección de la postura es un pilar fundamental en el tratamiento de estas deformidades, independientemente de la aplicación de un procedimiento quirúrgico o de un dispositivo tipo ventosa de succión. Los pacientes deben ser valorados por el equipo de rehabilitación antes del inicio de un tratamiento de remodelaje o reconstructivo. Durante el posoperatorio, la fisioterapia es clave para una recuperación correcta, y los ejercicios deben prolongarse más allá del mes de la intervención, momento en el que los pacientes deben retomar sus actividades deportivas. Aunque se logre una reducción completa del hundimiento por métodos quirúrgicos, la corrección de la postura es importante desde el punto de vista funcional y también estético, ya que optimiza al máximo los resultados quirúrgicos.

PARTICULARIDADES DEL *PECTUS EXCAVATUM*

El PE, también conocido como tórax en embudo, es una deformidad congénita de la pared torácica caracterizada por una depresión en la región anterior del tórax y el esternón, que se sitúa por debajo del nivel del arco costal anterior (**Fig. 42-3**). Esta deformidad conduce a una reducción de la distancia entre el esternón y la columna vertebral, desplazando los órganos intratorácicos en función del tipo y el grado de la deformidad. Representa la anomalía congénita de pared torácica más habitual, y afecta, aproximadamente, a 1 de cada 300-400 recién nacidos vivos, con una prevalencia entre 3 y 5 veces mayor en los varones.

Generalmente, el PE se manifiesta desde el nacimiento, y la mayoría de los casos se diagnostican durante el primer

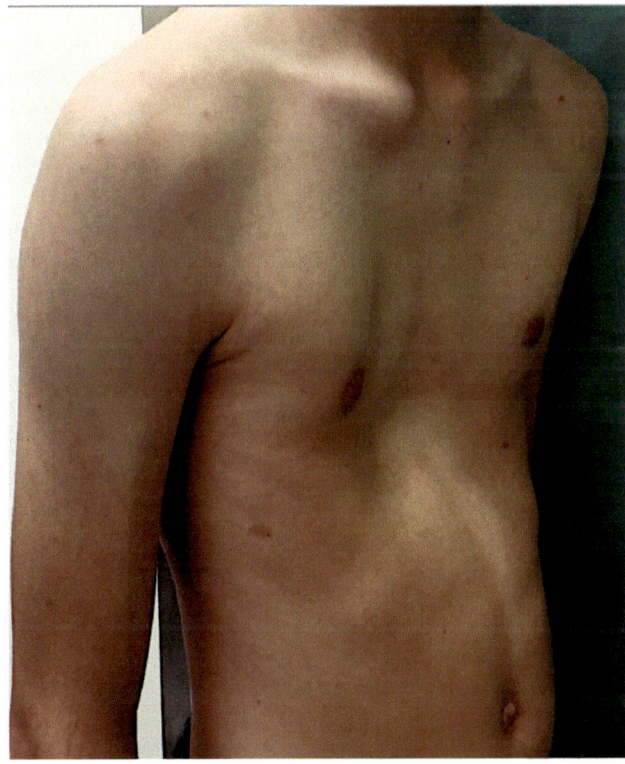

Figura 42-3. *Pectus excavatum* en un niño de 13 años. A destacar la típica postura con anteversión de los hombros y protrusión del abdomen (*pectus posture*).

año de vida. Sin embargo, durante la pubertad y las fases de crecimiento rápido, la deformidad tiende a progresar, y es en este período cuando las familias y los pacientes suelen buscar atención médica.

La intensidad de la depresión esternal varía ampliamente, desde casos leves y simétricos hasta casos graves y asimétricos. El hundimiento del esternón puede afectar solo a un tercio, a dos tercios o a la totalidad del esternón, pudiendo inclinarse hacia la izquierda o hacia la derecha (*sternal tilt*). Aunque se desconoce la etiología exacta del PE, la hipótesis más aceptada sugiere un sobrecrecimiento de los cartílagos costales que distorsionan el cuerpo esternal hacia atrás, generando el PE, o hacia delante, en el caso del PC. En la actualidad, no se han identificado alteraciones genéticas específicas responsables del desarrollo de estas malformaciones. No obstante, se ha observado una predisposición familiar en aproximadamente el 40 % de los casos. Además, el PE se asocia a diversos síndromes y conectivopatías, como el de de Marfan, el de Ehlers-Danlos, el de Loeys-Dietz y el síndrome de Poland, donde la incidencia de PE suele ser mayor y más grave.

Clínica

La mayoría de los pacientes, especialmente en edades tempranas, no presentan síntomas. Cuando se manifiestan, suelen aparecer durante el desarrollo o en la edad adulta, y varían según la gravedad del hundimiento. Los síntomas más frecuentes son: cansancio, intolerancia al ejercicio, dolores torácicos y palpitaciones, especialmente en casos graves, donde los pacientes pueden experimentar dificultades para hacer deporte y dolor torácico limitante.

Además de los síntomas cardiorrespiratorios, algunos pacientes pueden presentar alteraciones psicológicas debido al impacto estético de la anomalía, lo que afecta a su calidad de vida, especialmente durante la adolescencia. Se han documentado trastornos depresivos relacionados con la distorsión de la imagen corporal.

No es raro que presenten dolor torácico y de espalda, posiblemente de origen musculoesquelético, aunque la causa exacta sigue sin conocerse. La mala postura podría ser un factor predisponente.

Exploración

Estos pacientes suelen ser altos y delgados, y presentar laxitud articular con una actitud cifoescoliótica. Sin embargo, no todos muestran este aspecto típico. La malformación suele acompañarse de la denominada *pectus posture*, con anteversión de hombros y curvatura anterior de la espalda. Esta postura puede ser una maniobra inconsciente para ocultar la deformidad o una alteración postural relacionada con el PE, agravando el hundimiento y causando problemas de espalda a largo plazo. La corrección postural es fundamental en el tratamiento, incluso tras la reparación quirúrgica. Es importante diferenciar esta alteración postural de anomalías del raquis, ya que entre el 15 y el 50 % de los casos presentan escoliosis o cifosis.

En las niñas, la deformidad afecta a la apariencia de las mamas, que pueden mostrar mal-posición o asimetría. Las pacientes suelen asociar protrusión de las costillas flotantes inferiores al hundimiento esternal.

Existen diferentes tipos de PE:

- *Cup shape* o en forma de taza: hundimiento simétrico en el tercio inferior esternal. Es el más común.
- *Saucer type* o en forma de platillo: depresión difusa, simétrica o asimétrica.
- *Grand canyon* o en forma de surco (**Fig. 42-4**): hundimiento importante y profundo, asociado o no a rotación esternal, que afecta a casi todo el esternón.

Además de estos tipos habituales, existen malformaciones menos frecuentes, como anomalías transversas, mixtas y hundimientos superiores (extremadamente raros).

Estudios complementarios

El objetivo de estos estudios es evaluar el estado cardiorrespiratorio del paciente, y analizar anatómicamente la deformidad para medir índices de gravedad y planificar la corrección quirúrgica:

- Ecocardiografía transtorácica: busca alteraciones cardíacas, prolapsos de válvula mitral (20-60 % de los casos), desplazamientos y compresiones de cavidades cardíacas, y anomalías de la raíz aórtica sugestivas de síndrome de Marfan u otras conectivopatías.
- Pruebas de función respiratorias: pueden mostrar patrones restrictivos, obstructivos o mixtos, siendo prevalente el restrictivo en los casos graves. Los síntomas de falta de aire o limitación pueden relacionarse con una disminución de volumen intratorácico y restricción en la expansión pulmonar. Sin embargo, estas pruebas tienen limitaciones debido a la variabilidad en la función pulmonar, y su correlación con entrenamiento físico y hábito corporal. Las anomalías detectadas son menos frecuentes que los síntomas subjetivos pulmonares reportados por los pacientes. La prueba de esfuerzo es más sensible que la espirometría en reposo para detectar anomalías cardiopulmonares en el PE.

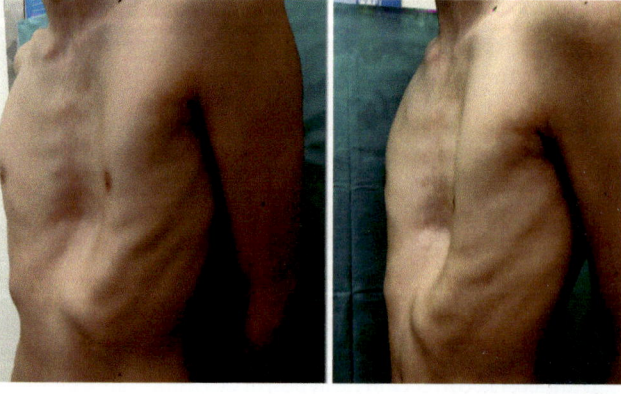

Figura 42-4. Paciente con *pectus excavatum* grave tipo «*grand canyon*» asimétrico.

- Radiografías de tórax: ofrecen información sobre patología intratorácica asociada, estado del parénquima pulmonar, desplazamiento cardíaco y desviaciones en la columna vertebral.
- Tomografía computarizada: determina con precisión la gravedad del hundimiento, la morfología del esternón y su angulación, así como su impacto intratorácico. Es el estudio de referencia (estándar de oro) para el cálculo del índice de Haller, que sigue siendo el índice de referencia a pesar de presentar limitaciones. Compara la relación entre el diámetro lateral del tórax a la distancia entre el esternón y la columna vertebral, en el punto de máxima depresión (**Fig. 42-5**). Un índice por encima de 3,25 indica gravedad y posible necesidad de corrección. Actualmente, se ha descrito el índice de corrección, que complementa al IH. Este índice cuantifica la gravedad del defecto producido por el PE independientemente de la morfología torácica. Representa el porcentaje de longitud de tórax anteroposterior que le falta al paciente debido al hundimiento.
- RM: su uso se ha popularizado para limitar la exposición a radiaciones ionizantes en niños y adolescentes.

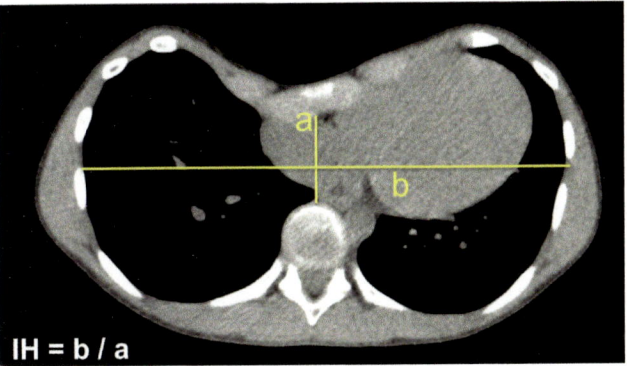

Figura 42-5. Cálculo del índice de Haller en la tomografía computarizada de un paciente con *pectus excavatum*.

Permite el cálculo de índices de manera fiable, y aporta una mejor valoración de la función y la compresión cardíacas (cardiorresonancia asociada al estudio de la pared torácica).

Tratamiento

El tratamiento del PE se fundamenta en dos pilares: corrección de la deformidad, mediante métodos no operatorios u operatorios, y corrección postural, mediante fisioterapia con ejercicios (**Fig. 42-6**). En pacientes pediátricos, se recomienda un seguimiento periódico con ejercicios posturales y respiratorios, para corregir la postura, mejorar la flexibilidad torácica y prevenir la progresión de la deformidad. Se aconseja la práctica de ejercicios aeróbicos, especialmente la natación. Todos los niños deben monitorizarse hasta completar su crecimiento, ya que la deformidad tiende a empeorar durante la adolescencia. Un porcentaje significativo de pacientes controlados en consulta se convierten en candidatos para tratamiento quirúrgico, con algunas series reportando entre un 50 y un 60 %.

Existen varios tipos de corrección:

- **Tratamiento no operatorio:** *vacuum bell* **o campana de succión**: esta alternativa no quirúrgica para corregir el PE se basa en la elasticidad del tórax. Es un dispositivo con forma de campana y base de silicona, que está conectado a un sistema de succión y que se aplica externamente sobre el hundimiento esternal (**Fig. 42-7**). Fue publicado como método terapéutico del PE en 2005. Puede evitar la cirugía reconstructiva en algunos casos, si la aplicación es buena y continua. El porcentaje de éxito varía según las series publicadas, pero se ha descrito que los mejores resultados se observan en menores de 12 años con hundimientos de hasta 1,5 cm, usando el dispositivo al menos 2 horas al día durante 12 meses. En casos graves, puede aplicarse en

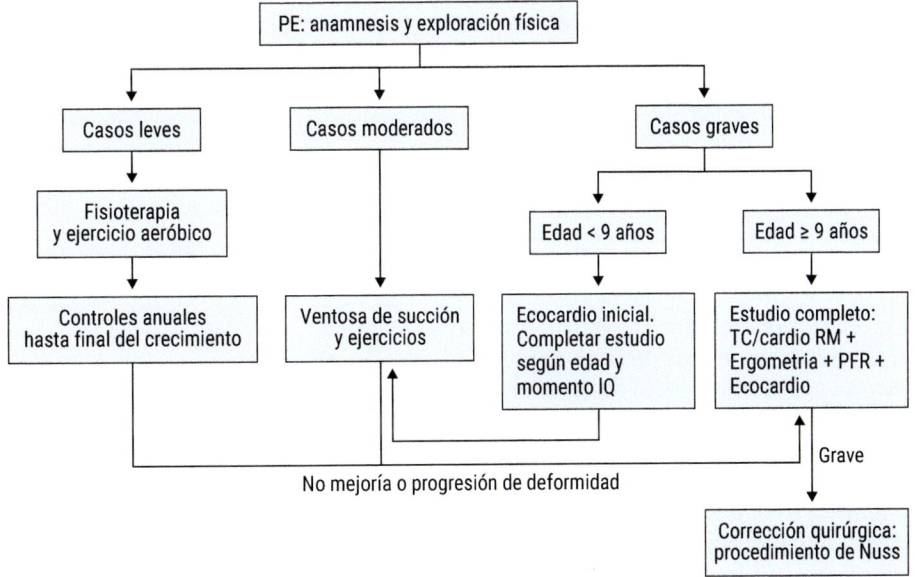

Figura 42-6. En esta imagen se puede observar una propuesta de algoritmo para el manejo del *pectus excavatum* en edad pediátrica. PE: pectus excavatum; PFR: pruebas de función respiratoria; RM: reonancia magnética; TC: tomografía computarizada.

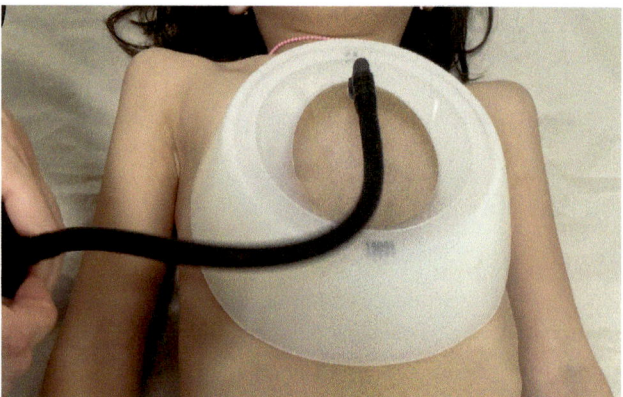

Figura 42-7. Aplicación de ventosa de succión o *vacuum bell* pequeña en una niña de 5 años.

edades tempranas para prevenir la progresión de la deformidad o corregir casos menos graves.

• **Tratamiento quirúrgico**: generalmente, se realiza corrección quirúrgica en casos de PE graves con un índice de Haller igual o superior a 3,25, siempre que asocien afectación cardiopulmonar o psicológica. La intervención se recomienda durante la adolescencia, idealmente entre los 9 y los 15 años, cuando la caja torácica está casi desarrollada y aún conserva su elasticidad.

Técnicas

Antes de la introducción del procedimiento de «Nuss», en 1998, la técnica estándar para tratar malformaciones torácicas era el abordaje abierto según la técnica de «Ravitch» (1949) y sus modificaciones, como la de Welch y Acastello. Esta cirugía consiste en la resección de los cartílagos condroesternales deformados, asociando una remodelación esternal a través de osteotomías. Aunque algunos cirujanos todavía prefieren este enfoque, especialmente para deformidades en adultos o casos complejos, la técnica de Nuss ha ganado popularidad y se considera la elección principal para pacientes pediátricos y adolescentes.

En el procedimiento de Nuss, se realiza una remodelación de la caja torácica mediante la implantación de una barra retroesternal curvada, de acero quirúrgico o titanio, conocida como *Nuss bar*. La barra se coloca en el punto de máximo hundimiento esternal a través de incisiones laterales en la línea axilar media. Una vez insertada, la barra se gira 180° para corregir la deformidad. Es crucial fijar bien los extremos de la barra a las costillas y la musculatura circundante, para evitar desplazamientos y garantizar la estabilidad de la remodelación. Esta técnica evita la resección de cartílagos costales, lo que reduce el riesgo de complicaciones a largo plazo, como las distrofias torácicas descritas en los procedimientos de «Ravitch» en pacientes pediátricos. Se han desarrollado diversas variantes de la técnica mínimamente invasiva para mejorar los resultados y reducir las complicaciones intraoperatorias a corto y largo plazo. Gracias a la implementación de maniobras de seguridad, como el control toracoscópico y la elevación esternal, este procedimiento es ahora muy seguro y eficaz (**Fig. 42-8**).

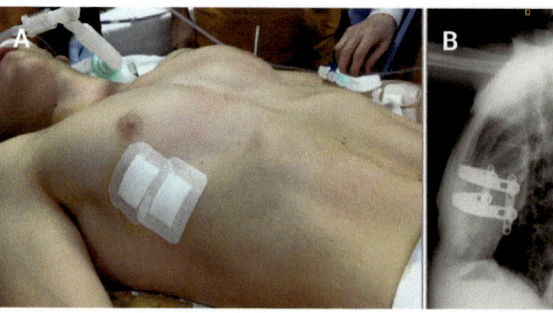

Figura 42-8. Resultado final tras la corrección de *pectus excavatum* por procedimiento de Nuss. **A)** Obsérvese que las incisiones están localizadas en los laterales. **B)** Radiografía posoperatoria lateral tras la implantación de dos barras paralelas retroesternales.

Las barras implantadas suelen retirarse a los 3 años para minimizar el riesgo de recidiva. Con un índice de recurrencia inferior al 10 % cuando se realiza correctamente y en el momento adecuado, esta técnica ha demostrado ser efectiva. Sin embargo, los pacientes con conectivopatías, como el síndrome de Marfan, tienen un mayor riesgo de recidiva.

El manejo del dolor posoperatorio en estas técnicas de remodelaje torácico es complejo. Actualmente, la crioanalgesia aplicada a los nervios intercostales se presenta como una técnica prometedora con resultados excelentes, ya sea mediante guía ecográfica percutánea o toracoscópica con un aplicador laparoscópico.

Otros abordajes

En menor medida, se utilizan técnicas como la implantación de prótesis de silicona subpectorales para corregir el hundimiento esternal. Estas prótesis pretenden mejorar el aspecto estético del tórax, pero no corrigen el hundimiento ni la posible compresión cardíaca.

Recientemente, se ha introducido una técnica llamada «taulinoplastia» o *pectus plate*, desarrollada por el Dr. Bardají en 2016. Consiste en la implantación de un sistema de tracción esternal, que se apoya en el plano costal anterior para corregir el defecto sin acceder al interior de la caja torácica. Aunque es una técnica que puede ser de interés, aún faltan estudios a largo plazo, y definiciones claras sobre los pacientes y los tipos de deformidades más adecuados para su aplicación.

 El tratamiento del PE se fundamenta en dos pilares: corrección de la deformidad, mediante métodos no operatorios u operatorios, y corrección postural, mediante fisioterapia con ejercicios.

PARTICULARIDADES DEL *PECTUS CARINATUM*

El PC (tórax en quilla o pecho paloma) es la segunda malformación de la pared torácica más frecuente, y se caracteriza por la protrusión del esternón y de las uniones condrocostales (**Fig. 42-9**). Es más frecuente en varones y sigue sin conocerse

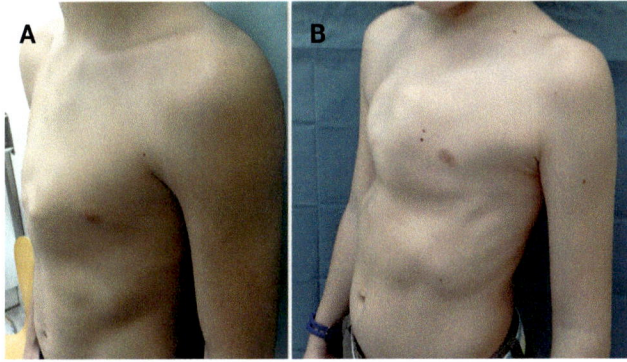

Figura 42-9. Deformidades torácicas. **A)** *Pectus carinatum* tipo 1 (inferior). **B)** *Pectus carinatum* tipo 2 (superior).

su causa, aunque se sospecha de factores hereditarios y del sobrecrecimiento de los cartílagos costales como la principal causa etiopatogénica. Puede estar asociado a síndromes como el de Morquio y el de Down, y a enfermedades del tejido conectivo como el síndrome de Marfan, aunque con menor frecuencia que el PE.

Se manifiesta más tarde, generalmente en la fase prepuberal, con una progresión rápida durante los picos de crecimiento. En la mayoría de los casos, la preocupación es estética y, a diferencia del PE, asocia poca sintomatología cardiorrespiratoria, aunque los casos muy graves sí pueden provocar un patrón restrictivo respiratorio. No es raro que los pacientes refieran dolor torácico, especialmente durante las fases de progresión de la deformidad.

Exploración

En la exploración se valorará:

- La localización de la protrusión, su extensión y su simetría.
- La presencia de zonas de hundimiento en la pared torácica (deformidades mixtas PC-PE).
- La elasticidad de la caja torácica (fundamental para el tratamiento).
- La posición del paciente: con frecuencia se asocia cifosis o posición cifótica. Según las series, alrededor del 10 % pueden presentar escoliosis.

Se han descrito dos tipos de PC (**Fig. 42-9**):

- Tipo 1, inferior o condrogladiolar: es el más frecuente, y afecta a los dos tercios inferiores esternales. Habitualmente, se trata de una deformidad elástica y responde bien al tratamiento ortopédico.
- Tipo 2, superior o condromanubrial: es mucho menos frecuente y más rígido, y para su corrección suele requerir cirugía. En este grupo, existe un subgrupo específico que es el *pectus arcuatum* (o síndrome de Currarino-Silverman, en caso de asociación a cardiopatía).

Aparte de estos dos tipos clásicos, se pueden encontrar diferentes combinaciones de protrusiones asimétricas, con rotaciopnes esternales y zonas hundidas de la pared torácica.

Estudios complementarios

En el caso del PC, el estudio es más limitado que en el PE, ya que generalmente no requiere una valoración completa del estado cardiorrespiratorio del paciente. La radiografía de tórax permite evaluar si existe alguna anomalía ósea que pueda condicionar el desarrollo de la deformidad (p. ej., costillas bífidas) y el estado del raquis. La TC se reserva para el estudio de la pared torácica previo a la corrección quirúrgica.

En caso de aparición muy rápida de la protrusión, lesiones en la piel o patrones anómalos de la misma, se debe completar el estudio con una ecografía, TC o RM, con el fin de descartar la presencia de posibles tumores procedentes de la pared torácica, ya que estos forman parte del diagnóstico diferencial.

Al igual que en otras deformidades torácicas, el escáner externo óptico con reconstrucción tridimensional es de gran utilidad, tanto para visualizar la evolución de la deformidad, como para monitorizar los cambios en ella con el tratamiento no quirúrgico.

Tratamiento

El tratamiento de esta malformación es fundamentalmente ortopédico, mediante el uso de un corsé de compresión. Los pacientes idealmente deberán llevar el corsé durante todo el día y la noche, retirándolo únicamente para actividades deportivas, y baños o duchas. Debido a esto, es fundamental que el niño esté dispuesto a corregir su deformidad y se comprometa con el tratamiento. Si el seguimiento es bueno, los tratamientos pueden durar de 9 a 18 meses, dependiendo de cada caso, teniendo en cuenta la gravedad y la elasticidad de la deformidad, con una tasa de éxito muy elevada.

Existen diferentes tipos de corsés descritos en la bibliografía (**Fig. 42-10**). En el momento actual, el dispositivo más efectivo y de mayor uso es el sistema de compresión dinámico FMF, descrito por Marcelo Martínez Ferro en 2008. Se trata de un chaleco con una placa anterior que ejerce compresión continua controlada sobre la protrusión de la pared torácica, provocando una remodelación progresiva de esta gracias al ensanchamiento lateral y al aumento del diámetro torácico. A través de la medición de la presión de corrección de la pared torácica (en libras por pulgada cuadrada y del sistema compresor, se pueden realizar ajustes mensuales controlados del corsé y avanzar más rápidamente con la corrección de la deformidad.

En caso de que la deformidad ya sea muy rígida (mediciones por encima de 14 libras por pulgada cuadrada con el medidor específico de pared torácica), haya fracaso del tratamiento ortopédico (por falta de cumplimiento) o en aquellas deformidades

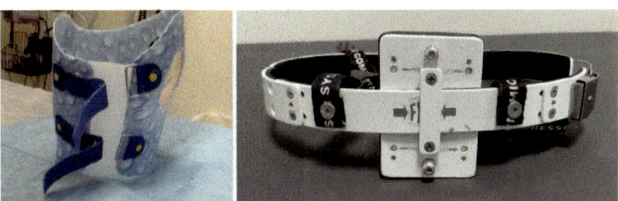

Figura 42-10. Distintos tipos de corsés para la corrección del *pectus carinatum*.

que afecten al tercio esternal superior, se puede plantear la corrección quirúrgica. Se han descrito varias técnicas, desde correcciones abiertas como la técnica de Ravich (1952) y sus modificaciones, que consisten en la resección de los cartílagos costales anómalos y una plastia esternal, hasta técnicas mínimamente invasivas, como el procedimiento de Abramson (2005), que remodela la caja torácica mediante la implantación de una barra preesternal.

Dentro del PC, se debe diferenciar una entidad en sí misma que es el *pectus arcuatum* o el síndrome de Currarino-Silverman, debido a sus características, ya que tiene un tratamiento específico (**Fig. 42-11**). Representa una deformidad híbrida, con componente de PC superior en forma de arco o herradura, y PE subyacente. Su origen no se debe a una alteración en los cartílagos costales, sino a una osificación prematura esternal, lo que da lugar a un esternón corto y angulado con forma de «S». En este caso, los tratamientos no quirúrgicos, como la ventosa de succión o el corsé de compresión, no son efectivos. Únicamente el tratamiento quirúrgico con exéresis de los cartílagos anómalos, asociado a una esternotomía en cuña, logra corregir la deformidad.

> ❗ El tratamiento del PC es fundamentalmente ortopédico mediante el uso de un corsé de compresión.

PAPEL DE LA REHABILITACIÓN EN LOS PACIENTES CON DEFORMIDADES TORÁCICAS

La rehabilitación desempeña un papel importante en el manejo de los pacientes con deformidades de la caja torácica, debido a que estos pacientes pueden llegar a presentar alteraciones posturales, niveles más reducidos de actividades física y de la capacidad funcional, e incluso en algunos casos se asocia a deformidades del raquis.

> ❗ Es importante que aquellos pacientes con estas deformidades y repercusión funcional se deriven a rehabilitación, donde se realizará una valoración funcional y se prescribirá un programa de rehabilitación individualizado, encaminado a mejorar la corrección postural y la capacidad funcional.

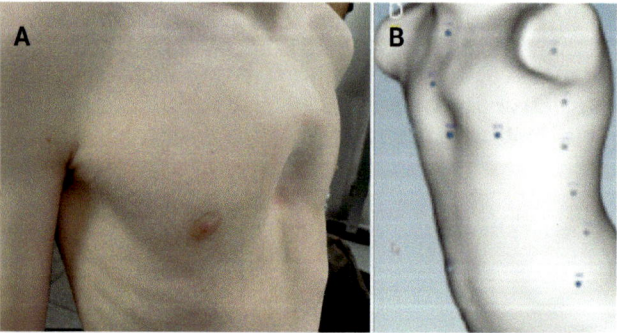

Figura 42-11. *Pectus arcuatum* o síndrome de Currarino-Silverman. **A)** Foto de paciente y **B)** escáner tridimensional externo de otro paciente más joven. Hay que destacar el componente de protrusión superior en forma de arco y el hundimiento esternal subyacente.

Valoración funcional

Se recomienda realizar una valoración integral del paciente en busca de alteraciones ortopédicas asociadas, ya sean posturales o estructurales, valorar la función cardiorrespiratoria y de la capacidad de ejercicio, así como conocer los niveles de actividad física.

En primer lugar, se realizará la anamnesis del paciente, focalizando la atención en la sintomatología que este refiere (dolor torácico, disnea, fatiga, intolerancia al esfuerzo, etc.). Se le interrogará específicamente sobre la deformidad (cuándo se han dado cuenta de ella y qué tratamientos ha realizado previamente). A continuación, se abordarán los antecedentes personales y familiares relacionados con la deformidad, y la existencia de otras enfermedades asociadas, como problemas neurológicos o musculoesqueléticos asociados. Es frecuente que estos pacientes también presenten dolor dorsolumbar e hiperlaxitud articular. También es interesante conocer los niveles de actividad física de estos pacientes (se puede utilizar algún cuestionario específico de actividad física), o si realiza ejercicio físico de forma regular o practica algún deporte.

Posteriormente, se pasará a realizar la exploración física del paciente:

- Datos antopométricos (peso y talla).
- Inspección visual del tórax y de la postura
- Inspección de la piel y valoración de la existencia de hiperlaxitud (criterios de Breighton).
- Palpación de la caja torácica y del raquis en busca de puntos dolorosos.
- Evaluación específica del tórax (**Tabla 42-1**).
- Evaluación específica del raquis (**Tabla 42-2**).
- Evaluación de la fuerza muscular periférica (balances musculares globales y dinamometría de garra).
- Exploración neurológica básica.

Si, tras la exploración física, se detectan alteraciones ortopédicas del raquis, se deberá realizar un escoliograma. Tras esta valoración, y si es posible, se debería complementar con unas presiones respiratorias máximas, ya que en muchos casos se encuentra una reducción de la fuerza de la musculatura inspiratoria.

Por otro lado, en los casos en que exista intolerancia al esfuerzo se podría realizar una prueba de esfuerzo cardiopulmonar, encontrándose en muchas ocasiones una capacidad

Tabla 42-1. Evaluación específica del tórax
Patrón ventilatorio: • Frecuencia respiratoria y ritmo respiratorio   • Tipo de ventilación (costal, costoabdominal o abdominal)   • Coordinación toracoabdominal   • Modo respiratorio (nasal, nasobucal, bucal o buconasal)
Movilidad del tórax (maniobras de amplexación superior, inferior y anteroposterior): amplitud del movimiento respiratorio en inspiración y espiración máxima
Auscultación respiratoria

Tabla 42-2. Evaluación específica del raquis

Inspección visual del tórax, el raquis y la postura:
- De frente, para valorar el plano frontal:
  - Pinzamientos del talle
  - Altura de los hombros y de la cresta ilíaca
  - Asimetrías torácicas y mamarias
  - Asimetrías de escápulas

Se valora por delante y por detrás
- De lado para valorar el plano sagital:
  - Antepulsión de hombros
  - Cifosis
  - Lordosis
- Prueba de Adams (prueba de flexión de tronco con rodillas en extensión y brazos relajados) para valorar si existen gibas en el plano axial
- En movimiento para valorar la marcha

Evaluación del raquis:
- Plomada
  - Valoración del eje occipitosacro: si está centrado o no
  - Valoración del eje sagital, para calcular las distancias y ver si existe hipercifosis o hiperlordosis asociadas.
- Escoliómetro: valoración de los grados de rotación en caso de que exista giba en la prueba de Adams.

aeróbica ligeramente descendida, equivalentes ventilatorios elevados, taquicardización precoz y frecuencia respiratoria alta con el esfuerzo máximo. Dado que es una prueba costosa en tiempo y precio, se suele reservar para aquellos pacientes que presentan intolerancia al esfuerzo sin afectación cardiovascular asociada o para aquellos pacientes en los que se va a realizar una corrección quirúrgica.

Se recomienda repetir la valoración cardiorrespiratoria (espirometría forzada, presiones respiratorias máximas y prueba de esfuerzo cardiopulmonar máxima) antes y después del tratamiento correctivo de la deformidad torácica, ya sea quirúrgico u ortésico.

Tratamiento de rehabilitación

Tras evaluar al paciente según su repercusión funcional, se realizará un programa de rehabilitación encaminado a optimizar la funcionalidad y la calidad de vida, e intentar mejorar la percepción estética del paciente. Se marcarán los siguientes objetivos terapéuticos: corrección postural, flexibilización de la caja torácica, del raquis y de la musculatura isquiotibial, reeducación del patrón ventilatorio, potenciación muscular y reentrenamiento del esfuerzo, si está indicado, y entrenamiento de la musculatura inspiratoria, si está alterada.

El fisioterapeuta instruirá al paciente en una pauta de ejercicios respiratorios, de corrección postural, y de flexibilización del raquis y de las extremidades superiores. Si el paciente presenta debilidad de la musculatura inspiratoria, se deberá

entrenar con un entrenador de resistencia umbral. También se dará al paciente una pauta de ejercicio físico individualizado. Si el paciente presenta una deformidad del raquis asociada, se recomienda añadir ejercicios específicos de flexibilización de este.

Es importante empoderar al adolescente en el tratamiento de fisioterapia para que conozca los motivos por los que debe realizar esta terapia. También se debe incluir a la familia en el tratamiento, ya que ellos también deben entender el tipo de ejercicios que se realiza y por qué se están realizando, además de que deberán supervisar que el niño los realice en casa e integrarlos en las actividades de cada día.

En los casos en que la corrección de la deformidad sea quirúrgica, se recomienda realizar el programa de rehabilitación de tres fases (**Fig. 42-12**). El programa se inicia antes de la cirugía, y se pide al paciente que vaya realizando los ejercicios respiratorios y de flexibilización hasta el día anterior a la intervención. A las 24-48 horas de la cirugía, se inicia la fisioterapia con el fin de favorecer la movilización temprana y la optimización respiratoria. Tras el alta hospitalaria, se debe reanudar el programa de rehabilitación aprendido antes de la cirugía. Es frecuente que los pacientes presenten dolor cervicodorsal o torácico, por lo que se deberá realizar un abordaje farmacológico del dolor. En algunas ocasiones, el paciente experimenta dolor en las cicatrices, y se deberá realizar una terapia manual para desensibilizarlas.

Tras el programa de rehabilitación, se debe repetir la valoración funcional del paciente.

A partir de las 6 semanas de la cirugía, se recomienda a los pacientes que empiecen a incrementar los niveles de actividad física y a realizar una pauta regular de ejercicio, como podría ser la natación. A partir de los 6 meses de la cirugía, ya pueden retomar los deportes de contacto (baloncesto, fútbol, etc.).

> ❗ Los objetivos terapéuticos de la rehabilitación son: corrección postural, flexibilización de la caja torácica, del raquis y de la musculatura isquiotibial, reeducación del patrón ventilatorio, potenciación muscular y reentrenamiento del esfuerzo, si está indicado, y entrenamiento de la musculatura inspiratoria, si está alterada. Se enseñará al paciente a realizar ventilaciones dirigidas (respiraciones abdominodiafragmáticas, respiraciones costales bajas y altas), flexibilización global (postura del gato en cuadriplejia), ejercicios de potenciación muscular (apertura dorsal y ejercicios de hombros) y estiramientos musculares (musculatura del cuello, pectorales y dorsales). Se podría incentivar la realización de los ejercicios respiratorios con el inspirómetro de incentivo volumétrico.

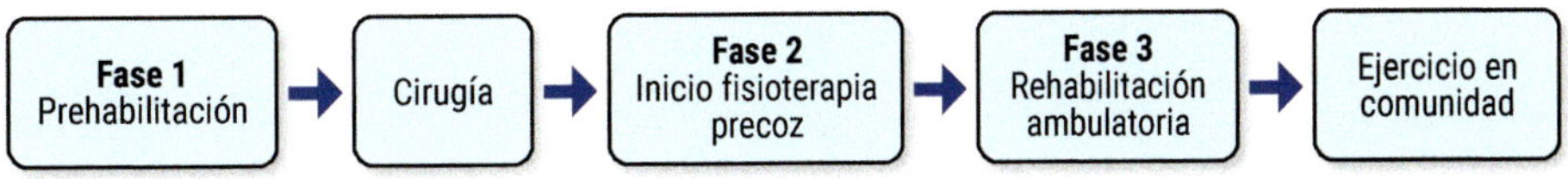

Figura 42-12. Fases del programa de rehabilitación.

Fase 1 Prehabilitación → Cirugía → Fase 2 Inicio fisioterapia precoz → Fase 3 Rehabilitación ambulatoria → Ejercicio en comunidad

---

PUNTOS CLAVE

- Las anomalías de la pared torácica representan un grupo malformativo frecuente.
- Tienen un impacto estético y funcional (compresión cardíaca, patrones respiratorios restrictivos) y afectan a la calidad de vida.
- Habitualmente empeoran con el crecimiento, sobre todo durante la pubertad.
- Se asocian a alteraciones en la postura y desviaciones del raquis, por lo que se debe realizar un tratamiento integral de todos los componentes.
- En la edad pediátrica, la pared torácica es elástica y, gracias a eso, se pueden usar tratamientos no operatorios que «modelan» la caja torácica para darle una forma más normal y armónica. Estos tratamientos pueden corregir la deformidad en su totalidad, o pueden lograr una corrección parcial y evitar el empeoramiento de la misma en los picos de crecimiento.
- Se debe realizar una evaluación integral del paciente en busca de alteraciones ortopédicas asociadas.
- La valoración funcional cardiorrespiratoria ayuda a determinar la presencia de intolerancia al esfuerzo y disnea, y a catalogar los niveles bajos de actividad física.
- Está indicado realizar un programa de rehabilitación, encaminado a optimizar la mecánica respiratoria y a flexibilizar la caja torácica y el raquis.
- En los casos en que la corrección sea quirúrgica, se recomienda realizar un programa de tres fases: antes de la cirugía, durante el ingreso hospitalario y al alta hospitalaria.

BIBLIOGRAFÍA

Abdellaoui S, Scalabre A, Piolat C, et al. Pectus Arcuatum: A Pectus Unlike Any Other. J Pediatr Surg. 2023;58(9):1679-85.

Bettany-Saltikov J, Parent E, Romano M, Villagrasa M, Negrini S. Physiotherapeutic scoliosis-specific exercises for adolescents with idiopathic scoliosis. Eur J Phys Rehabil Med. 2014;50(1):111-21.

Deviggiano A, Carrascosa P, Vallejos J, et al. Relationship between cardiac MR compression classification and CT chest wall indexes in patients with pectus excavatum. J Pediatr Surg. 2018;53(11):2294-8.

Eldredge RS, McMahon L. Intercostal nerve cryoablation therapy for the repair of pectus excavatum: a systematic review. Front Surg. 2023;10:1235120.

González Viejo MA, Cohí Riambau O, Salinas Castro F. Escoliosis Realidad Tridimensional. Barcelona: Editorial Masson, 2001.

Goretsky MJ, Kelly RE, Croitoru D, Nuss D. Chest wall anomalies: pectus excavatum and pectus carinatum. Adolesc Med Clin. 2004;15(3):455-71.

Haecker FM, Sesia S. Vacuum bell therapy. Ann Cardiothorac Surg. 2016;5(5):440-9.

Jaroszewski DE, Velazco CS, Pulivarthi VSKK, Arsanjani R, Obermeyer RJ. Cardiopulmonary Function in Thoracic Wall Deformities: What Do We Really Know? Eur J Pediatr Surg Off J Austrian Assoc Pediatr Surg Al Z Kinderchir. 2018;28(4):327-46.

Johnstone AD, Davis C, Roberts NJ, Sharp K. Quality of life of children and young people with anterior chest wall deformity: a systematic review of the literature. Arch Dis Child. 2023;108(8):678-83.

Kelly RE, Obermeyer RJ, Nuss D. Diminished pulmonary function in pectus excavatum: from denying the problem to finding the mechanism. Ann Cardiothorac Surg. 2016;5(5):466-75.

Koumbourlis AC. Pectus deformities and their impact on pulmonary physiology Paediatr Respir Rev. 2015;16:18-24.

Laín A, García L, Gine C, Tiffet O, López M. New Methods for Imaging Evaluation of Chest Wall Deformities. Front Pediatr. 2017;5:257.

Laín A, Giralt G, Giné C, García Martínez L, Villaverde I, López M. Transesophageal echocardiography during pectus excavatum correction in children: What happens to the heart? J Pediatr Surg. 2021;56(5):988-94.

Linhares SGD, Pereira JCDN, Fernades PMP, de Campos JRM. Functional exercise capacity and lung function in patients undergoing an early rehabilitation program after the Nuss procedure: a randomized controlled trial. Pediatric Surgery International. 2017 Jan 1;33(1):69-74.

Martínez-Ferro M, Fraire C, Bernard S. Dynamic compression system for the correction of pectus carinatum. Semin Pediatr Surg. 2008;17(3):194-200.

Nuss D, Obermeyer RJ, Kelly RE. Nuss bar procedure: past, present and future. Ann Cardiothorac Surg. 2016;5(5):422-33.

Obermeyer RJ, Cohen NS, Kelly RE, et al. Nonoperative management of pectus excavatum with vacuum bell therapy: A single center study. J Pediatr Surg. 2018;53(6):1221-5.

Obermeyer RJ, Goretsky MJ. Chest wall deformities in pediatric surgery. Surg Clin North Am. Junio de 2012;92(3):669-84, ix.

Oleksak F, Spakova B, Durdikova A, et al. Correlation of anthropometric index and cardiopulmonary exercise testing in children with pectus excavatum. Respir Physiol Neurobiol. 2022;296:10379.

Park CH, Kim TH, Haam SJ, Lee S. Rib overgrowth may be a contributing factor for pectus excavatum: Evaluation of prepubertal patients younger than 10 years old. J Pediatr Surg. 2015;50(11):1945-8.

Schier F, Bahr M, Klobe E. The vacuum chest wall lifter: an innovative, nonsurgical addition to the management of pectus excavatum. J Pediatr Surg. 2005;40(3):496-500.

Steinmann C, Krille S, Mueller A, Weber P, Reingruber B, Martin A. Pectus excavatum and pectus carinatum patients suffer from lower quality of life and impaired body image: a control group comparison of psychological characteristics prior to surgical correction. Eur J Cardio-thorac Surg. 2011;40(5):1138-45.

Toselli L, Chinni E, Nazar-Peirano M, et al. Determinants of success associated with vacuum bell treatment of pectus excavatum. J Pediatr Surg. 2022;57(11):550-4.

Willital GH, Saxena AK, Schütze U, Richter W. Chest-deformities: a proposal for a classification. World J Pediatr WJP. 2011;7(2):118-23.

Yuksel M, Lacin T, Ermerak NO, Sirzai EY, Sayan B. Minimally Invasive Repair of Pectus Carinatum. Ann Thorac Surg. 2018;105(3):915-23.

Índice analítico

Los números de página seguidos de *f* indican figura; los seguidos de *t* indican tabla.

Ejercicio(s) (*cont.*)
- - en patología respiratoria, 189
- - en programas de rehabilitación pulmonar, 193
- - frecuencia cardíaca, 191
- - intensidad, 191
- - limitación, 190
- - percepción subjetiva al esfuerzo, 191
- - prescripción, 191
- - tiempo y frecuencia, 192
- causas de la limitación, 120, 121t
- contraindicaciones, 200
- de débito inspiratorio controlado, 226
- de expansión torácica, 235
- de fuerza, programación, 205
- físico
- - principios, 201
- - sesión, 200
- fisiología, 15
- problemas de ventilación no invasiva, 426t
- respuesta fisiológica, 111
Electroencefalografía, 141
Electroestimulación funcional, 328
Electromiografía, 141
Empiema pleural, 377
- fases, 377
- rehabilitación respiratoria, 377
Endurance Shuttle Walking Test, 124
Energía, fuentes, 16
Enfermedad(es)
- autoinmunitarias sistémicas, 67
- con indicación de rehabilitación respiratoria, 20t
- de Charcot-Marie-Tooth, 315
- de la motoneurona, 314
- de la unión neuromuscular, 316
- de Werdnig-Hoffmann, 315
- del nervio, 315
- inflamatoria crónica de la vía aérea, 331
- musculares inflamatorias, 316
- neurodegenerativas, 151
- neuromusculares, 214, 314
- - según neuroanatomía, 303t
- por tabaco, 78
- pulmonar(es)
- - avanzada, 400, 403
- - difusa, 36
- - hipersecretoras pediátricas, 489
- - intersticial(es), 183, 216
- - - difusas; véase *EPID*
- - obstructiva crónica; véase *EPOC*
- - raras, rehabilitación respiratoria, 501
- respiratoria(s), 245
- - crónicas, 4, 77
- - factores
- - - asociados, 84
- - - desencadenantes, 84
- - parámetros de vibración corporal, 422t
- - tratamiento, 84
- sistémicas, rehabilitación respiratoria, 501
Enfisema, 39
Engrosamiento(s)
- peribroncovasculares, 37

- pleural, 34
- septales interlobulillares, 37
Entrenamiento; véase también *Ejercicio*
- aeróbico, 189
- - beneficios, 194
- - en patologías respiratorias crónicas, 194
- - en terapia nasal de alto flujo, 194
- - en ventilación mecánica no invasiva, 193
- - evaluación previa, 190
- - fisiología, 189
- - heliox, 193
- - modo, 192
- - oxigenoterapia, 193
- de actividades de la vida diaria, 251
- de fuerza, 200
- - ciclo, 206
- - fases, 206
- - - de adaptación, 206
- - - de mantenimiento, 207
- - - de mejora, 207
- - - de recuperación, 207
- - muscular periférica, 199
- - planificación, 207t
- - sesiones, 205t
- de musculatura
- - periférica, 314
- - respiratoria, 209, 310
- - - dispositivos, 212t
- - - efectos, 209
- - - en asma, 215
- - - en bronquiectasias, 215
- - - en enfermedad pulmonar intersticial, 216
- - - en enfermedades neuromusculares, 214
- - - en EPOC, 215
- - - en fibrosis quística, 216
- - - en insuficiencia cardíaca, 217
- - - en obesidad, 215
- - - en paciente crítico, 217
- - - en pos-COVID-19, 217
- - - indicaciones, 211
- - - limitaciones, 211
- - - mediante umbral de carga, 211
- - - preoperatorio, 216
- - - técnicas, 214
- - - tipos, 211
- físico
- - carga, 203
- - ejercicios
- - - elección, 201
- - - multiarticulares, 201
- - - orden, 202
- - frecuencia, 204
- - intensidad, 203
- - repeticiones, 203
- - series, 204
- prescripción de intensidad, 124
- variables, 201
EPID, 65, 345
- algoritmo diagnóstico, 350f
- anamnesis, 348
- clasificación, 346
- de imagen, 348

- diagnóstico, 67, 348
- - histológico, 349
- evaluación clínica funcional, 350
- factores de supervivencia, 346
- patrones
- - clinicorradiológicos, 347t
- - histológicos, 346t
- - radiológicos, 349
- pruebas de función respiratoria, 348
- rehabilitación respiratoria, 351
- - entrenamiento, 352
- tipos, 66f
- trasplante pulmonar, 352
- tratamiento, 68, 351
EPOC, 4, 19, 25, 36, 44, 127, 148, 157, 215, 246, 277, 423
- actividad aeróbica, 282
- apoyo psicosocial, 287
- coadyuvantes, 284
- comorbilidades, 26f, 55
- diagnóstico, 53, 278
- educación, 286
- entrenamiento
- - aeróbico, 281t
- - de flexibilidad, 282t, 284
- - de fuerza, 282t, 283
- - de musculatura ventilatoria, 284
- - resultados, 285
- epidemiología, 278
- estable, tratamiento, 62
- estratificación, 54
- - del riesgo, 56
- evaluación en pacientes de rehabilitación, 174t
- exacerbaciones, 55, 149
- factores de riesgo para osteoporosis, 175
- fármacos de mantenimiento, 58t
- fisioterapia respiratoria, 285
- grado de obstrucción espirométrica, 54
- interacciones, 173
- oxigenoterapia, 279
- prescripción de ejercicio, 281
- rasgos tratables, 56
- rehabilitación respiratoria, 280
- síntomas, 54
- soporte nutricional, 287
- terapias, 278
- - ocupacionales, 286
- trasplante de pulmón, 403
- tratamiento
- - del metabolismo óseo, 279
- - farmacológico, 53, 56t, 278
- - - de seguimiento, 63f
Equilibrio físico, 210
Ergoespirometría incremental, 112
Ergómetro, 114
Escala(s)
- clínica de fragilidad, 385f
- de cribado y diagnóstico de la fragilidad, 167
- de discapacidad de la lesión medular, 320t
- de equilibrio de Berg, 415
- de gravedad clínica de Wang, 462
- de Hamilton para la ansiedad, 273t